中醫人生

〔全新擴大增訂版〕

四十場思考中醫、探索生命的對話，
一個老中醫的問醫、習醫、行醫之路。

婁莘杉 整理

中國仲景書院仲景國醫導師
歐洲經方中醫學會專家顧問
婁紹昆 著

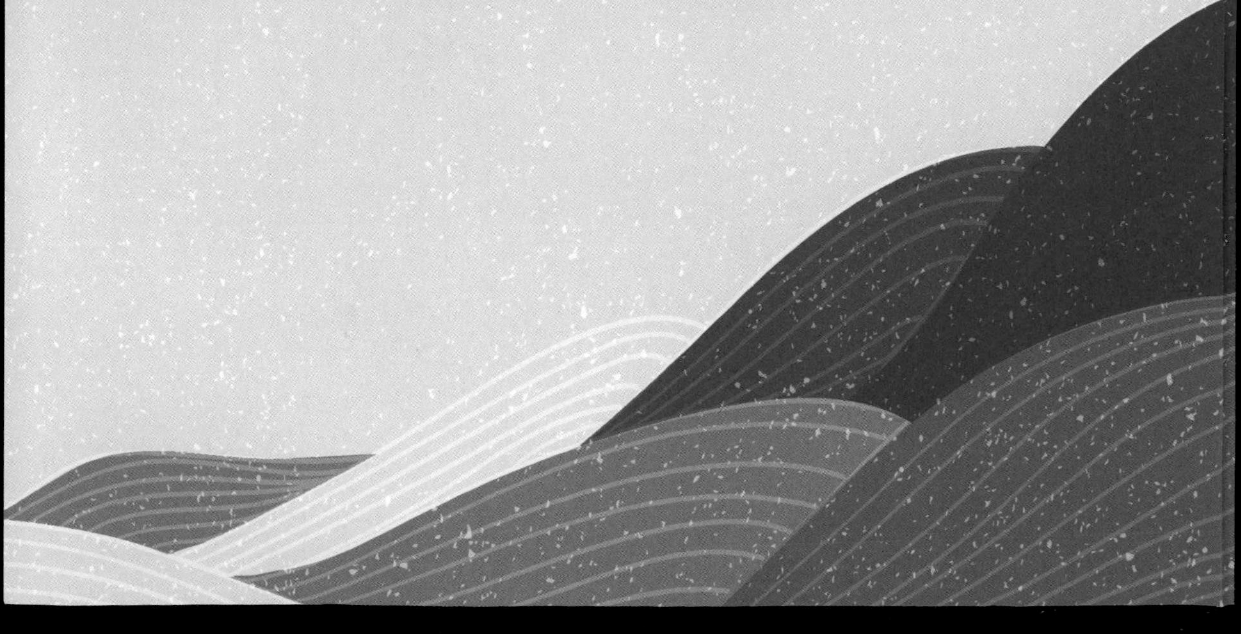

第一部 走近中醫

第二部　走進「傷寒論」

第三部　走上從醫之路

【跋】

【附錄一】

【附錄二】

【附錄三】

《傷寒論》是疾病總論（代自序）

二〇一二年夏天，北京中國中醫藥出版社出版了拙作《中醫人生——一個老中醫的經方奇緣》。這本敘說鄙人在學習中醫（經方）的道路上如何從一個中醫小白成長為經方醫生的故事，很快受到了廣大讀者朋友的喜愛和好評，在接下來的五年內便重印了九次。二〇一七年《中醫人生》增訂版出版發行，至今又重印了四次，成為一本中醫暢銷書。在二〇一八年第五屆全國悅讀中醫活動中，《中醫人生》被評為最受全國讀者歡迎的十大好書之一，並且名列榜首。

二〇一五年，我們與臺灣漫遊者文化事業股份公司合作出版了《中醫人生》繁體版，在全球發行。發行至今也進行了多次重印，頗受海內外讀者朋友的喜愛。接下來《中醫人生》繁體增訂版即將問世，看到國內外有這麼多的讀者喜歡我們的書，我們感到非常欣喜。這次在漫遊者出版社重新編輯的《中醫人生》增訂版中，我增添近六萬字的新內容，希望海內外關注中醫、走近經方的讀者朋友能夠喜歡。

《中醫人生》出版發行以來，我們收到了許許多多的讀者來信，信中頗多溢美鼓勵之詞。有人說它使用了淺近平實的筆法來敘說經方醫學的豐富內涵，打破了中醫學「天書奇談」式的神祕感；有人說它好像偵探推理故事，一層一層地解開中醫概念的謎團，非常引人入勝；有人說它通過病例分析向讀者傳遞經方學說和中日著名醫家的觀點，大開了眼界；也有人說它明確地告訴我們學習《傷寒論》的方法和必讀的書籍，激發了對經方的激情與渴望等等。諸多的關注與支援使我們得以慰藉，同時也深深地感到愧疚與惶恐。

譬如牟宗三的弟子，美國紐約東西醫藥研究所（Institute of East West Medicine）張毅生醫師通過漫遊者編輯部轉來的幾封郵件，從中可以窺見一斑。張醫師信中寫道：「我們偶然發現婁紹昆這本好書，覺得非常有意義，並願意資助或統籌試將這本書翻譯為英文，以發揚中醫中藥。請問可以提供婁醫師或他女兒的聯絡方式或將我們的意思轉告以便進一步共商可行性嗎？」我女兒婁莘杉給他回信後，不久又得到張醫生的回信：「得聞你們有同樣的想法，而且已將大部分書稿翻譯出來，很是高興。婁老師的書，不單是對經方事業的貢獻，更是對中醫傳統深層次地傳承。書中既還原了中醫的原始面貌，也反映了中醫現代的困境。同時也反映了中醫近代史不同流派的學術爭鳴。總之，《中醫人生》是一部在經方研究方面有著重要突破的著述。我縱然是西醫背景，第一回讀到已是手不釋卷。」「我們是美國政府註冊非牟利機構，早年曾協辦第一屆藏醫國際會議，亦主辦過第一屆東西癌症醫學的國際會議。將近二十年前曾邀上海復旦大學附屬婦產科醫院余瑾教授到美國並將中醫針灸結合到試管嬰兒的療程上，並發表論文將針灸治療不孕介紹到西方（現在已普及化了）。另外在線上建立了中英文的亞洲抗癌草藥庫（包括中藥及中草藥）……」。

為了使經方醫學走向世界，我的女兒婁莘杉醫師花了五年的時間，完成了《中醫人生》英文稿的全部翻譯工作。面對這一疊稿子，我們心裡明白，其中譯英的水準離國外優質出版社的出版要求，還有一定的距離。張毅生醫師的幫助，無疑是雪中送炭。但由於多方面的原因，《中醫人生》英文稿的出版事宜功敗垂成，目前依然還在路上。但從這件事中，我們看到了臺灣漫遊者出版社在全球傳播推廣中醫經方所產生的影響力與輻射力。

在現代網路世界，《中醫人生》通過網路平臺得以迅速地傳播，點擊或流覽此書的網友成千上萬，並由此產生海量的議論，我們時時都能捕捉到這些讀者的回音。

在眾多聲音中，經方學理方面的問題最多。譬如什麼是中醫學？什麼是經方醫學？什麼是方證相對應？什麼是隨證治之？什麼是通治法？經方與時方有什麼不同？等等，不一而足。諸多疑問其實可以歸結為一個問題——《傷寒論》到底是怎麼樣的一本書？對於這個大家所關注的這個問題，我借這次《中醫人生》增訂版重新編輯的機會，擬用「《傷寒論》是疾病總論」這一題目作為代自序的附錄，以饗讀者。

《傷寒論》是疾病總論

《傷寒論》是中醫學的核心與基礎，因此學習中醫，認識中醫，首先要知道《傷寒論》是怎麼樣的一本書？

一、《傷寒論》是怎麼樣的一本書？這是一個非常有誘惑力的課題，答案也是五花八門的。我在《中醫人生》裡講敘了自己的觀點——《傷寒論》是疾病總論，以及在這觀點指導下的臨床實踐。現在重新翻看《中醫人生》，發現書中還沒有涉及到這一觀點形成的過程，所以今天補上一筆。知道了《傷寒論》是疾病總論，再讀《中醫人生》時候就有了一張導覽圖，閱讀時出現的一些疑難的學理問題就會迎刃而解。

二、接下去和大家聊聊自己如何觸摸到這一觀點的塵封往事與悲欣交加的心路歷程。

我觸摸到這一觀點是偶然的，起緣於閱讀過程中看到了清代徐靈胎（一六九三年至一七七一年）的一句話。那是五十年前的陳年往事了，當時我還是一個懵懵懂懂的中醫初學者。徐靈胎先生的「萬病皆通」這句話，並沒有明確地道出「《傷寒論》是疾病總論」的觀點，我看到以後僅僅是有點好奇而已，並不放在心上。誰知道這句話就像一粒種子，往後的歲月中，不知不覺地在我心裡發了芽。

徐靈胎的這句話出自葉天士《徐批臨症指南醫案．寒門》之中，這是徐靈胎批評葉派弟子選編葉老外感熱病案例不當的一段話：「醫者之學問，全在明傷寒之理，則萬病皆通。」讀後的第一感覺是，此話為激憤之詞當不得真。眾所周知，《傷寒論》裡只有一百多個藥方，怎麼可能做到「萬病皆通」呢？有水分，不可信，藝術誇張說法而已。在以後的歲月裡，每當看到「萬病皆通」的字句，心中就一笑置之。

也許是心裡已經有了徐靈胎「萬病皆通」的種子，後來讀到任應秋教授《傷寒論證治類詮》所云的：「《傷寒論》就是疾病總論，是泛指一切疾病辨證施治的總綱，或者叫大綱。正是因為它是總則和大綱，所以無論什麼疾病，都可以運用傷寒論的道理來衡量它」這段話時，感到耳目一新，內心受到強烈的衝擊。但是我感到難以理解的是，任老雖然給《傷寒論》在中醫診治學上的地位作出了「總綱」、「大綱」、「總則」評價，然而它們只指出《傷寒論》的「八綱」、「六經」這樣方向性的作用，並沒有指明作為「疾病總論」的《傷寒論》，如何具體診治的方法與方藥，因此臨床上缺乏可操作性。

顯然，我並沒有懂得任老的深層蘊意，與其觀點失之交臂。但是這一命題揮之不去，一直還縈繞在我腦子裡，潛入我內心的密林幽徑。

再後來，在閱讀陳修園《傷寒論淺注》、柯琴《傷寒來蘇集》、尤在涇《傷寒貫珠集》的過程中，朦朦朧朧地接受了他們有關《傷寒論》可以診治許許多多病症的觀點。在許多含糊的論敘和模糊的理解之中，我又度過了好多年。

有時候一個無意的閃念裡，這一命題的答案仿佛出現了，然而你又來不及抓住它。

這期間，在殫精竭慮去追根尋底的驅動下，我也曾反復幾次細讀了徐靈胎《傷寒論類方．序》，並且抄了一遍，自己覺得仿佛懂了，現在想起來當時並沒有讀懂多少，更沒有引起什麼精神上的衝擊與碰撞。

一九八五年的一個深夜，在輾轉反側中忽然想到了徐靈胎《傷寒論類方》中一句話，「余始亦疑其有錯亂，乃探求三十年，而後悟其所以然之故。」不知道為什麼，這句讀爛了的話在這個節點上突然觸動了我，使我在徹夜不眠的胡思亂想裡仿佛看到了一線的亮光。從此以後，這一命題就像是一個夢魘一樣纏繞著我，但一時又尋找不到一個明確的答案。那一段時間心裡悵然若失，食不知味，寢不遑安，問題所形成的心結總會適時地冒出來。正如錢鍾書在《圍城》裡說的，「一句話的意義在聽者的心裡，常像一隻陌生的貓到屋裡來，聲息全無，直到『喵』的一叫，你才發覺它的存在。」

在思考中又過去了好多年，腦子裡盤竄著的這個疑竇叢生的問題終於有了一個出口。後來才知道，出口還是任應秋教授「《傷寒論》是疾病總論」這句話。就是以這句話為新的出發點繼續發掘下去，後來終於看到洞口的亮光。

機遇不經意地出現在時間的拐角處。記得五十歲的某一天，一個夜闌人靜的夜晚。我在閱讀《傷寒論類方》中「蓋方之治病有定，而病之變遷無定，知其一定之治，隨其病之千變萬化而應用不爽」這一段時，如同是尖銳的呼嘯從腦際掠過，心裡怦怦然地顫動了起來，這不是說「方證辨證是以不變應萬變」的方法嗎？我一下子明白了。如果把任應秋「《傷寒論》是疾病總論」這句話加進去，難以理解的一些關鍵表述就變得不難理解了。

因為任應秋曾經說過：「《傷寒論》是仲景總論，主要內容是對一切疾病辨證施治的大原則；《金匱要略》是仲景書的分論。……主要內容談的是對各個獨立疾病的治療方法。」

這一回答明白地告訴了我們：中醫學的診治方法有二種，一種是疾病總論，一種是疾病分論。它們分別之出於《傷寒論》與《金匱要略》。我們所熟悉的醫籍從《千金》、《外台》、《溫病條辨》，一直到現代中醫各科教材都是在研究各種獨立疾病的治療方法。它們都屬於《金匱要略》的疾病分論或者說都是在《金匱要略》的基礎上發展起來的疾病分論。

如同九曲黃河大轉彎一樣，在這轉彎處，一種全新領悟從此開始了。豁然之間感受到一種超然於文字涵義之上的感悟，終於領悟到了多年以來苦思冥想未能得到的答案。

痛定思痛，頓悟前非。近二千年來疾病分論得到了充分的發展，已經成為中醫臨床診治方法的主流，然而被稱之為疾病總論的《傷寒論》的診治方法卻總是神龍見首不見尾，令人唏噓不已。

後來我才意識到了，那是一個富有命運特徵的一個夜晚。

原來徐靈胎的論敘已經把隨證治之的通治法的觀點，毫無掩飾的全盤拋了出來，使經方醫學之道渙然複明於世。然而我自己長期被繁瑣的中醫概念所駕馭，沉浸在醫經醫學的精神溫床中，所以胸有芥蒂而油鹽不進罷了。

是徐靈胎自覺地突破自己的陳舊觀點，在傷寒學發展史上最早地提出了這一石破天驚的結論。他在《傷寒類方》的序中已經把問題本身提升到了精確表達的程度，已經給經方醫學提供一種具有嶄新的原初力量的契機。任應秋教授的觀點就像一根火柴，及時地劃燃了這一堆的柴火，使徐靈胎的醫學思想升了火，冒了煙。

經過了諸多的磨難，終於使我的經方醫學思維從厚實黑暗的帷幔後面走了出來，終於站在了《傷寒論》的入口處。在《傷寒論》的入口處明確地看到了以下的規誡：「《傷寒論》是疾病總論，它是通過通治法來診治所有疾病。《金匱要略》是疾病分論，是診治單一的病症的常規方法。如果臨床脈症過於複雜、多元，沒有疾病總論的參與是無法把握全域的。」

「《傷寒論》是疾病總論」的觀點就是要醫者高度重視疾病的發生與發展是機體全體性、整體性的病變。正如日本昭和時代藥學家、化學家，一九五一年、一九五二年諾貝爾化學獎提名人朝比奈泰彥（一八八一年至一九七五年）在《現代醫學與東洋醫學》中說的那樣：「疾病歸根結底是整體性的，局部的疾病是不存在的。即使說是局部的疾病，那也是因為基於整體的某一部分。」所以《傷寒論》是人類醫學的先知先覺者，它不是理論上提出了這一觀點，而是在臨床實踐中實施、貫徹這一觀點。馬克思主義哲學家也是作如是觀。匈牙利馬克思主義哲學家盧卡契說：「如果是整體性的問題，我們就不能指望通過局部的改變來治癒它。」因此疾病總論的臨床意義極為重要，特別是整個中醫界的醫師還大多使用先辨病後辨證的診治方法的時候，經方醫生不可忽視這一觀點。

從古至今，中醫名家都有意無意地使用疾病總論的通治法診治疾病，如朱弘、許叔微、柯琴、徐靈胎、曹穎甫、葉橘泉、陸淵雷、岳美中、劉渡舟、范中林、胡希恕、黃煌、馮世綸、李賽美、黃仕沛、李發枝等人都是如此。然而現代的各種版本的《中醫內科學》教材，對於每個單純、獨立的疾病，教材從病的特異性症狀、病機病因、分類、治法、選方等方面講述得頭頭是道。並且以此來作為中醫師學習、考試、臨床的依據。雖然不乏有識之士如鄧鐵濤、裘沛然、張伯臾等人曾經反覆指出其中的弊病，認為這樣的教材不能應付千變萬化的臨床。然而對於上敘的「病變萬端，傳經無定」的壞病，大多數人不是視而不見，就是舉措不當。由此可見徐靈胎研究《傷寒論》的卓越貢獻是獨一無二的，可以說，他是類方派經方醫學承前啟後的醫家。同一時期宣導「方證主義」的日本漢方家吉益東洞，就是走在疾病總論所指導的「方證主義」的道路上的。《類聚方·自序》開門見山第一句話就是：「醫之學也，方焉耳。」吉益東洞比徐靈胎小八歲，他們之間有否互動關係目前還缺乏可靠的證據。

三、從徐靈胎「傷寒之理，萬病皆通」的角度來看，所有疾病在整體上都有的共同的特徵。將其共同點歸納起來，可以做如下的表達：所有疾病，它們自始至終都由各種各樣不同的方證組成。這些方證，或完整的，或不完整的；或單獨的，或組合的；或相對穩定的，或不斷變異的；或已知的，或未知的。因此，在疾病變化的過程中只要做到「方證相對應」而「隨證治之」，就能「萬病皆通」。

疾病總論的通治法的起點是方證相對應。方證是中醫學的源頭、基礎與核心。輕視了方證，中醫學就成為無根之木，無源之水了。方證不僅僅是一個個相對獨立的單位，而且也是一個相互聯繫的體系，它們之間既有直接的關聯，又有間接的蛻變；既有平面的聯繫，又有立體的框架。方證的變遷既需要過程，也需要時間。通過《傷寒論》的學習，使我們加深瞭解方證在疾病過程中動態變化的形態和邊界。

四、我舉一個不孕症成功治癒的病例，進一步來說明總論與分論診治方法的不同。

三十五歲婦女，因為多次人流而繼發不孕，多年來中西醫藥物治療都無效。

初診二〇一四年十月。中等身材，面部暗紅，口苦口臭，心神煩躁，便溏黏臭、日多次，小便黃穢，頸部不利，背部痤瘡密布，月經量少、前後淋漓十天左右，白帶黃穢量多。舌紅苔黃，脈象滑數。心下痞，左右少腹壓痛。患者具有葛根黃連黃芩湯證與桂枝茯苓丸證（葛根黃連黃芩湯證：項背強急，口苦尿黃，心下痞，心悸心煩，下利者；桂枝茯苓丸證：月經不調，面部暗紅，左少腹壓痛）。先投葛根黃連黃芩湯十五帖。服藥後諸症有所改善。

二診開始投葛根黃連黃芩湯與桂枝茯苓丸合方，連續服用三個月而成功懷孕。患者懷上以後，異常興奮，特地來到我的診所敘說她的心路歷程。她說，她最絕望的日子就是婦科專家當面向其宣告，因為她的「子宮內膜極薄，即使進行試管嬰兒療法也難以成功」的那一刻。她說自己聽了以後，痛心悲苦地雙手蒙面大哭。因為她擔心如果真的不能懷孕，將會出現婚姻危機。接下去的一年，她到處求神拜佛，但是也沒有結果。後來聽人說華山的送子娘娘非常顯靈，就上華山燒香拜佛。她從山下一路三跪九叩頭，叩到山頂。虔誠至極，叩頭嗑成額頭暴起累累大包。在拜佛的路上她遇見一個來送子娘娘處還願的溫州婦女，這個還願婦女說自己已經懷上孩子，於是她們就交談了起來。還願婦女告訴她，一邊拜佛一邊看中醫，雙管齊下比較靠譜。於是經還願婦女介紹來到我的診所。

這個已經懷上孩子的婦女臨走的時候非常真誠地對我說：「我能懷上，第一靠菩薩保佑，第二靠醫生你用心治療。」她走了以後，旁邊的人問我，聽了她的話，有什麼感想？我說：「我很高興，患者把醫者看成僅次於菩薩的人，這已經是最高的獎賞了。再說她求神拜佛以後，消除了悲觀心態，精神上變化對於她的不孕症的治癒或許也有幫助。」

這一個病例成功治癒，可以看到整體性診治的必要性。如果單從疾病分論的婦科不孕症角度來看，很難考慮到葛根黃連黃芩湯，然而從疾病總論的方證辨證的角度來看，則葛根黃連黃芩湯證一目了然。由此可見，這一套由疾病總論所衍生的診治方法，使我們看到了疾病分論所不能看到或即使看到也熟視無睹的方證。

五、諸位也許心裡還有一個竊竊私語的問題。在冠狀病毒肆逆橫行的今天，作為經方醫師的你，是如何看待與診治這種疾病的呢？

這個現實的臨床問題針對性很強，我剛好可以借此談談自己的意見。因為經方醫學不是只說不練的偽學問，而是真刀真槍的診治術。

記得去年「脈景」網站的記者就以類似的問題採訪過我，以獨家專訪報導發表在二〇二〇年二月十日的「脈景智能」上，後來「中醫書友會」也做了全文的轉載。在訪談中對於如何使用疾病總論的思維診治冠狀病毒的問題？我的意見是，經方的診治原則就是疾病總論精神指導下的方證相對應與隨證治之。中醫診治疾病的目標並不是西醫的原始病因，而是對發病後出現的全身的臨床脈症審證求因的結果。這些臨床證候學上的脈症才是中醫辨證施治的邏輯起點。具體問題具體解決，每一個患者的處方用藥因人因地因時而有所變化，專病專方只是權宜之計。

文章發表後，網上討論非常熱烈。就在那一段時間，我剛好收到一個長期居住在美國紐約法拉盛的親戚的求診電話。方某某，女，四十六歲，二〇二〇年三月二十日因發熱（最高時三九．二度）二天，咳嗽一天，在紐約法拉盛住家附近醫院治療，確診為新型冠狀病毒肺炎。西醫藥治療十天，高熱仍然不退，患者與其家人在焦急與無奈之下，想到了請我為其開中藥治療。二〇二〇年四月二日至四月十六日，患者在美國紐約家中隔離期間，我們通過微信視頻的方式進行問診、望診和治療。

四月二日初診：平素壯健而稍瘦長（身高一六〇公分，體重五十公斤），月經正常。反覆發熱十二天，三八．九度左右，後頭痛、惡風明顯、有汗，口苦、口渴，偶爾咳嗽咽乾，痰少而澀，食欲不振，小便稍黃。舌質淡紅、苔薄白。精神不衰，面色暗紅有澤。

患者的病症屬於太陽少陽合病的柴胡桂枝湯加石膏證，投相對應的方藥二帖。

四月四日二診：體溫三七．二度，煩熱，不惡寒，不頭痛，有汗，口乾、胸悶而痛，晚上睡覺時更明顯，偶爾乾咳，打噴嚏，痰和鼻涕帶血絲，小便稍黃。舌質淡紅、苔薄黃。

患者太陽表證已除，方證衍變為少陽病的麻杏甘石湯和茯苓杏仁甘草湯合方證，投以相對應的方藥三帖。

四月七日三診：胸悶減輕，偶爾咳嗽，口咽乾燥，便秘，早上體溫三七．二度，晚上體溫三七．四度。原方加增液湯五帖。

四月十日四診：體溫三六．六度，症狀減輕，胸悶時好時悶，咳嗽更少了，精神好轉，體能恢復。二次核酸檢測為陰性，複查CT前後兩次對比，病灶已經吸收。處方是，小劑量的四月七日的藥方，繼續服用一周。

四月十六日五診：患者自述：「全身輕鬆，所有症狀基本消失，我已經好得差不多了，基本上都正常了。」於是停藥觀察。

二〇二一年七月二十三日，微信隨訪，患者自述，病癒已經一年多了，身體情況良好，正常上班。

體會：

這個病例是在疫情彌漫全球狀況下的非常規的診治，通過微信視頻的面對面無法開展脈診與腹診。幸好這一患者是一個中醫學愛好者，在我的遠端指導下，補充了脈診與腹診的資料。初診時她提供的脈象是浮數，腹證是腹肌彈力不軟弱，並有胸脅苦滿。這樣的資料才使太陽少陽合病的柴胡桂枝湯加石膏證的診斷有了堅實的依據。由此可知，為了自己的健康，人人都應該學習中醫。有了中醫學的知識，關鍵時刻可以保全了自己的性命。

臨床實踐永遠是理論和學問的老祖宗。中醫學疾病總論的原則治療各種各樣的傳染病應該是當務之急，更是長遠之思。只要方證相對應，就有舉重若輕之感。經方醫學走向世界，給人類健康服務，為未來醫學增光添彩的日子將會越來越近。

六、「尺有所短，寸有所長」。中醫學兩種不同的診治方法各有利弊，正如岳美中教授所說的：「經方過於粗疏，難以入細；時方過於細密，難以舉重。」疾病總論的方證辨證一定要有方證相對應的脈症，如果患者只有一二個症狀，又不是方證所對應的範圍之內，就會出現「經方過於粗疏，難以入細」的境遇。

譬如我二〇一五年三月，診治一個左手背部無名漫腫青年男患者，患者半年以前左手背部出現小小的肌肉隆起，不痛不癢，隨後漸漸地變大。患者曾經求診於西醫外科醫師，醫師要求他手術切除。他反覆考慮以後，先用中醫藥保守治療，因此來到我的診所。我發現患者除了左手背部無名漫腫，別無所苦。因此疾病總論的方證辨證是無法進行了，於是用《萬病回春》的十六味流氣飲給予服用。十六味流氣飲主治肝氣鬱結，血液瘀滯，或風寒濕邪外侵，氣血不和，結成腫塊，皮色不變者；無名惡腫癧疽等證；奶岩；流注及一切恚怒氣結腫作痛，或漫腫木悶無頭；氣毒濕毒，流注遍身攻腫。其治療目標和患者症狀符合，於是投方十五帖。服用後就有明顯效果，無名漫腫變軟變小，堅持服用兩個月，無名漫腫完全消失而成功治癒。

這一個病例診治的成功，說明疾病分論存在無可替代的客觀價值。因此兩千年來在《金匱要略》基礎上不斷發展、完善、成熟起來的疾病分論依然是中醫臨床的寶典。

七、然而以《金匱要略》為圭臬的疾病分論，是診治諸多單純的獨立性疾病方法，對於參差百態、相容並包的疾病往往有鞭長莫及之嘆。因此我們學習《傷寒論》的終極目標是為了醫者提高臨床療效，使醫者從單一的疾病分論中解脫出來。如果丟掉了疾病總論的理念，中醫學就失去了最為核心的內容與生命力。

《傷寒論》的診治方法要求醫者有一個綜合、整體、系統的視野，通過直覺直觀的思維捕捉到患者現場的方證。在所有的醫學典籍之中，唯有《傷寒論》才有提供給我們的這個機會與可能。這就是《傷寒論》歷數千年而不衰的祕密，其祕密就是不自覺地運用了現象學的方法，其診治思維符合於胡塞爾的現象學原則。這種診治方法要求醫者在臨床上不帶任何現有觀念地觀察，要把自己儘量排空地觀察。這種觀察疾病的方法可以診治所有的疾病，所以我們把《傷寒論》稱之為「疾病總論」。

對於大多數已經熟練掌握了疾病分論的臨床中醫師來說，進一步學習《傷寒論》的疾病總論也是必不可少的。正像臺灣的文化學者孫隆基在《中國文化的深層結構》一書所說的那樣：「多一個視角看問題，我們總會離真理更近一步。雖然真理不能被證明，但它總能被感知。」

八、歷代醫家對於這兩種治療方法雖然各有偏愛，然而對一個醫生來講更是一個深入認識中醫理念的過程。如清代名醫徐靈胎一直力舉「主病主方主藥」構想，他說：「欲治病者，先識病，之後求其病之所以然，又當辯其之由各不同，然後考慮其治之法，一病必有主方，一病必有主藥。」然而隨著年齡的增長，醫學思想漸漸地成熟了起來。六十七歲時出版的《傷寒類方》中，明確提出對於「主病主方主藥」構想的反思以及如何更為有效的論敘。他以「今是而昨非」的心態感慨地說：「余始亦疑其有錯亂，乃探求三十年，而後悟其所以然之故。於是不類經而類方。」

如果醫者能把以上兩種診治方法結合起來，應該療效更為明顯。正如一貫重視疾病總論的通治方與疾病分論的專治方相結合的金壽山老師所說的那樣：「不掌握通治之方，則不足以應萬變之病證；不掌握專治之方，則治病不速效。兩者必須相輔相成。」

九、作為疾病總論通治法臨床辨證時的最佳狀態，應該是如何一種景象呢？多年來，它像謎一樣環繞在我的腦海，後來在《列子》九方皋相馬的寓言故事中尋找到了答案。

秦穆公問伯樂，有可以接替他相馬的接班人嗎？伯樂就推薦了九方皋。秦穆公命九方皋尋找千里馬。三個月後，九方皋說找到了。秦穆公問是什麼樣的，九方皋說是黃色的母馬。秦穆公親自看時，卻是一匹黑色的公馬。秦穆公很生氣的召見伯樂說，你推薦的人連雌雄顏色都不分，怎麼會相馬呢？

伯樂歎曰，九方皋所看見的是內在的素質，發現它的精髓而忽略其他方面，注意它的內在而忽略它的外表。像九方皋這樣的相馬方法，是比千里馬還要珍貴的。馬到，果然是千里馬。

寓言故事中判斷千里馬的標準是什麼？作者沒有說。但是已經告訴我們如何排除次要因素，什麼雌雄顏色等因素只是細枝末節都可以略去不計。經方醫生只有抓住方證精髓而忽略其他方面，注意方證的特異性症狀而忽略其非特異性症狀，才能夠抓住方證。

九方皋相馬的寓言，情節上荒謬得可以。然而列子費盡心機要想表達「得其精而忘其粗，在其內而忘其外。見其所見，不見其所不見；視其所視，而遺其所不視」的方法與方證辨證的方法一脈相承。經方醫學所追求的最高境界是要使醫者成為「九方皋」。這才是真功夫、硬功夫、頭等「軟體」。譬如北京的宋孝志大夫，他的診治水準，借用日本圍棋界的說法，在當時中醫界是「超一流」的。他用梔子豉湯治療哮喘的病例，成為醫林佳話。然而如何解讀這些棋高一著的經典案例，並不那麼容易。譬如宋老的診治方法和九方皋相馬一樣。也就是說，宋老眼目中抓住的只是「心中懊憹」的梔子豉湯證，至於哮喘不哮喘，發熱不發熱，就如「九方皋相馬於牝牡驪黃之外」一樣，「見其所見，不見其所不見；視其所視，而遺其所不視」了。

又如陸淵雷使用桂枝加桂湯治癒急性膽囊炎，葉橘泉使用茵陳蒿湯治癒婦女功能性子宮出血，曹穎甫使用大承氣湯治癒胸痹，岳美中使用六君子湯治癒肺結核病，漢方家大塚敬節使用麻杏甘石湯治癒痔瘡出血，范中林使用麻黃湯治癒三叉神經痛，門純德教授使用桂枝甘草湯治癒失眠重症，胡希恕教授使用大柴胡湯治癒腦病，黃煌教授使用黃芩湯治癒婦女多年的痛經，馮世綸教授使用桂枝甘草龍骨牡蠣加白朮湯治療便秘病，李發枝教授使用甘草瀉心湯治療結節性紅斑，黃仕沛教授使用葛根湯治癒僵直性脊椎炎，都類同於宋孝志大夫的治法，皆是運用疾病總論通治法的經典案例。

北京大學已故的金克木教授高度讚賞撰寫這些經典寓言故事的列子，他在《文化巵言．〈列子〉與「道、理」及「勢」》中認為列子是一兩千年前中國的卡夫卡，「講出沒有道理的道理」。也就是說，列子通過寓言故事講出來難以言表的默會知識與現象學原則。

以上的論敘可以回答諸多讀者的提問——《傷寒論》到底是一本什麼樣的醫學典著？也可以作為《中醫人生》中有關經方醫學方面內容的導讀。謝謝大家！

【推薦序】啟發人們思考中醫

我喜歡看婁紹昆先生的文章，每次他在經方沙龍網上發的帖子，都讓我讀得津津有味。婁先生的文字秀麗，敘事細膩，有現場感，字裡行間跳躍著他求真、務實的精神，讀來讓人深思，有回味，有餘音。婁先生的文章是用心寫的。

《中醫人生》一書不是一般的回憶錄，而是婁紹昆先生思考中醫、思考經方的紀錄。初學中醫時的迷茫，百思不得其解時的困惑，遇到良師指點後的豁然開朗，交友切磋學術火花四迸時的激動，都在這本書中娓娓道來。婁先生對經方醫學中六經、方證、體質等重要學術範疇的獨特視角和觀點，對《傷寒論》以及日本漢方的深刻認識，以及對張丰等師友學術觀點的闡釋發揮，都是本書的亮點。

婁紹昆先生是從基層走來的中醫學者。他的從醫經歷充滿艱辛，卻活力四射。婁先生的青年時代，生活條件雖然艱苦，但精神是充實的；資料雖然有限，思考卻能深入；信息溝通渠道不多，但朋友之間的交往卻十分真誠。所以，我覺得婁先生還是幸運的，艱辛環境中磨礪出的學問飽滿而有光澤。《中醫人生》值得細細閱讀，需要品味，需要思考，甚至，本書可以當做一本勵志書來讀。

在我的印象中，婁紹昆先生是位溫文爾雅、身材單薄的浙南學者。當讀了這本《中醫人生》後，我才發現婁先生內心的情感是非常熾烈的。他筆下的父子情、師生情，常常催人淚下。

醫乃仁術，大凡中醫應多情。如果沒有對事業的愛，對人類的愛，對民族對祖國的那份愛，是學不好中醫的。

值《中醫人生》出版之際，謹以此文表示祝賀。願本書擁有更多的讀者！

南京中醫藥大學教授　黃煌[1]　二〇一一年十一月五日

1 黃煌，南京中醫藥大學教授、博士生導師，江蘇省名中醫。

【推薦序】對中醫、生命的大愛之作

我與紹昆兄是從艱難困苦中攜手過來的老友，把我們的手牽在一起的是岐黃之道、仲景之學。

時至今日仍記得牢牢，那是六〇年代最後的日子，何黃淼先生那間低矮的小閣樓上，一個消瘦清臞的形象，鬍子拉碴的樣子，似乎至今未變。何先生介紹，紹昆兄高中畢業便隨父下放永強農村，攻讀中醫有年，尤於《傷寒論》有心得，目前正在甌北山區打拚。當時我已上山下鄉五、六年，深知繁重的勞作可以耗盡人的全部精力，絕無「晨興理荒穢，帶月荷鋤歸」的輕鬆，更沒有「采菊東籬下，悠然見南山」的閒適，耕讀世家只是古人的遐思逸想罷了。但是，我們不能沉淪，不能隨波逐流，顧不得上頭朝令夕改的政策，不理睬讀書無用的喧囂，繁重的勞作之餘我們不能不讀書，這是我們唯一能夠自我支配的路徑，寄希望於明日的出路。看那瘦弱的樣子，我可以想見他生活的艱辛、學習的不易。然而，大約初次見面的緣故，我們並沒有多少話說，沒有多少交流。

時機出現在一九七〇年春，我經人介紹到本公社一個山區小村任民辦教師，一個學校分三處，我負責二、三年級的複式教學，二、三十個小孩，語算音美體一手抓，於是有了大把的時間與獨居的辦公室兼臥室。不久，紹昆兄來到狀四大隊小學任教，同樣有了大把的時間與獨居的臥室。這對於我不知是何等的奢侈了，「躲進小樓成一統，管他春夏與秋冬」，完全沉浸在書本之中，《內經》、《傷寒》、《本草》、《方劑》，讀了中醫讀西醫，讀了醫學讀哲學、文學，諸子百家、唐詩、宋詞，飢不擇食地裝了一肚子。後來，我兼起了大隊的赤腳醫師，背著個藥箱滿山跑，西藥中藥、針灸拔罐，忙得不亦樂乎；他卻不露聲色地在當地打開了局面，建立了群眾信譽，兼起了教醫二職。我在大羅山麓，他在甌江之濱，相距十餘里，各自努力，埋頭讀書，交往卻日密，相互切磋成了學習生活的重要內容。他口訥言詘的印象便完全打破，我很快便領教了他的滔滔不絕，一二三子間他是最善言辭的一個，口若懸河，我們只剩下傾耳恭聽的份，也更深切地知了他的努力，他的心得，他的收穫。兩所小學成了我們的大學，這段時間也成了我們收穫最豐的時期，狀元公社，大吉大利的名。

應了一句老話，「機遇偏愛有準備的頭腦」，令人振奮的丙辰秋日改變了我們一代人的生命軌跡，三年後，我考上了浙江中醫學院的研究生，紹昆兄則從浙江省公開選拔中醫藥人員的激烈競爭中脫穎而出。自此，我們一心一意在中醫藥專業道路上一步一腳印地踏實前進，臨床、教學、科研，各自取得學術成果，也同樣地懷念這段刻骨銘心的歲月，我的「大學生活」。

斗轉星移，不知不覺中三十年過去，我們仍醉心於中醫學術，似乎不知老之已至。就在那個冰雪成災的冬天，紹昆兄與病魔結結實實地一番搏鬥，結果，他勝利了。憑藉在逆境中不屈抗爭的勇氣，憑藉百折不撓的毅力，還有，天時地利人和，冥冥中扶佑善人的天意，他勝利了。當朋友們還在為他的健康擔憂時，他卻捧出了新作《中醫人生》，用平實和穩的筆觸記錄了當年的學習心得，字裡行間，仍是充滿不屈抗爭的勇氣和百折不撓的毅力，那種求知的渴望、奮發的精神，描繪了一幅艱苦求索的圖畫。

紹昆兄在閩北贛北的艱苦生活，我原有所知，但未詳，細細讀過，真切感受到一種震撼人心的感染力。這並不完全是由於那種衣食無著的生活窘境，和嚴重透支體力的抬石壘壩的繁重勞動所誘發的強烈同情，也不完全是由於這種環境下仍不懈讀書求知，四處拜師問道的精神力量所引發的由衷欽佩，更在於與黃美西那種充滿人間至性的大愛。從素不相識到推心置腹，從萍水相逢至刎頸之交，數十年如一日的大愛，這種兩個男人間的友誼，更是最為寶貴的人間至性。回想前些年從《溫州日報》上讀過黃美西的一篇散文，從一件球衣記敘苦難之中的真情，感人心魄，為之動容。兩相對照，正應了西方哲人羅素的三句話：對愛的渴求、對苦難有不可忍受的同情心、對知識的純然熱愛。這段生活，催人淚下，為之感泣，是一曲大愛者之歌，而苦難成了愛的背景、愛的襯托，熱愛學習、追求知識則有了愛的昇華。這種脫世離俗的赤誠之愛，並不是每個人都有幸遭逢的，應當講，是作者最可寶貴的人生收穫與財富。

相比之下，狀元鎮的生活相對平靜，文革對社會底層的衝擊趨緩，民辦教師的職業清苦而安定，而多年的知識積累得到施展的平臺，因此，少了曲折，多了平實，少了故事，多了思索。讀書之餘，勇於實踐，在日常的診療過程中積累經驗，豐富閱歷；賢者為師，向前輩長者、同道朋友，直至病員學生，不恥下問，虛心求教，集思廣益，開拓思路；而與張丰先生的思想交流，不離醫學又不拘於醫學，富於思辯，富於哲理，展現一位長者的淵博與睿智。於是，平實中透露深邃，思索中提升修養，平靜、平淡、平和的狀元鎮生活不僅使作者修成正果，取得成功，也使全書的精神境界得到昇華。

讀畢全書，做為作者的好友，撫今追昔，感慨不已，似有千言萬語湧梗心頭無從言說之慨。我最想告訴年輕朋友的是，這裡記載的不僅僅是《傷寒論》的學習體會，更是與命運不屈抗爭的心路歷程，不僅僅是中國醫學的學術著作，更譜出大愛者的樂章、思索者的心曲。

是為序。

同學弟　劉時覺[2]謹序　時辛卯秋月

2　劉時覺，溫州醫學院附屬第二醫院中醫學教授、主任醫師，國家級名中醫。

【推薦序】漫漫從醫路，切切經方情

我對婁醫生心儀已久，但最初讀到他的文章，卻是在由邢斌先生擔任主編的《中醫思想者》第一輯上。婁先生的文章是一篇回憶錄，題目為「我從醫的精神史（一）」。從作者娓娓道來的敘述中得知：六〇年代初期，身為中學老師的父親被精減回鄉村，他自己也跟著受累，高中畢業後沒有考上大學，被強行動員隨父回鄉務農了。貧病交加的父親學習針灸，兩年之後居然奇蹟般地治癒了自己的結核病，於是動員兒子拜家鄉的針灸奇人何黃淼先生為師，作者開始走上中醫之路。作者的另外兩個啟蒙老師，一個是擺地攤看病的蔣老先生，另外一個是失去公職、被視為「社會閒散人員」的林治平先生。他們雖然被打入社會最底層，甚至沒有行醫資格，但都經歷不凡，心胸豁達，博學多才，對中醫充滿了真摯的愛，無償地、熱情地傳授給作者理論知識和臨床經驗，引導作者一步一步接近中醫經典《傷寒論》，接近近代中日兩國的經方大家。在幾位老師的人格影響和細心指點下，這個懷抱理想、但身體孱弱，在鄉里務農活、在工地抬石頭、在山區做油漆的知識青年，於黑暗中看到了光明，從迷茫中找到了人生方向。

我們年齡相近，都屬於四〇後，他的人生之路與我有許多相同之處，文章讀來感同身受，只是他經歷的磨難多過於我。生活在上個世紀六〇、七〇年代苦難農村的青年，生存環境之險惡可想而知，在作者的貧困生活中，雖然有過彷徨、苦悶、失落，但文章中看不到絲毫怨天尤人的情緒，滿篇流淌著的是世間溫暖，感恩情懷，一股奮發向上的精神。

讀他的文章，宛如徐徐觀看一幅漸次展開的畫卷，讀者會隨著他人生的起伏跌宕而與之同歡喜，共悲傷，他的成功，他的挫折，都令我心境難以平靜。這篇「精神史」第一部分的寫作，緣起一九六八年，寫到一九七一年春天，文字不長，有如一曲淒婉美妙的音樂，戛然而止，餘音嫋嫋。我只得在靜默中等待下一曲。性格使然，未曾想與作者聯繫。也許是心有靈犀一點通吧，就在今年年初，我忽然收到素昧生平的婁先生從郵箱發來的一篇文章：〈讀《傷寒論》瑣記〉，正式標題為「尋找經方醫學的生長點」。婁先生像一位相知已久的老朋友一樣告訴我：他的著作五月份就要出版了。讀完這篇厚重的文章之後，我對婁先生學術成就的敬仰之情，不禁油然而生！

我是七〇年代師從伯父——湘雅醫院中醫顧問彭崇讓教授開始中醫生涯的。入門之初，年過古稀的伯父極其慎重地告訴我：「當了一輩子中醫，到老了才明白，學中醫應當從《傷寒論》入手，緊扣『方證對應』這個核心，才能不迷失方向，成為一個優秀的臨床醫生。」在後來的醫學實踐中，我始終遵循著伯父的這個教導，因而在臨床上小有成就。轉眼四十多年過去了，去年十二月，在廣州由國家中醫管理局舉辦的「高級臨床人才班」上，我做為特邀的授課老師，以自己學醫、從醫的親身經歷為例，在授課中提出：「中醫教育改革要刪繁就簡，把經方教育做為臨床人才培養的捷徑！」這個觀點引起到會師生們的強烈共鳴。中醫高等教育的長期失誤，導致中醫後繼乏人，至今仍然找不到改革的出路，這是一個十分複雜而又敏感的問題。至於為什麼抓經方教育，可以迅速培養出中醫臨床人才？我只能憑感性認識和親身經歷來說明，無法從理性的高度予以闡述。然而，婁先生的這篇〈尋找經方醫學的生長點〉[3]，卻高屋建瓴，從源到流，把經方醫學產生、發展、衰落、復興的整個過程及其原因進行了全面、深刻的剖析，指出了當前經方醫學的「生長點」在何處？使我長期以來的困惑，得以冰釋！只恨相見太晚，倘若早幾個月讀到這篇文章，相信我在廣州人才班的講課內容，從理論上必定更加充實，更加令人信服。

這篇文章無疑是當代中國經方醫學最重要的作品之一！它最初發表在「經方醫學論壇」上，黃煌先生所加的按語可謂推崇備至：「婁紹昆先生這篇大作是經方醫學的宣言，字字璣珠，句句真言，每個經方人必須反覆地學習和體會，並身體力行於臨床。」大作不僅理論深刻，見解精闢，且文采飛揚。結尾是這樣著筆的：「《傷寒論》是古代醫學夜晚最動人的一場篝火晚會，其薪火穿越過兩千年來的歷史天空，至今仍舊光彩照人」、「我相信，在未來的世紀裡，《傷寒論》會像一次輝煌的日出，給世界醫學增光添彩。張仲景的名字一定會鏤刻在未來人類共同體的紀念碑上。」看到這樣富於詩意的文字，想必每個讀者都會心馳神往，難以忘懷！

幸好沒有讓我久等！婁先生的新作：《中醫人生：一個老中醫的經方奇緣》（簡體版的書名），於二〇一二年六月初隆重問世。這是一本五十八萬字的巨著，《中醫思想者》所刊登的回憶錄的第一部分，僅占全書的四十分之一，

3〈尋找經方醫學的生長點〉是《中醫人生》的閱讀提綱，此文已經在二〇一二年3.12、3.14、3.15《中國中醫藥報》第四版以連載的形式發表。

作者在新著中續寫了他那曲折的生活經歷，不倦的精神追求。而〈尋找經方的生長點〉一文中的精髓，則化做到處閃爍的點點星光，使全書異彩紛呈。

婁先生在新著中，又把我們帶回到了他所生活的「狀元橋」：七〇年代中國所特有的政治氣氛，夾雜著溫州鄉下的泥土芳香、海風魚腥，一起迎面撲來。市井鄉民的平凡生活，父老鄉親的病痛訴求，作者日常的讀書、治病，尋師、交友，教學、思考，醫患之間的互動，師生之間的交流，宛若一幅幅生動的民俗圖，展現在讀者面前。經方醫生仲萬春、朱湘洲、阿驊表兄、張丰、張法、古塞、西醫陳興華、張秀杲、藥師甘慈堯、汪阿姨，一個個性情各異的人物，接踵而來，走進作者的醫學生涯。馬克思、恩格斯、康德、黑格爾、愛因斯坦、契訶夫、高爾基、歌德、詩經、紅樓、史記、李白、陸游的警句名言，隨處點綴，吸引讀者的眼球。從學針灸開始，進入中醫之門，到讀《傷寒論》，針灸結合經方；從研習承淡安的《傷寒論新注》、陸淵雷的《傷寒論今釋》，到學習日文，閱讀漢方醫生的大量著作，作者從臨床到理論臻於成熟，步步登上了經方醫學的殿堂。書中用大量篇幅詳細介紹了作者與阿驊表兄分析各種疑難病案，與萬仲春先生討論《傷寒論》有爭議的條文，與張丰先生縱論中外經方家的功過得失。中醫名家柯琴、徐靈胎、陳修園、陸九芝、章太炎、陸淵雷、惲鐵樵、曹穎甫、章次公、張簡齋，日本名醫大塚敬節、吉益東洞、山田正珍、湯本求真、龍野一雄、矢數道明、清水藤太郎、森道伯等，這些經方醫學發展歷史中的風流人物，魚貫般從作者的筆下走過。在逐一評點了眾多經方名家的成就與不足之後，書中得出了這樣的結論：「歷史以詭異的方式將中華民族的經方醫學移植在大和民族醫生的身上，移植在一個和我們文字、習俗、文化、制度等有很大差異的國度中。陰錯陽差，中醫經方的方證辨證在日本卻得到長足地發展。日本漢方家把龐雜的中醫理論進行了『削盡陳繁留清瘦』的揚棄，竟然盡顯其仲景思想的本色之美。章太炎先生有『吾道東矣』一語，暗指這一令人難以啟齒的歷史事實。」

這個結論有如石破天驚，大膽而直率！在當今仍然處於半閉鎖狀態，一心向西看，不願向東看的中醫界，必將掀起一陣狂瀾！

我讚賞作者的勇氣！在目前中醫事業剛剛走出低谷，處於尋找突破方向的關鍵時刻，每一個真正關心中醫生死存亡的同行，應當不為名利所累，敢言人所不敢言。越是「難以啟齒」，越是要告訴世人真相，才能讓我們的這支隊伍，擺脫歷史包袱，突破改革瓶頸，充滿信心地走向未來！

醫生有祖國，但醫學是沒有國界的。中醫學早在開放的唐代，就傳播到國外，特別在日本，明治維新之前的一千多年間，中醫成為日本的「國醫」。日本醫生寫的是漢字，讀的是中醫書，用的是從中國運過去的草藥，他們把中醫與日本的醫療實踐相結合，創造出了「漢方醫學」。日本收藏有許多中醫古籍的孤本，如現存最早的《傷寒論》手寫本，抄於日本的康平三年，即公元一〇六〇年。這個「康平本」至今仍然是研究《傷寒論》的珍貴資料。日本保存著孫思邈《千金方》的手寫本，被視為國寶，只複印了五百部，專門贈送給國外來「日本《千金方》研究所」參訪的重要嘉賓。特別要指出的是：一百多年來，一大批具有西醫學背景的近代日本經方家群體，敢於衝破明治天皇「廢除中醫，全盤西化」的藩籬，創造性地繼承和發展了仲景學說，在「腹診」、「體質學說」方面，在經方的加減和拓展運用等方面，貢獻尤為出色。正如婁先生的書中所說：「是《傷寒論》的火種點燃了日本漢方，使它升騰起燦爛的煙花。歷史進入近代，在東西方兩種文明激烈碰撞中，中醫學滿目瘡痍，經方醫學的發展陷入低谷，面臨著生存還是毀滅的『王子之問』？一直到日本漢方古方派的出現，才撥開了重重的迷霧，使經方醫學尋找到存在的連續性和動力源。」

讀到這段文字時，使我回想起一件終生難忘的事情：一九八二年，我的研究生同窗劉志壺，特地陪同日本當代著名漢方醫家矢數道明博士前往河南南陽張仲景的故鄉，拜謁剛剛經國家撥款修復的仲景祠。劉志壺與矢數道明先生書信交往多年，並在中國翻譯出版了矢數道明先生的名著《漢方辨證治療學》，劉志壺親眼見到這位年過古稀的老人在張仲景塑像前長跪不起，淚流滿面，親耳聽到老人家喃喃自語：「回來了！我終於回到醫聖的故鄉了！」矢數道明博士是位三〇年代的西醫醫師，有志於漢方醫學，在經方研究領域成就斐然，一九三八年開創了東亞醫學學會，倡導中日漢方醫學交流與友好，矢志不渝，長達五十年之久。從這一席長跪、一聲「回來了」的呼喚中，我們見識了一個真正醫學家的情懷！醫學是沒有民族之分，沒有地域之別的。中醫不僅屬於中國，屬於中華民族，也屬於世界，是屬於人類的一部分最寶貴的文化遺產！如果說，是《傷寒論》的火種點燃了日本漢方，使它升騰起燦爛煙花的話，那麼，正在復興，正在試圖衝破「瓶頸」的當代中醫事業，也應該充分學習和借鑒日本漢方醫家在研究《傷寒論》、研究經方領域所取得的傑出成就。「他山之石，可以攻玉」，當代中醫學人，只有不自卑，不保守，善於總結自己的經驗，善於學習他人的長處，敢於拿出去，敢於引進來，既有歷史使命感，又具備世界眼光，才能真正擔負起振興中醫事業的重任！我們應該具有這種偉大的氣魄和胸懷！

透過婁先生這部著作，讀者看到了他那豐富多彩而又艱難曲折的中醫人生，但更重要的意義在於：他透過四十多年與經方結下的深切情緣，揭示了一個中醫臨床家成長的必由之路，指出了當今中醫教育改革的一個突破方向。以類似於傳記的作品，書寫自己的親身經歷和心路歷程，把諸多中醫理論和歷史積澱的重大問題，大量錯綜複雜的病案，以師生討論的方式，用通俗委婉的文字表達出來，使讀者心悅誠服地接受，這是婁先生對於歷代中醫著作的一種文本創造，也是本書最大的魅力所在！

真實、細膩、深刻！邊享受美的文字，邊接受靈魂的敲打，作者以這樣獨特的方式，啟發人們對於中醫未來的思考，用心何其良苦！這是我品味《中醫人生》的一點心得。但願所有中醫同仁和關注中醫事業的人們都來讀讀這本十分難得的好書！

湖南中醫藥大學　彭堅[4]　二〇一二年六月二十八日於梨子山

4　彭堅：湖南中醫藥大學教授，湖南中醫藥大學附一院知名專家，《我是鐵桿中醫》一書作者。彭堅教授擅長運用經方、古方、家傳方治療各種疑難雜病，具有豐富的實踐經驗，用藥簡便驗廉，深受患者歡迎。並多次作客中央電視臺《健康之路》。

引子

一九七九年十二月末的一天，我在狀元鎮橫街小學接到溫州地區衛生局的一封公函。我想肯定是進行了半年多的浙江省中醫藥人員考核選拔有結果了。於是，我急急忙忙地把信封撕開，原來是溫州衛生局醫政科約我談話的一張通知。通知沒有告知錄取與否，我的心在劇烈地跳動，七上八下，七下八上，不停地翻騰。我猜測著各種各樣的可能，這可是一次命運的判決呀。

我走進衛生局醫政科，看見一位中年女幹部正在緊張地工作。我想她大概就是辦公室的領導了，就上去招呼一聲，並報上自己的姓名。我發現自己心情很是緊張，連聲音也變了樣。醫政科女幹部站了起來，給我倒了一杯開水。

「我姓林，也是學中醫的。」女幹部微笑著說，「你這個人我不認識。但是，你的名字我早已經記住了。」

「為什麼？」我感到有點奇怪，不禁就問。

「因為你的綜合條件並不好，所以有關你的錄取與否，我們討論了好多次。你考試的資料，我們也研究了好多次。就因為這樣，我對你的名字有了印象。」她平易近人地看著我，「我們為了你的錄用問題，上上下下可花費了不少的時間。」

「我的問題為什麼這樣複雜？」我忐忑地問。

「你的情況非常特殊，有三個方面有明顯的不足。」她語氣平和地說，「第一，雖然你中醫臨床搞了十多年，但都是業餘的。你種過地，打過工，現在的身分是民辦小學教師。也就是說，你沒有從事過專業的中醫工作，這在全省所有的考生中也是罕見的；第二，雖然你說自己已經自修完大專院校的整套中醫藥學教材，但你沒有在任何中醫院校進修過，更沒有中醫院校的文憑；第三，雖然有幾個民間醫師指導過你學習中醫、針灸，但是他們中間沒有一個人具備國家承認的中醫師資格，甚至連助理醫師的資格也沒有。」

她說的句句屬實，言語之間絲毫也沒有貶低民辦小學教師、民間醫師、自修自學者的口氣。她在轉述考核組對我的三點綜合意見時，似乎流露出一種理解的眼光。然而我更為關心的是，我到底能不能夠錄取？

「我們憑著具體問題具體分析的精神，對你的情況做了實事求是的調查。」她實話實說，「特別是透過試卷分析研究，認為你的中醫理論與臨床經驗符合要求。在論文評審中，大家認為你對《傷寒論》的確是下過一番功夫的。」

我屏住呼吸，一言不發，默默地等待著最後的結果，我聽到我的心在加速地蹦跳。

「祝賀你！」她加重聲音笑吟吟地說，「最後你還是被省中醫藥選拔辦公室通過了。」

聽到這個消息，興奮、激動。我的大腦神經簡直已經到了極限，隨即一種說不清是甜、是酸、是苦、是辣的滋味湧上了心頭。

接著，她從辦公桌上拿來幾份文件遞給我。我一看，原來是農村戶口、糧食遷城的兩份文件，以及一份到市衛生局人事科報到的通知。

我把這幾份文件攥在手裡，心裡鬆了一口氣，感到沉重的一頁就被這幾張紙輕輕地翻了過去。

女幹部看見我異常激動的樣子，就請我坐下，親切地說：「回去後，先到市衛生局醫政科報到。根據衛生部文件的精神，你們可以分配到縣級以上的衛生醫療、科研或教學單位。等到分配以後，接下就要抓緊時間把戶口、糧食關係的手續辦妥當。」

她這樣的和藹、熱情，使我對新時期的幹部印象一下子好了起來。

「再見了，我相信你不會使我們失望的。」女幹部和我握手道別時輕輕地說。

走出了衛生局的大門，我的內心還是難以平靜。臨別時女幹部說的這一句話，我聽來十分沉重。同時這句話也給了我無窮的力量。

傍晚，我回到了狀元橋，我歡快的召喚聲在未進校門就把我的喜悅提前送到家中，闔家的歡愉自不待言了。妻子雙手捧著通知書，一連讀了又讀，口中發出「好！好！好……」的哽咽聲與上下牙不停地磕碰聲，我又是百感交集。

多少個夜晚，我夢見自己上天入地，走南闖北，卻怎麼也當不了國家承認的中醫師。現在終於如願以償了，我心裡暗暗地慶幸這次考試恰恰安排在三中全會召開後的政治清明的時代，慶幸自己遇上了一群具有公正、公平理念的領導幹部與專家。有了這樣的歷史機遇，才使我有機會抓住了「命運女神的飄帶」，踏上了中醫大門的臺階。

在這個時刻，我突然萌生了一種願望，用文字的方式記錄自己從醫的心路歷程和各位老師的音容笑貌，還原自己的中醫人生，同時給初學者提供一個尋求《傷寒論》入門之路的階梯。

斗轉星移，一轉眼三十年過去了，我也到了退休的年齡，工作的沉重被從頭來過的輕鬆所取代。當初沒能實現的一拖再拖的願望有了實現的機會。幾經努力，我終於把自己三十年前學醫的經歷寫出來，從而了卻了我三十多年來的夙願。

第一部　走近中醫

當時，吳海平宛然一笑，
躊躇滿志地說了一句我終生難忘的話：
「藝術界正需要坐得住冷板凳的人，
中醫界也渴求有勇氣的思想者。」

他的話如同一股清風吹來，令人頭腦為之一新，
讓我對自己的未來產生了莫名其妙的遐想與憧憬。

一、山外青山樓外樓

我走上中醫之路，完全是命運使然，有很大的偶然性。這事得從一九六二年說起。

一九六二年，我從溫州一中畢業了。當時國家正處於國民經濟困難時期，我的父親被單位精減回鄉了。我呢，被當做家庭的唯一勞動力，隨父回鄉務農而回到了青山村。患有肺結核的父親在未精減回鄉之前已經吃了多年的西藥，然而病情未見好轉，還經常請病假在家休養。精減回鄉後，公費醫療被取消了。大家都認為父親的病情會進一步地惡化。父親也百般無奈，所以在貧病交迫的情況下，他聽從了何黃淼老師的指點，開始自學中醫、針灸為自己治病。

何黃淼老師中等個子，戴著眼鏡，精明敏捷，談吐詼諧。他跟我們是同鄉，曾經與我父親在同一個中學教過書，所以我從小就認識了他。何黃淼老師受他老中醫岳父的影響，神差鬼使地學習了中醫針灸，從醫以後臨床效果非常明顯，所以在永嘉場的民間流傳著他許多診病療傷的故事。

在何黃淼老師的精心指導下，兩年後，父親的肺結核奇蹟般地治癒了。這件事使我對中醫針灸有了感性的認識，有了好感。值得家人慶幸的是，父親後來身體非常健康，到了八十多歲的時候，不用戴眼鏡也可以看清蠅頭小字，成為整個青山村最長壽的「壽長公」。

青山村，古代稱之為永嘉場四都青山。永嘉場由「一都」至「五都」五個「都」組成，星羅棋布著一百二十三個自然村落。青山村就是其中最古老的一個小山村。

永嘉場，位於溫州市東部，是古代全國幾大鹽場之一。它地處甌江入海口的南岸，依託巍巍大羅山，面臨茫茫東海洋。據《山海經．海內南經》載：「甌居海中」。從地理環境來看，永嘉場自古以來是一個獨立的單元。巍峨連綿的大羅山，從與瑞安交界的元寶山到甌江口的茅竹嶺，成為一條天然屏障的分界線。因此，永嘉場在語言、服飾、民情、風俗等方面與僅相距二十多公里的溫州市區相比較，有它所不同的地方。

永嘉場有一個繁華的古鎮，名叫寺前街。由於它地處唐代著名寺院乾元寺的前面，遂名「寺前街」。這條街在明清時期因曾經是永嘉場的政治、經濟、文化中心而名聞遐邇。人們一提永嘉場，就會聯想起寺前街，寺前街成了永嘉場對外的代名詞。青山村坐落在寺前街的西面，距離寺前街僅三公里左右。它背靠大羅山北麓，村子的西南方向就是遠近聞名的天然仙境——瑤溪。

從大羅山深處流淌而來的溪水在青山村的周圍天然的形成一條河流。河水清冽，清澈如鏡，藍天白雲盡在其中，因而顯得水光瀲灩，河裡的水流很慢，沙石清晰可見，水草肥美，可見魚群游弋水底。河道曲折處，水石相激，靜夜遠聞，隱隱若有歌吟。青山村山水相依，風景異常秀麗。村頭東邊的青山小樓，年代古遠，嫣然使人想起「山外青山樓外樓」的千古名句。

只有幾百口人的青山村，可能已有一千多年的歷史。始遷祖為中原豪門大族的後裔，項喬《甌東私錄》卷二《青山婁氏族譜後序》云：「夷考其譜，代生哲人。在唐如宰相婁師德……為青山之始祖。」所以青山婁氏特別注重傳統儒家經書教育，《宋史》中記載的名臣婁寅亮就出生在青山村中。到了明代，青山村已經是浙南的一個名聲顯赫的文化村落。譬如婁浚（明代宗朱祁鈺景泰辛未進士，任貴州道御史）、婁恪（嘉靖歲貢，任太倉訓導）、婁昕（萬曆歲貢，任教諭）等人都是當時有社會影響的文化人。如婁恪著有《青山集》，他在《登王玉泉蘭亭》一詩中云：「青山無限好，都入醉中看」，由衷地讚美家鄉瑰麗的河山美景。明朝文風鼎盛時期，在青山村的東南方向，「二都英橋王」、「三都普門張」人才輩出，群星璀璨。他們既是行政官員，又是學問家。這樣一來，就與「四都青山婁」構成了犄角之勢。他們相互呼應，相互影響，為整個永嘉場的文化發展推波助瀾，蔚為壯觀。項喬又云：「予世居永嘉場也。場蕞爾一區耳，本朝以來，山海之秀，鐘於人文，陳啟、胡奧、李觀之後，為宰相者一人，為大司成者二人，為郎署、為藩、為臬、為府州縣二十餘人，為鄉貢、歲貢、例貢三、四十餘人，為校官弟子員者二百餘人。」

青山村除「婁」姓之外，還有「陳」、「翁」兩姓家族，陳姓家族的始祖為宋代的陳宜中。陳宜中（一二一八年至一二八二年）小時家貧，自幼穎敏，下筆滔滔萬言，學極博，好著述，與水心葉適、瑞安陳傅良、郡城棣華坊吳潛淵昆仲相埒，而辨博過之。寶祐中與同窗劉黻等論劾丁大全，號稱六君子。少精舉業、入太學。一二六二年登榜眼，授紹興府推官、秘書省正字、校書郎、擢升監察御史；一二七五年（德祐元年），陳宜中受彈劾，離職回溫，就居住在青山。九月蒙古兵進逼，形勢危急，朝廷召陳宜中回朝，拜右丞相兼樞密使。十一月，左丞相留夢炎出走，陳宜中秉持國鈞，後為左丞相。德祐二年（一二七六）伯顏兵至皋亭山。三月，臨安陷落，陸秀夫奉二王入溫州，宜中其母死，張世傑移其靈柩於舟中，遂同入福州，遷泉州，再遷廣東潮州轉井澳，祥興二年（一二七九）入占城，次年回崖山。至元十九年（一二八二）元軍攻取占城，陳宜中山窮水盡，走奔暹羅（今泰國），準備借兵復國，但沒有成功。南宋滅亡後，陳宜中的第四代守益公回到祖先陳宜中故地居住，青山陳氏便是陳宜中的後裔。至今青山陳姓有八百多人。為研究和紀念陳宜中，青山陳氏已成立了陳宜中的研究會和陳宜中紀念館。

青山村在我兒時的記憶裡確實是美不勝收，風情萬種。

村裡民居大部分為晚清建築，其建築的特點是以寬度長於高度。這是一種扇形的建築造型。在青山藍天、小橋流水、青磚黛瓦映照之下，構成一幅幅恬靜自如、天人合一的畫卷。村子裡的道路不寬闊，鋪滿了長長的花崗岩石板，千百年來一代代先人走過來走過去，石板也走得圓潤光滑。沿街的老屋雖然低矮簡陋，卻留有古村落的姿態。小巷一波三折，小巷深處，蘊藏著豐富的歷史記憶。幾座舊宅門外聳立的旗杆石，還殘留著千年來的鼎盛輝煌。由於交通不便，這裡的建築在上個世紀六〇年代還保存得完好。

透過低矮窗櫺前面坍塌的圍牆，就可以看見黑壓壓的青山。我每天從農田裡回家，常常坐在昏暗的窗前看雲捲雲舒，心裡盤算著今後的生活該怎麼過。我不知道目前這種生活是我整個人生的主題曲，還僅僅是一段插曲而已。父親被精減時，我們一家七口就租住在這裡。房子面積只有十四平米，陰暗潮濕，地面泥濘。因為以稻稈鋪床當褥，我們身上都帶著股稻草的氣味。

房東陳德昌先生，他是一個極為善良、厚道的曲藝藝人。他給了我們許多的慰藉與溫暖，幫助我們度過了生活中最困難的年月。他總是在深夜裡，把自己捨不得吃的藕粉煮成香噴噴、熱騰騰的米糊，給我的父親一步一搖地送來。特別是在寒冬臘月的夜晚，他用一個一個歷代戲文中的故事來勸慰我貧病交迫的父親。其情其景，時時令人產生時光倒流的幻覺。德昌先生是一個近於失明的人，但是他心中仍然保持古代民間的道德標準，他透過曲藝演唱維生，同時透過傳統戲文懲惡揚善的故事，來抒發他內心的情感。我一想起那一段日子，感恩懷念的情感占據了我的心間，他的存在是我精神生活的亮點。

父親在東窗的前面擺了一張舊書桌，這就是我們一家吃飯、議事、讀書、寫字的地方了。後來父親在窗外蓋了一個豬欄，養了一頭小豬後，房間裡的空氣就變了樣，開始的時候我們難以適應，久而久之也就習慣了。每當夜晚，我和父親相對而坐，對著一盞如豆的燈火翻讀著中醫針灸書籍、報刊雜誌，直到油枯燈滅才躺下睡覺。每當夜半或凌晨時分，我們被餓豬嗷嗷喊叫聲吵醒時，我們父子就會展開新一輪關於養不養豬的討論。

我一直反對父親養豬，因為人都吃不飽，哪有東西餵豬。父親不這樣想，他默默地去拔野菜，把野菜切細，拌上糠秕之類，夜深人靜還在一遍一遍煮豬食。他還找來一大堆科學養豬的小冊子，按圖索驥地運用到養豬的實際中去。譬如他拐彎抹角地買來酒糟餵豬，據說能改善豬的睡眠質量；又如他在豬欄前面掛上多層的竹簾，使豬欄變為暗室，據說可以延長豬的睡眠時間。總之千方百計使豬寶寶少動多睡，迅速生肉長肥，為家庭增加收入。

父親原來是一個優秀的中學教師，一個極為負責任的班主任。只要你翻看過他的十多本英語和地理學的備課本，就會得出我以上的結論。被精減後的父親就像丟了魂，完全變了樣。一個七口之家的家長，五個未成年子女的撫養者，家庭的主要經濟承擔人，現在無緣無故地被精減了，一分錢的收入也沒有了，你說怎麼做才能夠充當起這個家長的角色呢？父親選擇了學中醫和養豬，這樣的選擇對家庭的經濟並無小補，但他可能著眼於中、長期的目標。其實養豬的中期目標只能是得不償失，學中醫的長期目標更是遙不可及。然而他並不這樣算的，他說：「你不懂農村經濟學，農民家家戶戶養豬，積少成多，沒賺賺吆喝，空折騰也熱鬧，沒錢時借錢也容易，所以養豬沒賺也是賺。學中醫學針灸就是學志氣、學意志，別人能學會你為什麼學不會。古人說：『生於憂患，死於安樂。』憂患之中選擇勞動，選擇信念，就能求生。你要知道，我們現在窮得只剩下希望。假如太現實了，把信念與希望也丟掉了，那就什麼都沒有了。我是家長，我就是這樣想的，聽我的話沒錯。等你老了，你就會知道我是對的。」

我還能怎麼說呢？只是感到無邊的悲哀。

所以當後來讀到食指的《相信未來》一詩：

當蜘蛛網無情地查封了我的爐臺，
當灰燼的餘煙歎息著貧困的悲哀，

我依然固執地鋪平失望的灰燼，
用美麗的雪花寫下：相信未來。

讀著讀著，沒讀幾句，我的嘴唇就變得黏澀沉重，泣不成聲地讀不下去了。

在青山村，還有一個人我是永遠不會忘懷的，她就是大隊書記的母親。她有嚴重的膝關節風濕病，走路一擺一擺的，又遲緩，又艱難。在我們回鄉務農的那一段時間裡，她也許是出於同情與憐憫，經常把家中的糧食偷偷地送給我們。那個時候糧食十分珍貴，可以說，糧食就是生命，然而她老人家把地瓜、蠶豆、年糕等重甸甸的物品接濟了我們。她總是在天黑時分，把自己長長的圍身布的下截向上轉起來形成一個貼身的袋子，把這些東西裝在裡面，一晃一搖地給我們送來。我們每次都謝絕她的東西，懇求她不要這樣，說要把東西送回去。但她總是拋下東西就走，說是她的一點心意，是瞞著他兒子婁書記，所以千萬不能送回去。我們能說什麼呢？只有違心地接受她的餽贈。

後來我父親告訴我，大隊書記的母親一輩子都眷顧著他，呵護著他，因為我父親是吃她的奶水長大的。

「你有沒有經常想念她？」我問父親。

父親難過地搖搖頭，一句話也不說。過了半天，才說：「我學針灸除了替自己治療疾病之外，也想幫她治療風濕性膝關節炎。」

我父親神色黯然，拚命地抽菸。

「那你有沒有給她診治過？」

「沒有，一次也沒有。」父親搖搖頭，長太息以掩涕，沉默了好久，低聲呢噥，「我去她家不方便，婁書記一定不喜歡。我只想她主動找我看病，但是她始終都沒有來。」

這點，我能理解。記得他在一次次動員我學習中醫針灸的時候，曾經說過這樣的話：「有的人，我心裡很想去幫她診治，但我的身分不方便。你假如學會了中醫針灸，那就好了，也可以了卻了我的心願。」當時我聽不懂父親話中的含義，也不想去問為什麼。他這樣一講，我全明白了。

有一年臘月廿四夜，大隊書記的母親又偷偷摸摸地送年糕給我們。這個夜晚農村裡每家每戶都要祭灶王爺，所以我記住了日子。她和平時一樣，一放下東西轉頭就走。但是，我看見父親一下子拉著她的手，要她留下看病。她推辭了一下之後，真的在凳子上坐了下來。她的兩個膝關節腫痛但是不紅，下肢有明顯浮腫。口苦口乾，不思飲水，其他方面沒有什麼大的異常。父親給她在膝蓋後面的委中穴位刺血後拔罐，然後給她開了一張中醫處方。父親很少開方，一是生性謹慎，二是怕惹麻煩。他那天夜晚的處方可能在心裡琢磨了好多時日了，開方的時候，臉上泛紅，透露出少有的自信與滿足。當時我把方子抄錄了下來：

檳榔六錢，陳皮三錢，木瓜三錢，吳茱萸一錢，桔梗三錢，生薑三片，紫蘇莖葉六錢，黃柏三錢，蒼朮三錢，茯苓六錢，防己六錢，薏仁六錢，六帖。

後來才知道那是一張雞鳴散的加減方，治療上述病症十分有效。大隊書記的母親有沒有服用，以及療效如何我就不知道了。我後來再把這個方子加二兩生黃耆，使用於虛胖型下肢特異性水腫的病人，療效非常的明顯。

父親是一個古詩詞的愛好者，一說起新詩他都是鞭撻有加。然而奇怪的是，他的案頭總擺著一本一九三九年文化生活出版社出版的艾青的《大堰河》，並在詩集的扉頁上用毛筆小字寫上「——挹海 中華民國三十一年三月十日壺鎮安定中學」。「挹海」是父親的「字」，一生之中很少使用。抗戰期間，杭州安定中學遷移到浙江縉雲縣壺鎮上課，做為高中學生的父親就購買來這本書，並一直珍藏下來，在文革中也沒有被毀壞，真是一大奇蹟。這本詩集我也反覆閱讀過幾次，感覺到詩歌流暢淺易，並且蘊蓄著豐富的內容，詩歌中寫出了詩人心中對保母的來不可遏、去不可止的真切感情。然而沒有進一步聯想父親為什麼這樣珍愛這本詩集。

人的感情真是非常的奇特，非常的複雜。父親對大隊書記的母親的眷念竟移情於詩集《大堰河》，婁書記的母親透過偷偷地饋送糧食來表達其內心的牽掛。

父親與大隊書記的母親在特殊歷史環境下的情感交流都發生在我們剛剛住進陳德昌先生那裡的那幾年裡，後來這種來往在我的記憶裡就模糊了。也許她年紀愈來愈大了，她有病的雙腿再也走不了那樣遠的路了。

回憶永嘉場青山村這些久違的往事，總會讓人獲得一種濃郁的鄉土親情，與此同時也免不了讓人去思考構成那個年代種種荒誕現象的深層原因。

回鄉後，我整天貓在青山村的小山溝裡，繁忙的農業勞動從早到晚幾乎沒有一點點空隙，生活條件也極為困苦。我接受過的十二年文化教育與現實的農村社會一點也搭不上邊，從小在城市養成的生活節奏在這裡幾乎斷了弦。剛剛下鄉的那一年，我認為這種起早摸黑的體力勞動是一種必要的意志磨練。小學、初中、高中時代讀過的英雄人物，如車爾尼雪夫斯基的《怎麼辦？》裡的拉赫美托夫，《鋼鐵是怎麼煉成的》裡的保爾．柯察金，都成為自己仿效的榜樣。我的兩位在外地工作的舅父經常來信鼓勵我，要我重視生活中的困難，選擇一門對農村有用的專業進行自學。他們同時在年關的時候總是寄錢過來幫助我們，使我體味到親情的溫暖。然而連續幾年下來，我發覺這種強體力勞動對自己的前途沒有什麼正面的作用，就漸漸地灰了心。舅舅的教導使我有了想改變這種生活的念頭。現在看來，這一種情緒的產生，與其說是由於艱難生活與勞累農活，還不如說是由於農村的這種生活方式與文化氛圍。我發現再這樣繼續陷入精神的貧困之中，自己也可能成為一個被社會拋棄的人。想想今生怕是一無所成，心裡鬱悶到極點。其實，當時精神上已經開始變得遲鈍與麻木，生活的圈子愈來愈狹窄，甚至連擺脫困境的願望都沒有，也不敢想像未來生活該怎麼辦？

我回鄉那年，父親就要我閱讀那套中醫大專院校統編教材。這套教材是我父親精減回鄉時特地到新華書店購買的。父親把這套教材買來後，在每一本書的封面上都留下自己的簽名和購書的年月日：「──挹海 一九六二年九月二十日」。在家境極為困難的時節還捨得掏錢去買這一大套統編教材來學習，而且在這套書的封面上使用了他的「字」──挹海，我想可能他當時真的把家庭命運寄託在這一套中醫教材上了。寫在這套書的封面上的這幾個字是草書字體，有形有勢，奔蛇走虺，如聚如散，瀟灑無忌。一般說來，一個人寫字的筆跡可以立象見意，也就是俗話說的「字如其人」，傳達著靈魂的信息。但這一種以字識人，字能表情達性的說法用在我父親身上卻一點也不相應。在家人的印象裡，父親是一位憨厚怯弱、寒儉拘謹、不苟言笑的人。他的草書字體所流露出來的狂放開闊的氣象，在他身上沒有一點蹤影。是的，多年從事於教育工作的父親，孩提時代臨過褚遂良的《孟法師碑》與《雁塔聖教序》帖，在書法方面下過一些苦功。大書法家王梅庵先生是父親的舅舅，早年曾經受其影響和指點。王梅庵先生世稱江南第一支筆，與溥心畬、沈尹默、葉恭綽等書法家齊名於燕京；上世紀三〇年代有《王梅庵臨褚河南聖教序》行世，時人曾評論他的書法「熔篆隸碑帖於一爐。真書、行、草兼工，臨褚深得神髓，章草尤獨絕一時」；他被譽為溫州當代書法界的「一代宗師」。梅庵先生曾經稱讚過我父親的書法小品「清新可用」。這雖然是老一輩對少年父親的鼓勵勸勉之詞，當不得真，但也可以從中看到父親當年敏悟、生氣的身影。現在對照父親先後不到十年的時間裡，在形體、性格與氣質上的變化，回過頭來就不得不嘆服脫胎換骨的造化和歲月世變的刻痕。

每當我翻動這套教材的書頁時，就會想起背後有父親一雙飽含著希望和深情的眼睛；所以即使身心疲憊不堪，也總有一種無形的動力支撐著我。但是光有決心與意志也沒有多大的用處，因為讀這些教材就像讀天書，所有的概念全是「新」的。它不像自然科學，也不像人文科學、社會科學，中學階段學了的知識跟它全都聯繫不上。所以父親的願望也僅僅是他個人的願望而已，我感到自己無法走進中醫的大門。

我也求教過父親一些中醫學的知識，他的回答比教材裡講的理論通俗好懂。

「阿大，你說中醫針灸科學嗎？」

我叫父親為「阿大」，因為我出生的時候，家裡人去排八字，那人說我與父親的八字相沖，不能與別人一樣喊父親為「阿爸」。在農村，當一個人剛剛來到了這個陌生的世界，無形之中就已經給你貼上了不少宿命的標籤。不過我的這個「與父親『八字』相沖」的標籤，倒是有點歪打正著地貼對了。

父親的認知系統與我的不一樣，所以一討論問題，我們就會發生言語上的衝突。這樣的碰撞往往會敗壞了我們談話的氣氛，所以我們父子之間很少能進行融洽的交談。

「這個問題還要回答嗎？」父親不屑一顧地說。

「為什麼不要回答？我的問題不是心血來潮，而是有感而發的。電影《早春二月》裡，那個戴著瓜皮帽，留著山羊鬍子的瘦小老頭就是個中醫師，他的庸俗猥瑣形象太形象了。他信誓旦旦地說文嫂的兒子沒事，可以痊癒，結果是孩子第二天就死了。」

「生活中也許有這樣的人，」父親說，「但是被柔石典型化以後，就起了敗壞中醫的作用，就成為一個被歪曲了的形象。」

「阿大，你心目中的中醫學該是怎麼樣的形象？」

「我先問你一個問題，」父親畢竟是個多年的中學老師，做起思想工作來一套一套的，「前天阿福公腰傷了，躺在床上一動也不能動，他的兒子跑來請我過去替他針灸，我給他在後谿穴位上刺了兩針，阿福公就能自己從床上爬起來。你說面對這樣的事實，如果還要追究針灸科學不科學，是不是有點兒荒唐啊？」

「你的意思是，有療效就是科學？」

「我沒有這樣說，」父親回答，「但是我的意思很明白。不要用『科學』來問難針灸學，問難中醫學，而是要在中醫與針灸的療效前面來問難科學。問問它，為什麼不能解釋解釋中醫與針灸療效背後的機理是什麼？」

「你這不是倒打一耙嗎？」我不高興地問。

「我是以科學的態度來回答你的怪問題。」父親振振有詞。「理論的邏輯只能服從現實的邏輯。生活中，許多真理雖然不能被證明，但它總能被感知。」我想了想，覺得父親的話也有一點道理，對已經客觀存在的中醫針灸療效的科學性進行懷疑，的確有點兒思維錯位。

「你的提問使我想起了一個可笑的故事。」父親看見我一聲不吭的樣子，就頗為自得地說。

「什麼故事？」

「有一個山村，生活著一對長壽的夫婦，老人家一一〇歲，老太婆一〇八歲。」父親說，「有一對研究營養學的科學家夫婦得知這個消息以後就去採訪他們。經過了幾天的跋山涉水，科學家夫婦終於來到了他們的家中。當科學家夫婦詢問他們的飲食習慣的時候，長壽的夫婦說自己經常吃甜食與肉類的食品。科學家夫婦就建議他們今後不要這樣，因為經常吃甜食與肉類的食品不利於身體健康與長壽。」

在長壽者的面前指責他們的飲食習慣不利於長壽，這不是搞笑嗎？

「中國古代有一個成語就是嘲笑這一種自不量力的現象的，」父親盯著我的眼睛，故意地問，「你知道嗎？」

我當然知道，不就是「班門弄斧」這個成語嗎？但是我不能說，一說出來不就是自己打自己的耳光嗎？不過我提的問題到底錯在哪裡？我心裡一直還是不明白，到了幾十年以後才發現這是一個偽問題。

「阿大，在農村當醫師，學中醫好還是學西醫好？」

「學中醫學西醫都好，」父親說，「問題是中醫可以自學，西醫無法自學；中醫可以在沒有條件沒有醫療設備的環境裡診治疾病，然而西醫不能。我的一個高中同學，是一位西醫大夫，在上海一個大醫院工作，老家在永強下垟街。春節回家探親時，鄉親們一看上海的大醫師來了，都來找他看病。這可把他難壞了，因為西醫大夫離開了醫院，離開了檢測儀器，就沒法給病人診斷、開藥。看到鄉親們滿懷希望而來，失望而去，這位大夫的心裡很不是滋味，沮喪之情毫不掩飾地溢於言表。其中一個二十多歲的婦女，是我們同班同學的女兒，她子宮出血半年，各個大醫院都認為要子宮切除才能治癒。她從老遠老遠的地方慕名而來，最後還得失望而歸。後來還是我把她介紹到二都的王雲五醫師那裡診治，雲五醫師給她開了三帖中藥，病了半年的子宮出血就止住了。我的高中同學，那位上海的西醫大夫親眼目睹了整個治療過程，因而對中醫很是羨慕，甚至決心要學中醫。他說：『應該承認，中醫可以越過了西醫學中的病因、病理、病位的這些層面，直接進入更深的層次。一個中醫走到哪兒，哪兒就是一個醫院。』他的意思是說，中醫可以整體性地把握疾病，所以中醫走到哪兒都能給人看病，而西醫只有在醫院裡才能給人看病。」

我的興趣被引發起來了，就進一步追問診治的全過程。

「阿大，王雲五醫師後來有沒有告訴你，這個婦女診治的具體情況？」

「我後來也向雲五醫師打聽過這個婦女的診治情況，他說這個病症是張錫純的升陷湯證，也就是宗氣下陷，給她的三帖中藥都是重用生黃耆一兩。他說這樣的病症經常遇見，中藥療效很好，許多婦女免除了手術之苦。」

「阿大，假如這個病人給何黃淼老師針灸，他有把握嗎？」

「何黃淼老師用針灸療法也治癒了許多疑難病證，這個病症是不是針灸的適應症還難以肯定。以後你跟隨他學習的時候會慢慢地知道。」

二、春風引路入岐黃

在父親的勸告之下，我決定上城去找何黃淼老師，向他討教學習中醫針灸之路。

「何黃淼老師的一生風雨坎坷，」父親對我說，「他傳奇般的中醫針灸診療經歷曾讓不少親友唏噓不已。你坐在他身邊，聽他娓娓講述那些精彩的病案，既受教益，也長見識。」

何老師當時正處在針灸治療疑難病證的熱潮之中，對現實中的中醫針灸現狀痛心疾首。他認為中醫教學應該是造就有思想的、會治病的醫師，而現在的中醫學院由於教材與教育的方法不對頭，結果培養了一大批能說善辯的學者。在這樣的象牙塔中，中醫針灸已經化橘為枳，失去了原汁原味。這些針砭時弊、坦露心聲的話語給我留下了深刻的印象。

一九六四年夏收以後，我第一次登門拜訪何黃淼老師。他當時住在溫州市區華蓋山西麓，是一座依山而建的兩層老宅院，大門要拾級而上。樓下的正房南北分別住著溫州中醫外科名醫吳國芬與婦科名醫吳國棟兩兄弟，他們是這座老宅院的主人。何黃淼老師住在北邊廂房的樓上，房間十分低矮，不到三十平米。小小的臥室布置得十分整潔，房間裡的家具擺設非常得當。何老師在這裡讀書，在這裡治病，在這裡接待客人。在我的記憶裡，對這裡的一切感到分外的清晰與難忘，因為我當時還處於徘徊的階段，學中醫還是不學中醫，對我來說還是個問題。記得每次當我走過那條黝黑的樓道，踩著多年失修而吱吱發響的樓梯時，猶豫心態也讓腳步放慢放輕，心裡充滿著種種的疑慮與一種朦朧的期待。

何老師大力倡導日本針灸家澤田健先生的針灸療法，稱澤田健先生是日本漢方醫學的太陽；澤田健先生的「針灸是上帝之手，具有神奇的力量」，成為他的口頭禪。「書籍是死的，要把死的經典活用到人體上，達到病曰：『我在此點』的境界」是他的座右銘。這一些煽情的話自然能夠深深地打動了我年輕的心，然而當我接觸到中醫針灸典籍時，我的學習熱情又被滿眼陌生難懂的詞語澆上了滿頭的冷水。

我父親費盡口舌一次又一次地規勸我上城，到何黃淼先生身旁近距離地接觸診治實踐，說這樣也許能找到針灸入門的契機。因此，那段時間我經常步行五個小時進城，頻繁地出入於何黃淼老師的家中。

一九六五年秋的一天，何黃淼老師帶我去診治一個病人。病人住在鄰近的街區，是何師母同單位工友的母親，患腎炎多年，近幾個月病情加重，中西醫治療均無進展，已經臥床不起。經何黃淼老師半個月的針灸治療，已經明顯好轉。一路上，何黃淼老師興致勃勃地向我介紹了這個病人的情況。

「病人姓李，六十五歲，」何黃淼老師說，「初診的時候，水腫從下向上蔓延，一直到了頭面部，水腫的嚴重程度令人咋舌，用手指在腳踝附近一按就深深地凹陷進去，腹脹滿得厲害，躺在床上坐不起來。按切脈象，沉而無力，舌苔白厚，食欲差，大便秘結，小便不利，胸悶腰背畏寒。脾腎陽虛一目瞭然，然而中醫師開的溫腎健脾、化濕利水的方藥不見療效，我想和病人的體質狀態有關，有的病人可能不適應湯藥而適應針灸。我先給她針刺內關與公孫，入針後，病人胸悶減輕，就能夠慢慢地在床上坐了起來，全家大小驚訝不已，我也感到有點不可思議。」

何黃淼老師自信的述說感染了我，意外的療效打動了我，使我萌生了學習針灸的願望。

「何老師，內關與公孫兩個穴位配合使用治療腎炎的水腫與胸悶的機理是什麼？」

「這是八脈交會穴中的兩個穴位，」何黃淼老師津津樂道，「內關穴為手厥陰心包經穴，內關通於陰維脈，公孫穴為足太陰脾經穴，公孫通衝脈，它們配對使用，能夠通利氣機，調整水液的代謝，治療胸腔和腹腔的病症。明代劉純《醫經小學》中有八穴的歌訣，其中說到：『公孫衝脈胃心胸，內關陰維下總同』。」

「何老師，八脈交會穴中的其他六個是什麼穴位？它們都有什麼作用？」

「八脈交會穴是我臨床常用的一種針灸取穴方法。」何黃淼老師說，「奇經八脈的八個特定穴，即公孫與內關，後谿與申脈，足臨泣與外關，列缺與照海。公孫配內關可以治療胸腔和腹腔部位的病症；列缺配照海可以治療腹腔和盆腔部位的病症；後谿配申脈可以治療頭面五官及四肢腰背部位的病症；臨泣配外關可以治療頭面五官及關節部位的病症。我國古代的醫典對八脈交會穴的紀錄是經驗的總結，根據經脈氣血的交會相通關係，用以治療全身疾病，取穴操作方便，療效顯著。這一種取穴的方法，你可以稍微遲一步學習，因為它的臨床使用牽涉到諸多中醫學的基本概念。」

在何黃淼老師隨心所欲的漫談中，我開始接觸到針灸學的理論。

「何老師，聽說你治療腎炎水腫的絕招就是指導病人家屬長期使用艾條熏灸，是這樣的嗎？」

「是的，我診治疾病的宗旨是：安全、有效、方便、價廉。」何黃淼老師神采飛揚地說，「天底下只有針灸能夠做到以上四點。這個病人也一樣，我在病人的腹部、背部與足部用筆劃了幾個穴位，然後就囑咐她的女兒每天用艾條熏灸，為了節約時間，可以兩條艾條同時點燃，每個穴位熏灸十五分鐘。她的女兒非常孝順，每天用艾條給她熏灸五次。」

「具體有哪幾個穴位？」

「就是背部的脾俞、腎俞；腹部的關元、水分、氣海；足部的陰陵泉、足三里等穴位。」何黃淼老師毫無保留地回答。

「何老師，這樣嚴重的疾病，用如此簡單的療法，能有效嗎？」

何黃淼老師笑著說：「這個病人熏灸三天以後，全身水腫就明顯減少，你說有效還是無效？就一直這樣堅持艾條熏灸，穴位也沒有什麼大的變動，到了第十三天，全身水腫全部消退，各種症狀也有所減輕，大家都看到了治癒的希望。今天早晨她女兒來說，病人不慎感冒了，有發熱頭痛，所以我們現在去看看她。」

到了病人的家裡，我看見病人在房間裡散步，精神還可以。何黃淼老師勸她先躺下，按脈望舌，詢問病情，然後在大椎、風門與合谷的穴位上針刺，並囑咐病人的女兒艾條熏灸依然進行。在大椎、風門與合谷三個穴位上針刺，是何黃淼老師診治外感表證常用的一組穴位，我看在眼裡，記在心中。

我睜大眼睛仔細觀察病人的病情，學著把何黃淼老師診察的各個環節一一地重複一次，因為何老師事先已經對病人打過招呼，病人也非常配合。我在「見習」的過程中，發現病人對何老師的治療效果極為肯定，跟何老師介紹的情況基本一致。

我對中醫與針灸的科學性始終抱著懷疑的態度，雖然接受了中醫學的一些理論，然而思想深處還是疑慮重重。所以在回來的路上，我向何老師提出了一連串的質難。

「何老師，為什麼現代著名的知識分子都反對中醫？在中學課本裡，我讀到魯迅先生在《吶喊．自序》中曾經寫到的文字：『我還記得先前的醫師的議論和方藥，和現在所知道的比較起來，便漸漸地悟得中醫不過是一種有意的或無意的騙子，同時又引起了對於被騙的病人和他的家族的同情』。我尊重魯迅的人品與學問，所以他批判中醫的思想就這樣植入了腦海。」

何黃淼老師一點也不生氣，自信地笑著說：「魯迅對於中醫的態度，需要瞭解當時的社會氛圍，魯迅父親的病與他自己醫治牙病的親身經歷等方面的情況，你才會明白魯迅為什麼會這樣說。多年來，我也一直在思考這個問題，最近才對這個問題有了明確的答案。」

這是一個重要的問題，現代好多中國人都從魯迅先生在《吶喊．自序》中講的「中醫不過是一種有意的或無意的騙子」這一句話來認識中醫藥。

「五四新文化運動前後，以陳獨秀、胡適為精神領袖的中國知識界，否定與批判中國傳統文化蔚然成風。」何黃淼老師說，「在魯迅等人的眼裡，什麼傳統文化，什麼中國國粹，統統『等於放屁』。魯迅主張『中國書一本也不必讀，要讀便讀外國書』，他甚至提出來要消滅漢字。中醫學屬於中國傳統文化中的舊醫學，所以也需要反對與打倒。當時社會上反對中醫的頭領是余雲岫，他在一九一六年撰寫了《靈素商兌》向中醫理論宣戰。余雲岫是魯迅先生在日本留學時期的同學，當然余雲岫的中醫觀對魯迅先生是否有影響還很難說，不過他們兩人都是章太炎的弟子也是事實。這就是當時的時代思潮，在這個大環境裡，每一個熱血青年與年輕的知識分子都會受到影響，魯迅也不可能例外。」

是啊，在當時，新文化運動的科學與玄學論戰正酣，中西醫之爭也硝煙瀰漫。所以當時的文化、政治菁英們都毫無例外地反對中醫。梁啟超右腎遭受了錯誤的手術，身體受到很大戕害，他不但不去追究協和醫院的責任，還公開為對方開脫。但是，對於自己多次經中醫治療好轉的事實，他卻絕口不向社會公開，甚至在聲明中還批評中醫治病為「瞎猜」；胡適曾患水腫病，西醫屢治不效，後來由中醫陸仲安治癒。當時報刊報導胡適患的是糖尿病和腎炎，但後來胡適一直否認他的病曾被確診，其用意很明白是不承認中醫能治好這兩種病。再如孫中山先生重病也不服中藥，還說：「中醫是一艘不帶羅盤的船，西醫是一艘有羅盤的船，中醫也有可能找到目的地，西醫有的時候也找不到目的地。但我寧願乘有羅盤的船，儘管找不到目的地。」這不就是公然宣揚中醫不科學嗎？

「魯迅祖父周福清因賄賂案發入獄之後，」何黃淼老師繼續說：「其子周伯宜，也就是魯迅的父親也與其案有涉，故被拘捕審訊，後又被革去秀才，精神情志上蒙受了沉重打擊，便借酒澆愁。長期的過度飲酒加重了原有肝病的進展，腹部出現鼓脹，後來下肢也出現浮腫；俗話說『男怕穿靴，女怕戴帽』，也就是說，男人下肢浮腫，女人頭面浮腫，預後大都不佳，由此可見魯迅父親的病便是絕症。儘管為魯迅父親治病的醫師，由『姚芝仙』換成了『何廉臣』，也沒有能夠挽救其性命。現在看來，魯迅父親長達兩年中醫藥的診治以及最後的亡故，都給魯迅先生的身心帶來極大的打擊，也造成了他對中醫學極為惡劣的印象。魯迅說過：『即使有人說中醫怎樣可靠，單方怎樣靈，我還都不信。自然，其中大半是因為他們耽誤了我父親的病的緣故罷，但怕也有挾帶些切膚之痛的自己的私怨。』切膚之痛的私怨蒙蔽了他的眼睛，當他學習西醫以後，一定也知道西醫也並非無所不能，也不能包治百病，像他父親這樣的肝硬化所導致的腹水，西醫也無能為力。即使這樣，也改變不了他對中醫的偏見。我認為魯迅後來棄醫從文，除了思想方面的原因之外，不能不考慮他發現了自己留學日本的初衷——他在〈藤野先生〉一文中說的：『我的夢很美滿，預備卒業回來，救治像我父親似的被誤的病人的疾苦』——原來是一個烏托邦的美夢。但是即使這樣，魯迅還是堅持自己反對中醫的立場，其中的原因只有他自己知道了。」

魯迅父親的疾病屬於中醫所說的「風勞臌瘕」四大難證中的「臌脹」病，相當於西醫的肝硬化或肝癌所導致的腹水，在現代也難以治癒，更何況在晚清時代。

「魯迅在《墳．從鬍鬚說到牙齒》一文中，透過自己牙病的診療始末，對比中西醫兩種醫學的優劣，結果是褒揚了西醫，譏笑、挖苦了中醫。」何黃淼老師語氣沉重地說，「魯迅從小就牙痛，經常牙齦出血，試盡了《驗方新編》中的諸多驗方都不靈驗，遇見一個善士傳給他一個祕方也不見效果。後來正式去看中醫，服湯藥，可惜中醫也束手無策。最後中醫師告訴他，他的病是『牙損』，『難治得很』。有一個長輩斥責他，說他因為不自愛所造成的。在族人的印象裡，少年魯迅的這個牙病是他人格的恥辱。魯迅到了日本長崎後就去尋牙醫診治，牙醫診斷為『牙石』，刮去了牙後面的所謂『齒袪』，牙齒就不再出血了，花去的醫費是兩元，時間還不到一小時。他從中醫藥的書中知道了關於牙齒屬於腎，牙損的原因是陰虧的理論。這一發現使他感到怵目驚心，頓然悟出了先前的所以得到申斥的原因。所以魯迅認為中醫不僅僅是治不好他的牙病，反而誣陷了他的人格。」

少年魯迅的親身經歷活靈活現，這等例子太刻骨銘心了。

「以上的幾個原因，有的是誤解，有的是中醫學理論與臨床的缺陷。」何黃淼老師坦然地說，「中醫與西醫一樣，總是有不完美的地方，但是我們不能因為這樣就把髒水和孩子一起倒掉。」

看來何黃淼老師對這個問題已經有過深入的思考，所以他的論據很翔實，他的見解很持平，也很辨證。他的一番話，對我產生了糾錯校正的作用。

「中醫為什麼把『牙石』造成的牙齦出血辨為腎病陰虧？」我問。

「整體觀念是中醫學的特點，」何黃淼老師說，「它認為人體所有的生理、病理現象，都要用陰陽五行來解釋，因此任何局部的病變都要歸咎於各自五臟的陰陽氣血的失調，治療疾病就是透過整體來調動全身的抗病能力達到治療作用。臨床實踐證明，這是一種非常有效的療法。但這種療法也不是十全十美的。由於它忽視了局部疾病也有相當獨立存在的可能性，忽視這類局部病變對整體性治療的不應答性，診治上經常出現捨近求遠的現象。譬如明明是局部『牙石』造成的牙齦出血，不從局部下手治療，反而辨為腎病，勞而無功，就是中醫學辨證系統和治療技術的缺陷所造成的，今後在現代中醫學的發展過程中需要進一步地加以改善。」

「在中醫臨床上，類似於魯迅『牙石』病的情況肯定不少，中醫學難道都視而不見嗎？」

「問得好！」何黃淼老師高興地說，「中醫學也意識到這個問題，就是存在局部病變對整體性治療的不應答性的問題，所以從周代開始就通過分科的辦法來彌補這個臨床上的漏洞，在唐代中醫的專業設置上已有體療、少小、瘡腫、耳目口齒、針灸、按摩、角法等分科。由於專科的發展與醫療設備的更新有關，所以不得不承認，中醫專科的發展是緩慢的，其中口腔科的發展更是這樣，到了清朝還沒有發明刮除『齒袪』的器械，所以才出現魯迅治牙的故事。」

何黃淼老師思考得很深很周到，這些知識我聞所未聞。

「整體觀念是中醫學的特點，但是未必就是優點。」何黃淼老師繼續對我說，「它有得有失，並非萬應靈膏。有時候的確會出現大而不當的毛病，承認缺陷才能改進與發展。對於中醫藥不能正確治療魯迅的牙石病一事，大家感到遺憾是應該的，但為此苛責中醫藥學，那就大可不必了。」

後來，我把有關魯迅反對中醫的話題，跟阿驊表兄交換了意見。他對其中魯迅因為牙病對中醫的批判倍感興趣。

中年的阿驊表兄是一個容貌儒雅，志性剛烈，率真透明而具有問題意識的人。他那修長勻稱的身材，寧靜溫和的氣質構成了現代知識分子典型的形象。然而他那嚴肅、困惑的表情，結結巴巴的表達能力，使人不敢恭維而且也難以接近。然而在我的眼裡，他的不善言辭也已經成了他思想力量的一部分。阿驊表兄比我大十五歲，青年時代學過西醫，近幾年來一直在研究中醫針灸。他憑藉其在社會科學與人文知識方面的素養，在中醫理論方面比之於我遙遙領先，所以我經常找他求教諸多問題。他生性幽默，一般很少直接回答問題，你稍不小心就會覺得不知所云。假如你能夠細心地體味，就會從他那機智地調侃，善意地戲謔，無奈地自嘲中常常得到意外的收穫。中醫藥的一些問題一經他提出，我就再也無法擺脫掉對其思考。

「魯迅先生牙病診治並不是中醫學的一個孤本，」阿驊表兄沉思了半天，「這一事實的確擊中了中醫學的軟肋。這是一個中醫學中一直無人觸及的重大問題，中醫學為了維護大而全的理論系統，強調的是抓大放小，重視整體而忽視局部。不惜把一些局部的問題，一些技術的問題，勉強拉進幾大系統分類之中。這種忽視局部，忽視專科技術的理論缺陷，就是魯迅牙病事件的原因。魯迅在作品中正面提出向中醫學挑戰以後，半個世紀過去了沒有人做出回答，這是為什麼？實質是諱疾忌醫，拒絕批評。這是中醫學的悲哀，說明中醫學缺乏自我改善的糾錯能力。我認為這一個難以忘卻的事例，值得每一個中醫師好好地反思。」

他講到關鍵時刻總是咬文嚼字，閃爍其詞，讓人不得要領。

「魯迅先生的中醫觀正確嗎？」我直截了當地問。

「魯迅先生的中醫觀是錯誤的，」阿驊表兄臧否人事，無拘無束。「他犯了以偏概全的毛病，但是他的一些意見並不都是空穴來風。那個時代的菁英大都菲薄中醫，這不是他們的錯誤，而是他們的不幸。譬如大名鼎鼎的陳獨秀也是持類似的觀點。他說：『醫不知科學，既不解人身之構造，復不事藥性之分析，菌毒傳染，更無聞焉；惟知附會五行生克寒熱陰陽之說，襲古方以投藥餌，其術殆與矢人同科。』也是對中醫理論嗤之以鼻，不加理會。」

「像魯迅先生這樣聰睿的人，為什麼會犯這種以點代面的錯誤呢？」我問。

「這是五四時期主流知識分子文化上的『水土不服』啊。」阿驊表兄把手舉高，指向天空，「老鷹有時候飛得比雞還低，然而沒有人懷疑老鷹搏擊長空的能力。」

阿驊表兄的比喻真的很恰當，使我對整個問題有了一個明確的看法。不過這句話我好耳熟，我在中蘇交惡時的「九評」中看到過。

「這是一句俄國民間諺語，」後來阿驊表兄告訴我，「伊里奇．列寧用它來評議過盧森堡的歷史地位，我引用它時已經做了更動。」

有關魯迅的中醫觀的討論，是一個說不完的話題，至今還在中國的文化界時不時的攪起幾番風雨。

從病人家回到何老師家，一路上我不斷地提出各種各樣的問題，何老師不厭其煩地做了回答。

「何老師，我國政府為什麼在政策上大力支持中醫的發展？與民國時期的政府對中醫的態度為什麼不一樣。」

「民國時期的政府對待中醫學的態度也很曖昧，也不光是反對，一些上層官員如陳立夫等人也是鼎力支持中醫的。」何黃淼老師流露出一種不置可否的表情，「現在的中央領導人從實踐出發，相信中醫針灸能夠治好病，甚至能夠治好許多西醫治不好的疑難重病。」

「中央領導人怎麼知道中醫針灸能夠治好病的呢？」

「我想與他們在延安的生活經歷有關聯，」何黃淼老師的眼睛發光，提高了聲調說，「當時許多領導人與部隊將領在那一種缺醫少藥的艱難的環境裡，生病時都接受過中醫針灸的治療，親身領受過中醫針灸的療效。有一個名字叫朱璉的針灸醫師，抗戰初期在延安師從任作田先生學習針灸，後在部隊推廣應用並舉辦訓練班，聽說董必武在延安生重病，就是被中醫針灸治癒的。後來朱璉醫師寫成了《新針灸學》一書，在董必武的支持下，由北京人民出版社出版。董必武還為此書作序，朱德為此書題詞，云：『中國的針灸治病，已有幾千年的歷史，它在使用方面，不僅簡便經濟，且對一部分疾病確有效果，這就是科學。希望中西醫團結改造，更進一步地提供其技術與科學原理。』從實踐的角度、感性的角度，你就會理解為什麼中國政府會支持中醫針灸了。」

我心裡擔心沒完沒了的提問會打擾何老師正常的休息，所以就想早點離開。何黃淼老師好像早已經發現了我的心思，把我的手緊緊地拉著不放，和藹、親熱地說：「不走啦，不走啦，今天不走啦。今晚就住我這裡，等會兒請建寅、時覺過來，大家聚一聚，交換交換臨床心得。」何師母更為熱情，跑上跑下準備晚餐，把家裡平時捨不得吃的菜餚與名酒擺上了飯桌。幾十年過去了，然而我一想起這個情景，鼻子就會發酸，流下了又冷又鹹的眼淚。

三、針灸入門「一夜通」

一年來，我一直還在徘徊、等待與觀望之中，因為學習中醫針灸畢竟太難了，離我太遙遠了。在這期間，中醫的書沒有少看，然而只是無事亂翻書罷了，談不上有什麼心得，一想起今後要以中醫維生，總覺得非常惶惑，談何容易啊。雖然在和何老師近距離接觸以後，針灸的魅力已經蕩漾在我的胸懷，但是學習中醫針灸的決心還是定不下來，一直搖擺於學與不學之間。

一九六五年春天，我又一次步行了五個小時上城。在書店、圖書館逗留了半天以後，就在飲食店草草地用完了晚餐。在夜幕即將降臨，華燈初上的時分，我估計何黃淼老師應該已經下班，才直接向他的家走去。

何黃淼老師與師母熱情地接待了我，噓寒問暖，直怪我在外面小攤用餐。

我詢問那個腎炎水腫病人的近況。何老師告訴我，那個病人經過半年的針灸治療，進步很快，自覺症狀幾乎已經消失，西醫的化驗指標也明顯好轉。

那天晚上，何黃淼老師用種種簡易淺近的例子以身說法，來解答我的諸多疑問。他針對我畏難的情緒，做了許多釋疑工作。

「針灸的學習一定要在學中用，不要等到全明白了才去動手。」何黃淼老師語重心長地說，「因為它的真諦就在臨床的感受中。」

何黃淼老師的話富有誘惑力，讓我的心又熱了起來。

「只要一個晚上的理論學習，你就可以基本入門，還是有模有樣，中規中矩的入門呢。」何黃淼老師興奮地看著我，「今天晚上我就把你帶入『真傳一句話，假傳萬卷書』的境界。」

這是一個美妙的春晚，何黃淼老師從臨床實踐出發的精彩講解，使我體味到什麼叫做「大道至簡」，什麼叫做「真理素樸」。他把博大精深的針灸學，化為可操作性的幾個具體的步驟。整個教學大處著眼，小處入手，環環緊扣，貼近臨床。時隔四十多年後的今天，那天夜晚何黃淼先生的每一句話，每一個面部的表情，每一個手指的動作，我都看在眼裡，記在心頭。

「針灸取穴可以從五個方面考慮。」何黃淼老師伸出左手的五指，一邊說一邊用手指示意，「第一，八總穴；第二，八會穴；第三，局部取穴；第四，背部督脈尋找阿是穴；第五，病位交叉對應取穴。」

五個方面的取穴，也夠複雜的，一個夜晚的時間能掌握嗎？

何黃淼老師早已料到我會這樣想，笑著對我說：「不要怕，等一下我把它們分頭講解了一番以後，你就會慢慢地明白。」

「第一，八總穴取穴法，這是一個整體取穴法，」何老師豎起了左手的大拇指，笑著說，「根據八總穴所針對的人體部位取穴，針灸醫師就能把所有疾病納入你的診治範圍。」

我聽了大吃一驚，八個穴位就能統攬諸病？這不是在搞笑嗎？

「你首先要記住一首歌訣：『頭面合谷，頸項列缺，胸脘內關，脘腹（足）三里，腰背委中，胸脅陽陵，少腹（三）陰交，顱腦太衝。』」何黃淼老師神采飛揚地說。

他把這首歌訣反覆念了幾次，我也跟著念了幾次就記住了，畢竟只有三十幾個字嘛。然後，他就用自己的大拇指與食指在我的手、臂、腳、腿的相應部位指指點點，並用墨水做了標誌。我也當場在做了標誌的穴位上反覆按壓，嘴裡也不停地嘮叨這首歌訣，腦子裡記憶與感受穴位在手指按壓下的異常的知覺。不到半個小時，我就把以上的八個穴位的位置與作用記住了。

之後，何黃淼老師馬上對我進行「八總穴取穴法」的考查。考查的方法是，何黃淼老師講一個病證，我就在常規消毒的情況下，用右手把一寸的毫針撚轉著刺進自己手、臂、腳、腿的相應的穴位。譬如，他說眼睛紅腫。我想了想，眼睛所在的部位和頭面與顱腦有關，於是就在太衝與合谷穴位上扎針；他說胸悶心煩失眠，我想了想，胸悶心煩所在的部位和胸部有關，與顱腦有關。於是就在內關與太衝穴位上扎針；他說嘔吐胃痛，我想了想，嘔吐胃痛所在的部位和胃脘有關，於是就在內關與足三里穴位上扎針；他說頸項強痛，我想頸項強痛所在的部位和頸項與肩背有關，於是就在列缺與委中穴位上扎針等。經過半個鐘頭的反覆現場考查與具體操作，我就已經能把一些病證在八總穴範圍內的取穴規矩靈活機動地用上了。

何黃淼老師看見我領會了八總穴的初步應用，也很高興。

「在針灸學這一門學科中，經絡與穴位是最重要的。」他說，「在這些經絡與穴位之中，八總穴又是最最重要的。八總穴是老祖宗幾千年的經驗結晶，是取得臨床速效高效的必備穴位。一個針灸的初學者學會了它，就能對疾病建立起基本的診治觀念。同時這種觀念還是整體的、全域的，適用於所有疾病的診治。有了它，醫者的心中就有了理念的依靠。當然，經絡的分布也很重要，但你可以在以後臨床的應用中慢慢地學習。學了經絡學說以後，你對這八個穴位的作用就會有更加深入的瞭解了。」

真想不到一個鐘頭的學習就有了如此大的收穫，使我能夠對完全陌生的針灸學有了一個模糊的框架。何黃淼先生的教學方法平易而神奇，吸引了我的整個身心。我自從下鄉以後，從未有過的對未來生活的希望，突然在心中燃燒了起來。

希望的種子萌生了。

在我們談話期間，師母進進出出了好幾趟，給我拿來點心，送來熱茶。有時候也站在我們的旁邊聽著、看著，臉上時時露出關切的表情。

何黃淼老師繼續他的講解。

「針灸取穴的第二個方面，就是學會八會穴，」何老師把左手的大拇指與食指撐開擺成八字，微笑著說，「八會穴是指臟、腑、氣、血、筋、脈、骨、髓等精氣所會聚的俞穴。它們分別是一、腑會中脘；二、臟會章門；三、筋會陽陵泉；四、髓會絕骨；五、骨會大杼；六、血會膈俞；七、脈會太淵；八、氣會膻中。你一開始時先學習其中的三個。」

從何老師說話的聲調中，我已經感覺到這八會穴的特殊地位以及先行學習的三個穴位的重要性。

「何老師，腑會中脘，臟會章門，是什麼意思？」

「腑會中脘，」何黃淼老師解釋道，「就是規定所有消化道的疾病首先要考慮使用中脘穴，中脘在哪裡知道嗎？」

我點點頭，用手指點點腹部劍突與肚臍的中點。

何黃淼老師繼續說：「臟會章門是指由於脾氣虛引起精、氣、血、津液化生不足，針灸要考慮取章門穴。」

「何老師，什麼叫『脾氣虛』？」

「『脾氣虛』是氣虛中的一種。」何黃淼老師耐心地說，「氣虛證的臨床表現是：神疲乏力、語聲低微、氣短自汗、舌淡脈弱，四個方面的症狀。如果再加上面黃、肌瘦、納呆、便溏等症狀，就是脾氣虛的診斷依據了。」

何黃淼老師又教我針灸的穴位，又教中醫學基本概念。他口中的中醫概念比較容易理解，因為它們都有具體的症狀依據。

「章門穴在哪裡你知道嗎？」何黃淼老師突然發問。

我搖搖頭。

何黃淼老師就用右手食指點點我左邊季肋前的體表部位，「在這裡，在腋中線，第一浮肋前端，屈肘合腋時正當肘尖盡處。右邊也是同樣的位置，八會穴的使用一般規定『男左女右』，初學者用〇．五寸的毫針，切記勿忘。」

我就依照何老師所示，把左手臂屈肘合腋，使肘尖盡處壓著左側胸脅部的肌膚，再把右手食指在章門穴按壓幾下，就記住了這個「臟會」穴位了。

何黃淼老師看見我學得有滋有味，就說：「以下六個穴位，其中臨床上我使用得最多的是筋會陽陵泉，特別是有關神經與關節的痙攣性疾病，針刺陽陵泉常常會收到意想不到的療效。」

我聽得入了神，迫不及待地問：「何老師，能否舉一個例子？」

「這樣的病例太多了，」何黃淼老師越說越興奮，「隔壁一個老先生患帶狀泡疹，溫州人稱之為『火丹蛇』。發病已經半個月了，皮膚表面的水泡已經乾涸，結痂脫落後留有暫時性淡紅斑。但是皮膚十分敏感，不能撫摸，左胸更甚。全身時發痙攣性抽痛，特別是在夜間十二點至凌晨三點，痙攣性抽痛加劇。他的家人請我出診，我看見他平躺在床上，精神異常緊張。我給他針刺的第一個穴位就是陽陵泉，入針不久，病人說自己整個人都放鬆了下來。隨後我就再針刺兩側的內關與公孫，留針十分鐘。」

「療效如何？」我緊張地問。

「第二天，聽他家人來說，一夜無話，」何黃淼老師放低聲音，以欣喜的聲音告訴我，「夜裡睡得好，早晨的食欲也比平時好。按上法連續針刺了五天，病人基本恢復。」

針灸真是神奇得不得了，我的心為之狂跳。

「區區三個穴位，其取穴的方法來自於兩大類型，」何老師一邊思考，一邊述說，「一個是八會穴，另一個是八脈交會穴。它們都是我們祖先千錘百鍊所得來的珍寶，所以針下洶湧著難以估計的力量。」

何老師的話使氣氛陡然肅穆了起來。

「針灸取穴的第三個方面，」何老師聲音有點嘶啞，他清了清嗓門接著說，「就是在發病的部位的體表取穴或者發病部位的鄰近取穴。也就是說，哪裡不舒服就在哪裡針灸。這種取穴的方法是最原始的方法，也可能是先人最早發現的一種取穴的方法。」

頭痛醫頭，腳痛醫腳。這樣簡單，這樣直白。

何黃淼老師看見我發呆的樣子，就明白了我心中的疑惑，就說：「你千萬不要小看了這種鄰近取穴的方法，它的臨床療效是不容懷疑的。有一些用藥物久治不癒的病痛，在患病部位的體表針刺以後，就有了效果。如果針刺後加以拔火罐，特別是用三稜針點刺出血後，再拔火罐，就可能收到更滿意的療效。」

師母看見我還沒有領會的樣子，就舉了一個病例來證明這種取穴方法的可取之處。

一個中年男教師，兩年前騎自行車時不慎跌倒，右腳的腳後跟擦破了皮。後來周圍皮膚感染了，久治不癒。兩年來，不能穿襪子，不能穿鞋子，只能穿著拖鞋。後來求診於何黃淼老師，何老師在常規消毒後，用一寸的小毫針在患者的右腳跟潰破處的外面，離開潰破處大約二、三毫米處的邊緣一路點刺，稍有一點點出血。隔天一次，點刺三次以後，腳跟潰破處漸漸地癒合了。

師母繪聲繪影地介紹了這個病例後，又說：「針刺的效果真是不可思議，真是不可思議。你好好學，將來一定有用的。」

何黃淼老師接著就給我介紹針灸取穴的注意事項。

「針刺的時候，首先要知道什麼部位不能針刺，不然的話會出醫療事故的。」

他的表情一下子嚴肅了起來。

「有三個部位你先不要針刺，」何老師一字一句嚴肅地說，「一是枕骨下面的區域，如風府、啞門、風池等穴位，它們與延髓靠得很近，一不小心就會出大事故。深刺風府治精神病，在五〇年代初期名噪一時，成為時髦的風尚，然而不久發生了多起嚴重的醫療事故。還有深刺啞門治聾啞，也曾造成不幸事件。我想，如果我們能夠把『刺胸腹者，必避五臟』，『刺頭，中腦戶，入腦立死』牢記心中，並能如實照章去做，錯誤就絕對不會重演了。」

他怕我不重視，把我叫到他的身邊，一隻手按在我的頭頂上，另一隻手食指在我枕骨後面的風府、啞門、風池等穴位所在的部位一一指明，以期引起我的高度重視。

他接下去又講了另外兩個不要針刺的部位：「一個就是眼睛以及它的周圍的區域；一個就是肚臍眼。對，還有一個地方你目前暫時先不要針刺，就是天突穴。」

當說到「天突」穴的時候，他用手指點劃著我的鎖骨上窩，一併告訴我針刺「天突」的特殊的針刺手法。

「何老師，肚臍眼可不可以用艾條熏灸？」

「肚臍眼命名為『神闕』穴，」何老師很不習慣地言說著這個民間的俗稱，「這是一個非常重要的穴位，艾條熏灸時最好在『神闕』上面加一點鹽巴。」

我本來想問一問為什麼，後來想到這樣不斷地問下去是沒完沒了的，就不問了。

何老師停下來想一想以後，又說：「你要在自己的身體上練習針刺的手法，手法熟練了以後，才可以針刺病人。手法主要有左右撚轉與上下提插兩種，以『得氣』為好。」

「得氣」，這種針刺現象，我在父親那裡已經司空見慣。

何老師順著自己的思路講下去：「『得氣』這種經絡現象很奇怪，你持針的三個手指會感到針下有一個東西，不，應該是一種氣，一種活動著的氣場和你在不停撚轉著提插著的手指的合力之間對抗著，較量著，吸引著。這時病人會感到針下有一種痠麻重痛的反應，甚至出現上下傳導貫通的針感。」

剛才我在自己身體上練習針刺手法的時候，也曾經有一、二次出現何老師所說的「得氣」的感覺。看來「得氣」是經常出現的一種臨床現象，並不神祕。

何老師扎針時的注意事項還有以下二項：一項就是在胸背部與腹部，初學階段針刺深度不超過〇．五寸；還有一項就是對於體弱者、因勞累而體能消耗過多者，一定都要平臥在床上針刺，以免「暈針」。他還對「暈針」現象做了詳細的解釋。

我非常好奇，沒有用藥物，細細的小毫針刺在皮肉上，為什麼會有這樣強烈的反應呢？但是，我想先不要多問，記住再說。

「許多疾病都可能在背部脊椎上，尋找到壓痛點等異常的感覺與贅狀物。」何老師侃侃而談，「取穴方法中，少不了在背部督脈尋找『阿是穴』。『阿是穴』就是出現在人體體表的敏感的壓痛點，在這些壓痛點上針灸能夠取得非常滿意的療效。所以我把在背部督脈尋找『阿是穴』列為第四種取穴方法。」

他要我俯臥在床上，用大拇指在我的脊椎骨上，從頸部開始向尾骨方向，用力均勻地一節一節按壓。一邊壓，一邊說，「第七頸椎棘突下的大椎穴是一個重要的穴位，對頭部、頸部、肩部的疾病與發熱的疾病有很好的療效；第七胸椎棘突下的至陽穴是一個重要的穴位，對胃部、胸部、脅部的疾病有很好的療效；第二腰椎棘突下的命門穴是一個重要的穴位，對腰部、下腹部與婦女的胞宮部的疾病有很好的療效。臨床上任何疾病，只要發現脊椎骨上有壓痛，就要在這裡取穴。」

透過他現場直接的按壓與解釋，我感到這些穴位與經脈的知識非常貼近，看得見、摸得著，一下子就懂了。再說大椎穴、至陽穴、命門穴三個穴位都跟「七」有關，大椎穴是頸七，至陽穴是胸七，命門穴是胸二七，就是十二節胸椎加二節腰椎是二七十四椎了。

何老師為了使我能夠更好地掌握按壓的要領，就要我在他背脊骨的督脈上再按壓一次，看看我的用力輕重均勻不均勻。

按壓了之後，告訴我一個經驗：「透過指壓發現壓痛點是一種很好的取穴方法，但關鍵是指壓的用力一定要到位，一定要均勻。」

說完這句話，他還特地看了我一眼，並語重心長地說：「這個道理很容易懂，但是操作起來並不容易。」

他想知道我對這個知易行難的問題的態度，於是問我：「你知道為什麼嗎？」

我沒有接觸到類似的問題，因此只能搖搖頭。

何老師點了一下頭，繼續他的話題：「對針灸醫師來說，『診察體表的壓痛點時，指壓的用力要均勻』，這是一個基本的常識。然而臨床按壓時，醫師的手指一般會不自覺地在自認為可能會壓痛的穴位上加大力量，以證明自己判斷的正確。這種行為往往是無意識的，所以要特別注意。」

何老師的話，很有道理，醫者的客觀心態才能獲得臨床真實的資料。我把他的這句話牢牢地記住了，一輩子也不敢忘記。

「先說一個故事，」何老師抽了一支香菸，休息了片刻之後，繼續剛才的話題。「日本丹波元堅撰《雜病廣要·頭痛》記載一個《蘇沈良方》中的王安石偏頭痛方，說是禁中祕方。用生蘿蔔汁一蜆殼，仰臥注鼻中，左痛注右，右痛注左，數十年的患者都一注而癒。王安石曾經對他家的僕人說過，這種治療方法已經治癒好幾個人。我的理解與別人不同，這是一種特殊的針灸療法，可稱之為『藥針法』，治療中起主要作用的是鼻子內的經絡與穴位，藥物反而是第二位。不然的話，為什麼強調『左痛注右，右痛注左』的方法呢？發現這個方法的宋代人固不知『病位交叉對應取穴』為何物，而經驗的可貴在這裡可以看得明明白白。」

何老師的故事真吸引人。他是為繼後的述說做鋪墊的。

「針灸取穴，第五個方面的內容，就是『病位交叉對應取穴』。」何老師興致勃勃地說，「這種取穴法在《內經》中叫做『繆刺』，日本針灸家稱之為『天平療法』，對肢體與關節疼痛的療效比較顯著。它可以分兩種：一種是左右對稱取穴；一種是左右、上下、前後大交叉取穴。」

何老師走近我，拉著我的右手說：「譬如，你的左手腕疼痛，如果使用左右取穴法，可以在右手腕與左手腕相對應的部位用一寸的毫針針刺。針刺後，快速地左右撚轉與上下提插三十秒左右。」

他突然蹲了下來，用手指指點著我的右腳的外踝，說：「假設你的右手腕疼痛，使用左右、上下、前後大交叉取穴法，可以在左踝與右手腕相對應的部位，用一寸的毫針針刺，針刺後，快速地撚轉與提插半分鐘左右就可。」

接著，他給我出了一個題目，說：「如果你左踝挫傷了，現在隱隱作痛，行走不利，運用『病位交叉對應取穴』法，應該如何取穴？如何針刺？」

說完，就拿來一寸的毫針與酒精棉花球，要我馬上在我自己身體上取穴、扎針。

我根據他的思路，先在自己的右踝與左踝模擬疼痛處相對應的部位做常規消毒後針刺，然後左右撚轉與上下提插三十秒左右，完成了左右對稱取穴與扎針。

何老師全神貫注地看著我，仔細檢查我的操作，之後微笑地點點頭。

接著，我在自己的右手腕與左踝模擬疼痛處相對應的部位針刺，然後撚轉、提插，完成了大交叉取穴與扎針。

由於手法不熟練，扎針後都沒有「得氣」，同時被扎針後的部位也有一些疼痛，但我心裡仍然很高興。

經過了三個多小時，何老師把五種取穴法全部講解完畢。

那天夜晚，我就睡在何老師隔壁的小床上，他的床與我的床只有一板之隔。我們雖然都躺在床上，但談話還在繼續進行。

何老師反覆強調，為將來的前途籌謀，我也應該義無反顧地投身於中醫針灸一業。

「正規大學的大門已經在你的面前關閉，但是自學的大門永遠敞開著。」何老師言之諄諄，「自學專業的選擇非常重要。根據現在的社會現狀，學習人文學科前途莫測，學習理工科缺乏實驗條件，學習西醫更要教學、實驗、設備。因此學習中醫針灸才是你唯一可行的選擇。」

他的話一點也不錯，我也明白，能夠自學的學科是很有限的，並不是什麼學科都可以自學的，所以學科的選擇很重要。

然而真正打動我的是他以下這一段話：「你現在生活、勞動在農村，今後一輩子都可能生活在那裡。在一個缺醫少藥的農村中，如果自己不懂醫藥，生急病的時候是很危險的。如發熱、腹痛、腹瀉、腰傷等，這些常見疾病時時都可能發生。在這種情況下，大人還好一些，如果是小孩就糟了。譬如小孩高熱，特別是發生在夜裡，那時候你會六神無主，你會感到恐懼，不知道等待你的是什麼？」

我從來沒有這樣想過，聽了何黃淼老師的這段話，我被深深地打動了。設身處地地把自己的處境想一想，就會感到學習中醫針灸，對我來講應該是最好的選擇了。

何老師在半睡半醒中，還呢噥睡語，還在講敘有關十二經脈與奇經八脈的分布和作用，還在自言自語每條經脈的幾個主要穴位等。

何老師大概是想到了一個問題，突然清醒起來，說：「問你一個問題，看你對今天講的東西理解了沒有？」

我想一定是一個比較靈活的臨床思考題，於是朦朧的睡意一下子全消失了。

「當你遇見一個原因不明的昏迷的病人，從針刺取穴的角度，你應該如何選穴？」何老師問，隨後慢慢地補充，「這裡不涉及其他種種的診治與處理。」

我想昏迷的病人主要是頭腦的問題，取穴少不了合谷與太衝，但是中醫認為「心主神明」，心位於胸部，所以應該加內關穴。於是我就把自己的意見告訴了何老師。

何老師滿意地笑了，笑聲驚醒了睡夢中的師母，她勸誡我們早點睡覺，一個轉身又睡去了。

「很好，你已經基本領會了『八總穴』取穴的精神。」何老師壓低聲音對我說：「你取的『合谷』與『太衝』兩個穴，它們左右各一個，它們配伍使用的時候，針灸學上稱之為『開四關』。這個命名，顧名思義就是說明它們具有醒腦開竅的功效。『內關』一穴在這裡發揮了強心通神的作用，加上這個穴位，不，左右應該也是兩個穴位，是必不可少的。」

我暗暗自喜，想不到給我猜中了。

誰知何老師話鋒一轉說：「可惜啊，你遺忘了一個最重要的一個穴位。應該說，是我還沒有告訴你這個穴位，它就是『人中』穴。」

「人中」穴，我在《紅樓夢》第五十七回中看到過它。書中說，寶玉聽紫鵑說林黛玉要走了，就一下子發癡發昏了過去。李嬤嬤用手向他脈上摸了摸，嘴唇「人中」穴上著力掐了兩下才蘇醒了過來。

說了一個夜晚，終於聽到一點我熟悉的東西了，於是我就接過何老師的話題，急急地說：「我知道，『人中』位於人體鼻唇溝的中點，是一個重要的急救穴位。」

「對，『人中』為急救昏厥要穴，」何老師高興地說，「準確地講，它位於上爿嘴唇的溝中，在鼻唇溝的上三分之一與下三分之二交界處。」

何老師越說越興奮，「根據今天夜晚我講的五種取穴方法，再讓你做一個綜合性的練習。」

他停頓片刻，說：「面對一個痛經發作的病人，她的背部第二腰椎棘突下有強烈的壓痛，你怎麼處理？」

我把五種取穴方法，前前後後想了想之後回答：「根據第一種方法取足三里與三陰交；根據第二種方法取血會膈俞；根據第三種方法給小腹部的壓痛點刺血後拔罐；根據第四種方法給腰脊部的命門穴刺血後拔罐。根據第五種交叉取穴位的方法，小腹疼痛可以給腰骶部前後對應的穴位刺血後拔罐。」

何老師聽了以後表示很滿意，特別是我能無師自通地取了血會膈俞。但是他認為臨床取穴還可以更為精簡，不必如此面面俱到。

「對於痛經的診治，」他說，「急性發作時，腰骶部第四腰椎棘突下的『腰陽關』穴出現壓痛的機會最大，日本針灸家稱之為『上仙穴』，它是治療痛經的首選穴。當然這裡取穴的最高原則還是『以痛為穴』。」

「還有呢？」我急切地問。

「三陰交強刺激，可以用兩寸毫針兩側取穴。」何老師說，「委中穴區如果有皮靜脈顯露，也要刺血拔罐。小腹部的壓痛點，我的經驗不是刺血後拔罐，而是以艾條熏灸為好。」

原來臨床操作更為具體多變，並不都是按照理論照樣畫葫蘆。

「透過這個病證的分析，你會知道，理論與實踐，原則性與靈活性是相依為命的。」何老師說，「沒有理論指導的實踐是盲目的，同時也要記住，離開實踐的理論，往往也會變成空洞的教條。」

何老師不緊不慢地同我攀談，我覺得周圍的聲響都消失了，只有他那帶著一股濃濃鄉情的永嘉場方言在我耳邊飄蕩。就在這聲音編織的光環中，我不知不覺地進入了夢鄉。

第二天早晨，我告別了何老師與師母。臨走時何老師反覆地強調，針灸學入門容易深造難，要用一輩子的努力去學好它，千萬不能掉以輕心半途而廢。同時告誡我，一定要刻苦學習經絡學說，學習時要在理解的基礎上去記憶，在臨床實踐中細心地去領悟中醫針灸的理論。

「與其臨淵羨魚，不如退而結網。」何老師以古人的話做為臨別贈言。

這是一個改變我命運的夜晚，何老師講的東西給我受用了半輩子。一直到現在，四十多年來，我的一些重要的病例，大多是運用這種針藥合治的方法而取效的。針灸的取穴，基本上離不開這個夜晚何老師講的五個方面取穴的方法。

當然，何老師講的僅僅是一個總體性與綱領性的東西，需要不斷的深化與細化，要在臨床的過程中不斷地增添新的內容。在一個初學者畏懼不前的時候，何老師講的東西使你丟掉了膽怯與迷茫，讓你能夠大膽地向前走。但是當你走進這個大門，你就會發現上述東西雖然初具規模，但畢竟「疏而有漏」，並發現應該掌握的東西比你已知的東西還要多得多。

然而，最重要的是，在我人生最關鍵的時刻，這位能激起我青春激情再度燒燃的長輩，給了我這樣一個「不知所求、亦不知所往」的懵懂小子，指明了一條寬敞的生存之路。

四、子午流注現代篇

一個下雨天，生產隊沒有出工。我在家裡看書，一個我童年時代的玩伴到我家裡來串門。他名字叫「阿莽」，比我少一歲，是我鄰居的小兒子，小學一畢業就學陶藝，是青山陶瓷廠的工人。他為人大大咧咧，心直口快，性格豪爽，爭強好鬥。

在我們談話之間，他知道我在學習針灸，就說：「針灸能治病，鬼也不相信。你學這個幹什麼？」

我就告訴他，針灸怎麼怎麼好，能治療許許多多中藥與西藥都治不好的疾病。他死活不相信，但我還是費盡心機地想說服他。

「牙痛能治好嗎？」他突然問我。

「針刺合谷穴能把牙痛減輕。」

「好，我正好牙痛。」說著就用手指戳了戳自己左邊的腮部，同時把自己的衣袖拽起來，挑戰似的對我說：「用針灸把我治治看。」

我意想不到我生平第一個病例的診治，竟是在這種情況下開場的。

我一下子緊張了起來，感到滿臉發燙，我還沒有做好針刺別人的心理準備呢。雖然我每日在自己身上反覆練習，但是這可是第一次針刺別人啊。

「會不會針刺？」阿莽瞪大眼睛看著我。

「會，會。」為了讓他放心，我先在自己左手的合谷穴上刺了一針。

他看到我過於謹慎、過於迎合的態度，反而疑慮叢生。

「疼不疼？」他不放心地問。

「不很痛，有點麻。」我一邊回答他的問話，一邊給他做常規消毒，並用一．五寸的毫針快速刺進他的右手合谷穴。

「痛死我了。」我還沒有來得及把毫針進行提插與撚轉，阿莽就過於誇張地跳著大叫了起來。

我給他搞糊塗了，為什麼有這樣大的反應，這不合情理啊！

「學什麼針灸，見鬼去吧！」他一邊罵，一邊用左手把插在他右手合谷穴位上的毫針一下子拔了出來，看也不看地丟在地上，一甩手就走出了門。

我平生診治的第一個病例，就這樣草草收場了。

門外的雨淅淅瀝瀝地下著，下個不停。我一句話也不想說，看著雨絲在陰暗的天空中時而灑下，又時而飄逝。

我想不能因為阿莽這件事而動搖了學醫的決心，於是又開始用針灸為農民治療常見的疾病。但是農民們不大相信光針灸不吃藥能夠治好疾病，每診治一個人都要費盡口舌。一些願意接受針灸的農民，因為所患的大都是沉痾痼疾，也不是我這個針灸的初學者能夠對付得了的，所以那一段時間我內心的壓力是很大的。

青山村的主姓為「婁」，還有兩大姓是「陳」和「翁」。有一個姓翁的老人，我叫他「阿旺公」，一臉麻子，是一個吹打的藝人。以幫人辦喜事、辦喪事為生。他走南闖北，是一個見多識廣的人，患有嚴重的老慢支疾病。經常請我為他針灸。我幾乎所有的穴位都針灸過了，但療效總是不好。我慢慢地知道，白紙黑字記載的「有效」、「顯效」、「痊癒」，與臨床上的「有效」、「顯效」、「痊癒」，還隔著一段好長好長的距離。同時也深深地體會到，臨床醫學是真刀真槍的學科，沒有真本領是寸步難行的。

阿旺公總是勸我要把針藥結合起來，常常對我說：「針灸是有效的，但是一個中醫師只會針灸而不懂中藥是不夠的。」

一想起翁老伯，我心裡就難過，因為他活著的時候，我沒少給他診治，但是也沒有減輕他多少的痛苦。後來，等到我學會用經方治病的時候，他已經去了另一個世界。

一九六八年秋天，我有事進城，辦完事就到何老師家去請教幾個針灸的問題。

何老師看見我來了很高興，就帶我一同去診治一個疑難病例。患病的人是我高中時一個老師的第二個孩子，十八歲，患腎病綜合症，全身浮腫、頭暈、納呆、噁心、嘔吐等消化道症狀，經檢查發現血壓升高、蛋白尿、低蛋白血症、高血脂等。多方醫治無效，曾經給溫州一西醫內科楊主任治療了兩年，療效不佳，最後楊主任也勸慰病家試用中醫針灸治療。

患者起初拒絕針灸治療，他是一個高中畢業生，滿腦子都是現代科學的觀念，所以難以信服中醫針灸的理論。後來在家人的勸告下，勉強同意用艾條穴位熏灸。何老師非常自信，說患者年輕，患的是水氣病，只要不斷地用灸法溫陽利水就能治癒。他點灸的位置不外乎是和腎、脾有關的穴位，如腎俞、脾俞、水分、氣海、關元等。老實說我對何老師的話也半信半疑，因為我心中堅信一句話：「太陽底下沒有奇蹟，只有常識和常規。」這個病，現在西醫都束手無措了，憑什麼相信針灸能夠治癒呢？退一步說，假設針灸真的治癒了這個病，為什麼大醫院的針灸醫師不去治呢？所以當天我帶著滿肚子的狐疑趕回了鄉下。然而奇蹟居然發生了，一週後，患者的食欲明顯改善；二週後，在停用利水劑的情況下，水腫開始消退；三個月後，臨床症狀、體徵消失；堅持灸治六個月，體檢化驗指標漸漸趨向正常；一年後，痊癒。我親眼目睹了這個病案診治的全過程，真為自己懷疑針灸療效的想法感到羞愧。看來人不是那麼容易被說服的，只有活生生的事實才能使人自悟。

我也和大家一樣，都在關心這個腎病綜合症病人遠期的治療效果。這個年輕人，九年後參加了四人幫粉碎後重新恢復的第一次高考，順利通過了體檢，並成功考取了大學本科。中醫學挽救了他的生命，因此他選擇了中醫專業。畢業後，他分配到溫州一個市級綜合大醫院工作。二十多年過去了，他在醫療崗位上勝任愉快。由於醫術精湛，工作負責，現在已經是一位主任醫師了。他的哥哥後來考上中醫研究生，現在是教授、主任醫師、國家級名中醫。

在中醫的道路上，我們三個人交往密切，還合作寫過一篇論文，題目是「治法層次論」發表在浙江中醫學院學報上（2001, 25(5): 13）。

的確應該感謝針灸的神奇療效，是它喚醒了我們，使我們走上了學習中醫的這條路。事實告訴人們，相信中醫，學習中醫，一般不是理性思考的產物，恰恰是情感激發的結果。

一個疑難病證的治癒，促使了三個年輕人成為中醫師，這也算是一件現代的醫林趣事吧。

後來，我遇見好幾個腎病浮腫的病人，也用艾條熏灸法溫陽利水，但是療效平平，沒有出現何老師這個案例這樣明顯的療效，我感到極為困惑，就去請教阿驊表兄。

「心之官則思，思則得之，不思則不得也。」阿驊表兄引經據典，「我可以用孟子的話來回答這個問題。學習中醫學，首先要提高自己的思維能力。」阿驊表兄告訴我，「要知道中醫診治疾病不像西醫那樣研究疾病的因果關係，而是用類比的方法來診治疾病。在臨床上取得療效，只能是『可能』，而不是『絕對』。所以我們不能對它抱有過分的要求。當一個中醫師用很自信的言語來論述自己的臨床病案時，只能給人兩種印象。一種印象是，這個人對中醫學的理解有缺陷，所以會用『絕對』的語氣來表述僅僅是『可能』的事；另一種印象是，這個人不誠實，其實在誇大其辭，譁眾取寵。」

聽了以後覺得他的分析有一定的道理，但是對於「可能」、「絕對」、「因果」、「類比」這類詞語，有些深奧微妙，我似懂非懂，沒有完全理解。

阿驊表兄看見我迷惑的雙眼，知道對於他的觀點我可能一知半解，就舉了一個淺近的例子來開導我。

「我有一個朋友名字叫張中強，你父親也認識他。」阿驊表兄說，「他喜歡哲學與文學，也經常吟詩作畫。最近他讀了一大堆哲學家休謨的著作，並且有選擇地仿畫了一張水墨畫。」

「有選擇地仿畫了一張水墨畫？」我驚異地問。

「是的，他本人還沒有這個水平，我估計他是仿照豐子愷先生的《護生畫集》中的一幅畫而作的，畫中的詩句也可能是引用豐子愷先生的，豐子愷先生持動保主義的立場，勸誡人類不要殺生。」

阿驊表兄從自己的提包裡拿出一張水墨畫，輕輕地在我的桌子上展開。

我看到畫中有幾隻淡黃色的小雞，在河邊的草地裡尋找著什麼東西，畫的左上方有一句話與兩句打油詩。一句話是：讀休謨的哲學有感而作；詩云：小雞不知火鍋味，樂在河邊啄嫩芽。

我看來看去看不懂畫裡的寓意，讀來讀去讀不懂詩句的內涵。

「休謨對於經驗主義持批評的態度，」阿驊表兄說，「他舉了一個例子，來說明經驗的不可靠。」

「休謨舉了一個什麼樣的例子來說明經驗的不可靠？」

「休謨說：一群小雞在討論一個熟視無睹的問題，」阿驊表兄慢吞吞地說，他的語言總是精緻優雅而又繁複囉嗦，「什麼問題呢？就是主人口中的『啄——，啄——』的召喚聲意味著什麼？其中一個最聰明的小雞說：『主人口中的召喚聲是邀請我們啄米進食的信號。』大家比較對照一下近幾天的情況，都認可了這個最聰明的小雞的觀點。當然也有一些持懷疑態度的小雞，不過隨著時間的過去，一次又一次地證明了最聰明的小雞的觀點是正確的，這些持懷疑態度的小雞也改變了自己的想法，加入到大家的行列中來高興地在召喚聲中啄米進食。就這樣，一天一天地，一月一月地不知多少次地證明著『主人口中的召喚聲就是請我們啄米進食的信號』這一個觀點。不知不覺半年過去了，牠們都長大了，也時而聽到對於主人口中召喚聲的不同解讀，但是牠們自己生活的實踐，使牠們毫不動搖地堅信自己的觀點是正確的。又過去了半年，正當牠們興高采烈地慶祝一週年生日的時候，一天傍晚，主人和往常一模一樣的召喚聲把牠們集中在一起，誰知道這是一次最後的晚餐。」

這一個故事太生動了，雖然有點殘忍，但是誰能說不是這樣的呢？

「聽了這個寓言故事後，你能說說自己的感想嗎？」阿驊表兄看著我說。

我一下子還沒有反應過來，隨口就說：「聽了這個寓言故事以後，再重新看看張中強先生的仿畫的這幅畫，我彷彿明白休謨的意思，就是認為經驗不可靠，即使反覆地得到證實，也可能是錯的。」

「這個寓言故事給人直觀的感受也許是這樣，」阿驊表兄說，「張中強先生選擇仿畫的這幅畫就是這樣地表達了他自己的讀後感。」

阿驊表兄的言下之意並不看好張中強先生的這幅仿畫。

「你的意思是，張中強先生的這幅畫還沒有正確地表達出休謨的哲學思想？」

「休謨的意思只有他自己知道，」阿驊表兄說，「我們後人見仁見智，各有所思，不必強求一個統一的答案。」

「請你說說你的體會好嗎？」

「這個故事的寓意很深遠，」阿驊表兄停頓了一下，接著說，「小雞世界的經驗與人類世界的經驗既有互比性，也有差異性。小雞們的經驗是在完全被動的狀態下總結出來的，在整個事件中，小雞們永遠處於主人的掌控之中；然而人類在社會生活與生產競爭中是主體，一般情況下是在主動地總結正反兩個方面的經驗。這就是小雞世界的經驗與人類世界的經驗的巨大差異。然而人類並沒有完全掙脫包括自然界與人類社會的種種束縛，時常處於被動的狀態。用卡爾・馬克思的說法是，人類至今仍然處於前現代階段，所以人類的主體性難以得到發揮。人類與小雞們一樣時常處於自然界與別人的掌控之中，這就是小雞世界與人類世界可以具有互比性的基礎。」

我關心的是這個寓言故事與中醫臨床的關係。

「阿驊，這個寓言故事與我們中醫臨床有什麼關係？」

「我們要更加重視經過漫長歷史反覆淘洗的古人的正反面的診治理論與經驗，特別是二千年前《傷寒論》的研究成果。」阿驊表兄說，「對自己的以及別人近期的一些所謂經驗要保持應有的警惕，這樣就可以在更大的歷史時間跨度中對二者的經驗進行檢驗。」

「你的意思，學習中醫學的過程中，繼承比創新更重要？」

「你這樣理解也可以，」阿驊表兄看著我說，「不過寓言故事總是蹩腳的，總有它的局限性，休謨的這個寓言也不例外。但我們學習中醫的人也要以此為戒，不要把自己掉到經驗主義的陷阱裡去。」

我一下子想到哲學與其他學科的關係，特別是哲學與中醫的關係。我關心哲學對於中醫學習重不重要，所以向阿驊表兄請教。

「阿驊，恩格斯曾經說過，『一個民族要想站在思想的高峰，就不能沒有哲學。』德意志民族正因為有了康德、黑格爾、馬克思以及現代的尼采、海德格爾、伽達默爾這樣一批哲學家，所以，雖然屢遭挫折失敗，但很快能重建，始終走在世界文明前列。所以有人說哲學是科學的科學，他說的對嗎？」

「哲學是科學的科學是一種『哲學萬能論』，」阿驊表兄明確地說，「柏拉圖說的『哲學之王』就是這種觀點的始作俑者。恩格斯早已批判了所謂的『哲學是科學之王』這類東西，因為這類東西使哲學的作用被歪曲了，被徹底的形而下化了。」

阿驊表兄的話消去了我不少的虛妄與浮躁，使我更為冷靜地對待中醫與針灸、中醫與哲學的關係，更為客觀地看待臨床上病人的療效。後來他告訴我，休謨對於經驗主義持批評的態度是現代證偽理論的先聲。

人生有了一個明確的方向，我的生活裡就有了希望的光。我快樂得像個孩子，過去那些只能靠在書刊中尋找慰藉的日子結束了，憤世嫉俗的情緒也煙消雲散了。農田勞動之餘，我把所有空閑的時間全部用於閱讀和臨床。雖然體力勞動後身體很疲勞，但想到自己每天都在學習的道路上前進，內心裡洋溢著喜悅。我感到生活的每一分鐘都是鮮活的，有生命的。

就這樣，我一邊在生產隊勞動，一邊在家學習中醫針灸。針灸方面主要學習明代楊繼洲《針灸大成》裡記載的〈玉龍歌〉，民間醫師們都公認〈玉龍歌〉的療效，他們說，能夠記住玉龍歌訣就可以養家餬口。我把〈玉龍歌〉中一些最常用的穴位和主治一一抄下來反覆背誦，應用在臨床上，且能大都取效。如〈玉龍歌〉中治療「便秘」最重要的穴位是支溝與照海，一個在手上，一個在足上。其歌云：「大便閉塞不能通，照海分明在足中。更把支溝來瀉動，方知醫士有神功。」我父親就是一個便秘的人，他就是用這兩個穴位治癒了自己的便秘。其實說它「治癒了」也不太準確，因為停針以後不到一週又出現了大便困難，再針刺幾天又正常了。雖然沒有完全治癒，但應該說還是有效的。

〈玉龍歌〉中還有一針多穴的透穴針法和交經互刺思想，如：「偏正頭風最難醫，絲竹金針亦可施，沿皮向後透率谷，一針兩穴世間稀。」對於頭風偏痛、胸脅疼痛的病證則分別採用了「左疼取右，右疼取左」和「右疼瀉左，左疼瀉右」的治療方法。這種針法就是在《靈樞》繆刺法的基礎上的一種發展，何老師教我以後，我一直在臨床上使用它，療效顯著。例如我隔壁一個老太婆患右肩背疼痛半年，我父親曾經給她針灸過多次，針刺以後都有療效，但是療效不鞏固。那天晚上，鄰近村子裡放電影。這對文革中的農民來說可是一件大喜事，男女老少都老早地搬著小凳子去鄰村觀看。我問老太婆去不去看電影，她說右肩背疼痛，小小的凳子也提不起來，所以不想去了。我請她馬上俯臥在床上，常規消毒後，用三寸的毫針給她針刺左邊臀部的環跳穴位，經撚轉與提插後，針感傳導至左腳的五個趾頭。她大聲喊叫痠麻不已。起針後，發現右肩背疼痛大解，可以自由地提拿小凳子了，很是高興，之後我就陪同她一起去看電影了。

對於〈玉龍歌〉中的子午流注針法，我內心難以信服，然而一個典型的病案改變了我，使我對其發生了興趣。

有一天中午，我背著鋤頭剛從田裡回來，看見家裡擠滿了人，聽見父親在說話，像是在討論什麼。我進門後才知道，原來幾個月前，隔壁一個生產隊裡發生了一次農民之間肢體衝突的糾紛。我家房東的一個兒子阿德是糾紛中的受害者，胸部被對方打了一拳。阿德被打後，當時也沒有什麼不舒服，但在第二天中午吃飯時突然昏倒。家人嚇得驚恐萬分，等到醫師上門，阿德卻自己蘇醒過來了。蘇醒後一點也沒有異常，第二天還是照樣出門幹活，可是到了中午時分，又一次突然昏倒，連續一週都是這樣。開始大家也不知道阿德的病是怎樣引起的，反覆議論後，認定跟一週前的胸部被打有關，就找對方理論。

對方認為當時只是開玩笑，打得並不重，為什麼會中午昏倒呢？是不是故意裝病呀？於是雙方一起到溫州大醫院進行全面檢查。檢查來檢查去，都沒有發現什麼異常，但是一到中午昏倒的病症還是存在，所以雙方的對立情緒就升級了。後來幾個月就有病亂求醫了。但是不管怎麼醫，病症依然如舊，一點不見改善，雙方的矛盾日益白熱化，大有一觸即發之勢。當時周圍的幾個村子到處哄傳著這個糾紛，什麼「晌午被打心頭拳的人，正穴打中的話是很難醫治的」、「阿德每天午時昏厥過去是癲癇病，這一輩子好不了了，誰家還敢把女兒嫁給他」等流言蜚語。

那一段時間，我在母親的工廠裡做臨時工，所以對以上的事件一無所知。今天他們雙方共同商議好一個解決方案，就是想把病人送去給何黃淼老師針灸醫治，也許還有轉機，所以請我代為介紹。我當然也不好拒絕。

第二天，我們一群人到何老師家時已經臨近中午了。何老師剛剛下班，大家叫他先吃飯再看病，但是他診察了阿德的病情以後，就說：「不行，阿德的病和別人不一樣，一定要在午時下針，再說在發病前下針也可以看看療效如何。」

阿德表情青澀懵懂，坐在有靠背的椅子上，雙手平放在桌子上，手心向上。何先生用一．五寸的毫針刺入他手腕內側的神門穴，等到阿德叫喊著又麻又痛的時候就留針，我看毫針已經有一半刺到肉裡去了。

「放鬆，沒事的，針留在裡面一個小時。」何老師笑著對阿德說，說罷就把毫針再撚轉幾次，就起身去洗手吃飯了。

大家的心情都很緊張，看著牆壁上的掛鐘一秒一秒地過去，阿德坐在那裡神色自若，一個小時過去了，安然無恙。何先生叫我把他的毫針取出，在針刺處用酒精棉簽消消毒就結束了。由於時間的關係，我也沒有來得及詢問何老師有關診治的機制，就回鄉下去了。

就這樣，阿德每天中午到何老師家針刺一次，都是留針一個小時，連續一週。診治期間，阿德每天午時都沒有發生昏厥的症狀，大家無不稱奇。何老師說，先停針一天，再治療一週。阿德認為自己的病已經痊癒，就偷偷地跑回家裡去了。在家裡我也多次催促他到溫州去，可是他不聽。停針半個月後的一個中午，阿德的病又復發了，大家懊悔莫及，阿德也知道自己心太急了。於是就重新回到溫州給何老師繼續診治兩週，回來後一切如常，再也沒有出現任何的異常。

這個病例影響很大，周圍幾個村子至少有幾千人知道何老師用針刺治癒了阿德的怪病，這讓大家開始相信針灸的確能夠治病。這個病例的治癒讓我也加強了對針灸的信心，但是還不明白治癒這個病的機制，心裡想一定與時辰流注針法有關。

子午流注針法，書本上的理論把這種特殊的針法講得太玄了，我似懂非懂。我就到溫州何老師家去請教這個問題。何老師告訴我一個非常簡單的方法，根據這個方法，時辰流注類的針法就變得很容易，知道了就會運用。

「阿德這種病我也是第一次遇到。」何老師說，「我臨床上使用十二經脈時辰流注針法診治這種病是根據兩個原則。一個就是受傷與發病的時間，他是午時受傷和午時發病的，這就和『心經』主病有關。另一個就是阿德受傷的部位，他受傷的部位是心經。」

阿德受傷的部位明明是胸部任脈，何老師為什麼說他受傷的部位是心經呢？

「阿德受傷的部位怎麼會是心經呢？」我忍不住就問。

「開始我也考慮到是任脈受傷，」何老師說，「但任脈所主的病症之中沒有昏厥這個症狀，所以我考慮阿德受傷所在的部位延及到前胸部，也就是心與肺。再進一步考慮心主神明，心經受傷神明失聰而昏厥就順理成章了。我仔細查看過阿德受傷的具體位置，就是『紫宮穴』。它雖然在任脈之上，卻代表了心經的功效，相當於心經派往任脈這個『陰經之海』聯合國中的大使，本質上是心經的發言人。心經的原穴是神門，所以就在每天的午時針刺神門穴。」

何老師以一種執簡馭繁的方法把時辰流注針法應用到針灸臨床，使我獲得了很多的啟發。他還不厭其煩地給我講了運用這種簡單的十二經脈時辰流注針法治癒幾個疑難怪病的病例。這使我對這種針法有了初步的認識。

後來我與阿驊表兄討論經脈時辰流注針法時，阿驊表兄又有另外一套自己的看法。

「經脈時辰流注針法的療效我無法否定，」他說，「但是這種療法的科學性我也無法肯定。一些中醫師與針灸醫師就喜歡自說自話，所以中醫學變得愈來愈難。」

他過於冷靜、淡定的話也許是客觀的，然而在我聽來總覺得十分彆扭，十分刺耳。「無法否定」又「無法肯定」，說了等於沒說。「喜歡自說自話」，似乎又在非議經脈時辰流注針法。

「為什麼？」我以責問的語氣發問。

因為我對時辰流注針法的神奇療效情有獨鍾，潛意識之中不想聽到否定的聲音，所以言語之中流露出對阿驊表兄的不滿。

他抬頭看了我一眼，眼光包含著善意的理解，笑著說：「學一行，愛一行，並且相信這一行，確是人之常情。然而我們也不能因為這樣而放棄了分析、歸納與綜合。」

我知道自己缺乏邏輯思維的知識，也分不清他說的「分析」、「歸納」與「綜合」，每一個詞語的內涵，所以對自己剛才無禮的衝撞深感內疚。

我轉而以求教的眼神看著他，渴望他能夠原諒我的無知，繼續把這個問題討論下去。

阿驊表兄深思熟慮，表達嚴謹，就是孔子所謂的「訥於言」的人。孔子對這種人是特別欣賞的，他可能認為：「事情做起來不容易，說起話來能夠不遲鈍嗎？」但是我們普通人總喜歡能言善辯、口齒伶俐的人，我也並不例外。

「經脈時辰流注針法的療效已被臨床的療效所證實，所以我們不能否定它。」阿驊表兄說，「然而我們沒有一個對照組來證明以下這種情況：就是原來的針刺穴位不變，但是不特意選擇針刺的時間，這樣進行對照觀察。這樣才能證實針刺的療效與特定時間的選擇存在著對應的關係。我們這個工作還沒有做，所以我們無法肯定經脈時辰流注針法的科學性。在無法肯定之前，所謂理論只能算做假說。中醫學中這樣的假說太多了，往往使人眼花撩亂。一些中醫師的實際治療和他的理論存在著明顯的不協調，理論與實踐的不一致不是否定存在的療效，但是他們解釋兩者的不一致卻過於牽強附會，這可是研究問題的大敵啊。」

我聽了以後，似有所悟。我也認為學習中醫針灸，既需要對源遠流長的中醫學胸懷虔誠地全面繼承，也需要想方設法利用現代科學的成就來破解其中的奧祕，不能盲從與迷信。

五、慎之「不慎」走麥城

文革開始時，我剛從青山村來到溫州城裡。我看見成千上萬的紅衛兵上街破四舊，那可是百年難遇的群眾狂歡的奇觀啊，所以我就留下來看熱鬧了。後來形勢很快地向激烈的方面發展，整個城市亂成了一鍋粥。我看見好多著名的中醫師被人戴上紙糊的高帽，在單位門口站在凳子上示眾。在市一醫的門口，我親眼看到浙江省名老中醫金慎之醫師被掛牌示眾。

金慎之醫師畢業於利濟醫學堂，是浙南著名的經方家。他在臨床上擅長運用經方治療疑難病證，推崇《皇漢醫學》，讚賞陸淵雷的《傷寒論今釋》及《金匱要略今釋》。他仇恨官府，不願替當官的看病。譬如有一次平陽縣官的母親患病，請他到平陽縣城出診，金慎之醫師看見轎子已經到了前面，就從後門溜走了。有時候當官的邀他診病時，迫於無奈他只得勉強應付或者故意裝瘋賣傻，使他們望而卻步。

金慎之醫師用銀角子打水漂漂的故事一直流傳至今。故事發生在一九二三年，溫州道尹黃慶瀾兒子患嚴重的傷寒病，請金慎之醫師坐小船去出診，講定出診費十塊銀元。診治好了以後，黃家帳房給他一大把銀角子，一共一百枚。金慎之醫師離開黃家後，坐小船回家，在小船上，他一邊狂笑，一邊把銀角子當做小瓦片，在河裡打水漂漂，把一百枚銀角子全部打盡，沿途圍觀的老百姓無不吶喊轟動，從此以後，就留下一個褒貶難分的「金瘋子」的稱號。他放縱任性的脾氣，標新立異的做法，以及高超的醫術，神奇的療效，在浙南民間久久遠播，至今不衰。他的臨床診治故事是人們飯後茶餘的談資笑料，也是宣傳中醫、神化中醫、誇張中醫、誤讀中醫的「科普」教材。

我小時候就從鄰居張一的口中聽到不少有關金慎之醫師的傳聞。

張一大我幾歲，我們把他看做大哥哥。民國時期，張一的父親與金慎之醫師是莫逆之交，金醫師經常出入於張家，張一耳聞目睹了金慎之醫師一些醫治的事蹟，和奇妙的醫案。

張一告訴我，他的一個中年王姓親戚，消瘦清臞。這個人患胃病多年，胃痛、胃脹、噯氣、吐酸，血壓又高，中西醫屢治不效。有一次金慎之醫師正在張家，王姓親戚剛好也到張家來探望，經張一父親介紹就診於金慎之醫師。金醫師根據患者每入睡後口角流出大量清稀涎水，有濃濃的奶腥味等特點，投《傷寒論》吳茱萸湯五帖。藥後竟排出大大小小的蛔蟲多條，胃痛、胃脹等症狀豁然而消失，連纏綿多年的口瘡竟然也一併獲得痊癒。後來聽說，在中藥店抓藥的時候，司藥的老藥工說方子的吳茱萸分量之重，是他一輩子所沒有見過的，假如不是金慎之醫師開的方子，他是不敢抓的。至於具體的用量，張一也不知道。

金慎之醫師的關門弟子金恒宗，是我小學的同學，也是我的好朋友。金恒宗儒雅大方，待人真誠，在同學中有很好的口碑。他對金慎之醫師的人品、學問與醫術讚譽有加。我也從他的口中知道了許多金慎之醫師的臨床特點。

「慎之先生臨證擅長溫熱藥為一爐，」金恒宗說，「他常用乾薑、炮薑、高良薑，三薑為一方。扶中陽，祛沉寒，對於老胃病確有療效，用量講究分量，時用生吳茱萸六錢。」

「在溫州中醫界，慎之先生是經方派的代表人物。」金慎之醫師晚年的一個學生黃宗南回憶說，「他善用經方複方，藥味多，分量重。而當時名醫白仲英老先生則是時方派的代表人物，用藥輕靈，絲絲入扣，常用的藥物只有六七十味。如中藥吳茱萸，金老可以重用生吳萸到六錢，而白老只用淡吳萸三分，且用水泡過。開始時我還不相信，因我們都是世交，白老孫女白力力又是我同班同學，她就給我看她家的驗方，看似平淡，屢試不爽。才知各有其症，各得其用。他們兩位老人家平常不大和睦，逢開會就吵，而私下又對對方的用藥頗感興趣，每向我打聽。金老常常與我擺龍門陣。他告訴我，剛開始做醫生要處處小心，如最簡單的感冒病人，剛開始症狀還不明顯，你就要把病的整個過程告訴他，以免在吃藥中因疾病發展而發熱，被誤認為是吃錯藥引起，產生不必要誤會。他說老實話：『我用藥不當，引起腹瀉，病人一定會講金老先生的藥起作用了，腹瀉是好反應，是邪氣外出。即使幾個月如此，病人也不會跑掉。我的金字招牌落地還會響。如果是你，沒有事先打招呼。病人肯定認為你用錯藥。』」

溫州民間還流傳著一個金慎之醫師走麥城的故事。當年這件事弄得滿城風雨，人人皆知，金慎之醫師也被搞得灰頭土臉。

據說金慎之醫師喜好章草，開起方子來龍飛鳳舞。抗戰初期初冬的一個深夜，一個中年婦女外感風寒，高燒不退，請金慎之醫師診治以後，處方送到三益堂中藥店裡配藥。方子中有桂枝尖一錢，但是由於筆劃潦草難認，司藥的把「尖」字誤認為「六」字，就給病家六錢的桂枝。病家將藥熬湯喝下後，病情未能受到有效控制，後來不幸去世。病家受人慫恿以後，認為死亡的原因不是疾病發生逆轉，而是桂枝超量所造成醫療事故，為此圍住三益堂中藥店不肯罷休，要其償還人命。三益堂懼怕事情鬧大，店主不敢開門營業。病家向法院起訴，後由商會會長出面調停，三益堂負責全部喪葬費用和一筆撫恤金，方告平息。有人給死者送了一副輓聯：「慎之不慎，三益不益，只因一字糊塗，竟致捐生怨小婦；砒石活人，防風殺命，休問六錢錯誤，倘能起死即名醫」。死者出殯時，做成兩個大字牌，上面用粗黑的墨字寫上「慎之不慎」與「三益不益」八個大字，分左右走在隊伍的前頭。金慎之醫師因此受到極大的羞辱與打擊。

沒想到事過三十年，金慎之醫師又被掛牌批鬥。那時被掛牌批鬥的名中醫還有很多，我看了以後心情非常沉重，想不到我準備走的這一條路也是這樣地充滿著風險。

隨著文革運動的一天天深入，被波及的人愈來愈多。有一天，我安平坊家裡來了兩個從青山村來的造反派，他們不是我所在生產隊的農民，平時沒有什麼往來，也沒有什麼過節，但在村子裡也算低頭不見抬頭見，運動以來就人五人六地變了臉。

「你在田間與夜校經常借講歷史，說電影，聊文學為名，有意識地給知青和農民灌輸封資修的東西。」一個能說會道的造反派用食指戳著我的鼻子聲色俱厲地說，「由於受你的思想影響，這些人不積極響應文化大革命，不積極參加破四舊活動，所以大隊造反派要你三天內回去講清楚。」

造反派指責我的這些所謂錯誤也的確是事實。在這樣的形勢下，事實背後的是非是永遠也講不清楚的。我不和他倆爭辯，只是盯了他們倆一眼，馬上就閃避開來。在那一瞬間，我難以找到形容他們那種含義複雜的眼光的詞語。

事實也的確如此。農村本來文化就稀薄，加上三年困難時期的影響，人們對生存生活看得特別重。文化，既不能當糧食填飽肚子，又不能當衣服抵禦寒冷，在農民的眼裡早就不在乎了。當時我們隊裡的小青年有十來個，他們個個聰明好學，但是小學一畢業就下地賺工分去了。我看在眼裡，為他們的失學而痛心。因此在大田裡勞動的時候，我就給他們講故事，敘歷史，說人物，談科學，啟發他們學習文化的意念。我向他們介紹文學經典著作，歷史上民族英雄故事，古今中外的畫家、音樂家、科學家、記者、攝影師等人物，著名影片以及流行歌曲等知識。

後來，大概是一九六五年，村子裡來了幾十個下鄉的知識青年，他們的來到給農村增添了不少的色彩，也給我的生活帶來了新的內容。我與他們中的好多人成了好朋友。他們中的一個人，影響了我後來生活的路徑。

為了下鄉知識青年與年輕農民的繼續學習，大隊決定開辦一個夜校。夜校就開設在原來青山村的小學裡，負責夜校的人是婁紹芬。婁紹芬對我有好感，就推薦我到夜校上語文課，大隊領導研究以後同意了他的意見。聽到這個消息後我非常激動，教師是我羨慕的職業，我的祖父、父親都是教師，但是以這樣的方式走上講臺，卻是出於我的意料之外。不過，大隊領導能夠安排我給夜校的學員上課，就說明了對我的信任。我不瞭解學員們的學習基礎如何，便就此詢問了婁紹芬。

「教學以初中二年級程度為起點，」婁紹芬說，「但學員們的文化程度參差不齊，你在上課之前先給他們摸摸底，教學內容在教材還沒有到來之前可以自己編排。」

那是一個晴朗的月夜，青山村小學禮堂東側的小教室裡燈火通明，笑語喧嘩。當我手裡拿著一大疊資料走進教室，笑聲驟然而起，我感到滿面發熱，極度的狼狽。我事先也估計可能會出現一時的尷尬，所以衣著方面儘量保持平日的模樣，只是把頭髮用梳子草草地梳理了幾下，但還是對這一突如其來的場景有點不知所措。一人擔任老師站立在黑板的前面，在這段時間內具有話語權，滔滔不絕地言說；另外一群同齡在課桌前坐著，要靜靜地聆聽。白天都在大田裡勞動笑鬧慣了的農友，在這樣一個特定的環境裡，進行了角色的重新分配，每一個人都會感到一定程度的不適應，特別是我感到從未有過的彆扭。如果在這個場合安排一個中介做介紹人，進行必要的協調，就像舞臺上的主持人，用他來緩衝演員與觀眾之間這一種突如其來的場景衝突與心理碰撞，有意識地製造一個磨合期是極為必要的。然而，那天夜晚在青山村的小教室裡，這一切都沒有，我只能以準備不足的心態去直接面對了。

一種神聖的使命感解救了我，使我從庸常世俗的氛圍中解脫了出來。

「大家晚上好！」我用普通話對大家發出開始講課的信號。在農村，日常的用語是溫州方言，我選擇用普通話上課，就是刻意營造一種教學氛圍，使它與日常生活拉開距離。

我一變平日拘謹小心的形象，有模有樣、大大方方地亮相了。

我知道要抓緊這一震悚的瞬間，要直接進入主題，不能多說與講課無關的廢話。不然重新回到剛才喧囂笑鬧的場面就砸鍋了。

「請大家拿出筆與筆記本，」我開始平靜了下來，用眼睛巡視教室裡的每一個學員，「認真聽我講一個寓言故事，然後發揮自己的想像力，寫一篇小作文。」

隨後，我繪聲繪影地講起了記憶中俄國作家克雷洛夫的寓言故事《梳子》：

有一個孩子，長著一頭波浪般的金黃色捲髮，柔軟得賽過那纖細的亞麻，一捲一捲，仿若綿羊的毛。媽媽給孩子買了一把密實的梳子梳頭。孩子對這把梳子愛不釋手，無論是玩耍，還是做功課的時候，孩子總是一面梳理，一面誇獎梳子：多好的梳子啊！梳起頭來那樣鬆快、平滑，不僅不揪扯，甚至一點也不鉤掛頭髮。在孩子的眼裡，梳子簡直是瑰寶無價。

可是有一天，梳子忽然失落。孩子玩野了，頭髮長得像草垛，每當保母要給他梳頭，他便高聲叫嚷：「把我的梳子給我！」後來，梳子終於找到，但梳起頭來會把孩子揪得又哭又叫。「破梳子，你真可惡！」孩子忿忿地叫道。

梳子則說：「我還是從前的我，只怨你的頭髮已變成一堆亂草。」但孩子仍然氣惱地把梳子扔進了河裡。

我在課堂上講述故事的時候，想起了自己第一次閱讀這篇寓言時的感受。說一句老實話，我開始的時候讀了幾次也沒有讀懂它，之後是在阿驊表兄的指點下才領悟了它的寓意。當我終於明白克雷洛夫到底要告訴我什麼的時候，心裡豁然開朗，就像打開了一扇一直封閉著的窗戶，發覺寓言作品竟是這樣地美。我自己的閱讀經歷幫助了我，讓我非常有把握地認為，這篇寓言裡簡單輕鬆的故事與深奧複雜的哲理形成一個循環怪圈，使你難以破解它內在的含義。正因為心理上的這一種矛盾狀態，會讓人激起一種欲罷不能的精神欲望，因此我估計所有的學員一定會被這個故事所迷住。

當我講完這個小故事，整個教室鴉雀無聲。我知道教學內容已經吸引住學員們的心，因此課堂教學的主動權已經不知不覺地回到了我的身上。

「我希望各位學員先把剛才克雷洛夫寓言故事《梳子》的內容簡略地記下來。」我開始以老師的口吻稱呼他們，「我把思考題寫在黑板上，供大家參考。」

我轉過了身子，用粉筆在黑板上端端正正地寫下以下幾組思考題：

一、同一個主人，為什麼在前後不同的時間裡對同一把梳子的態度會有天壤之別？

二、從「好」到「不好」，都是同一把梳子。那麼，發生「變化」的到底是誰呢？

三、主人的頭髮被扯得疼痛不堪，這究竟是誰的責任？

四、人生在世，為什麼要追求真理？

五、「人哪，你應該戰勝你自己！」這句話我們該如何理解？

我在黑板上寫這幾道思考題的時候，只有一個人悄悄地離開了教室，其他的人都在認真地寫字，一臉虔誠的神色。一群剛才還在嬉鬧不休的年輕人，一瞬間就安靜了下來，開始去自覺地思考這些艱深而又永遠沒有答案的問題。看到這一幕，我的內心湧現出「知識就是力量」的感慨來。

接下去，我開始對以上內容按順序逐個進行解釋和分析。全部講解好了以後，我把克雷洛夫在這則寓言結尾時講的話告訴大家：

我這一生中見過不少也是這樣對待真理的人。當他們覺得良心清白時，覺得真理又親切又神聖，對它言聽計從，極為恭順；可一旦良心被扭曲，便再也不聽從真理的聲音。人哪，你應該戰勝你自己！

當這一段畫龍點睛的文字進入學員們的眼中時，一種道德的力量水到渠成地喚醒了每個人內心的良知，課堂上一派莊嚴肅穆的氣氛令人動容。我於是加以發揮，從內因和外因的關係來分析發生「變化」的到底是誰？接著我透過自問自答的方式，給學員講清楚什麼是「道」，什麼是「德」。然後從《道德經》中的「道」和「德」兩者關係來論述梳子在孩子心目中地位變化的根由。透過講解，高深的學問被通俗化了，古老的經典被實用化了。在這樣的基礎上，我進一步提出了，沒有「德」，又如何求「道」，以及世界上可變的是「德」，還是「道」等問題供學員們討論。

想不到，我的這種知微見著、小中見大的教學方法得到了大家的喜愛。小作文做為課後作業布置給大家回去完成。

第一次的課程就這樣成功地結束了。在後來的教學中我都堅持用這種教學方法，一般不看教案或課本，邊想邊講邊發揮，並常常講一些與課文注釋不同的個人見解，以曚得大家睜大眼睛。這樣下來，夜校學員的人數逐漸地增多，課堂氣氛一片喜洋洋。

還記得，有一次上外國歷史的時候，我給大家講解希臘神話中西西弗斯的傳奇。

我先給大家介紹西西弗斯的故事。他是科林斯國的建立者和國王，他一度綁架了死神，讓世間沒有了死亡。之後，西西弗斯觸犯了眾神，諸神為了懲罰西西弗斯，便要求他把一塊巨石推上山頂。但由於那巨石太重了，每每還未能推到山頂就會從其手中滑脫，又滾下山去，而前功盡棄。於是他就不斷重複、永無止境地做這件事，諸神認為再也沒有比進行這種無效又無望的勞動更為嚴厲的懲罰了。西西弗斯沒有任何的選擇，他的生命就在這樣的勞作當中慢慢地消耗殆盡。

接下來，我開始分析這個神話故事：

西西弗斯走上了這一條看上去毫無希望的道路，他一生義無反顧地在周而復始的推巨石上山的過程中度過。在中國古代神話中也有吳剛伐木、精衛填海與夸父追日等故事，從他們的身上都可以看到西西弗斯日復一日推石上山的背影。吳剛的意義不是他是否能最終砍倒月桂樹，精衛的意義不是他是否最終能填平大海，夸父的意義不是他是否最終能追上太陽，西西弗斯的意義也不是他是否最終能推石上山。而是人類一次次地舉斧砍樹，一次次地與日逐走，一次次地銜石投海，一次次地推石上山的過程，就是我們人類的宿命。人類就是這樣走過來的，也必將如此走下去。

接著我指出西西弗斯的故事為什麼越千年而不衰，至今還在全世界流傳的原因；同時聯繫到我們每一個自己跟西西弗斯有沒有關係；西西弗斯的身上能不能看到我們自己的一些影子等等問題展開述說。

最後提出，西西弗斯選擇了抗爭，這讓諸神們無可奈何，因此諸神們是失敗者。並與大家就這個觀點展開討論，每一個人都說說自己的看法。

全部講解好了以後，我把自己的感受告訴了大家。當然這種感受是我翻閱了諸多資料，並和阿驊表兄交換了多次意見以後形成的。他告訴我，這個神話故事的核心在於「人的存在不僅停留在他的肉體活動的範圍之內，並顯然存在於他對生命、世界、人類、信念、情感等精神理念之中，以及歷史與社會對他的評價。人的這種精神存在的可能性大於他的實際肉體活動的存在。」

我說，西西弗斯的故事是一個悲劇，但他卻是一個熱愛生命，憎恨死亡，蔑視規則，敢於戲弄諸神的人。人類應當如西西弗斯一樣，即使知道故事的悲劇性也要大步前進。當他一次次推石頭上山的時候，他就戰勝了懲罰他的諸神們，又一次完成了對命運的挑戰。為什麼每個人的命運各不相同呢？那是因為在面對命運的時候，採取了不同的方式。人類是為了過程而不是結果存在的，在某種意義上，一個人行為的動機和他的實際行動同樣重要。由此看來，西西弗斯的推石，與吳剛的伐木，精衛的填海，夸父的追日一樣，既是人類悲劇的源頭，也是人類重獲幸福的平臺。

在那天夜晚的課堂裡，有一個學員問我一個問題，他要我結合自己的活思想來談談讀了西西弗斯後的體會。我想了想之後就開誠布公地說了自己的心裡話。

「好吧，我也和大家談談自己的感受，」我說，「我多年來一直在『學還是不學中醫針灸？』這個問題上猶豫，主要的原因是我心中有太多的功利主義的念頭，還沒有開始學習，就怕學了以後有沒有用。拜讀了這個故事以後讓我明白，人生最高的追求是一個過程而不是目的，也就是古人說的『只問耕耘，不問收穫』，才下定了最後的決心。」

那天夜校的功課結束時，我留給學員的課後作業是寫一篇以「生於憂患，死於安樂」為題目的作文。

總之，夜校的每一節課，我都做了充分的準備，因此教學效果不錯，大家都聽得津津有味。夜校的功課一直到了農忙才停了下來，透過夜校的教學，我也得到了不少的收穫。

後來，我還到溫州市圖書館借來不少的小說，給大家一起閱讀。特別是一些十九世紀俄國和歐美的名作，是那一段時間的熱門讀物。譬如普希金的《上尉的女兒》，屠格涅夫的《貴族之家》、《處女地》、《前夜》、《父與子》，萊蒙托夫的《當代英雄》，肖洛霍夫的《靜靜的頓河》，司湯達的《紅與黑》，羅曼·羅蘭的《約翰·克里斯朵夫》，艾略特的《荒原》等書籍時時在我們手中傳閱。就這樣青山村的知識青年與我隊裡的小青年都成為我形影不離的好朋友，青山村的造反派這次大概就是衝著這些事情而來的。

造反派的造訪，我雖然心中坦然，但想到古人說的「欲加之罪，何患無辭」，倒又有了一些害怕。經過一天一夜思想激烈跌宕的鬥爭，我決定與其回去自取其辱，還不如外出打工避禍。但是到哪裡去好呢？正在迷茫之際，我村的一個知識青年張加興幫我出了個主意——到閩北打工。

「我有一個好朋友叫黃美西，」加興說，「他在福建省建甌縣公路建設開山工程隊裡掄大錘，為人很仗義。你去尋找他，請他幫你在開山隊裡安排一個打工的工作，我相信他一定不會拒絕的。」

加興比我還年輕，社會經驗與生活閱歷都不足，他把尋找一個「流動工」的工作崗位當做是輕而易舉的事情。我當時一心只想避開青山村造反派的戲弄，懷裡揣著加興的一封介紹信，在匆忙中，就決定投奔這個我從未謀面，也從沒通信聯繫過的「朋友」去了。

六、倉皇路上讀書多

我離家之前，身邊沒有幾塊錢，粗粗計算了一下溫州到閩北的車費就要二十塊，加上住客棧和旅途的其他費用起碼要三十塊錢，於是就想方設法去籌借路費。我家親戚不少，自從父親被精減以後，大多斷了往來，唯有三個舅父還經常關心我們。但是兩個舅父在外省工作，只有大舅父住在溫州市區，所以我就到大舅父家準備開口向他們借錢。「你母親早就來我這裡打過招呼了，」大舅母未等我開口就說，「聽說你想離開溫州，叫我絕對不能給你路費。」

我高中同學中已經考上大學的，當時還在念書；沒有上大學的幾乎都沒有正式的工作，向他們借錢是無法啟齒的。想來想去終於想到一個人，後來還真的從她那裡借到了三十塊錢，她就是我大妹未來的婆婆。婆婆中年守寡，一個人靠幾畝薄田養活與培養了五個子女，並使子女們都受到了良好的教育，在當地傳為佳話。她的節儉是全村出名的，鄉人還盛傳她摳門，鍋子上的焦鍋巴用清水洗洗又加入米中再煮。每年除夕夜她做為母親都會把壓歲錢送給孩子們，但是孩子們都不想把它打開，因為他們知道，過了正月初五，母親就會把壓歲錢全數要了回去。孩子們晚上在菜油燈下做作業，她只給兒女們的油燈加一調羹的菜油，油乾燈滅就睡覺，同時還規定只能用一根燈芯。甚至家人生病時，她也只是使用一些土法、土方對應，從不上醫院就診。像這樣一個人，我向她借錢，她會同意嗎？我的妹夫又不在家，被生產隊派工派到雷鋒水庫工地去了。我一個人貿然地向她開口借錢真是太為難自己了，然而到了這個地步，也只能走一步看一步了。

那天我在去她家的路上，幾次想轉身回去，最後還是硬著頭皮向她家走去。她家的門口一切都還安靜，文革的浪潮大概還沒有波及到這兒，她一個人孤單單地在屋子裡。我厚著臉皮開了口，她端看了我一會兒，二話不說地點點頭，就把錢給了我，這出於意外的舉動，讓我又驚喜，又激動。

九月中旬的一天，天還不大亮，加興和紹新就送我到了汽車南站。加興給我一個深藍色的大旅行包，又舊又破，連拉鍊都時時拉不上。旅行包裡有幾本書，十多件舊衣褲，過冬的衣褲也都在內了，還有一盒小五金修理工具，這是我臨時置辦的，心想一旦真的找不到黃美西或者找不到工作，也還可以透過沿途挨家挨戶修理鑰匙、鍋子等家庭常用的用具來維持生活。

我已經做好了最壞的心理準備。

這是一輛溫州駛往龍泉縣的長途汽車，旅客不多，我的座位在右邊前門後面第二排的窗邊。車子開動以後，我心裡像打翻了五色味瓶，傷感的、畏懼的、好奇的、期待的種種情緒什麼都有，我就帶著它們駛向龍泉。此情此景，不由得使人想起唐代詩人韓偓的《驛樓》：「流雲溶溶水悠悠，故鄉千里空回頭。三更猶憑闌杆月，淚滿關山孤驛樓。」

汽車在行駛的沿途，到處敲鑼打鼓紅旗招展，形形色色的遊街與遊行的隊伍，熱鬧非凡，看來文革運動正在以燎原之勢方興未艾。旅客們在車廂裡沒有大聲聊天，但都在交頭接耳，竊竊私語，或用種種的眼神交換著對這一場政治風暴的不安與恐懼。

一個人孤獨地坐著，時間一久就感到百無聊賴。我於是從旅行袋裡掏出陳修園的《長沙方歌括》翻看了起來。這本書是父親大力推薦的，父親對陳修園津津樂道：他是福建長樂縣人，生於清代乾隆、嘉慶年間。中過舉人，寓居京師時，因為僅用了二大劑中藥治癒了刑部侍郎伊朝棟的中風病，而名噪一時。他重視《黃帝內經》的重要性，曾說：「夫醫家之於內經，猶儒家之於四書也。日月江河，萬古不廢。」在臨床診治上陳修園特別推崇張仲景，是維護傷寒派的中堅人物之一。後世許多學習《傷寒論》的醫師大多以陳修園注本為經，以柯韻伯注本為緯，《長沙方歌括》更為後世許多名家所推崇。這本書在我手裡前前後後也已經有三年了，但是都還沒有認真地去拜讀它，這次把它帶出來，就準備下決心讀它一番。

這一次在汽車上靜下心來慢慢地讀，讀著讀著倒讀出一點味道來了，看來陳修園的一些觀點頗有道理。譬如《長沙方歌括．勸讀十則》一文是陳修園對中醫學諸多原則性問題的集中坦露。其中談到仲景的醫學地位；《傷寒論》的作用；金元四大家與仲景的比較；傷寒論諸方以存津液為主的經旨；桂枝湯、小柴胡湯的臨床價值；仲景法在挽救危急病症中的貢獻；經方愈讀愈有味、愈用愈神奇的體會；初學者在入門時要打好《傷寒論》與《金匱》的堅實基礎的箴言；同道之間開誠布公、精誠團結的希望等。我一個初學者讀了以後覺得受益匪淺，他以推心置腹的勸誡，給後世醫師提出了一個嚴肅的課題：應以什麼樣的方式和內涵，樹立自己的形象與塑造個人的中醫人生？對此似不容迴避！

在汽車不規則的搖動中，我一邊讀，一邊隨手做了學習時的所思所得，至今還一直保存著這一本珍貴的筆記。

《勸讀十則》所做的學習筆記如下：

一、陳修園認為診治疾病是「迨漢仲師出，集伊聖及上古相傳之經方，著《傷寒論》及《金匱玉函經》兩書」。所以他認為「以讀仲師書，為第一勸」。為什麼呢？他明確指出：「以藥治病始於伊尹《湯液》。」

二、他認為後學者要認識到金元四大家的負面作用，他們「自誇為提綱挈領之道」其實是偽術相師，「雖尊仲聖之名，鮮有發揮。更有庸妄者，顛倒是非，謂仲師專工於傷寒。其桂枝、麻黃只行於西北，宜於冬月。」如果你已經受到他們錯誤觀點的影響，就要洗心革面「知過必改，為第二勸」。

三、他認為「古人用藥，除宿病痼病外，其效只在半劑一二劑之間」，所以「經方效如桴鼓」。《內經》云：一劑知、二劑已。又云覆杯而愈。《傷寒論》云：一服愈，不必盡劑。後學者要認識到「經方之療效神速，為第三勸」。

四、他認為傷寒論諸方「以存津液三字為主」。桂枝湯如此，「麻黃湯也是養液之意」。至於《金匱》諸方，「大旨是調以甘藥四字」。後世的偏駁不馴，板實不靈，又不可不知。「則明經方之有利無害，為第四勸」。

五、他認為中醫師對於《傷寒論》中的劑量不明，「銖兩升斗畏其大劑，不敢輕試。不知本草亂於宋元諸家，而極於明時李時珍」。應該重視量效關係，「俾知經方道本中庸，人與知能，為第五勸」。

六、他認為《傷寒論》中的「桂枝湯、小柴胡湯，無論傷寒雜病，陽經陰經。凡營衛不和者，得桂枝者而如神，邪氣不能從樞機而外轉者，得柴胡而如神」。中醫師要以重視、理解與善於運用這兩個方子為起點，「而以愈達愈上。為第六勸」。

七、他認為危急拯救，不能專靠人參。起死回生必須「照仲景法，四逆、白通以回陽，承氣、白虎以存陰，助其樞轉，運其針機，臟腑調和，統歸胃氣」。他總結自己一生的臨床體悟，道：「余自臨證三十餘年。知經方之權奪造化，為第七勸。」

八、他認為「經方愈讀愈有味，愈用愈神奇。凡日間臨證立方，至晚間一一於經方查對，必別有神悟，則以溫故知新，為第八勸」。

九、他認為「醫門之仲師，即儒宗之宣聖。凡有闡揚聖訓者則遵之，其悖者則貶之」。後世歷代醫家雖然也有一星半點的經驗與成果，但是與仲景不可同日而語。如果初學者在入門時沒有打好《傷寒論》與《金匱》的堅實基礎就接受後世醫學家的理論，可能會走入迷途，醫學思想「則以專一不雜，為第九勸」。

十、陳修園號召大家「務宜推誠相與」，希望岐黃之道、仲景之學日益昌明。同道之間開誠布公，「則以有言無隱，和氣可親，為第十勸」。

我終於讀懂了這篇文章，就像接通了與陳修園對話的渠道，心裡非常高興。不僅如此，透過這篇文章的學習，我才知道中醫學的知識不僅僅是病人與醫師面面相對的那一刻，同時還存在於臨床之外的廣大區域。這些廣大區域包括被現代中醫學稱之為中醫心理學與中醫社會學等學科。當然這些學科的知識，最後都還是要回到臨床上來，影響臨床的診治與療效。

過了景寧縣以後，公路的路面因為多時沒有維修與保養而凹凸不平，汽車像螞蟻挪窩一樣，還連續拋錨了幾次，旅客們嘰嘰喳喳埋怨得不得了。奇怪的是，我一點也沒有什麼焦急與煩躁，心情平靜地等待著，等待著。事後我想，可能與我的前途莫測，不知通往何方有關，所以汽車的停車拋錨對我來說沒有什麼好與不好，因為我的內心一片茫茫然，沒有目標也沒有方向，所以不在乎這一輛汽車的早到與遲到。

汽車拋錨期間，我一直在讀《長沙方歌括》，忘掉了周圍一切。在「徵引三條」這篇文章中陳修園繼續論述良醫與「今之方技家」的較量，並徵引程郊倩、張隱庵、喻嘉言等醫家的治驗與見解，來論證自己的上述觀點。其中陳修園的一例醫案引起了我的興趣：「憶戊辰春，李太守名符清，患氣短病，余主以桂苓甘朮湯與腎氣丸間服，許以半月必效。旋有所聞，驚怪而阻。另延津門陶老醫，服葶藶、杏仁、枇杷葉、木通之類三十餘劑，脹腫癃閉而逝。」我一直在想，陳修園所謂的脹腫癃閉的氣短病是現代醫學的什麼病？以桂苓甘朮湯與腎氣丸間服的是什麼證？津門陶老醫投以葶藶、杏仁、枇杷葉、木通之類為什麼會脹腫癃閉而逝？這幾個問題在自己的腦子裡上下盤旋，就是想不出一個子丑寅卯來，但也不是一點作用也沒有，那幾個症狀、病名、方劑、中藥的名稱已經進入我的記憶，中醫藥知識就這樣一點一滴地在我的大腦中積澱了下來。

天暗了，汽車還在路上行駛，也不知道什麼時候能夠到達，書是看不成了，我就閉上眼睛回顧今天讀《長沙方歌括．勸讀十則》以後所做的學習筆記。筆記中我把此文的要點與自己讀後的體會聯繫起來，也不知有沒有誤讀了陳修園。

深夜時分，一路顛簸的汽車晚了八個鐘頭到達了龍泉縣車站。汽車停下來以後，車門打開了，車內的燈光點亮了，車內一片喧鬧，旅客們紛紛拎著行李包下了車。我坐在位子上一動也不動，盤算著今晚在哪裡過夜。坐在我前排的一個老人高興地呼應著家人焦急、關切的呼喊。老人一家子相見時親熱的一呼一應，突然觸動了我全部的神經。在人不受尊重的歲月裡，至愛的親情打動了我，使我內心湧現出對這位老人的極大羨慕。不知道是人性的軟弱或是潛在的悲哀，此時又飢又渴的我又頓生出巨大的悲哀與孤獨。

人生什麼是幸福？這個近在眼前，遠在天邊的問題，鬼使神差地融合在一起。初秋的深夜，異鄉的車站，夜歸的旅客，久候的家人，重逢的喜悅，溫馨的呼喚等等情景，彙集成的凌亂破碎畫面在我面前晃動，激起了我心底不息的波濤。什麼是幸福？這個普通而深奧的概念，此時此刻恰以形而下的場景為形而上的命題做出了解讀。

那天的夜晚，我就在龍泉車站的座椅上度過了。夜間，好幾次紅衛兵們的巡邏查問讓人無法安心地瞇上一眼。龍泉山區秋天的夜晚寒涼入骨，我把旅行袋裡的所有衣褲全部穿上還是瑟瑟發抖，只得在候車室裡跳跳走走來增添熱量。

一夜的折騰，體力消耗很大，上車後就睡著了。

從龍泉、浦城、松溪、政和，乘長途汽車一路過來，現在一點印象也沒有了。幾天後，好像在西津下了車，記得從西津步行了十多公里來到了黨城村，這還是後來美西幫助我回憶起來的。黨城村的對岸就是我的目的地黨口村了，一條松溪把黨口村與黨城村分隔了開來。

黨城不是一個尋常的地方，到處是漂亮的青磚大瓦房，大量院落連環相套，大院的基本結構是四合院，牆頭脊部常用磚或瓦砌成各種圖案紋飾。當時我在村子裡東看西瞧，四處走動，慢悠悠地就像在自家村子裡走路，一下子忘記了自己的處境。這是我的老毛病，對文史、古物與書籍有天然的愛好，一看到這些東西，就會流連忘返。村子裡有好幾處傾頹的廢基，它們勾起了我對歷史興衰的感慨，所以恍恍兮不知所之，昏昏然忘乎所以了。我的一切異常的舉動，被村裡的幾個造反派看見了，他們有極高的階級鬥爭的警惕性，就不由分說過來把我圍住。一邊進行粗暴地盤問，一邊不由分說地搜身。搜了一通以後，只發現幾十塊錢、一大堆舊衣服與幾本中醫書籍。失望之餘，把我帶到辦公室裡審問，審問了以後決定放行。誰知道進來一個穿破皮鞋的「獨眼龍」，隨口就說：「文革期間，外省人不能在這裡做流動工，今晚在我大隊部辦公室過一夜，明天請你回溫州。」我一聽慌了，這樣一來一去我的路費就沒了，這錢可是借來的呀。

在造反派的辦公室裡，坐著一個老幹部模樣的人，我就跟他聊起了家常。我問他有關松溪的來龍去脈，他就告訴了我些情況：這一條大溪發源於松溪縣的深山之中，經流松溪、政和縣到了建甌縣的境內。在黨口與黨城的這一段大溪被命名為松溪。松溪繼續向南流去，到了南平市就和從南邊來的沙溪，從西北來的富屯溪會合，匯入閩江，然後向南流入大海。

後來，這個老幹部模樣的人也回去了，辦公室裡只剩下我一個人。我就趁這個機會，拿起自己的行李，偷偷地溜出了大門。我真的像一隻喪家之犬，惶惶然一直跑到了大溪的旁邊，看見對岸的村子炊煙裊裊，我就把行李的袋子舉在頭頂上，一步一步地用兩隻腳摸著石頭過河了。

那天我到了黨口，提著一個破袋，全身濕淋淋地站在黃美西的面前。憑著一封打濕了的信，美西他就二話不說地接納了我。其實他自己的處境也非常困難，上一年他生大病所借來的錢剛剛還清，這個工地工資很低，估算每天只有一塊八毛，然而每人每天的伙食費開銷就要一塊二毛。也就是說，我住在這裡一天，他就算每天出工，還要倒欠隊裡六毛錢。文革的狂潮打亂了原先的一切工作部署，開山隊裡的生產經費也沒有了著落，工地又處於結尾階段，下一個工地在什麼地方都還不知道，這一些情況是他的一個表兄在與我無意交談之中透露的。

我就這樣在他的小屋裡住了下來，找不到工作，每天度日如年，悶坐在屋裡翻看中醫書。十多天後，隊裡來了一個同鄉，說自己在閩西包了一個工程，願意帶我一同過去打工，我的高興難以言表。黃美西極為不放心，不想放我走，但我不願意坐在這裡吃白飯而拖累他，死活要跟著他的同鄉去閩西。臨走那天美西把幾斤全國糧票與二十塊錢硬塞到我內衣的口袋裡，並把他自己的棉被打成一個背包背著，一路送我們到東遊縣城。我有一點兒奇怪，暗暗地在心裡嘀咕著，美西又不去閩西，把棉被打成背包背著幹什麼？當時的情景，我也不便多問。在汽車站，當汽車開動的那一刻，美西把背包從汽車的窗口硬塞了進來，大聲地對我說：「棉被給你，自己保重，冬天很冷，不要丟了！」他把自己唯一的一條棉被送給了我，他自己怎樣度過這個嚴寒的冬天呢？汽車向著前方開去，我回頭看著他的身影漸漸地遠去，淚水模糊了我的視線。這一個情景我永遠也不會忘記，它使我知道世界上的確存在著一種心地善良、捨己為人的人，存在著美好無私的人性，存在著無緣無故的大愛。

幾經轉折，我們沒有在閩西找到工程，後來回到了南平市，過安溪，走順昌，最後來到了建陽縣。一路上我們兩個人靠沿家挨戶替人修補搪瓷面盆、口杯、鍋子等東西餬口，活像兩個乞丐流落街頭。好幾次沒錢住進旅館與客棧，全靠這一條棉被才度過了無數個寒冷的秋夜。從此我與黃美西就失去了聯繫，只能在深夜裡，默默地祈禱上天能夠給我們再次相聚的機會。

不可思議的事情真的發生了，在我與黃美西失去聯繫的兩個月以後，又在建陽縣街頭極為偶然地相逢。那天一早我一個人從小客棧出來，想穿過馬路到對面報攤買一份報紙。在街道的中間正好碰上了從南往北而來的黃美西，他工地結算以後無工可做，來到了建陽縣探望一個小學同學。

在建陽縣的十字街頭，黃美西從天而降，這使我喜出望外。

當天夜裡，我們徹夜長談，相互深度地介紹了各自的家裡情況與彼此的朋友。

我首先向他介紹了我最好的朋友王紹新。

王紹新身材高大，聰睿敏捷，是我高中階段的同班同學。他是我班的高材生。無論數學、物理、化學、俄語的成績都在我的前面。他的作文貼近生活，文情並茂，篇篇都是我學習的範文。他待我情同手足，我視他為兄長。他當時的家境比我家還要艱難，父親早逝，母親住在鄉下，哥哥重病。他幾乎在沒有一分錢家庭收入的家境下出色地完成了高中階段的學業。他家住在市中心，到學校只要十分鐘的路程。房子位於人民廣場西面弄堂的終止處，他父親留下的這棟老宅成為他們兄弟姊妹的避風港。這棟房子經過種種變故，只剩下不到三十五平米的一間破房。我高中三年大部分時間都住在他的家裡。我們同吃同住，同哭同笑，朝夕相處，形影不離。我們幾乎每天都是空著肚子去上課，因為早餐的糧票我們在夜裡已經提前買饅頭吃進了肚子。那可是長身體的高中時期啊，每月二十七斤糧票不夠我們吃半個月。在他家裡，我讀到了他哥哥王紹瓚先生遺留下的日記、文稿、信札、剪報與書籍，那可是滿滿地一大櫃啊。王紹瓚先生是一個傾向革命的青年知識分子，一九五二年因肺結核病離開了這個世界，去世時紹瓚先生還只有二十五歲。當我們打開這個塵封的櫃子的時候，我們看到了抗戰勝利後一個渴望革命的青年學生的心路歷程。這些歷史的真實紀錄，這些情真意切的心靈回聲，使我如癡如醉，如夢如幻。

在那困難的年代，在這破舊的閣樓上，那一櫃子精神食糧給我帶來的思想教益不亞於三年的高中教育。三年來，我把所有課餘的時間都用來閱讀王紹瓚先生的遺物，其中大部分書籍改革開放以後才有出版，我提前二十年就閱讀到了。譬如郭廷以的《近代中國史綱》、密蘇里那著的《古代世界史》、邱吉爾的《第二次世界大戰回憶錄》、《赫爾回憶錄》、俞明璜的《新人生觀》、埃德加．斯諾的《紅星照耀中國》、蘇曼殊的《燕子龕遺詩》等書；譬如上海商務印書館出版的《東方雜誌》、儲安平主編的《新觀察》等雜誌，《大公報》、《新華日報》等報紙。這些書刊剪報開啟了我對於歷史、文學、思想、社會與時代的基本認識。

在王紹瓚先生最後二年的日記裡，我發現他在認真地學習醫學。我在他的遺物中也尋找到了大量他所寫的《解剖學》、《生物學》、《生理學》方面的醫學札記。也許是愛屋及烏吧，雖然我沒有一點醫學知識與興趣，但是我還是仔細地翻看了他所寫的所有的文字，並虔誠地進行了艱難地閱讀。在他的大量往來的信札中，我看到華東白求恩醫學院宮乃泉院長的回信。回信是用毛筆寫的字，三頁信箋，筆跡端莊有力。信中宮乃泉院長回答了王紹瓚有關醫學院入學考試的規定，同時以讚許的語句肯定了他的醫學筆記，並期待他以健康的身體參加升學考試。

總之，王紹瓚先生遺留下的這個小小的圖書室，給我複述了一九四九年前後一個遙遠而迷人的青年學子的精神世界。

我永記不忘在那裡讀到的印度詩人泰戈爾的詩句：

穿著素樸的白袍，
站在驕傲與權威的面前。
讓謙恭做你的冠冕，
你的自由是靈魂的自由。
每天在你廣大貧窮的土地上修建著知識真理的寶座，並且要記住：
巨大的東西不是偉大的，
而驕傲與權威也不會永存。

王紹新與我一樣，沒能繼續進大學深造，雖然我們都有向這方面發展的欲望，然而命運並沒有給我們這個機會。王紹新回鄉務農後，就無師自通地當上了泥水匠，起早摸黑為當地人做起砌牆起屋，壘灶做窗的手藝活，由於心性聰明，厚道實在，頗受農家歡迎。

聽了我的介紹，美西感歎不已，也為我有這樣一位好朋友而慶幸。

隨後我就跟著美西與他的幾個同鄉工友一起到江西的銅鼓、修水，湖南的瀏陽等地去從事開山架橋，壘造水庫，篩沙鋪路的工作，實實在在地過著「流動工」的生活。

浙江平陽人開山築路名揚全國。哪裡有公路建設工程，那裡就會出現平陽人。福建、江西、湖南等地的交通相對來說比較落後。特別是福建地處東海前線，中央大力支持福建省各地區各縣建設公路，爭取形成四通八達的交通網絡，所以福建、江西、湖南等省到處有平陽人組成的開山工程隊。工程隊的工人都是「流動工」，他們沒有固定的單位、固定的地點、固定的組織，什麼地方有工程，他們就自然地流向什麼地方。他們倉皇與無助地生活在漂流之中。他們沒有恆定的方向，沒有確切的歸宿，不僅沒有勞保福利，沒有任何依靠，而且還要隨時被做為「盲流」受到審查與驅趕。有時候靜靜地想一想，這樣的生活真的不如候鳥。

無論生活多麼艱難，我沒有絲毫的悲觀與頹喪，在生活中我永遠可以尋找到樂趣與快樂，因此整天笑臉常開，樂觀自信。黃美西總是首先把愛與關心給了我，特別是工地上危險的活兒，他總是頂著我去幹，偶然買來一點兒好吃的食物，也總是給我留著。在顛沛流離的一年多時間裡，他全心全意地照顧我，也包括像家人一樣地責罵我。我們達到了「焦不離孟，孟不離焦」的程度。特別令人難以忘懷的是在嚴寒的冬夜，我們以瘦削的背脊互相取暖，此情此景永世難忘。

平陽開山工程隊，每天工作十幾個小時。凌晨時分，當聽到「瞿——瞿——」的二長聲哨子響，工人們就黑暗中悄無聲息的起床、洗臉、刷牙、用餐，天才濛濛亮就來到了工地。工程隊有一些不成文的規矩，譬如早晨起床以後，一直到工地上的鋼釺被大鐵錘敲響第一聲之前，每一個人都不能隨便大聲喧嘩，絕對不准說一些有關「血」、「肉」、「死」、「傷」、「痛」之類的話語，以及發出與以上詞語有諧音的言語。因為開山工人整天砸石頭，放岩炮，經常出事故，所以禁忌多多。在這樣的環境中，人們唯一能夠消災避難的方法也只有敬天地，敬鬼神，謹言慎行了。

我這個從城市、學校出來的人，根本不相信這一套，雖然美西預先一次又一次交代與吩咐，但我的內心不自覺地抵制著這些陳規陋習，經常還會下意識地表現出來。好像每天起床以後時時講一些犯忌的話，有時在工地上大聲地說啊唱啊，一點思想顧慮與負擔也沒有。時間一長，工友們在暗地裡就有議論，他們認為我是一個讀書人，講話方式，生活習慣跟他們不一樣，再加上我很瘦弱，幹不了粗重活，所以想趕我走。因為我不懂他們家鄉的閩南話，所以不知道他們在暗地裡議論什麼，黃美西夾在中間暗暗著急。他一怕隊長生氣趕我走，二怕我一身的孩子氣影響評工分。他多次嚴厲警告收效甚微，所以他恨鐵不成鋼的情緒在暗暗地發酵，由愛成恨的情緒在無形之中醞釀，對此我卻一點也不知道。

平陽人開山放炮很有特色，特別是打炮眼，三個人一組，配合得非常默契，非常完美。一個人居中扶著鋼釺，既要固定住位置，又要時時靈活地調整著方向；兩個人分別站在扶著鋼釺者的左右兩旁，他們先後有序地掄起八磅大錘，三百六十度揮舞手臂，朝鋼釺錘打，你一錘我一錘地砸落在鋼釺上，發出「叮—噹——」的聲響，時而還會飛濺出火花。也許是為了配合你來我往的協同使勁，也許是為了釋放身體的工作壓力，也許是為了抒發內心的壓抑感，高高揚起又重重砸落的兩個掄錘工人，隨著「叮—噹——」錘聲的伴奏，時而會不由自主地吆喝出一聲聲勞動的號子。這些勞動中即興創作、隨意發揮的呼號，真實反映了勞動者的精神面貌和勞動情景。有的號子粗獷豪邁、堅實有力；有的號子優美親切、歡愉悠揚；有的號子沉鬱淒然、恢宏蒼茫。一曲曲勞動的號子此起彼伏，餘音嫋嫋，在青山綠水之間迴蕩、縈繞、盤旋。

我第一次聽到它時，我簡直不能相信世界上竟有這樣壯美、豁達而又淒婉的吶喊般的歌唱。我著迷於此，整天模仿著他們掄大錘的動作，學著吆喝他們的勞動號子，還想學著打炮眼。我曾經把自己的看法告訴美西，他瞪了我一眼，一言不發轉身就走。後來我才知道，戴眼鏡的人不能幹這一行，只有大傻瓜才會不知道。美西的瞪眼與無言，其實就表達了他對我愛之深、恨之切的矛盾心態。我不理解他的態度，更不知道自己格格不入的做派已經一步步走向與美西衝突的邊緣。

記得在江西銅鼓縣棋屏村的水庫工地上，他的憤怒終於忍無可忍地爆發了。

那是一個滴水成冰的冬天，工程隊每天早晨天沒亮就出工了，一直幹到中午才收工。吃過飯馬上又出工，一直幹到太陽落山。帶隊的隊長對工人管理得很嚴厲，大家雖然埋頭幹活，心裡卻很不痛快。

白天上班時雖然我也在努力工作，但總是心不在焉，真正的自我抱著隱密的希望在另類空間裡伸展。晚上在昏暗的燈光下讀書，除了讀中醫的書籍以外，還讀一些文學與哲學的書籍。有人說過，沒有比閱讀更加令人愉快的了。這話說得真好，閱讀會不斷拓寬我的視野，拓展我思維的疆界，令精神世界更加廣闊深邃。我在閱讀中的確有這樣的體會，新東西不停地進來，與已有的東西產生互動和交換，吐故納新，激發出你的新想法。然而美西對我的舉動可能不理解，認為我一點也不懂事、不成熟；也可能認為工作如此勞累，我還夜讀不輟，太不愛惜自己的生命了。總之，好長時間他都不跟我講話。

有一天中午，在收工的路上，大家有氣無力地走著。我發現一個腳盤大的水窪裡有一塊晶瑩剔透的冰塊，就情不自禁地把腳步停了下來，小心翼翼地把冰塊挖出來，並在冰塊的中間挖了一個透洞，在路旁找來一條麻繩，透過中間的冰窟窿，把冰塊懸吊起來，做成一面冰鑼子。我找來一根樹枝，左手提著冰鑼子，右手揚起小樹枝，一邊走，一邊敲，嘴裡嚼咬著冰塊，還五音不全地唱著「我們走在大路上，意氣風發鬥志昂揚……」。

誰知道，我的一切不合時宜的舉動把黃美西氣得不可開交，他從老遠的地方回返著跑過來，二話不說就一腳把冰鑼子踹得粉碎，瞪大了眼睛責罵道：「你太不懂事了！」當時我也很生氣，死也想不通，覺得他的性子過於粗暴。

後來，一九六七年十一月在江西修水縣上奉鎮又發生一次被美西責罵的事。

那一段時間我們在修水縣上奉鎮公路道班那裡工作了五個月，替他們準備維修公路用的沙子。

上奉鎮位於修水縣東南部，為土地革命時期的革命根據地，是肖克將軍曾經戰鬥過的地方。它四面環山，中部為大面積河谷低地，距離修水縣城五十五公里，北宋詩人、書法家黃庭堅，著名歷史學家陳寅恪的故居就在修水縣的縣城內。

當時我們已經有一個來月沒有找到工作，大家身邊幾乎一貧如洗。當美西告訴我們準備到修水上奉篩沙子的消息後，我們從銅鼓縣步行了六個小時來到上奉。因為公路道班需要儲備使用的沙子對質量要求很高，因此開始幾天我們的工作任務就是分頭尋找優質的沙源。令人慶幸的是，我們在公路不遠的沙灘上找到了石英砂。千百萬年的風吹雨打，再加上溪水不斷地沖刷，岩石風化剝蝕，沉累積澱形成了大面積的石英砂沙層。沙子粒粒晶瑩潔淨，只要篩去夾雜在中間的石子就可以了，接下去的工作就是用板車把它運到公路上堆放一個長長的椎體，等待公路道班派人來驗收。

這個工作是美西聯繫上的，所以就由他當隊長。在隊裡我的體力最差，有些重活難以勝任，所以背地裡有人閒言閒語。美西經常聽到，但是也不便跟我挑明，只希望我各項工作做得好一點，不要授人以柄，惹起風波。然而我生性如此，不知檢點，經常出錯，使當隊長的美西處處為難，他生活在情感的「夾板」之中，窩了一肚子的火，又無處發洩。我呢，還是那種超脫的生活態度。

由於那一段時間工作量相對沒有過去那樣多，我讀書的時間明顯增多了。我每天《長沙方歌括》卷不離手，同時在讀馬克思的《路易・拿破崙的霧月十八日》，讀得津津有味，自己覺得心得多多。

有一天，美西安排我在食堂煮飯燒菜，這個工作都是大家輪流著做，我也做過幾次，比在溪灘上挖沙、挑沙、篩沙的粗重活省力。我就按部就班地煮了飯再燒了菜，自己認為做的還比較投入，等到飯熟菜香了，我就回房間讀書。正當我的思想沉浸在法蘭西大革命熱潮之中的時候，大門被怒氣沖沖的美西用力推開。

「你在房間裡幹什麼？讓大堆大堆的雞屎拉在飯鍋的鍋蓋上也不知道！」美西咆哮如雷。

我大吃一驚，心慌意亂地跑了出來，定睛一看的確如此，也不知道什麼時候院子裡的雞竟然成群結隊地飛到飯鍋的鍋蓋上撒了這麼多的屎。工友們都笑得前俯後仰，只有美西一副怒目金剛的樣子。

當天夜裡，美西悄悄地來到了我的床鋪旁邊，靜靜地坐著一動也不動。我還在生他的氣，也沒有主動地與他講話。

「你太不懂事了！」他就用哄孩子的口吻勸誡我說：「你不知道別人私下如何議論你的，他們說你只知道讀書與玩，話中的意思是很明白的。今天你讓雞屎拉在鍋蓋上還一點也沒發現，我忍無可忍才罵了你，事後我想想自己也太凶了點。」

我知道他是好心，但是我不能接受他的這種粗暴的態度，既然他已經這樣說了，我還能說什麼呢。

「你夜裡看書很晚才睡，我就擔心你熬壞了身體。」他在我的耳邊嘮叨起來，語氣中滿是唏噓，「今天中午大家餓得要死，你卻不知道餓，讀書入了神會傷身的。」

他看我還是不理不睬，又生氣了：「你知道嗎？大家吃了不衛生的東西會生病的。你還說自己在學醫，難道連這一點也不懂嗎？」

他雖然講得一點也沒錯，但是誰會想到雞群會飛到鍋蓋上撒屎呀？

他看我沒有回答，就有意識地轉到中醫這個話題上來。

「讀馬克思的書與你學習中醫針灸有關係嗎？」他滿腹狐疑地問。

我當時讀這些非中醫類的書，是因為文革期間無書可讀，另一個原因就是對馬克思的敬仰。對美西的問題我難以回答，但是為了回答他的提問，我只得辯解幾句了。

「讀馬克思的書與學習中醫針灸沒有直接的關係，」我回答道，「但是它可以幫助我們認識世界、認識歷史、認識社會，這樣就能夠提高自己的理解與分析能力。」

「古代醫師沒有讀過馬克思的書也都學得很好。」美西可能認為找到有力的根據，所以提高了聲音。

「古代的醫師學習中醫的環境跟現代不一樣，學習方式也不一樣，所以無法比較。」我一說話就忘掉了生氣，就說出了自己的理由，「不過他們一直主張學習中醫一定要讀《易經》，孫思邈有『不讀易，不能成大醫』一說，這就意味著古人把思維訓練擺在非常重要的位置。」

後來我與阿驊表兄偶然談及這個話題，他說：「《易經》沒有直接告訴中醫師治療的方法與方藥，但是書中透過種種現象論及諸多辨證法的問題。譬如複雜與簡易，模糊與精確等。我們知道一個複雜的系統是非常不好把握的，人體就屬於這一類系統。當系統愈來愈複雜的時候，我們對它的掌控能力也就愈來愈弱。許多事物過分追求精確反倒更模糊，適當模糊反而可以達到精確的目的。這些知識雖然不是醫藥學的知識，但是對於提高臨床醫師的診治水平都是有用的。正像海涅所說：『思想走在行動之前，就像閃電走在雷鳴之前一樣』，只有智慧的閃電才能照亮我們前進的道路。」

總之，我一開始學習中醫，就對哲學與中醫的關係懷有強烈的興趣，因為我在閱讀卡爾．馬克思與弗里德里希．恩格斯的著作時發現了思想之妙，精神之美。這種思維的樂章有形無形地幫助我去理解古代醫籍的結構與韻律。

聰睿的美西馬上接受了我的說法，就興趣盎然地問我讀了《路易．拿破崙的霧月十八日》這部書有什麼心得與體會，我也把自己膚淺的見解跟他談了。沒想到也激發了他強烈的求知欲望，他要我到外面公路上走走，不要影響大家的休息。所以從那天夜晚開始，我們飯後經常在公路上來來回回地散步，更深入地談論了這些問題，也增進了彼此的瞭解。

初次大雪後的一天下午，美西請了一個攝影師為大家在勞動現場拍了一張照片，攝影地點在上奉的溪灘上，我們在一個用來篩沙子的鐵絲大篩前面排成一排，每個人手上都拿著勞動工具，身上穿著勞動的衣褲，「呀嚓」一聲，相機按下，我們當時的真實形象就定格在這一瞬間。攝影師說照片拍得很自然很陽光。就請我們給照片題個詞作為留念。我與美西商量了半天，最後決定以「初雪」或「我們的今天」兩個詞語中的一個做為照片的題詞，為此我們又興奮了好幾天，爭辯了好幾天，最後還是以「我們的今天」做為照片的題詞。透過幾次密切的接觸與交談，我與美西的關係比以前更加親近了。

「我們的今天」這一張照片現在已經不知下落了，但是其情其景仍然留存在我的大腦深處。

一九六八年初，我們決定結束這裡的工作，趕在農曆年底之前，回家去過春節。修水上奉公路道班篩沙工作我們幹得不錯，美西把工程總收入平均分給每一個人，我們每人分到八十塊錢，這在當時可是一大筆錢，我快樂得合不上嘴巴，因為回去以後，大妹婆婆那裡的借款我就可以還清了。

說走就走，我們經修水，過九江，上了「東方紅」號長江客輪順流而下到達了上海。

上海，我渴望已久的大上海，我匆匆忙忙地經過了你的身邊，讓我多看你一眼吧。

美西的大姊在上海工作，全家住在安遠路一條弄堂的「石庫門」的房子裡。那天傍晚時分，我們七找八尋來到了她家的門前，大姊的鄰居吳大媽熱情地接待了我們，告訴我們說大姊快下班了，讓我們把行李先行放在大姊家中，然後可以到馬路上轉轉再回來。當推開大姊家的大門，我們被房間的狹小擁擠驚住了，說它是「蝸居」一點也不過分，真的只有「立錐之地」。當我們把大大小小的行李，在只有六平米的房間中放下後，就堵塞了出入的過道。上海是文革重要的根據地，物資供應方面居全國之首，當時有「全國保上海」之說，然而令人想不到的是，居民的住房之緊張也是全國之最。

雖然天氣寒冷，然而初來乍到上海的新奇感遠遠勝過了凌厲的北風。大樓、商店、街道、人流、言語、穿著、神態都使我們流連忘返，匪夷所見。雖然遭受著文革的洗劫，然而「粗服亂頭不掩國色」，仍然使人心儀不已。我們已經半天沒有進食了，首先找了一個賣大餅的商店，用「全國糧票」買來了好幾個大餅。然後，我們漫無目標向前走著，一邊走、一邊說、一邊吃，像匿居在深山老林、煙雨峰嶽中出來的原始人一般，徜徉在大上海冬日黃昏的聲光燈影裡，沉迷在東方明珠亂象憧憧的萬種風情中。

不知道走了多少路，也不知道過了幾條街，我們才把手上的大餅啃光吃完。初來乍到「十里洋場」的我們已經在漫無目的轉悠中迷了路。當雙手油膩，滿嘴蒜臭的我們找人問路的時候，路人告訴我們，已經來到了膠州路上。華燈初上的上海美極了，正像電影《霓虹燈下的哨兵》中的人物所說的：「這裡的風也是香的」。當我們四周顧盼，樂不思歸的時候，突然發現一個陌生的女學生模樣的姑娘攔住了我們的進路。

「叔叔，」她靦腆地稱呼著我們，「阿姨已經下班回家，請你們回去用晚餐呢。」

「她是誰啊？」我們愣住了，在大上海的膠州路上從天而降一個小姑娘，彬彬有禮，體態大方，談吐不俗。她說是叫我們吃晚飯，這是何干？我們一時還沒有反應過來。

姑娘知道我們還沒有理會，就進一步解釋：「我是你們大姊的鄰居，你們離開後不久，大姊就下班回家了，大姊馬上請我追你們回去用餐。」

哦，原來如此。但是轉眼一想不對啊，這裡離開大姊家已經很遠了，她怎麼能夠追得上啊？

「姑娘，」我說，「你說我們離開後不久，大姊就下班回家了，大姊立即就請你來追我們了，那你什麼時候看見我們的？」

姑娘笑了笑，說：「在安遠路的大餅店前就發現你們了。」

我明白了一些，但還是不理解，就問：「姑娘，那你當時為什麼不叫住我們呢？」

姑娘不回答，用手指了指我們油膩的雙手，笑著一側身從我們身邊走開了。

我一下子都明白了，她看到我們在大街上不加掩飾地吃大餅，那種飢不擇食的狼狽相太怵目了，為了不驚動我們，她就不怕麻煩一路尾隨著，直到我們把大餅消滅乾淨。我們因為飢腸轆轆全忘了禮節，什麼在大庭廣眾之下，在公共場合隨意吃東西是不文明的行為等等的禮數，在我們的心裡已經蕩然無存。

回來的路上，我的思緒萬千。這位姑娘的舉止與言行，引起了我一連串的思考、感慨與自我追問。我佩服這位姑娘有一副熱忱的好心腸；佩服這位姑娘年紀輕輕就有這樣的教養；羨慕她在泥沙俱下的政治環境裡能夠健康地成長；羨慕她樸素無華，沒有沾染上大都市中小市民的優越感。我有一種發自內心的慚愧：與這位姑娘相比，我是多麼的粗糲與麻木呀。在環境的合圍之中，我已經習慣了與世沉浮，習慣了身上的塵埃，與民族傳統禮儀日益脫節，漸漸失去了對生活中美的感受。

這一幕，永遠定格在上海膠州路的黃昏時分。它已經潛藏在我心靈的一角，時時發出人性的鳴響，二十三歲時它給我反省，六十八歲時它還讓我懷念。

在上海，我與美西一同找到上海市圖書館，想瀏覽一下全國大型圖書館的規模，並想親身領略一番沉浸在書海之中的樂趣。過去讀書每看到有關人物在圖書館尋找資料，查看書籍的章節，眼球就會一亮，譬如看到卡爾．馬克思在大英博物館讀書與寫作的情景，心裡就會無比地嚮往。那天我們去了，也的確感受到許多以往沒有感受過的東西，然而我們沒有圖書證，所以很多閱覽室進不去，再加上文革期間大部分圖書不能上架，所以沒有原先想像的那麼美好。在群眾閱覽室裡我看到兩期《討瞿》戰報。其中一篇是瞿秋白的〈多餘的話〉，它是做為批判的資料附錄在書本中的。《討瞿》戰報公開發表瞿秋白這篇遺作的目的，是把它做為瞿秋白就是叛徒的證據。但是當我坐在那裡一口氣把它看完以後，我卻為瞿秋白的雙重悲劇而心痛不已。讀書與看病一樣，站在不同的立場，不同的角度，就會得出不同的結論。因此要樹立一個正確的思維方法，選擇一個恰當的角度，就顯得非常重要。同時也進一步認識到，瞿秋白在那種特殊的境況下，用曲筆表達自己對這個世界的看法，就好像陳修園在《長沙方歌括．醫病順其自然說》中運用的「春秋筆法」一樣，作者的意圖隱藏在文章的字裡行間，從題目與表面的文字一下子讀不出他真實的看法，所以讀書時要三思，不要見風就是雨，這是我時時會犯的毛病。這個毛病讀書不會進步問題還不大，如果遇見複雜疑難的病症，就會影響療效、耽誤病情，那可就不得了。

我們在上海一共逗留了三天，後來因為買不到「民主」號客輪的船票，只能乘坐加班貨輪「戰鬥30」號回到了溫州。

在加班貨輪「戰鬥30」號裡沒有鋪位，大家就在貨輪艙板的破草薦上隨便找了個位子躺了下來。不久貨輪駛出吳淞口，進入了大海。

我雖然出生在東海之濱，但從小到大卻沒有見過大海。湛藍色的天幕，徐徐展開，放眼望去是那樣的寬廣，伸展開是那麼的遙遠。初次乘坐海輪在大海上旅行，讓我初次體驗大海的遼闊，大海的神祕，令人久久縈懷。海風吹拂，海水蕩漾，斜陽西下，陽光灑落在藍色的海面上，閃現著一道道金色的波光漣漪。紅日沉落大海後，夜幕下的大海，閃爍著的點點星光，天上的月亮，大海的漁火，交相輝映，景象壯觀。

夜深了，我與美西並頭躺在貨輪艙板上，貨輪在大海中晃動得厲害，美西在沉思默想，我也在星光漁火中追逐著過去的時光。阿驊表兄有一次提到他的讀書方法，他說每一篇文章除了表達作者主觀有意識的寫作意圖以外，還存在一種作者有意無意所營造成的東西。這些東西不精細閱讀，仰思俯求，恐怕是難以發現的。我想到離開溫州第一天，在駛往龍泉的汽車上讀書時的情況，特別是《長沙方歌括》卷首〈醫病順其自然說〉的文章，我隱隱之中彷彿覺得對它的理解未能盡意，所以一年多來還是時時牽掛，餘味縈迴。文章在陳修園先生的主觀意圖之外，我還能讀出其他什麼東西呢？我在大海波濤顛簸的航行之中苦思冥想，終於發現了文章字裡行間潛藏著的一些信息。

〈醫病順其自然說〉中的「醫病」兩字，不僅僅是指醫治疾病一端，其實還指醫者與病家兩個方面的關係，所以文章是循著醫者與病家兩個軸線開展的，點明在醫療市場中醫患之間錯綜複雜的關係。首先討論名醫在執業生涯中如何診治疾病處方用藥的形象。凸顯名醫與「今之方技家」的對立表現在為人處世與診治方法的不同，接著集中討論為什麼名醫與「今之方技家」間的較量都以名醫敗北而告終。這是一個饒富意義與趣味的區域，我們從中可見清代醫療市場混亂而缺乏規範，名醫雖然自命正統，但並未獲得官方與制度性力量的支持，終究只能停留在語言與象徵的層面。在實際的行醫生涯中，他們仍不得不面對形形色色「今之方技家」的競爭。陳修園先生勾勒出醫療市場中形形色色拉攏、收攬病家心理的「今之方技家」的手段，旨在強調病人選擇的盲目性，並反映病人擇醫、請醫與換醫時，人際網絡的決定性作用。透露了醫療現場的無序與混亂還不止於此，除了眾多「今之方技家」外，病人的家屬在醫療過程中往往也各有主張。最後，陳修園先生把眼光引向醫病之間的多方角力與暴露出來的責任問題。

總之，陳修園先生這篇文章在有意無意之間給我們揭示了清代乾隆、嘉慶年間醫病之間的互動關係和心理學、社會學與文化史方面的底蘊。

「戰鬥30」號漸漸地向溫州靠近，我為自己能夠健健康康、平平安安的回來而高興。我感念這一段與美西精神上彼此取暖的流浪歲月，我對那段患難與共的日子一定會銘記不忘的。同時透過這一段生活，讓我看到了社會底層五花八門的事物與形形色色的眾生相。我感到做一個中醫師，一輩子要與不同職業，不同階層，不同性格的人接觸，所以瞭解社會，懂得生活是做好診治工作的一個必要條件。這也許就是古人所說的：「世事洞明皆學問，人情練達是文章」的道理吧。

七、流浪他鄉品甲乙

「九大」召開前後，文革運動農村裡還是高潮迭起，惡浪滾滾。青山村原來的村幹部都靠邊站了，幾個造反派上臺無事生非，攪得村子裡雞飛狗跳。我十分厭惡農村中階級鬥爭的氣氛，在家實在待不下去了。我除了想逃避農村的現實以外，更想千里尋師，奢望尋找到一個高明中醫師給我指點迷津。雖然我這個意願和這個暴風驟雨的年代格格不入，但是讀萬卷書行萬里路，這一充滿詩情畫意的遐想，一直縈繞在我的胸中，不妨這次再去嘗試一番，瀟灑一回。

養蜜蜂、學木工、做油漆、彈棉花、學吹打、修鑰匙，都是我們那一代知識青年熱門的選擇。然而這幾個行業，早就人滿為患，一般還找不到拜師的路徑。我聽說鄰近新河村的吳海平在福建閩北一帶山區做油漆，混得還好，就託人與他聯繫。因為我在閩北流浪的那段時間，認識了光澤縣一位姓蔣的老中醫。如果這次能夠跟隨吳海平到閩北，我就有機會再度去拜訪蔣醫師，好好地向他討教。真是天公作合，吳海平也正在物色一個合適的搭檔，所以我們的合作一拍即合。

吳海平又名吳明哲，是我小學二年級的同班同學。我們在永強水心小學共同學習過一個學期。一九五二年分別以後，已經十八年沒有碰過面。聽說他初中畢業以後，在永興小學教過三年書，也是在一九六二年被學校精減回鄉。他從小喜愛文學、歷史、哲學、金石與書法，苦於無人指導，所以一直在孤獨中前行。文革一開始他就被村子裡的造反派遊了街，抄了家。所以一氣之下，他就跟隨他的表兄到閩北做油漆去了。

我們這一次重逢，已經互不認識，歲月已經磨去了彼此少年時的印象。相處不到一個星期，我就發現我們之間有一種強烈的反差。他敏於事而慎於言，做事穩健平實，考慮周全不放過任何一個細節；而我呢，生性喜歡幻想，做事忽視細節，先幹後想。有一次我對他說：「我們學習科目的選擇真是陰差陽錯，你的氣質是一個當醫師的好料，而我呢是一個在戲班子裡跑龍套的料。」

當時，吳海平宛然一笑，躊躇滿志地說了一句我終生難忘的話：「藝術界正需要坐得住冷板凳的人，中醫界也渴求有勇氣的思想者。」

他的話如同一股清風吹來，令人頭腦為之一新，讓我對自己的未來產生了莫名其妙的遐想與憧憬。

在流浪他鄉的日子裡，《針灸甲乙經》與《傷寒論講義》與我形影不離，朝夕相處。我反覆揣摩古人所要傳達的治療思想與理論，然而味如嚼蠟，所得不多。《針灸甲乙經》根據天干編次，全書大致可分為兩大部分。第一部分是基本理論、針灸基礎知識；第二部分是針灸的臨床運用。此書作者特殊的生命歷程對我很有啟發，使我堅定了學習中醫針灸的信心。

書中強調，針灸施術時，醫者必須全神貫注，審視病人接受治療前後的神態反應。這一點，對我啟發多多，在後來的臨床實踐中，一直遵照不怠。但書中有十三個穴位是禁止施針的，包括：神庭、上關、顱息、人迎、雲門、臍中、伏兔、三陽絡、復溜、承筋、然谷、乳中、鳩尾。其中顱息、復溜、然谷雖然有時可以施針，但嚴格要求「刺無見多血」。這些論述，引起了我的極大關注。我不相信這些穴位的針刺會對人體有什麼不良的影響，除了臍中、乳中之外，其他十一個穴位都用〇．五寸的毫針在自己身上一一刺過，並且都刺出血來。果然不出所料，我把自己的這些穴位刺出血以後，身體上一點反應也沒有。經過這件事我明白，對於書本上的知識除了記憶與理解之外，一定還要透過自己的臨床實踐去反覆證實與證偽。不能誠惶誠恐匐匍在地成為死讀章句的書呆子。當然醫學關乎人命，在實踐的過程中要認真謹慎。做為醫者，在自己身上試驗，也是責無旁貸的。

閱讀《傷寒論講義》比閱讀《針灸甲乙經》困難，雖然依靠辭典我也能明白《傷寒論講義》中的每一個字、詞的含義，然而就是讀不懂它的整體結構，無法邏輯地理解它的系統和病症的關係，更談不上猜透各系統、各部分之間是如何過渡、銜接與呼應的。《傷寒論》中的蘊意對我來說猶如隔山隔水，遙不可及。柯韻伯在《傷寒來蘇集．自序》中所說的：「夫仲景之道，至平至易，仲景之門，人人可入。」那可不是我這個初學者的感受啊！我想，與其把《傷寒論》從頭到尾泛泛而讀，還不如把條文一條一條地背下來。所以，我就憑自己的感覺，能夠勉強理解的就背，完全不理解的就不背。從簡單的條文入手，從脈症與方藥齊全的條文入手。背誦也是有樂趣的，當你反覆朗讀、背誦了好多次，終於能夠一口氣琅琅上口說出來的時候，就會感覺到有點兒理解的韻味了。但是等到我記住了十多條條文的時候，腦子裡開始出現條文與條文的交叉與混淆。一出現這種狀態，我的腦袋就會發脹，處於一片混沌之中。在這一階段，我學習《傷寒論》的情緒自然很低落，甚至感到灰心喪氣。我常常問自己：「不是說『書讀百遍，其義自見』嗎？但我為什麼越讀越糊塗呢？」後來我又安慰自己，學中醫的人都要經過這個階段，只要繼續背下去可能會明朗起來的。誰知道事情並非如此順暢，條文越是往下背，越是困難，甚至寸步難行。我開始懷疑自己是不是一塊學習中醫的料了。

有一天晚上，我想起永昌堡老中醫王雲五先生，他和藹可親的印象深深地嵌在我的記憶裡，因為我小時候生病從來沒有看過西醫，一有感冒發熱，受涼腹瀉等病，我外公就抱我去找他看病，他是我童年時代生命的保護神。

聽外公說，王雲五先生不知道出於什麼原因，清華大學畢業後，半路出家學會了中醫。隨後回到家鄉永昌堡懸壺行醫。由於臨床療效很好，所以在這一帶家喻戶曉。他與我外公是好朋友，經常出入於我外公家，我好多次生病都是他用中藥給治癒的。我父親告訴過我，有一次秋天，我腹瀉得厲害，還時不時地嘔吐，還有發熱。大舅父說是「急性腸胃炎」，建議馬上送溫州大醫院住院治療，全家大小都十分害怕。後來外公請來了王雲五先生，他開了二帖葛根加半夏湯就把我的腹瀉嘔吐止住了，體溫也就恢復了正常。

父親對我說：「你的『秋瀉』，使我對中醫發生了興趣。不過，到現在為止，我也弄不懂王雲五先生為什麼會開這個處方。有一次，我請教他學習中醫的路徑，他就用徐靈胎與日本漢方家的話來回答我。因為徐靈胎曾經說過：『醫者之學問，全在明傷寒之理，則萬病皆通。』漢方家喜多村亦說過：『醫之有《傷寒論》，猶如儒家之《論語》、《孟子》……，沒有《傷寒論》的醫學是不能成為其醫學的。』我也問過他是怎樣學習《傷寒論》的？他說：『《傷寒論》不背是不行的；死背，不講方法，也是記不住的。』」

父親後來沒有認真學習《傷寒論》，所以也只能蜻蜓點水似的淺嘗即止。不過，從他的一言半語中，我也知道了一些有關《傷寒論》的信息。

我跟著外公多次到過王雲五先生的中醫診所，診所就開在永昌堡靠近南門的街上，診所的門外是青磚的馬路，馬路貼近清清的小河。我一直惦記著王雲五先生，一直惦記著他小河邊的診所。心裡常常想，如果王雲五先生還活著，那該多好啊！

想起王雲五先生，我就會想起我的童年，因為我的童年都是在永昌堡外公外婆家度過的。

永昌堡位於溫州市龍灣區，甌江南岸，瀕臨東海，迄今已有四百多年歷史，是國家級重點文物保護單位。永昌堡整座城牆雄偉壯觀，不可盡言。堡中南北兩座城門旁還有一道水門，一大一小兩條河自南向北從永昌堡的中心橫穿而過，數不清的小河流巧妙地構成了水上交通網絡，又為水鄉城堡增添了幾分江南的嫵媚。在永中鎮一片密密麻麻的民宅中，永昌堡至今仍依稀可見當年方方正正的布局。

我外公原來一直在南京軍政部擔任祕書工作。抗戰軍興，軍政部遷移到重慶，外公被裁員，全家才從南京回到故鄉永嘉場永昌堡西門定居。由於我父親在永昌堡的永昌小學教書，我們一家就住在外公家裡了。

我在永昌堡度過了整個童年時代，整天在城牆上面和小夥伴們摘野花、編草結、捉蟋蟀、撈魚蝦；或大夥兒聚集在都堂第、狀元府第、聖旨門巷、世大夫祠、布政司祠等多處古民居裡捉迷藏、打游擊。從堡內這邊走到那邊，要不斷地穿門過戶，經過各種走廊、過道、天井、廚房。我們無所不玩，流連忘返，不到吃飯時分不回家。

外公家的老院子給我留下的另一個印象就是光線不好，因為屋連屋，好多房屋上總會蓋一兩片透明的玻璃瓦。這樣光線就可以從屋頂照進來，屋子裡就亮堂了一些。最令人流連忘返的是穿過玻璃瓦的陽光形成的光柱，因為我發現在光柱裡有無數個上下竄動的發光體，當時哪裡知道這是無數億的灰塵在飛翔。好幾次，我被它奇異的景象迷醉了，呆呆地看望了幾個小時一動也不動。童年的回憶已經和永昌堡摻在一起，讓我既難以掰開又難以忘懷。

人在異鄉為異客，特別思念故鄉，思念親人。我與海平一有空就會不由自主地走進對童年時代往事的追憶。那一段時間，離開了臨床，看不見病人，心裡很不是滋味。開始的時候還感覺不到，時間一久就有點想回去了。雖然有空就讀醫書，但是因為無人指導，其實收穫不大，所以心裡也非常焦急。然而吳海平卻把生活安排得有條有理，每天按部就班的讀書、工作、素描、思考，從來沒有在我的面前流露出對前途的悲觀與失望。幾個月來，他幾乎一直在用理解的目光注視著我，看得出他很願意幫助我，但又茫然無措。

吳海平平時言語不多，沉思默想的時間多於表達述說，即使兩人交談，他也是傾聽多於言說。我知道他不僅讀書多，而且會讀書。所以總想挑開他的話匣子，瞭解瞭解他的知識容量，想聽聽他個人的見識與見解，但我嘗試了幾次都沒有成功。每一次他不是一聲不吭，就是稍稍講了幾句就馬上把嘴巴閉上，歸於沉默。一次又一次的努力都失敗了，我終於有點灰心。我想，兩個人出門在外，碰上一個悶葫蘆真沒勁。有一次在龍門村農民江啟渡家做油漆，晚餐後我們從「江啟渡」這個名字的命名頗有詩意說起，聊著聊著講到字典、詞源、辭海這個話題。誰知道這個話題觸動了吳海平，他一反常態，滔滔不絕地講了起來。我的努力成功了。他從《爾雅》說到《康熙字典》與《新華字典》；從陸費逵的《辭海》說到古漢語辭典《辭源》。坦白地說，他的述說基本上是對牛彈琴，因為我雖然已經洗耳恭聽，但是結果還是不知所云。聽得懂的只有很少的一部分。譬如他說：「漢字檢字法自古至今，有過三次變革。一是東漢許慎在《說文解字》創立的『部首檢字法』；二是清康熙末年編纂的《康熙字典》中創立部首加筆劃檢字法；三是民國時期王雲五先生的《四角字典》檢字法。胡適曾做歌訣幫助記憶四角號碼」等。

可見，聽別人講話也不容易，事先必須要有相應的知識儲備，不然的話就是浪費他人的精力和感情。

有一次海平大概想選擇一個我感興趣的例子來加以發揮，低頭閉目一會兒以後，看著我說：「你能說說《針灸甲乙經》的『甲乙』兩字是什麼含義嗎？」

我一下子呆了，我還沒有仔細想過這個問題，也從來沒有把它當做一個問題去想過。

「你這叫做『熟視無睹』。」海平笑著說，「那我們一起來解讀一下『甲乙』兩字的含義，好嗎？」

我說：「好是好，但是《針灸甲乙經》的作者皇甫謐他自己也沒有說過為什麼取這個題目。」

海平緩慢地說：「『甲乙』兩字合在一起就是一個詞語。它具有多種多樣的含義，可以當代詞，代表一個人；可以引申為稱譽，讚揚；可以譬為數一數二；可以做為比並或相屬一詞；可以是次第與等級；也可以指評定優劣的結果等。」

「那到底做何解釋呢？」我越聽越糊塗。

「我認為『甲乙』二字應該是『基礎讀物』的意思。」海平謙和平允地說，「根據有二：第一，我國傳統文化中，天干、五行、四季之間有著內在的聯繫。『甲乙』二字，隱含『春季』之意，是一年之始，借代『基礎』。第二，『甲乙』也相當於『一二』，即序數的開始之數，也是指向『初步』的意思。由此可見《針灸甲乙經》一書，就是《針灸學入門教材》。」

海平的解釋有根有據，合情合理。我聽阿驊表兄說過，布哈林有一本宣傳共產主義的初級讀本，其書名就是《共產主義ABC》，ABC也是英語開頭的幾個字母，與中國的甲乙丙丁有類似的意義。

我的點頭，鼓舞了他談話的興趣，我發現他的眼神在暗夜裡灼灼發光。

「你對『方劑』在中醫診治中的作用是怎樣看的？」海平問。

「『方劑』簡稱為『方』，」我回答說，「診治時是理法方藥中一個重要的環節。」

「我也學習過一段時間中醫，」海平頗有感慨地說，「對其中的有些重要的概念曾經使用文字學、訓詁學的知識去解讀。不知道我的這些想法對不對？」

我想不到他也在中醫學這條路上停留過，聽他這麼一說，就想聽聽他對方劑的理解。

我迫不及待地說：「你說，你說，請你說說什麼是『方劑』？」

多少年前的事了，海平還有記憶？

「方劑的作用《漢書．藝文志》說得好，」海平停頓了一下，似在思考，然後說，「就是『調百藥齊和之所宜』。所謂方劑就是調和不同的藥物在一首方劑中的功能，以達到陰陽調和的目的。」

我高興地說：「真不錯，你學得比我好，引經據典的，我自歎弗如。」

「方劑包含方和劑兩個層次，」海平接著說：「《說文解字》：『方，並船也』。段玉裁注為：『並船者，並兩船為一』。《說文解字》：『劑，齊也』。段玉裁注曰：『是劑所以齊物也』。」

吳海平對古漢語與訓詁學方面的重要人物的家族譜系、活動年代、主要貢獻、師承淵源等這些東西嫺熟於心。他講的內容大部分我聞所未聞，聽了以後大大填補了我知識庫內的空倉。使我更體味到精美絕妙的中國古代文化蘊含著一種博大的氣勢，湧動著雄健的力量。

「海平，我好讀書而不求甚解，傾向於隨便翻翻，無為而讀，這種非功利的讀書法已經成為我的習慣。」

「這可不是好習慣啊！」海平不客氣地說，「明末吳應箕編《讀書止觀錄》卷五云：『讀書須養得心事靜帖帖地安穩快樂，以我為主書為役，方有入處。不然，馳騖於書與馳騖於聲色、貨利無差別。』這就是一種『有所為』的讀書法。」

從那以後，我們之間交談的話語多起來。

有一天，我們一起回憶起水心小學的老師，說著說著說到了王冠千先生。王冠千先生魁梧高大，獅子鼻，教我們音樂。天性耿直，口無遮攔，加之頗為自傲，咄咄逼人，不像一般老師那樣溫順文雅。

「記得，他上課時給我們大講特講《聊齋》裡的鬼故事。」我說，「鬼故事中『就看到一個個小旋風捲起地上的落葉，氣氛十分古怪』之類的描述至今歷歷在目，一想起就讓人毛骨悚然。下課的時候，我親眼目睹他在辦公室裡給病人針灸。他用一個小紅棗大小的艾柱，隔著薄薄的生薑片放在病人的皮肉上面點火熏灸，病人被灸得滿頭大汗。艾柱點燃後所散發出來的強烈藥味，瀰漫著整個校園。這就是我平生第一次看到灸法的臨床現場，也是我第一次聞到艾葉燃燒時候的芳香。」

「王冠千先生的一些故事一直在民間流傳，」海平接過我的話說，「他是永嘉場的名人，一個優秀的音樂教師。他與王昂千、王仰千齊名，被教育界譽稱為『三千先生』。他們在民國時期都積極推行陶行知的『教學做合一』與陳鶴琴的『活教育』，並身體力行做出成績的人。他後來棄教從醫，我也到過他家，曾經一度想拜他為師學習針灸。」

真想不到海平也有學習針灸的動念，我感到我們的心靠得更近。

「我也到過王冠千先生家裡求教，」我說，「當時他已經七十多歲，一說起中醫與針灸他就眉飛色舞。他說自己建國初期曾經到杭州跟隨黃學龍先生學習過針灸學。他向我詳細地介紹了黃學龍先生的經歷。」

黃學龍先生是位清末庠生，畢業於浙江兩級師範學堂優級博物科。當過國民革命軍上尉軍醫。為人敦厚，見多識廣，剛正不阿。五十歲開始專攻針灸學，首創將藥物注射入穴位的方法及醫理。一九三五年加入中國針灸學研究社，後任副社長。一九五〇年回家自設診所。一九五四年被聘為浙江省中醫院特約醫師，兩年後入省中醫研究所。晚年在浙江中醫學院教授針灸學，在醫界聲譽卓著。一九五八年，因不滿整風反右的過激行動，毅然退職回到故鄉——東陽縣湖溪鎮黃大戶村，開業行醫。黃學龍先生特別推崇日本針灸家代田文志。他自己也著有《屠龍之術》、《十四經絡疏解》等醫學著作。

「你尋找王冠千先生的時候，他家住在哪裡？」海平問。

「他住在永昌堡，與王昂千的故居同在一個大花園裡。」我說，「他的家在花園底北側，住房的面積不大，但是整理得井井有條，有許多針灸方面的書籍。」

「王冠千先生對你的態度如何？叫你讀什麼書？」海平問。

「他也像何黃淼老師這樣熱情，都能有問必答，」我說，「回答問題也都言之有物，言之由衷。他推薦給我二本書，一本是承淡安的《中國針灸學》，另一本是代田文志的《針灸臨床治療學》。」

「你從王冠千先生那裡有沒有學到什麼絕招？」海平問。

我笑了笑說：「絕招談不上，我想應該是王冠千先生一種有效的經驗吧。就是治療面部與肩部的疾病，要在背部尋找異常的反應點。可以是壓痛點、索狀物、變色斑等，尋找不到，可以用酒精棉球在背部抹擦，一直到出現紅斑點。然後用三稜針把它們點刺出血，再加以拔罐。」

「你用過了嗎？效果如何？」海平問。

「我與父親都反覆用過，一般都有效。」我說：「個別的病人，療效特別好，好得使你吃驚。」

「說來聽聽。」海平說。

「有一位大隊幹部，三十來歲。」我說，「平時體力勞動不多，在盛夏的雙搶勞動中肩背部生了一個熱疸而日夜不安，求診於我父親，父親就用王冠千先生的經驗，在患者背部十幾個發紅的斑點區刺血後拔罐，拔出大量暗黑色的瘀血。過了一夜，這個大隊幹部肩背部的熱疸驟然消退，令人驚訝不已。」

就這樣，在日日夜夜的交談中，我與海平加強了對彼此的瞭解，在情感上也漸漸地由年少時同窗之間的友誼，變成了無話不說的好朋友。

記得有一天的夜裡，我翻來覆去睡不著，就叫醒了海平。其實海平也沒有在睡覺，只是靜靜地躺著而已。

「海平，」我看了一眼同一個被窩對面擁被而坐的他，只見到他的眼睛在黑暗中一亮一亮地閃著。「我這幾天一直想著一個小學時代的同學，他不知道在哪裡？他如果知道我這樣不死不活地在這裡騙飯吃，不知道會不會嘲笑我？」

「他是我思想的啟蒙者。」我看海平一動不動地聽著，就一路自言自語地講下去，「對，是啟蒙者。在遇見他之前，我很多很多事情多不知道，只是知道家裡窮困，我要快快長大，幫助媽媽維持家庭生活。」

我第一次遇見他就吵了一架，那是在公園小學老校區的考場上。我們都是要透過一場入學考試進入這個溫州市區老學校四年級就讀的，我爸爸一直擔心我考不上學校就會流學在外。

我是在偏僻的農村學校讀完三年級的，一個學校三個班級，只有一個姓董的老師。上課的時候，董老師這個教室講一會兒，那個教室講一會兒，沒有什麼學習氣氛。記得我爸爸曾經抽查過一次我的功課，要我朗讀一篇已經教過的課文。我心裡很緊張，扯扯連連地讀不下去。我偷偷地看了父親一眼，只見他的眼睛裡全是淚水。我只想父親罵我幾句，但是沒有。我記得，在昏暗的菜油燈的映照下，父親的背影浸融在書桌前面他親筆書寫的座右銘之中。「脫胎換骨，改造思想」八個大字，與沉默中流淚的父親構成了一幅永不褪色的教子圖。

第二年（一九五四）我父親到了溫州市區中學教書以後，就千方百計地幫我轉學到市區上學。誰知道轉學還要透過一場考試。

記得當年考試都用毛筆蘸墨寫字的。剛剛開始考試，坐在我前排的他就大聲地叫喚起來，說墨給什麼人偷走了。對，他就是我要講的小學同學曹黃健。當時，他也用懷疑的眼光看著我，不客氣地責問我有沒有看見他的墨。我受不了他無中生有的詢問，就忘記了一切，和他大聲地爭吵了起來。好幾個監考的老師向我們趕來，要我們兩個人馬上離開試場。在這禍從天降的混亂中，是他的哥哥在他的口袋中尋找到了墨，才平息了這一場的風波。後來才知道，是他的哥哥伴送他來到試場的，他的哥哥是一位剛剛考上北京大學的大學生。

在入學的第一天，我就看到了同班同學曹黃健。在完全陌生的四十個同學之間，他就是我最熟悉的人了。看到了他，心裡就不寂寞了，不孤單了。試場的吵架反而成為我們互相親近的緣由了。人啊，真是不打不相識。

從此以後，我就天天跟隨著他。因為我是初來乍到這個陌生的城市，所有的一切對於我來說都是新鮮的東西，就像劉姥姥進入大觀園一樣，有一肚子的問題問不完，他就自然而然地成為我的嚮導與老師。

他比我高一點，看上去體格比我強壯。他的前額突出，面龐線條分明。他的講話語音低緩而清晰，目光銳利而溫暖。他不會主動講話，但是有問必答。同時他的回答有條不紊，使我佩服得五體投地。

有一次，我說自己天天看各種各樣的民間故事與童話的書。不知道他平時看什麼書？他說自己喜歡看生物學，醫學方面的書。因為他的父親是研究生物學的，當時在溫州一中擔任生物學課程。他的母親在醫院工作，他可能耳濡目染受到了影響。我說，民間故事與童話的書已經是非常好看了，你為什麼愛看那些其他的書呢？他笑著說，民間故事與童話的書已經在幼兒班與小學一、二年級看過了。我不相信，就把自己看過的書中內容提出來考考他，誰知道他真的無所不知，無所不曉。他說你喜歡讀民間故事與童話的話，還可以去讀歷史故事。如《荊軻刺秦王》、《諸葛亮》、《林沖逼上梁山》、《高爾基的故事》、《青年近衛軍》等等書或者連環畫。在他的指點下，我後來真的迷上了文學與歷史的書籍。看了這類書以後，我天天緊繞著他不放。不管他願意不願意，在他的身前身後指天畫地地講述書上的內容和自己的看法。他像老大哥一樣依順著我，不厭其煩地聽我鼓噪著這些他早已知道的陳年爛芝麻的故事。有一次，我忘乎所以，說自己將來要當一個數學家，去破解世界數學難題。他看了我一眼，搖搖頭，平靜地說：「不可能，你太愛活動了，坐不住冷板凳的。」我當時呆了，不知道為什麼坐不住冷板凳的人就不能當數學家呢？有一次上音樂課，老師問我們同學誰會打拍子。大家你看看我，我看看你，沒有一個人舉手。只有我一個人傻裡傻氣地舉了手。因為在鄉下二年級的時候，看過王冠千先生用短短的教鞭指揮過大家合唱。看過了就認為自己也會了。老師要我走到教室的前面，面對同學，並請我把雙手分開抬高做好打拍子的姿勢。對大家說：「大家的眼睛要看著妻紹昆同學的手，唱歌要從他的手打下去的一瞬間開始唱，而不是手還在半空中的時候唱，那樣是沒法把握時間的。」當大家齊聲答應的時候，我一下子慌了，因為我一句也聽不懂老師在說什麼。但是當時已經無路可退了，只能堅持下去。隨著「車輪子飛呀，車輪子飛呀，車輪子快快飛呀……」的旋律，我的雙手一分一合地打著拍子，樣子很不協調。大家在哄笑聲中唱完了歌。老師一臉嚴肅地看著笑得東倒西歪的同學，好一會兒教室中的氣氛才恢復正常。在老師的鼓勵聲中，我滿面通紅地回到自己的座位。事後我有一個星期不敢見他，有意識地避開他。再加上那一段時間，他被選為學校少先隊的大隊長，一下課就不見身影。後來從學校張貼的一張寫滿墨字的大紅紙喜訊上，才得知他參加全市小學生演講比賽獲得了一等獎。

記得有一天下午放學以後，他主動邀我去他家玩，說是他父親買來了一種良種雞的新品種。我聽到邀請之後，就牽著他的手向他家一路跑去。曹黃健的家就在學校附近，好大好寬敞的房子是我難以想像的。有很多個房間，每一個房間裡到處擺滿了書。還有一個大院子，院子的四周擺滿了雞籠。曹黃健一改平時的文靜而顯得格外地興奮，領著我觀看各種各樣形態、顏色各異的雞群。

「家雞源出於野生的原雞，其馴化歷史至少約四千年了。」曹黃健眉飛色舞地說。「我家飼養了五種良種的雞。」

在鄉下的時候，我家裡也有養雞，但是從來沒聽說還有這麼多的學問，我充滿著好奇，一邊看，一邊聽他介紹。

「這些就是『三黃雞』，其名字是由朱元璋欽賜的。」他指著一群黃色羽毛、黃色嘴喙、黃色爪腳的雞群說。「它們因黃羽、黃喙、黃腳而得名『三黃雞』。具有產蛋量高、肉質鮮嫩等優點。」

這種類型的雞我家也好像養過，就是不知道它的品種與名字。我看著它從丫丫走路，長大為能夠天天產蛋的母雞。它天天陪伴著我，我很喜歡它，每天逗它玩。有一年除夕夜，我突然看不見它了，在家裡到處尋找也沒有找到它。後來媽媽告訴我，已經把它殺了。聽到這個消息，我心裡難過極了，腦子裡一片空白，覺得生命的意義沒有了。

「來來來，到這裡來，」曹黃健牽著我的手走向一個新的雞籠。「這些就是爸爸新近買來的『來杭雞』。它原產於義大利，十九世紀中葉由義大利來航港傳往國外，故名『來杭雞』。」

我看到籠子裡有一群全身羽毛緊密潔白的雞在跳來跳去。

「我們鄉下有一種『靈昆雞』，聽說會生蛋，你家有嗎？」我好奇地問。

「靈昆雞，我家裡也有，」曹黃健指著院子裡一群喙黃、脛黃、羽黃色的雞說：「它們也算是浙江省內的良種三黃雞了。聽說是福建莆田雞與靈昆土雞雜交而成。它的確產蛋多。」

想不到平平常常的雞禽也有這麼多的學問？這一那的衝擊真如當頭一棒。六十年過去了，當時的情景與感受至今依然如新。

「對，曹黃健同學就是我思想的啟蒙者。」我結束了我的述說。

「一九四五年四月，抗日戰爭接近尾聲。」黑暗中聽到了海平的聲音。「從浙江瑞安塘下撤退的日軍經過我的家鄉，紮營我家庭院。鄉間男丁女眷為避日軍大多逃逸，而我母親因瀕臨分娩，只能待在家。我在老嫗們圍成的人牆內，得以有驚無險地降臨。事後父親為我取名『祥瑞』，以示慶幸和祝福。誰知父母企盼的「祥雲瑞氣」卻煙消雲散。後來在家務農，無書可讀，但對知識的渴求使我常到廢品站淘書，居然淘到一所中學淘汰的《文物》、《考古》雜誌。對書中的金文拓片我雖似懂非懂，卻意外地激發了我的強烈興趣，埋下了學習金石文字的種子。」

我一聲不吭地聽著。

「童年時代對我影響最大的人是吳治先生與他的公子吳昭度先生。」海平的聲音很輕，但是很清晰。「四九年前，吳治先生是我家裡的私塾教師。他是永嘉甌渠人，一米六不到的身材，但武功了得，還寫得一手好字。其公子昭度，當時在國民政府地政處供職。亦好拳擊，專攻漢隸、魏碑。我家廳堂、屏風門上的字，就是昭度先生的手筆。我從小無意中覺得屏風上紙張特別白淨柔軟，筆跡擺放得體平和並很有力感，加以父母平時的演義，我更是喜歡注目，有一種講不出的親和感。」

那年九月上旬，我們根據事先約定的時間來到了管密村，海平以前來過這裡，所以之前早就向我介紹過這裡的風景地貌。他告訴我說，管密村從唐宋起就成了重要的水運樞紐，所以歷史在這裡造就了一個城鎮般的村莊。清溪繞村，山圍繞著水，水倒映著山，把管密村包裹在亂石穿天、古木參天的峽谷之中。在溪流的兩側，是連綿著幾乎望不到頭的竹林。葉茂管密的景色可能就是「管密村」命名的來因。村邊有一座突凸的山峰拔地而起，在幾近山頂的地方，天生一個貫穿整個山體的大岩洞。洞長二十多米，高十多米，寬二十多米。早晨日出時，太陽光從洞的東口貫透西口；夜深月落時，月光則從洞的西口穿過東口。有時候，人在洞中可以東邊觀日出，西邊看月落，於是這裡被稱為「洞光岩」。在洞光岩的對面，有一條瀑布從群山之中一個心形塌陷的岩石裡怒吼狂奔而出，飛流懸空，水霧瀰漫，溪流見底真是天設地造，美不勝收。

我們在管密村好幾戶人家做家具忙得不亦樂乎，雖然口裡天天嘮叨不停，然而卻一天也沒有空閒的工夫去看看洞光岩與大瀑布。

九月中旬，連續下了幾天的大暴雨，山洪猛漲，大溪河之間的碇步被洶湧的溪水淹沒在下面，一般謹慎的山民都不敢出山。

當時，我們做油漆用的原料已經不多了。正因為這一場大暴雨，出去的道路被淹，不能及時下山去購買。但主人家兒子的婚期在即，我們不能再拖延了，因此決定冒險下山去購買油漆用的材料。

每次下山購買東西，我們都是兩個人一起去的，因為從這裡一直到光澤縣城有六十多里，徒步行走來回要十多個小時。一路上，行人稀少，也沒有客棧商鋪，如果單身一人前往，既危險又過於勞累。再加上油漆材料購買回來以後，整個行李的重量起碼有二、三十斤，一個人負重前行是非常吃力的。但是這一次由於手頭工作十分繁忙，只能一個人下山，另一個人要留在主人家追趕工期。按理說，海平手藝好，工作效率高，應該留下來完成油漆家具的業務，而這些打雜的事應該由我去幹。然而海平的決定恰恰相反，要我留下，他自己一個人獨自下山。他認為，我對這一帶的地形地貌不熟悉，體力比他差，社會經驗不足，在這樣惡劣的氣候條件下出門購物他不放心。

在這個節骨眼上，他這樣做，讓我感動，但也讓我感到很內疚。因為我常常因為他的性格偏於內向而產生誤解，也由於他精於細密計算與過於嚴謹的態度與他多次頂牛。

第二天，我醒來時發現海平已經出門了。我趕到溪邊一看，在清晨的疾風驟雨中，只見溪水依然湍急，一個個的碇步被流淌的溪水淹沒在下面難以看見。假如是我去的話，我心裡真的有點膽怯，然而海平卻已經毅然地下了山。

早餐以後，我準備給家具進行第二次上油的工作。當我來到油罐子面前，發現油罐子裡覆蓋在調和油上面的油紙不見了，抬頭後才看見原來覆蓋在調和油上面的油紙已經被海平整整齊齊地摺疊包裹成一個小油包，並且用一條白白的麻線一圈一圈地紮緊高高地懸掛在油罐子上方的鐵釘上。我看著這個黃黃的小油包，一條白白直線，一圈一圈麻線的紮口，就像看到一個精緻的藝術品。海平在百忙之中還是這樣有條不紊地做好油漆前的準備工作，讓我的內心有極大的震撼。每次上油之前，他都是這樣做的，他說這樣的處理不會浪費一滴油漆。由於他的做法和我潦草散漫的習性不契合，對他這種斤斤計較的態度我非但不認同，反而認為他太執著於注重事情的細微末節，過於繁瑣。今天不知道為什麼，我有了特別的感觸，內心被這個黃黃的小油包與一條白白的直線震住了。我從他一絲不苟的工作作風中，驟然發現自己與他的差距。

海平不在，我一整天都在惶恐不安之中度過。天空仍然一片陰霾，飛雨飄零。下午有一段時間雨停了，微弱的陽光將瀰漫著的濃濃的雲層拔開了一片。然而「雲青青兮欲雨，水澹澹兮生煙」，但願老天爺不要再讓大雨灑落下來。我猜測他應該在回來的路上了，但願歸途上沒有什麼障礙。天暗了，他還沒有回來，風雨已經停歇了下來，但我的心一直懸掛著，時不時地出門張望。一直到了八點多鐘，隨著一聲字正腔圓的「我回來了！」海平風風火火地挑著一擔用油布裹紮得嚴嚴實實的行李大步流星地闖進了大門。經過十幾個小時的風餐雨沐，長途奔波，海平依然精神煥發，說起旅途上的磕磕碰碰依然談笑風生。

那天夜裡，又是大雨傾盆，電閃雷鳴。海平鼾聲大作，酣睡達旦。

我目睹了這一件事情的始末經過，感受到了海平在艱難困苦中能夠怡然自得的胸懷，漸漸地走近了他的內心深處。

八、金針度人從君看

在光澤縣山區做油漆，幾個月過去了，然而《傷寒論》的學習還是進展得很慢。我想，假如有一個老師給我傳道授業，給我解惑指點那該多好啊！於是我一次又一次地想起在光澤縣城的蔣老醫師，不知道他近況如何？

我多次與海平提起光澤縣的蔣老先生，他就問我是怎樣認識蔣老先生的。

「那是一九六七年十月，」我回憶起兩年前的事，「因為建築工地的轉移，我途經光澤縣城。一天，吃了中飯以後，我一個人從新華書店買書出來，看見對面馬路旁圍著一群人，等我走近，周圍是一派倉皇的氣氛。我鑽進去一看，發現一位老人家昏倒在地，幾個圍觀群眾臉上露著焦急的表情。我聽了圍觀人群的議論，得知老人是一個擺地攤的老中醫。也許是『和尚不親帽親』的意識起作用吧，我情不自禁地走近他的身邊，蹲在地上為他按脈察色，當時老人已經蘇醒，說自己沒有大病，只是早晨沒有吃早點就出門了，所以血糖低了，體能不支而昏倒。我急急忙忙給他找來一點吃的喝的，一會兒他就恢復了過來。老人中等個子，姓蔣，他說為了這個姓他吃盡了苦頭。我自報家門之後，老人便請我到他家做客。我就幫他收攏擺攤的用具，扶著他過了馬路，然後一路送他回家。蔣老先生就住在新華書店的南邊弄堂裡，弄堂口進去不到十五米右側小院子就是他的住處。小院子裡面是二間二層，一樓是客廳。我扶著蔣老先生跌跌撞撞地走進客廳，看見客廳裡的桌子椅子東倒西歪，空氣裡瀰漫著樟腦的氣味，好像剛剛經過一場洗劫。我沒有時間陪老人家聊天，就匆匆忙忙地告別了他。」

海平聽了我的講敘以後，半天也沒有講話，過了很久才說：「唉！不知道他老人家身體可好，有機會你應該去看望他一下。」

外面世界的革命運動進行得如火如荼，我們躲在偏僻的山區，信息全無，真的到了『不知有漢，無論魏晉』的狀態。一九六九年十一月的一天，海平要我到福建光澤縣城關購買一些物品，我感到非常高興。

當我穿過青苔藤蔓，踏過百年的枯葉，從深山老林裡走出來的時候，抬頭看到了深藍的天空上大朵大朵的白雲在悠然地飄著，我一下子感覺到了天地原來是這樣地開闊，久久被壓抑的心靈一下子得到了放鬆。我的身心如經大滌，有一種說不出的舒暢，我奇怪在沒有進山之前為什麼未能體會到這種感覺。欣欣然下山去，到了縣城，把要購買的物品買來以後，我就徜徉在光澤縣城的街頭巷尾。一邊瀏覽大字報，一邊觀看閩西城鎮的風土人情。在這個風雲變幻、水袖亂舞的年代，形形色色的大字報把街道周圍的牆壁貼得水泄不通，紅紅綠綠的彩紙上寫滿了最高指示、北京來電、憤怒控訴、造謠可恥等的新聞和謠言。人們似乎也已經習以為常了，只是把它們做為一種文化娛樂活動，姑妄言之，姑妄聽之。大街小巷到處看到新貼的「打倒新沙皇」之類的標語和橫額，而一些寫著「知識青年到農村去，接受貧下中農的再教育」之類的標語已經在牆頭的宣傳欄上褪色脫落，七零八落地在寒風中向往來的人們不停地絮叨。街頭巷尾，只有男孩子推著滿街跑的鐵環的撞擊聲，還依然使人看到生命的歡笑。吃過中飯，我在新華書店走了一圈，也沒有買到一本自己喜歡的書。出了新華書店大門，我看見馬路對面站立著三三五五的幾個人，我突然回憶起兩年前初次遇見蔣老先生的那一幕。

一晃兩年過去了，我一點長進也沒有，又一次為了謀食而流浪到此。可不知道蔣老先生別來無恙？心裡的渴望與惦記化為一種力量，驅使著我，一步一步向蔣老先生的院子走去。

蔣老先生家的院子大門虛掩著，我輕輕地敲了敲門環，就聽到有人出來的腳步聲。我把門推開，看見了蔣老先生向我走來。他面龐清臞，然神清聲朗，精氣十足，與兩年前判若兩人。

「蔣老先生，你還認識我嗎？我姓婁。」我怕他認不得我了，就先開口說了。

「記得，記得，你不是浙江溫州人嗎？」他一臉笑容，快步向前，把我的手一把握住。

他請我在大客廳裡坐下，說要給我泡茶，我就主動地上去拿來熱水瓶與茶杯。把茶泡上以後，我們就聊開了。

蔣老醫師是上海川沙縣人，出身中醫世家，家學淵源，學養深湛，和陸淵雷是同鄉。他為人風趣、幽默、熱情，雖然孤苦一人，晚景冷落，然而他達觀樂天，熱愛生活。談話時一提起張仲景與華佗就讚不絕口，一提起《傷寒論》就神采飛揚。他青年時代接受過系統的中西醫教育，在上世紀二〇年代到上海牯嶺路人安里求教過陸淵雷先生。抗戰前在上海聽過惲鐵樵、徐衡之、章次公等先生的課，經諸多名師口傳心授，明敲暗撥，他膺服了經方派的主張，一改原來家傳的診治路子，成為一個仲景派的中醫師。後來在上海青浦懸壺行醫，並考取了國民政府考試院的中醫師資格證書。抗戰軍興，流落到大西南，憑號脈針灸擺攤維生。曾經幾次騎駱駝穿戈壁在邊陲地帶為少數民族看病，所以見多識廣，視野開闊。

有一年夏天，一個部落頭領病了，請了好幾個名醫也沒有治好。他正好路過，主動請纓。診察所見，患者是中年男子，矮胖個子，皮膚暗黑，腹部疼痛，伴水樣腹瀉三個月，每日三至五次。頭痛頭暈，消渴不已，水入胃中不適，口中時泛清水。腹診所見，胃中有振水音，腹大而軟，按之有悸動。蔣醫師從自己隨身攜帶的藥箱裡拿出藥來，投方一劑（三錢五苓散，三錢理中丸）就有大效，三劑大安，然後用安中湯善後。部落頭人大喜，臨走時贈送他一匹馬，十兩黃金。他把馬匹牽來，但謝絕了黃金。兩個《傷寒論》的方子合用，就治好了疑難大症。這個病案太使我感動了。雖然我對這個病例的機制尚未理解，但我虔誠地把他的口敘一句一句地記錄了下來。我也圍繞這段奇異的故事提了許多問題，他一一做了回答。但是由於當時自己的中醫理論水平太差，基本上沒有聽懂他對那個病例的診治原理所做的解釋。不過，對我提出的：「你為什麼謝絕了黃金？」這個問題的回答，我聽懂了，相信了，也記住了，而且一輩子也不會忘記。

「假如要了十兩黃金，我肯定活不到今天。」蔣老先生笑呵呵地說，「因為收了黃金的消息肯定傳得比風還快，在那個蠻荒之地，土匪多如牛毛，我明白懷金必死。」

蔣老醫師得知我在自學中醫針灸時，鼓勵有加。

「經絡學說可以說是我國對世界醫學的一大貢獻。」他說，「它入門容易深造難，現代人學習針灸一定要學好解剖，同時還要學好張仲景的《傷寒論》，這樣才能成為一個合格的中醫師。」

他還特地向我介紹了德國著名針灸家許米特博士，並希望我認真學習他的著作。

「許米特對於張仲景《傷寒論》推崇備至，頂禮膜拜。」蔣老醫師說，「他是一位德國外科醫師，並擔任柏林大學解剖學教授。但他有感於外科手術的麻煩和危險，就想用其他療法代替一些外科手術。他曾經在巴黎學習中國醫學和針灸。於一九五三年來到日本跟隨漢方家大塚敬節先生學習漢方醫學，並跟從日本針灸家柳谷靈素學習針灸療法。經過香港時，全港中醫團體在英京酒家設宴歡迎。他與日本針灸家間中喜雄合著《針術的近代研究》一書，由名中醫蕭友山和資深翻譯家錢稻孫合作翻譯，於一九五八年在人民衛生出版社出版。」

從《針術的近代研究》一書，引出了該書的譯者錢稻孫。接著，蔣老先生給我講了有關錢稻孫先生的故事。對於錢稻孫先生我不陌生，在高中階段已經在王紹瓚先生的那個書櫥裡讀到民國二十年的《宇宙風》雜誌，記得其中顧良先生寫的〈周作人與錢稻孫——我所知道的兩個認識日本的人〉一文曾經吸引住我的眼球，因此對蔣老先生的介紹倍感興趣。

「錢稻孫於一八八七年出生在世代書香之家，祖籍浙江吳興。」他頗有興致地說，「北平淪陷後，錢稻孫接替湯爾和任北京大學校長兼文學院院長，政治上失了節。他兼備中國、日本、西洋三方面的文化教養，同時具備中西醫學的高深造詣。中國在日文翻譯方面除周作人之外，沒有一個人比他更優秀。在中醫針灸方面，他除了與蕭友山合作翻譯《針術的近代研究》一書之外，還翻譯了日本醫師鯰川靜編寫的《中醫治療經驗》。這本書一九五七年在人民衛生出版社出版，是現代日本漢方醫學的一本代表作。」

蔣老先生當時大概還不知道，他故事中的錢稻孫先生已經在兩年前的八月被紅衛兵毆打致死，錢稻孫的夫人，中國第一個留日女學生包豐保在晚年也相當不幸。在文革洗劫中抄走了錢稻孫先生滿滿兩個房間的藏書，這一書藏為錢氏畢生所積，號稱國內私人東文藏書最富。抗戰結束，錢稻孫入獄，書藏散失部分。至此，這一書藏徹底消失。這一事件對於中國日本學研究是一個重創。同時抄走的還有錢稻孫的祖父錢振常、父親錢恂所遺留的大量藏書，這些藏書的消失，則標誌著這一家族文脈的完全斷斷。

我後來讀到文潔若寫的〈我所知道的錢稻孫〉，知道上世紀八〇年代初，錢稻孫的政治問題終於得到平反，日偽時期擔任北京大學校長一事，不做漢奸論，如果蔣老先生知道也會感到欣慰的。

蔣老先生還跟我談起研究與批判中醫的第一人——醫學家余雲岫先生。

「如今瞭解余雲岫的人已經很少，」蔣老先生說，「余的著作也已經被塵封在少數幾個圖書館裡，難以尋覓。近半個世紀以來，余雲岫這個名字時而出現在一些有關中醫的文字裡，但卻被當做反面人物加以鞭撻。」

我孤陋寡聞，又初學中醫，在中醫書中還沒有讀到有關余雲岫先生的資料。但是經蔣老先生一介紹，漸漸地對他就有了一點依稀的印象。記得在初中讀小說時，讀到過巴金著的《春》中提到過余雲岫的醫學著作。好像是蕙患了急性痢疾病勢危急，覺新找來余雲岫著的《傳染病》一書反覆地查考，他又害怕國光不相信西醫，就叫別人把《傳染病》一書給國光送去等情節。

「蔣老先生，對余雲岫這個人你是怎麼樣看的？」

「我贊同孔子『不因人廢言，不因言廢人』的說法。」

「此話怎講？」

「余雲岫先生反對中醫，提議取締中醫的言論是錯誤的。」蔣老先生說，「但是我們不能因為他錯誤的言論而全面否定他的為人。陸淵雷先生就是這樣，一方面反對他的錯誤言論，另一個方面又與他禮尚往來。在醫學界余雲岫先生誨人不倦是出了名的。他平易近人，喜歡和青年中醫接近。如有年輕醫師登門求教，先生只要自己知道的，無不知無不言，言無不盡。他的弟子李慶坪先生說：『余雲岫先生的認真令人可敬可畏，這種鍥而不捨的精神，他是與生俱來的，我們想學也難。』記得三〇年代一個西醫雜誌《新醫與社會》上刊登了一篇〈柬陸某〉的文章，文章當時記載了與余雲岫對立的陸某醫師，診治某患痢老人不癒，轉至余雲岫處後治癒，患者怪罪陸某，余雲岫看了陸某的處方後，向患者解釋，陸某處方按中醫理論沒有錯，是中醫沒有特效藥的緣故。文章中沒有點名陸某是誰，我想大概是陸淵雷先生。對於〈柬陸某〉這篇文章我有自己的看法，這是余雲岫先生論戰的一種形式，他透過這個病例攻擊中醫學無法治癒痢疾。實際上，中醫對急慢性痢疾的治療效果不亞於西醫，一個優秀的中醫臨床家如果連痢疾也不能治癒，還怎麼能夠立足於社會。特別是『陸某處方按中醫理論沒有錯，是中醫沒有特效藥的緣故』這句話，貌似公允，其實是對中醫學的攻擊。這只能說明余雲岫先生的中醫臨床水平還沒有過關，這是他的不幸。然而他卻自我感覺良好，認為自己已經步進了中醫的堂奧，自矜是第一流的中醫師，這也是他悲劇的開始。我認為中醫學者如果沒有親力親為臨床第一線，並成為一個療效優秀的醫師，是無權對中醫說三道四的。」

我愛好瞭解醫林軼事，透過這些點點滴滴的故事可以瞰視到一些深藏的醫學祕密。聽說蔣老先生曾經近距離地接觸到余雲岫先生，我很想聽聽他對這個人物認識的內心糾葛。

「蔣老，請你詳細地給我講講余雲岫先生的為人好嗎？」

「余雲岫先生曾經是當時新聞的熱點人物，他的為人為事件件都能吸引住人們的目光，譬如他出席在日本召開的第六次東方熱帶病學會，曾經做了題為『中國結核病之歷史的研究』的演講，演講中引唐代崔知悌在《別錄》中有關結核病病況的論敘，當時的病名是『瘰鬁』與『癆瘵』。余雲岫先生提出唐代崔氏是世界上最早提出結核病的醫師，並且還知道瘰鬁（淋巴結核）與癆瘵（肺結核）同源。歐洲最早提出這個問題的是法國醫學家林匿克，他名聲遠揚。然而《崔氏別錄》卻在一千二百年前就發現了同樣的問題。雖然林氏以解剖而得知，而崔氏以觀察而得知，然而中西醫學家慧眼慧心，同樣的了不起。對結核病的發明權來講，崔氏應當得以發現的優先權。大家認為《崔氏別錄》對結核病正確的觀察是余雲岫先生獨創性的發現，這贏得滿場鼓掌雷鳴。」

我對這種二元對立的人與事很感興趣，就問：「蔣老先生，你們經方派醫師是如何看待余雲岫先生的醫學思想的呢？」

「余雲岫這個人在民國時期既是經方派的敵人，又是經方派的朋友。」蔣老先生談龍談虎興致奕奕，「余雲岫以現代醫學為衡量是非的標準來全面反對中醫，閉眼不看方證辨證的臨床療效，閉口不談日本漢方醫學的捲土重來，要把中藥納入西藥實驗的範圍，以消滅中醫為奮鬥目標。他非難中醫的目的，主觀上是為了改造中醫，實現醫學科學化，而不是鬧個人意氣，所以得到經方派醫師的尊重。再說他的一些反對醫經醫學的觀點，如『痛詆陰陽五行、十二經脈、五臟六腑之妄』，這與章次公、陸淵雷創辦的，章太炎任院長的上海國醫學院的醫學觀點同出一轍。因為章太炎等人也要『一洗陰陽五行之說，欲以科學解釋中醫』。所以當時現代經方醫學的頭面人物如陸淵雷、章太炎等人與他過往甚密。他們與余雲岫的個人關係比與一些持《內經》觀點的業內同行還要好。譬如日本漢方家大塚敬節先生將《康平本傷寒論》原抄本贈葉橘泉先生。葉橘泉先生親自校勘，並請陸淵雷、范行准、李疇人等名家作序，還特地邀請余雲岫先生作跋呢。」

蔣老先生的一番話，使我對一九四九年前後中醫界的是非爭論有了感性的認識，對這些中西醫界風雲人物的思想觀點也有了一些深入的瞭解。特別是一些如「方證辨證」、「腹診」等經方醫學的詞語，經方派著名醫師陸淵雷、章次公的名字都深深地印在了我的腦海裡。為我以後學習經方，走經方醫學道路留下了最初的腳印。

他還說了一句使我難以理解的話：「覺醒了的現代經方醫學，是令當今中醫界不安的一個夢魘。」正像民間俗話所說的「男怕入錯行，女怕嫁錯郎」，我心中最關心的是中醫有沒有發展前途。只怕自己入錯了行，那就鑄就了千古恨，所以我想從蔣老先生這些終生從事於中醫藥事業的人身上聽到真心話。

「蔣老先生，非常冒昧地問你一個問題。你從事中醫工作已經大半生了，你對自己當初的選擇有沒有後悔？」

「你不要看我的處境不怎麼樣，然而我的內心是充實的，」蔣老先生哈哈大笑，「如果還有來世，我也會義無反顧地再一次選擇中醫學，選擇經方醫學。」

「為什麼？」

「有樂趣，學中醫太有樂趣了。」蔣老先生說，「中醫不會讓我發財，卻會使我快樂。當然除了有快樂之外，還能為他人減災避難。有的時候治好了一個人就等於拯救了一個家庭。透過臨床，我深深地觸摸到經方仍有強大的活力與不可替代性療效。所以我覺得我的一生過得很有價值，假如有來世的話，我還會繼續選擇做中醫師。」

接著蔣老先生就給我講了自己一生好多好多的典型病例，例如用桃核承氣湯治療閉經婦女的狂躁症；用桂枝加龍骨牡蠣湯治療小兒遺尿；用桂枝加黃耆湯治療小兒慢性濕疹；用真武湯治療中年婦女多年的白帶如水症；用麻黃湯治療老人便秘；用半夏厚朴湯合梔子豉湯治療兩例食道炎；用清心蓮子飲湯治療口腔潰瘍等。

我恨自己對中醫學還不熟悉，缺乏起碼的《傷寒論》基本素養，無法消化蔣醫師的經方治療經驗，只能用筆匆匆地把我能聽懂的話簡略地摘寫下來。因此記錄下來的東西就像民間單方治驗一樣，無法反映出蔣醫師的經方辨證思路和特色。

「這些都在書上，」蔣老先生看見我在記錄他的談話就說，「我給你提個頭，你倒是讀書時要多記筆記。」

在與蔣老先生交談的過程中，他講的有一個故事給我留下了終身的印象。

故事是這樣的：

三〇年代，北京協和醫院有一個女的兒科大夫，三十多歲才結婚，結婚以後生了一個男孩，這個孩子齒白唇紅，濃濃的眉毛下一對黑亮大眼睛，配上腳踝上一對黃金的足環，真是十分可愛。但是這個男孩有一個毛病，就是會夜間啼哭不止，三年來攪得全家人寢食不安，鄰里反目。然而在醫院裡反覆體檢沒有檢查出什麼問題，所以也就無法服藥。她也求診過幾個名中醫，有的診斷為心腎不交，投黃連阿膠湯；有的診斷為肝陽上亢，投羚羊鉤藤湯或者杞菊地黃丸；有的診斷為心陽虛而神氣浮越，投桂枝甘草龍骨牡蠣湯。然而男孩夜間啼哭依然，這使她心力交瘁，對中醫西醫均感到失望，在不得已的情況下，聽從了鄰里大娘的慫恿，偷偷摸摸地到各個廁所裡張貼黃紙條，黃紙條上寫著：「天蒼蒼，地茫茫，我家出了個夜哭郎，過路行人讀一遍，一夜睡到大天亮。」為了孩子的病，她不惜動用一切手段，然而一切的努力終歸徒然。

更令這位女大夫苦惱的是，由於孩子的夜間啼哭，她家所聘請來的家庭保母都無法待下去，久的待半月，短的兩天，辭職的保母就像走馬燈似從她家進進出出。後來又聘請到一個安徽合肥的保母，這個保母溫和安詳，女大夫很喜歡她，心裡又擔心這個保母在她家待不長久。

初來的第二個早晨，安徽保母就大聲地叫喊了起來，說：「這樣的孩子你們為什麼不去醫院醫治？」

女大夫一聽就懼怕了起來，心想這個保母一定馬上要走了。

誰知道，這個保母卻說出令她難以相信的話。

保母輕輕鬆鬆地說：「你這孩子的病，我在村子裡見多了，我都是三五帖藥就把它打發了。」

女大夫一聽就有點生氣，一臉嚴肅地說：「看病可不是兒戲，這個病大醫院的大夫都瞧不好，你可千萬不要亂來。」

「我在村子裡看病都是他們求我看的，」保母的言語間多少有些自得與不屑，「你不要我看就算了，我還狗拿耗子多管閒事啊。」

保母嘴上是這樣地說，但還是在去菜場買菜的時候順便買來了一小把白色細長柔軟的燈芯草，再解下孩子腳上的黃金足環，把燈芯草與黃金足環用水洗乾淨，放在藥罐裡加水煎煮了二十來分鐘，然後給孩子悄悄地喝下。因為清清淡淡的，沒有什麼異味，孩子很愛喝。就這樣連續喝上了三天，孩子夜裡啼哭的毛病就再也沒有發作了。

女大夫發覺孩子夜裡突然沒有啼哭了，感到非常奇怪，也感到非常害怕，是不是這個安徽保母給孩子吃了什麼安定神經的藥啊？

女大夫把保母叫到自己的房間裡，關上房門，一本正經地對保母說：「你有沒有瞞著我偷偷地給孩子吃什麼藥？」

「你們城裡人一點良心也沒有，」保母聽了很是生氣，「我幫你把孩子夜啼的毛病治好了，你不但不感謝我，還這麼凶地責問我。」

女大夫從保母口中得知孩子已經吃了她的藥，害怕極了，就語無倫次地責問：「你，你給孩子服用了什麼藥？」

「這是單方，我不會隨便告訴你的。」保母笑著說，「孩子中藥都敢吃，吃這個普普通通的草藥一點問題也沒有，有什麼問題我負責。」

女大夫聽說不是安眠藥而是普通的草藥也就放心了，再說這幾天孩子精神氣色比之前明顯好轉，所以就轉怒為喜。

「假如真的是草藥把我的孩子治好了，那你就是我家的恩人。」女大夫以感謝的口吻對保母說。

這個使全家三年來日夜不安的夜啼病，就這樣被保母用三帖藥給打發了。這三帖藥也改變了女大夫的科學觀。當後來保母毫無保留地全盤托出自己診治的祕密時，她就更為堅定地認為保母的治法是非常合理的。

保母說她並不是用一種方法治療小兒夜啼。當孩子舌尖紅，甚至潰爛時，她就會考慮使用這個黃金燈芯草方，如果孩子小便黃短那麼就非它莫屬了。如果沒有舌尖紅、小便黃短這兩個症狀，夜啼的小兒一身是汗，她一般用甘麥大棗湯，療效也是很好的。如果把兩個方子弄反了，就會一點效果也沒有，但是也沒有任何副作用。

「把金子放在水裡煮沸，」女大夫說，「用科學的原理來解釋是沒有什麼東西溶析到水裡去的，因為金子是最不活潑的物質，你有沒有試過不用金子入煎也有同樣的效果？」

「當然試過。」保母說，「我們的小村子裡很難尋找到黃金，所以我也一直想去掉這個黃金，但是沒有了黃金入煎，就沒有了療效。你說金子放在水裡煮沸是沒有什麼東西跑到水裡去的，但是黃金入煎後水的氣味與沒有黃金入煎的水的氣味是不一樣。」

「看來科學對於人體的研究還處於嬰兒階段。」女大夫感慨無限。

故事的結尾，就是這位北京協和醫院的女大夫成了一個西醫學中醫的熱心人。

「這個保母使用的就是經方醫學方證相對應的方法，」蔣老先生說，「不過它還原了經方醫學最原始、最樸素的形式，它沒有任何陰陽五行等的說辭，然而當它方證相對應的時候，其療效是無與倫比的。這些民間驗方的臨床成果對經方醫學有新的拓展，至少給它帶入了一種新的經驗當中。安徽保母有她自己的生命體驗在裡面，研究者事過境遷之後在書齋裡對材料做出的判斷和當事人在現場的感受，往往是不同的。」

「蔣老先生，你如何看待故事中保母不經女大夫同意就給小孩用藥這件事？」

「這是保母的錯，她的思想還停留在沒有法治觀念的落後的農村裡，所以女大夫知道這件事以後感到害怕並責問她是理所當然的，由於結局的皆大喜歡，所以就忘記了對她過錯的追究，反而將其過錯當做有趣。」

「蔣老先生，你的意思是，醫者不能主動地給別人診治？」

「一般情況下應該這樣，所以自古以來一直在醫生之間流傳著一句話，叫做『醫不叩門』。」

「醫不叩門，是不是批評醫生擺架子？」

「不是，」蔣老先生肯定地說，「『醫不叩門』的含義是：一方面是提醒醫者，醫療活動是有責任的；另一方面就是牽涉到醫學心理學、醫學社會學問題。它主要強調，患者擁有選擇醫生的權利。醫生過於主動地送醫上門，反而剝奪了病人擇醫的自由，哪怕是朋友或鄰居也是一樣。有些患者甚至覺得醫生的毛遂自薦，可能另有所圖。」

「做一位醫師不容易，」蔣老先生頗有所思，「除了需要全面的醫藥知識與診治經驗以外，還要具備社會心理學等方面的知識。」

「蔣老先生，掌握幾個高效的單方能夠成為醫生嗎？」

「古代社會也許可以，」蔣老先生警惕地看了我一眼，「現代社會不行。全憑幾首有效的驗方是成不了醫師的。南齊醫家褚澄在《褚氏遺書》中所說的，『博涉知病，多診識脈，屢用達藥』三個環節是為醫者終生追求的目標，所以安徽保母還是保母，是難以成為真正的職業醫師的。」

「蔣老先生，安徽保母的故事對經方醫師有什麼啟示呢？」

「經方醫學強調臨床醫師注重『屢用達藥』，才不會陷入社會所嘲諷的『一味單方，氣死名醫』的可笑的地步。」

蔣老先生講的故事和他語重心長的心得體會，他的這些話語和音調帶我走過一大片陌生的醫學領地，在我經方學習的道路上劃上了一道深刻的痕跡。

蔣老先生那天很高興，笑著說：「經方醫師經常會遇見好多『辨證無誤，治療無效』情況。這可能是病人對中藥不應答，所以我們也要採取其他外治療法來內外合治。」

我正在學習針灸，聽到蔣老先生的話非常高興。

「我想告訴你的就是用三稜針刺血的民間療法，這個療法容易學習，其中有三個最重要的『穴區』。」蔣老先生說。

「穴區」，一個新的概念。

他知道「穴區」這個新名詞對我是陌生的，不等我提問就預先加以解釋：「我認為在刺血的時候，選穴的範圍應當相應地大一些，應該以穴位所在部位周圍皮靜脈暴露明顯的地方為刺血點，所以不妨稱這個浮絡暴露的部位為『某某穴區』。」

我頻頻點頭，認真聽講。

「刺血時三個最重要的『穴區』是太陽、尺澤與委中。」他伸出左手的三個指頭，毫無保留地傾心相授，「太陽穴區是治療頭部所有疾病的主穴，只要這裡周圍浮絡顯現，就是可以刺血的徵象。」

他把食指點著我的太陽穴位說：「有些多年偏頭痛的病人，每週點刺一次，經過三五次的治療就會有很好的效果。面癱病人點刺太陽也是首選的治法，當然，如果耳後乳突周圍有壓痛也要一併加以刺血療效就更好了。」

「尺澤穴區是治療胸部所有疾病的主穴，」他說，「只要尺澤周圍絡脈明顯，就是可以刺血後拔罐，記住要用最小號的火罐，不然的話，火罐是拔不住的。」

他伸出自己的左臂，指著尺澤穴的部位說：「這是手太陰肺經的合穴，定位可以使用十字交叉法。」

我能理解他的意思，不停的點頭示意，希望他繼續講下去。

「尺澤穴在肘橫紋與肱二頭肌肌腱的橈側。」他說。

「『橈側』是什麼意思？」

我覺得這種解剖定位的專有名詞很重要，假如不把它弄清楚，回去自己看書肯定會難以理解的。

「『橈側』和『尺側』是上肢前臂解剖學中的方位詞，」他不厭其煩地說，「以手掌為例，靠小指一側稱為『尺側』，靠拇指一側稱為『橈側』。它們是根據前臂橈骨與尺骨的解剖位置而命名的。」

看來西醫解剖學知識的概念是很清晰、很準確的。

「尺澤刺血對心肺的疾病有非凡的療效，」蔣老先生說，「一個肺結核中年男子，多年的空洞難以吸收鈣化，每天咳嗽咯血。我發現他兩側尺澤部位的絡脈青紫而曲張，就在服用抗癆藥的同時，給他每週刺血一次，每次出血三四滴。一個月後，咳嗽咯血明顯好轉。之後給他每半個月刺血一次，半年後，居然痊癒了。」

這個病例對我的吸引力太大了，假如我也能治癒這樣的疑難病人，該多好啊。

「刺血療法是人人都可以學會的，只要你全身心投入，就能創造人間奇蹟。」蔣老先生把我的喜形於色看在眼裡。

在實證主義者的眼裡，蔣老先生的言語是多麼地荒誕，多麼地自不量力。然而中醫針灸臨床治療的無數事實，一次又一次地證實了蔣老先生的話一點也沒有虛妄。

蔣老先生接下去講了三棱針刺血的第三『穴區』：「第三『穴區』是委中，它在下肢膕橫紋的中點，也是『八總穴』之一。它是治療腹部以及腰腿部所有疾病的一個穴位，當然也以穴位所在部位周圍浮絡暴露為刺血目標。」

蔣老先生接著給我介紹了好幾個典型病例。一個多年失眠病人，近一個月幾乎沒有合眼，煩躁欲死。診治時發現右側下肢委中穴區皮靜脈怒張，就在這裡給他刺血後拔罐，當晚就熟睡了五個小時。後來針刺治療了兩個多月痊癒。

蔣老先生認為，太陽、尺澤與委中分別治療上中下三個部位的疾病也不是一成不變的，這個病人刺血的穴區就是上病下取而取效的，所以臨床之際，不要膠柱鼓瑟。

在接觸蔣老先生的時候，我經方醫學的知識還處於零的狀態，所以他給我講敘的方證、藥徵我只是做為故事一樣的聽聽而已。然而他給我傳授的刺血療法卻給我帶來了直接的效用。現在我回過頭來想一想，與蔣老先生相遇，對我來說，幫助最大還是他傳授給我的刺血療法。唐代禪宗的偈語云：「鴛鴦繡出從君看，莫把金針度與人」，然而他卻反其道而行之，不但「授之以魚」，而且「授之以漁」。「漁」，有謀取之意，生生不息的方法論，蔣老先生可謂是「金針度人從君看」。

人在途中，無暇久待；匆匆相逢，又匆匆離別。臨別的時候，他把自己珍藏的許米特博士與日本針灸家間中喜雄合著《針術的近代研究》一書贈送給我。我很是激動，真的很想緊緊地擁抱他，以表達自己無限的謝意。

「蔣先生，」我知道這次告別可能就是永別，但有一事耿耿於懷不吐不快，「憑你的醫術和聲望，你為什麼不在家裡看病呢？你年紀這麼大了，在街上擺攤多不方便啊。」

「這個你就不懂了，」蔣老先生哈哈大笑，邊笑邊說，「這就是我和一般醫師不一樣的地方。在動亂的年代，我喜歡在大街上擺攤看病，一是為了方便流離失所無處就醫的病人及時得到診治；二是為了瞭解動盪變化的時局，可以及時地想方設法使自己趨利避害。這幾年是這樣，抗戰時在重慶、昆明我也是這樣。仲景說過：『留神醫藥，精究方術』的人，一定要『上以療君親之疾，下以救貧賤之厄，中以保身長全』。此之謂也。」

我聽了以後，對蔣老先生有了更深一層的認識，他不僅在臨床診治上遵從《傷寒論》的法度，在為人處世、待人接物方面也在追隨張機的足跡，甚至在遣詞用句上也有意無意地運用著仲景的語句。仲景在他的心中，與他朝夕相處，久而久之便能潛移默化，陶冶心性，漸漸地形成醫者內心的憂患、憐憫和慈悲意識。

後來我和阿驊表兄說起蔣老先生為人、處世、待人、接物的情景，他對此也發了一番議論。

「高層次的中醫文化關乎心靈。那是一種精神，一種德行，一種態度。」阿驊表兄說，「蘇格拉底要人們不是先思考哲學，而是先哲學地思考。蔣老先生不僅思考經方，而且做到了經方思考。前者是以經方為對象，後者的經方思考就要對生活中問題取一種經方的態度。這種態度就是走出了個人的世界，像仲景那樣以天下蒼生為念。經方醫學使蔣老先生在漫長的人生道路上永遠沿著一條臻於無限，趨於永恆，止於至善的道路邁進。對他來講，經方醫學不僅是一種診治方法，是一種思維習慣，更是一種生活方式。」

我和蔣老醫師在人山人海之中，在千山萬水之間能夠相見相聚相交，實屬偶然。感謝命運讓我——這個來自溫州永強青山村的遊子，能夠幸運地聆聽到蔣老醫師珍貴的經方理論、針灸與刺血的經驗；能夠獲得珍貴的《針術的近代研究》一書；能夠得知日本漢方家鯰川靜先生《中醫治療經驗》中譯本出版的消息。在後來中醫針灸的生涯裡，蔣老醫師給我的這些餽贈，有形無形地幫助了我。

從光澤縣返回溫州以後，我也給蔣老醫師寫過幾封信，但是都沒有收到他的回信，就這樣我和他失去了聯繫。

九、天涯無處無經方

一九六九年年底，我和吳海平從福建光澤縣回家過年。到家那天，北風凜冽，滿天陰霾。我的心情也跟這鬼天氣一樣又冷又冰。傍晚時分，我來到永嘉場青山村。我離開家鄉後一直沒有與家裡聯繫，所以一點也不知道在我離家後的幾個月裡，家中遭遇了怎樣的變故？不知道老父親病弱的身體怎麼樣了？不知道瘦弱的母親在工廠裡勞動累不累？一連串的疑慮使得我的步履變得沉重而緩慢。每邁近家門一步，焦慮不安的情緒就增長一分。正像唐詩所說的，「近鄉情更怯，不敢問來人」。

那天，我就這樣胡思亂想著，一步一步走近了家門。過了橋，我沿著我家河邊的石板路憂心忡忡地走著，快近家門時，透過圍牆坍塌了的半圓形空缺處就看見了老父親，看見了他消瘦憔悴的臉。他一生拿教鞭的右手拿著一條竹棍，正在有一下沒一下地抽打著一頭餓得嗷嗷直叫的黑豬。

我叫了一聲「阿大」，走進了家門。

父親看到我，顯得特別地高興，主動地幫我拿了行李，並迫不及待地告訴我幾個老病號的近況。

「青嵐婆多年的胃病已經痊癒，她還送來了好多地瓜。」父親迫不及待地說，「花妹婆膝關節紅腫已經消退，也多次上門打聽你的消息；沛興的父親痛風發作的次數減少了，但是還有發作，他也來過幾次，盼望你早日回來。」

聽到了父親的笑語，我緊張的心情一下子輕鬆了。看來我們父子倆學習中醫針灸以後，和周圍鄉親的關係比以前更融洽了。

「你一去就是大半年。」我人還沒有坐下，父親就告訴我，「你不在家，生產隊裡分來的東西都是沛興、紹中、文奇、文木幫忙送來的，自留地都是家駒、紹新替你耕種的。他們都非常關心你在外的情況，為你擔心受怕。」

說著說著就大聲責怪起我來了，說我一出去就音信全無，全不顧及父母家庭等。

父親提到的沛興、紹中、文奇、文木等人都是我所在生產隊裡的小青年，其實與我走得很近的還有阿貴弟、兆華、寶壽、五鉧、樹立、慶權、儂弟等人。在這樣一大班好朋友中間，我感受到生命的樂趣。學會、學好中醫針灸，以後為他們服務，成為我學習的動力。我家建房的時候全靠他們鼎力相助，他們是我一輩子也不會忘記的人。一直到現在，每聽見李春波用吉他彈唱歌曲《小芳》時，我就不由自主地想起了他們，想起他們當年天真純樸的笑臉，想起他們在聽我講述時那一雙雙渴望知識，渴望美好未來的眼睛。

歌手李春波唱的「謝謝你給我的愛，今生今世我不忘懷；謝謝你給我的溫柔，伴我度過那個年代」。這些話語就是我心裡想對他們說的。這一歌聲，這一旋律，在我耳邊響起的時候，我埋藏在心底的情感就會情不自禁地翻騰上來。他那種對愛情的讚美，被我內化為對友情的緬懷與感恩，這歌聲讓我流淚。

張沛興比我年輕八歲，與我同在一個生產隊。他出身貧農，祖父是革命烈士，所以在那個時代是紅五類。他走出小學校門以後就去生產隊放牛，失去了求學的機會。但是他喜歡讀書，喜歡思考，不甘心一輩子永遠在農村過。與我相識以後，對我特別地親近，在文革前的那幾年，可以說是日夜相伴，隨同隨行。

我學習中醫以後，他與阿六也想一起學習。阿六是我乾娘的兒子，也是小學畢業就隨父母回鄉來到了青山村。他家的房間比較清靜，又有電燈照明，所以我們選擇在他的房間中學習，我也幫助他們自學初中課程。我們兩人都睡在阿六家裡，晚上九點以前就寢，凌晨四點起床，讀書、寫字、做卡片。就這樣一直堅持了一年半左右。那一套中醫學院的統編教材，我就是在那裡自學完成的。

沛興的父親患有痛風病，兩腳踝關節與足的大腳趾關節腫脹、發紅、伴有劇烈疼痛。每月急性發作好幾次，都是服用秋水仙素等西藥止痛。後來發作愈來愈頻繁，但是他都還是忍痛帶病下田勞動。我與沛興往來以後，他就問我能否用針灸治療。我也如實地告訴他，我還沒有治療痛風病的經驗，如果他願意診治，可以試試看。就這樣我們開始了針刺治療，我根據何老師的那一套方法，慢慢收到了效果。同時我也摸索出一套針刺止痛治療痛風的方法，就是通過左右大交叉的針刺法最能見效。當我把這套針刺的方法告訴父親時，父親卻不以為然地搖搖頭，認為病例太少，不足為據。

沛興父親經過針刺治療後，雖然還有發作，但是沒有原來那樣嚴重，發作次數也沒有原來那麼頻繁。我不在家的時候，發作時就由我父親針刺。說老實話，沛興父親還是喜歡我替他針刺，我父親針刺的動作特別慢，針刺的穴位特別多，還不如我來得乾脆俐落，所以多次來我家打聽我的歸期。

當天下午，我們父子兩人在談論分別後各自的情況，交換了對學習中醫針灸的心得與體會。兩人都共同認為，學習針灸一定還要加強對中醫理論與中藥方劑的學習。有可能的話，還要進修西醫知識。

那天夜晚，我們父子倆繼續交談。

父親對蔣老先生一生的經歷感慨不已，對蔣老先生與我有關中醫學的談話也非常感興趣，連一點點細節也不放過。父親把我現場記錄的蔣老先生診治經驗視為珍寶，口裡不停地怪責我記得太粗略了。還在煤油燈下把蔣老先生贈送的《針術的近代研究》一書拿在手上反覆翻看，口裡喃喃自語，不知道是在讚歎人呢，還是在讚歎書。

大半年的離別，我與父親的關係親近了許多。他問我有關吳海平的情況以及我對他的印象。

真是一言難盡。吳海平是一個性格倔強、感情細膩、聰慧過人、自尊自強的人。他在底層摸爬滾打了多年，雖然只受過初中教育，年齡也比我小一歲，但人生閱歷與社會經驗都比我豐富。上蒼賜予我和他相逢的機緣，這是我一生的幸運。

回來後的第三天晚上，我與父親在房間裡進行了一次長時間的談話。這是我一生與父親唯一的一次長談。談話中，我向父親敘述了半年來的收穫及其對我的衝擊。

「與吳海平在一起，使我學到了許多東西。」我告訴父親，「他成熟老練，對人生有獨到的見解。相比之下，我自己就顯得十分的幼稚。」

父親感到有點意外，不經意地瞧了我一眼。我從小就知道，父親對少年老成的人沒有好感。他認為這些人對人有過度的提防心理，對人生險惡的一面有一種本能的警惕。他最擔心的是，這些人城府很深，深文周納，深諳處世之道，對有無限可能性的人生已經形成固定的成見，為人處世多有謀略。我一直不贊成他的偏見，我認為對人生險惡的一面有一種本能的警惕，沒有什麼不好，這應該是一種成熟的表現。

「幼稚有什麼不好？」父親一反常態，站在我的立場上了，「世界上有一種人，為人謀事講究事先的計謀與籌劃。一般來說，這種人比較容易成功，然而他們一生會活得很累，海平就屬於他們中的一員。我不希望你變成第二個他。對人不設防，生活求簡單，這也是一種活法。我非常贊同陳洵的詩句『天然不用安排』。」

「你講的是原始社會吧！」我難以接受父親超然物外的說法，「海平有堅強的意志，積極進取的精神，一步一個腳印地努力向上，的確是我的榜樣。」

「說來聽聽，海平有什麼東西值得你這樣信服他？」

「那可多了！」我也看著父親的眼睛不退讓，「這半年的生活歷練對我今後學習中醫也有很大的幫助與啟示呢。」

「吳海平學金石與書法，你們在一起是做油漆手藝活。這些與你學習中醫有什麼瓜葛？」父親對我的話感到有些不可思議。

「人們常說，疑難病證就像一局象棋的殘局。」我說，「象棋都與中醫診治有關，為什麼生活中的事情就不能與中醫有關聯呢？我認為處理好特殊環境中的油漆業務與診治成功一個疑難的病例，在思維方法上應該有共同之處。海平的一些工作方法，對於我學習的經方醫學別有一番指導性的意義。」

「何以見得？」我父親心不在焉地問。

我就想透過具體的交談，慢慢改變父親的成見。

「那一段時間，」我說，「福建光澤縣各公社造反派正在加強對流動工人的管理，很多外地做手藝的人都被強制地送回家去。所以，這一次我們能在那裡做了半年的油漆活，並且全數地收回工錢，的確不是一件容易的事。」

父親聞之漠然，無動於衷。

「這半年大大小小的安排都是海平全權負責的，」我說，「其中有三件事他處理得真好，簡直是出神入化。如果是我，老實說一件事也不可能做到。」

「你做事丟三落四，心不在焉。」父親不自覺地在轉換話題，「他做事比你認真仔細，有始有終，是不是？」

父親做事極為認真，認真到迂腐的程度。譬如有時候為了開一張感冒的處方，顛來倒去要研究上一整天。但是他總是以自己的工作態度為標準來衡量與批評別人。

「是的，海平做事認真，但是他工作的效率也很高。」我強調「工作效率」，是有意針對父親的。

聽了我的話以後，父親一聲不吭，但是我在昏暗的燈光裡還是感受到他那憤怒的一瞥。

「你指的是海平的工作態度與工作作風，不是我要講的那三件事情。」我糾正了被父親轉換了的話題。

我平時與父親談話老是這樣，我提出一個概念，比如是「東」，當我對「東」進行論證的時候，他會談論「南」，而當我對「南」進行討論的時候，他又會提出「西」……。他總是不斷地轉移話題，甚至還借日常的例子來論證自己的觀點，顯得有理有據。在這種思維混亂的交談中，無法有一個清晰的結論。當然，我不是與父親爭一個高低，問題在於這樣的交談在概念上不同一，不在一個點子上，就無法把一個問題完整地討論下去。

「那你就講講其中一件最令人『佩服』的事吧。」父親終於回到了原先我們討論的問題上了。

平時我講話時，父親的態度總是這樣，給人感覺到他很不耐煩。譬如這次我要說三件事，他卻只要你講一件事，這就使你失去暢所欲言的欲望。況且，他口中的「佩服」二字，在我聽來也有點變味。

我的脾氣也很奇怪，聽到別人不同的意見，我會忍受。但是一聽到父親的不同見解，就喜歡與他針鋒相對的辯論。可能在潛意識中有一種與父親反其道而行的情結。

「海平在這三件事上的所作所為都使我佩服，很難說哪一件是最佩服。」我也加重「佩服」兩字的語氣，以表達我內心的真實感受。

每次談話都是這樣，還沒有談到正題，我們就談不下去了。這可能就是古人說的：「話不投機半句多」吧。但這次不知為什麼，我述說的願望並沒有被他打斷，仍然繼續講下去。

「我們是一九六九年六月底到達福建閩北的。」我的思緒漸漸地回到了半年前，「在光澤縣下車後，就步行到橫山大隊煙頭村麻書記家落腳。麻書記是吳海平以前做油漆時認識的老朋友。經他的介紹，鄰近水口村就有一戶農民馬上要我們給他油漆一套家具，我心裡高興萬分。經過一路奔波，加上購買了一些油漆所需的基本原料後，可以說是已經『身無分文』了。身邊幾包應酬客戶的『乘風』牌香菸與做為禮物送給麻書記的兩包『水仙』牌香菸，還都是海平在光澤縣火車站賣了自己的兩件襯衫後買來的。」

在當時，「乘風」牌與「水仙」牌香菸都算是比較上等的香菸了。記得「乘風」牌香菸貴一點，每包三毛三；「水仙」牌香菸每包二毛八。

父親可能想不到他兒子在外打工的處境是這樣地尷尬，因此不由自主地說：「後來怎麼樣了？」

「那天夜裡，海平一句話也沒有，心情沉重地在床上翻來覆去。」我一邊回憶一邊述說，「第二天，我們把油漆工具與行李挑到水口村那戶農民家裡，他們十分熱情地歡迎我們。想不到海平卻告訴他們，七天以後我們才開始到他家去做油漆，這幾天要出去走走。我開始想不通，一般做手藝的人，特別是我們這些在外流動做油漆的人，都是遇見客戶就做，做一戶，是一戶。沒有業務就跑路，就住客棧，第二天再向另一個方向繼續去尋找新的客戶，一直做到年底回家過年。一般都是如此，海平為什麼有業務不做呢？我百思不得其解。」

「為什麼呢？」父親迫不及待地問。

「海平有他自己的一整套想法。他認為：『既然我們準備在這裡做半年的活，那麼我們必須要有半年的工作計畫。預先有了計畫與目標，今後工作的時候才能心中有底。因此準備用一週左右的時間把周圍三十來個村子都跑一跑，把一些在這半年內要做家具油漆的客戶預先定下來。』我想想他的想法也有道理，再說在一個完全陌生的山區東走西串，遊山玩水也符合我的心性。於是我就興高采烈地聽從了他的主意。」

「後來怎麼樣呢？」父親急於知道結果。

「第二天開始我們倆就從煙頭村出發，」我想起在那人煙稀少的閩北山區情景，「我們穿行在兩山對峙的一條小路上。那幾天我們就去了石城村、葉家村、庵頭村，定下了好幾戶做油漆的客戶與開工的日期。然後翻山越嶺到了李坊鄉李坊村，找到了熟人，停留了片刻。經人指點到了上官村和百嶺村，一路上也有所收穫。後來走到後山村，因為是一個陌生的村子，我們就走街串巷挨家挨戶地詢問，勉強也講好了一家客戶。最後馬不停蹄地走到長三原，在經過的路上，都在山谷中轉，山崖又高又險峻，四周萬籟俱寂，叫喊一聲，要等半天才能聽到回音。在那個山區，一個村子與另一個村子相隔很遠很遠，我真的走不動了。海平就把我的行李全部背在他自己的身上，逼著我，拉著我，甚至罵著我上路。他說，天暗之前走不到前面的村子，在路上就非常危險。因為在那個深山老林裡，天一黑就有狼群出沒。」

父親可能沒有經歷過這樣的生活，所以一驚一咋，滿臉悚然。

「在路上我們倆一邊走一邊談，」我繼續說，「大都是我天南地北誇誇其談。他大多在聽，偶然應答幾句。在他偶然應答的幾句話中，常常比我無邊無際的閒聊更有內容。其中給我印象最深的就是他說的有一句話。」

「哪一句話？」父親問。

「他認為，王國維在《人間詞話》裡的三個境界，其實在做油漆的生涯中照樣能夠體會得到。」

「牽強附會，做油漆的手藝營生，怎麼可以與讀書的精神境界相提並論？」父親一聽這話就嗤之以鼻。

「阿大，你先聽我說完了以後再發表議論好不好？」我一聽也急了。

父親知道我有點生氣的樣子，不滿地盯了我一眼，就不作響了。

「你不是常說：『人這一輩子所走的路，與年少時候讀的書有很大的關係』嗎？」我說，「《人間詞話》就是海平從小就喜歡讀的書，他現在把書中的觀點聯繫到現實生活中的實踐，從中得出自己的體會，有什麼不可以呢？」

「你說吧，我姑妄聽之。」父親聽到我用他的話來反駁他的意見，無奈地說了一句。

「海平認為，」我加重語氣來表達海平的意見，「我們在遠離家鄉幾百里路外的閩北山區做手藝，還要待上半年，而且要把賺來的工錢帶回家，這不是一件簡單輕鬆的事。人無遠慮，必有近憂，談不上高瞻遠矚，運籌帷幄，也需要事先有個全盤計畫，做到『半年心中一盤棋』。所以我們用一週的時間跑遍周圍三十來個村子的前瞻性的摸底調查，可以與王國維所謂的『昨夜西風凋碧樹，獨上高樓，望盡天涯路』的情境相比。」

父親點點頭，認可了我的解釋，說：「那你們跑到長三原以後，預定下了多少家客戶？」

我覺得父親總是打斷我講話的思路，也就想快一點結束這場談話，所以「三個境界」的話題就不再想繼續講下去了。我就應順著父親提出的問題答道：「走到長三原以後，也聯繫上幾家客戶。隨後就到了管密大隊，管密大隊是古代一個著名的交通要地，古代的城堡依然可見，在現在還是人口繁多，街上交易繁忙，在文革時期政治氣氛也比較濃烈。同時這裡是一個風景秀麗的地方，當地人說，我們來的不是花開葉繁季節，如果春天來到這裡，一朵朵雪白的梨花搖曳生姿，到處是花的世界。當時我們的心思全在謀生，根本沒有顧及這些。我們也遇見不少外地來這裡做手藝的人，有做衣服的，種蘑菇的，做竹篾的，做木工的，做泥水工的，做松香的等等。我們在這裡住了兩夜，透過他們的介紹，我們也預定下幾家客戶。」

父親幾十年沒有出過遠門，對閩北山區在文革期間一個村鎮中聚集著這麼多做手藝的人，而且還是外省各地流動打工的人聚集在一個大隊，感到不可思議。

「有這樣的事啊，大隊革命領導小組怎麼不管啊？」他驚訝地問。

「正因為文革前期管理得太嚴厲了，流動的手藝人全部進不來，這樣造成的後果很不好。」我找到了可以說服父親疑慮的合理的理由，就細細地解釋給他聽，「因為這裡到縣城一百多里地，當地以農為主，沒有幾個做手藝的工匠，農具、家具等東西送出去加工與修理都極不方便。嚴厲管理後，山民的房屋、道路的修建，家具、農具的打造以及油漆、服裝等手工業的活兒都沒有人來打理了，嚴重影響了正常的生產與生活。因此最近幾年大隊領導只能睜一隻眼閉一隻眼，容許外地做手藝的人又重新流了進來。」

父親對這事興致很高，就問：「那附近有沒有看到遊醫啊？」

「當然有啊！」我說，「我看到好幾班會武術的江湖醫師給人療傷治病。他們用針灸、刺血、拔罐、推拿、刮痧與貼膏藥等外治法，用得得心應手，頗受山民的歡迎。」

「遊醫中有沒有內科醫師？」父親特別關切地問。

「他們不分科，拔牙止痛，點痣去斑，拔除眼翳，療治瘡瘍，什麼疾病都瞧。不過，一般都用現成的散劑，可能是祕方，一包一包讓病人拿回去沖服。」

「當地人如何評價他們呢？」父親好奇地問。

「我看見一個婦女幹部在治療現場以身說法，」我說，「她從小就有偏頭痛的毛病，每次月經前發作。中西醫治療也不見明顯療效，去年吃了走方郎中肖柏雲的八包藥，一年來一次都沒有發作過。」

「你有沒有與他們直接接觸？」父親急切地問。

「有啊，我一直待在他們診治疾病的現場。等他們空閒的時候，我就過去向肖柏雲醫師討教。」

「肖柏雲醫師是怎樣一個人？」父親問。

「肖柏雲醫師是一個中年漢子，個子瘦長，前額已刻上皺紋，頭髮也開始過早地謝頂，一口四川話，聽來特別親切。他氣度不俗，目光聰睿深沉。」

「他不像一個江湖醫師啊，你與他交談了嗎？」

「有啊，我問他：『肖柏雲醫師，你的名字是不是因為仰慕趙柏雲而取的？』因為《串雅》一書就是趙學敏根據族人趙柏雲醫師的經驗寫成的。他見我讀過《串雅》一書，就跟我聊了起來。」

一般人認為江湖醫師游食江湖，巧言令色，信口雌黃，類似於乞丐，其實也並非完全如此。

我讀《紅樓夢》的時候，在第九十八回中看到：賈寶玉病重，賈府派人到城外破寺請來畢知庵鈴醫，為寶玉診病。畢知庵鈴醫認為寶玉悲喜憂忿滯中，予以方藥。服藥調治後，寶玉脈氣沉靜，神安鬱散而癒。

「肖柏雲醫師主要閱讀什麼書？知識水平如何？」父親問。

「肖柏雲醫師他熟讀《串雅》、《石室秘錄》、《洞天奧旨》和《驗方新編》。他思路清晰，醫學知識淵博，精通中國鈴醫的醫學史。他告訴我許多這方面的知識，譬如他說：『一般人認為，走方醫始於宋代的李次口。其實遠古時代的扁鵲就是一個走方醫，他走到哪裡，就為那裡帶去安康，如同翩翩飛翔的喜鵲，飛到哪裡，就給那裡帶去喜訊一樣，所以被人們稱為扁鵲。走方醫中也有許多有學問的人，如《老殘遊記》中的老殘初到濟南時，就是以鈴醫為職業，替人看病謀生。』這些東西我聞所未聞，使我增加了知識，開拓了眼界。」

父親最留意單方、驗方與祕方，就問：「肖柏雲醫師有沒有告訴你治療偏頭痛的祕方？」

「我開始的時候不好意思問他，後來我們談得很投機，他就主動告訴我這個治療偏頭痛的祕方的來歷與用法。」

「你說，我記。」父親不知什麼時候把筆記本與筆都已經準備好了。

我就把肖柏雲醫師的方子以及要點原原本本地告訴了父親。

這個方子來源於陳士鐸《辨證錄》中的「散偏湯」。這個方重用川芎達一兩，可謂之「霸藥」，恰是「素尚霸法」的陳士鐸先生的用藥特色。做成散劑時，比例不變，每日二次，每次三錢沖服。治療目標：偏頭痛，面色淡白不華。如果散劑無效，就要改為原方湯劑煎服。面紅便秘者，與三黃瀉心湯合用；面青煩躁者，加鉤藤一兩，菊花一兩；頭部惡風冷痛，加細辛一錢。

經過好多年以後，我才知道，這就是使用方證辨證與藥徵辨證的方法來診治疾病。

散偏湯的方證在一些血管神經性頭痛的病人身上時有出現，我在臨床診治時一旦發現病人的主症是「偏頭痛，面色淡白不華」，就斟酌其他脈症以散偏湯原方或原方加減化裁投之，常常獲得意外的療效。

我村子裡有一個四十多歲的農民，右頭痛二十多年了，我給針灸治療了一年多，雖有好轉，但總不能除根。學會肖柏雲醫師的方法以後，我就給他用散偏湯加鉤藤一兩，川芎量也達一兩，治療三次，一共服了十帖藥就把他治癒了。

潘德孚醫師在一篇〈沒有治不好的病，只有沒本領的醫師〉的文章中，提到了我的一個成功的治驗。文章中記載：

去年，一個患者，四十多歲，說自己十四歲因好奇，抽了兩支菸致頭腦發渾，如泥沙板結在頭上，感覺極不舒服，嚴重影響生活和記憶。我給處方治療一年餘，雖有好轉，但總不能除根，於是我就介紹給我的朋友婁紹昆，他沒幾次就給治好了。據患者說，婁先生用的川芎量達三〇克，這卻是我從來沒用過的。所以，做醫師的千萬不能以為自己治不好的病就是不治之症。這種講法不僅是狂妄自大，對醫學的無知，更會造成病人心理傷害。

雖然這些都是後來的事情，但是追根究柢其重用川芎達三〇克的經驗就是來自於肖柏雲醫師的傳授。

在不經意之間，我看到了自古以來民間江湖郎中在鄉鎮、在山村流浪生涯的原生態。看來清代趙學敏《串雅》中描寫走方鈴醫的現代傳人仍然還在民間生存。他們簡、驗、便、廉的治療方法在現實生活中並沒有被泯滅。

「你們離開管密大隊以後去了哪裡？」父親記下「散偏湯」以後又問。

「離開管密大隊以後，我倆沿著仁山村、長巄村、虎跳村一路奔波，最後到達大陂村。每一個村子多多少少都有幾家客戶預定了下來。一路過來，預定下客戶二十多家，並合理地安排好半年之內的工作進度時間表。然後我們就重新回到水口村，開始一戶一戶慢慢地從頭做起。」

「好啊！」父親由衷地叫好。

「我後來才慢慢地體會到這次摸底工作的意義。如果沒有這樣一次長途跋涉的調查，整個工作的效果就會是完全不一樣。」

「那當然，那當然！」父親也被海平的超前思維所折服。

「從那天開始，我們就在海平所設計的系統內工作了。今天可以預見明天的工作，還可以知道一個星期以後，一個月以後的工作。甚至可以把握住半年之內的工作任務。假如業務上突然有變動，我們也可以及時地調整。任務重了，我們可以使工作的節奏加快；任務少了，我們做手藝時，就做仔細一些。所以半年下來，我們沒有一天是閒著的，工作日程表排得滿滿的。」

「真的不容易，真的不容易啊！」父親被深深地觸動，不由自主地感歎起來。

後來對這件事我一直不能釋懷，開始覺得與「運籌學」有關，又覺得與中醫學的辨證也有關，但是它們是怎樣的一種對應關係，一時又想不明白。二十多年以後，才漸漸地意識到，應該說是海平利用了「自發秩序」。所謂「自發秩序」是指社會中的個人為了各自的目的而形成的一種關聯和互動關係，並非有意設計而成的。海平的摸底調查其實就是不自覺地碰到並抓住了市場經濟那隻看不見的手。

父親被我的敘述吸引住了，話語也變得熱情起來。

「你不是說有三件事佩服海平嗎？剛才說的是第一件吧？那第二件是什麼事呢？」他問。

「我佩服海平的第二件事情，就是他注重『每一天』的生活態度。」

父親一下子沒有反應過來，看著我，眼球一動也不動。

我就把自己的觀察與感受一起說了出來。

「我們到水口村第一戶農家做油漆時，主人安排我們在他家裡的一個房間裡居住。房間面積有十五平米左右，裡面有一張破舊的圓桌，一張床，床上有乾淨的被子、枕頭與草蓆。這個房間原來是堆放農具等雜物的，由於沒人住，房間裡的窗戶與角落裡都布滿蛛網與灰塵。主人可能也已經稍稍打掃了一下，但看上去還是比較亂，有一個沒有了蓋子的破馬桶也被主人丟在角落裡。

「你們準備在他家做幾天手藝活？」父親問。

「主人家這次要油漆的家具不多，海平估計三天就可以完工。」

「俗話說：『出門一里，不如家裡。』你們能夠有房間、有床、有被子、有地方住就好，將就將就吧！反正，一共也只有三天。」

「我也是這樣想的，所以吃了中飯以後，就在床上躺下休息，一躺下就睡著了，那幾天也的確太累了。朦朦朧朧中海平叫醒了我，原來快要吃晚飯了。海平說，在我睡著的時候，他已經把房間打掃、整理、布置好了。」

「怎樣整理？怎樣布置？」父親問。

我父親從小酷愛美術，平時注重服裝儀表，環境布置。所以一聽到海平整理、布置房間就不由自主地發問。

「我醒來一看，大吃一驚！」我說，「整個房間煥然一新，所有的農具、瓶瓶罐罐與那個破馬桶全都不見了，原來海平把一條花格子藍色被單做成活動布簾，把它們統統地遮蔽了起來。房間經過打掃清洗之後，空氣清新，窗明几淨，沒有一絲的塵埃。被鋪上淡綠色桌布的舊圓桌擺在房間的中央，上面放了一個彩繪陶瓷的花瓶，花瓶裡插上了一束香氣四溢的野花。我們的幾本書籍、筆記本與鋼筆都被整整齊齊地擺在了桌子上面。一盞四十瓦的電燈也已經被高高地懸掛在桌子的上空。」

「這些東西哪裡來的？」父親奇怪地問。

「桌布與花瓶是海平從家裡一路上帶來的，他的旅行包裡還有一對裝裱好的字畫卷軸呢！」

「真是用心良苦啊！」

父親也不得不佩服一個年齡還只有二十五歲的年輕人，能有如此嚴謹縝密的安排。

「環境一變，我的心境也變了。」我說，「縮著脖子，漂泊異鄉，寄宿別人屋簷下的狼狽相也淡化了許多。主人也很高興，為能找到這樣一個善於裝飾，善於設計的油漆師傅而慶幸。」

一個小山村裡，通過口口相傳，這事也引起了村民小小的議論。從人們的眼光裡，我也看到了它正面的效用，好幾戶準備油漆但還在猶豫觀望的客戶都決定了下來。

「難道海平以後每到一家客戶都這樣打掃、整理、布置房間嗎？」父親問。

「是的，半年來我們先後住宿過二十多家客戶，他都是這樣做的，一點也不馬虎。」

「難得，難得，真是難得。」父親連連點頭，又問，「他是怎樣想的？」

「我也多次與他討論過這個問題，他說：『要過好每一天，一天怎麼過，一生也有可能都會這樣過。一生就是一天一天加起來的。』」

是啊，他每一天都比我起得早，把當天做油漆活的準備工作，包括許多我想也沒有想到的細節都一一預先準備妥當。然後才坐下來開始學習。工作的時候全神貫注，不隨便講話，嚴格地按工序進行。當發現我在工作時注意力不集中的時候，他就會不顧情面地批評我。他說：「我們手下的工藝品，對客戶來講就是藝術品，所以每一件東西都要做好，它們就是我們的招牌。」

父親對我的回答不以為然，接著說：「也不要太矯情了。其實對某一些人來說，這是一種生活習慣，當然這是一種好習慣。但是也不要苛求每一個人都這樣。」

我也不理會父親的說辭，繼續說下去。

「第三件事對我的教育也很大。」我說。

父親可能認為我用詞不當，就反問：「教育？」

「是的，是教育。」我說，「那是到光澤縣後的一個月，我們剛剛有了一點積蓄。海平就跟我商量，要把這一點錢主動送去繳工商管理費。」

父親跟我一樣不懂這方面的知識，就問：「所有做手藝的人都要繳嗎？」

「一般手藝人都不會主動去繳的，因為客戶不固定，工作地點也不固定，能不繳都不繳。」

父親也覺得海平的做法難以理解，就問：「有必要嗎？」

「開始的時候，我也認為海平的想法是多此一舉。後來才知道，假如不去繳費，可能會被當地公社手工業管理部門掃地出門。這是在不合法的境遇中尋求一種合法性，因為在文革期間跨省流動打工也是不容許的。」

父親急切地問：「此話怎講？」

「繳費後不久，公社負責工商管理的幾個幹部就到每一個村子檢查了。他們把所有流動的手藝人集中起來一個一個地詢問。一是身分核實；二是稽查管理費收繳情況。兩者只要有一個方面不符合的，就全部要被強制地送回家去。」

父親這時才明白事情的嚴重性，感歎地說：「幸好你們已經事先繳了管理費了。」

「是啊，假如被管理部門掃地出門，我們的整個計畫就會半途而廢，所有的勞動都會顆粒無收。」

父親好奇地問：「海平怎麼會未卜先知啊？」

「哪裡是什麼未卜先知，這些做法是出於他對生活的基本信條。」

「他的生活信條是什麼？」父親匪夷所思地問。

「海平認為『合法性的生存』是他的基本生活信條。即使在文革期間，我們也要遵守當地的政令。」

我想也是，弱勢人群是最需要法律保護的。但是前提是，你必須要模範地遵紀守法。

我講完了要講的所有內容，父親聽了以後也唏噓不已，心裡可能也產生了好多的感慨。他說：「我是一個大事糊塗，小事斤斤計較的人，但是我的內心卻喜歡小事不計較，大事不糊塗的人。你今天講的吳海平又是另外一種類型的人，他是我不熟悉的一類人。」

不知不覺，已經夜半。我們一起躺下，然而難以入睡，輾轉反側，直達天明。

若干年以後，當我讀到蘇格拉底的書，書裡寫道：未經審視的生活是不值得過的。從蘇格拉底的文字中，我彷彿觸摸到了海平思想的脈搏。

有人說，透過回憶來挖掘往昔生活的發光點，是我們禮遇自己的一種方式，我們還能找到比這更好的途徑嗎？幾十年過去了，光澤歸來後的一席夜話始終盤桓在我的心頭。我不覺得那一段的經歷僅僅是一段軼聞往事，供自己八卦而已。相反地，閩北半年的風風雨雨已經進入了我的潛意識之中，無形之中影響著我的生活。我甚至認為其中的一些玄機與醫學生涯中的一些東西也有暗合之處。

譬如我在一九七九年義無反顧報名參加那場中醫選拔考試的舉動，就和海平的「合法性的生存」的生活信條有關。那可是一場決定我下半生命運的一次選擇啊，當時勝算幾何？把握一點也沒有。為了準備考試要付出極大的代價，可能會失去現有的工作崗位。然而不去奮力一搏，我就無法獲得中醫師的資格。沒有醫師資格狀態下的行醫，嚴格地講就是「非法行醫」，即使是不收費的業餘門診也是難以繼續下去的。幸好「合法性的生存」的理念支持著我，使我鼓起勇氣，邁出了破釜沉舟的一步。

又如我後來熱心於《傷寒論》方證的理論探求。在探求中發現，用我們平時常用的理性思維，的確難以理解方證辨證的奧祕。然而運用結構主義的「偶然性巧合性」與「野性思維」這一些概念來解釋，就能使這個疑團煥然冰釋。不知道為什麼，我一直記著海平在閩北山區說過的話：「要過好每一天，一生也有可能都會這樣過」、「每一件東西都要做好，它們就是我們的招牌。」這幾句話裡面都包涵了結構主義的觀點與全息思維的方法。在我眼裡，「方證」中的偶然性巧合性是疾病發展過程中的一個橫剖面，它強調的是諸多要素中同一時間與同一空間的內在聯繫。中醫師只要抓住「方證」就能因勢利導輔助自身的抗病能力，截斷病情的演化，扭轉了病機的發展，使疾病走向痊癒或緩解。因此我選擇用「偶然性巧合性」的全息觀點來解釋《傷寒論》的「方證」不是偶然的，可能是長期以來冥冥之中受到了海平這一個觀點的潛移默化。

仔細想來，我對《傷寒論》中三陰三陽辨證框架的重要性認識的形成，也與海平在閩北摸底調查後所設計的工作計畫進度表有關。因為當時有了這個工作計畫進度表以後，半年的油漆工作形成了一個「自發秩序」，我們每天在「自發秩序」內部有目標地工作，其工作效率也能事半功倍。也許是印象太深刻了，所以當我後來看到日本漢方家吉益東洞「方證主義」的觀點時，在萬分佩服他的卓絕見解的同時，內心深處就下意識地明白他的這個觀點有致命的缺陷。「方證主義」的缺陷就是拋棄了三陰三陽理論，這就像遠程汽車拋棄了衛星定位系統一樣可惜。這就與我們做油漆的時候，沒有工作計畫進度表，重新回到原來那種『做一戶，走一路』盲目流動尋找客戶的自然狀態一樣。生活經驗已經證明，即使你的手藝精湛絕倫，如果事先沒有發現這個「自發秩序」，沒有遵循這個「自發秩序」，沒有制訂一個完整的計畫，就會使自己失去了方向感，陷於閉塞與被動的狀態之中。

總之診治疾病與幹任何一件事一樣，都要有一個總體規劃的框架，但治療方法還是由一個個具體的方證來決定，來施行。然後在臨床實踐中重新提煉與總結，摸著一個個石頭過河，這就是「方證辨證」的方式。看來，萬事萬物都有其內在的聯繫，都存在著一種普遍的原理，只是我們一時沒有勘破它們罷了。這種思維過程中「異質同構」的現象不可忽視。正像《易》所云：「觀所取，而天地之情事見矣」；又云：「事類相從，聚之義也。」

岳美中先生在《岳美中醫話集．學醫要善體物性》中說：「祖國醫學最講援物比類，從物象中尋求醫藥的道理。因為中醫學的重要思想之一，就是人與自然相應，用物理來解釋醫理。」他還以弈棋為例，說明弈棋的道理可以從泉水悟得，弈之道如此，醫之道也如此。布局在弈棋之先，苟窮理辨證之不足，雖有奇方妙藥，亦無所措手。可見善學醫者，還應善體物性。岳老臥病時曾和其門人談起柳宗元〈種樹郭橐駝傳〉，後來整理成〈郭橐駝種樹〉這篇文章。他喟然而歎：「若醫者治慢性病懂得培土一法，思過半矣。」在臨床上，他也經常用郭橐駝種樹的經驗與心得援物比類引申到臨床的診治上去，並取得神奇的療效。他曾治一國際友人，患潰瘍性結腸炎，腹脹，納少，進食稍多即感脘部不適，大便時有黏凍，日二三行，消瘦。初用白頭翁湯，繼進赤石脂禹餘糧湯，均無效應。後來反覆思索，認為重點仍在脾虛，脾不健運，濕熱蘊蓄，久羈腸道，遂成黏凍；脾失運化，精微不能輸布全身而致消瘦。於是選用資生丸，改丸為散，日服九克，小量頻投以治，重在培土，一個月後大便轉稠，本「勿動勿慮」之旨，守方不更，終至痊癒。

後來，我把閩北回來談閩北的一場夜話，原原本本地跟阿驊表兄說了一遍，重點提到我對父親所持觀點的不滿，並要他也談談他自己的看法。

阿驊表兄也覺得我父親的思維方式存在問題，他沉思了半天以後說：「你父親如此的說法似乎把這個問題淡化了，簡化了。世界萬物本來就錯綜複雜，互相牽連。因而在從事每一件事情之前，先對這件事情在進行過程中隨時可能出現的有利與不利條件，先做一番詳盡考慮是無可厚非的，問題在於考慮事情所取的座標。有些人認定只要事情合理，那就去幹，至於成敗利害不應計較。另一種人的考慮周詳是為了功利。這兩類人的考慮內涵完全不同，後者也是人之常情，無需過責，只要他的周詳考慮不包括損害別人。」

吳海平的工作態度與思維方式對我、對周圍的人都有一定的影響，那他自己在人生道路上行走得怎麼樣？這肯定是大家都會感興趣的事。

吳海平只有初中畢業文化程度。離開學校以後一直在底層打磨，沒有機會去哪裡進修。儘管條件如此，然而在艱難的環境中他沒有放棄自己喜愛的專業，沒有放棄讀書與思考。一九八八年，一個偶然的機會，他到溫州甌海區文化館當了一名臨時工，負責甌海區的文物普查。從那以後，他找到了自己人生的突破口。他把全部精力投放到工作上，用自己的雙腳踏遍了甌海區六百多平方公里的山山水水。由於工作成績出色，被浙江省文物局評為「省文物先進工作者」。因此在一九九四年被單位破格轉正，之後被任命為甌海區文化館館長兼任甌海區文聯常務副主席。後來調任溫州龍灣區博物館館長，從事博物館的創建工作。在這工作期間，他完成了甌海區龍灣區首批文物保護單位的公布工作；完成了「永昌堡」與「四連碓」國家級文保單位的申報工作。浙江省電視臺《一個人的風景》與中央電視臺《發現之旅》欄目對此做了專題報導。他三次被評為「專業拔尖人才」，被選為溫州市九屆人大代表。

碑刻是定格的歷史，是凝固的藝術，踏實地記錄了大地千百年的歷史治革、人口遷徙、氣候災變等歷史信息。從一九八九年開始，吳海平醉心於溫州地區的碑刻搜尋。十二年來，他沒沒無聞地在荒山僻野、破廟殘基之間，搜索著他心中的寶貝——那些被人當洗衣板用，甚至當做茅廁鋪板和豬圈隔柵的殘碑斷碣。終於搜集到六百多件碑刻，製作了兩百多張拓片，攝下三千多幅照片，從中精選九百二十九件，配以注解，便有了一部厚達一千二百五十多頁做為溫州文獻叢書之一的《溫州歷代碑刻二集》。這套書的內容，涉及到政治、經濟、軍事、教育、水利、交通、宗教及公德、人倫等方面，單就專業的適用性而言，就不是單一的。《溫州晚報》以「石頭裡的大師會造福——《吳明哲溫州歷代碑刻二集》書後」為題做了專題報導。文章是這樣開頭的：

「溫州歷史上水火之災連年不斷，颶風之烈，尤可稱是古代的奧爾良或佛羅里達，在這樣惡劣的自然環境中，以古代有限的技術條件保存歷史文獻，難度之大，可想而知。溫州唐以後的史料已萬不存一，唐以前的幾乎完全被浪吞風滅了。倖存的又有隨時可能被毀滅的危險。史料湮沒的直接後果，就是嚴重影響到了人們對溫州古代文明的認識，以致連許多專家都常常出現判斷失誤。歷史資料是歷史研究的生命線，即使只有億中存一的可能，也要把它從地下從水底的某個角落發掘出來，這樣的東西在其他地方也許分文不值，而對於溫州文化史來說卻都是無價之寶。」

二〇一一年五月二十八日《溫州日報‧甌越文談》發表浙江省社科院研究員鄭紹昌先生的〈順治御制臥碑碑文的意義〉一文，文中對吳海平發現此碑的重要意義做了高度的肯定，文章結尾的時候說：

「今此順治御制臥碑碑文使清政府禁錮思想自由之『三大禁令』重新暴露於天下，是近三百年中國思想史重大挫折點的再發現，是溫州學界對近代思想史研究之極大貢獻。」

吳海平業餘時間還致力於古文字、漢金石、明清瓦當與中國竹紙的研究。然而罕見其書作面世。二〇〇七年溫州書法展覽會上，他的集金文聯頗受人們青睞，贏得了不俗的口碑。行家評論：「吳海平的『佩繽紛其繁飾，循繩墨而不頗』一聯，具有古銅鏡文和陶文之韻，自成面目。」

幾十年過去了，海平事業有成，我好不羨慕。然而，海平為人做事的深謀遠慮，我一點也沒有學會，我依然是原來那個毛毛躁躁的我。

十、風雨建屋二三事

一九七一年春天，我家不得不準備建造房子，因為父親下鄉時，是租住在村中陳德昌家一間房中棲身的，至今租期已到，加之他家十年來增丁添口，已經是一個大家庭了，沒有多餘的房子出租。在這等情況下，青山大隊允許我家在不占耕地的條件下建房。

經過再三的考慮，我們決定把建房的地基選在村子西面的山坳裡。那裡離村子有半里路，原來是青山陶瓷廠廠外的一個廢墟。此處的東面已經建有兩間平房，裡面住的是一戶青陶的老職工。我們準備在現有平房的西側搭建一間半平房，靠鄰人家這間房屋只要築三面牆，另一面就搭在鄰人家的牆上了。地基也不做重新處理，就在原來的廢基上直接建磚牆。這種狀態下的建築物是不堅固的，但是當時我們只想築個棲身的窩而已，遑論其他。

建房的資金是我母親籌集的，雖然總共也只有兩百元，但在當時對我們來講已經是一個大數目了。母親在溫州市機磚廠當工人，人緣很好。知道我們要建房，她的許多工友都伸出了援助之手，單位工會也給予了補助。

建房的磚是我母親和弟弟從機磚廠燒磚車間外面的廢料場上撿來的。母親與弟弟前前後後撿了幾個月。機磚廠到青山村的距離有三十多里，為了省錢，我們母子倆用板車一次一次地把斷磚頭從機磚廠往家裡拉。就這樣，每個星期六傍晚，我們推拉著一車斷磚頭從楊府山機磚廠出發，沿著溫強公路向東，向東，不停地向東拉去，大概要經過六個小時才能把它拉到青山村的山坳裡。一路上，我與母親互相交談，互相關照。為了談話的方便，我們兩個人不是一前一後的推拉板車前進，而是兩人並頭走在板車的前面，一個人雙手握著車把向前走，一個人用肩頭套著背繩把車往前拉。我們母子倆總有說不完的話，只因平時不住在一起，很少有時間談話，這一次好了，我們可以一邊拉車一邊互相交談。

母親告訴我廠裡的工友與領導是怎樣怎樣地幫助她、照顧她的。那年母親已經四十八歲，身體瘦弱，但是她卻以常人少有的堅強扛起了整個家庭的重擔。全家七口全靠她一個人的工資過活，她苛扣自己幾乎到了近於殘酷的地步。像她這樣家庭條件的人能夠避過「精減」與「文革」的浪潮，在全廠也是絕無僅有的。由於她工作出色，任勞任怨，為人善良，助人為樂，因此贏得了領導與工友的同情與庇護。這次建房假如沒有大家的盡心盡力的幫助，我們是無法開步的。

我告訴她的呢，是我在學習中醫針灸過程中的收穫與苦惱。

記得有一次，在拉板車的路上給母親講述了我近期治療的兩個病例：

有一個鄰村的農民，因為右側睾丸下墜脹痛、腫大來求診於我的父親。父親針灸了一週沒有什麼起色，我就勸父親試用蔣老先生的刺血療法。於是我父親就在他右腿的委中與中都穴刺血後拔罐，中都穴位於大腿內側足厥陰肝經，是肝經的隙穴。隙穴是針灸學中治療急性病的首選穴，再說我在患者右中都穴附近發現有皮表靜脈曲張，因此在此刺血拔罐。治療後患者感覺有所好轉，每隔二天來診治一次，治療了三次痊癒。

還有一個病例是治療青光眼。上陳村的一個中年農民，我一個表叔的鄰居，半年來左眼球偶有脹痛，視物不清。開始時他不當一回事，二十天前又再次急性發作，眼痛眼脹難受，並伴有噁心嘔吐，視力嚴重減退，到醫院眼科診治，確診為急性青光眼。用縮瞳劑和降眼壓藥治療，療效都不穩定，西醫為其施行了引流房水降低眼壓手術。手術後二週，眼壓又重新升高，於是來我這裡要求給予針灸治療。根據何黃淼老師的方法，我在合谷、太衝針刺，左太陽穴位刺血後拔罐。經過針刺放血後，他感覺頭目明顯輕鬆，視力亦有所好轉。我告訴他，如有好轉可以再來針刺，如果沒有好轉，馬上到大醫院診治，千萬不要耽擱。第二天病人又來，頭目疼痛已見緩和，發作時疼痛程度亦較之前有所減輕。對此我比他還要高興，這說明針刺刺血的方法是有效的。於是，我仍然用原來的針法，治療後又見症狀減輕，視力大有好轉。我一共給他針刺了五次，針刺後他眼睛的脹痛全部消失，但是還有睡眠不好、大便秘結等病證。當時我還不會開方用藥，只好請他到醫院繼續治療。

這件事讓我知道學好針灸的同時，學習方藥來應對複雜的病證，對我來說已是迫在眉睫的事。母親非常支持我學習中醫針灸，也非常感謝何黃淼老師引導我進入了中醫的大門。她從自己的經歷中總結出一條經驗，就是做事也好，讀書也好，選定目標以後，一定要堅持到底，不能半途而廢。所以希望我要目標如一，學好中醫。

在拉車運磚的路上，我從母親的口中知道了不少家中大大小小的瑣事。

就這樣我們母子倆來來往往拉了十多趟，母親廠裡的那一大堆斷磚減少了一半，而青山村山坳的工地上漸漸地壘積出一個個磚跺。因此，全村都知道我家建房的事了。我所在生產隊的小青年來找我，說他們有十來個人願意參加我們的運磚，開始的時候我堅決謝絕，怕引起不必要的誤會，因為我家的情況特殊，是文革運動的衝擊對象。但是小青年們都自告奮勇地組織起來，自帶乾糧來幫助我，這使我不得不答應他們的要求。

由機磚廠到青山村也可以走水路，不過中間阻隔著茅竹嶺，所以水路不能一路貫通。由於連接茅竹嶺東、西側的是二公里的公路。就計畫先由機磚廠用船把磚運至茅竹嶺西側，換車越嶺轉運至茅竹嶺東側。再上船轉運至青山村。我們召集了二十多個人分頭進行，只用了一天的時候就把磚搬完。

大妹夫設法弄來幾條鋼筋，二妹夫弄來幾包水泥。碎石與沙子滿地都是，可以就地取材，建房的準備工作基本就緒，但是還缺做門、做窗、做屋頂上木架的杉樹木料。

杉樹木料當時屬於國家管理物資，不准私人交易，但是建房沒有木材是萬萬不行的，所以就形成了暗地交易的黑市。所謂黑市，除了不能公開買賣以外，就是價格高於國家規定的幾倍。張沛興告訴我，他妹妹的婆家那裡有一個木材交易市場，可以買到我所需要的東西。

這次建房，沛興、阿六兩個人比我還要用心，買木材一事也離不開他們的幫忙。

那天，我與沛興懷裡揣著五十塊錢和一張大隊容許建房的證明，偷偷摸摸到三溪深山中，透過沛興親戚的四處張羅，討價還價，千難萬難地買到了木料。橫七豎八的木料裝滿了整整一板車，裝好以後我們已經汗流浹背，筋疲力竭。由於怕夜長夢多，我們不敢有更多的停歇，就連夜運木料下山了。路上的辛苦不用言說，我們兩個人一前一後，一拉一推，一口氣行走了六十公里，最後終於來到了青山村。當時我無法酬謝沛興的勞動和付出，只是把這件事牢牢地記住，在心底埋下一顆感恩的種子。然而幾十年過去了，至今我都還沒有跟他道過一聲謝謝。

建房的正式工作是在我高中同班同學王紹新的主持下進行的。他是那種在心裡替你著想，一聲不吭地幫你做事的人。我家這次建房的設想就是他反覆慫恿的結果，因此這樁差事的主持人就自然地非他莫屬了。

俗話說：「一個巴掌拍不響」，更何況是建房呢？紹新也需要一個幫手啊。但是沒有一個泥水師傅願意來幹這個活，因為這是用斷磚砌牆，難度大，又費時費神，我們傷透了腦筋。誰知道，天上真的掉下了餡餅。青山村大隊書記的大兒子三都師傅帶了一班徒弟前來幫忙。

身材瘦長的三都師傅是一個能工巧匠，他為人正直，手藝高超，言語幽默。一個農村裡黨支部書記的兒子在農民眼裡是有點地位的，一般他們自己多多少少也會有點兒優越感，然而三都師傅的身上卻一點兒也找不到這個習氣。有一次我親眼目睹了他應對奉承他的人的一幕。有個村裡人親暱地稱他為「書記兒子」，他不亢不卑地說：「不要這樣稱呼我，請以我的名字稱呼我。政治舞臺，穿紅穿綠，走上走下，我父親如果下了台，『書記兒子』這個稱呼就作廢了。而人的名字永遠不會作廢，可以長久使用，我喜歡別人以我的名字稱呼我。」

一個人在他父輩處於強勢位置的時候能夠這樣冷靜、低調地對待自己是極為難得的。我認為這不是一個人認識水平的問題，而是一個人與生俱來的一種稟性與良知。他還有一個脾氣，就是仗義，愛打抱不平，愛幫助弱勢人群，所以全村老少都很喜歡他。

三都師傅從小就跟人學藝，風裡雨裡練就了一身的好手藝。他平時和我沒有來往，這次他來幫忙，完全出乎我的意料之外，真是雪中送炭。三都師傅一來，和紹新一拍即合。他們經過短暫的協商之後，二話不說就幹上了。開始的時候，他們集中力量用短短的斷磚砌牆，不到兩個小時，所有的牆壁都矗立了起來，並且把大樑都架了上去。這樣一來，整個新屋就露出了清晰的輪廓。緊接著，三都師傅的徒弟們分散在工地的各個要害部位，有的爬在上面敲釘木頭架子，有的在木架頂上鋪瓦片，有的在牆上敷泥灰。他們個個既當師傅又當小工，我的感激之情，真是難以言表。

就這樣，大家風風火火地幹了一天，就完成了所有的工序。

完工以後，我把工錢給三都師傅，他不收。推來推去，他勉強地收了二十塊剛好夠架排搭棚用具租金的錢。他晚餐也不吃，就帶著一班徒弟走了。三都師傅的所作所為給我的印象太深刻了，由此引起的心靈的波瀾經久不息，時時撞擊著我，教育著我，使我懂得這個世界上有一些東西不是金錢可以計算的，使我更加珍惜人情、鄉情、友情、愛情與恩情。

好了，總之在這個無邊無際的世界上，一間屬於我們自己的房子終於落成了。

雖然簡陋到不能再簡陋，毛糙得不能再毛糙，但是我們已經十二萬分的滿足了。當天夜晚，當所有幫忙的人全部回去後，我與母親兩個人把新房子的地面清理乾淨。在搖曳的燭光映照下，剛剛粉刷好的牆壁雪白雪白的，美麗極了。這時老天突然下起了雨，風橫雨驟，雨水打得地面上的礪灰漿都冒起了白煙兒。我們站在新建的房屋裡，看著窗外一片雨色迷濛。蒼茫的雨幕中，天地一色，已經完全分辨不清東南西北，我們的心裡感慨萬千。建房的這幾天，天氣晴朗，等到一切就緒以後，大雨就這樣嘩啦啦地下了起來，老天如此作美也使人感到格外地幸運。一時半會回不去了，我們母子倆並頭平躺在空蕩蕩的新房子的地面上，一句話也沒說，安安心心地閉上了眼睛。

當我覺得被濕冷的泥地凍醒時，發現母親竟然睡得氣息勻稱，香甜酣暢。滂沱的大雨還在下著，雨滴敲打著玻璃窗發出悅耳的聲響，為我們新屋的順利落成接風洗塵。

建房這件事給我的感動，給我的教育無可倫比，它使我親身體會到人的潛力有多大。正像一個哲人所說的：「在任何處境下都不要失望，人所可能調動的資源，總是比現有的資源要多得多。」

值得一提的是，就在新屋落成的早一天，準備工作正在緊鑼密鼓進行的關鍵時刻，我的右腳受傷了。那是我在抬一塊二百多斤重的花崗岩石條時不小心造成的。當時石條已經抬到目的地，正在準備下卸時，由於抬石條的繩索不能及時抽走，石條驟然壓在了我右腳的腳背上。我怕影響工作的進度，不敢驚動大家，就忍痛離開工地現場，一個人一拐一拐地來到乾娘家的二樓。乾娘家在距離我新建房子二百來米的青山陶瓷廠裡面。我與乾娘家的阿六不僅僅是兄弟，還是無話不說的朋友，所以近一段時候都住在阿六的房間裡。我看見自己的右腳背又紫又腫，自覺右腳僵冷，脹痛得厲害，踝關節活動受限。根據《農村醫師手冊》的處理應該用冷水浸泡，防治損傷處組織的毛細血管出血。然而用中醫針灸的理論來考慮，主要是氣血不暢通，不通則痛。組織的毛細血管出血現象，雖然在病理解剖學上是客觀的事實，然而古代醫學家是看不到的。古人認為在損傷處組織氣血不暢通的情況下，如果用冷水浸泡的話，反而會造成「寒濕痹痛」，百害而無一利。其治療的方法，就是馬上用艾條持續熏灸。一種病症，兩種完全不同的診治方法，何去何從？

我想每一個現代中醫師一生之中都會遇見同樣的場景，都會面臨同樣的選擇與鬥爭。我這個初學者也不例外。

中西兩種醫學對這個具體病症的診治觀點都有道理，我這個初學者無法分辨與判斷它們的孰是孰非。所以治療方法的選擇不是是非對錯的選擇，而是由醫學觀點與醫學立場來決定的。

我想，我是學中醫針灸的，它是我一生的事業，我應該堅定地站在中醫針灸的立場上，用中醫的觀點：「不通則痛」、「不通則瘀」、「不通則脹」、「陰盛則寒」來看待自己的傷痛。我要在自己的身上使用艾條熏灸的方法，來試驗一下它到底有沒有療效。

想好以後，我就請阿六同時點燃兩支艾條，替我在脹痛的部位熏灸。阿六一邊熏灸，一邊問我感覺如何？我說，還好。乾娘給我送來茶水與點心，我吃過喝過以後，疲勞與傷痛引起的極度不安稍稍有所好轉，但是脹痛僵冷依舊。就這樣，阿六堅持給我熏灸了一個多小時，艾條用了四條，右腳的脹痛才有了一點兒鬆動。阿六吃晚餐的時候，換了一個人來熏灸，這個人是誰？當時沒有什麼印象，那時可能由於疼痛有所緩和，我開始有點兒朦朧的睡意，以後的事我就不知道了，我已經沉沉地睡去。後來聽阿六說，他與另一個人替我交替熏灸，一直不停地熏灸到晚上九點多鐘，看我睡得又沉又香，臉上沒有一絲苦痛的表情才停止熏灸。前前後後熏灸了五個多小時，艾條用了二十條，整個房間一片雲山霧海。

第二天早晨我在沉睡中醒來時，已經是大天亮了，沒有感覺到右腳有什麼不舒服。我把右腳前後左右上下轉動，居然沒有什麼障礙，真的不可思議。

太離奇了，我跳了起來，右腳一點痛感也沒有了。我蹬蹬蹬地跑下樓，大聲地呼喊著：「我好了！我好了！」我真的好了，在這一天的建房勞動中跑來跑去一點障礙也沒有。艾條熏灸治療未開放性外傷的神奇療效在我自己的身上得到了驗證。從那以後一直到現在，我的右腳活動自如，安然無恙。四十年來，我也用這種方法治癒與減輕了不少類似病人的傷痛，這一療法為我解決了不少的問題，讓我建立了臨床的自信。我想假如有一個有興趣的醫學家可以設計類似傷痛的實驗模型進行專題研究，來解開「長時間艾條熏灸治癒未開放性外傷引起組織脹痛」的機制，那無疑會是一件很有意義的工作。

第二部　走進「傷寒論」

我屏住呼吸讀著《陸氏論醫集》中這些沁人肺腑的文字，就像在昏暗中突然擦亮了一根火柴，使我對於神祕醫學的內涵獲得了一剎那的頓悟。我痛切地感受到一粒耀眼的星火，已經確切地點燃起我生命通往中醫經方之路的導火線。

透過就人論人、就病論病、具體分析、現場指導，方證辨證與體質辨人相結合的方法漸漸走進我的心裡，落實在處方用藥上。

十一、走進半部傷寒論

一九七一年春天，我們搬進了新房。

我新建房子周圍都是山與農田，隔壁住著一個汪阿姨，算起來還是我母親那邊的親戚。她當時年老體衰，諸病纏身，所以經常來我家與父親談論自己反覆變化的病情，由此得知汪阿姨對中醫並非一無所知。

有一天下午，我到汪阿姨家跟她聊天，想從她那裡瞭解到一些與中醫藥有關的事情。

雖然是比鄰而居，只有一牆之隔，一步之遙，然而汪阿姨依然泡茶遞水以客人相待。

「汪阿姨，聽我父親說，你對中醫學有較深的瞭解，能夠得心應手地開方用藥，這些事都是真的嗎？」

汪阿姨笑著說：「雖然我從小對中醫藥耳濡目染，但還從未認真學過，對它豐富的內容也只是略知皮毛。有句老話說『久病成醫』，好些醫理我也是自己在生病的過程中琢磨出來的。」

「汪阿姨，我想學習中醫，所以希望能夠得到你的幫助。」我開門見山地說。

「學中醫好啊，我自己有什麼大大小小的毛病，首先想到的往往是中醫，基本上都是自己開個方子給自己吃。不過現在中醫師好的不多，說一句不中聽的話，如今社會上的一般中醫師還不如我呢。」

想不到，汪阿姨對自己的中醫藥水平這麼自信。

「汪阿姨，你說中醫在現代有沒有發展前途？」

「我的內心一直在驚歎中醫的神奇療效。」汪阿姨說，「比方說，一些被西醫宣布患有不治之症的病人，經過中醫治療得以延續生命或者康復；眾多西醫無法治療的慢性病，在中醫藥的調養下都能慢慢地恢復；一些嚴重的跌打損傷、毒蛇咬傷的患者，西醫可能要截肢，但中醫卻可以讓其康復或者復元；一些惡性腫瘤，中醫藥的診治可以帶病生存。你說，這麼好的東西如果學會了，怎麼會沒用呢？」

我連連點頭，希望她繼續講下去。

「汪阿姨，你是怎麼學會中醫的？」

「學會中醫還談不上，我是父親手把手教我的，但是慚愧得很，我沒有學好它。」

「汪阿姨，你父親在學習中醫藥的時候，對哪幾本書最重視？」

「我父親最珍重的是兩本書。」汪阿姨想了想說，「一本是張仲景的《傷寒論》，另一本是清代沈源的《奇症匯》。」

我怕自己記不住汪阿姨所講的內容，就回去拿來一本新的硬面抄。我先把前面的內容補寫進去，然後做好繼續札錄的準備。

「汪阿姨，沈源的《奇症匯》你看過了嗎？」

「我看過，一共八卷，是清代醫學家沈源先生編輯的。」汪阿姨說，「編者搜羅醫書及筆記、小說中有關疑難、怪疾等治案四百餘則，按頭、目、耳鼻等人體各部位加以記敘，間或加入按語，闡發心得體會或個人見解。《奇症匯》一書的序言是李箎寫的，我記得其中有『或得之朋儕坐對之時，或得之風雨孤燈之夜，飲食而夢寐者胥是也』幾句話。我看到的是手抄本，據父親說是我祖父的筆跡。扉頁上有我父親的題字：『披覽遺物，徘徊舊居，手澤未改，領膩如初。』父親說是引錄晉朝潘岳《皇女誄》中的文字。」

汪阿姨的這一番話語，使我聽了目瞪口呆，彷彿置身於夢幻之中。我連她講的好幾個字都不認識，如「箎」、「儕」、「誄」等字，從發音到字義都一無所知，但她卻能如此輕鬆地脫口而出，真是大開眼界。這樣一個有才華的女子，一輩子就這樣消耗在庸常的家庭生活之中，真是令人悲哀。

「汪阿姨，你父親診治過的典型病例能講幾個出來給我見識見識嗎？」

「我記得父親診治過一個年輕婦女面部紅腫的病症，那個病例給我留下難忘的印象。」

我欣喜萬分，她的回憶可以把一些她父親的臨床經驗發掘出來，給我以後做為學習的材料。

汪阿姨陷入沉思之中，所以我不敢接話，怕一不小心就打斷了她對往事的回憶。

「患者二十五歲，」汪阿姨一邊回憶一邊說，「因為婚後五年未能懷孕，服了一位老中醫的中藥後，臉廓變得暗紅而腫，痛癢難熬。月經淋漓不止，大便秘結，小便黃短，失眠多夢，胃納不香一年多，經四處診治，病情依然。後來經人介紹，求治於我的父親。父親給她投大黃黃連瀉心湯，三帖後就有明顯效果，接著給她黃連阿膠湯合黃連解毒湯十帖而癒。過了半年患者就懷孕了，後來足月生產，母子平安。我印象之中，這個病人除了滿面紅腫之外，身上還有一種難聞的氣味，後來隨著病症的減輕，其氣味也逐漸減弱，治癒以後這種氣味也就沒有聞到了。我父親說，身上聞到這種氣味的人，方中就要重用黃連。」

真是一個鮮活的病案，一個奇病怪疾，臨床表現千頭萬緒，然而診治的方法卻是如此地簡單與平常，療效如此地快捷與明確，這就是我心中追慕的目標。真要感謝汪阿姨的講述，雖然我聽了之後只知道一個病案的情節與結果，而不知道具體的細節與過程，但對我來說，這個故事的正面作用已經夠大了，夠我記憶它一輩子。特別是聞病人體味而辨識用哪一味中藥的事實，更是讓人歎為觀止。中國人認為鼻子是最重要的器官，聞香識臭非它莫屬，所以在別人面前稱呼自己的時候，往往口中說著「我」，大拇指或者食指會不由自主地指向鼻子。古代中醫對辨別病人的身體發出的氣味非常重視，這種辨別就是「望聞問切」中的聞診，被列為四診中的第二位。然而在漫長的歷史過程中，聞診在臨床上偏重於「聽聲音」，在中醫學的典籍中僅僅強調對病人的口腔、分泌物與排泄物的區別。如口臭為消化不良、齲齒、口腔不潔；酸臭氣為內有食積；腐臭氣多為潰腐瘡瘍；身發腐臭氣，可考慮有瘡瘍等，僅此而已。因此，醫師的嗅覺也不能像史前時代那樣地敏感，更罕見它在診察中與藥徵相關的微妙作用的紀錄。

我與汪阿姨交談以後，就一直傾力於中醫病人身體氣味聞診的探祕，長年累月的留意，一人一病的積累，漸漸地似有所得。在我的臨床中這一診察方法已經發揮著擇方選藥的作用。無獨有偶，後來我遇見江陰的薛蓓雲醫師，交談之中，她說自己一聞到某些病人的氣味，就能知道該用什麼方藥，這樣的心得真是不期而遇。

以上的經歷是在和汪阿姨交談後若干年以後的事情，我只想說明和汪阿姨的這一場談話對我是何等的重要，影響是何等的深遠。

「汪阿姨，你父親診治過的奇病怪疾還能再講幾個嗎？」

汪阿姨講的病案我越聽越想聽，真是得隴望蜀。

「好吧，」汪阿姨看我聽得如此投入就說，「我父親遇到一個腹內發熱三年的中年男性病人，三年來常覺腹內陣發性灼熱，摸之肌膚卻不熱，已多處求醫，也求神保佑，均未能取效，全家惶恐不安。父親診時發現：病人煩躁不安，腹內發熱因心情變化而波動，四肢自覺發涼，醫者觸摸之而不冷。告知無大病，請其放心，並予以四逆散。服藥七帖後，腹內熱感減輕，心煩減輕。再服七劑，煩熱消失。停藥觀察，再無復發。」

汪阿姨講的她父親診治的腹內發熱三年的怪病，十四帖四逆散就把它治癒了。其方法簡約之極而又意味無窮，當然，其中的緣由當時我還真的不明白。

我很想知道，一生和疾病打交道的汪阿姨，對中醫師這個職業有什麼看法？

「汪阿姨，有人說：『能醫好的病，不治也會好；醫不好的病，醫師也沒有用』。你對這句話是怎麼理解的？」

汪阿姨陷入了沉思，半天才開口。

「生老病死是人生的必然之路，」她說，「醫師也只是減少與消除疾病的苦痛罷了，總體上是阻止不了死亡的，所以做一個醫師，首先要知道有的病是醫治不好的。不然的話，初學時會過於樂觀而盲目，到後來就會過於悲觀與自責。」

她的一番話，使我突然對古人的「學醫三年，自謂天下無不治之症；行醫三年，方知天下無可用之方」這一句話，有了新的解讀，儘管這一種解讀有可能是誤讀。

「汪阿姨，你父親要你學中醫的目的是什麼？」

「我父親認為，」汪阿姨說，「在社會上普及中醫知識和培養優秀中醫師同樣重要，病人把治癒疾病的希望全盤寄託在醫師身上，事實上只有病患自己才是治癒疾病的決定因素。一個懂得中醫的基本道理、疾病的一般知識的人，才能找到良醫，才能信任良醫。不然的話，你如何選擇良醫呢？你如何判斷診治過程中的療效呢？所以父親要求我學習中醫來自保自養，而不是當醫生。」

汪阿姨父親的見解與陳修園的見解頗為相似，都認為普及中醫知識才能選擇良醫，才能自保自養。也許汪阿姨父親就是受到陳修園的影響。

「汪阿姨，中醫知識對你的身體健康有什麼樣的作用？」

「那作用可大了，」汪阿姨說，「我依靠這一點點的中醫知識，對一般疾病就有了認識，也能處理一些常見的疾病，這樣就有了一種生命的安全感與主動權。」

「汪阿姨，你診治疾病一般是從哪裡入手？」

「我這一種是家庭簡易治療，上不了檯面的，你不要當真。」汪阿姨客氣地說。

「汪阿姨，中醫就是從單方與簡易療法發展起來的，只要有效，就是寶貝，請不要客氣了。」

「我父親叫我先掌握住十六個方劑與相對應的病證，」汪阿姨說，「然後瞭解常用的六十來種中藥的適應症，其實十六個方劑的中藥組成差不多就有六十多味了。在這樣的方、藥、病、證的基礎上，就可以加減變化了。」

想不到醫理深奧，幾萬首方劑，幾千種藥物的中醫藥學，也可以以如此簡易的形式去面對千變萬化的疾病。

「汪阿姨，你常用的是哪幾個方劑？」

「我掌握的十六個方劑是：桂枝湯、小柴胡湯、香蘇飲、三仁湯、五苓散、平胃散、當歸芍藥散、二陳湯、小建中湯、甘草瀉心湯、四逆湯、香連丸、左金丸、藿香正氣丸、甘露消毒丹、金匱腎氣丸。」

「汪阿姨，你是如何使用桂枝湯的？」

「我用桂枝湯治療傷風感冒效果很好，」汪阿姨說，「普通人的傷風感冒一般加葛根；身體結實的人要加麻黃；咽喉痛加生石膏、桔梗；咳嗽氣喘加杏仁；對於平時形寒肢冷，體弱多病的人要加附子。」

「汪阿姨，病人傷風感冒有發熱，體溫升高的時候，你也是這樣使用嗎？」

「一般感冒發熱，」汪阿姨說，「體溫升高的時候，只要有惡風惡寒就可以用。如果病人口苦得厲害，就要加柴胡、黃芩；如果口乾得厲害，就要加生石膏。真的超過攝氏四十度的時候，也要考慮到醫院去，以防萬一。但是給我治過的人當中，還沒有人因為感冒發熱而去醫院的。」

「汪阿姨，你是如何去學會與掌握這些方劑的？」

「這幾個方子藥物組成很簡單，」汪阿姨說，「如香連丸、左金丸只有兩味藥，最多的藿香正氣丸也只有十四味藥，記住它們不難，做成卡片，五、六天就記住了。使用時最初只要記住每個方子的辨證要點，慢慢地就熟能生巧了。」

「汪阿姨，請你舉例說幾個方子的辨證要點好嗎？」

「好的，」汪阿姨說，「我這個是土辦法，給自己使用的，不過效果很好。譬如我使用五苓散就是掌握以下兩個方面的病症：一個是用於突然水瀉不止，另一個用於口渴不止，水入立即嘔吐；當歸芍藥散就是抓住病人有貧血與浮腫傾向，臉色不華，或黃或白；香蘇飲的辨證目標是：飯後胃脘脹而不痛，口淡胃冷加高良薑，瘦弱的人加黨參、大棗；左金丸就是抓住口苦、頭痛、吐酸，只要三個症狀裡有兩個症狀同時存在，就可以使用了；香連丸抓住突然腹痛、腹瀉、裡急後重三個症狀，並且治療效果與發病時間有關，就是說，病症一出現就馬上服藥效果最好，等到第二天服藥效果就差多了，所以我家裡這幾種中成藥是終年必備的。」

今天我的詢問可能啟動了她內心的回憶，所以她也顯得有些激動。

是啊，多年以來，很少有人和汪阿姨談醫論藥了。我父親本來應該和她有話好說，偏偏他是一個寡言少語的人，有空也只會埋頭看書，不喜歡與人聊天。

「汪阿姨，有關五苓散的使用，你能舉一個例子嗎？」

「十年前的一個秋天，阿珠在家裡突然腹瀉，」她指指在門外讀書的十二歲女兒，「那幾天我不在家，到親戚家裡去了。當我趕回來的時候，已經是她生病的第三天了，從家人的口中瞭解到具體的病況：『第一天早晨六點阿珠腹瀉兩次，一整天食欲全無；第二天發熱哭鬧不已，下午腹瀉三次，只吃了一些米粥；第三天發熱，連連噴射性腹瀉了多次。』」

我默默地聽著，可以想像出當時阿珠腹瀉的嚴重性。

「我上午到家裡時，看見阿珠光屁股蜷縮在被子卷裡還在拉稀，流得滿床都是，人瘦了不少，體溫三十八度。大便的顏色黃白相間，有大量黏液，海腥味。頭部頸部有汗，哭著說自己頭痛。幾天來。小便次數很少。口唇乾燥，搶著飲水，水入不久又泛吐出來。符合『水瀉不止，口渴不止，水入即吐』五苓散的治療目標。」

「我就買來一帖五苓散。把它研成粉末，分成十五小包。每包一錢，每次一包。把粉末攪拌到米粥裡再加了點紅糖，就餵給她吃了下去。每隔四小時吃一包。一天餵她吃四次。服藥後小便開始轉長，當天還腹瀉了六次，吐了一次。睡覺前，體溫還是三八・二度。夜裡還好，拉了幾次小便，拉了一次溏薄的大便。早晨起來，體溫已經正常，有了食欲，精神也恢復了不少。三餐還是吃米粥，五苓散粉末繼續放在米粥裡服用。中午拉兩次溏薄的大便，其他一切都好。就這樣治癒了阿珠的秋瀉。」

我聽得如癡如醉，汪阿姨真的了不得。

後來我才慢慢地體會到，汪阿姨使用香連丸、左金丸與五苓散的經驗真的是非常寶貴。在我從醫的生涯中，有不知多少偏頭痛、吐酸、腹瀉的病人使用這些成藥得以有效地治療。

特別是香連丸的三個目標症狀——突然腹痛、腹瀉、裡急後重，概括得準確極了，用法也極為重要。我可以舉許許多多的例子來證實。

譬如二〇〇二年的暑假，單位組織我們到海南島旅遊。在途中，一個女同事突然出現腹痛，司機不得不中途停車。車門一打開，她箭一樣衝下車，十來分鐘以後才上來，一臉的痛苦面容。上來後汽車剛剛準備開動，她又大叫起來，又一次重新打開車門，好幾個女同事就陪她一起下去。大概又過了十來分鐘時間，幾個同事左右攙扶著她從路邊的草叢中出來，臉色慘白，還沒有攙扶上車就痛苦地重新折回草叢中去。全車的同事都是醫務人員，大家都已經猜到這個女同事一定是患了急性腸炎，然而周圍是大海、沙灘與叢林，不知醫院在哪裡，個個心急如焚，什麼旅遊啊，休閒啊，全被這個女同事的腹瀉一事攪黃了。我想她突然腹痛、腹瀉，又加上拉了一次又一次，肯定有裡急後重，所以具備香連丸的方證，就馬上從身邊的手提包中取出一瓶香連丸，叫人向草叢中的這個女同事送去，讓她用礦泉水把一瓶蓋量的香連丸馬上吞下。過一會兒，這個女同事走出了，雖然體力差一點，但是已經沒有痛苦的病象了。

她看見大家擔心的樣子，就說：「好了，好了，全都正常了，大家上車吧！」

大家就像看一場魔術表演一樣，禁不住歡呼了起來。

「這個香連丸太神了！」這個女同事笑著對我說，「吞下去不到兩分鐘，肚子就不痛不泄了，元氣又重新回到了自己的身上。」

雖然司空見慣香連丸化險為夷的功效，但是我心裡還是非常高興。

「你急性腸炎的治癒，不僅僅是藥的問題，主要是方證相對應，才能取效。」

「你怎麼知道我會腹瀉啊，中藥丸都已經帶在身邊了。」這個女同事一臉的笑容，開起了玩笑。

「古代中醫師身邊都要隨身攜帶一些急救的中成藥以備意外，」我說，「香連丸就是其中的一種。我這次出門旅遊也帶了幾種中成藥在身邊，我還把針灸的工具也帶上了，隨時隨地都可以展開診治。剛才你服用了香連丸如果還沒有效果的話，我會給你針灸、刺血、拔罐，同樣可以止痛止瀉，恢復健康的。」

剛才給這個女同事的診治，既沒有按脈望舌，也沒有玄奧的理論指導，就是使用方證相對應的療法，簡簡單單，明明白白，多好啊！

當聽到這個女同事對中醫藥療效的由衷讚歎時，我一下子就回到了三十多年前，在青山村的這個山坳裡，第一次聆聽汪阿姨講敘香連丸使用經驗要點的情景。

聽汪阿姨講香連丸的使用目標，當時只是感到簡單好學，容易記住，還沒有想到它有如此效果。

「汪阿姨，請說說平胃散的辨證要點好嗎？」

「好的，我使用平胃散只注意三點，」汪阿姨說，「一是舌苔白厚而膩；二是頭身困重；三是腹部脹滿。」

「汪阿姨，聽父親說，舌苔白厚而膩和許多疾病有關，都可以使用平胃散嗎？」

「使用平胃散的時候，」汪阿姨說，「一般病人沒有發熱。如果外感發熱的時候，病人出現平胃散的舌苔，我就分別使用下面三個方劑。一般用三仁湯；有口臭，咽喉腫痛，我就使用甘露消毒丹；有噁心嘔吐，大便泄瀉，我就用藿香正氣丸料煎煮成湯劑；如果病人只是舌苔白厚而膩，有噁心嘔吐，大便泄瀉，沒有發熱，可以直接使用藿香正氣丸。」

「對於藿香正氣丸，我父親還有一個診治的目標，就是治療『暑天消化道型流感』。」汪阿姨意猶未盡，繼續補充。

汪阿姨講的內容很具體，很實用，又很好懂，我把它仔仔細細地記錄了下來。她戴著眼鏡，彎著腰，在我的身邊看我一筆一劃地寫。

「汪阿姨，如果臨床上除了有平胃散的舌苔以外，還有口苦、噁心、胃脹等症狀，你如何加減化裁呢？」

「我一般是在平胃散的基礎上加黃芩、蘇梗與香附。」汪阿姨說，「去年古曆三月末，我覺得自己渾身不自在，頭昏腦脹，四肢困重，食欲不振，胃腹脹滿，口苦口臭，便溏尿黃，舌苔黃膩而厚，我就給自己開了兩帖平胃散的加味方子，就是平胃散加黃連、黃芩、蘇梗、香附與砂仁。服了兩天以後，這些症狀明顯地減輕了，胃口也好了起來。」

我聽了以後佩服得不得了，想不到中醫也可以如此處方投藥。

我在讀《傷寒論》的時候，對於甘草瀉心湯的證治比較模糊，汪阿姨把它列為常用方劑，其中必有奧妙。

「汪阿姨，你是如何使用甘草瀉心湯的？」

「這是張簡齋先生治療疑難疾病的常用方。」

我不知道張簡齋先生是誰，但是一定是汪阿姨心儀的一個名醫。

「汪阿姨，張簡齋先生是誰？」

「張簡齋先生是南京名中醫，」汪阿姨說，「當年民國諸多達官名流如孔祥熙、陳立夫、陳果夫、于右任、何應欽、陳誠、程潛、谷正倫等都求診於門下。一九四六年，我居住南京，經人介紹認識了張簡齋先生，他為了病人真正做到了殫精竭慮、嘔心瀝血。當時診務很忙，門人很多。然而聽說我一個弱女子卻喜歡岐黃之術，又出身於中醫世家，已有一定的醫學基礎，就感到十分好奇，與我交談之後，認定我具備學習中醫的素質，就同意我到他家學習。不過他要我先在隨翰英醫師的『南京國醫傳習所』學習三個月以後，再到他家中侍診。可惜我在張簡齋先生家侍診的時間不長，一共只有半個月，因為父親的突然去世而中斷了這次機會。」

原來如此，汪阿姨曾經受過名家指點，所以有這般的見識。

「張簡齋先生外貌長相怎麼一個樣子？」

「張簡齋先生平易近人，謙恭和藹，但是身材瘦矮，貌不驚人，右腳還有點兒跛。」

「張簡齋先生的家住在南京的哪裡？是怎麼一個樣子？」

「張簡齋先生當時家住在鞍轡坊，房子很大，所以他就在家中看病。他的客廳布置得特別的典雅樸素，牆壁上掛著一幅陳立夫先生親書的對聯。」

「汪阿姨，你還記得陳立夫先生撰寫的對聯的內容嗎？」

「張簡齋先生說，對聯的內容是他自己撰寫的，只不過請陳立夫先生代為書寫一番。對聯的上聯是：『不諫往者追來者』；下聯是：『盡其當然聽自然』。」

「汪阿姨，張簡齋先生是如何使用甘草瀉心湯治療疑難疾病的？」

「張簡齋先生對於慢性腹瀉，或者經常大便溏薄不成形的病人只要出現口苦、尿黃，一般都使用甘草瀉心湯。」汪阿姨回答道，「許多疑難病病證的病人，只要出現上述的胃腸症狀，都有較好的效果。」

「汪阿姨，張簡齋先生的甘草瀉心湯常用於什麼病？」

「甘草瀉心湯使用於較多的疾病，」汪阿姨說，「如肝炎、胃炎、腸炎、口腔潰瘍；如失眠、癲癇、臆病（歇斯底里）、嗜睡、夢遊病；如虹膜睫狀體炎、結膜炎、鞏膜炎、淚囊炎；如關節炎、風濕病、神經痛；子宮內膜炎、盆腔炎、陰道炎等。」

她一口氣講出了諸多病名，好幾個病名我還是第一次聽到。

「汪阿姨，虹膜睫狀體炎是什麼病？」

「是眼科的疾病，」汪阿姨說，「這個病預後不好，如果使用甘草瀉心湯的話，要用生甘草一兩，還要加赤小豆一兩與一些活血袪瘀的中藥。赤小豆要浸濕，使它萌發出一點小芽，然後曬乾。張簡齋先生說：『病人眼睛發紅，但是紅的地方不在結膜與角膜，在瞳仁的中間，與赤眼的斑鳩相似，所以仲景有目赤如鳩眼一語』。」

我隨便一問，引出了汪阿姨的諸多話語。對於她的回答，當時我基本上沒有理解，也沒有什麼興趣，只是如實摘錄不誤。等到後來閱讀《金匱》時，才發現汪阿姨講的都是符合經旨的。特別是甘草瀉心湯治療有慢性腹瀉的疑難病患者，這一個張簡齋先生的心傳之祕法，更使我在臨床上左右逢源。

張簡齋先生使用甘草瀉心湯的經驗僅僅是通過汪阿姨所轉述的一些基本內容，在臨床上我只是把它做為一個辨證入手的一種方法，診治時最後都要落實在具體的方證上。「嘔」和「痞」是否是甘草瀉心湯證具備的主症，要以當時的病勢而論，一般「痞」比「嘔」更為重要。譬如治療肝炎時，如果沒有胸脅苦滿，也可考慮使用瀉心湯劑，不一定使用柴胡劑。

當時聽了汪阿姨所轉述的張簡齋先生這番話似有茅塞頓開之感，但是過後卻反而更為迷惑。現在看來，張簡齋先生這番話是以甘草瀉心湯證做為特殊標本，來論敘臨床上病、症、證碰撞時旁生枝節的複雜病象，其背後還牽涉到諸多無言的話語。譬如方證辨證中「方證相對應」與「但見一症便是，不必悉具」等權變的關係。這就涉及典型方證與非典型方證，常規與非常規的辨治選擇在整合分析中的地位評估問題。如果沒有這些辨證思維的鋪墊與支撐，光是就方證論方證，臨床效果可能要打折扣的。

「汪阿姨，你開方子有沒有按脈啊？」

「我父親教我脈學的基本知識以後就去世了，」汪阿姨說，「我不想當中醫師，所以也就沒有去學脈象。」

「為什麼不學？」

「如果要想以中醫為業，診治疾病時一定要脈診，」汪阿姨說，「即使對脈象一竅不通也要裝裝樣子，不然的話，就不成樣子，就像演員上臺要化妝一樣。」

汪阿姨的話，使我知道天下有一些濫竽充數，假戲真做的中醫師，對於脈象只能是「心中了了，指下難明」。

「汪阿姨，你在沒有脈診的條件下診治疾病，有沒有覺得不方便呢？」

「我反正在幾個方子裡面翻來覆去，」汪阿姨說，「治療自己家中的小毛病，有沒有脈診也無所謂。我看一些中醫師臨床上雖然也在按脈，其實都是擺擺花樣子，看病認證一點也沒有譜，真的還不如我。」

「你有沒有遇見脈診過硬的醫師？」

「假如把民間的流言蜚語當真的話，我父親也是以脈理高明飲譽鄉里的。」汪阿姨說，「大家都傳說，他能憑著脈象就能一五一十地把病人的病症說得活靈活現，頭頭是道。對這些神化了的街談巷議，我父親也不明確地表示承認或者否定。」

「你父親的脈診水平到底怎麼樣？」

「我父親在教我脈診的時候告訴我，」汪阿姨說，「他學了一輩子中醫，在脈診方面的進步最慢，甚至可以說一直保持在初學時的水平，沒有大的突破。」

「你父親初學時的脈診水平是怎麼樣子的？」

「我父親如實地和我交了底，」汪阿姨說，「脈診分兩種，一種是不分寸、關、尺的脈診法，父親把它稱之為『全脈』診法，主要是在外感病的時候使用。這一方面。父親說自己除了學會脈律不齊的『結、代、促』脈之外，只學會八種『全脈』的脈象。那就是診察病位的『浮、沉』脈；診察病性的『遲、數』脈；診察體能的『虛、實』脈；以及反映病情緊張度的『緊（弦）、緩』脈。」

「對不起！」說了這句話，汪阿姨起身到後屋去了。過了一會兒，她手裡拿著一包香菸步履緩慢地出來。

「另一種診脈法是怎麼樣子的？」我繼續問。

「另一種診脈法就是寸、關、尺的『分部』脈診法，」汪阿姨說，「父親說自己的體會是：先確定生理狀態下的『分部』脈。」

汪阿姨抽出一支香菸，點燃上以後就抽了起來，她的抽菸動作極為優雅。

她看我有點少見多怪的樣子，就宛然一笑。

「你父親所理解的生理狀態下的『分部』脈是什麼樣子的呢？」

「兩寸的脈應該是浮取即得，」汪阿姨說，「兩關的脈應該是中取而得，兩尺的脈應該是沉取才得。反之，就是病脈。」

「為什麼是這樣？」

「兩寸的脈是上焦心肺功能的體現，」汪阿姨小口地抽著香菸，慢慢地吐出來以後說，「浮取即得，反映心肺功能正常運轉，若浮取不得，就是上焦心肺功能失常。寸脈要分別左右，如果左寸浮取不得，可能就有頭暈、心悸、失眠、多夢；如果右寸浮取不得，可能就有胸悶、咳嗽、氣喘、咯痰。兩關的脈是中焦肝脾功能的體現，中取不得，反映肝脾功能失常。關脈也要分別左右，如果左關中取不得，可能就有胸脅苦滿、煩躁不安；如果右關中取不得，可能就有脘腹脹滿、胃腸症狀。」

我覺得「胃腸症狀」所指不是很明確，就插話：「汪阿姨，什麼叫『胃腸症狀』？」

「噁心、嘔吐、納呆、腸鳴、便秘、便溏、腹瀉等消化道症狀，我父親稱為『胃腸症狀』。」汪阿姨耐心地解釋。

「汪阿姨，如果兩尺的脈沉取不得，臨床會有什麼症狀？」

「尺脈不分左右，」汪阿姨說，「如果沉取不得，可能就有腰痠背痛，耳鳴耳聾，小便不利，遺精遺尿，不育不孕等症狀。」

「汪阿姨，你的記性真好，表達得也層次分明，你父親在臨床上都是這樣地去使用的嗎？」

「我父親說，病人一進來，雖然沒有開口，其實把什麼信息都帶進來了。」汪阿姨說，「再結合以上的脈診所得，病人不開口，我們把他的症狀綜合分析，連猜帶推地說出來也不是沒有可能的。」

「汪阿姨，你覺得這一套脈診方法對臨床診治的意義大不大？」

「對於臨床中醫師，這一套脈診方法是有用的。」汪阿姨說，「因此你不妨也學學，起碼可以引起病人對你的信任與尊敬。然而對我來說意義不大，基本症狀沒有遺漏的話，脈象也應該包含在其中了。再說要花上好多時間去旁敲側擊地試探病人，以求一問就知的症狀。這一個做法，有點兒『醫卜星相』的江湖術士的遺風，所以我不刻意去做。但是，我父親晚年對脈診的價值有他自己的心得。」

「汪阿姨，他的心得是什麼？」

「他認為在正常的狀態下，每一個人的脈象都是不一樣，」汪阿姨說，「特別表現在寸、關、尺的『分部』脈象上，這種區別是與生俱來的，中醫師本來應該記錄在案。醫師知道了病人不生病時候的脈象，才能夠對比與區別生病時候脈象的異常。我父親認為《新唐書》記載許胤宗一番『脈候幽微，苦其難別，意之可解，口莫能宣。且古人名手，唯是別脈，脈既精別，然後識病』的議論，其實是影射脈象因人而異和臨床上以病定脈的無奈。他認為許胤宗的一番議論表面上聽去是矛盾的，其實是別有新意。許胤宗深層的意思可能強調醫師當時感覺到的病人的脈象，要和病人平時正常狀態下的脈象相比較。」

汪阿姨父親的話，很有道理。幾十年以後讀到黃煌先生的文章中提到了脈象與病人的體質有關，使我想起了汪阿姨父親對脈象的心得，兩者似乎在某一方面有共同之處。

「汪阿姨，資深的中醫師透過望診就可以診治疾病，這有可能嗎？」

「你說的是不是指張仲景給王仲宣色候的事？」汪阿姨反應靈敏。

魏晉針灸學家皇甫謐撰寫的醫籍，想不到汪阿姨也已經讀過。皇甫謐告訴我們：仲景見侍中王仲宣，王當時二十多歲，仲景預言其有病，四十當眉落，眉落半年而死，令服五石湯可免，仲宣猶不信。想不到真的二十年後，王仲宣果然眉落，後一百八十七日而死。

「是的，《甲乙經》的序文中說到這件事。」我說，「在許多醫話中也經常看到類似這樣的記載。我不大相信這類『望而知之謂之神』的現象，你說中醫師的望診能否達到這個境界？」

「達到這個境界的中醫師肯定有，」汪阿姨說，「張簡齋先生就具有這樣的診察能力。我親眼目睹他僅僅依憑望診就毅然投以桃核承氣湯三帖，藥到病除，就治癒了一個中年官員的狂躁症。」

「汪阿姨，你認為如何學習才能達到『望而知之謂之神』的功夫？」

「我認為『望而知之謂之神』的功夫是無法傳授的，」汪阿姨說，「醫者修鍊到一定的火候，就會自然而然地水到渠成。」

我想自然而然地瓜熟蒂落不等於被動地等待，總應該有一個傳道、授業、解惑的渠道吧。

「汪阿姨，你為什麼認同『望而知之謂之神』的功夫是無法傳授的呢？」

「望診中，一般的望診是可以透過教育與閱讀的方式學會的，」汪阿姨說，「然而『望而知之謂之神』的功夫是一個例外。不要說診察病症了，就是在菜場上買蝤蠓（青蟹），能夠透過觀望就能識別哪一隻蝤蠓是膏黃肉肥的人也沒有幾個。我的一個親戚，是一個識別蝤蠓的老手，在一大群滿地亂爬的蝤蠓之中，他不用動手去抓撲蝤蠓進行近距離地察看，而只要遠遠地站在那裡，叫人把在他手指點劃下的蝤蠓拿來，隻隻蝤蠓都是百分百的肥美壯實，因此人人佩服他有一雙『望而知之謂之神』的眼睛。他的三個兒子都是做水產品生意的，個個都想學會父親的這一手絕活，渴望練就如父親一樣的『火眼金睛』，去直接看透了本質而不執著於紛繁的表象。我的親戚也想把自己如何挑肥揀瘦的經驗與方法傳授給下一代，然而就是難以用言語與動作表達出來，一直到死也沒有教會他們。」

記得以前讀《學記》中「大匠誨人，必以規矩。不能使人巧」這幾句話的時候，很不理解為什麼大匠不能授人以巧的道理，現在透過汪阿姨這個淺顯的例子，我終於有所領悟。

突然想起張簡齋先生僅憑望診就治癒狂躁症的病例。我的一問，離題千里，還沒有瞭解清楚病人具體的臨床表現。

「汪阿姨，那個中年官員的狂躁症有什麼表現呢？」

「面色暗紅而紫，狂躁不安，罵詈不休。」汪阿姨說。

「汪阿姨，這個病例真好，還有別的典型病例嗎？」

「有一個我哥哥的同事，」汪阿姨說，「是個矮矮胖胖的軍需官員，滿面紅光，體重兩百五十多斤。他是來要求張簡齋先生幫他減肥的。還是我領他去的，那時候我還沒有跟隨張簡齋先生侍診。張簡齋先生只問他一句話，他點點頭以後，就給他開了一張半夏瀉心湯，方中半夏的用量是一兩。服藥以後就有效，後來原方稍做加減，連服兩個月，體重減少了三十斤，多年的慢性腸炎也隨之治癒。」

「汪阿姨，張簡齋先生問他一句什麼話？」

「我不是已經告訴你了嗎？」

我其實心裡也有數，那一句問話一定是大便有否溏薄腹瀉，只是為了核實一下才多問了一句。

張簡齋的經驗經過汪阿姨的轉述，一直到我在臨床上的有效應用，前前後後已有六十多年了。從臨床明顯的療效中，可見方證相對應的方法簡明可行。臨床經驗豐富的張簡齋先生可以望而知之，舉手取效；愚鈍如我也可以通過

「有是證，用是方」探索著一步一步地前行。

我搜索枯腸，儘量尋找一些醫學問題請教汪阿姨。

「汪阿姨，如果遇見一個突然昏死過去的病人，也不知道是什麼病，中醫可以診治嗎？」

「當然可以。」汪阿姨一改往常的語態，「一個人突然昏死過去，這是多麼危急的疾病啊，就是在現代大醫院裡，要診斷出是什麼疾病，並非易事，遑論治療了。然而古代中醫卻可以通過另外一條途徑找到一條非常合理，且可以操作的診治方法。」

我一下子就被汪阿姨的講話吸引了。

「昏死過去是一個症狀。中醫也分中風、癲癇、厥證、中毒、熱病等好多種病。」汪阿姨如數家珍，「如果沿著這一條認病、辨病的思路去診治的話，也是極為複雜的。」

「難道還有一種更簡單的、執簡馭繁的診治方法？」

「當然。」汪阿姨一改平時病懨懨的樣子而光彩照人，「先分『脫證』、『閉證』兩大類。再在『脫證』中選擇四逆湯回陽救逆或者是生脈飲氣陰並補；在『閉證』中選擇安宮牛黃丸清熱開竅或者是蘇合香丸溫通開竅。這樣的診治就能有最大的程度幫助病人，促使其大腦蘇醒。」

「什麼是脫證？什麼是閉證？臨床上如何區別？」

「我打個比方吧。」汪阿姨用手托著腦袋想了想，「『脫證』就是指人體的所有門窗都是打開的，如病人口開齒露，手撒汗多，二便自遺，肢體癱軟；『閉證』就是指人體的所有門窗都是關閉的，如病人牙關緊閉，口噤不開，兩手緊握，大小便閉，肢體強痙。脫證和閉證，兩者的各個主症都是相反的，臨床上比較容易區別。」

經汪阿姨這樣一講，同樣是突然昏仆、不省人事的病人，就被清晰地分成了兩大類。這樣相對應地去抓主症的辨法真好。

「再進一步辨證就可以用方藥了。」汪阿姨的聲音優雅動聽，「『脫證』的病人如果有四肢厥逆，惡寒蜷臥的症狀，就可以使用四逆湯；如果有面紅肢溫，脈數舌紅的脈症，可以使用生脈飲。『閉證』的病人如果有譫語煩躁，脈數舌紅的脈症，可以使用安宮牛黃丸；如果有面白唇暗，靜臥不煩，四肢不溫，痰涎壅盛，苔白膩，脈沉滑的脈症，就可以使用蘇合香丸。」

脈症對應，條分縷析，通俗易懂，趣味盎然。汪阿姨真是個好老師！

「汪阿姨，你有否用上述的方法診治過疾病？」

「有啊。」汪阿姨看著我，「我在娘家的時候，時有遇見這種病症。有一年夏天，我跟著父親出診，患者是一個中學生，暑假期間幫助家中割稻子而中暑，昏迷不醒已經五、六個小時。病人躺在大房間的床上，周圍站滿村子裡的親房、鄰居。我們進去以後，大家才安靜下來並退出了房間。」

我認真地聽著，心裡忐忑不安。

「病人牙關緊閉，口噤不開，兩手緊握，大小便閉，肢體強痙。你說是什麼病證？」

「閉證。」我隨著她的思路，依照她的診斷框架在緊張地思考，經她一問，我就脫口而出。

「好。」汪阿姨看著我滿意地點點頭，「進一步仔細觀察，病人面白唇暗，四肢不溫，脈沉滑。輕輕地撬開緊閉的牙縫，就看見口中的又白又黏的痰涎順著口角流出，並勉勉強強地看到舌苔白膩。」

「噢，蘇合香丸。」我情不自禁地嚷起來。

「又給你選對了方劑，」汪阿姨喜形於色，「假如從判別病名入手就沒有這樣容易了。」

雖然是「二選一」的鑒別，但是我也體味到一點點的成就感。

「我當時就和你一樣。」汪阿姨神色凝重沉浸在往事的回憶裡，「在父親的導引下一問一答選對了。後來父親取出藥瓶中一點點由細辛與皂角研成細末的『通關散』，叫我輕輕地吹入病人鼻中。連吹了幾次以後，病人噴嚏頻作，牙關稍有鬆動。然後把蘇合香丸用溫開水化開，讓病人勉強地灌服下去，再加以針刺『十宣』，這個病人就蘇醒了過來。」

假如沒有我妹妹來催我回家，和汪阿姨的談話還會進行下去。

在汪阿姨家中學到了這麼多東西，我心裡的高興無以復加。中醫從整體著眼，從症狀入手，有千萬年經驗結晶的方藥相對應的診治方法，的確散發著科學的精神。

臨別時，我以感謝的眼光看著汪阿姨明亮的眸子。

我回到家，沒想到阿驊表兄也正在我家，他與父親一邊飲茶，一邊聊天。我對他們講了剛才與汪阿姨的一場談話，父親也肯定了汪阿姨的診治水平，為她不從醫而感到歎息。

「汪阿姨是一個高智商的人，同時也見過大場面，所以能在『田螺殼中做道場』。」父親歎息道。

「阿大，你們認識多久了？」

「我認識汪阿姨已經二十多年了。」父親說，「那時候我在南京工作，你外公一家人也都住在南京。我就是在你外公家裡認識汪阿姨的，說起來還是遠房的親戚。那時候汪阿姨的丈夫在大學教書；她的哥哥是騎兵學校的校長。汪阿姨知書達理，雖然涉及中醫不深，但是心性聰慧，對中醫臨床有一定的領悟，她的中醫心得可能得益於張簡齋先生。這是因為汪阿姨哥哥患嚴重胃病，天天清晨嘔吐清水，張簡齋先生用二十帖的苓桂朮甘湯把他治癒的。因為這個緣故，汪阿姨哥哥後來就懇求張簡齋先生帶教汪阿姨。」

「阿大，你認為她的中醫診治水平怎麼樣？」

「汪阿姨的中醫水平很不錯的，」父親說，「我們家剛搬遷到這裡的那段時間，我的老胃病又發作了。病情是胃脘隱隱作痛，喜溫喜按，嘈雜不適，食入脹滿。我給自己針刺療效不明顯，試著服用香蘇飲一帖，蘇梗二錢，香附二錢，陳皮二錢，枳殼二錢，炙甘草一錢，一共五味藥。但是服後無效，反而更加嘈雜。思前想後就轉為小建中湯，連服了多帖也無效。後來我與汪阿姨偶然之間談起病情的糾纏，她勸我服用香蘇飲加味，就是加上薑、棗、參。我根據她所言，開了二帖方子，服藥以後非常有效，二帖服後，所有的症狀都消失了，真使我刮目相看啊！」

「阿大，你還記得方子的藥物嗎？」

「記得，一共只有八味藥。」父親說，「蘇梗二錢，香附二錢，陳皮二錢，枳殼二錢，黨參三錢，大棗三個，乾薑二片，炙甘草一錢。」

為什麼父親使用香蘇飲無效，而經過汪阿姨加上參、薑、棗就有效，真是奇妙無比啊。

對於汪阿姨的「做一個醫師首先要知道有的病是醫治不好的」這一觀點，父親有不同的意見。

「古人認為，沒有治不好的病，只有沒本領的醫師。」父親說。

這時一直沒有開口講話的阿驊表兄突然插話，發表了他的見解。

「世界萬物是無限可能性的存在，既潛藏著無數不可測的力量，也衍生出無數形形色色的概念。」阿驊表兄平平和和地說，他的講話總是帶有歐化的語法習慣，我一時聽不明白他的意思，這一個缺陷影響了他與別人的交流。

阿驊表兄停頓了半天，見沒人插話，就慢慢地把這個話題繼續講下去。

「表叔，你說的『病』和汪阿姨說的『病』，不是同一個概念。」阿驊表兄看著我父親說，「你說的『病』是有可能治癒的疑難病；汪阿姨說的『病』是客觀上預後不良的病。」

阿驊表兄說的有道理，一詞多解，一詞多義是漢語的特點。

「幾個人在一起討論問題，」阿驊表兄說，「怕只怕被討論的那些觀念，究竟具有什麼樣的含義，人們在認識上還未統一。如果在交換彼此的意見之前，規定好了每一個概念的外延與內涵，就好了。不然的話，討論爭辯只能是關公戰秦瓊。」

阿驊表兄的講話總是要花許多時間在主題之外迂迴與鋪墊，然而就是我這個急性子也認為這種迂迴與鋪墊是必要的。不然的話，許多貌似熱烈的交談，由於雙方對於討論主題理解不一樣，到最後還是一無所獲。

阿驊表兄在沒人打擾的境況裡，講話的聲調漸漸地變得抑揚頓挫起來。

「據我所知，」阿驊表兄說，「『做一個醫師首先要知道有的病是醫治不好的』這個觀點最早是陳修園提出來的，他是從臨床實踐與人的生老病死規律中歸納出來的，是客觀存在的，當然是正確的。表叔贊同的『沒有治不好的病，只有沒本領的醫師』這個觀點也有它的存在價值。《內經》說過：『非不治也，不得其法也。』宋代陳自明所說的『世無難治之病，有不善治之醫』就是這一層意思。天外有天，人外有人，自己治不好，不等於這個病無法治，可能是自己的水平不夠，如果遇見診治水平高於自己的人，也有治癒的可能。退一步說，即使當今的天下醫師皆以無效告終，那也只是今天的事，明天、後天是否如此還不能說。人對疾病的治療能力並不至於今天為止，但是明天、後天的可治是建基於今天不治的基礎上。假如醫者在面對不治之症時，卻不知所對的是不治之症，甚至病人死了也不知道為什麼死的，這樣的醫師，這樣的治療能使不治轉變為可治嗎？所以兩種觀點是從不同的角度討論同一個命題，它們是一個概念，各自表述。一個概念，就是從醫師的責任倫理出發討論病人的疾病；前者強調現實的可能性，要對病人實話實說；後者強調病情變化的無限可能性，要求醫師不斷進取。所以這裡不存在誰對誰錯的問題。」

阿驊表兄的話，觀點新穎，切入點選擇得恰當，對我啟發很大。但是他的講話中的一些詞語我一時還沒有完全領會，所以對他的表達方式不敢恭維。

「汪阿姨的識別蟛蠔的故事內涵豐富，」阿驊表兄環顧四周，停頓了片刻，「可堪與莊子的『輪扁斫輪』相比美。」

「『輪扁斫輪』的成語似乎有點耳熟，」我感興趣地插話，「你能講得具體一點嗎？」

阿驊表兄還沒有接下去講，我父親不知道從什麼地方拿來了這個故事的原文：

《莊子．天道》

桓公讀書於堂上，輪扁斫輪於堂下，釋椎鑿而上，問桓公曰：「敢問：公之所讀者，何言邪？」公曰：「聖人之言也。」曰：「聖人在乎？」公曰：「已死矣。」曰：「然則君之所讀者，古人之糟粕已夫！」桓公曰：「寡人讀書，輪人安得議乎！有説則可，無説則死！」輪扁曰：「臣也，以臣之事觀之。斫輪，徐則甘而不固，疾則苦而不入，不徐不疾，得之于手而應於心，口不能言，有數存焉於其間。臣不能以喻臣之子，臣之子亦不能受之於臣，是以行年七十而老斫輪。古之人與其不可傳也死矣，然則君之所讀者，古人之糟粕已夫！」

「還是表叔的動作快。」阿驊表兄笑著說，「莊子借輪扁之口引出一番以『天道』命名的心得：『得之于手而應於心，口不能言』。即『得之於手而應於心』的技巧是用言語表達不出來的，全靠個人的心領神會。我認為莊子的心得有普適性價值。不但木匠等手藝活如此，中醫的師承也不例外。師承的時候，不僅要聽老師怎麼說，書本上怎麼寫，更要重視老師怎麼做，要自己學會分析與思考。」

「『只能意會，不可言傳』的東西真的就不能表達嗎？」

「《道德經》所謂的『道可道，非常道』就是針對『言傳』這個問題而闡發的。老子認為對於知識的『言傳』是有可能性的，但是也要警惕『言傳』的片面性。」阿驊表兄的回答使我感到意外。「老子不就是透過五千字的《道德經》把自己對社會、對世界、對歷史的看法曲折地表達出來了嗎？張仲景撰寫的《傷寒論》，也透過特殊的文本結構，用理性的語言刻劃出中醫診治系統非理性的圖像，讓後學者瞭解他內在的醫學思想。張仲景的歷史性的貢獻除了提供一部中醫學臨床診治總論之外，還給世界提供了一種獨特的寫作範本。」

「阿驊，還有沒有其他方法可以破解張仲景心中的祕密呢？」

「我想破解的方法應該不會沒有吧。」阿驊表兄對這個問題持謹慎樂觀的態度。「歷代經方醫生從《傷寒論》條文排列入手來研究《傷寒論》；日本漢方從藥徵、方證入手破解《傷寒論》等等，都是希望從中探求仲景的言外之意，弦外之音。」

許多年之後，我讀了波蘭尼的《個人知識》這本書才對「只能意會，不可言傳」問題有了比較清醒的認識。《個人知識》是波蘭尼在一九四五年發表的《科學、信仰與社會》的基礎上發展而來的，也是他做為一位物理化學家在經歷了兩次世界大戰後對歷史、世界、社會和人生以及他自己從事的工作綜合反思的結果。

《個人知識》論敘的核心理念與莊子的「輪扁斫輪」和老子的「道可道，非常道」的命題非常接近。波蘭尼只是對知識「能夠意會，難以言傳」進行了系統的理論研究，並把個人知識又命名為默會知識、意會知識。波蘭尼認為，知識不僅僅只有公共性、可表達性，而且還具有默會性與個人性。它在一定程度上是不可言傳的，從這種意義上說，知識也是具有個人性的。技能是知識的一種，它的不可言傳性更是不言而喻的。游泳者不知自己如何能在水中浮起來，學會騎自行車的人不知道自己如何最終使自己騎在車上不致摔倒，酒類或茶葉品嘗專家能辨別出不同品種的酒或茶的最細微的差別，有經驗的X光師能從病人肺部的X光片中觀察到哪怕是最微小的病變，高明的機械師不依靠任何儀器，單憑聽覺或觸覺就可以判斷出機器和引擎的種種故障……，這些知識都是不能單靠規則或技術規條來傳授的。

它們靠的是師傅教徒弟這種師承的方法來傳授。各種技能或行家絕技如果在一代人中得不到應用，那麼竅門就可能會從人類的知識遺產中永遠消失。

波蘭尼的《個人知識》卻風行一時，被西方學術界普遍接受，甚至被譽為思想界第三次哥白尼革命。然而識別青蟹的故事只流傳於民間，莊子的「輪扁斫輪」也只成為一個偏僻的成語，對老子「道可道，非常道」的解讀一直還是見仁見智。這也許就是早熟的東方文化的歷史宿命吧。

那天談話，我們還討論了汪阿姨說的昏死病人的分類分型方法。

「汪阿姨說的診治昏死病人的方法：先分類，再分型，後方藥，就是順循著理法方藥的辨證論治的方法。可見你們所謂的『方證辨證』僅僅是理法方藥的一部分。單純的方證辨證只是辨證論治的低級階段。」父親抓住了證據，一臉興奮。

在我父親大發議論的時候，阿驊表兄一聲不吭，默默地在思考著什麼。

「按症用方，不論其他，此為絕妙的一例。」阿驊表兄沒有直接反駁父親的意見。「初學者依順著『先分類，再分型，後方藥』的框架去診治當然可以。待到熟練以後，抓住主症一步到位，當然更勝一籌。所以理法方藥的辨證論治和抓主症的方證辨證沒有什麼隔閡，它們之間和而不同，互補互利。」

父親有點兒掃興，鬱鬱寡歡地離開。

十二、讀君方恨識君遲

在一個意想不到的場合，我匪夷所思地發現了一本我朝思暮想的書，認識了一個我從未謀面而後來懷念終生的人。直到現在回想起來，還是覺得這樣的巧遇真是不可思議。

事情的來龍去脈得從頭說起：

我在臨床中發現許多疾病光憑針灸是不夠的，之後在讀日本針灸家的著作時，發現澤田健、代田文志、柳谷靈素等醫家雖然是針灸醫師，但都精通《傷寒論》。特別是代田文志經常針灸和方藥並用，好不令人羨慕。因此我也萌生了學習《傷寒論》的意念，特別是讀了《針術的近代研究》一書，感到一個德國的醫學博士都佩服張仲景的《傷寒論》，我們中國醫師更要努力研究。

我當時能夠找到的《傷寒論》輔導讀本就是中醫院校統編教材《傷寒論講義》。因為沒人指導，我讀了幾次還是一頭霧水。生產隊派我去放牛，我也把《傷寒論講義》帶在身邊。就這樣，咬著牙學了好幾年，但在它的前面我就像一個兒童走進了迷宮，摸不清它的出入路徑和方向。在我的眼裡，《傷寒論》是一大堆症狀與方藥的魔方，沒有任何規律可做為參照與依憑。閱讀《傷寒論》時，時不時被上下的條文卡住，總是弄不懂他的研究進路。無奈之中只好選別的注釋《傷寒論》的書籍來導讀，誰知道導讀來導讀去，反而給我建構了一個無法取捨的想像空間。每當夜幕降臨，我常常在煤油燈下把《傷寒論》顛來倒去地看，走火入魔地嚮往著一種破解《傷寒論》文本的密碼。我也曾經把《傷寒論》中的條文一條條掰開了，揉碎了，分析張仲景的方藥為什麼這麼有效？為什麼這麼地受歷代醫師的歡迎？儘管如此這般地折騰了好久，對於《傷寒論》的入門路徑依然無法找到。

《傷寒論》的終南捷徑雖然是南柯一夢，但是我沒有死心，仍然去中醫古籍的海洋裡探寶尋金。

誰知道過不了多久，我的好夢果然成真。回想起來那真是一次幸運的巧遇。

我隨父回鄉務農以後，一直都很少進城，因此九年來幾乎與所有的同學、鄰居都中斷了往來。一九七一年春天的一天，我進城辦事途經信河街，突然想起一個老鄰居張一，就無目的無意識地跟著自己的感覺走到了他家門口。

有人說：「純粹意義上的親切感無視任何外在的差異」，我非常認同這句話。因為張一就是我僅有的幾個無視任何外在的差異而有親切感的人。那時我家居住在他家大院子後面的木棚小樓裡，他長我三歲，我小學與初中階段有三年的時間與他在一起。他是一個個性張揚、思想開放的人，時時略微眯縫著眼睛，平時習慣用一種帶著睥睨的眼光看著人。他那時候就擁有一個他自己的小小的化學實驗室，一瓶瓶透明豁亮的玻璃器皿，一罐罐封蓋得嚴嚴實實的液體化學原料，一排排大小不一口徑的玻璃試管，這一切的一切都讓我欣慕不已。更不用說那盞酒精燈所燃燒著的藍色火焰，牽動著少年的我神思飛越，浮想聯翩。暑假裡，他經常給我們喝他剛製成的冰汽水，並教我們自己動手製作。我就是在他那裡，第一次聽到什麼酸鹼度、化學反應、硝酸、草酸、香精、小蘇打等新鮮的名詞。因此我家一九五九年雖然搬遷到安平坊居住，但我還是經常到他家裡去玩。我心裡總是把他當做自己的兄長，有什麼疑難的事或是高興的事總想找他聊聊。一九五九年他家的房屋也被街道工廠強行徵用，被迫搬了家；我回鄉以後也極少進城，因此登門拜訪促膝談心的機會也不多了。

張一先生的「新」家是一座已有上百年歷史的樓廳兼備，磚木結構的大院，原來的建築規模較大，院子內外的布局、結構都很講究，很完整。但是現在的大門樓已經油漆剝脫殆盡，門樓頂的小灰瓦在大自然的風吹雨淋下也破損得參差不一了，高高翹起的小瓦花脊兩端的蠍子尾也殘破不堪。

當我從寬敞的古舊木質樓梯上樓，走到他家的三樓時，聽見房間內傳出的話語聲。一個是張一的聲音，自信而優雅；一個是陌生的聲音，蒼涼而緩慢。他們好像在討論醫學問題，「風心病」、「二尖瓣狹窄」、「內關」、「足三里」等醫學名詞都是那個陌生的聲音講的，張一只是隔三差五地提問。我剛到門口，張一就和往常一樣熱情地站起來歡迎我，並把我們的關係向陌生人做了介紹，然後對我說：「他叫林治平，一個行政學校的前校長。現在已經被清理出革命隊伍，成為一個社會閒散人員了。」

張一以一種戲謔的語調介紹林治平先生的身分，臉上泛滿調侃的笑容。

林治平聽了以後尷尬地笑了笑，隨後也就見怪不怪地說：「是這樣，是這樣。真的是這樣。」

張一接著告訴我，林治平父親是這座老房子的主人，他的四個兒子都從小就參加了革命。林治平是老大，在文革中被審查，所以回了老家，現在居住在與張一同一層樓西邊樓梯口的小房間裡。

我的第一個印象是，他笑得那麼憨厚。笑的時候聲音不大，有些沙啞，像一般的老人那樣。他中等個子，神色憔悴，戴著一副黑框玳瑁色的眼鏡，一雙深邃的眼睛，向前凸起的額頭，臉頰上滿布著縱向的紋路——這是一張飽經磨練而堅毅的臉。

我們一開始談話，就立刻忘記了時間，忘記了身外的一切事物。他說當時社會上流傳著一個消息，有十類人，就是所謂的階級異己分子都要從城市裡被掃地出門。他怕自己被掃地出門後，在農村中幹不了繁重的農活。這幾年來，他為了今後的生活，在努力地學習中醫、針灸，暗暗地在為未來做未雨綢繆的工作。

我非常高興又認識了一個有學問、有閱歷的同道。雖然我們年齡相差二十多歲，但對中醫針灸的共同愛好，縮短了彼此的距離。我就把自己學習的情況一五一十告訴了他，並向他請教了許多醫學上的問題。他一點也不保留，熱情地解答了我的提問，並介紹了日本醫學家的「天平療法」以及他自己使用「天平療法」所取得的臨床療效和心得。針灸本來是他的強項，一旦話題回到這上面來，他就顯得眉飛色舞，語音也鏗鏘有力起來。

「其實天平療法就是我國古代的左病刺右、右病刺左的繆刺法，」林治平先生對我們說，「只不過這個日本醫學博士在臨床上廣泛運用我國古代繆刺法成功治癒許多疑難疾病，就寫了一篇題為『天平療法』的論文，發表在一個世界著名的醫學刊物上，所以大家就認為是日本人發現了『天平療法』。」

我在永強鄉下孤陋寡聞，感謝林治平先生讓我不僅瞭解這種療法，更重要的是他給我傳遞了醫學信息，給了我多方面的啟示。和林治平先生交談中，對我教益最深的是他對當前中醫界《傷寒論》研究方向的批評，他認為張仲景的醫學思想被《內經》學者的聲音所淹沒。當時的我雖然記住了他的這句話，但對這句話意思理解不深，所以就沒有展開進一步的討論了。

林治平先生還認為，我們拜讀名醫醫案，學習其方法方藥時要保持平常心，一定要從容面對。

「人們多愛貼標籤，或說把人歸類，寫了幾本書就認為是名醫啦什麼的，這當然省事。」林治平先生眼睛裡閃動著聰睿的光芒，「但我們臨床醫師可不能隨便聽人吆喝，對名醫要分別對待，其中有名實相副的，也有徒有虛名的。

有些名醫的臨床水平與一般醫師不會相差太遠，不過他們能寫和會寫罷了。重學問輕臨床之風盛行，使無數生動的個案被忽視，使大量優秀的臨床家被抹殺，令人心疼不已。魯迅有一句話值得我們記住，他說：『專家多悖，通人多淺。』對專家與通人各打三十大板。這就是警示我們不是盲目地崇拜名人。」

「林先生，老中醫總結自己的臨床經驗與心得也是很重要的事情，沒有著作可也成不了名醫啊。葉天士假如沒有顧景文等學生幫他整理出《臨證指南》，他也不會被後世所知。」林先生的話雖然使我心旌動搖，但我還是強調了臨床醫師要著作傳世的重要性。

對林治平先生的話我不大贊同，但奇怪的是，我的內心卻渴望聽他這樣隨心所欲地暢談。他的這些多少有點兒犯忌的話，可以引起人們深刻的思考，這可能是我喜歡聽他說話的原因吧！四十年來，每當中醫界宣傳某一個名醫或者某一種療法時，我就會馬上想起林治平先生的話。這樣就能以平常心來看待名醫和流行的療法。

我和林治平先生談到福建的蔣老先生，談到他贈送給我的德國許米特博士與日本針灸家間中喜雄合著的《針術的近代研究》一書，林治平先生也很感興趣，並要我借他一讀。

我說，書中〈針術的診斷學〉這一篇的內容我最感興趣，因為它介紹的胸部、腹部、臀骶部的壓診法對臨床很有用處。譬如，胸骨壓診點有兩個，一個在第三肋間腔齊高的地方，說是在支氣管病變時出現，一個在第四肋間腔齊高的地方，說是在十二指腸病變時出現。上下只差一點距離的兩個壓痛點，卻一個與胸部疾病有關，另一個與腹部疾病有關。這裡，第四肋骨的作用恰如橫膈膜的分隔胸腔與腹腔的作用，使人感到非常有趣。

在熱烈的交談中，我變得不那麼拘謹了，隨口就問：「林先生，你有沒有看到過可以用穴位處方替代方藥處方的醫學資料？」

「有啊，」他思索了一會兒，高興地說，「日本漢方家矢數道明先生，師從宗教家森道伯氏研習漢方醫學。一九四一年他做為軍醫被徵兵，經由菲律賓至新幾內亞共和國，在兵站醫院工作。矢數道明先生對當地的草藥進行了調查，並實際應用於臨床。在藥品缺乏的戰時新幾內亞國，他施用針灸療法，用穴位處方替代方藥處方。戰敗後，返回故鄉與兄矢數格氏從事中醫針灸。後來聽說他一直在臨床上施行針藥並治，還寫過一本針灸穴位處方替代方藥處方的書。」

「矢數道明先生寫的書你讀過沒有？」我迫不及待地問。

「我只是聽說，沒有讀過。」林治平先生搖了搖頭說。

我還是不斷地追問他，矢數道明先生有沒有撰寫過用穴位替代方藥的《傷寒論》注釋本。

「這倒沒有聽說過。」他還是搖了搖頭。

我大失所望，林治平先生看我一驚一乍的樣子就關切地詢問：「你在研究矢數道明先生？」

「不，」我說，「我夢想假如有一本《傷寒論》注釋本，注釋本在每一條有方藥的條文下都用穴位處方該多好。這樣，我就可以利用已知的針灸、穴位知識去理解《傷寒論》條文中的微言大義了。」

「承淡安先生的書你讀過嗎？」林治平先生似有所思地一笑，突然問我。

「我讀過承淡安先生翻譯的代田文志的《針灸真髓》。」

「承淡安先生翻譯的日本醫學家長濱善夫與丸山昌朗編的《經絡之研究》你讀過嗎？」

我搖搖頭。

「《經絡之研究》這本書對學習針灸的人來說是必讀的書，」林治平先生說，「長濱善夫在臨床上發現了一位眼科病人，在針刺各經絡的原穴時，所表現的感傳現象基本上與十二經脈的走行一致，而得出了經絡確實存在的結論。這就是經絡敏感人的現象，針灸醫師知道這個事實就會增強自己的信心。」

長濱善夫的《經絡之研究》我聽何黃淼老師提起過。

「承淡安先生《子午流注針法》你讀過嗎？」林治平先生問。

我又不好意思地搖搖頭，說沒有讀過。

他問我子午流注針法使用過嗎？

「我自己沒有使用過這種針法，」我回答，「但親眼目睹何黃淼先生用類似這樣的針法治癒了一個午時昏厥的病人。」

接著我就把何黃淼老師診治過程講敘了一下，他也聽得津津有味。

我當時在想，林先生突然問我有關承淡安先生的書，和我剛才談論的問題是不是有什麼關聯？

「林先生，承淡安先生到過日本嗎？他是一個怎麼樣的人？」我問道。

「是的，承淡安先生在日本留過學。」林先生回答，「承淡安先生是中國科學院院士。他在三十五歲時曾經漂洋過海到日本學習過漢方醫學和針灸。一九三六年回國後，創辦了中國第一個針灸療養院，中國第一個針灸學社，中國第一個針灸刊物《針灸雜誌》，創立了中國現代的針灸學。他還著書立說，主要著作有《中國針灸學》、《傷寒論新注》。」

「承淡安先生撰寫過《傷寒論新注》？」我聽到承淡安先生撰寫過《傷寒論新注》，眼前一亮，就緊緊地追問。

林先生看到我猴急火躁的樣子，故意慢騰騰地說：「對，《傷寒論新注》的副標題是『附針灸治療法』。」

「請你介紹一下《傷寒論新注》的來歷，好嗎？」我驚喜萬分。

「承淡安先生抗戰時在大後方一個中醫學校擔任《傷寒論》的講學工作。」林先生告訴我，「由於生產、運輸、儲存、銷售環節的中斷，藥店裡的中藥材經常缺貨。面對中醫市場有方無藥的現狀，承淡安就利用針灸穴位來替代《傷寒論》中的藥物方劑。他在每一條有方藥的條文下都用穴位處方，於是就有了這一本書。」

我夢寐以求的書終於浮出了水面，看林治平先生的樣子好像有這本書的線索，就滿懷希望地問：「林先生，你能給我找到這本書嗎？」

林治平先生一下子站了起來，高興地說：「巧了，巧了。」他一邊說，一邊踏著吱呀作響的地板回到自己的房間裡拿來一本書遞給我，說：「這就是你剛才說你要尋找的那本書。」

這本從天而降的書已經包上了精美的書皮，我小心翼翼地把書輕輕地打開，《傷寒論新注（附針灸治療法）》赫然入目。林治平先生在旁邊說，這本書他已經反覆讀了幾次，所以知道非常適合我目前這種情況。他也為我能夠鬼使神差地和這本書相逢而興奮。他說了，此書是他向隔壁名中醫邱菊初先生之子借的，日本漢方家森道伯先生、矢數道明先生的故事也是從邱菊初先生那裡聽來的。現在願意把《傷寒論新注》轉借給我，以解我的渴求，並希望此書對我的學習能有所幫助。

我一開始看到這本書就頻頻心跳，後來聽到治平先生願意把這本書借給我讀一段時間時，簡直高興得不能言語了。承淡安先生的名字我耳熟能詳，過去拜讀過他翻譯的《針灸真髓》與《中國針灸學》兩本書，內心對他非常佩服，非常嚮往。聽了林治平先生熱情洋溢的評介，才知道他是這樣一位了不起的人物。我內心為中國現代針灸家對《傷寒論》研究如此深入而感到驕傲，也把這樣的目標做為自己一生努力的方向。

現在，我已經不記得當時離開張一家時的情景，也不記得是怎樣和他們告別的。心裡只擔心這本書拿丟了，就把它死死地擁在胸前，緊緊地抱住它。當我用了五個小時徒步回到青山村時，一身的汗水已經滲濕了這本書的書皮。

那一天夜晚，我疲憊地坐在床上，回想著拜訪張一家時的感受。林治平先生令人心儀不已，他的一些醫學思想和人生理念，以及這些思想理念背後的姿態，深深地打動了我。他和我年齡相距很大，雙方各有一個極為不同的內心世界，按理說交談和溝通應該是很困難的，然而我們卻一見如故，真可謂是「忘年之交」。

後來，我把如何尋找到《傷寒論新注》的過程以及林治平先生的一席談話原原本本地轉述給阿驊表兄，他聽了以後也頗感興趣並且議論叢生，其中有一種觀點我記憶至今。

「林治平先生有關名醫的這一段話很有意思，是有感而發的。」阿驊表兄說，「他並不是否定名醫的醫療水平，而是否定『名醫』的標籤作用。把一個人用一個標籤貼起來，社會上就以這個標籤來認識與判斷這個人，這樣的做法由來已久，實際上名實不一定相副。古人就說過：『盛名之下，其實難副。』」

四十年過去了，林治平先生早已被平反了，也早已不在人世了，但悠悠的歲月沒有抹掉我對林治平先生的懷念。他講的「好書是手拉手的，今天你找到其中的一本，明天你就會尋找到更多」的這句話，值得我銘記一生，我自己以後的讀書經歷也在證明著這一句話。我得到《傷寒論新注》後，從中知道許許多多中日經方家的名字與著作，雖然當時還不瞭解他們的價值與作用，但是已經在心中留下了一些印象，所以當後來偶然看到陸淵雷的著作時，才有那種觸電一樣的感覺。有了《傷寒論新注》與《陸氏論醫集》、《傷寒論今釋》的閱讀經歷，才能夠擁有與張丰先生交談的基礎，就是這一些書籍手拉手地把我帶到了經方醫學的大門口。

十三、抬石壘壩一郎中

在得到《傷寒論新注（附針灸治療法）》這本書的第三天，我就背井離鄉到三百里路以外的龍泉縣去了。當時廟下水庫工地剛剛開工，我就在那裡當起了一個起早摸黑任人調遣的小工。水庫工地上，白天的活很重很累，就是用一條又粗又長的竹杆把一塊塊大石頭抬到大壩上去。夜晚百號人睡在幾個大工棚裡休息。工棚裡滿是灰塵和蛛網，人聲嘈雜，煙霧瀰漫，被子長年不疊，空氣裡夾雜著體腥汗味。

我花了九個月的時間，在聽著此起彼伏、各式各調的鼾聲中，狼吞虎嚥地把這本《傷寒論新注》啃了下來。對照原著和《傷寒論講義》做了兩大本密密麻麻的筆記。在第一本筆記的第一頁上，我恭恭敬敬地寫下：「這是一部經方世界裡的針灸學」。每當閱讀《傷寒論新注》的時候，我的精神狀態就特別地好，注意力也特別地集中。每一個章節堅持從頭讀到尾，不輕易地放過一個字。我所做的筆記有的地方特別詳細，有的地方則一筆帶過。對於不理解的條文，我特別留意，都把它一一記錄下來。反覆思考後，把自己當時真實的想法寫下來，即使是不成熟的東西，也是都把它記了下來。還不時的在筆記簿的前面空頁上札錄一些勵志的話，其中有一句話是：「朋友，當你千辛萬苦地寫完了畢業論文，當你千思萬慮地完成了一項設計，當你聽到千萬觀眾的掌聲響起的時候，你會感到時間對你是忠誠的。」

偌大的一個工地，上百號民工，指揮部沒有安排一名醫師，甚至沒有一個衛生員。我在無形之中就充當了有實無名的中醫針灸醫師。記得剛剛落腳的第一天晚上，我鄰鋪的一個小夥子感冒發熱，頭痛無汗，體溫四十度，手腳冰冷。如果用汪阿姨的方法就是桂枝湯加葛根、麻黃與附子。然而在這個遠離城鎮的荒山叢林之中，周圍沒有醫院醫生，生了病只能聽天由命，大家眼看著只能乾著急。我當時診斷為陽虛風寒，給他喝下生薑紅糖湯，針刺風池、風門，並用自己帶來的艾條熏灸大椎、風池穴，本來是被何黃淼老師列為初學者的禁穴，但是我是在臨床中反覆摸索，漸漸掌握了它的使用特點以後就使用了，特別對於外感發熱頭痛，我把風池穴做為首選的穴位。就這樣，折騰了幾個小時後，他居然汗出熱退，安然而癒。當小夥子第二天在工地上正常幹活時，我的醫師資格就被這一百來號勞苦群體所默認了。從此以後，他（她）們的傷風咳嗽，跌打損傷，腹痛腹瀉，痛經白帶，中暑凍瘡等疾病幾乎都讓我全權處理。

有一天夜裡，我在睡夢中被吵醒。原來隊長吳德明腹瀉不止，這個壯實的中年漢子因為連續十多次的水樣腹瀉已經出現輕度脫水。他心神俱疲，無力行走，但是一陣陣的腹瀉使他不得不起床去大便，那種病懨懨的樣子十分可憐。大夥兒一時沒有想到我，也許是他們不相信針灸能夠止住腹瀉，所以沒有叫醒我。我是被周圍嘈雜的人聲吵醒的，起來以後就把吳隊長所有的情況診察了一遍。估計是食物中毒引起的急性胃腸炎，應該馬上到醫院去進行補充體液等治療。然而深更半夜荒崗僻野的，診所與醫院也不知在哪裡。根據汪阿姨的經驗，我想應該服用五苓散，但是到什麼地方去尋找中藥店呢？在無可奈何下，只有使用古老的針灸療法了。根據何黃淼老師教我的方法針刺陰陵泉與足三里，但是我使用以後療效不明顯，還是止不住腹瀉。我又用了第二種方法，就是在委中放血後拔罐，但還是沒有效果。針灸對急性病的療效，要求現場兌現，要求即時效果，所以治療後還是連連腹瀉就是無效。

怎麼辦呢？大家把目光都集中在我的身上，我也為吳隊長的病情擔憂。緊急之中，突然想起閩北蔣老先生教我治療水瀉不止或者腹痛不止可刺血「金津玉液」的療法。我就叫吳隊長把嘴巴張大，舌頭向上捲起，叫旁邊的人用手電筒的光照射到吳隊長的口腔內。我用三稜針在他舌下繫帶左右側的靜脈上各點刺了兩下，看見有少許鮮血溢滲了出來，這樣就結束了對「金津玉液」的刺血程序。這時我們大家都屏氣凝神，一片肅靜，等待著時間一分一分地過去。半個小時過去了，吳隊長沒有一點動靜，我們才陸續地回到自己床鋪上。我也非常擔心吳隊長的病情會復發，躺在床上半天也睡不著。等我一覺醒來的時候，天已經大亮，吳隊長與工友們已經起床，吳隊長的腹瀉居然已經好了。

就這樣，我在這個前不著村後不著店的山坳裡，充分地體悟到只有蠻荒時代才有的人與疾病相搏鬥的情景：疾病的自然發作、自然展開、自然發展的原生態。我也真切地觀察到針灸、草藥、單方等民間療法的生命力，並實際地扮演著古代草根醫師的臨床實踐，和體味著古代草根醫師醫療活動中的甘苦。在這種環境，這種狀態下，才有中醫針灸的用武之地。然而我也發現，這一群起早摸黑、櫛風沐雨，過著半飢半飽生活的人們，個個生性開朗，食欲旺盛。相比而言較少生病，要生病也只生一些外感病、外傷病、胃腸病等。很少發現有高血壓病、糖尿病、高血脂病，也很少發現有空虛、無聊的情緒乃至抑鬱症等現代病。

到後來，找我看病的人慢慢地多了起來，有附近村莊的農民、村婦，指揮部的幹部和他們的家屬也來找我看病摸脈。我基本上根據承淡安《傷寒論》中的針灸方法進行診治，使用時活學活用隨機應變，同時也輔以草藥。

有一次，指揮部的老書記找我替他的親戚看病，把我從工地上叫來，直接用汽車把我送到龍泉縣人民醫院去搶救一個高熱昏迷的急性傳染病人，我用針灸、刺血的療法竟然使之脫離了危險。在這種環境裡，讀承淡安先生的書就不單純是閱讀，而是迫在眉睫的應用。因為我能借其經驗和方法去解決那些實際存在的具體病例。

承淡安的《傷寒論新注（附針灸治療法）》中引用了許多日本漢方家的注釋與臨床經驗，然而當時我只是泛泛地讀過，留下的印象不是很深，遠遠沒有深刻地體悟到承淡安先生的精神。對這種事倍功半的閱讀效果，我一直認為是由於自己的中醫理論基礎差，悟性遲鈍，理解不力等主觀方面的原因。後來，應該是相隔了許多年以後的後來才知道，除了主觀方面的原因以外，還有一個被我所忽略了的客觀方面的原因，就是大多自學者時常都會遇見的困難，就是難以猜測文本著者的原始意圖。這和坐在大學課堂裡聆聽專家教授直接面授所獲得的東西，是不可同日而語的。正像語言學家索緒爾所說的：「如果說『言語』是對主體意識的模仿的話，那麼『書面文字』就是模仿的模仿了。」

當然，九個月反反覆覆的閱讀，承淡安先生的醫學思想與經驗多多少少也滲透到我的大腦之中，使我對方藥的臨床運用開始建立起初步的輪廓與概念，使我終生受益。我母親過去經常出現小腿抽筋的毛病，還有夜裡感到口中乾燥，舌頭都轉不過去。西醫給她服用維生素類藥物，中醫給她服用補陰生津的生地、麥冬以及六味地黃丸等中藥，也都有效，但是吃多了以後胃裡就會不舒服。讀了承淡安先生的書，我知道應該使用芍藥甘草湯才能治癒，特別是書中承淡安先生引用他老師瞿簡莊先生的經驗：「芍藥、甘草同用甘苦相合，有西洋參之功用，生津養血，有過之無不及。」讓我留下了深刻的印象。從龍泉回家以後，我就給母親服用芍藥甘草湯，連服半個月，基本治癒了她多年的老毛病。雖然幾年以後也有復發，但是原方再服依然效如鼓桴。這個方子伴隨著我的中醫生涯，給我帶來了許多意想不到的聲譽。譬如我古爐巷的老鄰居張師母，也是我母親的少年朋友，她也患腳病，躺著、坐著都沒有異常，但是一站到地上，右腳就抽筋，邁不開步，幾年來屢治不效。她丈夫是著名的西醫內科大夫，送她到上海治療，各科專家會診也沒有結果。聽說我母親的腳病治癒了，就過來詢問。她也舌紅得厲害，夜裡口乾難忍，我就給她服用芍藥甘草湯，芍藥二兩，甘草五錢。一週後，大有改善，她與她的丈夫一起登門就診，不到一個月完全治癒，真是皆大喜歡。還有一個典型病例，也順便講講。我的一個高中同學陳長青，男，六十五歲，身高一七一公分，體重六七・五公斤，初診二〇〇九年六月七日。主訴：右腿外傷皮開肉綻，血流滿地。手術後，醫師決定石膏固定三個月，患者不耐其苦，二十天不到就把固定的石膏偷偷剪開。住院一個月，右腿僵硬如木，一點也不能動，醫師都認為是石膏偷偷剪開所造成的結果，可能要再做一次手術。陳長青在醫院的病床上透過電話求診。予以芍藥甘草湯加牛膝、木瓜。處方：白芍六〇克，甘草一〇克，牛膝三〇克，木瓜一〇克，七劑。一劑後，僵硬如木的右腿就能有力上抬。當天就出院回家，在家中服上方不暇，右膝關節的活動度一天比一天大，服藥四十天，右膝關節的活動度恢復正常。一共服藥三個多月，下肢活動能力恢復如前。現在，幾年過去了，患者完完全全地痊癒，甚至比生病前更為有力，其雙腳的皮膚全部老皮脫盡新皮重生，其欣喜難以言表。這個病例我在南京「二〇一〇年全國經方應用論壇」的特別演講中做為方證辨證的病例曾經提到過，引起了廣泛的注意。如河北省徐水縣孫超中醫師受其影響回去以後，在三個月之內運用芍藥甘草湯加味治療嚴重的髖、膝、踝關節的扭挫傷，三例病案均在短期之內治癒。孫超醫師將其診治經過寫成論文〈去杖湯臨床應用三例〉，在「二〇一一年中國南陽經方醫學論壇」上交流，並收入大會特刊《仲景之光》之中。這些雖然是後來的事情，但是也反映出承淡安先生的著作對我經方的臨床思維的形成產生了積極的影響。

承淡安先生書中大量引用了許多日本漢方家的醫學思想與經驗，為我日後進入經方大門也起了啟蒙的作用。譬如他在葛根湯的臨床應用方面，重點介紹了吉益東洞用此方治療頭身部瘡瘍初起與鼻淵鼻漏臭膿濁涕的經驗，使我體悟到什麼是「方證相對」中的主症，一般來說，診治這些疾病肯定以瘡瘍與濁涕為主症，然而經方醫學並不盡然。經方醫學自有一套獨特的認知系統，日本漢方家在這個方面著力頗多，其經驗值得現代從事經方臨床研究的醫師注意。

在這一段風風雨雨的日子裡，我既嘗到了針灸療法的甜頭，也對它的局限性有了一種敏銳的警覺。一些中醫方藥能夠適應的病症，如果勉強用針灸療法可能就會事倍功半，甚至勞而無功。我們工棚附近有一家農民，對我們出外打工的人非常同情，我們的飯菜都是他們家幫助加工的，等於是我們的房東。他家的大女兒月經不調，每次來汛痛得滿床打滾，月經色紅量多，面紅煩熱，頭暈心悸，眠淺易醒，大便秘結，西醫診斷為子宮內膜異位症，出血性貧血。因為家境困難，多次治療無效後就聽之任之了。他們曾經求診於我，我用針灸療法僅僅在痛經時止止痛而已，無法在根本上解決問題。我從承淡安先生的診治經驗中知道該用黃連阿膠湯和三黃瀉心湯合方。但沒有把握，我也沒有開過處方的先例，再說病家也不特別相信我，躊躇再三只得作罷。

正是在這種特殊的自然形態與社會環境下，我在每天進行的「原始」狀態的醫療活動中痛切地感受到自己醫學知識膚淺和治療經驗不足。正如諺語所言：「知屋漏者在宇下」，特別是西醫知識的欠缺很可能會引起誤診誤治。於是我抓緊時間讀了一些西醫的書，也購置了體溫計、血壓計、聽診器等基本的醫療用具，把它們放在衛生箱裡，隨身帶著以防萬一。我在這種情況下的所思所想只有親歷其境的人才能理解。

初步的西醫知識和簡陋的西醫診察器具很快就派上了用場。

工地上有一個小工，名叫郭蘭蘭的姑娘，是龍泉縣城的人。記得有一次她在工地的高坡上摔了下來，大喊一聲就昏迷了過去，一動不動地蜷臥在亂石之中。我就在她的附近，看著她這個樣子，我一邊使勁地喊救命，一邊馬上過去給她診治。我先檢查她全身體表各部位，沒有發現開放性損傷，然後檢查四大生命指標，檢查瞳孔，檢查胸腹部，發現一切還好，心裡就放心了一些。接著就用指頭做針刺激有關醒腦的穴位，使她很快地蘇醒了過來。醒過來以後，她說自己除了右小腿麻木疼痛以外，其他部位沒有異常。這時，我心裡明白，大概是單純的右小腿骨折。一個小時後急救車來了，我和吳德明隊長一起把她送到了縣城人民醫院。在狹小擁擠的急救車中，我望著郭蘭蘭痛苦的面容心裡想，假如是古代，假如沒有西醫，做為一個醫師的我該怎麼辦？辦法肯定是有的，但肯定不如現在中西醫兩套診治療法相配合的完善。不能忘記，我們畢竟生活在現代，所以不能讓偏執與自大遮蔽住自己的眼睛。要正視廣大農村、邊遠山區、基層單位醫務工作者需要的是一種基於中西醫兩套交迭共識的診治方法和技能。「純中醫」那樣的觀點對於目前的中國基層醫師來說，還是一種用不起的奢侈品。

「小婁，你有客人。」有一天傍晚我從工地回來，房東的女兒大聲地對我說。

我感到很奇怪，是誰會到這個荒山深溝裡來看望我啊？

原來是黃美西從福建浦城來探望我。

黃美西一九七〇年到浦城硫鐵礦廠工作，這一次是找到了正正式式的單位。當他知道我在龍泉縣廟下水電站工地做小工的消息，就請假來這裡。他一路上辛辛苦苦地轉了好幾次的車，然後步行了幾十里路才來到了廟下水電站工地。當我看到他一身的工作服，赤腳穿著一雙舊拖鞋，風塵僕僕地從幾百公里外的浦城來到這裡，我就像看到了久違的親人。

他非常關心我的身體，認為從溪流中抬大石塊上大壩不是我這瘦弱的身軀能經受得了的。所以千叮嚀，萬囑咐，要我注意休息，要我增加營養。那天夜裡，我們睡在一張床上，周圍是一片的打呼嚕聲和夢話聲，我們在黑暗中講了一夜的話。

他聽我講了診治疾病的經歷與讀書的體會後，與其說是高興，還不如說是心疼。他凶狠地罵我不要命了，以命令的口氣要我取消凌晨起來學習的安排。他的拳拳之心，他的真摯的愛，他的飽含深情的話，只有親人才能心領神會。他為了說動我要把健康擺在第一位，就以身說法，其中有關他一九六五年生急性多發性膿腫，高熱不退，昏迷不醒的經歷，我至今難以忘懷。

「一九六五年那一場大病，我差一點就會死去，」他說，「現在想想都覺得後怕。」

我在黑暗裡看不見他，但是從他那種畏懼的聲音裡，我已經感受到那場疾病的嚴重程度。

「到底是什麼疾病，會把你的身體擊垮？」

「起病非常突然，沒有一點預兆。」美西歎了一口氣，「要是相信有什麼迷信的話，那還算是一個原因，就是在東游公路工地完工前的兩天發生了讓我後來一直懊悔不已的事。那天我們在即將竣工的工地上發現一頭小山麂惶恐不安地游過清溪，跳上了已經完工的公路。大家驚喜地歡呼，石塊像雨點一樣地向牠砸去。恰恰是我的一塊石頭擊中了牠的後腿，可憐的小山麂痛苦地驚叫一聲，向公路的後坡衝去，受傷後的牠衝不上去了，打著滾從坡上摔了下來，一個轉身就重新跳進溪水，向對岸艱難地泅游過去。當時我的心裡就感到極度的內疚，一整天一句話也不想說。過了一天，我就感到身體惡寒，噁心，全身肢節不利索，與平日的狀態相比較就知道自己生病了。工地馬上要搬遷，雜事一大堆，現在病了可麻煩了，可是病來如山倒，誰也攔不住。身體惡寒，全身肢節不利索的病況持續了三、五個小時以後，全身開始一會兒發熱，一會兒惡寒，口中苦極了，噁心得難受，身體上長出好幾個鴨蛋大小的腫塊，硬硬地，我預感到這些肯定不是好東西。接下去就感到四肢活動不利，特別是下肢的行走發生了困難。工地在遠離城鎮的荒山僻野，四周沒有醫師，沒有藥物，我自己到山上挖了一些茅草根，煎湯一大碗，心裡默默地祈禱老天保佑我，然後一口氣把藥汁咕嚕咕嚕喝下了肚子。然而老天不開眼，病勢依然洶湧，煩熱多惡寒少，腫塊漸漸地增多，漸漸地變硬變大，我好不害怕啊。第二天，情況好像穩定了一點，我還能夠帶病一撇一拐地步行到了黨城。做公路的人都是這樣，我們僅僅完成了公路的路基外形，還無法通車，轉移到新工地只能靠自己的兩隻腳步行。」

流動工是一種臨時性工具性的存在，如果生病了，那無疑就是一場災難。這次，這場災難不幸降臨到黃美西的身上。他病了，還病得不輕，然而在缺醫少藥的窮鄉僻壤得不到及時的醫治，工地在變遷之中，他得帶病徒步行走了幾十里，來到了新工地——黨城村。

黃美西講的黨城村，對我來說並不陌生。我到建甌縣黨口村公路建設工地尋找黃美西，曾經經過黨城。

我翻動一直側著的身子，平躺著說：「黨城我到過。」

黃美西「唔」了一聲，還是接著說自己的病情：「我是下午二點鐘到達黨城的，在黨城發現這裡有為數可觀的古代的民居群，而且各家各戶的建築藝術表現風格不一，聽村裡人說，這些古建築還是明清時期保存下來的。當時我身體不舒服，沒有心情觀看。到了新的住處以後，我放下行李就感到全身無力，勉強把睡覺的床鋪整理好，就昏昏沉沉地躺在床上一動也不想動了。下午，大家都去上班了，我一個人躺在房間裡斷斷續續地發起了高燒，頭痛煩躁，全身寒顫。」

我想黃美西當時的症狀與我剛到龍泉廟下工地的那次外感發熱同中有異，我當時的症狀是：高熱惡寒，頭痛欲裂，頭面發燙，口乾咽燥，只想大量的喝水。一個人躺在又悶又暗的破房子裡，房間裡沒有一滴水，周圍沒有一個人，心裡非常恐懼又非常地無奈，彷彿已經到了末日。這時候多麼地渴望水、棉被、藥物與醫師，這時候多麼需要親人在身旁啊。後來我一直在回憶，一直在揣摩在猜想，我當時的病況如果用《傷寒論》的方法來診治，應該用什麼方子？讀了《傷寒論新注（附針灸治療法）》後，我知道了，它是太陽陽明並病。《傷寒論》云：「太陽中風脈浮緊，發熱惡寒身疼痛，不汗出而煩躁者，大青龍湯主之。」《傷寒論》中說的不就是我當時病況的真實描述嗎？如果當時投以大青龍湯，可能就一汗而解了。根據承淡安的方法也可以用針刺治療，穴位可以取：合谷、經渠、曲池、足三里、間使，針刺時，要用強刺激的手法。然而，我當時一無所知，只能讓病魔肆意地摧殘，一直等到自身的抗病能力恢復了過來，疾病才自然而然地痊癒。黃美西那次的病情更急，更凶，病勢發展得更快啊。

「你那次的多發性膿腫，從經方醫學的角度來看，病症在開始的幾天就已經經過了三個階段。」畢竟是時過境遷，我躺著平靜地說：「一開始『身體惡寒，噁心，全身肢節不利索』，就是太陽傷寒病的麻黃湯證。《傷寒論》云：『太陽病，或已發熱，或未發熱，必惡寒，體痛，嘔逆，脈陰陽俱緊者，名為傷寒。』如果這時投以麻黃湯，可能就一汗而解。由於第一階段沒有得到及時的治療，病情繼續發展，就出現第二階段的病變，當時『全身開始一會兒發熱，一會兒惡寒，口中苦極了，噁心得難受』。這一切都是少陽病的證候，可以用小柴胡湯治療，根據承淡安的方法也可以用針刺治療，其穴位是：期門、大椎、間使、足臨泣。如果惡寒消失了，發燒不但不退，反而出現潮熱，頭痛煩躁，口苦口臭，口渴欲水，神昏譫語，大便秘結，小便黃臭。雖然現在無法知道他當時的脈象，但是根據他的年齡與體能狀況應該是實熱證，那就是疾病已經進入了陽明腑實證，也就是典型的承氣湯證了。根據承淡安的方法也可以用針刺治療，其穴位是：大小腸俞、足三里、支溝、承山、太衝，以上六個穴位合用，可通大便。但是承淡安清醒地指出：針刺治療陽明腑實證的療效『特不及藥劑之確實』。也就是說，還是應該使用承氣湯類方子為好，這才是腳踏實地的科學的精神。承淡安不愧是一位大師，能夠實話實說，不會故弄玄虛而誤導後學。」

他看我分析得頭頭是道，也不知道在當時能不能真的解決問題，所以「哦」了一聲，沒有作答。

「後來怎麼樣？」我急切地問。

「夜晚，大家從工地上回來以後，發現我的病非同尋常。」黃美西痛苦地說，「他們就在我稍稍清醒的時候問我：『送你回家好不好？』我知道家中一貧如洗，就死活不回去。第二天一早我的兩個表兄從村民家裡借來一架竹靠椅，把我抬到東游鎮公路建設指揮部附近阿淼隊的工人臨時住宿處，讓我躺在一個老百姓的穀倉裡，找來一個據說是省城下放來的老醫師為我看病。他們還交代阿淼隊的炊事員每天三餐送飯給我，其實當時我處於神昏譫語的半昏迷狀態之中，根本無法進食，朦朦朧朧之中，覺得自己走在一條漫長的路上，沒有邊際，沒有盡頭。多麼難走，多麼累人啊，我盼望這條艱難的路早點結束，讓自己的生命適得其所！」

「當我從無邊泥濘的噩夢中醒來時，頭像裂了一樣疼痛。」黃美西繼續在說，「睜開眼睛環視四周，發現自己躺在一個一米多寬，近兩米來高的木盒子裡面。我懷疑自己已經死了，已經躺在棺材裡面了，但是我的耳朵還能聽到樹上的鳥兒在鳴叫。我知道我還活著，我在重病之中。」

在這漆黑的夜裡，聽美西講病時的感覺，我想了很多，我更加覺得醫學對人類的重要性，更加堅定了學習中醫針灸的決心。我想在原始社會人們生病的痛苦以及對醫療的渴求，醫學的產生是生命體本能的呼喚。

「老醫師帶著護士每天來一次，」黃美西還在說，「看見他那可愛的落腮鬍子，善良明亮的眼睛，我就感到生命的希望。他的診察非常仔細，但是因為沒有任何化驗條件，無法得出準確的病名。不過根據臨床症狀，可以肯定是嚴重的感染，這種感染是細菌還是病毒所致就不知道了。根據他的經驗，細菌感染的可能性為多，所以每天靜脈注射一支『金黴素』。」

我在注意地聽，也在不停地想，這樣的臨床病況對於西醫一定要依賴於化驗才能確診。然而中醫針灸該怎麼辨呢？用《傷寒論》的六經來辨證應該是哪一經的病？用哪一個方子？有療效嗎？

「美西，當時你的自我感覺怎麼樣？」

過了一會兒，黃美西說：「沒有惡寒，只是全身煩熱，頭痛難忍，口苦口臭，口乾得厲害，沒有食欲，大便都沒有拉過一次，小便黃臭，發熱在下午近傍晚的時候最高，老醫師說是潮熱。四肢有幾塊硬結，按它不很痛，但是左上臂的那一塊特別大特別的硬，按壓它全身會格外地難受。對，發病的頭幾天一點汗也沒有，後來有汗了，但是體溫一直沒有降下來。」

我繼續在考慮美西這個病，根據針灸的方法也可以取一些有退熱作用的穴位進行針刺。

黃美西發現我一聲不吭，以為我睡著了，就漸漸地停了下來。

我哪能睡得著啊，就說：「我還在聽著呢，每天靜脈注射一支『金黴素』效果怎麼樣？」

「五、六天過去了，病情還在繼續惡化。」黃美西說，「老醫師也害怕了起來，那天他大聲地嚷嚷了：『這是誰隊裡的人啊，趕快通知他隊長派人立即送到建甌縣醫院去，否則有生命危險。』」

我還在繼續思考他的病症如果是中醫能否有更好的診治方法。

「後來怎麼樣了？」我問。

「第二天，我表兄趕來把我急忙送進建甌縣人民醫院，」黃美西說，「經急診後，要求住院治療。主治醫師是一個五十多歲的女大夫，名字叫林冠英，中等身材，衣著素雅得體。她給我非常認真地檢查了以後，做出肯定的診斷──多發性膿腫，古人稱之為『流注』。她見慣不怪，波瀾不驚的態度給我心理上極大的安慰。診治時，她溫和地對我說：『多發性膿腫是細菌感染所引起的，假如不及時治療是很危險的。現在你放心，安心地配合治療，半個多月就可以治癒。』她每天按時查房，詳細地詢問病情，對工作一絲不苟。我們從內心尊敬她，都虔誠地議論著：『林冠英，林冠英，諧音就是靈觀音，也就是觀音菩薩顯靈。』就這樣每天大瓶的藥水靜脈滴注，用的藥還是金黴素，不過劑量已經加大。」

「你什麼時候出院的？」

「半個月左右吧，」黃美西說，「因為預繳的醫藥費已經用完了，還倒欠一塊錢，只得提前出院。我為了還清倒欠的一塊錢，把自己的熱水瓶賣給了一個剛剛入院的新病員。」

「臨走的時候，林冠英大夫怎麼說？」我問。

「林冠英大夫看見我這樣快地出院，很不放心。看我決意要走，就十分關切地吩咐我，『疾病還沒有痊癒，回去以後還要繼續治療。』」黃美西說，「她給我開了一張處方，叫我交給東游指揮部的周醫師。就這樣，我從縣醫院的東峰鎮，一拐一撇地走了一天，黃昏時分才回到工地黨城。後來找到周醫師，原來他就是那個落腮鬍子老醫師。此後十多天，老醫師每隔一天給我靜脈注射一針金黴素與葡萄糖，我在治療中期待著疾病儘快好轉。我這一病，已經欠下了一屁股債了，所以只能帶病出工。就這樣，一邊治療，一邊上班，直到痊癒。」

我跟他說，看來中醫針灸治療各種發熱性疾病還是大有可為的，我下決心一定要把《傷寒論》學會，這就是一本診治各種各樣傳染性感染性發熱疾病的絕妙著作。

我們一夜沒睡，他的怵目驚心的生病經歷使我終生難忘，看來西藥對細菌性疾病有較高的療效是不可忽視的，然而這一些傳染性與感染性疾病，中醫針灸該如何治療我還一無所知。黃美西的病，如果在一發病就給予針灸或者吃中藥會不會好一點呢？如此地危急與纏綿的發熱疾病，古代醫師難道沒有辦法嗎？從黃美西的話裡我更加瞭解到在外流動打工人群的疾苦，以及在他們心目中好醫師的美好形象，這一些話對於我也有警示作用，使我更加意識到自己任重而道遠。

黃美西因為要回去上班，天濛濛亮我就送他到公路旁的車站，好不容易攔下一輛過路的車。在車子快要開動的時候，他流著淚勸告我，一定要珍惜自己的身體，要增加營養。並告訴我，有二十塊錢放在我的枕頭底下，給我買點東西補補身體。

車子漸漸地遠去，望著滾滾而去的灰土，我的眼淚奪眶而出。

十四、南陽問路叩仲門

郭蘭蘭姑娘經醫院檢查確診為右小腿腓骨骨折，住院治療兩個月後痊癒出院。出院後在家休養期間，隊裡工人叫吳隊長去探望她，我就要求跟隨吳隊長一起去。因為我以前聽郭蘭蘭說過，她養母的乾爹仲萬春先生是一個經方派的名醫，所以我想趁這次機會，去拜訪仲萬春先生，希望能給我指點迷津。

初冬的一個下午，我們到了龍泉縣郭蘭蘭姑娘家裡，看到郭蘭蘭姑娘的傷好得差不多了。她聽說我想去拜訪仲萬春先生就說：「仲先生就住在我家附近」。說完就帶我去了。吳隊長留在郭蘭蘭家，陪她的父親郭書記聊天。

我尾隨著郭蘭蘭姑娘穿街過巷來到了一個雜合院。她指著東邊一間兩層土木結構的老房子說：「仲先生住的這兩間房子還是租賃的，這房子已經多年失修了。想不到醫術精湛的他到了晚年，還是這樣地一無所有，真的令人寒心！」

仲萬春先生住房的樓下是客廳與廚房，樓上是書房兼臥室。由於他是一個人獨居，疏於料理，房間裡顯得有些凌亂，看來他的生活處境不是很好。樓上房間兩個大書櫥裡塞得滿滿的，書櫥裡有各種各樣不同年代出版的醫籍、各種醫學雜誌與筆記本。其中有陳存仁主編三〇年代出版的《皇漢醫學叢書》，這套叢書十多本，占據了書櫥相當大的一部分空間。我過去聽說過這一套叢書的名字與內容，知道《皇漢醫學叢書》主要為《傷寒》、《金匱》、《溫病》等典籍文獻的研究注解，但是從來沒有親眼目睹過它們。在這裡我第一次看到了它們煌煌的行列，我心裡的快樂難以表達。由這些醫書聯想到這些醫書的主人，我料想他一定是一個喜歡讀書的人。

仲先生是一位七十歲的老人，頭髮花白而疏少，矮胖個子。雖然寧靜寡言，但他的一雙執著、明亮的眼睛卻透露出他是一個正直、聰慧、有主見的醫者。

我們進來的時候，仲先生剛剛診治完一個老年男人的丹毒病。

我向仲先生問候一聲之後，就向他做了自我介紹。

「早聽蘭蘭說了，你在自學《傷寒論》。」他笑呵呵地說，「水電站工地上抬石頭的工作那麼累，你每天還能堅持在凌晨三點鐘起床讀書，真是不容易啊！我認為你在特殊的環境中也可能獲得比其他環境中更多的知識，你如此獨特的人生經歷就是一筆精神財富，它會告訴你一些在日常生活中所體會不到的思考和知識。」

接著他向我說起剛才這個病人的治療經過。

「病人是鄰居，七十歲，平時身體健康。」仲先生說，「五天前早晨起床的時候，突然發現頭痛頭暈，全身不適。一測體溫三九．二度，就邀我過去診治。我到了他家，病情是：發病前一天的下午就感惡風，夜裡睡覺感覺不安。早晨就有發熱惡寒，頭痛頭暈，遍身無汗，頸部背脊強痛，口苦，厭食，發現左腳膝踝部皮膚發紅發燙，脈浮緊而數。你看應該用什麼方好呢？」

我學習了這麼多年的《傷寒論》，現在遇見臨床實例了，也應該操練操練了。

「發熱惡寒，頭痛，無汗，頸部背脊強痛，脈浮緊而數，」我說，「是太陽病風寒在表，可以用葛根湯；頭暈、口苦，厭食，是少陽病，是否可以先投一帖葛根湯加柴胡與黃芩呢？」

「不錯不錯，有點兒樣子。」仲先生高興地說，「但是你沒有注意到一個特別重要的主症，就是在發熱惡寒的同時，出現左腳膝踝部皮膚發紅發燙，這是丹毒病。所以根據我的臨床經驗，荊防敗毒散比葛根湯應該更加有效，病人如果有煩躁，就要加黃連解毒湯與生石膏。」

我看見病人身材高大，面色暗黃，神色不衰，腹部膨大結實，像水滸傳中魯智深的模樣。我也仔細地診察了他左腳，發現他的左腳膝踝部皮膚還有淡淡的紅色。為什麼病人太陽少陽並病，不用葛根湯加柴胡與黃芩，而用荊防敗毒散，我一下子難以理解。轉念一想，仲先生是一個經方醫師，他不用經方，而選擇時方，肯定是因為時方有更好的療效，我尊重經方，但是更應該尊重成功的臨床經驗。

「夜晚時，發現左腳膝踝部皮膚發紅發燙，按壓時有疼痛感。」仲先生繼續說，「又來邀請我過去。再次診察所見：藥後發熱惡寒稍有減輕，出汗不多，口臭口乾，大便未去，小便黃短，舌苔白厚，脈象濡數，是典型的濕熱下注的丹毒病！」

我認真地聽著，並把仲先生的話記錄了下來。

「我給他三仁湯和二妙丸合方三帖，」仲先生繼續說：「當天夜裡就服了下去，第二天就退了燒。病人雖然左腳膝踝部皮膚還有發紅，但是發燙減輕，可以起床一撅一撅地走路了。連續服藥三天，所有症狀都明顯好轉。今天給他防風通聖散的藥丸，一週的量。我想一週以後，可能會痊癒。」

病人連連向仲先生道謝以後就走出了大門。

我有一肚子的問題想問，其中最疑惑的是最後的處方。

「仲先生，為什麼用防風通聖散？」

「這個老人體格強壯，」仲先生笑著說，「除了高血壓病與習慣性便秘以外，沒有其他什麼毛病，腹部結實而大，這樣的人患丹毒病，高熱消退以後，使用防風通聖散可以制止下次復發。」

我只是把他的話詳細地記錄在案，回去慢慢地消化。

「如何在雜亂無章，千頭萬緒的脈症中找到頭緒，找出看通全域的方證是經方醫師的基本素質。」仲先生認真地說。

他看我記得密密麻麻的本子，就笑著說：「你很認真，一門學問如果能讓你廢寢忘食，能讓你輾轉反側，並改變你的生活方式，那它一定已走進了你的生命。學習經方的人，在青年時代是需要經歷這樣一段生活上的磨礪。」

他可能已經觀察到我剛進入書房時那種驚訝的目光，所以他指著兩個大書櫥說：「這兩個書櫥的書，已經是劫後餘灰了。這些醫籍藥書還能完好無損地保存下來真是萬幸啊！」

想不到這位老人的感覺還是這樣地靈敏，從一瞬間捕捉到了我這個陌生人眼光中的意念，就能準確地窺視到我內心隱密的活動。這可是一個高明的中醫師必備的精神素質啊。

後來他告訴我，在文化大革命初期破四舊的運動中，紅衛兵們三次上門破四舊，揚言要把他的醫籍統統燒掉。他一次又一次地告訴他們，這些都是救命的書，他們似乎聽明白了，這才乖乖地走了。這批醫籍就這樣安然無恙地度過了浩劫。

他告訴我從這件事中體會到一個道理：「必然性是普遍存在的，偶然性也是普遍存在的。文化大革命中，有些紅衛兵也是通情達理的，並不是個個都像凶神惡煞，蠻不講理。中醫診治疾病的時候也不例外，法外有法，天外有天。臨床遇見的病症可能要比任何醫籍論述的文字更瑣碎，更複雜。我碰到的病例中，嚴格地講沒有一個是一模一樣的。千萬不要認為醫籍上的理論與一人一時的經驗可以永遠複製，可以永久仿效。」

在他的眼中，處處有醫學，處處有學問。

他知道我在學習針灸，學習《傷寒論》，就顯得格外的熱情與關切，然而也透露出隱隱地憂傷。他一邊說一邊歎息：「仲景創立的經方醫學的路上車馬稀少，行人寥寥。龍泉是文化底蘊深厚的歷史名城，在歷史上也出了許多名垂千古的文化名人。然而在中醫學這一行裡真正的經方醫師沒有幾個。我是讀仲景讀了一生，聊有所得，但現在也無法傳承下去了。真可惜，真可惜呀！」他頻頻地搖頭，唏噓不已。

我不知道他是為自己沒有學術繼承人而歎息，還是為經方醫學步入低谷而痛惜，也許兩者兼而有之。聽郭蘭蘭姑娘說過，仲先生一輩子都在研究經方，脈學方面也有獨到的經驗。由於臨床療效斐然，在縣城內外醫名遠播。他的醫風醫德在街坊鄰居之中更是有口皆碑。

我向他說明了來訪的目的以後，就開門見山地說：「早聽說仲先生對仲景的脈學有所研究，今天能給我講一講學習仲景脈法的入門途徑嗎？」

仲萬春先生把我從頭到腳重新打量一番後，宛然一笑地說：「我只是對《傷寒論》的脈法略有點小小的心得，對《金匱要略》的脈法還有很多不理解的地方，所以我們討論的只是《傷寒論》的脈法。」

「你覺得仲景的脈學和現代中醫教科書上的脈學，理論上有什麼區別沒有嗎？」仲萬春先生問。《傷寒論》、《金匱要略》都是仲景的著作，原先就是一本書，為什麼兩本書中的脈法還會有差異？我一時腦子轉不過彎來。

對於它們兩者的區別，我只是有一點兒小小的察覺罷了，而這一點察覺也是朦朦朧朧的，難以用言語清晰地表達出來。

我以不肯定的語氣輕輕地說：「我覺得仲景的脈學和現代中醫教科書上的脈學在理論上有不一樣的地方，但不知道自己這樣的懷疑對不對，希望從仲先生這裡找到答案。」

「你能這樣回答這個問題，我很高興。」仲萬春先生說，「這說明你在認真地讀書，認真地思考。」

他有點興奮，從書櫃上取下一本《傷寒論講義》，一邊翻書，一邊對我說：「根據趙開美複刻的宋本《傷寒論》，有三九八條條文，其中脈證並舉的有一百五十來條，這說明仲景是十分重視脈法的。」

我頻頻點頭。

從他的開場白中，我預感到今天一定會學到許多新的東西。

我也想到仲景重視脈法的一個例證，就興奮地說：「《傷寒論》六病各篇均以『辨某某病脈證並治』來命名篇名，也可以說明這一觀點。」

「還有呢？」他不置可否地點點頭。

我又想起一處，就有把握地說：「最能體現仲景學說特點的條文『觀其脈證，知犯何逆，隨證治之』。它把『脈證』提到很高的位置。」

仲萬春先生大概不大滿意我的回答，就說：「你的意見沒有錯。但『辨某某病脈證並治』篇名的命名，以及『觀其脈證，知犯何逆，隨證治之』的觀點可能是後來研究《傷寒論》的醫學家添加上去的，不能做為仲景本人的學術見解。」

我覺得很突然，《傷寒論》中白紙黑字明明白白寫著的文字，怎麼不是仲景本人的東西。

「仲先生，你怎麼知道六病各篇篇名的命名不是仲景的文字？」我忍不住好奇地問。

仲萬春先生看見我少見多怪的樣子就笑了，說：「對張仲景和《傷寒論》加以闡釋，是一種專門的學問。日本大塚敬節發現的《康平傷寒論》本是最佳文本，它比通行已久的成本，以及趙開美的複刻本更接近於仲景原著。這個問題說來話長，容我們以後再談，我們先討論一下仲景的脈學。」

「你怎麼理解《傷寒論》第一條條文中的『脈浮』二字？」他稍做思考，單刀直入地問。

他的提問，也是有意識的提示。隨著他的思路，我具體地感受到仲景對脈法的重視程度。所以就能輕鬆地回答：

「仲景把『脈浮』二字撰寫在《傷寒論》第一條條文『太陽之為病』之後，成為《傷寒論》的第一個體徵，就足以說明脈象的辨別特別重要。如太陽病，脈浮是最重要的特徵，惡寒次之，頭痛項強又次之。當然光一個『脈浮』就認定是太陽病也是不夠的，因為少陽病、陽明病、太陰病、少陰病等，偶然也會出現浮脈。」

仲萬春先生點點頭說：「你認為太陽病的脈浮，應該是寸口脈寸關尺三部中哪一部出現『浮脈』？」

「太陽病是外感病初期，病位在體表，病人抗病能力比較旺盛。」我想了想說，「在體表分布的全身氣血相對來說較多，所以寸口脈脈管中的氣血充盈。由此可見，『脈浮』應該是寸關尺三部皆浮，也就是寸口脈全脈都浮脈。」

仲萬春先生對我的回答持肯定態度，點了點頭後就繼續說：「對宋本《傷寒論》第二條太陽中風『脈緩者』與第三條太陽傷寒『脈陰陽俱緊者』兩條條文中的脈象，你是怎樣理解的？」

仲萬春先生講的兩條條文我都熟悉，把它們放在一起比較也比較過，然而都只有留下浮淺的印象，卻沒有進行深度的思考。現在把太陽病兩大類型的病症進行認真地互相對照後，發現它們除了一些共同具有的脈症以外，還真的存在許多對應性的東西。特別是脈象，一「緩軟」，一「緊張」，黑白分明。

經過反覆比較，形成了初步的判斷以後，我說：「以上講的兩條條文中的脈象都是浮脈，一個浮緩，一個浮緊，都是寸口三部的全脈。過去我認為太陽中風脈緩是脈象的速度遲緩。現在和太陽傷寒脈緊一對照，才知道如果太陽傷寒脈緊就是脈象緊張度處於緊繃、緊張狀況，那麼太陽中風脈緩就是指脈象的緊張度處於鬆弛、弛緩、緩和的狀態了。」

仲萬春先生臉上露出了少許肯定的笑容，接著說：「太陽病是外感熱病的初期。西醫把這一時期稱之為傳染性疾病前驅期與感染性疾病前期。一般來說病人都有發燒，甚至發高燒。這個時候臨床上會出現太陽中風病症與太陽傷寒病症嗎？你認為有這樣的可能性嗎？」

這種可能性是存在的，即使是溫病學家也不會否定這種可能性。吳瑭的《溫病條辨》一開始就講太陽中風的主方桂枝湯。

「完全有這種可能。」我想了一下肯定地回答。

仲萬春先生看著我，以儘量平緩的語氣說：「在這樣的病況下，請你想一想，這兩個病人的脈象應該是怎麼樣的？」

在一般情況下，發燒病人體溫每升高一度，脈搏平均增加十次。只有極少數病人不是這樣，譬如西醫診斷為「傷寒病」的病人才會出現相對遲脈。所以在發燒的時候，太陽中風脈象應該是浮軟而數，太陽傷寒脈象應該是浮緊而數。

當我把自己的看法告訴仲萬春先生時，他說：「這本來是醫學的常識。然而統編的中醫學教材把風熱表證的脈象定為浮數。中醫初學者對風寒表證和風熱表證的辨別相當困難，唯有脈象速度的遲與數最容易掌握。中醫學教材認為脈浮數是風熱表證的脈象依據，所以長此以往就魚龍混雜，涇渭不分了。目前中醫界大部分中醫師都以外感發熱、脈象浮數是外感風熱證而使用辛涼解表劑，相對應的方劑桑菊飲與銀翹散風行大江南北，其臨床療效可想而知。其實太陽表證脈浮數，《傷寒論》中就有明示，如大論第五十二條云：『脈浮而數者，可發汗，宜麻黃湯。』第五十七條云：『脈浮數者，可更發汗，宜桂枝湯』。日本漢方家龍野一雄在《中醫臨證處方入門》中也說過：『例如傷風有發熱、頭痛。其脈診所見：浮緊數者用麻黃湯、葛根湯等；浮弱數者用桂枝湯。』臨床上風寒表證發燒的病人，脈象都是浮數。我用麻黃湯、桂枝湯與葛根湯一二帖藥就能解表退熱。如果反其道而行之，臨床療效可能不好，甚至沒有療效。一個中醫師如果連外感表證都處理不好，病人怎麼還會信任他，他自己還會有什麼自信。」

統編的中醫學教材存在如此低級的錯誤，中醫臨床存在如此嚴重的問題，我想都沒有想過。聽仲萬春先生這樣一說，真的振聾發聵。

仲萬春先生看我一心向學，就不厭其煩地幫助我指導我學習仲景脈法。

他把手中的《傷寒論講義》翻到了另一個地方，看了幾眼以後說：「你能說說《傷寒論》太陽中風桂枝湯證的脈象嗎？」

我對他的問題還沒有充分理解，就隨口回答：「太陽中風桂枝湯證的脈象不是前面講的『浮緩』嗎？」

仲萬春先生知道我錯聽了，把翻開的《傷寒論講義》遞過來，用手指著第十二條條文說：「也許是我講得不清楚，我們要討論的是桂枝湯證的脈象。」

我知道他的所指了，他指的是《傷寒論講義》第十二條條文中的桂枝湯證的脈象。然而我把第十二條條文反覆看了幾次，《傷寒論講義》明明白白寫著：「太陽中風，陽浮而陰弱，陽浮者，熱自發，陰弱者，汗自出，嗇嗇惡寒，淅淅惡風，翕翕發熱，鼻鳴乾嘔者，桂枝湯主之」。這四十三個字裡也沒有找到一個「脈」字啊。

仲萬春先生看見我在《傷寒論講義》書上看來看去，翻來翻去，有一種尋找不到東西的樣子。恍然大悟，連聲說：「對不起，對不起。由於《傷寒論》有很多不同版本，我講的是《康平本傷寒論》中桂枝湯證的脈象。而你讀的《傷寒論講義》是依據現行宋本《傷寒論》編輯而成的，所以同一條桂枝湯證的條文，在條文中的文字卻不一樣。」

原來如此，版本不一樣竟會產生如此大的差異。

「你剛才不是問我，怎麼知道六病各篇命名不是仲景的文字？」他繼續說，「我是搞經方臨床的，沒有專門研究《傷寒論》的版本。然而在日本《康平本傷寒論》中，各篇的標題簡明扼要，僅僅是『辨太陽病』、『辨陽明病』等字樣。沒有『辨某某病脈證並治』的文字，所以現行宋本、成本《傷寒論》中每一篇的標題有可能是北宋以後的醫學家添加的。」

我對他那麼確定《傷寒論》中每一篇的標題是北宋以後的醫學家所添加的很不理解，就問：「為什麼不是東晉、南北朝、隋朝、唐朝醫學家添加的呢？」

仲萬春先生對我缺乏版本學知識不以為怪，笑著說：「《康平本》是北宋的手抄本，在這個手抄本沒有『辨某某病脈證並治』的字樣，可見這些文字的出現可能在北宋之後。王叔和整理的《傷寒論》可能保持了仲景原貌，但現行宋本則將王叔和嵌注、旁注的內容全部混入正文。還有一些顯然不是《傷寒論》原文的字句，如小青龍湯方條下注『且芫花不治利，麻黃主喘，今此語反之，疑非仲景意』，芍藥甘草附子湯方下注『疑非仲景方』，蜜煎方條下注『疑非仲景意』等均混入正文。這種明顯係後人注解文字混入正文的現象，說明現行宋本《傷寒論》的可信度的確存在一些問題。」

喔，原來如此。看來版本學的知識還是有根有據，腳踏實地的。

「我個人信服康平本的文字。」仲萬春先生說，「我讀的這本書是一九五四年上海千傾堂書店出版的《康平本傷寒論》再版本。一九四六年，我國中醫藥學家葉橘泉先生與日本漢方家大塚敬節先生互相交換著作，而獲得了《康平本傷寒論》的排印本。葉橘泉先生親自校勘，於一九四七年由上海千傾堂刊印首版本。康平本與現行宋本、成本《傷寒論》在條文編排、文字內容、旁引嵌注等方面確有許多不同，而現行宋本則將叔和嵌注、旁注的內容全部混入正文。這種後人注解文字混入正文的現象在現行宋本《傷寒論》中時有所見。」

經他這一介紹，我對《康平本傷寒論》發生了濃厚的興趣，把前面剛開始關於桂枝湯證的脈象討論一事撂在一邊，冒昧地衝口而出：「日本漢方家是怎麼發現《康平本》的？為什麼稱它為《康平本》？」

大概我不依不饒的提問離開主題太遠了，仲萬春先生的臉色有點兒不悅，但他又不願掃了我的「雅興」，還是非常耐心地告訴我：「一九三七年大塚敬節先生在利根川尚方家藏遺書中發現丹波雅忠的抄錄本，參校和氣氏家藏抄錄本，又對照《宋本傷寒論》和《注解傷寒論》，對其進行了校勘，並加以眉注，由日本漢方醫學會刊行。《康平本傷寒論》係由日本侍醫丹波雅忠先生於康平三年二月十七日（一〇六〇年）抄錄，全書共一卷，十二篇。所以丹波雅忠的抄錄本被命名為《康平本》。」

我沒有及時領會他的苦心，依然不假思索地對《康平本傷寒論》追根究柢。

「仲先生，《康平本傷寒論》和現行宋本、成本《傷寒論》具體有什麼不一樣？」

仲萬春先生知道我求知心切，也不責怪我的唐突無禮。依然溫和地教導我：「那可多啦，譬如太陽、太陰的『太』字均作『大』字，四逆湯、四逆散、當歸四逆湯作回逆湯、回逆散、當歸回逆湯等。你覺得四肢寒冷的病人吃了這些方藥以後而肢溫手暖的現象，稱為『回逆』合適呢？還是『四逆』合適？」

我覺得這是不言而喻的，「四逆」那是病名，仲景沒有以病名做為方名的先例，以病名做為方名也不合情理。相反，以療效為方名，仲景著作中比比皆是，如理中丸、大小建中湯、溫經湯、排膿散等，再說以療效為方名也順理成章，所以「回逆」比「四逆」合適。但我還是不明白，現行宋本、成本為什麼把「回逆」錯寫為「四逆」呢？

就此我又問仲萬春先生，他還是笑著說：「可能是筆誤，也可能是抄寫的時候比較草率，把『回』字錯寫為

『四』字，你看這兩個字的草書體不是非常相似嗎？」

我感到非常有意思，就不斷提出另外一些有關《康平本傷寒論》方面的種種問題，仲先生都做了不厭其煩的解答。

「這可是一個大問題，」仲先生說，「我一時無法解釋清楚。我們還是回到原來討論的條文上來吧。」

我這時一下子意識到，剛才的一些提問已經偏離了正題。於是就提出了一個回到桂枝湯證脈象討論的問題上來：「仲先生，是不是《康平本傷寒論》第十二條中有桂枝湯證的脈象？」

他點起一支香菸，吸了一口。看著我一雙求知若渴的眼睛，就把這一個問題向縱深展開：「你的問題有一個提法是不正確的，需要首先糾正一下。」

我心裡很緊張，臉上一陣陣地發燙。

仲萬春先生看到我惴惴不安的樣子，就笑著說：「我們能夠一起討論《傷寒論》的問題，是天生的緣分。我講的話不一定句句都是對的，但都是我心裡真實的想法。」

我看仲萬春先生平易近人、和藹可親，心裡就放鬆了。集中精力想了一下他提的問題，就說：「希望仲先生指正。」

「《康平本》無條文編號，」仲萬春先生說，「其章節純係自然而成，保留了古樸風貌。它哪裡來的第十二條？」

在菸草的芬芳中，仲萬春先生侃侃而談：「《康平本》中桂枝湯證的條文和現行宋本、成本《傷寒論》在文字內容有所不同，它是這樣敘述的：『太陽中風，脈陽浮而陰弱，嗇嗇惡寒，淅淅惡風，翕翕發熱，鼻鳴乾嘔者，桂枝湯主之。』」

原來「陽浮而陰弱」的前面多了一個「脈」字，變成了「脈陽浮而陰弱」。這樣的變動，條文的蘊義就由對桂枝湯證病機病理的論述變成了對桂枝湯證脈象的表達。這種考證，看似瑣碎，無關宏旨，但往往能從一些人們熟視無睹的地方推察出張仲景醫學思想發展的痕跡和後世醫學界診治思維變化的趨向。

「仲景重視脈象症狀與湯方藥物的述說，」仲萬春先生說，「而把病因、病理、病機深深地蘊藏在文字的背後。所以這裡的『陽浮而陰弱』指脈象比較恰當，如果是指病理、病機的話就顯得有點兒抽象與空泛。」

仲先生的話客觀公允，有理有據，令人心服口服。

仲萬春先生繼續他的話題，然而他總是不忘使用提問的方式，他說：「你想想，把這條桂枝湯證『脈陽浮而陰弱』的脈象和宋本第三條太陽傷寒『脈陰陽俱緊者』的脈象互相做一比較，能比較出什麼結果嗎？」

與他交談既輕鬆又緊張。輕鬆就是心情是放鬆的，沒有顧忌，甚至還能感受到親人似的溫馨；然而我的思想又是高度緊張的。他一個問題套著一個問題，許多意想不到的問題紛至沓來，使人應接不暇。使人總在「為什麼？」裡遨遊，鼓勵你去思考，然後從邏輯關係上一層層推開。在這個過程中，我覺得某些疑點問題有被突然貫通的感覺。有一些比較複雜的問題，放在平時我是難以解答的。但奇怪的是，經過他巧妙的鋪墊與提示，我透過努力地思考以後，都能磕磕巴巴地回答出來。

「把桂枝湯證的『脈陽浮而陰弱』和太陽傷寒的『脈陰陽俱緊者』一比較，」我說，「仲景脈法的特點就凸顯出來了。一、仲景脈法是寸口脈的全脈，沒有分寸關尺各部。二、仲景脈法中『陰陽』主要是指診脈的時候，醫者的手指輕（淺）按和重（深）按，輕按以探其陽，深按以測其陰。」

仲萬春先生點點頭，示意我繼續講下去。

「太陽中風桂枝湯證的脈象是『脈陽浮而陰弱』。」我說，「陽脈浮，說明病人有表證；陰脈弱，說明了病人體質虛弱。太陽傷寒的脈象是『脈陰陽俱緊者』，就是不論醫師輕按還是深按，病人都會出現緊脈，輕按所得的緊脈就是浮緊脈。」

「依循著仲景的筆法去探尋仲景的意圖，是一件快樂的事。」仲萬春先生笑著說，「在理論指導下的臨床實踐才有意義，才會進步。然而話又要說回來，對一個醫師來說，更重要的是臨床實踐。不能讀了《傷寒論》徒做空談，一定要把書上的東西經過親力親為，再從臨床磨練中得出自己的認識。」

當我的思緒還流連在剛才談話的回味中時，仲萬春先生又提出了一個我意想不到的大問題。

他一臉認真地說：「上述桂枝湯證條文的『脈陽浮而陰弱』後面是『陽浮者，熱自發，陰弱者，汗自出』。這十二個字《康平本》是做為後人的旁引嵌注而沒有進入正文的，也就是說這一段話不是仲景的原意。如果按照現行宋本、成本《傷寒論》的文本，把後人旁引嵌注的見解當做仲景的觀點。這樣的話，我們就會離開原典越說越遠了。」

我有點不理解，「陽浮者，熱自發，陰弱者，汗自出」這十二個字即使是對「陽浮而陰弱」做病理、病機的嵌注，也是符合桂枝湯證的臨床表現，為什麼會離開原典越說越遠呢？

仲萬春先生肯定對我的心思洞若觀火，看我一眼以後就說：「有人認為桂枝湯證的病人一般都有汗，其實不然。仲景認為桂枝湯證臨床存在兩種類型，一種類型是無汗，另一種類型是有汗。這一條條文就是論述無汗的桂枝湯證。」

他的這種觀點打破了我已經建立起來的對桂枝湯證的認識模式。他有什麼根據呢？我的心裡嘀咕著，焦急地等待著他的解密。

「讀《傷寒論》要幾個版本對照著讀，」仲萬春先生說，「讀時要結合臨床實踐，獨立思考，擇善而從。讀《傷寒論》一定要聯繫《金匱要略》中的相關條文，相互對照。除此之外，條文後面的方後注也是不可輕輕放過的。譬如這一條桂枝湯的方後注，就非常重要。」

我以前讀《傷寒論》的時候，的確對方後注不注意，讀的時候草草帶過。聽他這麼一說，我就把他手上翻開的《傷寒論講義》拿來，把桂枝湯後面的方後注又讀了一遍。

「看到了嗎？」仲萬春先生說，「請注意其中的『若不汗，更服依前法。又不汗，後服小促其間……』，假如病人有汗出的症狀，這些文字就成為無中生有的夢話了。」

我點點頭。

「現行宋本《傷寒論》第十二條桂枝湯證中存在如此明顯的邏輯上、醫理上的矛盾與破綻，卻一直沒有被發現。」仲萬春先生繼續說，「歷代醫家被條文所困囿，只能以注解經，不能越雷池一步。《康平本傷寒論》的發現，為正確理解仲景原意提供了強有力的證據。」

我想，桂枝湯證如果「無汗」應該在《傷寒論》其他條文中有所反映，不然的話，光憑以上孤單單的一條，可信度還是差一點。不知道仲先生是如何看待這個問題的？

「仲先生，」我說，「在《傷寒論》的條文中，有否正面提出桂枝湯證有『無汗』的症狀？」

仲萬春先生不假思索地說：「有啊，明代趙開美複刻的宋本《傷寒論》第二十八條：『服桂枝湯或下之，仍頭項強痛，翕翕發熱，無汗，心下滿，微痛，小便不利者，桂枝去桂加茯苓白朮湯主之』。條文中一個『仍』字，就已經正面反映了桂枝湯證有『無汗』的症狀。但是自成無己注《傷寒論》至近代百餘年來爭論不休，這就是對現行宋本《傷寒論》第十二條桂枝湯證的理解錯誤所造成的遺憾。」

我以為這一條條文經過這樣一層層地分析，大概研究得差不多了，誰知道並非如此。

仲萬春先生點了一支菸，然後對我說：「《傷寒論》是一個挖掘不盡的寶礦，深藏著無窮的醫學祕密，我們要慢慢地去尋找。」

我覺得太玄祕了，就問：「仲先生，這一條桂枝湯證的條文中，難道還可以發掘出臨床上其他我們需要的東西嗎？」

「當然。」仲萬春先生肯定地說，「你把它和下一條的桂枝湯證對照著看，除了上述的出汗和不出汗以外，你還能發現有什麼不一樣嗎？」

我就把《傷寒論講義》中的第十三條很輕鬆地一口氣讀完：「太陽病，頭痛發熱，汗出惡風，桂枝湯主之」。不知道為什麼，在《傷寒論》中我最喜歡這種形式的條文，簡明、清晰，一看就懂，沒有需要解釋的字與詞。

我根據仲先生的要求，把兩條桂枝湯證進行比較，也沒有發現什麼明顯的區別。

仲萬春先生看見我半天也不說話，就提示了一句：「注意脈象」。

我其實已經注意到了這個問題，就是新的這一條桂枝湯證沒有脈象。但是這有什麼奇怪，不就是仲景常見的省略筆法嗎？但我轉念一想，事情可能不會像我想的這樣簡單，省略筆法難道仲先生不知道嗎？我一下子糊塗了，一直沉默著，低著頭無話可說。

仲萬春先生看見我這個樣子，以勸慰的口吻說：「這是一個比較難的問題，想不出來一點兒也不奇怪。」

我抬起頭，看著他神采奕奕的眼睛，聽他如何解答這個問題。

仲萬春先生說：「如果用心地把《傷寒論》通讀幾次，你就會發現，如果哪條條文中幾個重要主症完備，症狀述說清楚，並且和其他方證沒有混淆的地方的話，仲景就會把脈象省略掉。這種省略不僅僅是筆法上的省略，而是在臨床上出現這類主症齊備，症狀述說清楚的方證時，可以不需要再考慮脈象如何如何。所以仲景在這一條的條文中才沒有講到脈象。《傷寒論》中，仲景所論述的方證和其他方證相類似，難以辨別清楚時，仲景一般會特地地加上『脈象』來幫助醫者加以區別。譬如上一條桂枝湯證，正因為它是無汗，當同時出現發熱、惡風、惡寒等一系列症狀時，就很容易和麻黃湯證相混淆，診治時難以鑒別，所以仲景在這條對脈象做了『脈陽浮而陰弱』這般詳盡地論述。仲景的這一層意思在條文上也有記載，它就是：『桂枝本為解肌，若脈浮緊，發熱汗不出者，不可與之。』可以做如下解讀：『太陽病，發熱汗不出，可以用桂枝湯解肌發汗。如果脈象出現浮緊，不可以使用。』這條條文雖然是一條準原文，但它卻能準確地表達出仲景的醫學思想。」

聽了仲萬春先生的話，我心裡震動很大。學醫以來，所有的中醫讀物，所有我所接觸到的醫師，在診斷方面都強調四診齊備，脈症並治。但他卻說在臨床上遇到「主症齊備，症狀述說清楚的方證時，可以不需要再考慮脈象如何」。仲先生是一生研究仲景脈法的，怎麼會延伸出這種離經叛道的想法？我有所保留。

仲萬春先生看見我一聲不響，似乎洞察到我內心的想法，就開導說：「剛才講的脈象的省略一說，僅僅只限於對桂枝湯證條文的破解。千百年來，眾多有臨床經驗的中醫師，對一些由於時間、空間限制的病人，在無法觸摸到他的脈象的情況下，只要病人症狀述說清楚，主症齊備，就可以斟酌著處方用藥。雖然他們是不得已而為之，然而其診治處方的理念和《傷寒論》這條桂枝湯證條文的醫學觀點是一致的。」

經他這樣一說，又覺得事實的確如此。我心中的疑團也漸漸地消退了一些。

仲萬春先生給我倒了一杯茶，又說：「脈診在中醫四診中有重要的位置，所以不能因為這條桂枝湯證沒有脈象，就忽視了臨床診察時脈診這一環節。」

仲萬春先生的話，既新穎，有創意；又面面俱到，不留破綻。

我心裡一直有一個解不開的疙瘩，就問仲先生：「仲景脈法以寸口部的全脈為脈象依據，但是他在《傷寒論．序》中為什麼批評『凡醫』診察時『按寸不及尺，握手不及足，人迎、趺陽，三部不參』的馬虎做派。這樣的批評是不是好像有點兒無的放矢？再說仲景在《傷寒論》『平脈法』與『辨脈法』中還有診趺陽脈的條文。」

「你的問題提得好，」仲萬春先生喜形於色，以讚許的口氣說，「學問，學問，能提出有分量的問題，是求學的第一步。」

他盯著我的眼睛詢問我：「的確如此，在《傷寒論．序》的後半部分中強調寸關尺分部診法與人迎、寸口、趺陽三部診法，以及《傷寒論．平脈法》與《傷寒論．辨脈法》中還有診趺陽脈的條文。但問題是這些文字能夠真實地反映仲景脈法嗎？《傷寒論》文本中，仲景診治疾病時為什麼大量使用寸口部全脈診法，而閉口不談寸關尺分部診法與人迎、寸口、趺陽三部診法，這又是為什麼？」

「按常理來說，」我想了想後說，「應該是《傷寒論》文本中寸口部全脈診法能夠更真實地反映仲景脈法。」

「我也是這樣想的，」仲萬春先生以不容置疑的神色看著我說，「但光是這樣想，還是缺乏客觀的依據。現在我們在康平本裡可以找到明確的依據。首先，我們知道《康平本傷寒論》中沒有〈平脈法〉與〈辨脈法〉這兩篇。《康平本傷寒論》版本形式非常特殊，其字行有十五字行、十四字行、十三字行之分。據專家研究，十五字行是仲景原文，十四字行是準原文，十三字行是後人的追文。據此版本形式推想，則現行宋本、成本中的《傷寒論．序》並非仲景一人之手筆。上述《傷寒論．序》中作者批評『按寸不及尺，握手不及足，人迎、趺陽，三部不參』的文字，均出於文章的後半部分，這一部分的版本形式都是十三字行，所以是後人追文的可能性比較大。《康平本傷寒論．傷寒例》中更明確地提到仲景脈法是寸口脈的全脈，如它對六病各自的綱脈是如是論述的：『尺寸俱浮者，大陽受病也』；『尺寸俱長者，陽明受病也』；『尺寸俱弦者，少陽受病也』；『尺寸俱沉細者，大陰受病也』；『尺寸俱沉者，少陰受病也』；『尺寸俱微緩者，厥陰受病也』。」

我一下子想起《傷寒論》中大黃黃連瀉心湯證的條文；「心下痞，按之濡，其脈關上浮者，大黃黃連瀉心湯主之一」。我怕自己記錯了，就把仲先生的《傷寒論講義》拿來查對後才詢問仲萬春先生。

「仲萬春先生，大黃黃連瀉心湯證條文中的『脈關上浮者』這句話難道《康平本傷寒論》中不是這樣寫的嗎？」

「你猜對了，」仲萬春先生笑著說，「《康平本傷寒論》中只有『脈浮者』，其『關上』一詞的確是後人的旁注。後人運用《內經》臟腑學說來注解大黃黃連瀉心湯證的結果，所以有它存在的合理性。」

然而我難以理解的是，仲先生一方面承認寸關尺分部診法的合理性，一方面又不遺餘力地把它們和仲景的脈法分割開來，這又何苦呢？

「仲先生，你為什麼對仲景的全脈總按診法這樣重視呢？為什麼把仲景診脈法和現行的偏重於寸、關、尺各部單按的脈診法嚴格地區分開來？」

仲萬春先生神祕地一笑說：「我想透過仲景診脈法研究來證實仲景診治方法的理論基礎不是經絡臟腑學說。」

我對仲先生的研究意圖還是不理解，就說：「寸口部全脈總按脈診法和寸、關、尺各部單按的脈診法各有特點。還有，有的人專門研究人迎、趺陽之脈，對臨床的診治確實也有用。我們一切從實用出發，多多益善，全面學習繼承，這樣不是更好嗎？」

「按常識來說，你的話一點兒沒有錯，政府的中醫政策就是這樣提倡的。」仲先生抽著菸，踱著步，沉思默想了半天才說，「的確，中醫學像一個大海，不僅蘊藏著多種多樣的療法，更為重要的是容納著多種多樣的醫學觀點，它們共處共存、並行不悖。我這裡只是強調在沒有熟悉與分清不同醫學流派的特徵之前，初學者不要把蘿蔔白菜一起下鍋。古人說：『從一家之言，取百家之長』，就是強調取『百家之長』的前提是『從一家之言』。你想，真正做到『從一家之言』，並理解、掌握、運用『一家之言』也是曠日持久，談何容易啊。」

他看了我一眼，我在他的眼光中察覺到一絲憂傷與正確表達這一命題的困難。

在當時我還混沌未開，似懂非懂。這個問題我一直在多年以後，才慢慢地理解。

再說那天仲先生意猶未盡，抽了一口菸以後，接著說：「我想和你討論一個問題。你認為桂枝湯是一個解表的方劑嗎？」

他又用討論的方式提出一個表面看去是不言而喻的問題。根據前幾次的經驗教訓，使我學會了面對貌似簡單的問題也不要貿然作答，而是要多轉幾個彎，多問幾個為什麼。

我想了想，吞吞吐吐地說：「仲先生的意思，桂枝湯不是一個解表的方劑？」

仲先生知道他啟發式的問題已經產生效用，我的原有的方劑分類模式開始動搖了。

仲萬春先生說：「有一個想法，我早想跟人交流，但是一直找不到機會。我認為方藥的功效和應用是既有關聯又有區別的，然而現行方劑學的教材對這一差別表達得不是很清楚。或者是我理解能力差，沒有體悟出來。譬如桂枝湯，它的自身功效應該是調和營和，補養氣血，所以它在治療體表功能虛弱無汗的病人時，能產生鼓舞強壯補益的功效，而達到解肌出汗的作用；而在治療體表功能虛弱自汗的病人時，能產生鼓舞強壯補益的功效，而達到止汗固表的作用。」

我無法理解他的提法，只覺得這是一個值得注意的理論問題，就把它記了下來。

我突然想到一個問題，就問：「為什麼仲景把一個調和營和，補養氣血的桂枝湯，擺在診治外感太陽病所有方劑的首位？」

「問得好，問得好。」仲先生高興地笑了，「這就是《傷寒論》異於尋常之處。一般來說，外感表證用辛散發汗的麻黃湯類方劑是常法，應該首先論述。而使用調和營和，強壯補體的桂枝湯來治療外感表證是變通的方法，應該擺在次要的位置上。仲景認為臨床疾病的診治有一定的規律與秩序，然而疾病的變化發展往往會超越人為規定的認識。所以臨床時醫師就要有規可循，又要善於隨機應變，有時候不拘成法、隨機應變更為重要。」

在香菸的氤氳之中，我的大腦彷彿受到一下重擊，整個人感覺有點失重。心裡感到既失望又興奮，失望的是，自己讀了這麼久的《傷寒論》，到頭來連桂枝湯的作用還是摸不著邊；令人振奮的是，仲先生的一席話語使我驀然回首。

「你知道李東垣最重要的方劑是什麼嗎？」我聽見仲先生在問。

「補中益氣湯。」我隨聲而應。

「李東垣的補中益氣湯就像張仲景的桂枝湯一樣，是他整個醫學世界中核心的方劑。」仲萬春先生說，「它和桂枝湯，原來的功效都是調和營和，補益中氣，但是在脾胃虛弱者的外感熱病表證階段，卻能夠起到解表退熱的作用。所以我認為李東垣是張仲景的好學生。他生前唯一手訂的《內外傷辨惑論》不僅僅是一部論脾胃的醫籍，更是一部診治外感熱病、瘟病的著作。張景岳就說過：『補中益氣湯，凡勞倦傷脾，中氣不足，以致外感發熱者宜此』。明確指出補中益氣湯可以治療虛人外感發熱。不僅如此，我發現李東垣在《內外傷辨惑論》中的語言風格，行文習慣也效仿仲景的筆法。譬如『如風濕相搏，一身盡痛，以除風濕羌活湯主之』；『肩背痛，汗出，小便數而少，風熱乘肺，肺氣鬱甚也，當瀉風熱則愈，通氣防風湯主之』等。」

我把仲先生的話反反覆覆地想了幾次，覺得在情理上、邏輯上都無懈可擊。他那「大處著眼，小處入手」的工夫，著實使我為之著迷。

「仲先生，你真了不起，」我非常真誠地說，「居然能在一條平平常常的條文中，讀出那麼多不平常的東西來。」

仲萬春先生連忙作答：「不敢掠美，我知道的這些東西大部分不是我自己想出來的，都是日本漢方家的研究成果。然而經方醫學在中國，近百年來，卻細若游絲而近乎失傳了。」

他一邊說，一邊用手指指劃著前面大書櫃裡的一排排《皇漢醫學叢書》。

我凝神注視著他書櫃裡的十多本《皇漢醫學叢書》，這可是異國他鄉的醫師研究我們祖先醫學典籍的成果啊。

仲萬春先生看見我虔誠肅穆的神態，就從書櫥中抽出一本筆記本，遞給我說：「我最懷念的是《皇漢醫學叢書》原典夜讀的那些歲月。每當人靜夜深，只有我家二樓的燈光亮著。我打開書，安安靜靜，一字一句，細細咀嚼張仲景、吉益東洞、丹波元胤、山田宗俊、長尾藻城等中日醫學先哲的文章，聆聽他們的教誨，這是何等的快樂啊！過去，《傷寒論》的入口處就像地獄的入口處一樣，確實令人畏懼。吉益東洞、湯本求真等人披荊斬棘為現代經方開闢了一條路徑，給後學者掙脫了不少的束縛與羈絆，給人們帶來了福音。我就是透過這一條學習的道路，備受艱辛之後才得以進入仲景醫學的大門。」

他的思緒沉浸在往日的回憶裡，那種秉燭夜讀的日子也許就是他一生最幸福、最溫馨的時光。

「仲先生，你能談談方證相對應的辨證方法與傳統的辨證論治有何區別嗎？」

「好，」仲萬春先生說，「不管是經方醫師還是時方醫師，雖然學說體系不同，但他們都能治好疾病。其根本原因就在於他們都自覺不自覺地運用著方證辨證。」

「仲先生，你的意思是，雖然經方醫師與時方醫師的辨證的方法不同，假如能夠治好病，那麼他們在選方用藥上都可能會異途同歸？」

「是啊，」仲萬春先生肯定地回答，「臨床家重方藥的思想是通貫於古今的，隋代《四海類聚方》；晉代的《肘後備急方》；唐代《千金要方》、《千金翼方》；宋代《和劑局方》；明代《普濟方》、《眾妙仙方》；清代《驗方新編》；日本吉益東洞《類聚方》、《方機》、《方極》等均以『方』命其書名，從中可見一斑。溫病大家王孟英勤於著述，他諸多醫籍多以方命名，如《聖濟方選》、《潛齋簡效方》、《四科簡效方》，還有《內外十三科驗方五千種》等，也可窺其醫術之端倪。吉益東洞深刻地指出：『醫之學也，方焉耳』。這真是一語中的啊！」

原來從醫籍的命名中，也可尋找到醫者內心醫學觀點的傾向。

「李東垣在臨床上都採用了五行學說、臟腑學說做為辨證的手段，」仲萬春先生旁徵博引。「其實臨床診治時，他照樣還是緊扣方證藥證。譬如《脾胃論》中有關五苓散的使用時，他說：『治煩渴飲水過多，或水入即吐，心中淡淡，停濕在內，小便不利。』在談到芍藥甘草湯時他說：『腹中痛者，加甘草、白芍藥。』」

看來，有些中醫師的中醫理論和臨床思維不一定心口如一。

「陳修園在《長沙方歌訣》中更是直截了當地指出，」仲萬春先生層層推進。「掌握《傷寒論》中的方劑是學習應用經方乃至中醫臨床的入手功夫：『大抵入手功夫，即以伊聖之方為據，有此病，必用此方……。論桂枝證、麻黃證、柴胡證、承氣證等以方名證，明明提出大眼目。』」

陳修園先生的想法已經明白不過了。方證辨證，方證相對應的經方理念呼之欲出。

「我覺得可以把病證比做一個圓心，」仲萬春先生把兩隻手的大拇指與食指分別分開並合攏為一個圓形，「方證是最貼近這個圓心的一層，其他的辨證理論都在方證的外層，六經辨證緊緊地靠近方證，比較、鑒別、驗證與指導著方證辨證。其他的辨證方法，理論越複雜，離圓心越遠，要達到緊扣方證，治癒疾病的目的，就要走更長的路。」

「仲先生，你能舉一個例子說明一下嗎？」

「好的，」仲先生答應得很乾脆，「譬如同是小陷胸湯的臨床運用，經方醫師以《傷寒論》『小結胸病，正在心下，按之則痛，脈浮滑者，小陷胸湯主之』的條文為依據，脈症、腹證相對應就使用此方。溫病學家也是一樣，葉天士在〈外感溫熱篇〉中雖然稱小陷胸湯的方法是『苦辛開泄』法，認為在邪入氣分，痰熱互結等說法。但是臨床時，他還是強調辨證『必驗之於舌』，王孟英則明確提出要以腹診確認可否使用小陷胸湯。他說『必察胸脘，如按之痛或拒按，舌紅、苔黃厚膩，脈滑數者，必先開泄，即可用小陷胸湯』。由此可見，《傷寒論》詳於脈象與腹證而略於舌象。溫病學家在選方用藥上也是方證相對應，他們只是對仲景的方證做了一些重要的補充罷了。」

仲萬春先生的比喻很直觀，引證的例子也很翔實，但是對於他這番話的真正理解，則是在幾十年以後。那是因為拜讀了朱學勤先生的《書齋裡的革命》，這部書表達了作者對先驗的鄙棄和對經驗的推崇，朱學勤先生做的一個比方，說一個人過分「深刻」會走向荒謬。一個司機因為酗酒惹出了交通事故，交警追究的是司機責任。但是有一個深刻的哲學家來了，提出還要追究司機是在哪個酒店喝的酒？這就牽涉到酒店老闆的責任。這還不算，還要進一步追問酒是哪裡釀造的呢？其責任就「深入」到製酒業了。這樣一來，本來是司機的責任，最終變成造酒的責任，並認為這才是深刻的原因。可是這樣的說法有悖常理，朱學勤先生由此得出這樣一個結論：「原因的原因的原因不是原因」。

我手裡拿著仲萬春先生遞過來的筆記本，聽到他說：「我在學習《皇漢醫學叢書》的時候，曾經記過一些筆記，現在不妨給你看看，請你看了以後說說自己的看法。」

我恭恭敬敬地打開這本蔚藍色十六開筆記本的封面，在扉頁上我看見「《皇漢醫學叢書》讀書摘記」十個字。這用鋼筆書寫的工整秀麗的楷書字體風神瀟落，雄健挺拔。我的敬仰之情油然而生。

筆記是以閱讀了山田宗俊的《傷寒論集成》，丹波元胤父子的《傷寒論輯義》、《傷寒論述義》，吉益東洞的《藥徵》，村井大年的《藥徵續編》等日本漢方家著作以後的心得，同時把這些醫籍中的重要觀點摘錄下來。

他的讀書筆記中，許多東西我在當時是難以理解的，但可以從中感受到一個醫師求知的激情與求真的勇氣。

這一次拜訪仲萬春先生最實用的收穫，是他教我頸椎的正脊療法。

那天，有一個耳鳴多年的中年婦女來複診，他就圍繞著這個具體的病人，把診治要點一一告訴了我。這個婦女因為胃痛、胃脹來診，他根據痰多白黏投半夏厚朴湯而治癒。在診治過程中發現，病人有多年的左耳耳鳴，耳鳴的起因是因為在家庭衝突中，被丈夫打了一個耳光而引起的。仲萬春先生檢查頸部時，發現頸2椎棘突壓痛，向左偏歪。他就用理筋分筋的手法，使左側斜角肌與胸鎖乳突肌痙攣減除，然後施用旋轉整脊手法，聽見「啐」的一響聲，頸2椎棘突已經對縫，病人的耳鳴頓時消失。但是過了一會兒，耳鳴又復發，不過已經沒有以前那樣嚴重了。半個月診治下來，耳鳴明顯減輕，接近於消失。那天仲萬春先生給她用理筋分筋手法，使左側斜角肌與胸鎖乳突肌痙攣減少，不再施用旋轉整脊手法。他認為旋轉整脊手法不能經常使用，特別對於慢性頸部疾病，一般只能在最初與最後治療階段使用幾次。也就是說，平時的理筋分筋手法是常規療法，反覆施用後，使病人病變椎體周圍的軟組織（包括筋膜、肌鍵、韌帶、肌肉、皮膚等）的血供和神經傳導得以改善，在這個基礎上，再來施行旋轉整脊手法更為有效。

我就把患者仔仔細細地詢問了一遍，病人所講與仲萬春先生講的沒有太大的出入，並對仲萬春先生的醫術與醫德讚不絕口。

我對仲萬春先生診治過程中的一個地方難以理解，就問：「仲萬春先生，你的意思是不是在病人病變椎體的周圍軟組織的血供與神經傳導還沒有得到改善之前，不要施行旋轉整脊手法。但是你為什麼在第一次診治時就對病人施行旋轉整脊手法呢？」

「問得好，問得好。」仲萬春先生笑著說，「可見你不僅在用心地聽，還在用心地想。初次診治就施行旋轉整脊手法有兩種原因，第一個原因是當時還測不準病人的耳鳴是不是與頸椎的病變有關，假如正脊以後，耳鳴一點改善也沒有，那就要重新考慮先前的診斷；第二個原因是，透過有效的治療，給病人一種堅持治療的信心，這一點也是不可忽視的，畢竟決定治療與否的是病人自己，而不是醫師。」

仲萬春先生認為臨床上對所有有利於提高療效的民間療法，都要抱著多多益善的態度。他認為許多慢性疾病在頸部的椎骨以及它周圍的軟組織上可以尋找到它們的反應點，這些反應點也就是治療點，所以醫者就要運用分筋、理筋手法、正脊療法去糾正它們。

從那以後，正脊療法就走進了我的診治生活，不管在青山村還是在狀元鎮，還是後來到溫州，我都把正脊方法做為診治疾病的常規方法，在臨床上治癒了不少的疑難病證，這為我建立了較好的口碑。

假如不是郭蘭蘭姑娘帶吳隊長來催我回工地，我真的把什麼都忘了。打擾了仲萬春先生半天，也耽擱了他休息的時間。他無與倫比地論析《傷寒論》的情景，啟迪著我的靈性，使我對經方醫學產生了無限的憧憬與美好的嚮往。離別的時候，仲先生送我們到門口。我們握手告別時，仲萬春先生說：「我突然想起一個問題，不得不說。現行中醫教科書上的診脈部分是比較重視分部的脈象，左右手寸口部分各分寸、關、尺三部，它們各自和十二經脈、五臟六腑相對應。這是沿襲《難經》、《瀕湖脈學》而編寫的，其實最早是為針灸家所用，後來才漸漸滲透到方藥治療這邊來。經方家一般承襲仲景《傷寒論》脈法，診脈比較重視全脈的狀態。你再等……」話未說完，他又返身回屋，上樓取書，又登登地下樓，把書給我，說：「吉益南涯在《續醫斷．脈候》中明確地指出：『古者脈分陰陽，而不論三部。《傷寒論》之舉脈，莫不皆然。上部為陽，下部為陰，以切總身之脈也』。日本針灸家本間祥白先生撰寫的《經絡治療講話》非常好，其中就有對寸口脈寸、關、尺三部單按法是針灸醫學與醫經學派臨床所用的論述。你帶回去仔細看看，你就全明白了。我喜歡你對中醫學真相孩童般的好奇心，這本書就送給你，做為一個小小的紀念。」

我十分驚喜，以無限感激的目光注視著仲先生，腆然地接過了他的書。就這樣匆匆地離開了這座使我終生難忘的老屋，離開了仲萬春先生。

在等待汽車的一段時間裡，我把《經絡治療講話》翻來覆去地瀏覽，尋找著本間祥白先生對寸口脈分寸、關、尺三部是為針灸醫學與醫經學派所用的論述。

汽車開動返回工地的時候，已是夜幕初垂了。龍泉的冬天比我們家鄉溫州冷多了，我卻沒有一絲寒意。因為我心中興奮滿溢，不為他事，只因仲先生授我一席話，教我一套整脊手法，送我一冊醫書。以往，多少嚮往與追索，朦朦朧朧地蟄伏在心的深處，而今被仲先生的深思雄辯點亮了。它喚醒了一個中醫初學者的沉睡，讓他混沌的內心世界被某種東西隱隱地觸動著。

在寒風凜凜的暮色星光中，在風馳電掣載運水泥返回工地的汽車上，我想到了《詩經．邶風．式微》中的詩句：

式微，式微，胡不歸？
微君之故，胡為乎中露？
式微，式微，胡不歸？
微君之躬，胡為乎土中？

詩句中的情景、時間、處境與我此時此刻的狀況極為相似，然而由於彼此心境的迥然不同，原先的悵然吟〈式微〉就被我改寫成了悅然吟〈式微〉。

仲萬春先生事先已經給我留下一個耐人尋味的思考題：一～一一一，謎題是：從《傷寒論》中一個方劑出發，怎樣衍化為一百一十一個方劑？

這的確是一個回味無窮的問題，我帶著這個謎樣的思考題度過了漫長的歲月，在困難的時候思考著，在順利的時候思考著，在高興的時候思考著，在痛苦的時候思考著。只要我在經方的路上走著，我就不得不對它進行思考。但思考永遠沒有盡頭，因為我還沒有找到一個滿意的答案。這也許就是仲先生給我留下的永遠也做不完的作業。

一九一三林彪事件後，國內政治形勢發生了微妙的變化，我多次寫信給溫州的何黃淼老師，請他想方設法幫我在溫州郊區找個工作，這樣更有利於我今後中醫針灸學習。何老師四方張羅八方奔波，終於由劉時覺的鄰居——林小華老師替我尋找到一個臨時民辦教師的教職。何老師在信中告訴我，據林小華老師說，明年新學期開學就讓我去上課。當我一個人在西風獵獵的廟下大壩上拆閱了這封信後，頓生「人歸落雁後，思發在花前」的感慨。

劉時覺初中畢業以後被插隊到溫州市郊狀元公社，後來到山一小學教書，並兼任大隊的赤腳醫師。他的父親劉安民老師是我高中的老師，雖然沒有上過我們的課，但是他是我們同級另一個班級的班主任，所以非常熟悉。劉安民老師和我父親的想法一樣，認為中醫是國寶，學好中醫可以安心立命，所以劉時覺初中畢業後，也一直在自學中醫的道路上摸索著行進。後來我與劉時覺在何黃淼老師家中相遇，我們就成為好朋友。幾十年來，無論在學業上或者是生活上，我都得到了他無數次的支持與幫助，這次民辦教師工作的介紹是這樣，以後我的中醫業務水平的提高更是如此。

四人幫粉碎後，劉時覺破格考上了浙江省中醫學院，成為陸芷青教授的研究生，畢業後任教於溫州醫學院，並擔任溫州醫學院附屬第二醫院中醫科主任。幾十年後的今天，他已經是附二院的中醫學教授、主任醫師，國家級名中醫。現主持國家級及省市級科技課題多項。二〇一七年在人民衛生出版社出版的《中國醫籍補考》為補日本丹波元胤《中國醫籍考》未備而作，大體與之同步，收載自遠古至清嘉慶二十五年的中國醫學古籍，分醫經、本草、食治、養生、藏象、病機、診法、明堂經脈、傷寒、溫病、金匱、臨床綜合、方書、內科、外科、傷骨科、婦產科、兒科、咽喉口齒、眼科、法醫、醫案、醫活醫論、叢書全書、史傳、書目、運氣、其他共二八個門類，凡三六〇八種，較《中國醫籍考》新增二五〇六種。作者二〇一一年撰《中國醫籍續考》，則續《中國醫籍考》收載道光元年至宣統末的醫學古籍三〇六八種，本書並載《續考補編》四〇八種。二書為姊妹作，相互參閱，自可為「辨章學術，考鏡源流」的階梯。這兩部著作將成為中醫藥發展史上不朽的典籍。二〇二〇年五月溫州市文史研究館成立，劉時覺教授受聘首任館員。

劉時覺比我年輕六歲，然而中醫學方面的研究成績斐然。他的奮鬥精神時時鞭策著我，鼓勵著我。許多中醫理論上的疑點、難點問題都是他給我提供了資料與思路。有的方面甚至是耳提面命，給了我具體的指引。譬如，上世紀八〇年代，溫州中醫學會的會刊《溫州中醫》籌備出版，具體編輯工作由劉時覺先生與馬大正先生負責，他們倆當時已經發表多篇中醫論文。我在與他們一次工作的過程中，也學著寫了一篇拉拉雜雜的文章，自己感到雖然內容方面有一點獨到的地方，然而結構鬆散，層次紊亂。我就請劉時覺先生幫我斧正，這「斧正」兩字用在我的這篇文章的修改上恰如其分。他知道我誠心求教，就說：「我動手了！」經他動手刪改以後，文章的篇幅縮小了一半，特別是開頭部分的贅言煩語全部砍掉。我記得當時他說：「文章是寫給專家看的，一些約定俗成的概念不必要一一詮釋。」馬大正先生也建議，文章的每一小節最好加上一個小標題。經過如此一番手術，文章的主題比原稿突出，層次也清晰了起來。在這個過程中，收穫最大的是，我從中得到了一次刻骨銘心的教育，幡然悟得醫學論文寫作的一般要求與基本規範。

馬大正先生對婦產科發展史、中藥在婦產科方面的功效以及婦產科治療方法做了廣泛深入的研究，從經、史、諸子、考古、文學、哲學、醫學等方面做了系統深入研究，參考文獻二百多種，於一九九一年由山西科教出版社出版二十一萬字的《中國婦產科發展史》，出版之後，受到國內外同行專家的高度評價，並且填補了國內這項研究的空白。現在，他是全國老中醫藥專家，享受國務院頒發的政府特殊津貼。在臨床上提倡辨證論治，又極力主張對專病專方的研究。擅長醫治男女不孕不育症、功能性子宮出血、先兆流產、子宮肌瘤、子宮內膜異位症等疾病。創制出生精湯、化精湯、活精湯、益腎助孕湯、清海涼血湯、溫腎安胎湯、消症湯、克異湯、黛玉解鬱湯等方劑。

以上所敘都是以後的經歷，筆墨到此，隨意抒發幾句，就此打住。

其實，當時我們對未來的前途一無所知。那時我對於民辦教師一職的渴求，如果說是久旱望雲霓一點也不為過，從那個年代過來的人應該都可以體味到我的這種心情。

我知道了這個消息以後，就迫不及待地準備回來。

舊曆十一月初，我回到了故鄉青山村。經過了一番的歷練，我增添了不少的臨床經驗和自信。承淡安先生的專著與仲萬春先生的教誨適時地幫助了我，使我從針灸臨床開始走向《傷寒論》方劑的應用。

仲萬春先生教我的推拿正脊手法，治療內科疾病也有意想不到的療效。

有一個精神分裂症的病例很有研究價值。患者性格內向，一年前因工作挫折，心情鬱鬱寡歡。後來因打球挫傷頸椎後，頸項活動稍有不適，隨之出現煩躁失眠，漸呈喃喃自語，有被害妄想。一週前，突發暴躁怒狂，把一輛小車的車燈砸了，被單位派人強行護送回家，醫院診為精神分裂症，給服安神鎮靜劑。藥後，整天蒙被而臥，有幻視、幻覺，家屬邀我出診。檢查：神志尚清，儀容不整，對答不切題，注意力渙散，定向力尚存，定時力模糊，左頸部斜方肌、胸鎖乳突肌痙攣，C_5棘突向左偏歪，觸摸患椎左側發現高隆，舌暗紅苔薄白，診為肝鬱血瘀型癲狂病。治療經過：施用旋轉整脊手法，撥正偏歪的頸椎棘突。手法剛完畢，患者連聲稱說：「我怎麼在這裡？我怎麼在這裡？」並說自己頭腦頓然開朗，如夢初醒。仔細診察後，發現患者所有不正常的精神狀態全然消失，再觸診左頸肌肉痙攣現象也已解除。見效之速，使人咋舌稱奇，我自己也感意外。僅此一次正脊手法，就治癒了此病。追蹤觀察，患者一週後返回工作單位，正常工作至今多年來未見復發。

精神分裂症屬於中醫「癲狂」範圍，中西醫不乏有效療法，但頸椎外傷後引發此病則未見報導。我用整脊手法糾正偏歪的頸椎棘突後，癲狂症狀頓然消失，其中機制也難以用中西醫學的理論做出確切的解釋，當時這個病例值得我們做深入的探索和研究。對於頸部病變，一般只注意到頸椎骨質增生引起的「頸椎病」以及頸椎骨折、脫位所致的高位截癱等嚴重病症，對於頸椎間的細微錯位及周圍軟組織損傷所引發的內科、婦科等複雜症狀往往容易被忽視。以往的治療由於觀察的不細緻或缺乏「頸椎－內臟相關疾病」這一概念，故未能充分重視頸部損傷與主症的因果辨證關係，因而不能收到預期療效。因此我們臨症時，要把對頸部的診察做為整體辨證的重要內容之一。

在青山村，有一天一個老年婦女因外傷引發股骨頸病求診於我。我很熱情地為她診治，並每天主動上門給她針灸，堅持治療了一個來月，病情有所好轉。這個患者的丈夫陳建琦先生，是村裡的老中醫，已經在三年前不幸去世了。她出於感謝，那天，打開了丈夫生前所遺留下來的書櫃。並說，有什麼我喜歡的醫書，她願意贈送給我。就這樣，這個塵封多年的書櫃被打開了。我懷著好奇的心情，在舊書、舊雜誌中細細地翻看。突然，發現了幾本線裝書，不經意地打開一看，原來是陸淵雷先生的《陸氏論醫集》。

原來這一套書是一九三三年上海陸淵雷醫室鉛印的，每半頁十二行，每行三十二字，白口，上魚尾，四周雙邊，繁體豎排本。係陸淵雷先生與中醫同道討論辯難醫學問題、探討索求經方奧祕以及中醫教育理念之輯集，由陸氏夫人沈本琰按年月前後編次整理。這套書一共有四冊，但在陳建琦先生家尋找來尋找去，只找到了三冊。

回家後，我每天捧著這幾本書激動得發抖，恨不得生吞每一個字。整整兩天，我伏案抄書，抄著抄著，我一下就有茅塞頓開之感。

如果說承淡安先生告訴我《傷寒論》內容與要點的話，那麼陸淵雷先生則告訴我如何將《傷寒論》與臨床問題銜接在一起，並且幫助我認識「方證相對應」等那些更加實質的問題，同時他以一種十分有效的方式介紹了從日本漢方家那兒獲得臨床資源。因此他的書對於我極具魅力，閱讀的過程讓我體驗著無拘無束的快樂。然而他的文字言語鋒芒逼人，無所顧忌，想必得罪了很多人，在閱讀時我總有這種擔心。

在〈日本人研究中醫藥之趨勢〉一文中，陸淵雷先生一針見血地指出：「東洞之師法仲景者，惟在憑證候以用藥方，就藥方以測證候。」在〈國醫藥學術整理大綱草案〉中說：「設有古醫書言：小柴胡湯，治少陽病，邪在半表半裏，胸脅苦滿，往來寒熱，心煩喜嘔，脈弦細者。其云少陽者，名也，云邪在半表半裏者，論也，此所謂名論也。云小柴胡湯者，所用之方藥，云胸脅苦滿，乃至脈弦細者，據以用此藥方之證候，乃所謂方法也。」他認為「則可逕言『小柴胡湯治胸脅苦滿乃至脈弦細』可矣，何必贅以『少陽病，邪在半表半裏』乎？」

日本漢方家大力倡議「方證辨證」，令人耳目一新。然而使我突然想起汪阿姨的診治方法與「方證辨證」是何等的相似。

在《傷寒論今釋．敘例》中，陸淵雷先生涕泣陳詞地說：「故醫經之論，其言可聞，其效不可得見也。經方以草石湯藥療病，視證候以投方，投方中則覆杯而愈，不中則不死而劇，豈若醫經之大而無當者矣。」

寥寥數語就把醫經醫學與經方醫學的各自特點表達了出來，同時也坦然地表明了自己的立場。雖然存有片面之處，但讓人明白《傷寒論》的精粹之所在，讓人領會張仲景的診治原則。

後來得知陸淵雷先生並不全盤肯定日本漢方家的「方證主義」，也認為日本漢方割斷了《傷寒論》與陰陽學說的血肉聯繫，並非得當之舉。但由於我當時認識模糊，內心很喜歡這種過激的言論。

在〈上海國醫學院辛未級紀念刊序〉中，陸淵雷先生說：「有沉痾痼疾，西醫所不能療，中醫所不敢治，而鈴串走方，一藥遂起者，比比然也。」實事求是，貼近臨床，客觀地承認了走方郎中的療效。和我在光澤縣管密大隊看到的走方醫肖柏雲先生的診治情景頗為接近，這使我產生感同身受的認同。

在〈用藥標準．開篇〉中陸淵雷先生說：「吃藥是很危險的事情，吃得對，可以吃好疾病，吃得不對，就可以吃掉性命。而且吃得好病的藥，一定可以吃得掉命，倒過來，吃不掉命的藥，也就吃不好病。」

實話實說，一語中的，非常辨證。醫藥工作有關病患的生死，不能濫竽充數，敷衍了事。一旦從事這個工作，就要以身相許，奮鬥終生。

我就喜歡陸淵雷先生的這種表達方式，因此從內心就認同了他的醫學觀點。

一九七一年冬天的一個傍晚時分，在溫州遠郊青山村的老房間裡，我屏住呼吸讀著《陸氏論醫集》中這些沁人肺腑的文字，就像在昏暗中突然擦亮了一根火柴，使我對於神祕中醫學的內涵獲得了一剎那的頓悟。我痛切地感受到一粒耀眼的星火，已經確切地點燃起我生命通往中醫經方之路的導火線。這是一個從暗黑的房間裡突然走到陽光下的感覺。在睜不開眼睛的瞬間，我清醒地意識到，這次閱讀讓我打開了經方醫學的視線，讓我開始了真正的經方醫學之旅。

這是一次宿命的閱讀，一次意外的歷險。現在回想起來更要百倍地感謝命運的安排，使當時那種悲欣交雜的生活化生出如許偶然的機遇。之後我漸漸涉足於經方醫學領域，都起源於這一剎那心靈觸動所折射出的火花。陸淵雷先生的精鍊簡短的述說，使我懂得了經方醫學的要義。中醫經方牢固嚴實的厚門，開始朝我稍許打開了幾分縫隙。

邱吉爾說過：「歷史是由一個又一個活見鬼事件組成的」。這句話想要表達的意思是，偶然性常常是一個重要的因素，甚至有時候是扮演主角的。

意外的巧合後來又延續的發生了一次，我的朋友王益春在他妻子的祖父家裡發現了《陸氏論醫集》的第三冊。

他妻子的祖父是溫州中醫兒科名醫朱湘洲先生，擅長用經方治療兒科疾病，臨床療效很好，在溫州中醫界有「兒科泰斗」的美譽。我曾經登門求教，他說雖然中醫院的科室有分科，但中醫師自己的內心應該沒有分科，也分不了科。他說自己就是以《傷寒》、《金匱》為指導來診治兒科疾病的。還詳細地告訴我，用葛根芩連湯治療小兒濕熱腹瀉的臨床方證：以舌紅苔黃膩，口臭涎水多，腹脹不虛，肛口發紅為目標。我的大女兒一歲時腹瀉，我自己用藥久治不癒。因為她的身體消瘦，而虛弱，雖有葛根芩連湯證，我也不敢貿然投藥。後來抱她到朱湘洲先生家診治，朱湘洲先生認為葛根芩連湯證俱在，不必畏頭縮腦，大膽使用。二劑藥後，果然諸證消失，霍然而癒。朱湘洲先生不僅治癒了我女兒的疾病，還手把手地教會了我識別葛根芩連湯證的祕訣，以及如何鑒別診斷的方法。

我曾經向他請教過許多中醫方面的問題，他把自己的心得與經驗毫不保留地告訴了我。

「朱老，你說：『雖然中醫院的科室有分科，但中醫師自己的內心應該沒有分科，也分不了科。』對於你的觀點我有一個疑問，《史記》記載的扁鵲的確是你所謂的不分科的能夠診治各科疾病的名醫，然而不是也有專門診治小兒疾病的兒科名醫錢乙嗎？」

「被宋神宗晉升為太醫丞的錢乙，並不僅僅是一個兒科名醫。《錢乙傳》謂其『為方博達，不名一師，所治種種皆通，非但小兒醫也』。」

「朱老，時方與經方最根本的區別在哪裡？」

「時方與經方在於它們追求的方向不一樣。方證辨證是追求『知其然』；理法辨證是追求『知其所以然』。」朱湘洲先生諄諄善誘，「所謂『知其然』的經方醫學，是一種我們透過學習和模仿而獲得的有療效的辨證模式。這些模式發生的原因和機制，人們至今可能還盲然無知。它們不是通常意義上的知識，但我們能利用自己的感官意識到它們，並使自己的辨證方法與其相適應。就此而言，它又確實是我們理解病人病症的理性知識的一部分。這種使我們適應而採納知其然的經方醫學，同我們知道自己的行為會有何種結果『為什麼』的知識——『知其所以然』的時方醫學極為不同，所以我們把這種『知其然』的診治方法，視為經方醫學。」

朱湘洲先生藏有大量的舊醫書，每年夏天都要翻尋出來在太陽底下曬曬。一個偶然的機會，王益春在曬黴的舊醫書中發現一本《陸氏論醫集》，急忙翻開一看，驚訝得合不上嘴，想不到這正是我四處尋覓而不捕的第三冊。當他壞笑著把這冊古色斑斕的醫籍在我眼前晃來晃去時，我差一點快活地昏了過去。我驚歎命運的神奇，這一切機緣巧合貼得太天衣無縫。

我飢不擇食般地閱讀著從天而降的這一冊書，就像進入了經方醫學的寶庫，琳琅滿目的珍寶令人目不暇接。譬如陸淵雷先生以生花之筆寫了一個例子，來說明生命體與非生命體的不同，就使我如飲甘霖，酣暢淋漓。譬如《陸氏論醫集》第三冊中〈唐宋以後的醫學〉一文說：「人體是活的，與死物不同，要是死物，一杯熱湯放在冰箱裡，立刻會冷，一塊冷鐵放在火爐裡，立刻會燙，人體須比不得熱湯、冷鐵，對於外界刺激，會起很激烈的反應。譬如把棒錐向腦殼上擊去，照規矩，被擊的地方要癟下去，豈知腦殼被擊後，非但不癟，反長出個老大暴栗來。」

這個生動淺近的比喻，就是說明有生命的物體與非生命的物體不相同的地方，所以用以研究非生命物體的物理、化學的方法來研究、解釋生命體的健病之變是不完全可靠的。外界氣候的「冬寒夏熱」，人體生病的時候就不一定也是「冬寒夏熱」。反而會出現《內經》所說的：「人之傷於寒，則為病熱」的現象。

例如在〈唐宋以後的醫學〉一文中陸淵雷先生開門見山地說：「仲景《傷寒》、《金匱》上的藥方，只要對準了證候用去，病馬上會好。若問這些藥方是根據什麼理由，《傷寒》、《金匱》卻未曾說出來。因為熟練應用的人未必能懂學理，那麼，仲景雖能應用這些藥方，也許不能說出理由吧。」

說出「仲景雖能應用這些藥方，也許不能說出理由吧」的人是要冒大不敬的罵名的，然而陸淵雷先生說了，我看也只有陸淵雷先生才敢講出來。正像古人說的：「專門禁方，用之神驗，至求其理，則和扁有所不能解。」

讀這樣的書，的確使人其樂無窮。在陸淵雷先生新穎透徹的講述中，一下子就拉近了我們和經方醫學的距離，使我們知道人體的生命現象太複雜了，它是一個自控自調自穩定的活體。我一邊讀，一邊非常感謝王益春先生，假如沒有他的幫助，我將無法讀到如此妙文。

當然這是我到狀元橋教書以後的事了，離我初次發現《陸氏論醫集》還有五年之遙。所以這一種能夠彌補「三缺一」的現象，只能用「巧合」或者結構主義的「偶然性巧合性」來解釋了。

在這次閱讀之前，近十年之中，我所翻閱過的中醫針灸的書籍少說也有上百本，但還沒有接觸到真能激發思維、引人激動，引人入勝的讀物。在那一段時間裡，我夜以繼日地讀，真正體味到了閱讀的樂趣。打動我的不僅是《陸氏論醫集》的斐然文采，而是陸淵雷先生在經方醫學研究中的真知、真膽、真情與真誠，是他在《傷寒論》研究道路上的提問、思考與行動。

反覆讀了《陸氏論醫集》中的鴻議創論，我覺得學醫的衝動與元氣進入了自己的身上。這種自信踏實的心理狀態，肯定不能用邏輯語言來加以表達。《陸氏論醫集》中這種直奔主題、求真得道的學風對我影響很大，使我漸漸地看到了經方醫學本來的樣子。它的內涵，它的魅力，在我的心中變得愈來愈清晰，愈來愈美。

譬如我在《上海國醫學院教務雜記》中讀到國醫學院在招生時候的三道中醫臨床治療題目，我一看就被深深地吸引住了。題目是這樣的：

其一、病人發熱惡寒，自汗出，頭微痛，頭項痠而硬，脈浮數，舌苔白，腹部肌肉攣急，應服何方？

其二、病人頭上熱，手足冷，似昏睡，而輕呼即醒，大汗如雨，舌色淡白，脈微細，自訴心跳，按之覺心下痞硬，應服何方？

其三、病人苦頭痛而眩，眼中時見黑星，平日往往赤眼，胸脅下膨滿，脈沉而緊，應服何方？

題目明確顯示了經方醫學的特點，要求參試者透過聽得見，看得著，摸得到的症狀、體徵去尋找診治疾病的方藥。試題明白地告訴大家，這種尋找診治疾病的方藥是有章可循，有規可依的，並不是傳統「醫者意也」的那一套。如果幾位經方家看一個病人，只要脈症明確，開的方子都會是接近的，絕不會出現大的出入，由此可見方證辨證是一門嚴謹、可重複的臨床醫學。當我們面對自己感到力不從心的試題時，內心就會發出要加強對方證進一步的瞭解、熟悉與掌握的願望，這就有助於引發我們進行實踐的訓練與理論的思考。

臨床上每一病證必有一個最佳方藥與其匹配，才能達到最好的療效，方藥與病證的最佳對接過程是研究的核心內容。醫者把握已知及未知的方證間互動狀態，總結辨認方證、藥徵方面的經驗，使方與證、藥與證之間達到固定的最佳組合，這是臨床療效的基本前提。

看了第一道題，我知道這個模擬病例是一個太陽表虛證，但是由於自己對腹證分類不熟悉，所以用哪一個方劑才能絲絲入扣，心中沒有把握。由此可見，方證辨證比較質樸與規範，是臨床中醫師一定要邁過去的第一道門檻。

我看了第二道題，心裡知道這個模擬病例是少陰病的陽虛證，但是由於四逆湯類的方證太多了，我還沒有一一地鑒別清楚，所以還無法開出一個面面俱到的方子。讀了試題以後，下一步學習的方向豁然開朗。

仲景的《傷寒論》中少陰病裏寒證都是以附子為主要藥物，處方都是四逆湯類的方劑。然而四逆湯類裡面具體的方證是比較複雜的，臨床診治時要求方證相對，醫者需要一一分辨清楚，不能籠籠統統地投四逆湯了事。我當時僅僅記住四逆湯類的組方用藥規律，如四逆湯由附子、乾薑、炙甘草所組成，該方加人參，則名「四逆加人參湯」；四逆加人參湯加茯苓，則名「茯苓四逆湯」；四逆湯去甘草加蔥白，則名「白通湯」；白通湯再加人尿、豬膽汁名「白通加豬膽汁湯」；四逆湯倍乾薑名「通脈四逆湯」；通脈四逆加豬膽汁，名「通脈四逆加豬膽汁湯」；四逆湯去甘草，則名「乾薑附子湯」。

動一藥既換一方名，甚至加減一量也換一方名，由此原方的主治與功效也發生改變。四逆湯透過藥味加減與藥量增損所形成不同方劑名稱的事實，體現了《傷寒論》中嚴格的「構效關係」與「量效關係」。可惜的是我還沒有把握住它們，所以回答不了這道題。

看了第三道題，心裡亂糟糟的難受。『胸脅下膨滿』一症使人的思維走向少陽肝膽，「赤眼」一症總是牽涉到肝膽之火熱，「脈沉而緊」又和上述症狀掛不上號，真是不著邊際，亂了方寸。

三個試題，一下子就測出了經方醫師的診治水平，我也一下子就明白了自己經方知識的缺陷。更重要的是，做為想要求自己上進的經方醫師，也從中找到了繼續學習的目標與方向。

我把《陸氏論醫集》讀了幾次以後，對原本艱澀難懂的《傷寒論》，引起了一種興致盎然的趣味。因此，對學習中醫的前景倍加有信心。我帶著令人激動和嚮往的心情把《陸氏論醫集》推薦給了阿驊表兄，並熱情洋溢地說了一大堆自己的感受。

阿驊表兄也被我的興奮所感染，以平素少有的讚許口吻對我說：「西方哲學家說過：『在有理解之前先有表達，在有表達之前先有強烈的感受。』今天你能夠清晰地表達出自己的讀後感，說明你已經感受到陸淵雷先生的醫學思想。你要在這個起點上深入下去，把陸淵雷的《傷寒論今釋》與《金匱今釋》多通讀幾次，進一步理解他的診治思路。」

「阿驊，我有一個疑問，陸淵雷的《陸氏論醫集》怎麼會在浙南的小山村裡出現呢？」

「溫州雖偏隅東南，但常有開風氣之舉。譬如自一八九八年至一九一一年，溫州留日學生為一三五人，名列浙江全省之冠。」阿驊表兄非常熟悉溫州近代歷史，說起民國時期的文化韻事來如數家珍，「在中國近代中醫學教育史上，溫州也是走在時代的前列，我國近代史上最早的一所中醫專門學校——瑞安利濟醫學堂，就是近代著名改良派思想家陳虬先生所創辦的，金慎之先生就畢業於這所學校。經方家池仲霖先生在一九二六年間舉辦的溫州國醫國學社，其課本就是採用柯韻伯的《傷寒來蘇集》、陸九芝的《世補齋醫書》等經方著作。現代經方家南宗景於一九三三年創辦溫州『宗景國醫專修社』，學校共招學生四期，每期數十人不等。他是以繼承與發揚陸淵雷的學術思想為己任，由於積極反對廢止中醫，南宗景後來被推選為溫州市中醫公會主席。同時，溫州中醫界有一大批陸淵雷擔任院長時的上海國醫學院畢業的中醫師。除了最早的南宗景之外，得到陸淵雷、曹穎甫諸名醫教誨與培養的還有谷振聲、吳國棟、任俠民、許國華等中醫師，他們都是這個學院的優秀畢業生。他們四個人如今都成為溫州中醫界的支柱，被業內同行稱為『四老』。另外還有金慎之、陸建之、方鼎如、鄭叔倫、陸幹夫、徐堇侯等著名中醫都身體力行陸淵雷『發皇古義，融會新知』的醫學思想。徐堇侯還特地到上海平安里登門向陸淵雷當面求教。可能就是由於他們的宣傳，所以《陸氏論醫集》在當時溫州的中醫界廣泛流傳了開來。」

阿驊表兄對溫州中醫界的情況非常熟悉。真的想不到，民國時期交通閉塞的浙南溫州，卻到處都有陸淵雷先生所培養出來的「中醫新生命」。

告別時，我們商定，大家集中精力分別閱讀《傷寒論今釋》，一個月以後來我家一起討論讀書心得。

接下來的一個月，我夜以繼日地拜讀《傷寒論今釋》。書中陸先生用平實的語言，融中貫西，明確地提出以西醫學做為參照物，主張用科學的方法研究《傷寒論》，使中醫師在急性熱病的診治上又重新認識到《傷寒論》的臨床價值，啟發了人們對《傷寒論》的進一步研究和應用。

那一段時間裡，上門求醫的人絡繹不絕。我開始用經方醫學方證辨證的思路診治疾病，這樣就初步實現了從單一的針灸療法過渡到以方藥為主，針灸為輔的治療方法的轉化。

我生平第一次開中醫處方是甘草瀉心湯，患者是同村同隊的年輕人，三個月前他因傷食而出現口腔潰爛、噁心嘔吐、胃脘痞滿、腸鳴腹瀉等症狀。多位醫師針對傷食的病因，使用消導化食的方藥治療而無效，我用方證對應的方法，沒有用一味消導化食的藥卻在短期內取效。這個病案的診治成功，使我樹立起走經方醫學「方證對應」道路的信心。

通過此案的診治，我體會到臨床上抓住「方證相對」這一個環節，就抓住了疾病向癒的根本。也深深地體會到，中醫學的「病因」，與其說是「原始病因」，還不如說是「發病學原因」。譬如上述「傷食」病人，「傷食」是其「原始病因」，然而從「口腔潰爛、噁心嘔吐、胃脘痞滿、腸鳴腹瀉」等症狀中辨證求因出來的「寒熱錯雜」是其「發病學原因」。「傷食」這一「原始病因」人人可知，病人都會主動地告訴醫師，所以容易引人注意。從臨床症狀中「辨證求因」出來的「寒熱錯雜」的「發病學原因」卻不容易辨別，一般中醫師又分辨不清辨證求因的「發病學原因」與「原始病因」的根本區別，然而如果從臨床的「方證」入手，把握住「口腔潰爛、噁心嘔吐、胃脘痞滿、腸鳴腹瀉」等症狀是「甘草瀉心湯證」，就可以繞過「發病學原因」或者「原始病因」而直接應用「甘草瀉心湯」，豈不是最簡潔、最有效的診治方法。

當然，我並不是一味地反對傷食病人臨床使用消導化食的方藥。恰恰相反，我每次遇見病人有保和丸的「方證」，不管是什麼疾病，也不管有沒有傷食病史，都毫不猶豫地給予保和丸。保和丸的方證表現是：口臭、厭食、噯氣酸腐、腹部脹痛拒按、便臭不暢、舌苔腐黏等。

我曾經用保和丸治癒了一個六歲女孩的久咳。這個女孩咳嗽一年多，久治不癒。後來求診於我，診察所見，一派保和丸方證：口臭、厭食、腹部脹不適、便臭尿黃、舌苔黃腐等。我給予保和丸料方，三帖。第二天晚上，女孩的家長來電話，焦急地說：「服藥已經兩天，第一天沒有動靜，今天連續腹瀉三次，到底怎麼回事？」我問：「大便臭不臭？」回答說：「臭氣沖天」。我問：「咳嗽如何？」他如夢初醒，高興地說：「已經一天沒有聽見她咳嗽的聲音了。」我說：「不礙事，剩下的一帖藥繼續服用。」這個咳了一年多的小女孩就這樣治癒了。

保和丸不是經方，是《丹溪心法》中記載的一個方劑，然而經方醫師在臨床上普遍地使用，使用的方法就是方證相對。我使用它治療過種種消化道疾病之外，也廣泛地使用在臨床各科疾病。經方醫學是一種方法，而不是專門使用張仲景的方子而不用後世方的醫學。只不過仲景的方子「方證相對」比較嚴密，又經過了近二千年的臨床淘洗，反覆證實，反覆證偽，千錘百鍊，使用的頻率高一些而已。

學會了經方的方證辨證，再把針藥結合起來，這樣就會明顯提高臨床的療效。過去一些屢發屢治的病人，現在也縮短了療程。如上陳村我的姑婆，體型瘦長，臉色蒼白憔悴，神疲乏力，形寒肢冷。十年前冬天被冷雨所淋而引起背部冷痛，時痛時發有十餘年了，夏天也不例外。我也給她針灸過多次，雖然也有效，但沒有得到有效的控制。現在每天背部冷痛，入夜尤甚，夜寐不安，飲食、二便正常。背部冷痛的位置相當於督脈身柱、至陽兩穴之間一隻手掌大小的範圍。病人除了背冷痛以外，其他的脈症還有許多。如，頭暈目花，口淡多唾，尿短便溏，脈象無力，舌淡苔白。腹診發現腹肌菲薄而緊張，心下有振水音。和苓桂朮甘湯證、附子湯證符合，就予以苓桂朮甘湯和附子湯合方五帖，附片每帖三錢。因為是寒冬季節，沒有在背部用艾條熏灸。服藥後兩天就說有效，五天以後有大效。於是再守方五帖，背部冷痛消失。

我附近青山陶瓷廠裡的一個中年幹部，患嚴重的失眠症，又有偏頭痛的老毛病。父親與我都給他針灸過，我父親也曾經給他開過許許多多安神的、活血的、散風的方子，都有較好的療效，但是老是反覆發作。學會了經方的方證辨證之後，我的思路大變。我根據他四肢煩熱，口乾咽燥，便秘尿黃的症狀，特別是手心發燙影響入睡的特徵，投《金匱．婦人產後病》千金三物黃芩湯，再加以針刺神門。三劑有效，七劑大效。後來父親告訴我，三個月後，因生氣後而復發，方證如前，原方不變，連服十劑而癒。後來路上相遇就沒有提到失眠一事了。

後來，我曾經把上陳村姑婆的病例與自己的診治思維提出來和張手先生討論。張手先生聽了以後沉思了半天，說：「你姑婆『冬天被冷雨所淋而引起背部冷痛』，你的方證相對應的診治是成功的。但是很多久治不癒的關節痛、神經痛的病人，臨床除了局部的疼痛症狀之外，別無所苦。因此醫者的方證辨證無從下手。我自己就遇過這樣的一個腰腿痛的病人，男，三十五歲，頗為健壯，夏天都不發病，到了冬天就腰腿痛發作，行走都非常困難，西醫認為是嚴重的腰椎間盤突出。我給他施用針灸與中藥，沒有效果。後來在《金匱》濕病篇發現麻杏薏甘湯所治療的目標中有『久傷取冷所致』。冬天就腰腿痛發作，也可以理解為『取冷所致』，就投麻杏薏甘湯而治癒。還有那一個手心發燙影響入睡的病人，你在使用三物黃芩湯之前需要進行一次方證鑒別。因為同樣是手心發燙，不僅僅只有一個三物黃芩湯證，至少還要考慮虛勞病人腹肌菲薄而緊張的小建中湯證與心下痞硬、腸鳴腹瀉、陰莖長舉不萎的陽強病，它們都可能出現手心、足心發燙的症狀。」

十六、於無聲處聽淵雷

一九七二年正月的一天，天上飄著雪花。阿驊表兄如約來到我家，我泡上兩杯熱茶以後，我們就展開了討論。

我迫不及待地問：「阿驊，《陸氏論醫集》與《傷寒論今釋》讀過了嗎？」

阿驊表兄宛然一笑，平靜地說：「讀過了。」

我在溫和內斂的阿驊表兄的答話中難以揣摩到他讀後的感覺，所以就緊緊地追問：「讀後的感覺好嗎？」

「好。」阿驊表兄不動聲色地說。

我非常高興，阿驊表兄一貫不會用情緒性的語言來表達自己的意見，今天的一聲「好」，可見他已經認同了陸淵雷先生的醫學思想。

「阿驊，好在哪裡？」我緊接著問。

「好就好在陸淵雷先生使我受到了一次中醫學的新啟蒙。」

「此話怎講？」

「康德認為『啟蒙運動就是人類脫離自己所加之於自己的不成熟狀態』。」阿驊表兄說，「過去自己對《傷寒論》的認識，是接受了歷代醫學家們的觀點。這些觀點現在看來，其實是強加在張仲景身上的不成熟的東西。我的這種醒悟是讀了陸淵雷先生的著作以後才有的，所以說我受到了一次新的啟蒙。」

想不到陸淵雷先生的著作，對於高傲的阿驊表兄竟有如此大的震撼。

「陸淵雷先生知識淵博，問題意識清晰，」阿驊表兄一字一頓地說，「《傷寒論今釋》的寫作思路是問題導向型的，不是各種流派注述的簡單羅列。即使從條文的注腳裡，我們也能感受到作者調動全部知識來襯托核心問題的能力，所以讀起來津津有味。在閱讀中感受到了陸淵雷先生著作中蘊含的知識力量，也體會到作者在《傷寒論》研究方面的造詣。儘管在前幾年讀過《傷寒論》以及柯韻伯的《傷寒來蘇集》，但這次讀完《陸氏論醫集》與《傷寒論今釋》以後，才發現當初對經方醫學的很多概念和理論的理解，還不夠深入和透徹。可以說這次的閱讀得益匪淺，我不僅獲得了《傷寒論》領域的理論精華，更重要的是，透過閱讀《傷寒論今釋》，同時結合平日的中醫學習體會，我有了自己的一點思考。」

阿驊表兄從非常獨到的角度評論《傷寒論今釋》，指出陸淵雷的著作不僅是閱讀《傷寒論》的嚮導，也是醫者走向臨床的嚮導。更為重要的是，它能打開你的知識儲存，引發自己的思考。

「你認為陸淵雷先生對《傷寒論》的研究方法上有什麼獨到的地方？」我想更多地聽聽這方面的意見。

「陸淵雷先生把《傷寒論》做為診治疾病的臨床問題來研究。」阿驊表兄說，「他不是僅僅把《傷寒論》做為一門課程，站在信徒的立場去學習，而是站在研究者的角度去分析，去質疑。他不像歷代的有些醫家，以經解經，自圓其說，心安理得地重複著最為過時的陳詞濫調。他自始至終從實踐出發，堅持求真求實的精神。他敢於解放思想，敢於破除迷信，大膽懷疑，小心求證。譬如，他提出為什麼少陽病篇只有寥寥數條條文而沒有一個具體的方證，並對這個問題進行了顛覆性的回答。不管你贊同還是不贊同他的觀點，這個問題的提出必定會觸及每一個讀者的靈魂。」

我讀了《傷寒論今釋》以後，只覺得新鮮、好懂。阿驊表兄比我看得深，想得遠，與他交談頗有收穫。當我讀到少陽病篇時，發現條文只有寥寥數條，我的感覺不是吃驚而是覺得鬆了一口氣。對於陸淵雷先生的話也沒有引起什麼強烈的反應，更談不到什麼觸及靈魂。現在看來，我還沒有具備一個合格讀者的資格，所以無法與作者進行思想的對話。在這個初學階段，透過與阿驊表兄的交談來汲取《傷寒論今釋》一書的精華，看來不失為一個好的途徑。

「阿驊，你認為陸淵雷先生對《傷寒論》六經的理解正確嗎？」

「中醫學是一門經驗醫學、傳統醫學。」阿驊表兄看了我一眼，「它運用類比的方法來研究生命與疾病做鬥爭的常識，我們只能根據閱讀和思考的內在脈絡來體悟作者的思維方式合理與否，而不是是非對錯的問題，所以討論中醫學的問題，最好不要運用正確與錯誤這一對概念。」

我把他的話反覆想了幾番，總覺得其中有些論點難以接受，但是一時也無法找到反駁的依據，也就默默地不作響了。

我把這個問題換一個角度重新提了出來：「陸淵雷先生認為《傷寒論》的六經有什麼作用？」

「你先說。」阿驊表兄說。

我想聽聽他的意見，誰知道阿驊表兄反而要我說出自己的見解。由於沒有準備，我只能隨意發揮了。

「陸淵雷先生認為《傷寒論》第一重要的是『方證相對』，」我說，「六經辨證也很重要，但是重要性只能排在第二位。」

「你從哪裡找來的次序表？」阿驊表兄笑了，然而帶有責怪的口氣。

「這一點明確地表現在他對吉益東洞的評價上。」我說。

「陸淵雷先生不是既肯定了吉益東洞『方證相對』的診治觀點，又批評了他激烈摒棄中醫學的理論框架嗎？」阿驊表兄反問道。

「是啊，」我說，「陸淵雷先生是批評吉益東洞摒棄陰陽學說，甚至連三陰三陽的『六經』也不要，但是陸淵雷先生也是贊成廢除五行、氣化與病因等理論的。他的這些輕描淡寫的批評與他對吉益東洞『方證相對』觀點的高度讚揚比起來，孰輕孰重，明眼人一目瞭然啊。」

阿驊表兄不滿意我抽象的議論，就說：「請說具體的依據。」

「好，」我把自己的意見一一表達了出來，「陸淵雷先生在《陸氏論醫集．用藥標準．人參》中說：『吉益東洞說的用人參的標準，在下躬親試驗過，都是十分有效的，不過有一層意思，須得補充一下。辨病證的寒熱虛實，辨藥性的溫涼補瀉，是中醫學的第一步大綱，東洞卻把寒熱虛實、溫涼補瀉一古腦兒推翻了不信。但是也不承認人參是補藥。東洞的學說以及為學方法，在下是處處十分佩服，只有這一層，卻不敢附和他。』陸淵雷先生筆下對吉益東洞的褒貶態度昭然若揭。」

「讀書要靜心靜氣，議論要有根有據。」阿驊表兄一臉不高興地說，「蠢人明顯特徵就是喜歡驟然地下斷語和觀念的絕對化。剛才這一段話中，陸淵雷先生明明白白地寫著『病證的寒熱虛實，辨藥性的溫涼補瀉，是中醫學的第一步大綱』，你卻視而不見，而固執己見判定陸淵雷先生對吉益東洞批評僅僅是輕描淡寫。」

我還在為自己能夠敏感地捕捉到一個新的發現而暗喜不已，誰料到會迎來阿驊表兄的一頓批評。

阿驊表兄一定認為這是一起重要的事情，所以還要深深地挖出思想的根源，以免後患。

「你上述的思維方式，用一個成語來形容，你知道是什麼嗎？」他悻悻地說。

我開始發覺自己錯了，但是一時還沒有靜下心來，就搖搖頭說：「不知道。」

「有一分證據說一分話。」阿驊表兄神情肅穆，「要養成一種知識良心，它要求我們只相信和我們手中證據相吻合的議論。你上述的思維方式，用一個成語來形容，輕一點說是『自以為是』，『捕風捉影』；重一點說就是『誅心之論』。這一種毛病一旦在你的思想上扎下了根，它就難以有停歇下來的時候。它會跟著你一生，成為你的一種嗜好，這樣的嗜好成了癮就很不好，所以你要高度地警惕。」

阿驊表兄的批評直接擊中了我的心坎，現在看來，憑感覺下結論，結論走在調查的前面，是我的老毛病。平時沒有在意，也沒有什麼人這樣當面指出，所以一直存在著。阿驊表兄不顧情面的批評，使我驚醒，並感到深深地內疚。一個以醫治病人為職業的人，患上這個自以為是的毛病是不可原諒的，我要百倍的努力把它改掉。

阿驊表兄看見我知錯想改的樣子，就不深究了。

他以婉轉的語調繼續剛才被打斷的話題說：「陸淵雷先生是重視對『六經』的研究的，他認為仲景只是沿用『熱論』之名，然而其具體內容卻和『熱論』不同。所以《傷寒論》的六經是六種症候群，是為了治法的方便而設立的。他認為『三陽』與『三陰』的區別，主要是根據人體的抗病力的強弱而分的。而『三陽』之間的區別，是根據機體抗病所在的部位來劃分的。太陽在表在上，陽明在裏在下，而少陽在兩者之間，所以稱為半表半裏。『三陰』中的少陰是外感熱病過程中心臟機能衰弱者；太陰是腸炎病人中的虛寒者，不應該在《傷寒論》的範圍之中；厥陰是千古疑案，出於拼湊。」

我認同阿驊表兄對《傷寒論今釋》的概括，但我還有幾個疑問想求教阿驊表兄。

「阿驊，陸淵雷先生是如何看待六經與方證的關係的？」

「陸淵雷先生是把六經辨證做為辨證的綱領。」阿驊表兄說，「一般情況下，方證辨證是在六經辨證的框架下進行的。我認為這是比較合理的診治方法，古人說過：『善弈者謀勢，不善弈者謀子。』陸淵雷先生深諳此道。」

「阿驊，六經的框架真的這麼重要嗎？」

「經方醫學的診治方法，是以仲景三陰三陽結構內的方證狀態為目標的辨證施治。」阿驊表兄結結巴巴地說著，「方證狀態是組成這個結構系統的要素，它們之間的關係遵循一定的規則。《傷寒論》的不朽就在於它能夠把三陰三陽的結構與方證狀態巧妙地結合起來，只要想想桂枝湯在三陰三陽結構中存在的諸多狀態，你就會體悟到這一點。」

「你能具體地講講桂枝湯嗎？」我忍不住打斷了他的話，「你是如何看待它在三陰三陽結構中存在的諸多狀態的？」

「六經是空間辨證和時間辨證的結合。」阿驊表兄從容地回答我的問題，「桂枝湯可以是太陽的方證，也可以是太陰的方證，這就是方證在六經各空間存在的廣泛性；桂枝湯證有可能出現在疾病的初期，也有可能出現在疾病的中期，還有可能出現在疾病的後期，只要有桂枝湯證，就要隨證治之，這就是方證在六經不同時間段存在的可能性。」

「你能舉一個臨床的例子嗎？」

「當然可以，」阿驊表兄不以為然地一笑，「就說說發生在我自己身上的自驗例吧。去年六月，我受了輕微的外感而咳嗽少痰，開始幾天我不去理它，照樣上下班。後來咽喉慢慢地疼痛起來，有微熱微汗，口苦頭疼，沒有惡風惡寒，咳嗽依然，痰色黃白相間，難以開展正常工作。這是典型的外感風熱銀翹散證，投藥後有效。兩天後，除稍有幾聲咳嗽，幾口白色膠痰之外，咽喉疼痛等其他病症都消失了，也可以正常上下班了。誰知道，那天午睡以後，突然感到全身惡寒肢冷，風從窗戶吹進來也感到毛孔悚然，發熱、頭疼、無汗、咳嗽、痰少，脈象數，體溫三十九度，眼睛有點畏光，只想躺在床上，蓋上薄被子。幸好咽喉疼痛沒有復發。雖然無汗，我還是投桂枝湯，桂枝與白芍各十五克，服藥後十五分鐘上下，服稀米湯一碗，之後全身的惡寒肢冷有所減退。三個小時以後，除了還有咳嗽咯痰之外，所有症狀隨著微微汗出而消退。我考慮再三，還是洗了個熱水澡。洗澡後，躺在床上熱汗滋滋滲出，全身感覺舒服。因為還有一點咳痰，所以夜裡就把桂枝湯第一煎的藥渣加杏仁、厚朴再次煎煮二十分鐘後取汁服用了。這一次的感冒發熱就這樣治癒了。」

「這說明什麼問題呢？」我還不明就裡。

「唉——」阿驊表兄有點失望，提高了聲音說，「如果說銀翹散證是太陽病末期、少陽或陽明病初期的話，太陽病初期的桂枝湯證應該出現在它的前面，然而臨床事實並不如此，說明方證在六經的時間辨證上並不是單向度的，而是可逆的。」

「原來如此。」我感到阿驊對桂枝湯證的理解有新的體悟，這使我對六經的認識上升了一個臺階。使我隱隱地理解到，六經代表連接。它是虛擬的陰陽理論與實體的方證辨證的交叉，時間與空間的對撞，也是（醫）學與（醫）術的融合。

「正因為有了六經這個疏而不漏的空間以及非單向度的甚至可逆的時間，」阿驊表兄意猶未盡，「諸多方證才能夠有規律地存在，而且以不同的方式方法服務於診治的目的。整部《傷寒論》給人以巨大的空間感與時間感，彷彿醫師們被邀請進了一個自由思考的宮殿。」

阿驊表兄的六經是空間辨證和時間辨證的結合的觀點，以及方證和六經的關係非常獨特而合理，給人無限的想像力。

「阿驊，方證辨證是怎樣研究方證結構中，症狀的組合規律與藥物的配伍秩序的？」

「經方醫學不把方證做為一個孤立靜止的單位，」阿驊表兄說，「它不僅注意方證結構中的層次比較，而且注意方證之間相互制約、相互依賴的關係，更為重視方證是一個子系統的存在。張仲景把症狀看做是一個符號系統，產生意義的不是症狀本身，而是症狀的組合關係。」

「阿驊，你的意思是經方醫師的臨床思維要自覺地接受『方證相對應』與『六經辨證』等規矩的限制？」

「『方證相對應』不是道具，經方醫師既要用方證辨證診治疾病，就要自覺地接受『方證相對應』的約束。」阿驊表兄異常嚴肅地說，「對『方證相對應』方法的遵循，應該成為經方醫師素養中的第一素養，經方醫師本能中的第一本能。一句話，只有當『方證相對應』的思維能夠深入經方醫師的骨髓，在經方醫師心中生根，現代經方醫學才可能在我們社會上生根，才可能從根本上杜絕選方擇藥的主觀性與隨意性。」

「阿驊，陸淵雷先生是怎樣區分傷寒與雜病的？」

「陸淵雷先生認為傷寒與雜病是兩大類互有聯繫的疾病，它們之間錯綜複雜的關係構成所有疾病的主體框架。」

阿驊表兄說，「傷寒是普通型外感熱病，大多數有發熱的症狀，其中少部分不發熱的病人是因為體質虛不能發熱。雜病大部分是不發熱的病，也有一部分有發熱的症狀。但是這一部分發熱病人都有特異的主症，如腦膜炎與破傷風等『痙病』，急性肺炎與急性支氣管炎等『咳嗽上氣』及『痰飲咳嗽病』等病都有發熱。還有瘧疾、急性黃疸性肝炎等病，也都有發熱症狀，但是都屬於雜病。」

阿驊表兄把陸淵雷先生的見解條分縷析得清清楚楚，然而聽上去是明白了，一遇見具體的情況卻又會糊塗起來。對於外感病與雜病的交錯更迭現象，是需要在臨床上慢慢地摸索與區分的。

阿驊表兄像是突然想起了什麼，半天不說話。

「哎——對了，」阿驊表兄大概在腦海裡已經尋找到一個例子。「龍泉仲萬春先生診治丹毒病人一案給我留下很多值得思考的東西。病人第一天下午稍有惡風，夜裡不適，他自己也沒有意識到是生病了，所以沒有進行治療。這時，如果診治的話，醫者就會按《傷寒論》六經辨證，診斷為太陽病葛根湯證。病人第二天早晨就有：『發熱惡寒，頭痛頭暈，遍身無汗，頸部背脊強痛，口苦，厭食，發現左腳膝踝部皮膚發紅發燙，脈浮緊而數。』針對這樣的脈症，就有兩種不同的療法。第一種療法，把病症看做是外感熱病，按《傷寒論》六經辨證，診斷為太陽少陽並病葛根湯合小柴胡湯證診治，你事後就是考慮這樣診治的；第二種療法，把病症看做是發熱性雜病——丹毒，《金匱·瘡癰》云：『諸浮數脈。應當發熱。而反灑淅惡寒。若有痛處。當發其癰。』就是這一類有論無方的病症，所以後世醫家各有各的經驗方藥，龍泉仲萬春先生用荊防敗毒散與黃連解毒湯就是他的經驗結晶。」

阿驊表兄的例子太好了，使我明確了發熱性疾病兩種不同的治療方法，一種是《傷寒論》的六經辨證，另一種就是《金匱》的雜病辨證。

我說：「阿驊，陸淵雷先生這樣解讀《傷寒論》的『六經』可取嗎？」

阿驊表兄說：「有可取的地方，起碼透過這樣的分析、綜合，使我們獲得了對整個文本的貫通與理解。經文注釋不是份輕鬆的工作。據《朱子語類》第六卷第八十章中說：朱熹曾對典籍中一段特別棘手的文字讀了四、五十遍，結果也僅理解了其中的百分之六、七十。以陸淵雷先生的國學底子來領悟、反思和熟化《傷寒論》是經方醫學的幸運，《傷寒論今釋》一書是得到章太炎先生讚賞的，章太炎先生還為其作序。或許注經解典從來就沒有一套固定的理論和模式，他從現代科學的知識入手來解讀經文，也是一種有益的嘗試。」

「阿驊，陸淵雷先生是怎樣區分傷寒與溫病的？」

「陸淵雷先生的見解非常簡單，認定溫病是傷寒的子系統。」阿驊表兄說，「《傷寒論》囊括一切普通型外感熱病，《素問．熱論》云：『人之傷於寒也，則為病熱。』又云：『今夫熱病者，皆傷寒之類也。』也是這般蘊義。」

「陸淵雷先生認為《傷寒論》中羼入內經家的條文，然而《傷寒論講義》沒有強調這一點。阿驊，你是怎樣判斷的？」

「陸淵雷先生的見解有理有據，」阿驊表兄說，「如宋本第四條云：『傷寒一日，太陽受之。脈若靜者，為不傳。頗欲吐，若躁煩，脈數急者，為傳也。』第五條云：『傷寒二三日，陽明，少陽證不見者，為不傳也。』第八條云：『太陽病，頭痛至七日以上自愈者，以行其經盡故也。若欲作再經者，針足陽明，使經不傳則愈。』以上三條陸淵雷先生都認為是《內經》的熱論家的話。」

這些條文我在龍泉反覆背誦，琅琅上口，現在被判為是《內經》熱論家言，心裡感到怪可惜的。讀《傷寒論今釋》雖然也看到陸淵雷先生的論證，但不願相信是真的，所以沒有弄明白他是怎樣論證的。

「阿驊，陸淵雷先生是怎樣知道以上三條是《內經》的熱論家言？」

「陸淵雷先生用以下幾個方面來論證以上三條是內經的熱論家言。」阿驊表兄說，「第一，《傷寒論》與《內經》『熱論』中的傳經的時間不同。熱論家的『一日太陽』，『二三日陽明少陽』，為『一日傳一經』。然而《傷寒論》中並非如此，太陽病五、六天後才傳經。第二，《傷寒論》與《內經》『熱論』中的傳經的次序不同。熱論家是陽明在少陽之前，《傷寒論》中恰恰相反，少陽在陽明之前，少陽傳陽明，小柴胡湯證出現後，才會出現大柴胡湯證或者柴胡加芒硝湯證。」

我發現阿驊表兄的說法並沒有錯，但是與《傷寒論》的篇章排列次序有矛盾。

我打斷了阿驊表兄的述說，插問：「《傷寒論》篇章排列次序也是陽明在少陽之前，這到底是怎樣一回事？」

「陸淵雷先生已經對《傷寒論》的篇章排列次序名實不副的現象做了說明。」阿驊表兄說，「他認為《內經》『熱論』託名於黃帝、岐伯，而中國人有尊古崇聖的心理，張仲景也未能免俗，所以也在自己的著作中沿用『熱論』的名稱，把陽明排列在少陽之前。然而，仲景的少陽，來至於太陽，傳諸陽明，所以柴胡證不會出現在陽明之後，也不把柴胡類方證編排在少陽篇章之中，因此出現了少陽病篇空巢的奇觀。這是張仲景的不得已，亦是張仲景的不徹底的地方。其中透露出的苦衷，更發人深思。」

「阿驊，仲景這樣的天才怎麼也會出現違心之論，做出違心之事呢？」

「這裡就需要我們堅持卡爾．馬克思反覆強調的歷史唯物論的觀點來看待這個問題了。」阿驊表兄說，「仲景的思想不是我們後人所能夠左右的，仲景生活在《內經》占醫學界統治地位的東漢末年，他的行為無法完全擺脫他的處境。」

經過阿驊表兄的解釋，我基本上已經搞清楚其中的緣故，因此希望他能繼續上面的話題。

「阿驊，陸淵雷先生論證宋本第四條、第五條、第八條是內經的熱論家言的原因，你已經講了二點，請繼續。」

「陸淵雷先生的第三個理由是這樣的。」阿驊表兄說，「《傷寒論》中稱：『太陽病六七日』，『太陽病八九日』，『太陽病過經十餘日』；又云：『陽明中土也，無所複傳』；又云：『少陰病得之一二日』，『少陰病得之二三日』。這一些條文所反映出來的信息是什麼呢？仲景告訴大家外感熱病不會傳遍六經的，三陰病也未必是從三陽病傳過來的，更不會出現一天傳一經的病況。」

我一聽，原來《傷寒論》是這樣讀的，幾條條文湊在一起，就會產生意想不到的效果來，就可以得出難以辯駁的結論。太好了，太好了。

「阿驊，仲景非常重視臨床症狀，記得成無己撰寫了一本《傷寒明理論》共三卷，專門討論症狀。你是如何看待這本書的？」

「成無己不僅是注解《傷寒論》的首創者，亦是研究《傷寒論》中症狀的代表人物。」阿驊表兄在斟詞酌句慢慢地說，「《傷寒明理論》包括五十論，每論一症，每症載有釋義、病因、病理、分型、鑒別及不同治法等。凡此辨證說理，到了析疑啟奧的時候，就以內、難中的理論引經據典加以說明，其用意很明白，要以《內經》理論來貫通醫經與醫方兩個不同學派。對他的醫學貢獻，醫經與經方兩派各有不同的評價，其是非得失有待於今後進一步研究。仲景重視症狀與體徵的原始形態，重視在一組症候群中區別它們的細微的差異。他自有一套辨法，把一種更為複雜、精巧的尺度帶進經方醫學之中，使之呈現出一種宏大的景觀，避免了診治過程中的粗鄙化和簡單化。」

阿驊表兄讀書真有體會，我自歎不如。

我等阿驊表兄把茶喝了下去以後說：「已經講了三個理由，還有嗎？」

「陸淵雷先生認為第八條開始部分說的：『頭痛至七日以上自愈者』，同《素問．熱論》中的『七日巨陽病衰，頭痛少愈』是一樣的觀點，詞句也非常接近。」阿驊表兄振振有詞。

我細細想來真是這樣，陸淵雷先生的考據功夫了得，看來論中第八條條文一定與阿驊表兄所分析的第四個理由有關。

「第四個理由就是第八條後半部分說的：『以行其經盡故也，若欲作再經者』。」阿驊表兄說，「陸淵雷先生認為這就是《素問．熱論》中周而復始的循環傳經現象，與《傷寒論》則六七天傳一經，傳至若干經後，如果不癒就會死去的述說大不一樣。《素問．熱論》的循環傳經理論與臨床事實完全不相符合。」

陸淵雷先生的眼光、方法與能力都使我佩服。我想學習《傷寒論》要注重學會歸納、分析與綜合的方法，要培養自己的敏感性與理解力，不然的話，靠別人研究出來的現成結論是不夠的。

阿驊表兄讀書讀得細，記得住，表達得條理分明。

我以感謝的眼光看了他一眼以後問：「還有沒有第五個理由？」

「有，第五個理由還是第八條中說的：『針足陽明，使經不傳則愈』這一句。」阿驊表兄耐心地說，「陸淵雷先生認為：『《內經》大都為針刺家言』，『《傷寒論》乃是湯液家言』。條文中截斷外感熱病的演變途徑，使它不再傳經的方法，用針而不用湯藥，這就有羼入內經家的條文的可能。」

我覺得這樣去求證一個問題很有意思，就說：「有根有據的五大理由，我想大概可以下結論了吧。」

阿驊表兄知道我缺乏文字訓詁這方面的知識與訓練，就笑著對我說：「以上的論述比較合理，然而還只是一家之言而已。不過對於學習《傷寒論》的醫師來說，陸淵雷先生的見解是非常珍貴的，它可以幫助後學者排除障礙，順利進入經方大門。」

這樣精湛的解注還不能完全算數，還只是一家之言，這簡直難以置信。看來一時無法找到能夠下結論的東西，真是不容易啊。

「阿驊，那上述的三條條文需要什麼樣的材料才能下『是《內經》的條文羼入』的結論呢？」

「需要歷代版本學與文獻學的材料做佐證。」阿驊表兄說，「所以有人透過查考《康平本傷寒論》找到了有力的證據。」

《康平本傷寒論》，我在龍泉縣仲萬春先生那裡曾經聽說過這本書，現在阿驊表兄又再一次提到了它，但是我還沒有認真地讀過。

「阿驊，」我問，「在《康平本傷寒論》裡，上述的三條條文是以追文的形式出現的嗎？」

「給你猜中了，的確如此。」阿驊表兄流逸出少有的性盡饜足的目光，「這也從另一個角度說明陸淵雷先生具有敏銳的歷史眼光與科學的研究方法，並能夠從最近到最遠的年代之間找到溝通與交流的渠道，如渡者般地在兩岸之間來來往往，連接著遙遙相對的兩界，給後學者指明了學習的方向。陸淵雷先生曾經說過，透過臨床的觀察，他在外感熱病的診治過程中，發現被西醫診斷為『腸傷寒』的病人，後來轉變為『瘧疾』般病症，再後來『瘧疾』般病症又轉變為『痢疾』般病症。這些臨床現象用現代細菌學無法得到滿意的解釋，如果運用《傷寒論》六經傳經的觀點去解釋，就可以渙然冰釋，怡然理順了。陸淵雷先生把目光轉到《傷寒論》中『傳經』這一專題時，才發現書中在傳經時間與傳經階段方面都存在著名實不合的現象。」

阿驊表兄的話使我懂得鮮活的臨床實踐是醫學理論研究的發源地，我們學習《傷寒論》也是這樣，要少一些蒼白無力與脫離實際的遐想，多一些腳踏實地與結合臨床的實踐。好比「莊子之魚」的辯論，抽象的思辨雖然給我們帶來了邏輯推理的思維樂趣，也要警惕它將會帶來循環論證和悖論的陷阱。也就是說，在反覆領會《傷寒論》如何被歷代醫師所閱讀、所吸收的那些核心條文外，更要學會重新營造文本中具有臨床意義的原初語境。我們需要學習陸淵雷先生的眼光與方法，在閱讀《傷寒論》時儘量避免被一些注家牽著鼻子走，才能有效地減少先驗性的成見。大家都知道這種成見有著何等的誘惑力，又何等方便地敗壞了我們求知的欲望。

阿驊表兄認真地說：「我認同陸淵雷的意見和他大無畏的批判精神。如果沒有對仲景《傷寒論》的批判性的研究，就沒有現代的經方醫學。因此陸淵雷等人對《傷寒論》的揚棄，給後人留下了雙重的經方醫學的理論財富。但是一九四九年以後的中國中醫界，淡化了陸淵雷尖銳的問題意識，只把他做為一個符號，卻很少有人去繼續探討他提出的問題。」

「我問你一個問題，請你如實回答。」阿驊表兄看了我一眼，「你在讀陸淵雷的文章的時候，你的腦子裡在想什麼？」

「阿驊，」我回答道，「在拜讀《陸氏論醫集》的這些日子裡，我一直在想，陸淵雷到底是一位怎樣的人物？如何從他那些肆意無忌，尖銳深刻的文章中，拼湊出一個完整的形象？他如何從一個人文學者、一個對天文曆算及醫術造詣尤深，通曉英、法、德、日諸國文字的人，變成經方研究者？這個過程是怎樣發生的？他的臨床療效不知道怎麼樣？」

我父親剛從寺前街回來，看見阿驊表兄在我們家，也非常高興。

在吃中飯的時候，我們就在飯桌上聊了起來。

前一段時間，我走火入魔地閱讀陸淵雷先生的著作。父親看見這一情景，既高興又擔心。其實《陸氏論醫集》父親已經翻閱過很多次，也很佩服他的文筆和學問，但是不認同他的醫學觀點。特別對於「方證辨證」，他反對尤烈。他贊成明代杜士燮的話：「持鑒以索貌者不能得其腠理，而按方以索病者不能神其變通。」他認為方證相對應是日本人的「一病一方」，或者「一病多方」是小伎倆。日本人刻意追求對號入座式的「方證」是歷史的倒退。博大精深的中醫學一定要全面繼承，循序並進。父親早就想請阿驊表兄糾正我的學習方法，要我適可而止，回到以中醫院校的統編教材為目標的正路上來。

不過，父親有一句話的確難以反駁，他說：「全國最好的專家集思廣益編寫的《傷寒論講義》為什麼比不上陸淵雷的《傷寒論今釋》？」我心裡知道父親的思路有問題，但是想不出理由反駁他，今天我就想透過一個具體的專題，請阿驊表兄談談這個問題。我相信他會說服父親的。

「阿驊，《傷寒論講義》對三陰病三急下證的解釋有沒有合理性？」我把這個燙手的山芋拋了出來。

「《傷寒論講義》是繼承歷代傷寒學者的注釋成果而編寫的。」阿驊表兄說，「不僅具有合理性，而且具有權威性。三陰病三急下證三條條文歷代注家多以為是少陰復轉陽明，就是中溜入府的病。大家口上說的『少陰』，治法與方藥依然是方證相對，根據陽明腑證投以承氣湯。」

父親對阿驊表兄的說法沒有異議，就以譏諷的口氣對我說：「阿驊說得對，《傷寒論講義》對少陰病三急下證的解釋是權威性的解釋，陸淵雷的新釋就是多此一舉。」

「少陰病三急下證對於有經驗的醫師，可以透過『避虛名，究實質』的途徑『有證治證』，『方證相對』進行有效地診治。但是一般醫師可能就會被這種名實不副的病況搞得暈頭轉向，甚至會犯『虛虛實實』的錯誤。」阿驊表兄不和父親爭辯陸淵雷是不是「多此一舉」，而是自說自話。

我也把自己的想法說一說：「我在沒有讀陸淵雷先生的著作之前，對少陰病三急下證是這樣理解的：形寒肢冷，精神疲憊，脈象微細的少陰病病人，如果臨床出現陽明腑證，醫者就要馬上給予承氣湯。」

阿驊表兄看著我父親說：「表叔，他這樣理解對不對？」

「不對，」父親對我的觀點一直深存芥蒂，所以不假思索予以否定，「這樣虛中夾實的病證，不能攻下。」

「阿大，那你認為少陰病三急下證是一個什麼樣的證？」

「少陰復轉陽明，已經復轉成為完完全全的陽明腑實證了，所以才要用大承氣湯急下。」父親振振有詞。

「阿大，那為什麼還要說是『少陰病』呢？」

「你這個也要問，這不是明擺著的嗎？」父親有些不耐煩。

「我不明白，『這明擺著的』是怎麼樣一回事？」我反問一句。

父親認為我明知故問，就不高興地說：「仲景不過是說明一下『三急下的陽明腑實證』是從『少陰病』復轉而來的罷了。」

阿驊表兄看著我與父親一來一往地爭辯著，就主動地插進去說：「表叔的理解是對的，千百年來的醫家都是那樣地說，這樣地去做，已經習以為常了。」

我看著阿驊表兄，明白他為什麼肯定父親對『少陰病三急下證』理解的合理性。雖然陸淵雷先生用很多例證反駁了『少陰復轉陽明』等說法。但是歷代《傷寒學》研究的主流意見，包括這中醫院校的《傷寒論》教材，一直還在堅持『復轉』與『中溜入府』一說。父親不過是接受了主流《傷寒學》的研究成果罷了。

「千百年來，在中國沒有一個人指出這三條條文存在邏輯上的錯誤，」阿驊表兄平靜緩慢地說，「是陸淵雷先生第一個讀出了這三條條文的罅隙，並捉到了漏洞。」

陸淵雷先生對少陰病三急下證的新釋我也讀過，好像沒有看到他指出什麼「邏輯上的錯誤」之類的文字。

阿驊表兄繼續說：「陸淵雷先生認為：『若以其自少陰轉來而仍稱少陰』的邏輯去進一步推理，『則太陽少陽之轉入陽明者，仍稱之太陽少陽可乎？』」

陸淵雷先生反問得好，反問得有理，阿驊表兄把陸淵雷先生的意思邏輯地完整地表達了出來。我看父親聽了也在頻頻地點頭。

阿驊表兄也有點興奮，抬高了一點聲音說：「陸淵雷先生把這一個揭開以後，就進一步解釋了在這一邏輯關係錯誤背後的合理性存在的緣由。」

父親感到阿驊表兄的話難以理解，就急迫地說：「此話怎講？」

阿驊表兄豎起右手的食指說：「只有在一種情況下，上述三條條文的邏輯關係是正確的。」

「哪一種情況下？」父親興趣盎然，追根究柢。

阿驊表兄把豎起的食指擺了擺說：「就是『少陰病』這三個字就等於『陽明病』的這種情況下，上述三條條文的邏輯關係是正確的。」

「這怎麼可能呢？」父親大惑不解。

「這怎麼可能呢？」阿驊表兄也隨著父親的口氣與語調重複一句後，接著說，「因為《內經》的『熱論』中三陰病都是《傷寒論》中的陽明病，所以《內經》的少陰病也就是《傷寒論》中的陽明病。」

父親沒有說話，可能大腦一下子還沒有領會。

「陸淵雷先生在《傷寒論今釋》中說：『少陰篇用大承氣湯急下者三條，其病皆是陽明，蓋亦熱論家之舊文，故稱少陰耳。』也就是說，不管這三條條文是不是張仲景的，如果它們在邏輯上是無懈可擊的，那只有運用《內經》熱論家的診治外感熱病的理論才行，因為《內經》熱論家對少陰病就是使用瀉下法的。」阿驊表兄說。

父親經過阿驊表兄反覆解釋，基本上弄清楚了少陰篇急下者三條條文的名實關係。但是他還不知道《傷寒論》中的少陰病三急下條文中所舉的幾個症狀是否符合《內經》熱論中少陰病的主症。

「阿驊，《素問．熱論》的少陰之證與《傷寒論》的少陰篇三急下證符合嗎？」父親問。

阿驊表兄說：「《素問．熱論》少陰之證是：『口燥舌乾而渴』。《傷寒論》中的少陰病三急下證所舉的第一條條文中就有：『口燥咽乾者』，兩者基本符合。」

「陸淵雷先生真了不起！」我說，「從前注《傷寒論》的人，都沒有一個人領悟到《傷寒論》中雜有《內經》熱論家言，他的發現破讀了少陰病三急下證的真相。真所謂：『千年塵封，從此得刮垢磨光矣』。」

「陸淵雷先生也說過破讀了少陰病三急下證的條文後，心裡『遂渙然冰釋，怡然理順，故讀書得間，其樂如此』。」阿驊表兄亦感受到一份的釋然。

「不容易，不容易。」父親也動了情，在讚歎的同時又提出一個新的問題。

「阿驊，《素問．熱論》日傳一經，傳到少陰是第五天，第三二〇條的大承氣湯證的開頭為什麼說『少陰病，得之二三日』呢？」

「表叔問得好，」阿驊表兄笑著說，「你這個問題陸淵雷先生預先就已考慮到了。他說：『熱論五日始入少陰，今二三日已見下證而口燥咽乾，故不待日而急下也。』他認為正因為《素問．熱論》少陰病，也就是《傷寒論》陽明腑證來得凶，來得早，來得急，所以臨床依據方證的變化而變化，不拘泥於時日而提前攻下了。」

父親聽了一時無話可說。

「阿驊，這條條文按照我原初的理解，就是『脈微細，但欲寐』的少陰病病人，臨床出現陽明腑證，醫者就要馬上給予承氣湯。如果這樣治療，會不會出問題？」我問。

阿驊表兄嚴肅地說：「陸淵雷先生認為少陰病三急下證，若不能識為《內經》熱論家言，就可能會有死於誤下。所以他不遺餘力地加以大聲呼籲，以期引起醫者的注意。」

陸淵雷先生的見解既有理論價值，又有臨床價值。我們三個人繼續圍繞這個話題熱火朝天地討論了起來。

我向阿驊表兄提出一個新的問題：「陸淵雷先生認為少陰病篇還有哪些重要條文是《內經》熱論家之言？」

阿驊表兄想了想，從棉大衣口袋裡拿出一本記事本，翻看了以後說：「陸淵雷先生認為少陰病篇還有幾條條文是《內經》熱論家言，其中一條就是第三一九條的豬苓湯證。」

阿驊表兄是有備而來的，他比我認真，再加上各個方面的知識功底扎實，所以學起來進步很快。有這樣一個同學者相伴而行，真是幸運啊。我讀過的東西只是一個淡淡的印象，他卻能歸納出條條框框來，譬如第三一九條的豬苓湯證，我讀過以後只記住陸淵雷先生不贊同日本漢方家丹波元簡對這一條條文的注解，真是顧此失彼。

阿驊表兄侃侃而談：「陸淵雷先生說：豬苓湯所治療的是濕熱證，病變在膀胱尿道，本來就是陽明病的方劑，條文稱謂之『少陰病』是《內經》熱論家的『少陰』，實質上就是仲景的『陽明病』。經過他的新釋，條文名實相副，懸石落地。」

阿驊表兄在談話的時候，父親從書架上找出了清代著名醫家柯韻伯的《傷寒來蘇集》，並拿著書本向阿驊表兄提問。

「柯氏在《傷寒來蘇集》中說：『上越、中清、下奪是陽明三大法』，『梔子豉湯所不及者，白虎湯繼之，白虎湯不及者，豬苓湯繼之』。」父親引經據典，「看來豬苓湯歸屬陽明病已經確實無疑了，陸淵雷先生是如何認為的？」

我在讀《傷寒論今釋》的時候，好像看到陸淵雷先生談到這個豬苓湯歸屬陽明的問題，然而具體如何我也記不住了。父親的問題提到點子上了。

「陸淵雷先生與一般傷寒學者不同的地方，在於一切從臨床出發，一切以方證辨證為準則，所以不拘於以往的成規陋習。在豬苓湯的歸屬上，他認為與其說它是少陰病，還不如說是陽明病；與其說它是陽明病，還不如說是膀胱尿道濕熱證。」阿驊表兄回答道。

「怎麼是這樣地隨意啊，」父親加重了語氣，「名稱是非常重要的，孔子不是說過嗎：『名不正，言不順。』」

父親對陸淵雷先生的好感一下子就煙消雲散了，同時在表情上與言語上也流露出有點兒遷怒於阿驊表兄與我。

阿驊表兄對父親的情緒波動並不在意，還是看著我父親的臉說：「陸淵雷先生認為歷代注家對豬苓湯的臨床方證具體表現不很關注，或捕風捉影，或徒託空言，把精力浪費在無謂的爭論上。假如沒有日本漢方家的研究，人們就無法獲得合理的用法。」

我看父親沒有了交談的熱情，就主動地插話：「阿驊，日本漢方家的研究認為豬苓湯的臨床方證是什麼？」

「日本漢方家的研究認為豬苓湯治療淋病膿血。小出壽先生經常使用豬苓湯和四物湯合方治療慢性膀胱炎有很好的療效，甚至在腎結核病的治療上也有良效。」阿驊表兄說。

「日本漢方家是怎麼樣研究出來的？」我問。

「陸淵雷先生指出，日本漢方家因為豬苓湯也出現在《金匱．淋病篇》中而逐漸地體悟了出來的。試之於臨床，我們就會知道，五苓散證病在腎臟，雖然小便不利，而小腹不滿，絕不見膿血。豬苓湯病在膀胱尿道，其小腹必滿，又多帶膿血。」阿驊表兄回答。

父親默默地聽著，終於說話了：「日本漢方家搞到底就是一病一方，陸淵雷也徒有虛名而已。」

阿驊表兄與我相視一笑，也揶揄著說：「徒有虛名而已，徒有虛名而已。」

父親有點生氣，但是也可能發覺自己的話有點兒過，所以以平靜的語調繼續參與討論。

「阿驊，」父親看著阿驊表兄，「陸淵雷認為太陰病當屬雜病，應當從《傷寒論》中抽出去，合併到《金匱》的腹滿吐利諸篇中去，你認為有沒有道理？」

阿驊表兄高興地說：「看來表叔也把陸淵雷先生的著作讀過了，你不同意他的醫學觀點，但是能耐心地讀他的書，這就很好。我們初學者首先要站在他的立場上去理解他的用意，看他說的合不合情理，而不是以自己的立場為是非標準去評價他。」

父親就是這樣，一遇見不同的意見，只要和他的立場觀點不一致的，就本能地反對，而不是靜下心來好好地學習瞭解別人的見解，預先想一想別人講的有沒有道理。所以我認為阿驊表兄的話說得在理。

「陸淵雷先生認為傷寒陽證有三種，」阿驊表兄繼續說，「然而傷寒陰證實際上唯有少陰病一種，因為仲景拘泥於六經之數，勉強地把陰證一分為三，這是不合適的。陸淵雷先生認為太陰病其實就是一種虛寒性的腸炎。《傷寒論》太陰病提綱云：『太陰之為病，腹滿而吐，食不下，自利益甚，時腹自痛，若下之，必胸中結硬。』這顯然就是腸炎的臨床表現，其中唯有嘔吐是胃的病，腸炎伴有胃病是常見的事。他還指出，太陽病中諸多瀉心湯的病，其實與太陰是一種病，只不過病情有實熱與虛寒之不同罷了。由於急性胃腸炎多有發熱，古人因而誤認為傷寒，所以要加以勘正，不能盲目的聽從。」

父親仔細地聽，突然提出了一個我意想不到的問題：「阿驊，陸淵雷認為太陰病其實就是一種虛寒性的腸炎，雖然偶有發熱，也應該像痙病、黃疸、咳喘等有特徵性主訴的疾病一樣，雖然發熱，甚至高熱，也應當屬於雜病。我的理解對嗎？」

阿驊表兄點點頭說：「表叔理解得一絲不差。」

我想父親一定有一個棘手的問題在後面，所以集中精神，等待著他的詰責與問難。

父親在斟酌如何表達，所以講話的速度比平時緩慢。

「根據以上的邏輯推理，陽明病也應該從《傷寒論》中移出，因為它也是有特徵性的胃腸病，只不過是實熱性的胃腸病，雖然有高熱，也應當屬於雜病。」父親咬文嚼字地表達著他的見解。

「表叔，你錯了。」阿驊表兄衝口而出。

父親表情愕然，看著阿驊表兄，一聲不吭，等待他的下文。

「陸淵雷先生認為《傷寒論》以熱病的正型為三陽病，其變型為三陰病。正型的證候有抗病現象，方藥以祛病為主；變型以證候屬機能衰減，尤其以心臟衰減為主，方藥以溫補為主。」阿驊表兄忠實地轉述了陸淵雷先生的意見。

「這些我都知道了。」父親插話，「你說，陽明病是不是實熱性的胃腸病就可以了。」

「表叔，首先要聲明一下，以上講的都是陸淵雷先生書中的觀點，我只是把他的觀點轉述一下，並不表示我都贊成他的觀點。」阿驊表兄字斟句酌地解釋。

父親點點頭，說明他早就明白這一點了，無須更多地說明。

「陸淵雷先生認為陽明病不是實熱性的胃腸病，而是熱病峰極期與恢復期，前者為白虎湯證，後者為承氣湯證，和胃腸病沒有太大關係。」阿驊表兄語氣肯定。

「怎麼沒有關係呢？陽明病承氣湯證不是腹部痞滿燥實，大便秘結嗎？」父親又激動起來。

「陸淵雷先生認為陽明病承氣湯證腹部痞滿燥實，大便秘結是事實，但是腹部停滯的主要是在抗病過程中人體特殊的代謝廢料，這些東西結為燥屎，所以會出現譫語等腦證，必須極快地排除出去。」阿驊表兄說。

父親想了想說：「太陰與陽明互為表裏，太陰是虛寒性的胃腸病，陽明病為什麼不是實熱性的胃腸病呢？」

「太陰與陽明互為表裏是經絡學說的內容，經絡學說的六經十二經脈是《內經》針灸家言。它與《傷寒論》的六經不能混為一談。」阿驊表兄說。

「《傷寒論講義》中就是用經絡臟腑學說、氣化學說中的六經來解釋條文的。」父親據理力爭。

「陸淵雷先生認為：用《內經》熱論之意讀《傷寒論》固誤，用經脈讀《傷寒論》則誤之又誤，用氣化讀《傷寒論》則又誤之又誤。我認為陸淵雷先生的觀點最為明確可遵，可謂是截斷眾流，導軌於正。」阿驊表兄的轉達委婉傳神。

「好了，我不陪你們了。」父親不高興地走出了大門。

「我也要走了，」阿驊表兄邊說邊站了起來，「我們最好把《傷寒論今釋》再讀幾次，把重要方證反覆記住，然後走向臨床。」

阿驊表兄的話說得很對，經過一天的交談，我對這本書的進一步的閱讀充滿了期待。

我突然想起一件事，說：「阿驊，請留步。我在《陸氏論醫集．卷一．上海國醫學院教務雜記》中讀到國醫學院在招生時候的三道中醫臨床治療題目，覺得很好。但以我目前的水平還無法拿出圓滿的答案，你讀了那三道題以後有什麼想法？」

「我也差一點兒忘了，正想和你討論那三道臨床治療題目呢。」阿驊表兄重新又坐了下來。

「阿驊，你覺得這一種題目的設計形式好不好？」

阿驊表兄說：「看到這一種題目的設計形式，我就想起象棋中的殘局。下象棋的高手都知道，殘棋最重要的是要會判斷棋局的形勢，到底是我方占優，還是敵方更厲害，或者雙方勢均力敵。就像經方醫學中的六經辨證，透過對當時病況的分析，首先要瞭解病證大致的位置，到底是三陽病或是三陰病，再進一步判斷是哪一經病。」

阿驊表兄把經方醫學的診治疾病與象棋中的殘局走法相比較，真的有點相似，虧他想得出來。

「三陽病或是三陰病的臨床標誌是什麼？」我問。

「第一是精神狀態，第二是脈象。」阿驊表兄說，「就是依據臨床上是否具備少陰病的提綱證來區別患者是三陰病還是三陽病，也就是運用望聞問切來鑒別患者是否存在『脈微細，但欲寐』的脈症，有存在的就是三陰病，沒有的就是三陽病。」

「阿驊，這是你的看法嗎？」

「應該說是陸淵雷先生的診治觀點，不過是我把它讀出來的。」

奇怪，陸淵雷先生的診治觀點我怎麼沒有把它讀出來呢？阿驊表兄在密密麻麻的文字中，讀出了文本的另一種韻義，不經意地掀開了陸淵雷醫學思想的一角。

「你是怎麼樣把它讀出來的？」我好奇地問。

「陸淵雷先生摒棄空論，唯實是舉。」阿驊表兄說，「他認為《傷寒論》名義上的六經，其實實質上只有四種病，即三陽病與少陰病。少陰病就代表三陰病，所以只要確定是否存在『脈微細，但欲寐』的脈症，就可以判斷出是三陰病還是三陽病了。」

我想了一下，覺得阿驊表兄說得也有道理，看來讀書還真的是個互動的過程。阿驊表兄天分好，悟性高，閱歷豐富，一讀陸淵雷先生的書，就有自己的見解。經典醫著往往能把深刻的思想隱藏在簡潔的文字中，光靠讀字面意思是領會不到的，只有結合自己的知識積累、生活閱歷和切身體驗，方能參透其中的思想精髓和智能所在。

「阿驊，如果出現合病的時候，臨床應該如何診治呢？」

「陸淵雷先生認為《傷寒論》中有合病之證者，不稱合病，稱合病者，卻沒有合病之證。」阿驊表兄說：「他認為合病之說不足為據。對於他的這種觀點我不敢恭維，以後跟你慢慢地說，那事說來話長啊。」

「阿驊，我們把上述的三個模擬病例一個一個來討論一下，好嗎？第一個病例一看就是桂枝加葛根湯證，然而難點在『脈浮數』與『腹部肌肉攣急』，你先說說吧。」

「好。」阿驊表兄沉靜地說，「第一個病人『發熱惡寒，自汗出，頭微痛，頭項痠而硬，脈浮數，舌苔白，腹部肌肉攣急』。我先辨為三陽病，再根據提綱證辨為太陽病，然後根據太陽中風證辨為太陽病桂枝湯證，最後根據第十四條條文辨為桂枝加葛根湯證。這個辨證次序讀過《傷寒論今釋》的人都會知道，並不難。外感發熱病人桂枝湯證一般都是脈浮數，有臨床經驗的中醫師也都知道，但是一些被風寒風熱的病機概念搞昏了頭的人卻往往不知道，所以必須回歸《傷寒論》這一經典。『腹部肌肉攣急』是陸淵雷先生引進日本漢方家腹診的經驗，我們一回生二回熟，以後就知道了。這些病症是有規律性的，要反覆練習，如能舉一反三就好了。」

阿驊表兄分析得真好，在有序的分析中讓病症的外延不斷地縮小，內涵不斷地加深，直到用一個具體「方證」的概念可以全部包容為止。

「把風熱表證的脈象定為浮數，把風寒表證的脈象定為浮緩與浮數來進行鑒別診斷，這在邏輯學上是概念區界越位。」阿驊表兄神情異常舒緩地繼續說，「做為鑒別診斷，一定要針對同一個概念進行比較，而這裡浮緊、浮緩與浮數是不同的概念範疇，前者指寸口脈的緊張度，後者指寸口脈的速度。所以這種不對等比較也就無法比較、失去了鑒別的價值，這是一。其二是，臨床上很多的表寒證大多體溫升高，不言而喻其脈搏加速變快，就是脈數，所以麻黃湯證常呈浮數緊脈象，桂枝湯證常呈浮數弱脈象。其實有關這一脈症情況，傷寒論中也有記載，如《傷寒論》第五十二條云：『脈浮而數者，可發汗，宜麻黃湯。』脈象浮數而應用辛溫發汗之劑，注家大多不得其解。有的認為脈浮數當為脈浮緊之變文，如柯韻伯說：『數者，急也即緊也。』有的認為此條用麻黃湯是略脈從證，如《金鑒》云：傷寒脈浮緊者，麻黃湯誠為主劑矣。今脈浮數，似不在發汗之列。由於中醫教材沒有擺脫歷代注家的窠臼，又沒有結合臨床實踐，所以犯錯。因此誤導的結果，醫者常把表寒證誤診為表熱證，造成從醫者不會使用辛溫劑的現狀。」

阿驊表兄的理解比我深入，又能夠執簡馭繁地表達出來，真好！

阿驊表兄繼續說：「第二個病人『頭上熱，手足冷，似昏睡，卻輕呼即醒，大汗如雨，舌色淡白，脈微細，自訴心跳，按之覺心下痞硬。』我根據『似昏睡，而輕呼即醒，脈微細』首先辨為三陰病即少陰病，再根據『手足冷，大汗如雨，舌色淡白』辨為四逆湯證。吉益東洞《方極》所記載的：『四逆加人參湯，治四逆湯證而心下痞硬者。』這讓我知道人參的藥徵是『心下痞硬』。這個病人有此一症，所以要用人參。剩下的『頭上熱』一症倒使人多費思量，這個症狀應該是個常見的症狀，但是《傷寒論》中好像沒有出現。這就需要進行症狀的聯想與替代，就是透過合理的聯想，找到仲景著作中一個類似的症狀去替代它。由於作者已經給出了茯苓四逆湯證的答案，所以我就聯想到『煩躁』一症，不然的話，我可能會首先聯想到『面熱』、『面色赤』等症狀，還要更費一些周折。做為試題，它具有導向作用，所以我們今後就要加強這一方面的訓練，培養自己對類似症狀的聯想與替代的能力。」

五年以後，也就是一九七六年，我與張丰先生再次討論過這些試題。張丰先生是我走上經方醫學之路的最重要的引路人，他的具體情況在下文我們再慢慢地細述。

「這幾個試題的目的正如龍野一雄在《中醫臨床處方入門．治療方法實例》中所認定的那樣：『必須把每一個處方的應用記住，在頭腦裡加以整理。盡可能要知道得多，而且要井井有條。』『倘若認為選定的處方是合適的，那麼就要探討包括在這個處方的適應症裡的所有症狀』。」張丰先生說。

看來龍野一雄先生的觀點與陸淵雷先生暗合。

「阿驊先生所講的『進行症狀的聯想與替代』方法，在日本漢方家的臨床診治過程中也經常使用，有時候還獲得了出神入化的療效。龍野一雄把這種方法，稱為『轉用』或『借用』。」張丰先生說，「龍野一雄對這種『借用』的方法有專門研究，例如『身重』這個症狀在水腫時必然有，在運動神經麻痹時也會有，於是治療『胸滿煩驚，小便不利，譫語，一身盡重，不可轉側者』的柴胡加龍骨牡蠣湯就可以借用於治療水腫和半身不遂了。當然這裡的借用是有條件的，就是它們即『水腫』、『半身不遂』與『胸滿煩驚』必須處於某一種相同的狀態下。這就牽涉到一個專題，這裡就不展開討論了。」

無獨有偶，想不到阿驊表兄與龍野一雄想到一塊去了。

張丰先生又說：「龍野一雄還詳細地例舉出幾個『借用』的例子：皮膚病、潰瘍、耳漏、蓄膿症、痔漏等分泌的稀薄分泌物可以和汗同樣處理。即做為汗出而用桂枝加附子湯、桂枝加黃耆湯等方。皮膚乾燥或乳汁分泌不足可視同無汗而使用發汗劑。稀薄的白帶可視同小便不利而用腎氣丸或者其他利尿調整劑。我也運用他的思路，臨床上使用大青龍湯治療蕁麻疹的皮膚搔癢難忍而獲效。這裡除了方證基本相對之外，就是用借用的方法把『皮膚搔癢難忍』借用於條文中的『煩躁』而使用大青龍湯的。」

「老張，這樣的方法會不會出現斷章取義的弊病呢？」

「有這個可能，所以幾百年來日本漢方家在臨床中進行了反覆地證實。」張丰先生謹慎地說，「但是話講回來，要能充分理解一段條文的文意，需要找到一個切入點，斷章取義有時候是為了對條文文義深入理解的一種非常行為，透過這一方法以便把深隱的含義帶出來。除了知道方證的『借用』現象之外，瞭解這個方證在什麼疾病中容易出現的可能性也有診治價值，特別對於初學者更是如此。大塚敬節在臨床上把大青龍湯應用於類風濕性關節炎、神經痛、腎炎、腎病綜合症的發病初期。他認為以上的疾病以數日內為適宜，病情過長則不宜使用。這些經驗對初學者就非常實用。當然方證相對應是基本底線，不可以病名與藥方相對應。但是用什麼藥方治癒過什麼病，這樣的信息也並不是都是負面的，它可以給醫生提供一種述說的工具，也給初學者提供一種認識方證辨證的背景。就像大塚敬節曾經說過：

『我用茵陳蒿湯治癒腎病綜合症，中神琴溪記敘自己使用茵陳蒿湯治療子宮出血有效』這樣的『病方相對應』是以『方證相對應』為基礎的客觀述說。你要是從中引申出『茵陳蒿湯可以治癒腎病綜合症』、『茵陳蒿湯治療子宮出血有效』的專病專方式的獨斷結論的話，是你自己理解的片面。」

張丰先生還對第二個虛擬病人「頭上熱」與「煩躁」的借用關係提出自己的看法。

「『頭上熱』與『煩躁』借用的前提除了具有四逆加人參湯證以外，還要注意到它們都是『水氣上衝』狀態下所常見的不同的症狀。仲景治療水氣上衝喜歡重用茯苓，茯苓用量一般都是在四兩或四兩以上。吉益東洞《方極》云：『茯苓四逆湯，治四逆加人參湯證而悸者。』這裡茯苓用量是四兩，用以治水氣上衝之悸動。《勿誤方函口訣》云：『此方君茯苓，以煩躁為目的。』淺田宗伯認為此方茯苓是主藥，用以治水氣上衝之煩躁。阿驊先生從『頭上熱』聯想到『面熱』、『面色赤』等症狀很不容易，他一定研究過《金匱》，這兩個症狀《傷寒論》中出現的機會不多。『面熱』這個症狀，相近於『頭上熱』，在《金匱．痰飲咳嗽病》的桂苓五味甘草湯證中就有『其面翕熱如醉狀』一症。桂苓五味甘草湯的治療效用，仲景在同一條條文中明確指出：『治其氣衝』。茯苓用量是四兩，用以治療上衝的水氣。這樣一來，我們就找到了『面熱』、『頭上熱』與『煩躁』，三者在陰盛陽虛與水氣上衝狀態下出現的可以『借用』的理論根據，為第二個虛擬病人是茯苓四逆湯證找到了合理解釋的理由。」張丰先生說。

經過張丰先生深入透徹、細針密縷的分析，第二個虛擬病人是茯苓四逆湯證得到了比較通徹的理解。我對方證辨證的這種「借用」方法也有所瞭解了。

當然這是多年以後的事了，我與阿驊表兄討論「借用」理論的時候，我還沒有認識張丰先生，真的要感謝命運為我經方學習的道路上，預先隱藏著一個對我影響重大的人物。

我對阿驊表兄「症狀的聯想與替代」的方法在方證辨證中的應用一說非常佩服，我想請他講講最後一個問題的答案的思路。

我說：「第三個病人苦頭痛而眩，眼中時見黑星，平日往往赤眼，胸脅下膨滿，脈沉而緊，為什麼是苓桂朮甘湯證？我想來想去難以理解。」

「我開始的時候也感到迷惑，」阿驊表兄淡淡地一笑，「後來把有關苓桂朮甘湯證的條文上上下下反覆看了多次以後，才漸漸地明朗起來。」

「阿驊，請詳細講一講吧。」

「辨證的第一步，」阿驊表兄說，「首先要認識到這個模擬病人是一個雜病。」

這是陸淵雷先生所強調的，他認為確定雜病的標準有兩個。一是病人沒有發熱等進行性症狀；二是雖然有發熱，但是有一個特徵性的症狀與體徵。這個病人沒有發熱，確定為雜病沒有問題。

「辨證的第二步，」阿驊表兄說，「要分辨出這個模擬病人是雜病中的哪一種病？」

我還沒有認真讀過《金匱》，所以面對病人的脈症只能望洋興嘆了。

「辨別是什麼病，」阿驊表兄說，「也要透過臨床的症狀與體徵來『審症求（病）因』，因為中醫學中『病名』的概念比較亂，有的以症狀為病名，有的以病因為病名，有的以病機為病名等不一而足，所以陸淵雷寫了一篇〈中醫不能識病卻能治病〉的文章。此文一出，語驚四座。我認為此話說得太絕對太直白了，但是也的確說出了中醫病名的不確定性。」

我心裡為中醫病名的不確定性著急，然而又不知道現有的病名是怎麼樣產生的。

「阿驊，你說這個病人患的是什麼病？」

「我們事先一般無法知道是什麼病？」阿驊表兄說，「只能夠透過方證辨證以後才知道是什麼方證，然後再倒著推測出來是什麼病。例如這個病人是苓桂朮甘湯證，那就是痰飲病了。當然也可以透過一些特殊的脈症，診斷為痰飲病，然後再確定為苓桂朮甘湯證。雖然兩者難分先後，但是先辨方證，後定病名的可能性大一些。」

阿驊表兄看了我一眼，繼續說：「《金匱．痰飲病》：『心下有痰飲，胸脅支滿，目眩，苓桂朮甘湯主之』。《傷寒論》第六十七條云：『心下逆滿，氣上衝胸，起則頭眩，脈沉緊……者，茯苓桂枝白朮甘草湯主之』。如果你能熟記了這兩條條文，你就能夠知道是苓桂朮甘湯，也就知道這是一個痰飲病了。」

「阿驊，病人的『眼中時見黑星，平日往往赤眼』這一個症狀怎麼處理？」

「陸淵雷先生在《傷寒論今釋》茯苓桂枝白朮甘草湯的下面，引用了許多日本漢方家對此方的論述與治驗，都提到此方可以治療目疾。」阿驊表兄說，「吉益東洞《方機》中說到此方加味可以治療『眼痛生赤脈，不能開者』。陸淵雷先生在按語中，也肯定了治療『目赤而多眵淚，此方加車前子奇效』，並高度讚揚此方是治療慢性目疾的良方。由此可見病人的『眼中時見黑星，平日往往赤眼』一症也在茯苓桂枝白朮甘草湯證的範圍之內了。」

經過阿驊表兄細細地分析，我大致上明白了陸淵雷三道題的意圖與方證辨證的初步方法，真的非常感謝他的講解。我終於明白了：對症狀、脈象的瞭解不等於對脈症之間內在聯繫的理解。醫家觀察到的脈症是客觀的，但是對脈症之間內在聯繫的理解是主觀的。脈症之間內在聯繫的理解首先要熟悉與掌握仲景在《傷寒論》中總結出來的方證，這一步我都還沒有完成，因此不著邊際，亂了方寸是可以預料的。方證辨證是近兩千年時間裡積累起來的經驗醫學，在這個領域之內初學者所要面對的難題是很多的，其中特別重要的是眾多方證的對應關係以及內在的有序聯繫。在這個意義上，經方醫學是一道門檻，需要經過長時期嚴格恰當的訓練，才能夠得其門而入。當然更為重要的是，臨床上要認真地觀察，深入地思考，不能老是停留在淺嘗輒止的層次上。

阿驊表兄臨走的時候對我說：「想不到透過對陸淵雷三道題的試題解讀，居然使我對《傷寒論》的方證辨證有了深切的理解。簡簡單單的三道試題，卻完美地演繹了張仲景的臨床辨證思想，簡直令人不可思議。古人說：『鶴知夜半，雞知天明。』醫經醫學與經方醫學各有特色，醫經醫學已經有一整套診治理論，經方醫學要想在臨床診治中保持活力，不能僅僅滿足於現有的理論框架，也要努力去發展自己的理論思維。陸淵雷先生是先行者，我們應該好好地學習他的奮鬥精神。」

陸淵雷先生的著作幫我穿越過《傷寒論》入口的「窄門」，使我走近了現代經方醫學，並為進一步閱讀其他醫學著作鋪設了便橋。法國詩人瓦雷里曾經說過：「一個人在決定性的年齡讀了一本決定性的書，他的命運將由此改變。」他的話說得好極了。陸淵雷先生的一些著作，二〇一〇年才在大陸再次出版，這與初版相隔了六十多年。我能夠在四十年前就與它相遇，真是我的幸運與機遇。

萬物皆有始，一切都其來有自。如每一棵樹木圍繞著自己那顆種子長成起來的一圈圈的年輪，總是清晰可辨的。

閱讀也是一樣，正如有人所說的：「有什麼樣的閱讀經歷，就有什麼樣的精神年輪。」陸淵雷先生的著作使我領略到經方思想的博大精深，閱讀中時常觸發淋漓暢達的體悟，把前幾年在閱讀《傷寒論講義》與《傷寒論新注（附針灸治療法）》時所遺留的疑惑清除了不少，使我對《傷寒論》有了一個完整的認識。也許正因為預先有一段苦讀承淡安先生的經歷，《傷寒論新注》的隱密影響已經潛入我的內心，所以一旦接觸到陸淵雷著作就激起了思想的浪花。不可否認，陸淵雷先生的著作使我更直觀地接觸到方證辨證的臨床，對我的中醫思想構成了強大的衝擊力，讓我獲得了極大的精神享受。這種享受不僅僅是他的醫學觀點與思維方法，也包括他特殊的表達方式與寫作風格。所以我認為陸淵雷先生的著作在我更堅定地走向現代經方醫學的生命成長史上，刻下了第一圈深深的精神年輪。現在回過頭來細細體味這一切，或許是「張仲景的幽靈」在作怪吧。

那年的春節期間，我幾乎沒有休息，家裡病人進進出出，門庭若市。我白天瞧病，夜晚研讀陸淵雷先生的著作，忙得不亦樂乎，真的到了「寒盡不知年」的地步。

在那個嚴寒的冬天，我一點也沒有感到寒冷。

從此以後，陸淵雷先生就成為我的精神導師，一直到現在還是如此。這並不意味著我贊同他的一切醫學觀點，而是他對經方醫學如此理智認知，如此溫情感性，如此虔誠敬意的言行深深地感動了我。記得二〇〇四年為了紀念陸淵雷先生一百十歲誕辰，我寫了一篇紀念文字來祭奠我心中的偶像，就讓它留在這裡做為一個紀念吧。

〈陸淵雷對方證藥徵研究的貢獻〉

陸淵雷先生，名彭年。上海川沙縣人。生於一八九四年（清光緒二十年），歿於一九五五年。早年畢業於師範學校，業餘自學中醫藥學及針灸，後從惲鐵樵函授研究醫學並助之辦校，其間又師章太炎深研古文。一九二九年，與徐衡之、章次公等以「發皇古義、融會新知」為宗旨，成立上海國醫學院。並舉辦函授醫學，一時遙從受業者群，後成大器者有岳美中、謝仲墨、姜春華等，任應秋等雖然不出其門下，但均受其深刻影響。當時正值余雲岫輩依靠政府勢力詆毀中醫，揚言中醫不科學，陸氏便以中醫科學化相號召著文駁斥。其文章攻擊性很強，鋒芒完全是針對「中醫廢止派」的代表人物余、汪等人。所以被人們譽於「乃淵博而雷聲」。當時的《中醫新生命》雜誌第三號上評論說：「西醫界有余雲岫先生，中醫界有陸淵雷先生，俱能入虎穴、探虎子，真可謂旗鼓相當。」

一、倡導中醫科學化

陸淵雷認為中醫的治法、藥效都真確，而學説反多臆想。真所謂是「説假方，賣真藥」。所以他要求以科學的方法來研究、探索古方之所以有效的原因。他所倡導的中醫科學化，確是篳路藍縷，下了一番工夫。其學説雖然風行一時，但畢竟沒有收到真正科學化的結果。

二、現代傷寒學派最早的一位代表

陸淵雷堅持傷寒學派的觀點，上不取內難，下不采葉薛吳王諸家，認為《傷寒論》可治所有外感熱病，對辛涼解表、逆轉心包等溫病學説的基本觀點持否定態度，是現代傷寒學派最後一位有影響的醫家。他的貢獻是多方位的，特別是有棒喝的作用，譬如陸淵雷認為太陽篇最難，讀懂它就能掌握傷寒論的精髓，仲景對它的論述極為仔細，占總篇幅的一小半。為什麼呢？陸淵雷以剖竹子為例，剛開始剖時，非全力以赴不可，待到刀子砍進去了，就可以輕輕用力，也能勢如破竹了。這樣的比喻就非常地體貼，使初學者容易理解《傷寒論》獨特的篇章結構。

三、「方證藥徵」研究的先行者

陸淵雷認為仲景是方證相對診治範式的創造者，仲景學説的核心部分就在於六經辨證系統下所建立的方證與藥徵。他説：「大論精粹，在於證候方藥。」縱觀目前中醫學所講的「證」，主要是指「理法證」，如所謂腎陰虛證，肝膽濕熱證等。但這種「證」比較模糊籠統，實際用藥時缺乏嚴格的對應關係。近年來，中醫界有識之士呼籲要加強對「有是證用是方，用是藥，即方證相應，藥徵相應」的研究。早在七十多年前，陸淵雷在〈日本人研究中醫藥之趨勢〉一文中，就高度評價了東洞師法仲景，「惟在證候以用藥方，就藥方以測證候」的觀點，他甚至認為：「古書中云：『小柴胡湯治少陽病，邪在半表半裏，胸脅苦滿，往來寒熱，心煩喜嘔，脈弦細者』的論述則可逕言『小柴胡湯治胸脅苦滿乃至脈弦細』可矣，何必贅以『少陽病，邪在半表半裏』乎？」言論雖然過於偏激，但具有片面的深刻性。

陸淵雷對東洞的方證主義觀點在原則上還是有保留的。他在〈用藥標準・人參〉一文中說：「辨病證的寒熱虛實，辨藥性的溫涼補瀉，是中醫學的第一步大綱，東洞卻把寒熱虛實、溫涼補瀉一古腦兒推翻了不信。因此，也不承認人參是補藥。東洞的學說以及為學方法，在下是處處十分佩服，只有這一層，卻不敢附和他。」在臨床實踐中，他能夠遵循古代經方家「審知某證者某經之病，某湯者某證之藥，然後用之萬全」的原則，以六經立法為綱，抓住主症，在一個成方或幾個合方的基礎上隨症加減而取效。從他已公開發表的一些典型病案中，均能發現他重視方證與藥徵的診治思路與辨證技巧。如治唐夫人的嘔吐腹痛，投以小半夏加茯苓湯加味；治劉世兄發熱如瘧咽痛口渴，投以小柴胡湯加石膏、浙貝；治楊媽的牡瘧病，寒熱往來、口渴多涎而有嘔意，投柴胡桂枝乾薑湯加茅朮；治吳夫人傷寒中小產而頭眩、心悸、脈細、舌淡，而面部如蟲行，投真武湯加龍、牡；治陸世兄的太陰少陰少陽合病，投小柴胡與四逆、理中合方。從中可見，陸淵雷在診治複雜多變的疾病面前能權變自如，顯現出非凡的功力。

陸淵雷亦重視某一味藥的特殊作用，或以藥徵為目標而尋找相應的方劑，或以此藥為輔助，配合方證而兼治次要的症狀。如他以善用太子參，而被前上海國醫學院同學予以「陸太子」之美稱。他學習了吉益東洞的「桔梗排膿」的藥徵，廣泛地應用在對「濁唾腥痰」、「痢下黏凍」、「咽痛痰黃」諸病的治療。「桂枝治衝逆」是他從東洞的《藥徵》中得知的仲景遺法，一九三〇年春他所記錄的兩則成功的治驗，就是運用這一藥徵的很好的注解。第一位患者是一個二十歲的壯盛男子，患奔豚病多時。刻診所見：呼吸時，頭顱、肩背一齊動搖，頭汗淋漓，胃痛欲死。發病時，右小腹先起一塊，漸大漸上攻而痛。投以桂枝加桂湯，桂枝用五錢。一劑服後，一身大汗，奇臭非常，痛與衝逆好了大半，翌日病人自行前來複診，原方再劑而痊癒。另一位四十歲的婦人，盤膝而坐，數人扶持之。閉目張嘴，面赤筋脹，渾身大汗。望其呼吸，只見一陣陣上氣，不見下氣。撫其下頦，則僵如石，不能閉口。脈舌如常，神志自清。詢知原為宿病，常常發厥，久已不發，近因新殤幼女，食中餐時忽然淚下發厥。陸淵雷診為臟躁病。以其衝逆攣急特甚，遂投甘麥大棗湯合桂枝加桂湯合方，桂枝用四錢。第二天病人安然來複診，知病已霍然若失。

陸淵雷倡導的「方藥徵候對應」的理論與治療，對後學者影響深遠。如現代名醫岳美中在晚年頗有感慨地說：「余生平推崇張仲景，很欣賞那種：察症候而罕言病理，出方劑而不言藥性，視當前之象徵投藥石以祛疾的質樸的學術。」現代中醫學家黃煌也肯定了陸淵雷對「方藥徵」研究的貢獻，對陸先生的理論稱之為「精闢的闡述」。

四、晚年醫門冷落的思考

陸淵雷先生病逝後，他的朋友章次公先生感歎哀悼，「醫門冷落，學人無多，卓然出群，淵雷而已。今乃奄然殂化，芳流歇絕，不其惜乎」。我認為這一種命運與他自己性格中的弱點也有一定的關係。的確，特立獨行的經方家，敢於懷疑，敢於創新，敢於張揚學術個性，追求真理，甘願寂寞，他們甘願獻身。具有突變能力的基因，是中醫學術的脊樑。但是，他們又有致命的弱點，他們在人類氣質學上是屬A型性格的人，這是一種不成熟的「悲劇性格」。他們不善於團結不同意見的人，有傲氣，自己卻誤認為是「傲骨」，更不理解「寬容比自由更重要」以及「妥協是金」（亞當．米奇尼克語）的道理。俠士英雄們在事業的初創階段，衝鋒陷陣建功立業，事業成規模了，「什麼鳥都有了」的時候，他們性格中的弱點，就會發生負面的毀滅性的作用。《陸氏論醫集》中攻擊葉天士，笑罵秦伯未，挖苦陳存仁，語不驚人死不休，文章風行一時，筆掃千軍，淋漓痛快，卻種下了日後的苦果。先生鋒芒畢露，嬉笑怒罵的文章禍起蕭牆，這也是他親力倡導的「中醫科學化」大業功敗垂成的一個原因。遙從受業者岳美中、謝仲墨、姜春華，及任應秋等人都成大器，先生身後卻英雄末路、門庭冷落、奄然殂化。這是為什麼？這難道不值得我們深思嗎？

先生雖死，我堅信他的精神與事業，定會後繼有人；他的學術成果將芳流不歇，千古永存。

十七、亦教亦醫狀元橋

一九七二年春天，我來到狀元鎮橫街小學任教。

到狀元鎮橫街小學報到的時間，是何黃淼老師親自從溫州趕到永強青山村通知我的，我聽了以後又感謝又激動。高中畢業十年了，這才是第一次找到了一份固定的工作，雖然還是編外的民辦教師，但我已經非常滿足了。因為我可以有更多的時間靜下心來學習中醫針灸了。

狀元鎮在永嘉場的西邊，靠近溫州市區。青山村與它相隔九公里，從青山村到狀元鎮有公共汽車，但每天的班次不多，並且沒有固定的時間表。所以我每次上溫州都是步行，這次也是如此。因為那天是學校開學的第一天，為了早一點到學校報到，天濛濛亮我就起程了。到白樓下差不多已經六點鐘了，為了縮短路程，我就選擇翻山過茅竹嶺。

茅竹嶺，橫穿大羅山的千古驛道，是永嘉場連接、溝通狀元橋與溫州市區的咽喉。茅竹嶺不高，嶺不長，上山下坡大概六百米左右。上嶺石階一百九十七級，下嶺的緩坡夾有石階六十五級。奇怪的是，級級石階上都鐫刻著組組花紋。有如鋸齒狀的，有水波浪的，有回形方塊的，有稜形、雲形、魚鱗形的等等。一級石階一個樣，密密麻麻地形態各異。山嶺兩旁的古牆大半坍塌毀損，一身歲月的蒼涼。每次行走在這一條粗獷又罕見的山路上，我就會產生許多瑰麗的聯想。譬如，是誰把它修得如此工整，如此富有詩意？頗具匠心的花紋與石階的級數有沒有什麼寓意？當然，這些只不過是想想而已，並沒有去深究。

當我用了十五分鐘的時間，爬到海拔不過百米的茅竹嶺的山頂時，已經是朝霞滿天了。我站在茅竹嶺上飽覽藍天白雲、山川大地，大口大口地呼吸著竹葉的清香，聆聽著蕭蕭山風中樹葉發出的陣陣灑灑聲響。眺望遠方，狀元橋鎮的輪廓已然在目。「狀元橋」既是橋名，又是鎮名，更是泛指狀元古鎮。迄今為止，狀元鎮下轄的大部分村名都來自古橋，如三郎橋，御史橋、太平橋等。可以說，每一座橋都是一段歷史，而狀元橋更是如此。

狀元橋橫街小學有八個班級，十來個教師，是一個完全小學。學校坐落在甌江沿岸的空闊地帶，校舍依江而築，東西走向的大路與學校大門距離五米，中間是兩百多平米的廣場。學校主體建築是一座坐北朝南的一層的建築群，大門朝南，對扇的木門，質厚而堅固。學校的東邊緊鄰著漁業小學，北邊是一人高的磚砌圍牆。圍牆就砌在沿江大堤的堤基上，黃濁的江水不停地從大堤外向東流去。圍牆之內的空地就算是學校的操場了，學生的集會、體育課就在這裡進行。

漁業小學是一個舊時佛殿改建的學校。佛殿的戲臺全部被拆毀了，正堂與東西廂房改建成了教室，也是一個有五、六個班級的完全小學。兩個學校被佛殿的西牆分隔，師生的教學活動各自為政，互不干涉，但是老師們合用一個廚房，大家相處得非常融洽與友好。

橫街小學的校長是一位從事教育工作多年的楊永芬老師。他熱情地歡迎了我，並詳細地向我介紹了學校的基本情況，每個教師的個性，我的工資等我所關心的問題。他要求我努力做好教學工作，爭取把民辦教師的教職轉正。聽說我在學習中醫針灸，就告訴我狀元公社醫院、大隊衛生室的一些情況。我也坦然地向他說出自己打算在完成教學任務以後，利用自己的業餘時間免費地為學生與周圍農、漁民診治疾病。

當天下午放學以後，教導處主任周靈芝老師特地為我舉行了一場歡迎會。除了楊老師因公務外出以外，全體老師都來參加。在歡迎會上周靈芝老師熱情地說：「婁老師畢業於溫州一中，今天開始他就是我們中的一員了，大家鼓掌歡迎他的加入！」大家都友好地鼓起了掌，在歡迎的掌聲中，我非常感動，特別是當她稱呼我為「婁老師」的那一剎那，我感到這個稱呼極度地陌生，然而心中又極度地感到溫馨。近十年來，我一直在農村大田、開山工地、水利工地幹粗重的活，「婁老師」這個稱呼的確使我受寵若驚。灰頭土臉了十年，一聲老師的稱呼，有讓我在人群中找到了久被遺忘的尊嚴。這一可親可敬的稱呼多好啊，我父親一輩子就是個老師，一個受學生尊敬的好老師，我能承擔起這一份工作嗎？我會對得起這個稱呼嗎？這個歡迎會給我帶來的歡愉，永遠留在我的記憶裡。不管在哪裡，一想到甌江之濱的橫街小學，就會想到這個歡迎會。

我在橫街小學擔任五年級語文和算術的教學工作，同時兼任五年級的班主任，一個人寄住在學校裡。放學以後，整個校園非常寧靜，可以聽見大堤上風吹樹葉的簌簌聲。經歷了十年顛沛流離生活的我，終於在這裡找到了棲身之地。老話說「安身才能立命」，我下決心要在這裡長期地安下身來，好好修鍊，修成正果。

流浪的日子結束了，我開始了新的生活。

那時候，文革最急風暴雨的階段已經過去。不過，所謂「意識形態領域裡的革命」還是一浪高過一浪。教育戰線當然屬於這革命的最前線了。然而對於我這個剛剛來到教育戰線的臨時的民辦教師來說，這一切還不會牽涉到我，所以我在做好本職工作以後，就把大量的時間投入到經方醫學中去。

到學校後的第二天，就有人請我去看病。患病的是一個青年漁民，名字叫夏成錫，二十四歲，患慢性腹瀉已經兩年了。西醫的診斷是慢性腸炎、腸道紊亂綜合症，久治無效；中醫按大腸濕熱論治，病症未見改善；草醫解毒止痢，也沒有明顯的進展。屢治無效以後，他已經對治療失去了信心，是他的家人請我到他家裡去看他的，他可能事先並不知道，所以當我到了他家裡以後，他在樓上遲遲不肯下來，使我感到有點兒出師不利的尷尬。他的妻子看見我進退不得、左右為難的樣子，就連聲道歉，並拉扯著夏成錫下樓。我抬頭看見一個瘦長的青年，穿著臃腫的棉衣棉褲，十分不情願地從樓上一步一步地走下樓。暗黃憔悴的皮膚，一臉狐疑的神色透露出不加掩飾的不信任，然而聰慧明亮的目光並不因久病而黯淡。

我同情他這樣年輕就久病纏綿，我不相信一個普通的腸炎就無法治癒。我親切熱情地向他問候，與他坐下來慢慢地聊天。我先耐心地聽他講述兩年來的病情變化與診治過程，以理解與友好的眼光注視著他，以贊同的語氣應答著他的感慨，就這樣漸漸地化解了他的敵意。我發現他在病史的描述中，用詞恰當，條理清楚，重點突出，然而一種悲天憫物的心態十分明顯。在我的勸解聲中，他把冰涼的手腕放上由書捲起來代用的脈枕上。

當時的脈症如下：

脈細舌淡，形寒肢涼，頭暈神疲，納呆口淡，小便清長，大便溏泄，一日多次，肛門控制大便的能力減弱。一派少陰太陰之象，典型的附子理中湯證。腹診所見：腹肌扁平菲薄而無力，心下有振水音，按之悸動應指。證實了以上的診斷大致不差，但是「心下有振水音」與「按之悸動應指」這些腹證加上「頭暈」一症，提示著還有水氣上逆的病情，於是必須在附子理中湯的基礎上加上苓桂朮甘湯。在整個診察過程中，夏成錫的態度始終是冷冷地，患者這樣的不配合我還是第一次遇見。我把處方開好以後，就把自己對他的病症診治的依據，詳細地告訴了他，叫他先煎服五帖。

我自信會治好他的病，所以笑著對他說：「只要你耐心治療，你的病會痊癒的。」

「我這樣的病，你有治過嗎？」他輕輕地問。

我聽得出，在他的問話裡雖然對我還有一些不信任，但經我一番言說以後的他，對我的警戒心理已經有了一點放鬆。

我很肯定地點點頭，笑著說：「我村子裡有一個中年婦女腹痛腹瀉兩年，白帶如水一年，我就是用附子理中湯合真武湯把她治癒的，療程也只有一個多月。」

他半信半疑地說：「我在醫院裡碰到許多慢性腹瀉的病人，診斷的病名都清清楚楚的，什麼過敏性結腸炎啊，腸道紊亂綜合症啊，腸結核啊，但是治療效果都不好。」

我承認他說的情況是事實，就對他說：「西醫對慢性腸炎的鑒別診斷是有辦法的，但在治療上療效不是很確定。這種病還是中醫針灸療法好一些。」

他頗有情緒地說：「中醫師看了好幾個，中藥吃了好幾籮，我的病為什麼總是不見效呢？」

這個問題我一時無法回答，就說：「中醫沒有一種專門治療慢性腸炎的藥，只有在正確辨證下的方藥才能取效。」

「你怎麼知道你的辨證處方會是正確的呢？」他一點也不客氣地說。

「《傷寒論》中方證對應的診治方法是中醫學中最有效的一種療法。」我只得從頭到尾一一道來，「你的病症的表現與太陰、少陰病附子理中湯證與痰飲病苓桂朮甘湯證非常符合。」

接著我就把太陰、少陰病的提綱症和他的臨床表現做一一對照，把附子理中湯證與苓桂朮甘湯證和他的脈症腹證也做了比較。他一聲不吭地聽著，一雙烏黑的眼睛在閃閃發亮。

「我認為辨證的正確與否，只有透過治療的實踐來決定，你假如相信的話，就先服五帖藥試試看。」我告訴他。

我把處方遞給他，處方上寫著：炙甘草二錢，附片三錢，白朮五錢，黨參五錢，桂枝三錢，茯苓五錢，乾薑三錢，五帖。

他接過處方，認真地看了一會兒，一聲不吭。我看他猶豫不決的樣子，就想出一個妥善的辦法，就是在中藥服用之前，先行用艾條自灸一週，為他選出以下幾個穴位：中脘、氣海、關元、陰陵泉，並告訴他艾條熏灸這幾個穴位的效果就是溫補太陰、少陰的陽氣，溫通溫散全身的水濕，相當於附子理中湯合苓桂朮甘湯的功效。如果診治不當，也沒有什麼副作用；如果有效，我們就方藥與溫灸雙管齊下，可以縮短療程。

實實在在的方證辨證的分析，先灸後藥的診治方案的設計，熱情自信的治病態度，終於化解了他的悲觀與困惑，他欣然同意了我的診治計畫。我在狀元鎮診治的第一個病例就這樣稍有波折地開始了。

一週後，他笑吟吟地來找我了。艾條自灸一週，全身感到幾年來從未有過的舒暢，所有的症狀有所改善，大便控制不住的現象明顯減少。明顯的療效使他相信了我，滿懷信心地把一週前的處方拿去抓藥了。服藥後一切反應良好，就一直守方不變，同時每天自灸不暇。連續診治三個月，所有症狀消失，唯有神疲體弱狀態難以消除。

治療期間，他每天來學校與我談天說地，漸漸地對《傷寒論》也發生了興趣，並隨著他自己病體的逐漸恢復，對經方醫學的熱情也日益高漲。他家裡的小孩傷風咳嗽都到我這裡診治，我每處一方，他都窮根究底地問我為什麼這樣選方用藥，久而久之，他就能像模像樣地為鄰里摸脈開方了，真的讓我大開眼界。

有一天，夏成錫問我：「經方醫學這樣有效而容易掌握的東西，中醫界為什麼不大力宣傳與推廣？」

「我也百思不得其解。」我回答說。

「這肯定不僅僅是認識問題，而是心裡揣著明白故意裝糊塗罷了。」夏成錫對我說：「對於裝睡的人，隨便怎樣的吶喊都是不會醒過來的。」

「你的看法也有道理，可謂是一家之言吧。」我說，「這是一個令人費解的大問題，值得大家多想想。」

我有一個嗜好，總喜歡把一些貌似複雜的東西簡單化。譬如民間油漆師傅帶徒弟，學徒期是兩年，我總覺得大量的時間不是學藝，真正必須掌握的程序、操作的工藝不過二、三個月而已。我自己邊幹邊學，一個星期就可以上門替別人做油漆賺飯吃了。中醫是實踐性很強的東西，應該注重實踐，注重病人的自覺症狀，所以平時我遇見一些有悟性的慢性病患者，都會鼓勵他們學習經方，讓他們儘快地成為經方愛好者，這樣就可以與我一起共同研究他的病情，使治療少走彎路。

夏成錫就是一個極有悟性的人，下面我就講一起發生在他身上的真實故事。

有一天他來問我一個問題，他說：「我的女兒已經三歲了，身體很健康，但有一個毛病令人頭疼。就是容易耍脾氣，一耍脾氣就啼哭，哭起來就哭個不停，好像是故意的，有沒有什麼好辦法治療？」

小孩子會哭是平常的事，這樣的孩子多的是，從來沒人提出這樣的問題。夏成錫提出這個大家見怪不怪、熟視無睹的問題，我倒是有些奇怪，我認為他喜歡鑽牛角尖，這可不是一個好習慣。

過了幾天夏成錫又來找我，告訴我他女兒今天又在耍脾氣了，說自己已經想出一個辦法來治療他女兒會哭的毛病，請我一起去他家看他是怎麼治療的。假如治癒了，也有一個證明人。我覺得這事既滑稽又荒唐，就跟著他去了。

我還沒有進門就遠遠地聽見他女兒的哭聲，我們一進來她就哭得更歡，他妻子在旁邊左勸右勸也沒用，越勸女兒反而一雙小手越把眼睛捂住哭，眼淚一滴也沒有。

夏先生就笑著對妻子說：「你不要勸了，我今天就想聽她哭，她哭的聲音特別好聽。」說罷就請我安心坐著，一起靜聽她的啼哭。

女兒她一個人哭著哭著，見沒人勸她就哭得更凶了，眼淚開始流下來。

夏先生故作高興地哈哈大笑，說：「哭的聲音越響越好聽，我最喜歡聽孩子大聲地哭了。」

他一邊用手帕把她的眼淚抹乾，一邊輕輕地拍著女兒的肩頭說：「繼續哭，繼續哭，不要停。」

大概發覺今天有些異常，他女兒一邊哭一邊把手指縫偷偷地張開，觀察著周圍的動靜。她看到我們對她的啼哭不但沒有生氣反而很高興的時候，大概感到有點兒失望，所以哭聲漸漸地低了下來。

夏先生就乘機問她：「為什麼哭的聲音低下來了？」

她邊哭邊說：「我哭不動了。」

夏先生笑著勸她：「再堅持一下，大家都愛聽你的哭聲。」

她抽抽泣泣了幾下就不哭了。夏先生繼續問她：「為什麼不哭了？」

她說：「我一點也不想哭了。」

夏先生說：「既然這樣，今天暫時可以不哭了，明天想哭的時候再慢慢地……。」

不等夏先生講完，他女兒就搶著說：「我明天也不哭了。」夏先生說：「再說，再說，想哭告訴我們。」

從此以後，他女兒無故啼哭的毛病就再也沒有發生了。

這個故事對我的教育太大了，可以說是引起了一次思想的震撼。它使我至少有三個方面的收穫。第一，認識到受教育程度與智力水平不一定同步發展；第二，瞭解了沒有經過系統教育的人與經過系統教育的人，在思維方式上可能有很大的不同；第三，活生生地體悟到「因勢利導」的效用與潛力，使我突破了常規思維的慣性，開始認識到正治法的局限性及其原因。

這件事情之後，適度加強病人的主症，是我臨床研究的一個重點。許多年後，對這種療法我曾經寫過一篇題為「內經反法新探」的文章發表在《南京中醫學院學報》一九九一年第三期上。黃煌先生當時是學報的主編，是他審的稿，他曾經給我這篇文章提過寶貴的意見。〈內經反法新探〉一文的中心思想就得益於夏成錫診治女兒啼哭的故事。

後來，我懷著激動的心情把這個事情的經過告訴了阿驊表兄。

阿驊表兄聽了以後似有所思，好半天以後說出了以下的看法：

傳統中醫認為，小兒喜歡啼哭應當從肝診治，可是夏家女兒的啼哭卻顯然另有原因。對她來說哭鬧並不是病，至少不是生理意義上的疾病。哭，對她來說是一種工具。我們表面上看去都是哭，但在深處卻有著截然不同的內涵。

夏家女兒的啼哭如果從肝診治的話，使用藥物難免濫伐無辜，弄不好原本無病的機體倒會治出了病來。

夏家的人由於女兒經常啼哭，也摸索出一套對應的方法：不哭時順著她，儘量不叫她惱，這樣她就不會哭；哭了就哄她，千方百計滿足她的要求，這樣有可能止住她的哭。這一套方法，當時有效，可是卻造成誤導——使女兒覺得：一哭什麼目的都能達到，結果哭的次數愈來愈多，哭的程度愈來愈凶。更糟糕的是，使女兒的性格愈來愈橫蠻，愈來愈乖張。

夏成錫是直截了當、明明確確地告訴女兒：凡是她不能得到、不應得到的東西，再哭也得不到，不信你可以試試看。女兒也聰明，當她知道哭不再是一種能使她要什麼就能得到什麼的工具時，她也就不再濫哭了。這個方法當時立刻生效，哭著的女兒當時就停了哭，長期的效果也應是良好。不僅如此，更重要的是終結了女兒性格向蠻橫乖張的發展——果然女兒不再無理哭鬧，再後來變得溫順嫻靜。

一個孩子喜哭，三種不同的認識，三種不同的處理，三種截然不同的效果。

想到這裡，不禁覺得做醫師真難。

阿驊表兄為了瞭解此事的真實程度，特地拜訪了夏成錫，當他瞭解到事情的細微末節時，也產生了許多的感慨。魯迅說的真對，中國是個交頭接耳的社會。夏成錫慢性腸炎一案的治癒透過口耳相傳，整個漁業社幾百戶漁民們都知道了，狀元鎮好幾個村子的農民也都知道了。時隔多年，這一帶居民一提起夏成錫這個病案都還津津樂道，記憶猶新。

四十多年後的今天，夏成錫已經六十多歲了。他現在身體健康，思維敏捷，除了稍微消瘦一點以外，沒有任何疾病。特別可貴的是他的桀驁不馴，獨立思考的性格一點也沒有改變。他依然對經方醫學一往情深，不停地進行孜孜不倦地探求。他和我依然保持著密切的聯繫，是我知心的好朋友。他的那個曾經啼哭不休的女兒後來考上了醫學院，成為一名態度溫和，處事細緻的神經內科醫師。

二〇一一年六月的一天，夏成錫來到我家，我非常高興，寒暄幾句之後，我們的話題就轉到經方醫學上去了。我介紹了自己新近的學習情況以後，就詢問他在狀元橋有沒有看病，有沒有遇到什麼典型的病例。一說到這方面，他的話匣子就打開了，他給我一口氣講了三個多小時，吃中餐的時候也在不停地講。許多東西非常珍貴，我怕自己記不住，就把一些重要的內容錄了像。與他交談以後，我感慨萬千，他提出的一些東西真是值得我好好地學習與思考。

例如他提到對夢遊症的診治思路就頗有意思，現在我把有關談話內容摘錄如下：

「婁老師，我幾年來用甘麥大棗湯加太子參成功地治癒了夢遊症多例。」

「阿錫，你能夠舉一個病例嗎？」

夏成錫一臉興奮地問：「婁老師，夢遊症與《金匱》中的臟躁證有沒有共同的病理基礎？」

我從來沒有思考過這個問題，我也無法回答這個問題，我甚至說不出「對啊」或「不是那樣的」的話。

「夢遊症是指睡眠中突然爬起來進行活動，一會兒又睡下，醒後對睡眠期間的活動一無所知的一種病症。它大多發生在小兒六歲到十二歲之間。臟躁證屬於現代醫學神經官能症的一種類型，更年期婦女發病較多，主要表現為表情憂鬱，神志恍惚，悲傷欲哭，喜怒無常等。甘麥大棗湯證在臟躁證中比較多見。你用甘麥大棗湯加太子參治癒夢遊症多例，也就可以說它們兩者共同擁有一個方證。」我根據教材的內容泛泛而談。

「婁老師，你有用甘麥大棗湯治療過夢遊症嗎？」

「我臨床上治療過幾例夢遊症，用得較多的是甘草瀉心湯證，但沒有用甘麥大棗湯治療夢遊症的經驗。」

「我治癒了一個七歲男孩的夢遊症。」原來夏成錫問我是有的放矢，並非蹈空之言。他眼睛發亮對著我說，「患兒是我外甥的兒子，發病三個月了，每天晚上一睡下來不久就從床上爬起來，也不穿衣服，也不穿鞋子就在房間裡亂走。第二天問他夜晚的情況，他一點也不知道。看過幾個醫院的醫師，都說是夢遊症，要家人在他發作時叫醒他就可以治癒。但是這個辦法沒有效果，依然每天晚上如此發作。這個患兒很消瘦，半年前因為夜裡盜汗不止而被我用一個民間單方治癒。所以我外甥就來詢問我是否有什麼辦法。」

我馬上想起過去他曾經跟我說過的一個病例，就說：「喔，就是那個你用浮小麥一兩加大棗十個而治癒的那個小孩嗎？」

「是的，那次吃了三天就好了。當外甥詢問我有什麼辦法的時候，我就想這次的夢遊症與上次的盜汗是不是有聯繫，就問外甥有關他孩子盜汗的情況。我外甥說，開始不注意，最近發現半夜盜汗還是很多。我突然想到《金匱》治療臟躁的甘麥大棗湯。因為患兒消瘦所以加二十克太子參，當時給他開了三帖。過了一天，外甥就打電話來，說是吃藥以後當夜就一夜睡到天亮，沒有出現夢遊症，也沒有盜汗。三帖以後就好了，為了鞏固療效，我叫外甥給他兒子連續服用了十帖。現在三年過去了，夢遊症沒有復發，大概是治癒了吧。」

他有這樣的治療成績，我十分高興。這也證明了經方醫學方證相對的方法簡易可行，只要捕捉到用方的主症就能取效。如果都能這樣，今後就有可能在農村與基層普遍推廣。夏成錫有常人罕見的敏感性，所以一點就懂，並在實際中有了成果。

我還有一事不明白，就問：「阿錫，你為什麼想到用甘麥大棗湯治療夢遊症？」

夏成錫不假思索地說：「我認為《金匱》臟躁症與夢遊症都是神經系統的病變，它們雖然臨床表現不一樣，但是可以看成是相似的主症，所以治療臟躁症的藥方也可以治療夢遊症。這是第一個理由。」

同一個神經系統的病變，就把它看做是一個相似的主症。這種跳躍式的思維方法，在受過正規教育的人會認為是一種邏輯的錯誤。我也還從來沒有做過這樣的聯想，不過仔細想想也不是完全沒有道理。

夏成錫伸出右手的兩個指頭說：「第二，我認為『臟躁』就是內臟的津液乾燥，當然引起『臟躁』的原因很多，這個患兒的原因就是長期的盜汗。」

「臟躁，就是內臟的津液乾燥」。中醫學方面還從來沒有聽說過如此注釋，但是從說文解字的角度來看也順理成章，有所依據。

夏成錫繼續說：「第三，我已經用浮小麥與大棗治癒了患兒的盜汗，現在仍舊有盜汗的症狀，上方依然可以使用，加一味炙甘草就是甘麥大棗湯治療『臟躁』，再加太子參益氣生津，所以能迅速取效。」

聽完了他的三個理由，我對他說：「你說得很好，你用甘麥大棗湯加味還治癒過多少個夢遊症病人」。

「病例不多，但有一個病例也很典型。去年秋天的一天傍晚，有人在我家的門口點香、燒紙錢。我就問他幹什麼？他說自己是一個安徽人，全家住在我的隔壁已經有好幾個月了，由於他們起早摸黑外出打工，所以進進出出我們都不認識。他家的胖兒子今年十歲，發現夜間夢遊症一年了，每天夜間起床到處亂跑，第二天問他什麼也不知道，其他方面都正常，中西醫屢治無效，所以在這裡點香求求菩薩。我看他在外打工不容易，就毛遂自薦說：『這個毛病我能治療，你帶我去瞧瞧。』他很高興，就帶我去了他的房子，我看見患兒在睡覺，滿頭大汗，就給他開了三帖甘麥大棗湯加黃耆三十克。第三天晚上，他登門道謝，說這帖藥比仙丹還要靈驗，才吃一帖就一夜平安無事。總共也就吃了三帖藥，至今還沒有復發。」

我對他的診治思路與療效都很感興趣，就問：「加黃耆三十克有什麼根據？」

「我對胖人的盜汗多重用黃耆。」

夏成錫從一個患病者漸漸地成為一個經方醫學的愛好者，正因為沒有正式行醫，也就不存在職業中醫師的許多矜持與拘謹，所以說話直來直去，不加掩飾。譬如他的「瘦人用參，胖人用耆」之見雖然極為難得地涉及到體質辨證領域，然而還停留在初級階段，顯得過於粗疏，過於簡單了一些。他對《傷寒論》與《金匱》的理解不一定都合理，但是也不乏精到之處。不過聽了他的談話以後，我改變了自己過去一些固化了的看法。譬如，過去我一直認為「一人一仲景，一家一傷寒」的涵義就是對許多注家各說一套的批評，批評有的《傷寒論》注家脫離臨床，故弄玄虛。認為這樣的「公說公有理，婆說婆有理」的現象，會把初學者置於迷惑陣之中不得自拔。然而聽了他的一席話，才發覺自己只是想對了一半，實際上「一人一仲景，一家一傷寒」的狀態，也無限豐富了經方醫學的內容與不斷開闊了經方醫師的視野。儘管近兩千年來，諸多的解釋與理解大多是對仲景醫學思想的誤讀，但是只要經過臨床實踐的檢驗並得到了證實，那麼這種誤讀就是有價值的。

我想從夏成錫身上多學習一點東西，就繼續發問：「成錫，你平時看病的機會多不多？」

「我沒有對外看病，都是親戚、朋友之間當當顧問，做做參謀而已。不過這個顧問與參謀，有時候也可以治癒沉痾痼疾，甚至還能救人性命呢。」

「成錫，為什麼這樣說？」我以質疑的口吻反問。

夏成錫迎著我的目光侃侃而談。

「李老伯的媳婦，四十五歲，患口乾舌燥多年，夜間舌頭乾燥得難以伸轉，痛苦欲死，難以名狀。雖然到處求醫也沒有絲毫進展，後來到我家詢問你的門診地點，我就順便探問了她的病情。」

「她的具體脈症如何？體質如何？」我好奇地接過了他的話題。

「中等身材，一般體質，月經正常。」夏成錫一邊回憶一邊述說，「雖然口乾舌燥，但是口水多多，不欲飲水。多年來大便溏薄、黏滯、小便經常失禁，時有肢節疼痛。」

「有沒有口苦、口瘡和尿黃？心下有沒有痞硬？」我在考慮是不是甘草瀉心湯證。

「沒有，沒有，都沒有。」夏成錫目光狡黠地笑笑，「前面幾個中醫師給她服過黃芩湯、半夏瀉心湯、麥門冬湯、六味地黃丸、金匱腎氣丸等方藥，單方草藥也吃了不少，都沒有什麼效果。她對服用中草藥已經極為厭惡了，就去試用針灸推拿刮痧療法，但還是不見好轉。」

「脈象如何？」我被這個病例吸引住了。

「這是一個假的問題。」夏成錫深思熟慮地說，「脈象的客觀性最少，每一個人對同一個病人脈象的感覺肯定不一樣，我說的脈象如何如何，你就會認可？如果不認可，這個問題又有什麼意義？」

想不到他能提出這個問題。千百年來，還沒有一個人能夠或敢於提出這個值得反思的問題，太前衛了。

「婁老師，如果你來診治這個病人，你會使用哪一張方子？」夏成錫的提問讓我從沉思中驚醒了過來。

「假如病人小便不利，腹部有悸動的話，我會考慮茯苓桂枝類的方藥。」

「李老伯的媳婦小便失禁，但是沒有小便不利的症狀和腹部悸動的體徵。」夏成錫還是笑瞇瞇地說。

「我想起來了，」我突然回憶起半年前夏成錫介紹的這個病人，「當時我在外地，記得我在電話跟她聊了半天，但是方證的形象還是比較模糊。後來給她預約了門診的時間，但是她一直沒有過來門診。後來病人怎麼樣了？」

「是啊，病人知道一時半會碰不到你，就向我討教了。」夏成錫笑容可掬，「我思來想去最後告訴她一味藥。」

「一味藥？」我驚訝得叫了起來。

「想不到吧？」夏成錫瞥了我一眼，不無責備地說，「做為職業中醫生是不會在處方上開一味藥吧？這就是職業帶給醫生的局限性吧。」

是啊，面對如此的疑難雜症，我是不會考慮使用一味中藥的。

「你給她開了一味什麼藥？」我迫不及待地問。

「你猜猜？」夏成錫故意不告訴我。

「我一時猜不著，」我甘拜下風，「你直截了當地告訴我好了。」

「烏梅，」夏成錫舉起右手的食指晃了晃，「每次一個烏梅，空腹服用，含在嘴巴裡，讓它慢慢地融化，每天兩到三次。」

我呆住了，仔細想想，覺得病人的病症和烏梅的藥證的確相對應。

「病人反應如何？」我雖然已經預感到烏梅的療效，然而還是一問到底。

「當天夜裡嘴巴裡就舒服起來了，」夏成錫得意洋洋，「一週以後，大便也開始成形，折磨她多年的小便失禁和夜間舌頭乾燥難以伸轉的苦痛消失了。」

「後來呢？」

「為了鞏固療效，我囑咐她再服用一週。」夏成錫志滿意得，「治癒以後，半年來還沒有復發。我告訴她，如果復發的話也不要害怕，還是一枚烏梅應該可以取效。」

「你是怎樣想到她是一個烏梅證的呢？」

「李老伯的媳婦久病厭藥，對我也不信任，」夏成錫從病人能不能接受他的治療的角度來回答我的問題，「烏梅是食品，即使無效，病人也不在意。其實烏梅是一味好藥，它既能滋潤，又能收斂，面面俱到，她的病還真是非它莫屬。」

是啊，夏成錫一味烏梅口含治癒多年口乾舌燥與大便溏薄、小便失禁一案，令人在刮目相看之餘，還有很多進一步思考的空間。我後來翻閱民間單方集中發現好幾處都是以烏梅治療小便失禁的。在《別錄》中發現烏梅的主治目標是：「止下痢，好唾口乾；利筋脈，去痹。」對照李老伯媳婦一案，除小便失禁一症之外，其他諸症竟然絲絲入扣，妙不可言。

聽了夏成錫烏梅一說，其用藥取證使我眼目一新，可謂是治癒沉痾痼疾了。然而他前面說的「甚至還能救人性命」一事似未有著落。

「阿錫，」我心中期待他說出更好的案例，「你剛才說『救人性命』又是怎麼一回事啊？」

「去年春天的一個中午，」夏成錫一臉興奮，「我從外面回家吃飯，進門以後家中無人，就問鄰居家裡人到哪裡去了？鄰居說，我大哥的孫子夏望方中暑很嚴重，我姪子開車送他到溫州大醫院去了。我一聽顧不及吃飯，就乘車一路趕去了，到了醫院急救中心，我女兒已經在那裡，她就在這個醫院這個科室任職。她告訴我，患兒一度心臟停搏，現在正在搶救中，常規檢查，包括腦CT都已經檢查了，還沒有確定病因，會診結果以腦炎、腦疝為主要目標來進行進一步的排查。我一聽就覺得整個診斷方向錯誤，患兒沒有腦炎臨床症狀，即使是腦炎也不會幾個小時就發生心臟停搏，我斷定只有中毒才會發生上述的病情。於是就問我大嫂，夏望方上午吃過什麼東西沒有？大嫂說，大家一起吃了飯以後，就抱他去看病了，這幾天他肚子有一點兒不舒服，醫師給他打了兩支針以後就回來了，回家後他就愈來愈不安，後來就把他送到這裡來了。我認為狀元橋那個醫師的用藥可能有問題，馬上把大嫂講的情況告訴女兒與諸位醫師，同時馬上掛電話與狀元橋那個醫師聯繫，在電話中我瞭解到醫師給夏望方注射的兩種藥物的名稱，一針是ATP（三磷酸腺苷），另一針具體是什麼藥，現在我忘了。當我把這兩種藥物同時注射的信息報告主治大夫時，主治大夫馬上知道夏望方的心臟停搏，就是因為上述兩種藥物同時注射所引起的中毒，整個搶救方案就以藥物中毒為目的而確定了下來。經過了幾個小時的搶救，夏望方終於脫離了生命危險。主持搶救工作的是一個主任醫師，對我的判斷力讚譽有加，也為我不是一個職業醫師而歎惜。」

「成錫，那個主任醫師對你怎麼說？」

「他以讚許和惋惜的口吻說：『老先生，你的感覺很靈敏，如果有機會接受大學醫學教育，就好了。』」

「你怎麼回答？」我刨根究底地問。

「我說，我如果接受了正規大學的醫學教育，對這個病例的診斷就會和你們一個樣。」夏成錫說，「那個主任醫師聽了以後有點愕然。」

夏成錫告訴我，這次搶救一共花費了四萬元。

在夏成錫不無自得的述說中，我想了很多。除了感歎基層醫師業務水平的高低，直接牽連到病人的生死等一般的感慨之外，特別對夏成錫的臨床思路感興趣。他的話說得有點不客氣，但是也是實話實說。中醫與西醫面對的都是同樣的病人，業中人士往往囿於教科書的思維，有時會忽視了一般最普通的常識。俗話說得好：「當局者迷，旁觀者清。」我自己也經常會犯如此的低級錯誤，所以值得高度警惕才是。

當我把夏成錫與那個主任醫師的對話向阿驊表兄轉述以後，阿驊表兄先是感到愕然意外，隨後撫掌大笑，接著陷入沉思。

阿驊表兄低頭默思了良久，抬起頭來對我說：「分析、歸納、綜合的抽象思維的發展，與先進醫學檢測方法的不斷更新，往往以醫師自身知覺反應的日益遲鈍、麻木為代價，所以努力保持自身知覺的敏感性，對經方醫師來說就顯得格外重要。」

阿驊表兄無奈的感歎聽來特別使人心驚。

「醫學必須高度重視生命的感覺，」阿驊表兄遣詞造句新穎。「醫生除了研究病因、病理、病位之外，更必須要用結構、關係、系統和秩序來解釋病情與病勢。」

是啊，在現代醫學愈來愈重視理化、生化檢測的今天，醫生更加要警惕自身敏感性的喪失。

幾十年來，我在與夏成錫的交往中，也學到了不少的東西。二〇一六年六月我受馮世綸老師的邀請到北京參加第六屆國際經方會議，並做了題為「解構四逆湯」的演講。在演講中，我講到了野性思維的重要性，其中以夏成錫為例做了說明。我的發言如下：

內科雜病中也存在一種值得我們深思的「晝日煩躁不得眠，夜而安靜」的乾薑附子湯證。這是我從漁民夏成錫告訴我的一個病例中發現的臨床現象。夏成錫是我《中醫人生》裡一個喜歡鑽牛角尖的久病成醫的真實人物。他雖然沒有受過正規的教育，恰是一個極有悟性的人。他對《傷寒論》與《金匱》的理解不一定都合理，但是也不乏精到之處。四十多年來，我們一直密切交往，我時常在他的口中聽得一些聞所未聞的不按常理出牌的故事。這裡述說的是他七年前的一個病例。

一個四十歲安徽來溫打工的農民，住在夏成錫的附近。因患右偏頭痛十多年，經夏成錫介紹來我診所診治。患者姓李，消瘦顴頂，面色暗黃，神經質樣，典型的小柴胡體質。偏頭痛經西醫TCD（編注：顱內血管超音波Transcranial Doppler，簡稱TCD）檢查確診為血管神經性頭痛，多種療法均不見好轉。每週多次發作，發作時有頭暈、煩躁。發作過後也一切如常，病人也已經習以為常了。低血壓，手涼不溫。脈弦緊，舌淡紅苔薄白。腹診，發現腹肌薄而緊張。大小便正常，食欲尚可。投四逆散加川芎、白芷七帖。

病人回去以後就沒有了消息。三個月以後的一個夜晚，接到了夏成錫的一個電話，他不無自得地告訴我李姓病人的一些情況。他說，病人服用四逆散加味後沒有什麼變化，發作次數、延續時間、程度都沒有改善，因此就原方繼續再服用七帖。服後還是沒有動靜，病人就自行停止了治療。夏成錫知道後就毛遂自薦為其診治。當他詢問病情時，發現了一個沒有引起所有醫生注意的特徵性症狀，就是近年來偏頭痛發作的時間都在白天，夜間相對地講比較平靜。他想到了乾薑附子湯條文中的「晝日煩躁不得眠，夜而安靜」這句話，於是就投乾薑附子湯七帖。方藥為：乾薑五克，附片一〇克。服藥後，病人偏頭痛發作時比任何一次都要劇烈，由於事先夏成錫已經有過吩咐，交代過病人如果症狀加劇不要恐慌，反而有利於疾病的治癒。因此病人繼續服藥不停。一週後狀態有所好轉。於是原方連續服用一個月，偏頭痛漸漸得以控制，只有偶爾發作幾次，持續時間也不長。於是停藥觀察，停藥期間，偏頭痛沒有發作。現在停藥近兩個月了，病人尚未復發，於是忍不住地興奮打電話給我。

聽了夏成錫的這個電話後，我受到極大的震動與衝擊。我一下子轉不過彎來，語無倫次地發問：「阿錫，你為什麼會把《傷寒論》條文的內容直接用於病人身上呢？」

對於我的無理責問，夏成錫感到迷惑，他不高興地反問：「把《傷寒論》條文的內容直接用於病人身上不行嗎？」

我無言以對，感到尷尬不已。轉口說：「你是對的，但是一般中醫師治療偏頭痛是禁忌使用附子、乾薑等藥物的。你不合常理啊，當時有沒有考慮到這一點？」

夏成錫的回答更使我哭笑不得：「你不是一再強調，方證辨證時不要考慮病機、病因、藥性、藥理嗎？」

那個夜晚，我輾轉難眠，看來自己的內心對於隨證治之的方證辨證的概念，掌握得並不是那樣地牢不可破啊。《傷寒論》中明明白白的條文，但是我為什麼不會直截了當地去理解呢？說一句老實話，幾十年來我反反覆覆地讀過、背過、教過這條條文，但是沒有像他那樣去運用過，一次也沒有。再說我開始的辨證也有問題，病人低血壓，消瘦顴顸，面色暗黃，手涼不溫，發現腹肌薄而緊張，應該具有太陰病四逆輩證的傾向，然而我錯誤地判斷為少陽病的四逆散證。

夏成錫在電話快結束的時候的詢問，更使我羞愧難言。他有理不饒人地說：「婁老師，請你告訴我，我對於『晝日煩躁不得眠，夜而安靜』這句話的理解與運用有沒有道理？有沒有不夠的地方？」

我非常震驚，也非常羞愧。等我緩過氣來以後，我對電話那一頭的夏成錫說：「聽了你的治療病案，我非常高興，你的理解非常準確，你的判斷非常直觀。對於這一條條文的理解，你比我到位。但是要注意條文中的『不嘔，不渴，無表證，脈沉微，身無大熱者』這一段，也是不可省略的，它是表示病證處於三陰病階段，或病人體能衰弱，這個判斷是使用乾薑附子湯的前提條件。」

電話那一頭的夏成錫沒有動靜，他可能不大理解我這一套理論的說辭，也許他從根本上就不同意我的意見。

夏成錫的這個電話，促使我進行了一場嚴肅的思考。過去自己往往囿於教科書的思維，有時會忽視了一般最普通的常識。分析、歸納、綜合的抽象思維往往以醫師自身直覺思維的日益遲鈍、麻木為代價，正如電影《肖申克救贖》（編注：The Shawshank Redemption，台灣譯為《刺激1995》）中的一句臺詞所責問的那樣：「你的大腦是不是已經被體制化了？你的上帝在哪裡？」因此，努力保持自身知覺的敏感性，就顯得格外重要。

後來，我運用夏成錫的方法，治療過「晝日發作，夜而安靜」的乾薑附子湯證多例，比較有效的有兩例。一例是十二歲女孩，哮喘經常發作，瘦長虛弱，臉色蒼白，發作都在晝日，夜間很少咳喘，投藥一週有效，繼續治療兩週而治癒。一例是三十歲男青年，患慢性蕁麻疹十年，發作頻繁，差不多每日發作一至兩次，每次發作都伴有惡風與煩躁。體質一般，大便稍結。發作都在晝日，夜間沒有發作的記錄，投藥半月，未見效果，繼續治療一個月，有明顯減輕。發作時的頭痛程度減輕，伴隨的症狀也減輕，後來失去聯繫，所以不能得知遠期效果。

想不到，六年以後這個病案還有了一個後續的故事。去年（二〇一五年）四月《中醫人生》繁體版在臺灣漫遊者文化出版社出版，出版以後我去了一趟臺北。利用這個機會，我到了好多書店與圖書館去尋找漢方醫學方面的資料。有一天下大雨，我在臺北的圖書館裡翻閱日本漢方醫學文獻。在千葉古方派醫生的資料中，看到了和田正系的《漢方

治療提要》、《草堂茶話》；藤平健的《中醫臨床新效全集》、《漢方處方類方鑒別便覽》、《漢方選用醫典》；小倉重成的《自然治癒力的力量》、《漢方概論》（與藤平健合作）；伊藤清夫的《食養與漢方》；西澤有幸的《臨床東洋醫學概論》、《東洋醫學的導引》；山田光胤的《漢方處方應用的實際》；寺澤捷年的《漢方開眼》、《和漢診療學》。平時渴望已久的書籍，一下子出現在眼前，真是大開眼界，一飽眼福啊。後來在翻閱秋葉哲生的《奧田謙藏研究・增補版》時，知道了奧田謙藏是千葉古方派的創始人，以上這些醫生除西澤有幸以外，基本上都是他的學生。西澤有幸是柳谷素靈與矢數格的學生。讀著讀著，偶然之間看到了一本有關《傷寒論梗概》研究的文章，其中提到奧田謙藏使用乾薑附子湯的臨床心得的一段文字：「体力が減退しているその他の 々な 態で、 間に異和 態が強く夜間に になるような病態であるならば、この湯の適 する可能性があります。大いに研究していきましょう。」

大致的意思如下：

「各種各樣的疾病在體力減退的狀態下，白天出現異常的狀態，夜間變得輕鬆的話，就有適應這個（乾薑附子）湯的可能性，這事值得我們再深入地研究下去。」

想不到奧田謙藏對於乾薑附子湯的臨床應用經驗和夏成錫的不謀而合，真是不勝驚喜啊。這也許正是黑格爾所說的「歷史的狡黠」吧。這種穿越時空的「方證相對應」的實例，既是事出意外，又是情理之中。這就是徐靈胎所謂的「方之治病有定」啊。正像王甯元老師在其譯作《金匱要略研究》譯後小記中所說的：「在某種場合、某種情況下，只有借憑《傷寒論》式思維才能夠最大程度地逼近疾病的本質。」

日本漢方家對於時間性的方證現象一貫來比較注意，譬如大塚敬節《金匱要略研究》中的水氣病篇就記載了這方面的珍貴資料：「越婢加朮湯與防己黃耆湯有虛實之別，使用越婢加朮湯的患者肌肉緊湊、亦有口渴，是一種緊張感的浮腫。而適宜防己黃耆湯的患者，為柔軟性的浮腫，皮膚沒有緊張性的力度；如果病情為早晨無明顯異常，至傍晚出現浮腫者一類，則不宜選擇越婢加朮湯，而應當使用防己黃耆湯、八味腎氣丸類。」

從開始認識夏成錫到成為無話不說的好朋友，一晃已經四十年了，這樣的醫患關係令人欣慰。

漁民陳金平家和夏成錫家是前後屋，他由夏成錫帶來我處就診。陳金平的診治經過也是一段令人難忘的經方故事。

陳金平那年四十三歲，中矮個子的臉上暗黃不華，他有過B肝病史，血壓持續波動在200/100mmHg左右，西醫診斷為原發性高血壓病。兩年來服用種種中西降壓藥物，療效平平。刻診見其全脈沉細，舌質淡，舌苔白，頸項強，頭暈，口乾口苦，胸脅苦滿，小便不利而黃。腹診發現，右脅下壓痛明顯，右腹直肌強急壓痛，氣上衝胸，臍周時時悸動。大便的情況有點反常，在家大便溏薄，一日三、四次，出海以後在漁船上大便就變得正常。他的病證應當是水飲阻滯於少陽部位，處以柴胡桂枝乾薑湯十帖。到狀元醫院中藥房抓藥時，中藥房的邱老先生認為，高血壓病都是肝腎陰虛肝陽上亢，處方中的桂枝、乾薑等辛熱藥物動火傷陰，不敢貿然抓藥。並說：「雖然藥方是婁老師開的，可藥是我抓的啊。如果喝下去出事了，我也有責任。」陳金平聽了有點害怕，就空手回來了。

狀元公社醫院就在學校附近，它是一個中西醫結合的小型醫院，設有中藥房。我開的中醫藥處方都是到它那裡抓的藥。中藥房的邱老先生消瘦清臞，精明幹練，既有豐富的中醫藥經驗，為人又熱情正派，所以不管在醫院還是在周圍老百姓中都頗有人緣。他家住在離狀元橋附近的蒲州村，他的一個兄弟是國民黨集團軍司令邱清泉，另一個兄弟是共產黨高級幹部邱清華，由此他也成了一個傳奇色彩的人物。

由於邱老先生從小到大所學到的中醫中藥理論和我的經方醫學理念不完全一致，所以對我處方中的藥物時有議論，這種議論純粹是醫學觀點的差異，對事不對人的。我們之間的關係還是十分親密，在我內心還是非常尊敬他的，我時常向他請教中醫藥學方面的知識。

陳金平被邱老先生說了一頓以後就回來了，他不好意思來問，就叫夏成錫來問個究竟。

我對夏成錫說：「中醫是辨證論治，不是辨病論治。原發性高血壓病，其實是尋找不到任何原因的高血壓的體徵。它僅為整個疾病的一部分，而不是整個疾病的全體。高血壓是某種原因作用的結果，而不是病因。所以降血壓的藥物只能控制住血壓，而不能治癒疾病。現在我認為，病由水飲滯留少陽而成，因而和解少陽，逐除水飲為治療此病所必需，柴胡桂枝乾薑湯是疏導少陽逐除水飲的首選方。我勸他大膽服用，絕不會有什麼不良的後果。」

陳金平先生又一次來到醫院，把我的意見原原本本地告訴了邱先生。邱先生為人寬容、厚道，雖然並不同意我的觀點，但還是給他們抓了藥。不過他說，為了病人的安全起見，處方的藥量減半，先服三帖。陳金平也認為這樣很好，就先服了藥量減半的柴胡桂枝乾薑湯三帖。服藥後並沒有什麼異常反應，就按原方藥量再抓十劑。連服十劑柴胡桂枝乾薑湯之後諸症大減，血壓降至正常。後來血壓一直保持在145/75mmHg左右。這個富有故事性的經方醫案，在狀元橋漁民之中有很大的反響，為我贏得了不少的名聲。

這個病案使我更加確信，中醫治病不應該為西醫診斷而定的病名所束縛，也不應為常規成見所左右，中醫師應該辨明六經與方證。不然的話，醫師的頭腦在辨證之前就抱有成見，被許多的條條框框所限制，怎麼能夠客觀如實地面對千差萬別的病人與病症呢？不過，有必要說明一下，這個病例的六經辨證與方證辨證幾乎是同步進行的，也難以說清楚到底是誰指導誰。

十八、如魚飲水知冷暖

就這樣，不到幾個月，每天放學以後來學校找我看病的人慢慢地多了起來。當然有治癒的，也有治不癒的。因為不收診費，醫療態度好，所以治癒的正面影響比治不癒的負面影響大。當然也經常會碰上棘手的事。

有一天早晨，天還濛濛亮，學校的大門就被人敲拍得震天響。我開門出去一看，一個虎背熊腰的老農民怒氣沖沖地站在門口，臉色紅通通的像個醉漢。

「你就是老婁？」老農民一看見我就用食指點著我的鼻子大聲責問。

「你有什麼事？」

「我的兒子黃建華腰痛，你給針灸了沒有？」

「黃建華腰痛我有給他針灸，怎麼了？」

「建華腰痛前幾個月雖然不能行走，但躺在床上不會痛。」他氣勢洶洶地說，「最近針灸與服藥二次以後，腰比以前更痛了，躺在床上也痛得難受，不能翻身。一定是針灸把他針壞了，因此我來討個說法。」

黃建華父親的舉動也不是沒有道理的，我剛來的第一天，楊校長就告訴過我當地發生過一起由針灸失誤引起的醫療事故。那是發生在兩年前的事了，一個三十歲的婦女，因為肩背疼痛求診於一個過路的遊醫，遊醫用毫針針刺治療她的病，在針刺肩背部位的時候，由於不懂針刺的深淺程度，有一針刺破了她的胸膜，病人出現氣胸，引起呼吸困難，一下子就死亡了。這一意外事故造成了這一帶居民的針灸恐懼症，因此黃建華父親的擔心情有可原。

我對黃建華父親做了大量的解釋工作，告訴他針灸服藥後疼痛加劇是意料中的事，古代醫書上稱為「瞑眩」現象，它不是針刺造成的損害，所以不必驚慌失措。並跟他說明白，是他的大舅，也就是黃建華的大舅父林華卿醫師帶建華來針灸的。林華卿先生是狀元鎮的老中醫，他總不會叫外甥來受罪吧。

他無語作答，悻悻地走了。

黃建華原定農曆年底舉行婚禮，因為腰腿痛全家十分焦急。焦急的是，恐怕腰腿痛延遲了婚禮。我以芍藥甘草附子湯配合針灸，針灸之後建華就感到腰腿疼痛有所減輕。我告訴他可能服藥以後會出現了疼痛加劇的情況，請他稍安勿躁。服藥以後不到半天，腰腿部位真的愈來愈痛。第二天他還是一拐一拐地來針灸，針灸之後也有一些輕鬆。回家繼續服藥，夜裡疼痛難以忍受，轉側不安，整夜呻吟。全家一夜沒有安睡，所以就出現了上述其父親登門問罪的一幕。我把黃建華父親責問一事告訴了林華卿醫師，林醫師同意我的治療意見，就把黃建華父親請來，批評了他的無禮行為，要他支持我的診治。建華針藥合治幾天後，病情就有轉機，不到半個月就能自由行走了。歷經二月有餘，終於治癒並參加了田間勞動。農曆年底如期舉行了婚禮，特地邀請我去赴宴，我藉故推辭不去。春節過後，第二年開學時，黃建華與他的朋友來校，把我連拉帶拖地拉到了他家。一進門就看見一桌酒席已經擺好，我盛情難卻，也只好客隨主便，入席叨擾了。

治癒後兩年，我將其診治過程整理如下：

黃建華，二十三歲，狀四大隊社員。右腰腿痛行步困難，三個月來，漸至加重，經各方治療均無效，有人建議至上海診治。後經其大舅父林華卿老醫師介紹來我處就診。診見痛沿足少陽膽經及足太陽膀胱經同時發散，次髎、環跳、跗陽壓痛強烈，脈沉緊，白膩厚苔，厭食，大便溏薄形細，日行三、四次，時有怕冷感。因見病情如此，憂慮重重，致又失眠。診其腹，見兩腹直肌拘攣，右側特甚，知其營衛兩虛，肌肉不得營養以致拘攣。遂治以芍藥甘草附子湯。

處方：炙甘草五錢，附片三錢，生白芍一兩，三帖。

針藥以後出現疼痛加劇，三天後疼痛緩解，行走稍稍輕鬆。服藥十劑，症狀癒半。接著都是針藥配合，雙管齊下，歷經二月有餘，終於徹底治癒。兩年來參加農業勞動，未見有任何不適。

瞑眩現象是病人在針灸、服藥後一時性地症狀加劇，隨後病症明顯減輕的臨床表現。在常規的診治過程中，它是可望而不可求的。它的出現可以調整機體主體性反應，動搖慢性頑固性疾病的病理穩態，為慢性病的徹底治癒開闢了道路。

在腰椎間盤突出症的針灸服藥以後，有沒有出現腰腿痛加劇的瞑眩現象，是預先知道病人療程長短的一個根據。一般來說，有出現瞑眩現象的病人短期內可治癒，沒有出現瞑眩現象的病人的療程可能會較長。透過黃建華腰椎間盤突出症的診治過程，我體悟出以上的心得。

這個病例的方證不是十分相對應。我當時對此病人辨為少陰病，以腰腿疼痛、兩腹直肌拘攣為主症，所以投以芍藥甘草附子湯。桂枝湯合附子理中湯證以及甘薑苓朮湯證患者多有，如果用之也無可非議，然而對於兩腹直肌拘攣的芍藥證重用芍藥可能更為恰當。後來想想當時如果再加上一味乾薑也許更為合適。但是這是臨床病案的真實紀錄，方證辨證雖然不是十分相對應，也只能實事求是地記錄。由此可見方證辨證只要大方向大部分契合，臨床也有療效。

一般人認為農村中文化落後，交通閉塞，信息滯後，然而事實上並不都是這樣。如村子裡誰家的人生病了，又給哪一個醫師醫治好了，這一些信息透過原始的口口相傳，傳播的速度比城市裡還要快得多。黃建華腰腿痛只用了三味藥（甘草，附片，白芍）治癒的消息不脛而走，從此以後前來求診的人也陸續增多。

黃建華腰腿痛一案是我治療腰椎間盤突出症疾病中最早的一個病例，是運用方證辨證和針灸相結合的方法診治成功的。後來，因這種病症來我這裡就診的人數逐月增多，幾乎變成診治腰腿痛的專科門診。

特別是改革開放以後，由於勞動方式的改變，腰椎間盤突出症的病變成了常見病。找我看病的人，都誤認為我是傷科醫師。有的病人，為了醫治病痛四處求醫，全家陷入破產的境地。這些疑難病例除了極少數椎管嚴重狹窄，或者椎間盤纖維環破裂後，髓核塊脫入椎管的病人，需要外科手術治療以外，絕大多數病人均能短期向癒。好多治癒的病人幾十年也沒有復發，也有的病人過於勞累時也會復發，即使復發，也還會找我複診，有些病人成為我的終生朋友。

在我離開狀元鎮二十年後，我把自己臨床運用方證辨證治療腰椎間盤突出症的臨床經驗撰寫成一篇論文，以「六經辨證治療腰椎間盤突出症的臨床體會」的題目發表在二〇〇三年第十七卷第二期《上海中醫藥大學學報》上。在給編輯部的一封信中，我說：「近年來臨床上腰椎間盤突出症愈來愈多，經方治療有很好的療效，假如輔以針灸、刺血、拔罐、推拿等外治法，療程可以大大地縮短。經方治療腰椎間盤突出症，醫者首先要在治療思想上突破病理解剖學的局部觀點，和治療其他疾病一樣，從病人的整體出發，從病人的全身反應入手，方證辨證，藥徵相對，就能獲得療效。因為腰椎間盤突出症，特別是一些慢性的腰椎間盤突出症，大多是退行性病變。就以椎間盤病變周圍組織來說，除了椎間盤軟骨、髓核等組織受損害外，其他如韌帶、筋膜、肌肉、血管、神經等周圍組織都存在不同程度上的病變，即使透過手術或者手法糾正和修復了椎間盤，並不意味著原來病變的周圍組織都恢復了正常。事與願違，往往原來病變的周圍組織不包容剛剛修復的椎間盤，這一種潛在的破壞力使之重新回到了原來的病理穩態。而經方療法能夠調整全身的抗病能力和修復能力，根本上改變病變周圍組織的不良狀況，同時結合外治法，可以取得最佳效果。幾十年來，我用經方結合外治法治療腰椎間盤突出症千百病例，治癒後的遠期療效也不錯，為此我發表了好幾篇相關的論文。所以我診治腰腿痛的病人，在門診人數的比例上是比較高的。我甚至被社會上一度誤傳為治療腰椎間盤突出症的專家。」

腰椎間盤突出症，從局部病理解剖學的知識，目前還很難說明中醫針灸能夠臨床治癒腰突症的依據；也難以解釋針灸在纖維環破裂髓核突出時及時止痛效果，和快速的不同程度地恢復腰突患者被動體位的機制。但臨床事實反覆支持了針灸中藥治療後的止痛效果。我認為可能是以下兩個原因：一、機體快速建立起加強代償作用的系統，大量釋放出止痛物質或者提高機體的痛閾；二、腰突症腰腿痛的過度診斷——只要出現CT診斷的「腰突」和臨床出現「腰腿痛」的症狀，就診斷為腰突症腰腿痛——其實臨床上還大量存在CT診斷的腰突症並沒有腰腿痛的症狀，也就是說腰突症與腰腿痛並沒有完全對應的關係。CT診斷的腰突症患者之所以出現腰腿痛的症狀，也許是由於腰周圍其他軟組織損傷或者風濕等原因所引起的。所以，我也懷疑我治癒的腰突症腰腿痛患者中，有幾個是CT診斷的「腰突」所直接造成的腰腿痛。

有醫者問：部分病人常在劇烈碰撞或意外中，稍許扭曲腰部甚至輕咳後就往往又趴下，你有何善策保其不至於輕易復發嗎？

我的意見如下：這是一個很實際的問題，病人常有種種不同的轉歸。在「劇烈碰撞」出現腰腿痛的人當中，腰突症不是很多。大多的人只會由於腰椎後關節紊亂而引發強烈的腰腿痛。施以針灸、馮氏旋轉正脊、按摩、刺血、拔罐等外治法後，大部分患者就有明顯療效，再加以方證相對的中醫治療，大部分人的預後是好的，不至於輕易復發。但對於「意外中稍許扭曲腰部甚至輕咳後往往又趴下」的人，卻不可掉以輕心，大多患者是腰突症的病史，腰椎諸關節及椎間盤長期處於病理穩態，臨床症狀沒有或者不明顯，稍許扭曲或輕咳後，破壞了原來的病理穩態，所以一下子就趴下了。這種患者針灸、刺血、拔罐也是有效的，但不要輕易施行馮氏旋轉正脊法。「保其不至於輕易復發」的辦法是方證相對的經方治療，事先就要告訴患者，服藥後如果出現腰腿疼痛加重的情況是佳兆，不要害怕，不要過多活動，要臥床休息一週左右，臥床期間要堅持服中藥，等到疼痛自行變輕後，治療就接近尾聲了。當然，也有一些少數複雜患者，要堅持治療半年以上才能穩定。也正是由於這些病案的治癒，使我們獲得了名聲，獲得了廣大患者的信任。特別在農村，在一個村子裡，治好一個多年久治不癒的病人，常常能重新喚起人們渴求中醫針灸的熱情。

有醫者問：為什麼施藥後痛劇為佳兆呢？

我的意見如下：我認為施藥後腰腿痛加劇，一週以後腰腿痛明顯減輕的臨床表現是一種瞑眩現象。它可能是調整了機體的主體性反應能力來動搖疾病的病理穩態，重建了機體新的生理穩態。

後來對腰椎間盤突出症的臨床觀察與專題研究，追根溯源還是來自於狀元橋對於診治黃建華腰腿痛的體會。當時像黃建華這樣的腰腿痛病例也不少，但是更多的病種是內科、婦科、兒科等病證。

農村小學裡沒有校醫，如果學生生病了，都是家長帶他們去醫院看病。現在我能用中醫針灸診治疾病，有些學生生病的時候就會找我看病。記得有一個三年級女學生，名字叫林美麗，十歲，幾個月來經常腹痛，時時發作，纏綿難癒。近來腹痛次數愈來愈頻繁，有時候一天發作好幾次，發作時伴有吐酸。有的醫師診斷為蛔蟲病，經多次驅蟲亦未見效。最後學生家長帶林美麗來找我診治。

當時林美麗的脈象沉弱，舌淡苔白，經常手足冰冷，血壓偏低。平時她食欲不好，嘔惡吐酸，大便時溏時祕。腹診時發現她的腹部肌肉又薄又緊，輕輕地按壓腹部就會感到腹肌下面凹凸不平，好像摸到一頭小動物在裡面滑來滑去一樣。稍稍用力，腹部就會感到有微微疼痛，腹部還可以聽見漉漉有聲的腸鳴音。我認為患者是太陰病陰寒內盛，必須溫中補虛，降逆止痛，予以大建中湯（蜀椒一錢半，乾薑一錢，黨參三錢，阿膠五錢）三劑。服藥以後林美麗的嘔酸腹痛都消失了，食欲也大為好轉。我想知道林美麗腹痛治癒以後，凹凸不平好像有小動物在裡面滑來滑去的腹證是否有改善？於是我通知她的家長帶她來複診檢查。腹診時，發現原來按壓腹部感到凹凸不平的東西不見了。

這種特徵性的腹證，在現代醫學認為是「腸形」。在小兒和顯著消瘦者出現「腸形」、「腸形蠕動波」是功能性的病變。一般人如果出現「腸形」多屬於腸梗阻的徵象，有重要診斷意義。檢查方法是：患者仰臥，雙腳伸直，顯露全腹，檢查者觀察其腹部外形，可發現特殊的局限性腹壁膨隆或腫物，其位置不定的鼓脹現象，大小不一，長短不等。有的為局部鼓包，有的具腸管外形；有時僅出現於腹部某一局部，單個或數個，有時數目多而遍及全腹；觸之表面光滑、質軟、囊感；叩診多呈鼓音。

仲景在二千年前就在病人腹診時準確地發現了「腸形」和「腸形蠕動波」。如《金匱要略．腹滿寒疝宿食病》中說：「腹中寒，上衝皮起，出見有頭足，上下痛而不可觸近。」也就是說，因為腹部有寒氣而腸管發生蠕動不安，醫師可以看見腸管的蠕動狀態向上移動，這個蠕動狀態忽然消失之後，卻又見它處的蠕動狀態向上移動。仲景除了發現這種「腸形」、「腸形蠕動波」以外，更為令人驚歎的是，他尋找到了一個高效的方藥——大建中湯（蜀椒，乾薑，黨參，阿膠）來治療具有這種「腸形」、「腸形蠕動波」徵象的疾病。現代醫學認為「腸形」是腸梗阻的徵象，發現後要進行X光及其他實驗室檢查，必要時可行診斷性治療或手術診斷治療。對於腸梗阻的治療，西醫是外科急腹症的範圍，仲景大建中湯是否派得上用場呢？日本漢方家透過臨床證實了大建中湯是腸梗阻的首選方，同時對於蛔蟲病引起的腹痛、腎結石、膽結石、胰腺炎、急慢性闌尾炎都有肯定性的效果。臨床還要與附子粳米湯、真武湯、桂枝加芍藥湯相鑒別。大建中湯證的診斷要點是：心腹虛寒狀態和腸管蠕動不安。

在診治這個病例時，我發現林美麗的腹證和仲景大建中湯的腹證的述說同出一轍，從中可見仲景的著作就是臨床經驗真實的紀錄，沒有半點臆造與虛假。臨床實踐使我更加相信腹診應是中醫診斷中不可缺乏的一環。它比較客觀，用眼睛觀看，手觸摸按壓就可以發現異常。不過林美麗案我是用手觸摸到「腸形」與「腸形蠕動波」，而不是用眼睛看到「腸形蠕動波」。

後來我和張丰先生交流過林美麗的大建中湯的腹證，張丰先生聽了以後面露笑意。他事後告訴我許多有關大建中湯的故事。他說，大建中湯中最重要的藥物是川椒，日本大塚敬節認為川椒的用量不可過多，如果達到四至五克，會引起膀胱炎、或者強烈的乾咳。大建中湯用量過多，還會引發瞑眩現象，大塚敬節三十三歲時有過這樣的親身經歷。患者是一個四十二歲的婦女，主訴是腹痛多年。患者消瘦，面色蒼白，脈象沉弱，舌苔淡黃濕潤，不口渴。全腹部肌肉軟弱無力，以下腹部為甚，腹部有數處凹凸不平，按壓時發出咕嚕咕嚕的腸鳴音，隨之是凹凸的消失。腹痛發生在回盲腸周圍，可以上下左右竄動。疼痛劇烈的時候，向上沖逆至胸部，時會引起嘔吐。大便時有祕結，遇見寒冷腹痛就會加重。大塚敬節投大建中湯，一日用量為川椒三．〇克、乾薑八．〇克、人參四．〇克、飴糖六〇克。服藥三天後，腹痛完全消除了，增加了食欲，大便也正常。患者在高興之餘，便大吃大喝了起來，兩、三天後又一次腹痛起來。這一次大建中湯增加了分量，一日用量：川椒六．〇克、乾薑一六．〇克、人參八．〇克、飴糖一二〇克。服藥四天以後，發生了兩次劇烈的腹瀉，大便呈水樣，腹痛加劇，患者驚慌失措打來電話詢問。大塚敬節認為是瞑眩現象，請病人繼續用藥。患者於是繼續服用一次，服用以後馬上又劇烈腹痛，上吐下瀉，難以忍受，有一次來電話詢問，大塚敬節還是認為是瞑眩現象，還是請病人繼續用藥。第二天，大塚敬節心裡確信患者應該已經痊癒了，打電話詢問病情。患者的家屬說，昨夜吐瀉無度，最後全身痙攣發作，便請附近的醫生來家注射了西藥。今天早晨病痛全部消失，現在還在熟睡之中。大塚敬節告訴讀者，病人這次腹痛以後，沒有復發，身體開始胖起來，恢復了健康。痛定思痛，大塚敬節認為這次因為大建中湯的藥物分量過大，引起了瞑眩現象。如果藥物分量再小一些，患者的瞑眩現象就不會發生，但是患者恢復所需要的時間也許會更多一些。

張丰先生還說，雖然大建中湯有特殊的腹證，給診斷帶來了方便。但是光憑腹診時的「腸形」和「腸形蠕動波」，不能貿然地診斷為大建中湯證。因為，臨床上發現有時候小建中湯證、人參湯證、真武湯證、旋覆花代赭石湯證也發現這樣的腹證。同時大建中湯證的腹證也不一定都會出現「腸形」和「腸形蠕動波」。大塚敬節有一次曾經結石引發腎絞痛，後來使用大建中湯排出小豆樣大小的兩顆結石。他回憶當時的腹證，卻是腹部彭彭而脹滿，充滿了氣體，腸管蠕動運動並不明顯。

看來，我當時發現的大建中湯的腹證，還只是其典型的腹證，臨床上的大建中湯的腹證還存在別樣的類型。

就這樣，隨著一個個病例的治癒與好轉，我的病人一天天地增多了起來。病人的中醫處方都拿到狀元公社醫院中藥房去抓藥，邱老先生對我的態度也慢慢地好了起來，在他的藥房中我認識了中藥飲片與一些飲片的炮製過程。

有一天，我們無意之間談論到金慎之先生的桂枝湯事件。

「這個所謂的醫療事故，」我說，「不僅給金慎之先生的聲譽造成了負面的影響，更為重要的是給經方醫學在溫州地區的拓展造成不可估量的損失。其實六錢的桂枝根本不會造成什麼醫療事故。《傷寒論》桂枝湯中的桂枝是三兩，相當於現代的一兩半左右，六錢僅僅是它的五分之二。即使是用最低量的換算標準來說，也有三錢，六錢僅僅是它一倍，完全符合用藥規矩。再說桂枝在古代是廚房裡的佐料，辛溫益胃，完全無毒，怎麼可能會置人於死地，真是笑話。」

邱老先生也認同我的意見，說：「桂枝造成的醫療事故的根據可能是《傷寒論．傷寒例》中的一句話：『桂枝入咽，陽盛則斃』，與《傷寒．太陽上篇》的『若酒客病，不可與桂枝湯，得之則嘔，以酒客不喜甘故也。凡服桂枝湯吐者，其後必吐膿血也』。說陽熱盛的疾病，如果用桂枝湯的話，就可能會造成不良的後果。」

「這個『斃』字是高度的『誇張』。」我無意識之中提高了聲音，「僅僅是指出辨證錯誤可能造成不良的後果，絕對死不了人的。舒馳遠說：服桂枝湯而吐者，我見過，然『其後果必吐膿血乎？』『從未之見也！』但是經過這個案例這麼一鬧，八十年來，溫州的一般中醫師很少有人開桂枝，藥店也有點忌桂枝，特別是桂枝的分量稍稍大一點，藥店中的藥工就會要死要活的拒絕抓藥。做為群方之魁桂枝湯中的主藥，就這樣被打入了冷宮，百年不得翻身，造成了如此大的蝴蝶效應，上天真是會捉弄人！」

「是的，我們對桂枝是比較謹慎的，」邱老先生說，「因為有了前車之鑑，所以不得不防。對於你的處方，開始的時候我的確心中有顧慮，怕出醫療事故，後來聽見病人反應良好，也就慢慢地適應了。不過桂枝與桂枝湯真的這麼重要嗎？」

做好邱老先生的思想工作十分重要，我要全力以赴地說服他。

「《傷寒論》始於桂枝湯，《金匱》始於栝蔞桂枝湯，」我放低放慢語氣語調來述說，「仲景在篇章結構上寓意深遠，後世許多醫家對此並不在意，或者熟視無睹，我在讀陳修園的《長沙方歌括》時就看到古代福建中醫界也存在同樣的問題。陳修園苦口婆心地說：『閩醫習見余用桂枝湯，萬無一失。此數年來，自三錢亦用至八、九錢而效者，咸知頌予創始之德。』我在學習經方醫學的過程中，漸漸地知道桂枝在《傷寒論》中的地位，它在一一二個方劑中出現四十三方次，套用一句『無湘不成軍』的話來說，可謂是『無桂不成方』。《傷寒論》中去掉了桂枝，也就等於抽掉了《傷寒論》的主心骨，所以金慎之先生的桂枝事件令人痛乎哉，痛乎哀哉。後來在讀陸淵雷《陸氏論醫集．用藥標準．桂枝》以後才知道畏怕桂枝，甚至不用桂枝的現象是全國的通病。陸先生說：『我對於桂枝已經千嘗萬試，沒有出現大熱的流弊，更沒有吃桂枝吃死了的，請大家放一千二百個心。』並介紹了他自己未學湯液之前，因為偶患感冒，咳嗽很厲害，去請教針灸老師，老師說是膀胱咳，開了一帖桂枝湯，加三錢象貝，三錢杏仁，桂枝、白芍也是三錢，喝下去十分香甜可口，服完二帖，咳嗽居然好了。陸淵雷先生也揭示了一樁醫林軼事，他自己跟隨惲鐵樵學習湯液的時候，親眼看到的一些情況。惲鐵樵先生大力倡導經方，也著了一本《傷寒論研究》，然而惲先生治病不大用經方，對於桂枝尤其謹慎，往往是很典型的桂枝證，他老人家也只用一分桂枝，相當於〇．三克，並且還在桂枝的旁邊注上小字：『泡湯煎藥』。就是叫病家先用開水泡桂枝，然後撈出桂枝，再把這湯拿來煎其他的藥。陸淵雷先生問他為什麼如此小心，惲鐵樵先生說自己用桂枝栽過跟斗，所以才在臨床上極力設法規避。」

邱老先生聽我引經據典地大談桂枝與桂枝湯，也頗有興趣地點點頭。

「還有由麻黃與桂枝相須組成的葛根湯是治療外感發熱的首選方，《神農本草經》、《傷寒論》中都是用麻黃與桂枝等辛溫的藥解表退熱的，著名的道教思想家、醫家——南朝的陶弘景，曾隱居溫州永嘉楠溪和瑞安陶山多年，如今，陶山寺尚留有清人撰寫的楹聯：『六朝霸業成誓水，千古名山猶姓陶。』他明確的指出『麻黃療傷寒，解肌第一藥』，李時珍的《本草綱目》裡明明白白地記載著。然而奇怪的是這些含有麻黃與桂枝的經方，都被現今各種版本的《中醫內科學》拒之於門外。」

邱老先生聽了以後大為震動，最後他說：「看來畏怕桂枝、麻黃之風由來已久，並非溫州一地如此。我讀過紹興何廉臣的《增訂通俗傷寒論》，他對當時中醫藥界畏怕麻黃桂枝等藥的傾向也極為不滿，提出了一個折衷的辦法，就是在銀翹散中加麻黃。看來發揚經方醫學，臨床使用經方中一些功效明顯的藥物，不是一件簡單的事啊。」

我與邱老先生漸漸找到共同的語言。

「陸淵雷先生針對社會上與中醫藥界這種畏懼桂枝的反常現象，大力提倡學習日本漢方家吉益東洞的《藥徵》。」我繼續說道，「因為《藥徵》中有關藥物的藥性都是根據《傷寒論》、《金匱》而來，絕對不是杜撰。譬如對於桂枝的藥性，吉益東洞說：『桂枝主治衝逆。』。一般中醫師聽了，不免疑為胡說，其實這是仲景遺法。在《傷寒論》、《金匱》隨手拈來就是，《傷寒論》云：『太陽病，下之後，其氣上衝者，可與桂枝湯，若不上衝者不得與之。』可見上衝就是用桂枝的標準。《傷寒論》又云：『奔豚，氣從少腹上衝心者，與桂枝加桂湯。』這一條，《金匱》裡也有。」

就這樣我與邱先生的往來頻繁了起來，經常在狀元醫院藥房裡談醫論藥，在他的口中我學會了不少診治疾病的經驗。譬如他認為兒科用藥有它自己的特點，不要輕易用經方。同時介紹了他自己親歷的一個病案：

一個三歲男孩，受涼發熱，扁桃腺紅腫，眼瞼浮腫，整夜啼哭不止，白血球20.0×10^9/L，體溫三九．五度。開始幾天用西藥無效，西醫懷疑為敗血症，要求住院，但因家庭困難，就求診於中醫藥治療，看過兩個中醫師也沒有效果，就求診於邱先生，因為是鄰居，所以推辭不掉。

「這是一個治療小兒扁桃腺紅腫而發燒的單方，」邱先生說，「我已經治好了十多個類似的患者，你服一帖有效的話就繼續服用，如果無效，請你馬上到醫院去治療。」

就處方如下：藿香三錢，寒水石三錢，青黛一錢，地骨皮三錢，紫草二錢，乳香一錢，僵蠶二錢。

服用一帖中藥以後，症狀明顯減輕，連服三帖中藥而痊癒。

邱先生的經驗對我幫助很大，後來我知道這個所謂的單方出自北京兒科名醫王潤吉之手，他的孫子王鵬飛先生已經有一些論文公開發行。於是我就把王鵬飛先生的經驗轉化為方證辨證的模式應用於臨床，漸漸地把握了它遣方用藥的規律，成為我診治小兒疾病的常用治法。

十九、命兮運兮識張丰

一九七三年的冬天，我認識了陳興華醫師，那是我到狀元鎮的第二年。我慶幸能在青年時期遇見了陳興華醫師，他是我人生道路上不能忘懷的人。

陳興華醫師是狀元公社醫院的西醫內科醫師，大我二歲，是一九六二年高中畢業以後進入衛生部門工作的。我在狀元橋期間，除了生活上得到了他的照顧，精神上也得到了他的慰藉。我把他視為兄長，在關鍵時刻，他多次伸出援助之手改善了我的處境。我還從他那裡聽到了不少西方美學史的奇談逸聞、先哲掌故。當然，重要的是我在他那裡學到了許多現代醫學知識，並且就是在他那裡認識了張丰先生。

陳興華醫師認為在現代社會從事中醫藥工作，一定要具備西醫知識，不然的話就很難以得到進一步的發展。他願意幫我補上這一課。他給我選定的西醫課程是四門功課，首先是解剖學，然後是生理學、病理學，最後是內科診斷學。我就在他的指導下一門一門循序漸進地學習。開始學習西醫，遇見的問題一大堆。碰到問題就去向他討教，一些疑難問題，他就去找資料給我看，一直到幫我弄懂為止。

有一次，我問陳興華醫師：「陳醫師，你說西醫腹診依靠醫師手指的感覺就可以發現並確定肝硬化的程度，手指對於肝臟的感覺，你能舉一個使我比較容易理解的比喻嗎？」

陳興華醫師想了想說：「我也向老師提出過類似的問題，我的老師說了一個比喻：手指的感覺如按額頭，就屬於硬；如按鼻尖，屬於中等程度；如按嘴唇，就屬於軟。」

這樣生動的比喻讓我非常容易接受，就這樣我在陳興華醫師的指導下堅持學習，西醫學方面的知識漸漸在我的腦海裡有了一個輪廓，看起病來讓我心裡也多了幾分的把握。

有一次，陳興華醫師問我：「老妻，如果一個病人主訴：平時出現咳吐粉紅色泡沫樣痰，夜間突然醒來感到嚴重的窒息感和恐怖感，並迅速坐起，需半分鐘或更長時間後方能緩解。你應該如何診治？」

我沒有遇見過這樣的病人，在我閱讀的中醫書籍中也還沒有發現過這樣的記載，所以無以回答。

陳興華醫師看見我東猜西想的樣子，就說：「這是左心衰竭，肺水腫的重要臨床特徵，學了西醫知識你就會知道。現代中醫師一定也要知道這一重要的臨床特徵，它不僅僅為中醫針灸的治療尋找到一個框架或支點，也維護了你在病人心目中的地位。在現代，如果一個醫師連這樣的臨床診斷能力也沒有，就會失去病人的信任。」

的確如此，陳興華醫師的話一針見血。在西醫知識逐漸普及的今天，中醫的病名已經變得陌生。社會上以西醫病名為標準，已經成為人們認識疾病概念的共識與慣性。面對病人的提問，中醫師如果不改弦換轍，依然我行我素，當病人詢問他是什麼病時，仍然用中醫的病名、病因、病機去回答，容易引起許多誤會，甚至會鬧出許多笑話。

譬如一個失眠病人，中醫師認為是心血不足、心陰虛、心火上炎、心腎不交等證候，當他把心血不足等證名告訴病人時，病人往往誤認為是心臟病，解釋了半天還是憂心忡忡；一個頭暈伴陣發性偏頭痛的病人，中醫師認為是肝陽上亢、肝風內動。當他把肝陽上亢、肝風內動的診斷告訴病人時，病人認為中醫師把他誤診為肝病，就從口袋裡掏出肝功能正常的化驗單責問中醫師，搞得中醫師有口難辯；一個多年五更瀉的老年病人，中醫師認為是腎陽不振。當中醫師把腎陽不振的診斷告訴病人時，病人認為中醫師把他誤診為腎病，後來經西醫檢查排除了腎病，確診為結腸炎，虛驚了一場。假如中醫師不知道肝臟、脾臟、胰臟的解剖部位，當病人述說自己的肝炎、脾腫大、胰腺炎病情的時候，中醫師的心中就會無所適從。

陳興華醫師跟我講述西醫知識的內容中，讓我印象最深刻的是，各種病在演變過程的不同階段所發生的症狀與體徵的變化。譬如急性氣管炎，慢性氣管炎，肺氣腫，肺心病，右心衰，肺腦病等病在演變中的因果承接關係，以及各自特徵性的臨床症狀，對我的中醫辨證非常有用。

學了西醫診斷的基本知識以後，就完全避免了以上的誤會與尷尬。心血不足的失眠病人，在排除了心腦血管病變以後，如果也沒有其他系統疾病徵象的話，我們就可以告訴他是神經官能症；肝陽上亢、肝風內動的頭暈伴陣發性偏頭痛病人，給他量血壓，如果血壓升高就告訴他是高血壓。如果血壓正常，又排除了心腦血管病變、頸椎病變以後，就可以告訴他一般是血管神經性頭痛；腎陽不振多年五更瀉的老年病人，在排除了腫瘤、結核等病變以後，就可以告訴他一般是慢性結腸炎症。當然在西醫病名診斷的基礎上再告訴他中醫的病名、病因、病機，病人就不會引起誤會了。學習中醫的人，花大力氣去補習西醫的課程，彷彿走向了一條完全相反的道路。然而後來的臨床實踐告訴我，補習西醫課程必不可少。西醫知識以它特有的方式滲透到我後來的診治工作中，提高了我的臨床療效，這真是意想不到的好事。

有一天，石坦村的一個婦女抱著一個嘔吐不止的嬰兒來診。患兒男，九個月。患兒於二個月前因感冒後出現嘔吐，當地診所診斷為「感冒」，服藥無好轉。此後幾乎每天發作嘔吐三～五次，每次持續五～十分鐘，且無明顯規律性。嘔吐發作時面色灰白，心率每一分鐘達二〇〇次左右。起病以來患兒精神尚佳，活動如常，食欲稍差。患兒係第一胎第一產，足月順產。

那天就診時患兒嘔吐突然發作，我就針刺內關，然而沒有什麼效果，我突然想起陳興華醫師曾經給我講過自律神經系統的生理病理功能，他說交感神經興奮心率就會增快，可以在發作時給予刺激迷走神經的方法幫助其轉復竇性心律。於是我馬上用壓舌板壓住病兒的舌根，頓刻之間嘔吐馬上停止，以後也沒有發作。就這樣每天來針刺一次，每次針刺一個穴位，左右內關交替，針刺了一個星期後，停針觀察。停針後，嘔吐就一直沒有復發，一直到我離開狀元橋。

這個患兒的嘔吐沒有復發，然而這是一個什麼病，當時也沒有搞清楚，我的心裡一直惦記著這個病案，也時時地問自己，如果從方證相對應的角度來看，這應該是一個什麼方證？

後來我又遇見一個類似的病例。二〇〇七年，一個旅居加拿大多倫多的親戚，懷孕臨產前夕回國，順利產出一個女兒。誰知道女兒兩個月時，受涼後出現陣發性嘔吐不止，嘔吐發作時面色灰白，汗多，心率每一分鐘達二二〇次。在溫州醫院搶救好幾次。親戚的女兒在醫院搶救時，打電話把我叫到搶救現場。透過搶救室心率顯示器看到心率指標都在高位波動，有時高達每一分鐘二二〇次。同時看到心率顯示器指標不斷變化著，時升時降，非常不穩定，使人揪心。病兒唇焦口燥，其母親用小調羹給水時搶著吸吮，稍隔一段時間不給水，就會聽見她從咽喉中發出乾嘎聲。家人決定中醫藥治療而求診於我。刻診時，患兒偶有嘔吐，口渴咽乾，納少，自汗，舌紅少苔，脈虛數等脈症，我認定是麥門冬湯證和生脈散證合病，就投以方藥：麥門冬五克，半夏三克，太子參五克，甘草二克，粳米一〇克，五味子三克，大棗二枚。每天一帖，一直服用不停。後經上海大醫院確診為預激綜合症所引起的陣發性室上性心動過速，懷疑其心臟先天多長了一條傳導旁路，由此導致心動過速。在上海診治時也發作嘔吐，當時醫師也是用壓舌板壓住病兒的舌根而嘔吐頓時消失。二〇〇七年十月她們回到加拿大多倫多，在當地加拿大多倫多兒童醫院（The Hospital for Sick Children）進行全面診察，再一次得到確診。預約要兩個月後才能輪到住院治療。在這期間，這個患者麥門冬湯和生脈散合方連服。到了預約的日期，她們又來到了醫院，醫師檢查的結果是，心臟未見異常，身體完全恢復正常。醫院的心臟科專家覺得很不可思議，當他得知是因為服用了中藥，他的口中反覆念叨：「I got to learn! I got to learn!」（「我也要學習！我也要學習！」）四年後，孩子已經五歲，在她們回國探親期間與我相遇，其家人高興地告訴我，孩子一直以來身體健康，原先的疾病沒有復發。

看來西醫也有一些經驗性的治療，譬如陳興華醫師教我的心率增快的時候，可以使用壓舌板壓住舌根，刺激迷走神經引起興奮而幫助其增快的心率轉復為竇性心律。

一九七四年秋天的一個下午，我到狀元公社醫院去找陳興華醫師。就是在那天，我在陳醫師的診室裡認識了張丰先生。過去從陳醫師那裡我已經聽到不少關於張丰先生傳奇般的經歷：知道他出生在山東，抗戰時山東是淪陷區，他的中學階段是由日本教師來上課的，因此他日語水平很高；知道他從大學時代就參加革命，是學生運動的帶頭人；知道國共內戰時期，他戰鬥在浙南縱隊，為共和國的誕生灑過熱血；知道他在一九五二年至一九五七年期間任溫州二中校長，使二中成為全市教育質量最好的中學。一九五八年他以右派身分被下放到溫州市郊狀元東山陶瓷廠當工人，是每次政治運動的批鬥對象。陳醫師還告訴我，張丰先生為了走出精神困境，多年來他一頭埋進日本漢方醫學的研究，若啖蔗飴，焚膏繼晷，並經常為工廠內外的群眾扎針開方，療效頗好。

那年的張丰先生四十五歲，穿著一身褪色的灰色中山裝。身材魁梧，肩背闊大，氣度從容不迫，舉止莊嚴，但神色憔悴，眼神中含著巨大悲哀。然而在他衣褲簡樸、身心疲憊、稚拙木訥、貧病交加的身上，卻保留了一個讀書人的從容精神以及那種與他粗大骨架不很協調的隨和溫順而文雅。

張丰先生的傳奇經歷和他莊重高貴的氣質深深地吸引了我。我以崇敬的目光注視著他，彷彿自己遇見了似曾相識的老師。我握著他大而有力的手說：「張老師，你好。」

他搖了搖手，不無揶揄地說：「別叫我張老師，今後就叫我老張吧。」一聲「別叫我張老師」，使我從超然的溫馨想像中，回到了現實的世界。他察覺到我的尷尬與迷惑，就婉轉地解釋道：「我真的很喜歡『老張』這個稱呼，以我目前的政治身分，這個稱呼最合適不過了。」他的坦然陳述使我擺脫了情緒上的困境，互相的交談也趨於自然。我抬頭凝視著他的眼睛，那是一雙熠熠發亮、炯炯有神的大眼睛。在那雙極具魅力的黑色眸子裡，不知蘊藏著多少思想的華彩和智慧的光芒。我深深地體悟到「如沐春風」的含義。

從那天起，張丰先生走進了我的生活，他的醫學觀點也將如水浸沙，如煙入室般地融入我的思想。

那一天，他是為了給自己治腰痛來狀元公社醫院抓藥的，他抓的方藥是烏頭桂枝湯，而且川烏頭的劑量每劑達七錢。他坦誠地告訴我，在給自己治腰痛時，他是從小劑量開始慢慢添加，發現每劑七錢才有療效，同時每劑都要加蜂蜜二兩入煎。

我們的談話就是從烏頭桂枝湯開始的，我當時還沒有使用過烏頭，據說它有毒，所以就不敢使用。

「老張，」我怯生生叫了一句，「你服用的烏頭是生的嗎？是川烏還是草烏？」

「我服用的是制川烏，仲景在《金匱》烏頭桂枝湯中的烏頭是用生川烏的。」

「老張，那你為什麼選擇制烏頭呢？」

「一是現代的藥店裡已經買不到生烏頭了；二是大劑量的制烏頭也可達到醫治效果，只是制川烏也有毒性，使用時不能掉以輕心。」

「老張，日本漢方家對烏頭與附子是什麼態度？」

「日本漢方家對烏頭與附子的療效高度重視，矢數道明先生的博士論文就是一篇研究附子的報告，他認為附子是世界上最好的強心藥。但是日本漢方界對附子的使用是非常小心的，因為他們有過血的教訓，《頭註國譯本草綱目》校注者白井光太郎博士就是因為附子中毒而死的。」

「老張，日本漢方家怎樣處理烏頭與附子的毒性？」

「矢數道明先生發現烏頭、附子含有六種烏頭鹹，前四種含有毒性的成分，後兩種具有有效成分，前四種在高溫下可以破壞，後兩種則不被破壞。於是大阪大學的高橋真太郎教授又經過大量的動物與臨床實踐，研究成功一種『無毒附子』，經過日本政府厚生省的批准，做為普通藥在推廣使用。他們加工『無毒附子』的方法很簡單，就是用高壓鍋加溫到攝氏一百二十度，經過二小時就達到了去毒的目的。」

「你是如何使用烏頭的？」

「我學習仲景使用烏頭的經驗。烏頭桂枝湯方中的蜜煎烏頭，是七錢制川烏加入三兩蜂蜜中先浸泡一小時以後再煎，煎到蜂蜜將乾的時候，然後加入桂枝湯中一起用水煎煮二小時。我在烏頭的煎煮方法上採取水煎、蜜煎的混合煎煮方法，在服法上重視小量遞增以防止毒副反應等。」

「你使用烏頭桂枝湯是以什麼脈症為目標的？」

「我的主要症狀是腰痛與四肢麻冷，與《金匱》烏頭桂枝湯證的『腹中痛，逆冷，手足不仁，若身疼痛』的方證比較契合，正像陳修園《金匱方歌括》中說：『腹痛身痛肢不仁，藥攻刺灸治非真，桂枝湯照原方煮，蜜煮烏頭合用神。』方證中的『腹痛』一症，我也的確存在，我的脘腹部在冬天經常出現冷痛。這樣看來《金匱》所論說的烏頭桂枝湯證就是臨床的真實紀錄。但是烏頭桂枝湯證無法把我的體質狀態概括進去，所以我使用此方時常常加上大量的黃耆，因此，最後我服用的方子就成為烏頭桂枝湯與黃耆桂枝五物湯合方了。每次腰痛發作的時候，我就服用十來帖中藥，一般都能控制住病情，這樣已經服用了三次。」

張丰先生的話打開了我的視野，給我提供了許多新的信息。雖然我們的交談都是我問他答，然而我除了剛剛開始的時候有一點兒拘謹以外，後來一直感到挺自在的。深深感動我的與其說是談話的內容，還不如說是由他的聲音、神情、說話方式營造出的整個氛圍。

張丰先生認為關節疼痛的疾病，農村裡很多，針灸如果結合經方綜合治療的療效比較好。他給我介紹了幾個最常用的經方。第一個是桂枝芍藥知母湯，使用這個藥方以患者身體瘦弱、致病的關節腫脹如樹瘤狀為目標。《金匱》條文中說的這個方的治療目標中還有「頭眩短氣、溫溫欲吐」等症狀不是主症，可以不必具備。第二個是桂枝加茯苓白朮附子湯，適合這個藥方的病人也是比較消瘦，容易出汗，平時消化系統的功能不很好。第三個是防己黃耆湯，病人虛胖，皮膚鬆軟，容易疲勞。他還介紹了一些日本漢方家的病案來加以說明與佐證。如大塚敬節把防己黃耆湯使用於虛胖人群中的變形性關節病，他的岳母七十歲左右，膝部腫脹疼痛不能行走，大塚敬節用防己黃耆湯使其逐漸好轉，一直到八十九歲離世，都沒有再一次發生疼痛。大塚敬節的經驗，防己黃耆湯對五十歲以上肥胖膚白婦人的膝關節疼痛效果特別好，無論是變形性膝關節病還是膝關節滑膜炎引起的積液，都有效果。

他的講話思路開闊，目標明確、充滿活力。一個下午都是張丰先生在講，我們在聽，他自始至終神采奕奕、誨人不倦。他給我的第一印象是這樣的美好，和他在一起，時間過得飛快，他所提供的東西令人耳目一新。每一個新信息、新名詞、新概念都是一扇小窗子，透過它們我看到了另一個世界。幾個鐘頭的傾聽，使我好比乘上了過山車，行行復行行，一路風光應接不暇。

一晃幾十年過去了，我們初次相識時的斯情斯景仍然歷歷在目。他獨到的中醫學觀點需要我悉心領略，深入思考；他努力鑽研的精神更是值得我終生學習，時時效仿。我真為這次偶然的相遇高興。在我的記憶裡，這是一個永不褪色的日子。那一天又正好是我的三十歲生日，我甚至不免荒謬地認為，能認識張丰先生是上蒼送給我的生日禮物。

後來我才知道那是一次人生道路的轉折。

也是以後，我才意識到了那是我人生道路上非常重要的一天。所謂命運，不但純屬偶然，而且總免不了事後目的論的聯想。你無法預先把點點滴滴串聯起來，只有在未來回顧時，你才會明白那些點點滴滴是如何串在一起的。如果不把那一天在我個人身上所發生的事與我以後在中醫道路上的磕磕碰碰聯繫在一起，那天即使是我的生日，也實在是一個極其平常的一天。

告別時，我們要求以後到他那裡去看望他，向他請教，他欣然答應了。他不無自嘲地笑著：「我長年累月租住在陶瓷廠附近的農民房子裡，幾乎一年也不回家。如果你們不怕招災惹禍，隨時歡迎光臨。只要不是上班時間，我都願意陪你們聊天。我認為當前社會正面臨著一種轉折，某些東西正在成為過去。」

寥寥幾句，就把他被迫出局、置身事外的無奈；淡泊自甘、寂寞自守的立場；悟透世相、澹泊寧靜的情懷；以及相信未來、期待變幻的心態統統表白無遺。

就在那個深秋的夜裡，我在燈下將張丰先生當天有關醫學方面的談話以及自己的感觸一一記錄下來，做成卡片，成為「口述讀本」。每臨夜晚，支枕閱讀，反覆思考，間而有了一些啟發和心得。

就在第一次見面後第三天，陳興華醫師帶我去拜訪張丰先生。從此以後，我和張丰先生開始了頻繁的交往。

張丰先生居住的農舍是一座苔封蘚蝕、爬滿青藤的石牆五間小木屋。木屋僅二層，二樓沒人居住。從戶外簡易的扶梯而上就是他的住房，房間裡面明亮簡潔，空氣清新，書刊滿架，連桌上、床頭，甚至地板上都是書報和刊物。臨窗而立，可以看到當窗的老樹，樹後的山野，山村裡的縷縷炊煙，原野上的小路，青青雜草，紅色小花，花叢裡嗡營的舞蝶，它們共同組成了天然的畫卷。陣陣清風穿屋而過，使房間裡飄散著青草的氣息。牆壁上貼著一幅張丰先生手書的宋代陸游的《鷓鴣天》：

懶向青門學種瓜，只將漁釣送年華。雙雙新燕飛春岸，片片輕鷗落晚沙。歌縹緲，艫嘔啞。酒如清露鮓如花。逢人問道歸何處，笑指船兒此是家。

陸游不僅僅是一位空懷壯烈的愛國詩人，還是一位造詣深厚的醫藥學家。他的七律《小疾偶書》「胸次豈無醫國策，囊中幸有活人方」膾炙人口。《鷓鴣天》這首詞，隨手描寫眼前生活和情景，清妍自然之中，涵蘊深厚。我想如果把這首詞曲看做是張丰先生的某種精神自況也未嘗不可。

不知道為什麼，從那以後，穿過七〇年代，這座青藤掩映的小木樓，構成回憶的暖色。

相交之初，張丰先生就勸我們跟他學習日語。當他知道我已有一段自學日文的經歷時，非常高興。他認為學會外語有幾大好處：一、透過外語可以瞭解世界的發展動態，懂外語的人，能夠接觸到的東西會多一些；二、外語的語法結構，可以補充與改善我們的表達能力，因為中文的語法結構裡面沒有定語從句，就是狀語從句、補語從句都用得不多，這就限制了我們的精確表達；三、瞭解國外中醫藥學的研究成果，不斷提高自己。我們開始也斷斷續續地學了半年，但進展得不理想，他一再鼓勵我們堅持學下去，後來見我們勁頭不大，也就不勉為其難了。但是他的內心是有看法的，認為我們不堅持學習日語是缺乏毅力，缺少遠大目標的表現。在以後的日子裡，他總是隔三差五地督促我們繼續學習日語。

在他的小閣樓上，我發現大量日本漢方刊物和書籍，於是我們每次談話的話題就自然而然地轉到了討論日本漢方方面了。當時，我已經在中醫學的道路上跌跌撞撞地走過了五年，對一些日本漢方醫學的情況大致有所瞭解，也知道一些日本漢方醫學的理念與我國傳統醫學的理念有許多牴觸的地方。譬如他們極力主張「祖仲景而宗東洞」、「重傷寒而輕內經」。強調「方證對應」勝於強調「方從法立」；強調「獨尊仲景」勝於強調「綜衷百家」；強調「整體治療」勝於強調「專科治療」；強調「腹證腹診」勝於強調「脈證脈診」。但在文化大革命那個年代，我只是透過閱讀陸淵雷一九四九年以前出版的著作來瞭解的一些情況，其實那些資料都是上世紀三〇年代、四〇年代日本漢方界的舊事。我當時只是憑著一腔熱情，外加一丁半點的朦朧的直覺，囫圇吞棗般地瀏覽罷了。所以瞭解到的日本漢方醫學知識只是一鱗半爪、不成系統。人們常說的讀書的三個境界，我頂多還只是處在「衣帶漸寬終不悔」的階段罷了。

然而張丰先生他對中國當時的中醫學的局面有著一種可稱之為痛心的感悟，對當時日本漢方界的動態瞭如指掌，說起大塚敬節、矢數道明、龍野一雄等人的思想觀點、學術見解來如數家珍。在他巨細靡遺的敘述中，我聽到了大量日本漢方界剛出爐的學術動態和研究成果。這讓我對當時日本漢方界的情況，有了比較真實的瞭解。

「你知道大塚敬節為什麼篤信漢方醫學嗎？」張丰先生提出一個問題，當從我的眼睛裡看到的是茫然若失的眼神時，就自行回答了這個問題：「大塚敬節從十二歲開始就患口腔潰瘍，同時胃腸虛弱，經常腹瀉。這個病痛一直纏擾了他整整十八年。一九三〇年他拜湯本求真為師，就求診於湯本求真，腹診時發現心下痞硬，確定為甘草瀉心湯證，後來就用該方治癒。在湯本求真的診所裡，他親眼看到湯本求真用《金匱》的還魂湯（麻黃杏仁甘草），救治成功一名三歲因肺炎而呼吸停止處於瀕死狀態的幼兒。當時患兒服藥一次就使呼吸恢復而蘇醒獲救。自身經歷以及親眼目睹的驚人療效，使大塚敬節對於自己選擇的事業更加充滿信心。」

這個故事使我終生難忘。

張丰先生詢問起我學習中醫的經歷，我一五一十地講述了我的情況。當他知道我已經讀過陸淵雷的文章時，高度讚揚了陸先生。

「金元以後的醫家大部分對張仲景的醫學思想理解不深，這是一個不爭的事實啊！」張丰先生一臉的滄桑，「像這樣的『經方派的經方家』是非常地稀少，我看也只有陸淵雷對得起這樣的名譽。」

張丰先生接著問我是否還記得生平第一次開中醫處方的體悟。他的問題一下子就觸動了我的興奮點，我把自己第一次開中醫處方前後的心路歷程在他面前袒裎相露。在激情敘述中，我就像竹筒倒豆子般地將自己初次臨證的盲目自信；僥倖取勝後的意外驚喜等，一古腦兒地傾訴出來。當然，我更多的是講述自己隨後遇到的一連串的挫折和失敗，以及由此而引起的延續至今的迷惑和無奈。

為人開中藥方子之前，我雖然也前前後後讀了八年中醫學方面的書，用針灸也治癒了不少同村農民的疾病，但是還沒有替人正正式式地開過一個方子。對於開中醫處方，用藥物給人診治疾病這一件事，多年來，一直處於夢寐以求，躍躍欲試之中。

我生平第一次的中醫處方是開給一個我同生產隊的年輕農民。他因為端午節吃多了雞蛋與粽子，出現嘔吐、腹瀉、腹痛等症狀。西醫診為急性胃腸炎，輸液後好轉，但胃脹、嘔逆、便溏，幾個月一直不癒。也看了好幾個中醫師，他們一問起起病的緣由，病人就說是因為端午節多吃了雞蛋與粽子直接造成的，所以中醫師都認為病因是傷食，處方離不開消導化食的藥物，但治療的結果不但無效，病情反而日益加重，他的體重三個月減少了十多公斤。最後來我處求診，其實嚴格地講應該是諮詢，我雖然在替人針灸治病，但還不是合法的醫師，他來找我也許是出於「病急亂求醫」的心理罷了。

我根據患者當時的三大主症：心下痞硬、嘔吐噁心、腸鳴下痢，認為是半夏瀉心湯類方證。「嘔而腸鳴，心下痞者，半夏瀉心湯主之。」這是《金匱要略》對半夏瀉心湯證的經典描述。由此可知，本方證有上、中、下三部位表現，即上嘔、中痞、下腸鳴，病變在整個胃腸道。再考慮他另有口瘡、睡眠不安等兼症，最後選用甘草瀉心湯。當時年輕氣盛，認為方證絲絲入扣，必然有效。心中甚至暗暗決定，如果這方服下無效，今後我就不打算把中醫學下去了。大有破釜沉舟的決心，現在回想起當時的這種賭徒心理，覺得真是有點可笑。

患者服了三帖藥後，諸多症狀明顯得到改善。我高興得手舞足蹈，彷彿找到了學習的方向。心中認為，只要沿著「方證相對」的路子走下去，就會獲得療效。

此案繼續治療，最後完全治癒。所以我把這個病案的治療成功，看成是我學習中醫道路上的第一塊里程碑。然而高興沒有持續多久，我就陷入了新的困境，因為後來遇見好多類似的患者，卻時而有效，時而無效，療效很不確定，和我預期的結果完全不一樣。

例如，一個男性B肝患者，二十二歲，消瘦憔悴，具備甘草瀉心湯證，我信心百倍地投用甘草瀉心湯多劑而無效；一個糖尿病患者，男，四十歲，中胖身材，滿面油光，也具備甘草瀉心湯證，投用甘草瀉心湯多劑而無效；一個膽石病患者，男，三十五歲，中高個子，精悍結實，面色暗紅，出現典型的甘草瀉心湯證，我投用甘草瀉心湯多劑也無效；一個中年男性高血壓、冠心病病人，普通身高，食欲旺盛卻神疲、多汗無力、虛胖膚白，出現甘草瀉心湯證的「三大主症」，我投用甘草瀉心湯有微效，但多劑後反而諸症蜂起；一個中年男性，患頸椎病和右側坐骨神經痛多年，矮胖壯實，皮膚粗糙黯黃無華，素來惡寒畏風無汗，半夏瀉心湯證俱備，投半夏瀉心湯加附片多劑卻無效。

屢屢出現的誤診誤治動搖了我原先的自信，心裡感到非常迷茫與無助，甚至到了自我懷疑和自我抗拒的地步。隔著這個「方證相對應」的迷霧，我幾乎都找不著北了，真是遑遑不可終日。怎麼辦？希望的光亮一經閃現便一下子消失在無邊的黑暗之中了。就像一齣戲，演員剛一出場就匆匆關閉了大幕。有過這樣愛恨交織、成敗難捨的臨床體驗以後，我處於前進不能，後退不得的徬徨之中。

「過了好多年，讀了好多書，治療失敗的原委至今沒有找到，所以失敗了的教訓也無從談起，我漸漸地明白：辨證以方證為唯一的目標是不夠的。」我以傷感的聲調結束了我的敘述。

張丰先生耐心地聽完我的初次處方的經過及體會後，一聲不吭。過了好久好久，他才打破了沉默，對我的臨床實踐活動進行評講。

「你第一次處方就獲得這樣好的療效，值得肯定。」張丰先生微笑地看著我，「它的成功不全是偶然的，它證明中醫經方醫學的生命力。你能夠將『方證相對應』的觀點視做是需要真正去實踐的事情，這一點跟我的做法非常接近，因此我感到很高興。因果關係是我們中醫理解疾病不可或缺的東西，也是當下構成我們診治思維的一個陷阱。譬如很多人一聽到傷食就不假思索地去消導化食，一聽到外傷就毫不猶豫地進行活血化瘀，這一種因果關係的決策常常開啟了中醫診治的失誤旅程。在這種情況下，方證辨證可以幫助我們獲得了思考的優勢。」

張手先生認為，開始認識方證辨證，並把它應用於臨床，是學習經方醫學的一個試音階段，挫折與失敗在所難免。在自學的道路上，由於沒有人指導，當你向前走了一段路，攀登上一個平臺以後，許多新的更加複雜的局面就會出現在你的面前，你需要較長的時間去選擇、去甄別。很多人過不了這個關口，一生就徘徊與停滯在這個水平上。只有善於觀察、分析的人，才能把困難與壓力轉化為動力，辨別清楚這種新出現的迷惑是視角轉換後的不適應。只要他百折不撓地往前走，經過自己思考和研究，就會迎來新的進步。

「正像你所說的這樣，」我對他的話感同身受，「有時候甚至感到不僅僅沒有進步，反而在倒退。」

「並不奇怪，並不奇怪，」張手先生表示理解地連連點頭，「古人早就認識到學習過程中這種進退維谷的膠著狀態，以及一個人才智成長的艱難與緩慢，稱之謂：『一程十髮』。在《說文解字》『十髮為程，十程為分，十分為寸』的注解中，你就會琢磨出它的內涵。」

這個成語經張手先生解釋以後，使我明確了學習途中的艱鉅性與規律性。

「所謂方證，如果定義為方劑的適應證的話，我覺得有點抽象。」張手先生繼續說，「所以更清晰地表達『方證』這個概念是非常重要的，同時還需要把它放到一個更為廣闊的背景中去認識。『方證』自仲景提出後一直發展到現在，已經擁有很豐富的內涵。我認為『方證』是一種『方證狀態』。它的範疇包括以臨床自覺症狀、客觀體徵為基礎，還包括病人的體質、西醫疾病譜等因素。它是一個飽滿的、有著無窮意味的內在空間。它是一棵有分枝、充滿邏輯關係的樹木，不是馬鈴薯式的塊莖。方證辨證的路子是很有希望的路，因為它有規矩可循。即使病情複雜多變，醫者仍能遊刃有餘。儘管臨床現象世界同『方證辨證』之間並沒有邏輯的橋樑，但是『方證辨證』還是進入經方臨床的一個入口。我認為如果想要學好仲景學術，大概最方便的辦法就是理解他賦予『方證』這一概念的含義了。」

我在拜讀陸淵雷著作時，也曾若隱若現地看到過對「方證」的類似的見解，但我沒有體會到它的深層含義，現在經張丰先生對其概念一界定，我才清晰了起來。他的富有邏輯性和節奏感的談話，使我一直還處於揣摩和想像中的方證概念，一下子形成了隨手可及的模樣。

原來所謂的方證辨證，並非是多麼尖端的技藝，更不是想像中那樣高危難攀。它只需我們虔誠地遵循病症、體質與每個方的主治相對應即可。

張丰先生直接針對我的幾個失敗的病例進行剖析，他沿著這樣的觀察和思路振聾發聵地指出：「上述那個消瘦憔悴的B肝患者可能是『腺病質』體質；那個中胖身材，滿面油光的糖尿病患者可能是『營養質』體質；那個中高個子，精悍結實，面色暗紅的膽石病患者可能是『筋骨質』體質；那個中年普通身高，納香神疲、多汗無力、虛胖膚白的高血壓冠心病病人，可能是『肌肉質』體質；那個矮胖壯實，皮膚黯黃無華，素來惡寒畏風，患頸椎病和右側坐骨神經痛多年的患者，可能是『寒滯質』體質。」

當我的耳中出現「肌肉質、筋骨質、腺病質、營養質、寒滯質」等新鮮名詞時，情不自禁地尖叫了起來。他看到我少見多怪的樣子，笑了笑說：「我也許講得過於籠統和粗疏，使你難以接受。其實它們是日本體質論中的普通概念，這些名稱是屬於人類氣質學、生理體質學的領域，和傷寒論中的『喘家』、『淋家』、『飲家』、『汗家』、『亡血家』、『風家』、『冒家』、『虛弱家』等病理體質學名稱有差異。它們和日本矢數格著的《漢方一貫堂醫學》中提出的臟毒證體質『防風通聖散證』，山本嚴先生在《苓桂朮甘湯的研究》中提出的夜梟型體質『苓桂朮甘湯證』、雲雀型體質等的治療體質學名稱亦不屬於同一範疇。」

諸如此類冷僻的體質學、方證學的名詞在他口中漫不經心似地娓娓道來，毫無故作深沉的刻意，使我目不暇接，思緒跌宕。這些新概念生澀難懂，但是這些有界標性質的名稱激起了我強烈的求知欲望，便使我初步認識到體質學說在辨病用方過程中的理論座標地位。

「老張，肌肉質的人在不同疾病中有什麼不同的方證？」我對體質學說的神祕感和好奇心不能消弭，忍不住發問。

「辨別人的體質是臨床處方的重要組成部分，而不是全部。像你所說的肌肉質體質的人，感冒發熱時還是以六經辨證為主，久治不癒就要考慮玉屏風散；如果患了腎炎浮腫要考慮防己黃耆湯；患高血壓、高血糖、高血脂要考慮黃耆桂枝五物湯；患消化道潰瘍有時要考慮黃耆建中湯等。」張丰先生條分縷析，侃侃而談。

「老張」我問，「漢方醫學是如何發現體質藥證與體質方證的？」

「一言難盡啊，」張丰先生笑著說：「許多漢方醫生都在這一方面做出了自己的貢獻。譬如日本江戶時代的和久田叔虎在《腹證奇覽翼》中指出黃耆能夠調整肌肉質的婦女的體質。大塚敬節的老師湯本求真不喜歡黃耆，大塚敬節是透過閱讀《腹證奇覽翼》而學會使用黃耆與防已黃耆湯的使用目標的。」

「老張，」我迫不及待地問，「你使用黃耆的目標是什麼？」

「病人的皮膚肌肉鬆軟肥白，鬆弛無力，沒有彈力，容易出汗，容易浮腫，腹診時腹肌脹大虛滿，按之如按棉花。其實《金匱．血痹》中所謂的『尊榮人』就是黃耆所針對的肌肉質的體質，這些人養尊處優，因此『骨弱肌膚盛，重困疲勞汗出』。」

喔，原來如此。

張丰先生有根有據的回答，激起了我更多的問題。

「老張，」我問，「如何改變腺病質體質？這種體質的人在生病時你是如何處方的？」

他坦然地告訴我：「日本漢方家鯰川靜認為桂枝湯類方就是以改變腺病質體質為主並治療有關疾病的方劑。桂枝湯類方是可以改變腺病質體質並治療有關疾病的方劑。桂枝湯類方包括桂枝湯、小建中湯、溫經湯、炙甘草湯等，桂枝湯類方證幾乎都出現在腺病質體質的人身上。他們都比較瘦弱，抵抗力差。大塚敬節、矢數道明認為此類病人在幼兒時期容易發生扁桃腺腫大，青春期皮脂腺亢進，多痤瘡，青壯年期甲狀腺易出問題，女性可有乳腺問題，中年以後膽囊、胰腺、卵巢等其他腺體都會接連出現問題，他們認為腺病質可以使用小柴胡湯來改善體質。我的臨床經驗是：腺病質體質的人在患急性病時，要按刻診時的具體方證處方用藥；在患慢性病時一般要在桂枝湯類方與小柴胡湯的基礎上加減化裁。」

張丰先生的談話開始解開了鬱積在我心頭的那個疑團，我真想不到掌握人的體質辨證對臨床有提綱挈領的作用，但還不明白體質和方證有沒有直接對應關係，就插話：「老張，你能詳細地介紹一下日本漢方家體質學方面的內容嗎？」

「好。」張丰先生明確地回答我，「漢方家森道伯提出的臟毒證體質『防風通聖散證』等三大證五處方學術觀點，是非常有臨床價值的。它是生理體質學、病理體質學走向治療體質學的一次有益的嘗試。森道伯培養出的一批弟子，如矢數格、矢數道明，矢數有道、竹山晉一郎等人，使森道伯的治療體質學在臨床應用方面得到了很大的發展。剛才我們討論的桂枝湯類方和小柴胡湯可以改變腺病質體質並治療有關疾病的話題，其實就是治療體質學的具體應用。」

我的臉一下子紅了起來，同樣的問題反覆提問，講了半天我還沒有理解「治療體質學」的概念。但張丰先生並不見怪，不惜傾注如許話語，引經據典，把治療體質學具體落實到方證層次的細節暢述無遺，真是誨人不倦。

接著他就拿出一本書，那是一九六四年日文版的日本漢方家矢數格著的《漢方一貫堂醫學》，翻到一處，拿出一疊陳舊的摺疊著的稿紙，一邊簌簌地整理一邊對我說：「矢數格是森道伯的高足，他撰寫的《漢方一貫堂醫學》是對森道伯晚年創立的奇特診治系統的總結。矢數格先生十分重視體質與疾病的內在聯繫，它將人類的體質分為三大證，即瘀血證體質、臟毒證體質和除毒證體質。在診治上，應當按照不同的體質，分別以五個處方（通導散、防風通聖散、柴胡清肝散、荊芥連翹湯、龍膽瀉肝湯）來改善體質和治療疾病。」

他把自己手裡的一疊稿紙交給我，說：「這是我翻譯的內容摘要，你拿去看看吧。」

我仔細地看了一下，覺得雖然綱舉目張，脈絡分明，但畢竟內容龐雜、要點繁多，一時難以理解與把握。心裡想帶回去抄錄下來再慢慢地消化。張丰先生好像洞悉我的內心活動，不等我開口就說：「這一篇譯文你可以帶回去慢慢地閱讀。」

接著張丰先生又向我介紹了日本漢方家在方證和疾病譜研究方面的進展：「大塚敬節、矢數道明、清水藤太郎合著的《中醫診療要覽》一書是日本漢方家對方證和疾病譜研究方面的扛鼎之作，值得好好研究。他們認為，每一個疾病總有幾個或十幾個高效的專方，每一個方劑都有自己對應的多種疾病形成的疾病譜。這是日本漢方家的重大貢獻，是他們幾百年來好幾代人在臨床實踐上總結出來的可貴的成果。」

他可能擔心我不理解，就轉身走到書架上，戴上老花眼鏡，熟練地抽出一本《漢方の臨床》雜誌，翻到一篇論文，指了指其中的一段話說：「你自己看看」。我拿來一看，看到雜誌上有兩段用鉛筆劃了線的日文，反覆看了幾次，似懂非懂。他知道我不很理解，就指著這段劃了線的日文，用日語慢慢地讀了幾次，然後用一口略帶山東口音的普通話，親切爽朗地一邊翻譯一邊解釋著：「矢數格認為：『方證和疾病譜的診斷相結合，形成相互交叉的治療，是一種新的診治思路。』我認為矢數格提出的『方證和疾病譜的診斷相結合，形成相互交叉的治療，是一種新的經緯診斷學』這一個觀點意義非凡，其實方證與體質的診斷相結合，同樣會形成相互交叉的治療，也是一種經緯診斷學。能使漢方醫學的臨床實踐發生質的飛躍。現代經方質的飛躍就在於尋找到方證、藥徵與疾病譜相互交叉的那個點。這樣一來，現代經方醫學臨床診治的有序化、條理化就有了新的起點。這種新的經緯診斷學使諸多症狀、體徵、脈象、舌象、腹證等臨床表現經過醫師的排列組合所形成的上百種方證的可能性，變得簡明、扼要，具有可操作性。透過『上邊千條線』，可以找到『下邊一根針』。這樣就結束了『醫者意也』的思維隨意性，傳統的方證辨證就走出了千年的困惑，變成人人可以學會的一門學科。」

最後，張丰先生又回到我們開始討論的話題：「依照『方證狀態』辨證的思路來辨別你上面講的幾個病證，我的意見是：上述那個『腺病質』的B肝患者，可能是『柴胡桂枝乾薑湯的方證狀態』；那個『筋骨質』的膽石病患者，可能就是『大柴胡湯的方證狀態』；那個『營養質』的糖尿病患者，可能就是『葛根黃芩黃連湯加半夏的方證狀態』；那個『肌肉質』的高血壓、冠心病病人，可能就是『黃耆桂枝五物湯合甘草瀉心湯的方證狀態』；那個『寒滯質』體質的男性，患頸椎病和右側坐骨神經痛的病人，可能就是『麻黃湯合葛根黃芩黃連湯加半夏、乾薑的方證狀態』。」

張丰先生停頓片刻又說：「小兒體質傾向是不穩定的，有一些人成年以後體質會有所改變。他們除了上述的腺病質體質之外，還有一種體質比較多見，那就是滲出性體質，這種體質的小孩白白胖胖卻虛弱，嬰兒期就出現腹瀉，頭部出現厚薄不等的灰黃色或黃褐色油膩的結痂和鱗屑，並伴有濕疹。日本漢方家鈴木宜民認為這種病兒『OT』（結核菌素）試驗大多呈陽性，與肺結核病有內在的聯繫，在眼睛的結膜與角膜之移行部色白。再從皮膚色白到結膜與角膜之移行部色白，與五行學說在發生學上亦一致，可見五輪八廓學說不是無稽之談。所以對待醫經學派的理論與臨床也要深入研究，取其精華去其糟粕，為現代經方建設服務。」

我的心被他的談話所攪動，他所勾勒出的體質方證的草蛇灰線引人入勝，同時衝擊著我思想的閘門。它對我的效應就如同在一泓清水中丟進了一顆石頭，濺起了強勁的思想漣漪。

「老張，你分析得太好了。臨床療效不穩定是我目前的大問題。」

張丰先生勸慰我：「方證辨證的方法雖然是診治效果最好的一種療法。但在我們沒有掌握它的真髓之前，療效平平是可以理解的。在這種情況下，選擇傳統的辨證論治於事無補，反而會攪亂了自己的思路。矢數道明一針見血地指出：『諸家異趣，技術不同，故其立論制方亦各不同，而摭拾雜亂，則其方法不能統一，而治療無規律矣。』即使醫師精通兩種不同思路的辨證療法，也不一定是優勢互補。在疑難病症面前，將什麼懸置、不提、放下，將什麼堅持、攜帶、銘刻於心，是很難保持自身的一致性而不至於被從兩個方面來的相反力量扯得兩敗俱傷。臨床事實常常告訴我們，如果這樣的話，只會使自己更加混亂和無能為力，處理實際問題的能力更不得要領。只有極少數的人能夠跨越這種障礙，仍然在兩種旗鼓相當、互相抗衡的思路中遊刃有餘。我的辦法是『吾道一以貫之』，堅持方證辨證一種單一的辨證思路。同時利用針灸等外治法，內外合治，療效互補，在診治過程中摸索前進，逐漸完善，走向成熟。現代經方醫師如果在紛繁複雜的臨床現象面前失去對症狀、體徵、舌象、脈象的把握和病勢進退的方向感，看不到各種變化中不變的東西——病人體質、病史和相應的方證狀態仍然客觀地存在，則可能從根本上忘記了中醫經方醫師的使命。」

「老張，古代醫師是否也討論過同樣的問題？」

「似乎有過。」張丰先生隨手拉開抽屜，在分門別類的卡片盒中尋查了一會兒，抽出一張卡片拿在手上，說了起來，「清代學者高學山在《傷寒尚論辨似》中說：『傷寒傳經之路，錯綜變幻中，各有一定蹤跡，然文詞寫不盡，圖像畫不全，後之學者無津可問，致與金丹劍術同為絕學。不知傳經模糊，則用藥全無把握，於是詆仲景之方為不用者，比比也。』高學山的意思很明白，臨床療效不穩定是醫師自己還沒有領悟張仲景的醫學思想而不是其他。」

我有許許多多問題，現在找到了可以詢問的老師了，心裡高興得不得了。就逐個逐個地提了出來，張丰先生也一一地做了回答。

「老張，有人說，方證就是《傷寒論》的靈魂。丟掉了方證的六經辨證就成為一句空話。你覺得有道理嗎？」

「張仲景的『方證』是經方醫學的全部理論的阿基米德點。」張丰先生感慨萬千，「可以說，沒有一個嚴謹、明晰的方證觀，又何談所說的六經辨證。近兩千年來《傷寒論》一直處於『被《內經》化』的過程之中，張仲景的主體性醫學觀點——方證辨證的診治方法沒有得到廣泛地應用，令人扼腕歎息不已。幸而我們保存有《傷寒論》與《金匱要略》，這些醫學原典是經方醫學清澈淵博的源頭，是它歷經滄桑而不墮不隳的精神根據。仲景著作中的六經辨證是方證的綱領，起著臨床診治疾病時的定位作用，是仲景根據陰陽、八綱的理論而創立的辨證系統。兩者結合，才是千古不朽的診治模式，兩者缺一不可。」

我一動不動，洗耳恭聽。

「老張，有一個問題我一直想不通，在仲景時代，中醫師所把握的方藥的數目不多，但他們卻比現代中醫師確信這些方藥的療效。而現代中醫師的方藥知識極大地增多了，但他們確信有療效的方藥卻極大地減少了。這是為什麼？」

「張仲景是經方醫學繼往開來的集大成者，方證辨證診治範式的師法者，他臨床診治時所重視的對象與後世醫家不同。張仲景重視的對象是人體抗病的趨向，用藥只是因勢利導而已；後世醫家逐漸地轉向對疾病的研究，《諸病源候論》就是後世研究疾病病因、病機的奠基之作。」張丰先生以沉重的聲調述說著，「人體抗病趨向總不外於上百種形式，就像一戶大院，守家護院的保安人員總歸有數；然而疾病的種類數不勝數，就像瞄準這一戶大院的盜賊是一個無法估計的數目。研究和調整抗病趨向與組織和訓練保安人員一樣，自己心中比較有底，方法與數目也總是有限；研究疾病的病因和探查盜賊的來路一樣，其形態、數目與日俱增，初學者消受不起它的繁複錯雜、恣肆鋪展的內容。如果初學者一旦踏入這個永無邊界的病因、病名研究領域，輕一點說揀了芝麻丟了西瓜，說得重一點就是『木匠戴枷，自作自受』了。」

「老張，仲景是如何看待病症中的症狀、方證與六經的？」

「因為《傷寒論》把症狀看做是一個符號系統，產生意義的不是症狀本身，而是症狀的組合關係。方證辨證是研究症狀組合規律與藥物配伍秩序的學問。仲景不是以孤立靜止的態度對待方證，他不僅注意了它們的層次比較，注意了方證之間相互制約、相互依賴的關係，而且更為重視方證是一個系統的整體。張仲景把具體的症狀、體徵和方證區別開來。如若上述原則被蔑視拋棄，中醫學就勢必陷入輕薄、虛空和寡效。」

「老張，原生態的方證群，演變為《傷寒論》中六經框架下的方證狀態，對於經方醫學的發展是進步還是退步？」

「當然是進步，巨大的進步。」張丰先生頷首細語。「原生態的方證群是處於平面化的狀態，在地上鋪了一地，提不起來，站不起來。《傷寒論》的整理者是給方證群立體化，這樣就超越了方證平面化的狀態。開始形成經方醫學的理論框架。」

張丰先生的話使我懂得，如果沒有《傷寒論》中六經體系，經方醫學的發展是難以想像的事。

「老張，在中醫學發展史上重視體質與疾病關係的醫師多嗎？」

「體質辨證肯定是中醫學的一大重要內容，《內經》、《傷寒論》中的記載比比皆是。譬如葉天士在《臨證指南醫案》中明確提出了『體質』一詞。該詞在《臨證指南醫案》中隨處可見，如『木火體質』、『陽微體質』、『濕熱體質』等。他在《臨證指南．嘔吐門》蔡嫗案中明確指出，『凡論病，先論體質，形色，脈象，以病乃外加於身也』。然而可惜的是，這些零金碎玉沒有引起中醫師足夠的注意。」

「老張，」我以期待的眼神凝望著他，「有人說《傷寒論》就像一把鑰匙，掌握了它，才能開啟生命醫學中那一扇不輕易開啟的大門。對此你有什麼看法啊？」

「《傷寒論》是診治所有疾病的大綱大法，」張丰先生脫口而出，「它以六經及其演變為辨證的經緯，全面論述了外感熱病的發生、發展與轉歸。全書以此為主線，進行了縱向和橫向的時空分析，一一道來。它的診治規律同時適用於外感病和內婦等科疾病。《傷寒論》論敘具體，文理嚴謹，行文規範，遣詞造句，精鍊含蓄，前後照應，互文見義；既大刀闊斧又細膩非凡，因而富有極大的論述魅力。」

「老張，《傷寒論》來源於《湯液經》，張仲景只是一個整理者，是嗎？」

「《傷寒論》雖然傳承自《神農本草經》、《伊尹湯液經》，但它以更周密、更深入、更構造性地展開，所以仍屬於一種創造性文本。」張手先生耐心地說道，「張仲景對前經方醫學做了一個整體性的透視，對《神農本草經》、《湯液經》所展現的藥徵相對應、方證相對應的歷程進行了追溯，對人體內在健病之變中的主動性開展了深入的闡釋與探討。《傷寒論》實際上是把張仲景的辨證思想做了跨時空的發揮和深入的論證。它把視野擴展到了人類疾病的整體，以全新的角度鳥瞰人類疾病存在、演化和診治的祕密。」

「老張，你對《傷寒論》在中醫學中的地位是如何評價的呢？」

「《傷寒論》是古代醫學夜晚最動人的一場篝火晚會，其薪火穿越過兩千年來的歷史天空，至今仍舊光彩照人。」張手先生情緒有點兒激動，「有人說『康德是一座橋，近現代的哲學家都要從他身上走過』。我仿照以上的句式說過一句話：『《傷寒論》是一座橋，各種流派的中醫師都要從它下面通過。』如果中醫師沒有找到屬於自己的這條河流，沒有通過傷寒論這一座橋洞，那麼他可能一輩子仍然停留在原地，難以獲得進步。」

張手先生上述的一段話使我突兀與感動。

「老張，請你談談仲景學說與日本漢方的關係，好嗎？」

「是《傷寒論》的火種點燃了日本漢方，使它升騰起燦爛的煙花。歷史進入近代，在東西兩種文明激烈碰撞中，中醫學滿目瘡痍，經方醫學的發展陷入了低谷，面臨著生存，還是毀滅的王子之問？一直到日本漢方古方派的出現，才撥開了重重的迷霧，使經方醫學尋找到存在的連續性和動力源。」

「老張，那你對《傷寒論》的發展前景又是怎麼看的呢？經方醫學的這顆太陽能夠升起嗎？」

「仲景學說如一源頭活水，使人們對臨床診治有豁然開朗的領悟。今後如何敲開這沉睡了幾千年的高度凝練的和氏璧，讓它光芒萬丈地亮麗登臺，就是經方派醫師的職責。假以時日，目前不理解『方證相對應』其奧祕的人，一定會收起現在挑剔的食指，而高高地翹起他的大拇指。我相信，在未來的世紀裡，《傷寒論》會像一次輝煌的日出，給世界醫學增光添彩。張仲景的名字一定會鏤刻在未來人類共同體的紀念碑上。」

張丰先生說得很到位，把一個中醫師對張仲景的敬愛表達得淋漓盡致。

「老張，請你講講《傷寒雜病論》這個書名的含義，好嗎？」

「張仲景以《傷寒雜病論》命名自己的醫學著作是大有深意的，任應秋把它解讀為『疾病總論』，他不愧是陸淵雷的高足。」張丰先生不假思索地說，「然而在『疾病總論』與針對疾病一般規律反應的『通治方法』之外，似乎還有一層含義，就是仲景暗喻自己的醫學著作是有別於其他醫學流派的一個新的體系，它具有新的結構與新的規範。仲景的一生始終在追尋如何在抽象和具體之間，臨床療效與醫學體系之間建立起一種牢固關係的難題。《傷寒雜病論》就是他交給後世的答案。它論述了中國古代經方醫師的診治思維，就是利用成功和失敗的病案創造一個六經辨證結構的體系。張仲景懷有一種非凡的雄心要使《傷寒雜病論》既要具備分析性，又要具備綜合性，它要把進入其領域的一切都加以甄別，並且賦予它臨床診治的易操作性。」

「老張，那你認為張仲景是怎麼樣的一個人？」

「張仲景是一位至情至誠的人類之子，卻是當時主流社會的異類。」張丰先生以肯定的語氣說，「在《傷寒論．序》中，人們聽到了仲景那憤世嫉俗的悲歎，他冒著被體制內大人先生驅逐的危險，為了記錄自己的『活思想』，毅然撰寫了極具臨床價值與理論意義的著作——《傷寒雜病論》。這本被後世一致奉為經典的著作，在當時可能是名聲不彰，所以正史中沒有它的地位，然而歷史是不會把它遺忘的。《傷寒論．序》中說的話，痛心疾首、憂心如焚，句句出於肺腑，在沒有打動讀者之前，作者自己就『咄嗟嗚呼！』『痛夫！』『哀乎！』被自己先感動了。歷史上，凡出自真誠的文字，雖不一定成為經典；但能成為經典的，一定是出自真誠的文字。張仲景不僅僅是一個具有真骨頭、真精神的清議者，而且是一個身體力行『勤求古訓，博采眾方』的醫學家，真才實學的臨床家。」

「老張，張仲景是如何看待自己的《傷寒雜病論》的？」

「實事求是，恰如其分。」張丰先生說，「我們從《傷寒雜病論．序》的『若能尋余所集，思過半矣』的這句話中就可以得知張仲景對自己的著作的評價是充滿自信的。」

「老張，張仲景《傷寒論》這本書的特點在哪裡？」

「容我想想，」張丰先生以滿腔的深情緩慢地說，「張仲景使用了古樸的自然語體，其語體似乎與大地、星空、河流、空氣一樣率真、本色、直接，只有這種語體才能準確呈現『方證相對應』的具體真理並通向其本源。張仲景除了臨床專業的經驗外，還有他的生活經驗、社會經驗。所謂經驗，牽涉到的都是一種較長時期的積累。社會生活經驗是你在所處特定的歷史環境和當時的社會生活中，透過你的眼睛、耳朵、鼻子所感受到的那些，是與你周圍的人們共同分享的，甚至無須特別用語言來加以溝通，是人們之間的密碼和暗號。然而此類經驗是外人看不出來，裡面人說不出來的那些東西，很難找到恰當的形式來加以表達。如果此類經驗永遠找不到形式，便可能永遠不存在。仲景的偉大就在於他能從病人與疾病認知的整體水平出發，找到所有疾病發生、發展、變化、轉歸的一般規律與診治方法。我們面對《傷寒論》的時候就像面對生命、面對疾病、面對一群活靈活現的病人與他們的苦痛。所以《傷寒論》的價值在於它創造了一個診治方法而不在於如何去解釋這個診治方法。《傷寒論》中的論治理念不是張仲景所發明、所設計的。但卻是他把前經方時期方證辨證的大量經驗與規則，透過自己的心智把它系統地進行了重構和整合，然後用文字形式記載了下來。」

我滿心歡喜，沉浸在言語所編織的世界中。

「老張，經方醫學與醫經醫學到底有什麼不一樣？」

「經方醫學與醫經醫學是古代兩種不同的醫學流派，它們最根本的區別在於它們追求的方向不一樣。經方醫學追求知其然；醫經醫學追求知其所以然。」張丰先生笑著回答，「我們祖先對自身疾病和診治的關注，可能是出於單純的實用需要，亦可能是因為對這種健病之變的現象起了濃厚興趣。實用需要與興趣愛好兩者是不相等的，前者是出於實際的生存需要，後者更多是出於祖先對世界的認識、好奇和追問。前者發展成為經方醫學與針灸學，後者發展成為醫經醫學。經方醫學的方證辨證是方隨證變，講究經驗的合理性，沒有先驗成見的束縛。醫經醫學的病因、病機學說是審因論治講求先驗的理性。中醫學從一開始就出現不同的流派，這是很自然的事，它們可以互相補充、互相滲透、互相提升。由於它們是同一歷史階段的產物，同時產生，同步發展，因此雖然起點不一樣，發展的方向也不一樣，但研究的對象畢竟是有生命的人，所以就有許多共同的話題與言語。也就是因為這一些交叉和混同，以致引起了幾千年的誤會。幾千年來儒家因循守舊，崇尚『理義』，輕視『方技』的價值觀，嚴重阻礙著經方醫學的進步和發展。真是醫門多疾啊，有些人有意無意地曲解我們的祖先；還有許多人緣木求魚、隨波逐流。面對目前中醫界的現狀如果沒有刮骨療毒、洗心革面的勇氣，中醫學最終必將會蛻變衰敗。」

是啊，對於初學者來說，在很大程度上，辨別證候是對於變化莫測的病況的猜測，是試圖找出諸多脈症與方藥之間的某種邏輯解釋。然而醫經醫學與經方醫學在這個問題上同而不和自成體系。經方醫學認為在病證的結構與方藥的結構之間，存在著一種客觀性的平行關係，所以只要方證相對應就可抓住診治的關鍵而邁開了成功治癒的第一步。診治的事實證明這是一條可行的捷徑。

「老張，你的分析讓我清楚地瞭解了經方醫學與醫經醫學不同，以及經方醫學為何難以發展的緣由。」

「我始終覺得，金元以來所謂的經方醫學與醫經醫學的爭論還有一個更關鍵性的線索沒有抓住。」張丰先生笑著說，「因為他們兩派的醫師都同在病因、病機的前提下辨證論治。既然如此，它們的爭論已經避開了聚訟的所在。我認為撇開病因、病機來討論兩派的分歧，肯定是不可靠的。但是如果僅僅如此，這個經方醫學與醫經醫學也就沒什麼本質的區別。充其量只是多用一些張仲景的方藥而已。所以歷代的經方醫學與醫經醫學的爭論終將如造寶塔而缺少塔頂，未能竟其全功。」

「老張，你說經方醫學與醫經醫學根本區別在哪裡？」

「經方醫學與醫經醫學根本區別就在於把病因、病機擺在什麼位置上？」

「老張，我看到經方醫學與醫經醫學都有病因、病機的論述。」

「是的，正像你所說的那樣，經方醫學與醫經醫學都有病因、病機的論述。」張丰先生說，「但是，經典的經方醫學是在方證辨證確立以後，再用病因、病機的理論加以解釋；醫經醫學是在病因、病機理論指導下進行辨證論治的。」

「老張，經方醫學目前的處境如何？」

「當代經方醫學陷入一種艱難的處境，」張丰先生直言不諱地說，「被內經化以後的經方醫學，變為病機、病因辨證系統終端的方藥。智坎陷為識，智慧演化為一種死的知識。這是一條多麼令人痛心的歷史下滑線啊！假如仲景地下有知，不知會做出什麼反應呢？」

「老張，經方醫學幾千年來備受冷落，對中醫學的發展有否負面的影響？」

「中醫發展的歷史已經告訴我們，張仲景倡導的方證辨證在自己的故國一直處於隱匿的位置。」張丰先生痛心疾首地說，「中醫臨床一旦切斷了和張仲景倡導的方證辨證的聯繫，就要付出昂貴的代價。現在，許多臨床中醫師對方證辨證都是非常陌生的，難以分享經方思想的喜悅和感念。這更使經方醫學的生存缺乏氛圍與土壤，使它的發展缺乏資源與空間。因為中醫學喪失了多樣性，所以我對高度同質化的學院派中醫學有莫可名狀的隔閡。」

「老張，你的意思是，經方醫師要全力遵循方證辨證規則下的診治，接受這些方證辨證規則下出現的東西，不論其是理性、還是非理性，是嗎？」

「拘守其跡，才是心傳！」張丰先生肯定地說，「歷代經方家並不都是憑藉理性而選擇了經方醫學，在更多的情況下，往往是由於他們親眼目睹經方的神奇療效在情感上受到震驚而走上了經方之路的。也就是說是經方醫學的療效喚起醫師的好奇心，讓他們備受艱辛地進入仲景的門口，從中找到呼應、安慰和歸宿。」

聽張丰先生的談話，總是會對他心存感激。他讓我們不是處在被動接受的位置，而只是為你打開一扇窗，讓那些更多是處在主流醫學邊緣的「另類」身影從窗前走過。對於醫經學派也採取兼容並蓄的開放心態，而不是相反。他的見解，引發了我醫學觀念的轉變和對生命的深層反省。這一番話語，也讓我瞭解到張丰先生《傷寒論》與日本漢方理論的功底與被臨床經驗拓開的視野的向度與廣度。

那天下午，我們一問一答，聲氣相求，不知不覺中晚霞散盡，夜幕已經漸漸降臨。

「老張，非常感謝你無私的教誨。」

「言重了，」張丰先生神情平和地說，「經方醫學不是祖先留給我們獨享的最後晚餐，而是子孫託付我們共同呵護的家園。傳授經方，宣傳經方，發展經方是每一個經方醫師義不容辭的義務。」

張丰先生反覆強調要成為一個好的經方醫師是不容易的事，要充分估計到學習道路的泥濘與漫長；要一輩子對《傷寒論》念茲在茲，釋茲在茲。他認為經方醫師要培養自己的直覺思維，不然的話就難以捕捉到你需要的東西。」

假如天色沒有漸漸地暗下來，我們就會一直這樣不停地交談下去。

在暮色蒼茫時分，張丰先生送我們下了樓，一直送到大路的路口，他大聲說：「很高興你們來！」

這句客套話，被他還原其本來的含義：他真的很高興。

聽先生一席指教，有如秋風宜人自沉醉。告別張丰先生後，我們走出了青藤小木屋，仰望一天燦爛的星光。覺得知識是這樣的美好，人生是這樣的美好。

回來時，我和陳醫師漫步在阡陌縱橫交錯的小路上，談醫論病，說古道今。我們陶醉在從張丰先生口中獲得的許多聞所未聞的歷史真相，五花八門的哲學理論，以及充滿色彩的人物故事。我們都讚歎他那麼宏大的思想視野、開闊的思維觸覺、深厚的理論底蘊、高超的表達能力。

「先生心中寂寞啊！」陳醫師說，「可能由於精神上陷於孤獨，所以渴望和別人聊天。也可能是由於我們提的問題引發了先生的同感，所以他今天心情舒暢，平時他很少這樣神采飛揚。雖然在智力活動上仍然豐富深邃，但他精神上總是茫然所失。就像我們找到言談者一樣，他今天也尋找到傾聽者了。」

雖然我不喜歡抄書，還厭惡對別人的觀點沒有仔細的思考就接受的做法，但我還是決定先把張丰先生講的東西原原本本地記錄下來。因為我聽他講的時候，有許多疑難的問題還沒有理解，但我預感到它對我的中醫臨床肯定會有幫助。同時這種單純而充滿活力的對話，是我所嚮往的精神家園。

事後我把陳醫師的話告訴了張丰先生，他也讚賞陳醫師的意見。他認為，傾訴者與傾聽者之間產生共鳴，才能達到彼此心理溝通的效果。

「對話的雙方都是傾聽者，」張丰先生說，「傾聽的一方並不是完全是被動的，透過提問、表述、傾聽、明辨，可以加強鞏固我們已有的知識，同時也讓新的見解浮現出來。交談使我們的思想更加具有包容性，能擴大我們的認知邊界，使我們的思路更加開闊和富有彈性。交談鋪設一個傳遞思想、交流情趣、表達識見的平臺。」

二十、太陽表證第一課

一九七五年暑假，和往年一樣，我沒有回永強青山老家度假，而是與家人一起居住在狀元橋橫街小學裡。橫街小學和漁業小學只有一牆之隔，放假後的兩個學校的校園都是空蕩蕩的，我終於有充分的時間整日與來診的病人在一起了。而平時上課期間，我只能在中午與傍晚才能為患者看病。四年來，每個暑假我都是這樣度過的。所以每當暑假來臨時，我臨床的機會就明顯地增多，這是理論和實踐相結合的最好機會。再加上就診者全是附近漁民、鄰村農民、兩個學校的師生等周圍的患者，所以有效無效隨時可知。

暑假中三種病最多，一是小兒發熱，二是暑病，三是腸胃炎。我運用經方的方證辨證和針灸、刺血相結合，療效很好。記得一位十歲男孩，是隔壁漁業小學的學生，發熱腹痛三天三夜，在醫院診斷為「急性胃炎」，治療後緩解，但藥物一停，又發作如前，家人將其背來就診。小孩發熱、頭痛、口苦、欲嘔、心下壓痛、煩躁、尿黃，是典型的柴陷湯證。我先行針刺「內關」，兩針下去，患兒噴吐出大量黃涎穢物，疲倦睡去，一會兒醒後，諸症悉除，僅心下稍有壓痛，給他輕量的柴陷湯一劑，隨後大安。如此診治，漸漸地在群眾中獲得了好名聲。

多年來，我使用解表的麻、桂類方，治癒了不孕症、中心性視網膜炎、腰突症等病證，在臨床的實踐上漸漸地入了門。我診治外感發熱，不管病因是細菌還是病毒，初期表證，全都是辛溫解表。葛根湯首當其衝，如有高熱加以大椎、耳尖、少商放血，療效斐然。由此而體會到古人說的「一問寒熱」的重要性。古人在問診中把「發熱惡寒」擺在首位，曰：「一問寒熱」。這一安排是有目的，因為表證是整體性的病變，它比局部的病變對機體的影響更為強烈。

譬如我診治過一個患三叉神經痛七年的婦女，患者是我的一個學生的姑母，病發時，上、下牙痛劇烈掣痛，太陽穴悸痛難忍。為了止痛，拔掉了三顆牙齒，白天隱痛還可忍耐，夜間掣痛失眠，真是痛不欲生。我診治時，知道有惡風、煩熱、無汗脈浮緊等表證，根據脈證投以麻黃湯一劑。第二天早晨，我剛起床就有人來敲門，開門後一看，原來是這個三叉神經痛的病人，她說服了中藥一夜沒睡。

我大吃一驚，說：「那頭和牙齒還痛嗎？」

「奇怪的是牙齒一點也不痛了，太陽穴也不痛了，頭部的悸動也消失了。」

「中藥是什麼時候喝的？」我問。

「晚上八點鐘服第一煎，十一點鐘服第二煎。」

「方藥是服對了，」我說，「但服藥的時間不要在晚上，可能麻黃有提神的興奮作用。」

我根據當時的脈症給她三劑四逆散，同時在太陽穴給予刺血後拔罐，並囑咐她，如果復發就要再來複診。因為她是洞頭島上人，回去了以後就一直沒有消息。一年後，我向我的學生打聽他姑媽的情況，他告訴我，他姑媽的病自那次治療以後再也沒有復發。

從這個病例中，我進一步的瞭解到，在雜病中也有表證，這就是有人提出的「有表證無表邪」的病況。如果臨床上發現有表證存在，你若不去積極地辛溫解表，可能就達不到療效。這就是古人反覆強調在一般情況下都要「先表後裏」的原因。

為了說清楚這個問題，惲鐵樵棄文從醫的事就是一個生動的例子。惲鐵樵一九一一年任商務印書館編譯，一九一二年任《小說月報》主編。惲鐵樵主編重視章法文風，嘗謂「小說當使有永久之生存性」，錄用文稿，不論地位高低，名聲大小，唯優是取，尤重獎掖晚生，育攜新秀。當時魯迅創作的第一篇小說《懷舊》，署名為「周逴」投到《小說月報》，惲鐵樵以獨具的慧眼對這篇小說和小說的作者倍加賞識，發表在第四卷的第一號上，對文中佳妙之處密加圈點，並加按語向讀者熱情推薦。魯迅對此留下了深刻的印象，二十年後致楊霽雲的信中還提及此事，傳為文苑佳話。十年的編輯生涯雖與醫學無緣，但卻為熟悉和掌握醫學知識，以及其後的著書立說打下了扎實的基礎。

正當惲鐵樵在事業上取得成就的時候，喪子之痛不時向他襲來。一九一六年，十四歲的長子阿德歿於傷寒，次年第二、三子又因傷寒而夭折。粗通醫道的惲鐵樵往往心知其所患某病，當用某藥，但是苦於沒有臨床經驗不敢輕舉妄動，只得坐視待斃。惲鐵樵痛定思痛之後，深深地感到求人不如求己，遂深入研究《傷寒論》，同時問業於傷寒名家汪蓮石先生。一年後，第四子又病，發熱惡寒，無汗而喘，顯然和太陽傷寒的麻黃湯證深相契合。但請來的名醫，雖熟讀《傷寒論》卻不敢用傷寒方，豆豉、山梔、豆卷、桑葉、菊花、杏仁、連翹等連續不斷，遂致喘熱益甚。惲鐵樵躊躇徘徊，徹夜不寐，直至天明才果斷地開了一劑麻黃湯，與夫人說：三個兒子都死於傷寒，今慧發病，醫師又說無能為力，與其坐著等死，寧願服藥而亡。夫人不語，立即配服。一劑肌膚濕潤，喘逆稍緩；二劑汗出熱退，喘平而癒。於是惲鐵樵更加信服傷寒方，鑽研中醫經典，親友有病也都來請求開方，而所治者亦多有良效。一日某同事的小孩傷寒陰證垂危，滬上名醫治療無效，惲鐵樵用四逆湯一劑轉危為安。病家感激萬分，登報鳴謝曰：「小兒有病莫心焦，有病快請惲鐵樵。」求治者日多一日，光是業餘時間就應接不暇了，遂於一九二〇年辭職掛牌，開業行醫。不久門庭若市，醫名大振。

第一次讀到這個使人驚心動魄的故事，我覺得難以想像，心中有一大堆的問題想問。當然，這些一大堆的問題當時只能是自己問自己。我想，以惲鐵樵先生當時的社會地位，加上他自己也稍有醫學知識，再加上他有三次喪兒之痛的經歷，他所請來的中醫肯定是全上海第一流的。他們的理法方藥肯定比惲強，醫療經驗更不好比了。惲鐵樵先生的處方很可能是小姑娘上花轎人生第一回吧。他自覺或者不自覺地運用了方證辨證，投麻黃湯辛溫解表而使四子熱退病癒轉危為安。

當我把這些案例和心得一五一十地告訴張丰先生時，他點了點頭，肯定了我的意見。

「惲鐵樵先生的故事值得每一個中醫師一讀再讀，」張丰先生說，「現代醫學研究急性傳染病、感染性疾病前驅期的鑒別與診治方法，研究了幾百年了至今還沒有答案，然而仲景用『病有發熱惡寒者發於陽也，無熱惡寒者發於陰也』二十個字，就巧妙地繞過了原始病因問題，從臨床的診治角度解決了這個難題，為疾病順利的治癒開闢了道路。相比於孜孜以求地追究原始病因，這樣的方法來得更加方便快捷，也更加微妙而不可言傳。可以說，整本《傷寒論》，甚或整個經方醫學，都是建立在這樣微妙而難以言傳的基礎之上的。你認為『表證是整體性的病變，它比局部的病變對機體的影響更為強烈』這一看法有一定的道理。其實，早就有人提出『表證不僅僅出現在外感熱病中，它在內傷雜病中也大量地存在』的看法。如日本漢方家普遍認為，葛根湯證廣泛地出現在五官科、皮膚科、神經科、骨傷科等疾病的某一階段。只要方證相對應，使用葛根湯就能取得卓越的療效。」

隨後，他神色嚴肅地說：「但是你要記住，辛溫解表治療外感發熱和當今中醫界流行的傳統觀念並不一致。大熱天你用辛溫的方藥治療發熱，醫院的藥房裡會給你抓藥嗎？」

「老張，醫院裡中藥房的老邱醫師開始有些躊躇，後來詢問患者的療效，也就不為難了。但我知道他的心中是不認同的。有一次他以責難的口吻對我說：『我一輩子沒有見過這樣用藥的』。老邱醫師一臉猜度、疑惑的神色使我久久難忘。」

張丰先生聽後一聲喟歎：「正如陸淵雷所說的，麻黃、桂枝、附子在仲景時代是『黨國要人』，而現在門庭冷落了。然而，日本各派漢方家，如大塚敬節、矢數道明、清水藤太郎、藤平健、龍野一雄等都認為葛根湯、桂枝湯既是普通感冒初期的首選方，也是所有急性傳染病如腸傷寒、痢疾、瘧疾、白喉、破傷風、猩紅熱等病前驅期的首選方。一般各系統感染性疾病的初期發熱使用葛根湯、桂枝湯、麻黃湯更是家常便飯了。哪有像我們現在中醫界，將麻黃、桂枝、附子視為狼虎藥。不過，我相信主流正脈的『方證辨證』一定能經受得住歷史的逆淘汰，重新成為中醫的主導力量。」

「老張，臨床上療效肯定的東西，我們為什麼不推廣。這不是畫地為牢，揮刀自宮嗎？」

「人們的判斷系統是在某種思想觀念的指導下工作的，沒有建立起這個觀念，縱然無數不容置疑的事實擺在面前，他也會對之視而不見、聽而不聞、孰視無睹；更有甚者，明明知道了，還是無動於衷。」張丰先生看了我一眼，四目互視，令我心馳神往，「立志學醫的人除了『勤求古訓，博采群方』外，還要讓思想衝破牢籠，努力促進中醫界開展建樹性、實證性、創造性的探討。不然的話，知識理論也會僵化，甚至變為陳腐的說教，我希望你不要讓別人的意見淹沒了你內在的心聲。」

張丰先生一葉知秋式評敘，把我的問題引向歷史的縱深。和張丰先生的談話，使我在更廣闊的領域中看到中醫事業目前的困境以及未來的前途。

我想起了一個非常有意思的事，就對張丰先生說：「我們單位有一位老師，有一天特地來找我，問了一個相當有趣的問題。他說：『我家小孩最近經常感冒發燒，孩子一發燒，我們夫妻就會爭吵。為什麼呢？我妻子根據西醫的常規處理，孩子發燒，特別是超過三十九度的高熱，就要把孩子的衣服解開，幫助他散熱。而我堅決反對，我根據自身感冒發燒的經驗，每次感冒發燒時，總覺得惡寒怕風，所以我都用被子把孩子蓋得實實的。妻子和我的意見正好相反，我們又各執己見，所以就爭吵起來了。你是怎樣看的，到底是我對還是她對？』我一時也說不清楚，老張你說說看。」

「記得一位哲人說過：『對一門學科來講，基本概念是重要的，最基本的概念是最重要的。』表證應該是中醫臨床診治最基本的概念之一吧，我們現在就從它講起吧。你的同事提出了一個如此淺顯，卻幾乎被所有中醫學家忽略了的問題。他與他妻子的處理辦法都有對的一面也有不恰當的地方。對孩子發燒這個症狀，需要結合其他一些有關症狀進行分析，也就是中醫講的需要辨證，分析辨證後，才可決定用誰的方法合適。如果是裏熱證可以採用他妻子的方法配合針藥一起治療。」張手先生回答。

我後來把張手先生的意見轉告了我的同事，他聽了以後一下子領悟不過來，說：「你能否簡單地講一講，什麼情況下我是對的？什麼情況下我妻子是對的？」

「孩子在發燒時，如果同時伴有惡寒，那你的做法就是對的；孩子發燒時，如果沒有伴有惡風、惡寒的話，你妻子的做法是對的。」

他感到有點為難，說：「我們怎麼知道他有沒有惡寒呢？」

「這個不難分別，你仔細觀察他的皮膚表面，有毛孔悚然、起了雞皮疙瘩的就是惡風寒的反應。」我說道。

他滿意地點點頭。

「外感病，」我接著說，「在有惡寒的情況下，不管發燒多少度，中醫認為就是表寒證，要辛溫解表，同時要保暖，促使他出汗。假如沒有惡風寒的症狀，只是發熱，中醫認為是裏熱證，要清熱瀉火，同時要適當地減少衣被，幫助他退熱。」

他想了想又問：「孩子在發燒時，如果同時伴有一點點惡寒，它屬於中醫講的什麼證？我們該怎麼做才是對的？」

我想，他問得倒很仔細很全面，於是對他說：「它屬於表證化熱，也就是常說的風熱表證，中藥方劑要用銀翹散。做為家庭護理，要注意的是衣被不要太嚴實，要多喝開水。」

他連連點頭，似有所得地走了。

一個月以後，為了進一步掌握對外感熱病表證的診治，我利用每天晚上的時間到張丰先生的農舍中，請教張丰先生。

「老張，我再三學習《傷寒論》的太陽病篇，對照教材與臨床，覺得要想正確地治療表證很不容易。我發覺許多後世的中醫概念與仲景的醫學思想背道而馳。你能把這種現象概括一下嗎？」

「很多東西我們過去都討論過，不是什麼新的問題，但是正像你所注意到的那樣，一些似是而非的概念干擾了初學者的診治思路。譬如中醫的病因，它實質臨床意義可以看成是一組臨床證候，如濕熱，可以指與它對應的：『脈象濡數，舌苔黃膩，頭身困重，口苦而黏，胸悶納呆，小便黃短，大便溏臭而後重』等脈症。『濕熱』這個『因』是對以上脈症診察後的結果，而不是因為『濕熱』而產生出以上的脈症。但是由於教材編寫者的疏忽或者述說不清楚，加上一些醫家有意無意將臨床的『發病學原因』包裝成致病的『原始病因』。初學者誤認為真的有一種『濕熱』的原始病因，它變成了與西醫學中的『病因』難分仲伯的概念，成為了疾病的決定因素與本質因素。」

「教材上診治外感表證的這一套，我學了以後用處不大。老張，原因出在哪裡？」

「千百年來中醫在病機、病因研究方面並未有什麼進展，反而徒添浮言。在辨別表證中，病因學說的負面作用往往使人迷失了正確的方向。」張丰先生說，「中醫根據其脈症的不同，一般分為表熱證與表寒證。臨床上辨別表熱、表寒的具體依據應當是脈症而不是病因。然而由病因學說派生出來的『風寒』、『風熱』概念，使初學者誤認為『風寒』的病因造成表寒證，『風熱』的病因造成表熱證。這樣就把抽象的病因凌駕於具象的脈症之上，在『治病求因』觀念的指導下，一步一步偏離了中醫診治的原則，使初學者舉步維艱。」

「老張，你認為教材過於強調病因的作用，這一觀點在外感熱病的診治中是如何體現的？」

「教材認為：『傳染性與感染性疾病就是溫病；發熱是溫病的主症；溫邪傷陰是疾病的主要病機。』」張丰先生說，「因此在辨證上，傳染性與感染性疾病在表是表熱，在裏是裏熱，在氣是氣熱，入榮是榮熱等概念成了定論。姑且不究這些流俗說法是否恰當，僅就這種在外因決定論的指導下，把病因這一引起機體致病的充分條件，轉變成判斷病證性質的必要條件，使病因學說在辨別表證中起了負面作用。」

「中醫教材把表寒證的脈象定為浮緊與浮緩，而把表熱證的脈象定為浮數。」我說，「這樣一來，幾乎所有的外感發熱病人大都成為表熱證了，因為所有外感發熱體溫升高病人的脈象都是浮數的。這種流風餘韻，在中醫界有著深厚的積澱，是否會影響對表證的診治？」

這個疑問，我已經停留在心中多時，心想自己的想法，可能大半是胡想，倒是沒了框框，可也沒了規矩。現在說給張丰先生聽，讓他評個是非。

「一部分人思維偏執難辭其咎，」張丰先生痛心疾首，「教材這裡犯了兩個低級錯誤。做為鑒別診斷一定要針對同一個概念而相比較，而這裡浮緊或緩與浮數是不同的概念範疇，前者指寸口脈的緊張度，後者指寸口脈的速度，這在邏輯學上是概念區界越位，不對等比較也就無法比較、失去了鑒別的價值，這是其一。」

張丰先生說得對，用一句俗話來說就是：「前言不搭後語」。

「其二是，」張丰先生繼續說，「臨床上嚴重的表寒證大多體溫升高，不言而喻其脈搏加速變快，就是脈數，所以麻黃湯證常呈浮緊數脈象，桂枝湯證常呈浮弱數脈象。其實有關這一脈症的情況，《傷寒論》中比比皆是，不一一舉引了。」

張丰先生道出了一個常識性的道理，他對表證的研究得益於《傷寒論》。我不懂中醫教材為什麼這樣糊塗，使從醫者常把表寒證誤診為表熱證，造成從醫者不會使用辛溫劑的現狀，使一些風寒表證高熱病人，長期不能得到正確的診治。

「有些人將病情的正常演變，誤認為是錯治。」張丰先生老馬識途，「表寒證用辛溫藥一汗而解的不在少數，然而臨床上我們也常常看到汗解後體溫不但沒有恢復正常，有的反而有上升的情況，於是有些人就錯誤地認為辛溫藥用錯了，以後就引此為鑒。清代名醫陸九芝對此種病情的正常演變，有卓越的見解。他認為嚴重的表寒證經正確的辛溫解表後，其殘餘寒邪化熱傳變入陽明是佳兆，怕的是傷陰亡陽，誤入三陰。當時他沒有體溫計，所以沒有指出太陽病傳入陽明後體溫可能升高，但我們都明白患者的體溫，在陽明病期比太陽病期一般都高的臨床事實。陸九芝一生致力於陽明病的研究，他認為病到陽明就像罪犯逃進了死胡同，雖然氣焰囂張，但已無路可逃，只要治療及時、方藥正確，就可痊癒，所以他有句名言：『陽明無死症』。除此之外，辛溫解表劑服後，偶然個別患者會出鼻血。這一現象，仲景早有交代，後世中醫稱之『紅汗』，是佳兆，但病家和持不同觀點的人，往往將病情的正常演變，錯誤地認為是醫者的誤診誤治，他們認為這些病證應當是表熱證，辛溫藥用錯了，反而從反面引此為鑒。我們除了慨歎，夫復何言！」

我也經常遇見外感表寒證大多數用辛溫的方藥一汗而解，也有患者汗解後體溫反而有上升的，也有患者會出鼻血的，但最後都能迅速治癒。

「表證的目標是明確的，『有一分惡寒有一分表證』這句話，恰如其分地表達了表證的主要特徵」，張丰先生以平緩的語氣說，「但表寒證與表熱證的目標比較模糊，在外感發熱，特別是高熱時，下列一些帶有熱性性質的症狀與體徵對辨別表寒、表熱證的意義是不大的，如體溫高、脈數、口乾、尿淡黃等。而決定表寒、表熱的主要症狀是惡風、惡寒的程度，表熱證的『微惡寒或不惡寒』，說明表熱證做為表證的特徵在減弱，或者已處於裏熱證的最初期，僅僅只帶有輕微表證，所以辛涼解表的銀翹散中主要是清裏熱的藥，僅少量的辛散藥，辛散藥還是辛溫的荊芥。由於表寒證與表熱證的目標比較複雜，再加上醫者在病邪決定論的錯誤觀點指導下，抓主症容易抓錯了目標。」

張丰先生對於諸多似是而非、模稜兩可的概念做出了清晰的區分與解釋，使人了然於心。

「老張，臨床使用葛根湯還要注意什麼？」我想進一步瞭解具體方證的使用，就以常用的葛根湯發問。

「我們初學的時候總是把複雜的東西簡約化、簡單化。」張丰先生謹言慎語，「其實隨著學習的深入就會慢慢地感受到事情的複雜性與交錯性。方證辨證也一樣，並不都是非白即黑，涇渭分明。更多的情況常常處在灰色地帶，需要選擇性地使用，其中就包括試錯糾錯。葛根湯證的確定也不例外。」

「能舉個例子嗎？老張。」

「去年夏天，我因為中暑，上吐下瀉大病了一場。」張丰先生語氣有點沉重，「誰知道剛剛得以恢復，又受風寒，出現發熱惡寒頭痛腰痛無汗，下午體溫上升到三十九度。傍晚時分，我就給自己開了一帖葛根湯，服藥後就臥床休息，期待能夠微微汗出熱退。誰知道事與願違，出了一夜的汗，內衣換了兩次，體溫也沒有退下來。勉強起床後，頭暈心悸，惡寒肢冷，下肢無力，肌肉抖動，搖搖欲倒，臥床不起。躺在床上苦苦思索，才悟出病勢逆變的機制。」

我靜靜地聽著，然而分辨不出使用葛根湯的錯誤。

「我因為沒有注意到中暑後上吐下瀉，自己體質變虛，外感初期諸症是表陰病麻黃附子細辛湯證，但由於誤投了葛根湯，所以出現病勢逆變。」

「老張，那你接下去是如何辨證的？」

「你的意見呢？」張丰先生笑著問我。

我的思緒還陷在張丰先生怎麼也會出現誤診誤治的泥潭之中，一時無法集中精神去思考病勢逆變後的應變措施。

「老張，我感到非常糾結，還是你說我聽吧。」

「好，」張丰先生不勉為其難，「根據壞病的治則，採取『觀其脈證，知犯何逆，隨證治之』的方法。」

我聳起耳朵靜聽張丰先生的話。

「大汗之後，仍有發熱不退，心悸、頭眩、肌肉抖動，搖搖欲倒，臥床不起，是典型的少陰病真武湯證。它和傷寒論所記錄的第八十二條條文：『太陽病發熱，汗出不解，其人仍發熱，心下悸，頭眩，身潤動，振振欲擗地者，真武湯主之。』如出一轍，簡直是神肖酷似。」

「當時附片的用量是多少？服藥以後情況又如何呢？」

「三錢。」張丰先生以低沉的聲調繼續說，「服藥以後心悸、頭眩等症狀漸漸地減輕，感到神疲思睡。但八小時後就熱退神清了。」

「喔——，」我舒出了長長的一口氣。

「這個自驗例對我啟發很大，」張丰先生自責地說，「臨床時從『疾病譜——方證』入手的確容易得到結論，然而一定不能輕視體質狀態，不然的話就會找錯了目標。」

「為什麼？」我還不大明白。

「譬如外感初期惡寒發熱首選葛根湯是常規用法，」張丰先生對我的問題做出了耐心的回答，「但是它是建立在一般體質的病人，未經誤治的基礎上的。然而醫者容易抓住前者而忘掉後者，所以會有意無意地被『疾病譜——方證』牽著鼻子走，主動的全方位的方證相對應蛻變為被動的一廂情願的『疾病譜——方證』辨證。」

聽了張丰先生的一番話，我深深地感到要追求「主動的全方位的方證相對應」不是一勞永逸的事，這需要臨證時保持高度的警惕性，才能防止無孔不入的思維惰性的降臨。

「送你一句話」，臨別時，張丰先生說，「日本漢方家奧田謙藏把仲景的話『太陽病外證未解，不可下也』轉注為『太陽病外證未解，不可冰也』，這句話轉注得好，對臨床很有指導意義。」

和張丰先生分別後第二天，我用辛溫解表的葛根湯治癒了一例疑似日本腦炎病兒，又一次用事實堅定了我用辛溫解表方藥治療外感發熱表證的信心。診治過程如下：

一個三歲女孩陳小茵，住離校二十多里外的狀元公社徐嶴大隊，四天來由於持續高熱，神昏嗜睡，頸項強直等症狀，送院治療，西醫認為有「日本腦炎」可疑。因其家人拒絕抽驗脊髓液等檢查，故未確診。僅予以中西藥物對症治療，但病狀不減，一九七五年八月十日特來邀診。我急急如律令地趕去診治，當時病兒處於嗜睡狀態，體溫高達攝氏四十一度，頭額極燙，而兩足冰涼，脈浮數一三〇次／分，家人見其高溫不退，整日以冷面巾敷額，大扇搧風，以求降溫，而病兒卻毛孔悚立呈惡風寒狀，查其苔白而滑，項部強直，克匿格氏症明顯，無汗，時有噴射狀嘔吐。當時我以其項背強直，發熱惡寒無汗，脈浮數，苔白滑為主證，並顧及嘔吐等症狀，斷定應予葛根湯加半夏湯以求解肌發汗，升津舒絡，止嘔降逆。並將『太陽病外證未解，不可冰也』的治療原則用通俗的言語告其家人：「外感表證高熱為機體抗病的徵象，無須進行任何外力強求降溫。」服藥後兩個小時，汗出，體溫降至三十八度，嘔吐止，口渴求飲。再試以大扇搧風，不見畏風寒之狀，但精神卻極度疲乏，惡衣被，小便變黃，大便未解，脈象轉為洪大，我知病情已轉向陽明階段，於是即予以白虎加人參湯二劑，隨後熱退身涼，諸症消失，無任何後遺症。

一週後，當我把這次治療經過不無自得地告訴張丰先生時，他一臉虔誠，眼睛裡閃爍著拘謹的喜悅，非常仔細地將各個診治環節詢問一番後，沉思了幾分鐘，然後沉重地吐出兩個字：「好險」。張丰先生口中的「好險」兩字，與其說是讚許，還不如說是責備，我感到一頭霧水。看見我一臉的迷惑，他露出了歉意的微笑。

接著他沉重的語調慢慢地轉為輕快，認為我的診治處理是得當的，是臨床水平的一次考核，並以日本漢方家和田正系的醫案——用葛根湯兩劑治癒一個八歲男孩的夏季腦炎——來佐證我的診治的合理性，接著向我系統地講述了病因學說的負面作用。

「這個病例，」他說，「用溫病學說來辨證，它的病因（病名）是暑溫夾濕，病位是衛分，一般治療方法是辛涼解表輔以芳香化濕，和你的診治方案南轅北轍。你的辨證方法肯定會受到非議，但臨床實踐證明你是對的，所以說明目前占據主流地位的中醫理論存在一定的問題。我認為溫病學說是有懈可擊的，溫病學家對『治病求因』的片面理解，造成胸有成見。對他們來說，在臨床上觀察到什麼已不重要；重要的是，所觀察的，必須符合他們的想像。在這樣的思維狀態下，會無意識地對一些患者的脈證採取『創造性地誤讀』和『有選擇性地遺忘』，於是造成大量的誤診誤治，這是歷史留下的遺憾。」

「老張，什麼是『創造性地誤讀』？『有選擇性地遺忘』？」我第一次聽到的新名詞，就不由自主地搶問了。

張丰先生對我的插話並不介意，只是點頭首肯：「我先講一個醫案，然後來回答你的問題。」

透過具體病案或者生活中的故事來解答問題，是張丰先生喜歡運用的方法。

「抗戰時候，江西有一個萬醫師，其母發熱，病情重篤，大概是腸傷寒，他請了一位名醫來替母親診治，這位名醫就是他的老師。他的老師把他母親的腸傷寒診斷為濕溫，給她服用清熱化濕的方藥。服藥後，病勢日趨嚴重，神衰力疲，少氣懶言，不思飲食，舌上白苔久久不化。一日，脈數，每分鐘達一百二十次，萬醫師提出用人參，但那位名醫肯定地說：『濕溫病無補法』，僅在原方中減去苦寒藥，第二天，萬母身熱忽退，但四肢厥冷，蜷臥欲寐，少陰危象畢露，名醫才用四逆湯加人參救急。萬母不及服藥而亡，萬醫師抱恨終生。」

張丰先生語調變得低沉，聲冷音重地說：「萬醫師的老師胸有成見，把『腸傷寒』和『濕溫』等同起來。當『病勢日趨嚴重，神衰力疲，少氣懶言，不思飲食，舌上白苔久久不化』，分明已是典型的太陰病的『人參湯證』，他為什麼會視而不見呢？因為他在診察、歸納、分析患者脈證的思維活動中，無意識中進行了一廂情願的『有選擇性地遺忘』，所以才把太陰病的『人參湯證』，『創造性地誤讀』成『濕溫病』。可悲的是，這類荒謬的觀念像一匹特洛伊木馬，使人的大腦不知不覺地進行著偷換概念活動。由於鎖定『濕溫』是貫穿這病案始終的病因、病機，那麼，他觀察到什麼，便已不重要了。重要的是，所觀察的，必須符合他『濕溫』的想像。因此，他辨證時就會『一指障天、一塵迷目』，時而偏離『脈證』，時而泛化『脈證』。他在運用虛構的『濕溫病因』，表達自己的理念。所以，誤診誤治在所難免。」

張丰先生在富有哲理的思辨中將中醫病因學說的消極作用揭示得一清二楚。

「病因學說是一層遮蔽臨床真相的話語迷霧，」張丰先生解釋發揮，「名實之辯是中國最重要的思想傳統之一。但在今天，名實的分離與悖反，已經到了荒謬的地步，語詞，已經不能反映它所照應的那件事了。令人更為擔憂的是，有些中醫認為窮究病因之源，才是治本之道。其實中醫的病因僅僅是『因病始知病源之理』，就是後世倡導的『審症以求因』。」

「老張，什麼是『審症以求因』呢？」

「『審症求因』是從臨床具體脈症中逆推出一個病因，因此這個所謂的致病因素是人為的、是虛擬的，其實是由臨床具體脈症所決定的。」張丰先生明明白白地告訴我，「古往今來的醫者內心，冥冥中在尋找著具體的致病因素，如朱丹溪在《丹溪心法．治病必求於本》中說：『將以施其療疾之法，當以窮其受病之源。蓋疾疢之原，不離於陰陽之二邪也。』這樣的追求到了明清時期達到高峰。關於寒邪溫邪之爭，從皮毛入還是從口鼻入，新感還是伏邪，伏在哪裡，以及以季節、氣化等，都是過分強調了人與環境相互作用中的環境因素、氣候因素、致病因素。中醫學的現實生命力和理論價值恰恰在於：極端重視和緊緊抓住疾病過程中，人的抗病系統的反應。」

聽了張丰先生的話，我感到如醍醐灌頂而幡然醒悟。因為這一些飽蘸著他生命體驗的話語，特別容易領會與接受。

「老張，在前幾年的《中醫雜誌》上有人提出：『不要從病名、病因的命名準確與否來貶低溫病而抬高傷寒，明清的溫病學家哪個不是傷寒的高手？』你覺得這種說法有道理嗎？」

「我認為這一說法偷換了概念，因此偏離了原來問題討論的方向。一碼是一碼，硬將兩樁事情放在一起，有攪局之嫌。」張手先生說，「溫病學說是一個寶庫，明清的溫病學家個個是傷寒的高手，這一歷史事實無容質疑。但溫病學說中有關病因的研究，超越了中醫學辨證求因的範疇，有意無意地傾向於西醫感染病學中的原始病因，也是客觀存在的。我記得中醫教科書中還讚揚了這一點，認為『戾氣』概念已經走到了微生物學的邊緣。溫病學說這種學術見解，是創新、是進步，或是錯誤、是誤會，醫學界見仁見智，也是傷寒、溫病兩個學派之爭的關鍵問題之一。倡導傷寒溫病合流的人往往無視了這一點，所以搞來搞去耗費了大量的心血。中醫臨床怎樣看待這個燙手的山芋，頗有研究的餘地。這不是簡單地肯定和否定溫病學家與溫病學說的問題，而是怎樣對待中醫外感熱病病因的觀念問題。當然對溫病學家與溫病學說的全面歷史價值評價，往往需要時間沉澱與臨床檢驗。」

「老張，你為什麼這樣高度重視醫學觀念，難道它對於臨床診治疾病的作用很大？」

「我認為臨床醫師樹立正確的醫學觀念至關重要，」張手先生說，「人，無論個體還是群體，行動都是受思想觀念支配的。觀念錯了，一切皆錯。醫師看病也不例外，總是觀念先行。同一個病人的症狀、體徵、脈象、舌象、腹證，不同醫學觀點的醫師，將會得出截然不同的結論。有的醫生為了捍衛自己的觀念，常常不惜削足適履，不管臨床脈症如何，都要努力把它裝進觀念的靴子。我就講一個醫林故事來說明這一件事。」

我最喜歡這種透過講故事的方式來闡明抽象的理論問題。

「陸鴻元教授是原龍華醫院院長徐仲才的弟子，」張手先生說，「他介紹說，徐仲才的父親徐小圃曾是上海地區的溫病派兒科名醫，徐仲才的哥哥徐伯遠年輕時患傷寒重症，時當夏季，徐小圃先生自為診治，患兒卻幾瀕於危。親友建議請祝味菊先生會診一決。開始的時候，徐小圃先生以為，祝先生人稱『祝附子』，治此患熱病小兒，必用溫熱藥，這就無疑是抱薪救火。沒有同意家人的意見。但患兒的熱病愈來愈危急，幾乎是奄奄一息了，親友又竭力敦促徐小圃，徐小圃雖然對祝味菊先生不抱什麼希望，但也未再固辭。果然，祝味菊先生診察完畢後，處方的第一味主藥即為附子。徐先生心中認為此患兒再無生還的希望，便閉門入寢，以待不幸消息的報來。祝先生則親自煎藥，灌藥，觀察病情，一夜未閉目。至拂曉，患兒已大為好轉，徐先生在家人敲門報信時，躍然而起，急問：『何時不行的？』既知情，始知並非如己之所料。後來患兒完全康復，徐先生摘下自己『兒科名醫』的招牌，登祝先生門執弟子禮，祝先生又驚又敬，自是不允，只答應相互取長補短。待徐先生令郎成長後學醫必厥盡綿薄，誓不負徐先生厚望。由此，徐先生也由溫病派變為經方派醫師而名著於時。幾年後，徐小圃就完全轉變成了善用六經辨證的經方家，他的兩個兒子後也都承襲了經方派的醫風。這個病案告訴我們，如果在沒有治病之前，滿腦子已經裝好一大堆固有的觀念，如五運六氣，季節時病，高熱是溫病等，病人的具體症狀經過他的層層成見的過濾，就完全變了樣。就像俗話所說的那樣：一塵迷目，萬物為之變色。」

這個醫案故事被述說得如此有畫面感，以至於每隔一段時間，我的腦海中就會出現這個場景。更為重要的是，張丰先生說的「觀念」這個東西使人感慨無限。錯誤的觀念會影響正確的判斷，也會干擾人們對事實的認證。中醫臨床上，觀念之惑極大。它會淩駕一切，遮蔽了醫師對真實病情的認知，腦子裡病因的觀念不讓醫師承認眼前的客觀病況。張丰先生的分析讓我知道，將中醫學中許許多多的醫學概念視為決定性條件是不可靠的，雖是名醫也會犯錯。臨床上方證、藥徵樸素無華，雖初學者也能把握。

「徐小圃先生原來是名重一時的上海溫病派兒科名醫，然而面對自己兒子徐伯遠的傷寒重症高熱不退卻方寸大亂，可見他對《傷寒論》的診治規律未能把握。」張丰先生深有感悟的說，「徐小圃先生未能把握《傷寒論》的診治規律就沒有了正確的辨證方向，明明可以迅速治癒的疾病，卻誤認為是再無生望的不治之症，明明可以迅速治癒的方藥卻誤認為是抱薪救火的毒藥。名重一時的上海溫病派名醫也是如此，一般醫師又能如何？這個故事真切地告訴我們《傷寒論》診治規律的重要性。徐先生摘下自己『兒科名醫』的招牌，是一時的情感衝動之舉，我們不能從中得出反面的結論，認為溫病派的診治方法是錯誤的，如果真的這樣，那我們如何解釋徐小圃先生此前治癒的大量疑難病症呢？這只能說明溫病學說要在《傷寒論》診治規律的基礎上得以發揮才是正道。正像吳瑭在《溫病條辨》凡例中所說的，『雖為溫病而設，實可羽翼傷寒』。『羽翼傷寒』一說，用詞恰當。我們要高度重視徐伯遠的傷寒重症一案，透過這個活生生的臨床診治過程，包括它的細微末節，特別是徐小圃先生在當時的思想與情緒的波動來分析諸多理論問題，澄清各種模糊的概念。」

「老張，你說徐小圃先生當時處於怎樣的一種心理狀態？」

「徐小圃先生開始的時候心理上可能處於『否認心理』狀態，就是對不利信息拒絕接受和承認。」張丰先生感歎道，「對同一件事，有不同的反應，這是常事，根本的原因是背後的價值觀念。我私下猜想還有一種可能，徐小圃當時被『溫病』病因、病機的觀念壓住、蒙住、嚇住，戴上了『溫病是熱病』這雙有色眼鏡去診察兒子徐伯遠的脈症，所以不能洞悉疾病的臨床真相。他可能認為：病因觀念是主流、本質，客觀病況是支流、表面現象。可以用病因觀念否認臨床病況，壓倒臨床病況，卻不可以用臨床病況否定病因觀念。這些因素都是造成他對於臨床上應該使用附子的症狀卻都視而不見。」

一席話，說得我茅塞初開又得隴望蜀。

「心理狀態會影響人們對不同觀念的理解與接受嗎？」

「英國一個著名哲學家懷海德曾經研究過這個問題。他認為心理狀態會影響人們對不同觀念的理解與接受。這個看似非常深刻的哲學問題，其實大量的生活經驗也一次又一次地給出肯定的答案。」

「老張，經方與時方之爭起於唐宋，盛於明清，其爭論的內容每朝每代各有不同。近代以來爭論的重點在哪裡？」

「近代以來爭論的核心是辨別病證的方法。」張丰先生直截了當地告訴我，「經方派追溯仲景餘緒，以方證對應、藥徵對應為辨證方法，稱為經方醫學，哲學上歸屬於唯物論的範疇；時方派尊奉內經要旨，以病因、病機等理法審別為辨證方法，稱為醫經醫學，哲學上歸屬於陰陽論即辨證法的範疇。在『經方醫學』越是不發達的年代，醫經醫學有可能越是發達，形成一種完全不平衡的局面，更多出現的是替代性的局面。近半個世紀以來，經方與時方之爭基本上停止，統一於醫經醫學的思想理念和辨證思維。中醫界在尋求無害的、阻力最小的精神出口，從而減輕學派爭論的壓力。這樣一來，與醫經醫學自覺地處於歷史意識之中不同，經方醫學不得不處於歷史的潛意識當中。中醫界反對陰陽五行的學術見解都被冠以思想上反對辨證法，反對系統論。顯然因為存在這樣的邏輯聯繫，才導致了中醫師普遍思想上的束縛。人們不僅需要在行為上小心翼翼，而且在腦海中也不要信馬由韁。當中醫師長時間不能表達自己的真實想法，那麼他們就會不知道到底自己的真實想法是什麼，就會模糊自己的想法和別人想法的界限，模糊事實與觀念之間的界限，就會造成思想混亂。在這種大環境下，經方醫學的方證辨證這一核心理論長期地被壓抑和扭曲。有時候想起唐代韋鵬翼《戲題盱眙壁》中的『自從煮鶴燒琴後，背卻青山臥月明』兩句詩，我就會忍不住老淚橫流。」

「老張，溫病學說是中醫學巨大的成果，但是其中的風溫、暑溫、暑濕等理性的概念，都是以病因命名的，它對規定的病名的診治預先就有一套先於臨床現場的理論，譬如對濕溫診治的原則是，歷有『禁汗』、『禁下』、『禁潤』的三禁之說等。我們學習經方醫學的醫師應當如何揚棄溫病學說呢？」

「溫病學說的著作中除了病因、病機、病名的理性的概念外，還存在大量的方證記載。這些方證都是臨床經驗的結晶，絕不是揮筆立說，搖唇忽悠就可以做到的。」張手先生的話語中透出一種俯瞰的優勢，「經方醫師可以充分利用與學習這些可用的資源，為自己的臨床服務。當然進入臨床診治必須通過方證狀態的辨識步驟。只要經方醫師方證辨證的基礎知識是堅實的，溫病學說的書籍讀得越多越好。」

「溫病學說中的方劑與方證是經方醫學可用的資源？」我很好奇。

「是啊，洗盡鉛華之後返璞歸真才會發現這個問題。」張手先生得意地笑了，「溫病學說中的方劑方證和其繁複細密的病因、病機相始終，成為這一學派的蚌病之珠。」

張手先生的分析使人深思。他沒有迴避問題，也沒有走向另一個極端。除此之外，張手先生談話中一些新的用語，也給我留下了深刻的印象。

「老張，能解釋『創造性地誤讀』和『有選擇性地遺忘』這兩個概念的含義嗎？」莎士比亞在《麥克白》中的警告，語言是有魔力的，你說出了它，它就會纏繞著你。我已經被這兩個新詞語、新概念深深地吸引住了。

「這些新詞語都是在日文的書刊中看到的。」張手先生告訴我，「日本社會心理學家認為：『同一個事實，幾個當事人對其真相的敘述可能有幾個不同的文本。每一個人都自以為自己誠實，把自己的話當做真話。其實只是把合適自己的話當做事實真相，而把對自己不合適的事情忘得一乾二淨。心理的陷溺，使你在需要時，就會無意識地啟動一種機制，能把自己不肯承認的事情，對自己不合適的事情，自然而然地誤讀，或者遺忘掉，修改掉，以求得心安理得。』這就是『創造性地誤讀』和『有選擇性地遺忘』兩個新名詞的一種心理學上的解讀。日本導演黑澤明在他的電影劇本《羅生門》裡用文學形象表達了這種哲學與心理學上的理念。中醫界人士由於觀念和立場的不同，造成講述角度的差異，所以在中醫發展史營造出一種羅生門式的複調效果與流派之爭。我們反思這一個問題，不僅僅是為了恢復中醫理論的原先旨意，重要的是為了弄清目前中醫界的療效危機。」

想不到一個病案卻能引申出一大堆道理來，此時此刻我才豁然明白，只有闊大的閱讀視野才能形成新的文化自覺。這就是張丰先生總是鼓勵周圍的人學習外語的良苦用心。

「上述這一些問題既有醫學理念的問題，也有醫者思維方法上的弱點，所以前仆後繼地總有人在犯同樣的錯誤，讓我們看到似曾相識的一幕幕在輪迴上演。」張丰先生的目光凝重了起來，盯著我的雙眼，語氣沉重地說，「陸九芝的『陽明無死症』一語是針對一些醫家畏懼太陽轉歸陽明壯熱而發的，並非實指陽明階段不會死人，所以引用這句話要謹慎。像這種持續高熱的病例，嚴格地說應該住院治療，即使服中藥，我認為也要同時給予輸液。當時你限於條件，沒有給予輸液，今後一定要特別注意。我研究了《傷寒論》裡有關死亡的條文，它們所論述的病況，用現代醫學的眼光來看，好多死亡的病例不是死於原發的疾病，而是死於水和電解質的平衡失調，所以持續高熱的病人，特別是兒童，糾正水和電解質平衡的失調是非常必要的。」

在他的這段話中，我才掂量出起先他以冷雋口吻說「好險」兩個字的分量。

時間過得很快，不知不覺一個下午過去了，然而我還有好多好多問題呢。

「老張，你剛才說：『與醫經醫學自覺地處於歷史意識之中不同，經方醫學不得不處於歷史的潛意識當中』這句話能說得清楚一點嗎？」

「先給你看篇文章，看了以後再討論，好嗎？」

張丰先生戴上眼鏡，到書架上尋找了半天，拿來了一本尾台榕堂的《類聚方廣義》，他翻開書，找到尾台榕堂兒子武寫的一篇〈類聚方廣義題言十則〉，然後把這篇文章的要點用指頭點劃給我看。

〈類聚方廣義題言十則〉

張長沙《傷寒雜病論》，魏晉間湮沒不顯，雖王叔和為之詮次，歷齊、梁、陳、隋，唱其道者，寥寥無聞。隋・巢元方之於《雜病論》，唐・孫思邈之於《傷寒論》，僅援輔其術，非專奉其道也；王燾本非專門，亦唯備之收錄耳。宋・龐安時、朱紘，頗崇奉之，然其術猶不能脫時習。金・成無己始做注解。自明以降，注家無慮數十，各莫不謂得長沙之真諦，然至其療病，亦皆依準宋元法方，未有純一用長沙之方者，施治與言論相反，要不知活術在於此也。如石藏用、張潔古、朱彥修輩，不已不能用之，叨騰之於口，筆之於書，以誣罔往聖，熒惑後學，可惡莫甚焉。嗚呼，自長沙落筆後，千五百有餘年，特奉其方以治萬病者，獨有東洞先生耳，非深造自得者，孰能與於斯？

我把這篇文章反覆的讀了兩次，從尾台榕堂兒子武的述說中，體悟到了《傷寒論》的核心理念以及它在歷史長河中被醫家們冷落與誤會的命運。

「尾台榕堂《類聚方廣義》是一本不可多得的典籍，」張手先生語重心長，「你要隨時帶在身邊時時翻閱。其子武寫的〈類聚方廣義題言十則〉也要認真誦讀。你剛剛讀過的那一段文章，讀了以後不知道你有何想法？」

「我認為《傷寒論》的道在中國沒有引起足夠的重視，歷代醫家不是『僅援輔其術，非專奉其道』就是『其術猶不能脫時習』，或者『施治與言論相反，要不知活術在此』。唯有吉益東洞能夠懂得《傷寒論》的精髓。我認為《傷寒論》在歷史上出現道術分離的現象是事實，然而還是有許多醫家把握了傷寒論的理念，譬如宋代的許叔微，清代的徐靈胎、柯韻伯、尤在涇等人，並不是一片空白。」

我們的談話又到了該告別的時候了。

從張手先生住處出去，已是繁星高掛，夜幕四垂。沿著東陶廠的土公路往學校走，清涼的夜風伴著稻田裡的蛙聲交相回應。一路上，張手先生講的誤診誤治一案一直迴響在耳邊，這不是一個故弄玄虛的趣聞軼事，而是一個意味深長的寓含。

對，差一點忘了。那天，我對張手先生談到龍泉的仲萬春先生對於桂枝湯證的病人臨床存在兩種類型：一種類型是無汗，另一種類型是有汗。仲萬春先生的觀點雖然令人信服，然而由於時間匆忙我來不及向他做進一步詢問，於是就把這個問題重新提出請教張手先生。張手先生斷然地肯定了仲萬春先生的觀點，他說：「龍泉的仲萬春先生對於桂枝湯證的病人臨床存在有汗與無汗兩種類型的意見是有道理的。大塚敬節先生在《漢方診療三十年》一書中一開始就講到桂枝湯的主症，他是以『衰弱病人在感冒初期出現：發熱、惡寒、頭痛、脈象浮弱等脈症為依據來使用的，有汗與無汗沒有嚴格的要求』。」

在當天的晚上，我寫下下面一段學習小結：

〈辨別表證不容易〉

普通感冒，應該是中醫臨床最基本的病症之一，診治普通感冒應當是每個中醫師的基本功，但說一句得罪人的大實話，可以說，現代中醫師中不能正確辨治普通感冒的人不少，這的確令人難以接受，但卻是不爭的事實！奇怪的是，在臨床事實面前，那些不能正確辨治普通感冒的中醫師為什麼不會自我反省呢？為什麼還會努力地為自己進行辯護呢？對於以上幾個問題，開始的時候我百思不得其解，後來經過多年的學習與思考才漸漸地有了答案。

人只相信自己願意相信的東西，我們為自己的選擇付出的代價越大，就越難以從中自拔。心理學家認為，導致我們努力地為自我辯護的心理機制是認知失調：當事實和我們的信念不一致的時候，我們寧可相信自己的信念。這種自我辯護機制維繫著我們的自信、自尊和社會認同。這是一種正常的自我防衛。我們總不能一輩子活在自我糾結之中。

目睹中醫臨床現狀，雖然令人心疼。但是我們能夠做的也只能是自己在臨床上身體力行而已。

傷寒論中的表證就是太陽病，仲景對它的論述極為仔細，占總篇幅的一小半。陸淵雷的解釋是，太陽病最難，所以要花大力氣去做，例如剖竹子，剛開始時非全力以赴不可，待到刀子砍進去了，就可以輕輕用力，也能勢如破竹了。

麻黃湯、桂枝湯、葛根湯治療太陽病，這是傷寒論整理者的論敘。然而我們教科書上卻有另外的論敘，它認為麻黃湯、桂枝湯治療風寒束表。這是兩種完全不同的觀點來解釋同一病症與同一診治方法，前者立足於從人體內部抗病時陽氣漲落狀態，後者著眼於外部病因侵犯人體的病況。對於同一外感表證，前者認為是太陽病，是表陽證，也就是表熱證；後者認為是風寒束表，是表寒證。從這裡我們就可以體悟到中醫學不同學說流派的不同理論述說。幾千年來我們率以為常地用表寒證來指代太陽病，漸漸地忘記了傷寒論原旨——太陽病是指人體陽氣剛剛發動，這時的陽氣相對儲藏量還沒有大量消耗，人體是透過升高體溫來抵禦外感病邪的侵入。這一階段的發熱是反應性發熱，需要辛溫解表的方藥予以因勢利導，如果使用寒涼方藥壓制發熱，就會挫傷正氣。這就是傷寒論被內經化的典型個例，如果傷寒論被內經化以後不影響臨床診治，那也大可不必刻意糾正，然而正因為太陽病表熱證的張冠李戴，造成了張仲景辛溫解表法的衰落，所以我們不得不提出正名，使其名實相副。當然在前經方時代，只有方證相對應，沒有病機、病因，也就沒有了以上的爭論，所以我們有時候把自己置身於傷寒論還沒有經過陰陽學說整理之前的前經方時代，反而把問題看得明白。

臨床醫家也以表證的掌握與否來衡量醫者的臨床水平。

現代一個上海的名醫想把兒子培養成優秀的中醫師，在兒子中學畢業後，就送到自己一位同行好友處學習中醫，一邊讀經典，一邊侍診抄方。兩年後又轉到另一個同行好友學習一年，隨後送他去日本讀醫科大學。五年後，兒子畢業回國後，就讓他在父親自己的診所裡抄方，手把手地教他辨證施治，一年後就讓他在父親診所裡另設一室獨立處方，每逢疑難處可以隨時請教，但規定高熱患者與風癆臌膈等病人一定要請父親會診，並由父親主治，以示對患者的負責。這樣過了兩年，兒子漸漸成熟起來了。有一天下午，父親遠地出診了，浦東來了一個高熱半月的病人，只好由他兒子來診治了，他兒子認為是麻黃湯證，就給病人開了四味藥，立刻給病人煎好服下，並留下觀察。服藥後兩個小時，病人微微汗出，體溫稍退，由寒熱併發轉變為往來寒熱，再診視舌頭，舌淡紅苔黃膩，尚有口苦、嘔惡、涎臭、胸悶等症狀，於是另給柴芩清膽湯二劑。待他父親回來，兒子講述了以上的診治經過，父親聽後半天不說話，好一會兒，突然喜形於色，手掌高高舉起，把桌子大拍一下，對兒子說：「你有飯吃了！」意思是說兒子能獨立行醫了。並通知家人兩天後在上海大酒店宴請兒子的兩位老師及同行好友，以祝賀兒子「有飯吃了」。當時他兒子有點兒想不通，心裡想：「為什麼兩次拜師沒有請客設宴，日本留學畢業回來也沒有擺酒慶祝，現在我只開出了一個麻黃湯，父親反而會高興成這樣？麻黃湯不是十年前剛學醫時就瞭如指掌的嗎？」父親對他的心思一清二楚，就對他說：「兒子，你記住，理論上知道了不等於懂了，懂了不等於會了，只有等到你真正地掌握了方證相對，才算你入了門，入了門才有飯吃。這有飯吃，是指真正地憑自己的本領立身處世。」

他父親最後的幾句話是壓低聲音講的：「麻黃湯像一個中醫精靈，你熱愛中醫的時候你就會得到它的青睞與關愛，等到你對中醫失去了感情，對中醫臨床的熱情減退的時候，它就會悄悄地離開了你。孩子，父親祝願你一輩子永遠與中醫臨床相伴。」

這個故事不知道是否杜撰的，但對我的影響很大。使我時時擔心中醫的精靈會離我而去，冥冥之中促使我經常翻翻《傷寒論》的有關著作，從中尋覓著這精靈的蹤息。

感冒的治療，是以《內經》「發表不遠熱，攻裏不遠寒」為主要原則的。辛溫解表是晉唐以前中醫治療外感表證的主要方法。金元時代，劉河間認為「六氣皆用火化」、「六經傳授皆是熱證」，自稱「制雙解、通聖之劑，不遵仲景法桂枝麻黃之藥」。倡導辛涼甘寒解表，為外感表證的診治開闢了新的門徑。其弟子張子和「傷寒宗仲景，熱病從河間」，辛熱辛涼並行不悖。時至明清，溫病學從傷寒學中分化出來，自成獨立體系，新感用辛涼，伏邪以苦寒，漸成共識。晚清以降，隨著溫病學說的普及，偏愛辛涼而畏怕辛溫的見解漸漸成為社會時尚。為了糾正時弊，傷寒學派醫家矯枉過正地否定了溫病學說，如陸九芝認為太陽病唯有表寒證，所謂的「表熱證」其實就是陽明病。陸淵雷繼承了陸九芝的觀點，他在一篇〈傷寒之外沒有溫熱〉的論文中說：「僕自從師實習以來，遇所謂溫病者，未嘗一用銀翹桑菊，亦未嘗一遇逆傳心包之症，有之則銀翹桑菊之壞病耳。是知逆傳心包，正是辛涼輕劑所造成，時師投辛涼輕劑時，必豫言其逆傳心包，既而果然，則病家以為神，醫家亦自以為神。」雖然言之鑿鑿，但是言過其實，有失偏頗。

感冒初起應治以辛溫解表法，不僅僅屬於傷寒學説。倡導辛涼甘寒解表，不遵仲景桂枝麻黃之法的劉河間，其實在臨床上遇見發熱、惡寒、無汗的太陽病還是乖乖地使用辛溫解表的麻黃湯。他在《素問病機氣宜保命集·熱病》曰：「寒傷皮毛則腠理閉密，陽氣怫鬱不通而為熱。故傷寒身表熱者，表熱在在也，宜以麻黃湯類甘辛熱藥發散，以是腠理開通，汗泄熱退即愈也。」

溫病學説經典之一的《溫病條辨》也是以辛溫解表的桂枝湯為開篇第一方的。其第四條曰：「太陰風溫、溫熱、溫疫、冬溫，初起惡風寒者，桂枝湯主之，但熱不惡寒而渴者，辛涼平劑銀翹散主之。」對此吳鞠通的解釋是：「傷寒之惡寒，太陽屬寒水而主表，故惡風寒。溫病之惡寒，肺合皮毛而亦主表，故亦惡風寒也。」他在《溫病條辨·雜説》中進一步闡明自己的觀點：「傷寒不可不發汗，傷寒傳變便不宜汗。」這也符合《傷寒論》先表後裏的原則。在臨床上此老運用麻黃、桂枝得心應手，絕不顧忌。譬如《吳鞠通醫案·傷寒》篇中，共收入十三例醫案，其中只有四例醫案沒有使用麻黃、桂枝。桂枝的用量，少者一錢，一般三、四錢，多者六錢、八錢；麻黃的用量，少者三、四錢，多者六錢。其中第三例，二十三歲的吳氏太陽中風案，先用桂枝湯不解，二診用桂枝湯加麻黃羌活各三錢還是不解，最後麻黃用量甚至多達八錢，桂枝五錢才汗出而癒。這些辨證用藥經驗和《溫病條辨》所看到的診治方法有很大的差異。

葉天士在《臨證指南醫案》中，也有使用辛溫解表法的醫案。譬如在斑疹、溫熱和風溫的治療中，也使用了麻黃與桂枝入藥，的確令人匪夷所思。這充分説明對外感病的認識，雖然可以有傷寒學説與溫病學説的不同角度，但是尊重臨床的客觀現實則是一致的。

對於感冒我們應該有一個全面、整體的認識。事實一再表明，無論是感受時邪中的哪一種邪氣，其初期的表現幾乎是一樣的，只要有惡風寒之表症，都應該使用辛溫解表之法治療。只有等其入裏化熱之後，才可以酌情選用辛涼解表法。所以日本各派漢方家，如大塚敬節、矢數道明、清水藤太郎、藤平健、龍野一雄等都認為葛根湯、桂枝湯是普通感冒初期的首選方，也是所有急性傳染性、急性感染性前驅期的首選方。甚至把葛根湯列為普通感冒初期的家庭用藥。

表寒證用辛溫藥一汗而解的不在少數，然而臨床上我們也常常看到汗解後體溫不但沒有恢復正常，有的反而有上升的情況，於是有些人就錯誤地認為辛溫藥用錯了，將病情的正常演變，錯認為是誤治，嚇得以後不敢使用辛溫的方藥了。

太陽病傳不傳入陽明，醫師事先無法預料，也可能因許多無法預料的因素而陷入三陰，所以醫師只能根據太陽病治療，不然的話，更加被動。太陽病辛溫解表時，醫師預先預料到可能導致體溫不降反而升高進入陽明病，病家就不會害怕，哪怕病人愚昧，對醫師預先預料的可能，還是會接受的，這不同於醫師事後的解釋。更重要的是醫師預先對此種病情的正常演變能夠胸有成竹，那就不會亂了方寸。

臨床上外感熱病太陽病階段表現複雜，如表寒證有用辛溫藥一汗而解的，有汗解後體溫稍有下降的，也有不但沒有恢復正常，反而有上升的，但是只要醫者接著隨證治之，就會順利治癒。

僅舉我的一個治療驗案加以説明：

朋友之女，五週歲，外感發熱，體溫三十九度，頭痛、惡寒、無汗，葛根湯證，傍晚時分服用葛根湯第一煎汁，到了第二天上午朋友又抱孩子來診，説孩子服用中藥以後，稍有汗出，但是凌晨四點鐘左右突然啼哭不已，面紅唇焦，口渴飲冷，煩躁無汗，體溫三九．五度，因此就不敢煎煮葛根湯的第二汁。我認為病情從太陽傳入陽明，太陽陽明並病大青龍湯證，就處方一味生石膏七錢，叫朋友把它與葛根湯第一煎後的藥渣一起煎煮後取汁服下，隨時觀察病情變化。晚飯後，朋友來告訴我，藥後大概一個小時，孩子汗出燒退，中午吃了一碗稀飯後就跑到外面玩了。

總之，學習《傷寒論》首先要學好太陽病，其中太陽病的提綱證更為重要。太陽病的提綱證與做為太陽篇的核心方證構成了一種張力，這個張力支持著傷寒論中學和術一統的診治體系。但這一張力的理論內涵和臨床內涵卻隨著時代的發展而演變，太陽病的提綱證更是如此。

當然，重視太陽病篇並不是貶低其他各篇的重要性，而只是從初學者的角度來說，容易入門而已。就太陽病篇來說，其實都和其他各篇血肉相連的，因為陰陽學說就是一個完整的體系，其神祕性和包容性永遠難以窮盡的，新的認識與見解時有發現。譬如日本漢方家中西惟忠認為，在《傷寒論》中，一個條文同時敘述發熱和惡寒的有十三條，且在敘述上都是發熱在惡寒之前，只有第十二條例外。他認為發熱惡寒的順序不是偶然而無意義，而是有一定準則。從條文中證候的安排看，出現於陽證的主要證候有發熱、頭痛，脈浮，其排列趨勢是表證特異性越高越靠近條文的開頭；出現於陰證的手足厥冷，四肢拘急在惡寒之後，脈沉微則更在後，反映陰證的症狀按離心性排列在條文之末尾，這是《傷寒論》條文的一般結構。由此可見陰陽六經理論是經方醫學診治時的指導思想。我們強調陰陽六經的重要性，但是也要看到這一些抽象的理論有時候也會對方證的認識產生掩蓋作用。

我寫好了學習小結，心裡樂滋滋地，只想在給張丰先生批閱之前讓阿驊表兄過過目。

想不到就在那天下午，阿驊表兄不約而來，我高興地給他泡上了一杯新茶。

我把與張丰先生有關表證診治的談話與他說了以後，又把〈辨別表證不容易〉一文給他看。

阿驊表兄一邊喝茶，一邊說：「你剛才說的與寫的都是有關表證診治的心得與經驗，對我也有啟發。有人認為，中醫學是經驗累積，僅僅是為了滿足自身生存需要，其實中醫學也有對生命現象進行思索探求，長久以來的歐洲中心論者對東方文明有偏見，使十九世紀歐洲很多人文學者覺得現代的工業文明是自然的結果具有科學性；而東方文化則是非科學的神祕文化。然而，古代東西方人對世界的求知欲、對客觀性的需求，並不比現代人要差，甚至可以根據現代人類學家大量翔實的資料，完全有理由認為：古代東西方人對周圍生物環境的高度熟悉、熱切關心的程度是現代人難以企及的，因為現代人對自身文化客觀性的過度膨脹而把自己限制在城市孤島之中了。所以對於中醫藥學的研究更應該對自己所處的時代、社會、環境有一個清醒的認識，找出自己和古代醫師的思想距離。」

阿驊表兄的講話容易跑題，他總是在東西方文化的大背景下考慮中醫的臨床與理論。在貌似大而不當的話語中，我可以獲得許許多多新鮮的知識。

「盧卡契曾經說過，如果是整體性的問題，我們就不能指望透過局部的改變來治癒它。」阿驊表兄來了精神，「疾病的問題，不過是人體生命出現的反映全域抗病特徵的病理表現而已。即便你僅僅想要解決疾病的問題，也必須具備俯視人體在抗病過程中整個生命活動的視野，所以經方醫學強調在六經、方證與體質的範圍內討論疾病問題是可取的。」

「阿驊，」我問，「請你談一下《傷寒論》與臨床病案的內在關係，好嗎？」

「臨床醫師閱讀《傷寒論》的目的主要是為了提高療效。正像古人說的：『要把《傷寒論》當做病案來分析，同時在臨床上要把每一個病案當做《傷寒論》來解讀。』這句話樸實無華，揭示了在一個文本閱讀的空間中，我們如何才能觸及臨床實在的面龐；在臨床具體的病案面前，我們如何才能尋找仲景當時身影的祕訣。這樣，則在閱讀與臨床、抽象與具體、文本與病人的巨大反差中給人架起一座理解的橋樑。這諸多問題都需要我們去挖掘去表達，並在臨床的診治中取得療效。當然，這裡還有一個熟練運用的問題。陸淵雷認為，理解《傷寒論》懂其原理的人未必能夠熟練運用；能夠熟練運用的人，又未必理解《傷寒論》，懂得《傷寒論》的原理。我們更應該警惕前者，一刻也不能離開臨床實踐。」

古人說的話，聽來句句在理。然而細細想來，還是雲裡霧裡。阿驊表兄轉述的陸淵雷的話，我讀書時怎麼沒有看到，可見自己讀書的心不在焉。他說的對，臨床醫師就像是舞臺上的演員一樣，一日不練口生，二日不練手生。他需要天天與病人打交道，最需要的是心靈手巧，熟練運用。

我想知道阿驊表兄對張丰先生的方證狀態這一提法抱什麼態度，給他點上一支香菸以後就提出了這個問題。阿驊表兄吸了一口菸，在徐徐吐出的煙圈的圖像中陷入沉思，我想他一定在為解釋方證狀態存在的真諦做思考。

「方證狀態的存在並不僅僅是臨床發生過的脈症，它還是一種疾病的縮影。」阿驊表兄接受了張丰先生的方證狀態這個概念，並駕輕就熟地加以發揮，「在我看來，方證狀態是六經辨證的一個最後環節。它不僅僅是某個分離的病症，被封閉和局限在某處。相反地它是整個病症本身的有機組成部分。可以說，它是不斷照亮整個診治過程的光束，是不斷折射病人各種致病與抗病因素爭鬥結果的水晶球，是疾病過程中各種健病之變的因素不斷彙集的焦點。我想說的是，方證的存在不僅是一個特殊的事實或組合，而且是一種診治信息，指向那個病變本質的存在，並以特有的方式，展示生命之謎和顯示疾病治療的方法。」

縱深交錯的論述，咬文嚼字的措辭，再加上諸多的新名詞、新概念的連續降臨，真的使我昏頭轉向，應接不暇。不過我已經把他的話一五一十地記錄在案，好在他的敘述較慢，使我的書寫跟上了他講話的速度。這一套表述，連阿驊表兄自己都感到有些不習慣。所以講好以後對我說，「你看我是一個讚賞方證辨證的直觀性、直覺性的人，怎麼在述說方證狀態的存在意義時，會使用如此抽象，這般理性的言語來討論這樣一個具象的主題。」

二十一、古代經方譜新章

張丰先生知道我在學習西醫課程，並有陳興華醫師隨時給我指點，顯得非常高興。記得有一次，我和張丰先生談論中醫學習西醫的問題。他的一些談話，給我留下很深的印象。

他認為一個有抱負的現代中醫師一定要具備基本的西醫知識與瞭解西醫藥發展的動態，因為這些東西對中醫的臨床診斷大有裨益。

「嚴復最深刻的一句話是：『非新無以為進，非舊無以為守。』」張丰先生引經據典侃侃而談，「這句話說得太好了。當然這應該是中醫師自己內心自發的要求，而不是政府的行政措施。在日本，醫師在沒有取得醫師執業資格之前是沒有漢方漢藥處方權的，這一法規有利有弊，弊大於利。有利的是，漢方醫師具備兩種診治方法，具有應付各種各樣疾病的能力，能夠在基層獨立工作；有弊的是，長此以往漢方漢藥會慢慢地失掉自己的獨立性，成為現代醫學的補充與附庸。中國政府鼓勵中醫支持中醫，同時提倡西醫學習中醫，這一政策是正確的。」

張丰先生問我在臨床上有哪些方面得益於西醫知識？

我就把自己的點滴體會告訴了張丰先生：

在現代社會，病人求診於醫師有兩個目的，一個是要獲得正確的診斷，一個是想要減輕與消除自己的病痛。在一般情況下，人們總是認為只有識病的醫師才會治好病，這個病名無疑應該是西醫的病名。我學會了西醫的一般診斷技術以後，基本上就解決了識病的問題，就可以取得病人的初步信任。至於治病的問題，西醫的知識也可以使我預先知道病人的療程有多長，可以瞭解疾病的預後情況，可以減少治療的盲目性，還可以從側面瞭解西醫西藥的正面療效與負面效應，指導病人正確用藥。

舉一個例子來說明一下，一個年輕矮胖農婦，患玫瑰糠疹來診。查看患者胸脅軀幹及四肢近端，有許多大小不一的紅斑，脫屑如糠秕之狀、四周淡紅呈玫瑰色。診察中詢問得知有心煩頭痛，口苦口乾，手熱而燙，大便乾燥，小便黃短，月經閉止，乳汁溢流，舌質紅，苔薄黃，脈弦數。腹診：肚臍突出，腹肌堅實，以臍為中心呈高隆緊凸。診治的結果是防風通聖散證和三味黃芩湯證。予以防風通聖散合三味黃芩湯，七帖。在診察的時候發現病人有視野狹窄的體徵，就要求她去醫院做蝶鞍拍片，並告訴她可能腦垂體有問題。一週後複診，玫瑰糠疹與手熱發燙基本消失，醫院診斷為垂體腫瘤，她決定到上海大醫院治療。我要求她繼續服用防風通聖丸，以後的診治待上海回來再說，病人卻對中醫藥繼續治療缺乏興趣。使我困惑的是，病人一次又一次地感謝我對其腦垂體疾病的準確診斷，但一句也沒有提及玫瑰糠疹與手熱發燙的治癒，也沒有問我中醫藥能不能治癒腦垂體疾病。所以我想病人心目中對疾病診斷與疾病治療的孰輕孰重和我們中醫師心中的估計可能有一定的差距。如果病人徵求我的意見，我可能會希望她繼續長期地服用防風通聖丸，以期在月經閉止、乳汁溢流等症狀治癒的同時，腦垂體病變也許也能夠漸漸地消失。

這個病人的腦垂體病變，如果沒有西醫知識是不可能預先做出正確判斷的。假如這樣的話，不管你是中醫師或是西醫師，在病人的心目中，對你的信任度肯定是會掉分的。不過也的確存在著另外一種可能性，就是完全沒有西醫知識的干擾，中醫師按照自己的診治方法繼續治療下去，隨著閉經溢乳的好轉，垂體腫瘤也可能會在不知不覺中消失。其實在西醫還沒有進入中國前的幾千年裡，中醫師就是這樣「糊裡糊塗」地治好了許多被現代醫學確認為「手術適應症」的病人，甚至一些「不治之症」的病人。

我嘮嘮叨叨地述說完自己的看法與感慨，張丰先生臉上露出了笑容。我請張丰先生談談對「西醫知識有利於中醫臨床的診斷」這個問題的看法。

張丰先生坦然一笑，以無須爭議的口吻說：「這是明擺著的道理。兩年前，一個白白胖胖的中年婦女找我看病，她素來身體健康，但五年前漸漸發現左腿疼痛麻木，時好時壞。近幾個月左踝關節拘急而痛，夜間因為踝痛而影響睡眠。中醫、西醫、針灸、理療等治療，療效不明顯。醫師都診斷為左腿坐骨神經痛與左踝風濕性關節炎。病人虛胖，肌肉鬆弛，四肢無力，膚色蒼白，容易出汗，飢而無力，小便黃穢，月經量多而色淡質稀，白帶黃色量多，舌淡苔白，脈象虛細，腹大不實。一個典型的肌肉質體質的人，也就是《金匱要略．血痹病篇》所記敘的貴婦人體質的黃耆桂枝五物湯證。我查看她的前幾次門診病歷的紀錄，發現好幾個中醫師也已經用過這個黃耆桂枝五物湯，有一個醫師還連續用了三個月。我就詳細地詢問了病人的治療經過和生活起居，得知病人平時喜歡甜食，但從來沒有檢測過血糖。她在服用黃耆桂枝五物湯的時候效果比較好一些，但是療效不穩定。我認為像她這樣的體質，這樣的年齡，出現這些周圍神經損傷與關節疾病，有可能是因為血糖過高而引起的。她愛吃甜食的飲食習慣對她的病是很不利的，即使服用和她方證相對的方藥也還是無濟於事，這可能就是黃耆桂枝五物湯療效不佳的原因。於是我在幫她針灸的同時，給她處以黃耆桂枝五物湯和三妙丸料合方七帖，並要求她到醫院檢查血糖、尿糖，控制糖類的入口，控制飲食，盡可能的加強運動。」

張手先生稍作停頓，喝了一口茶。我聽得津津有味，心裡巴不得早點知道病人的檢查結果，就忍不住發問：「老張，病人在醫院檢查的結果如何？」

張手先生嚴肅地點點頭說：「醫院確診是糖尿病，空腹血糖15mmol/L，要求她到上級醫院做進一步的檢查。」

這個結果在張手先生的述說時已經有所察覺，現在知道了病人的這種病況我也沒有感到什麼意外，但是我關心她會接受什麼樣的治療方法，所以就迫不及待地問：「後來怎麼樣？」

張手先生笑了笑說：「病人最後還是決定選擇中醫針灸治療。我一直給她黃耆桂枝五物湯和三妙丸料合方加減化裁，每週針灸一次並控制糖類與飲食，每半個月檢查血糖一次。就這樣一個月以後左腿麻痛與左踝關節拘痛明顯改觀，血糖穩中有降。」

「再後來呢？」我又問。

張手先生看見我一臉猴急的樣子笑著說：「慢性病有方有守，認準目標，持之以恆。針藥並用治療三個月，左腿麻痛與左踝關節拘痛基本消失，血糖降至10mmol/L，其他症狀都大有改善，病人非常高興。後來堅持治療了一年，吃藥不針灸，血糖降至7～8mmol/L。」

「近來呢？」我問。

「近來一切還好，」張手先生說，「中藥斷斷續續地吃，血糖維持在6～7mmol/L之間。同時，我鼓勵她多多運動。由此可見，方證辨證治療糖尿病是有效的，經方醫師要有信心，不要妄自菲薄，輕言放棄。」

我以佩服的目光注視著張手先生，他又給我上了一課。對糖尿病這一類代謝系統的疾病我不大熟悉，更沒有碰到過糖尿病的併發症，今天的談話讓我獲益匪淺。

我突然想起一個老慢支病人，過去給我診治過好幾次，最近聽說他因為肺心病發作而住院治療了。因此我就中醫如何治療老慢支併發症一事求教於張丰先生。

張丰先生肯定對這個問題比較熟悉，因此我的問題一提出來，他馬上接過我的話題。接著系統地論述了老慢支併發症的診治問題。

在我的筆記中，張丰先生的意見如下：

慢性支氣管炎疾病相當於中醫的咳嗽病、氣喘病、痰飲病。醫經醫學對肺心之間的關係極為重視，早就知道它們生理上是氣血關係，病理上是乘侮關係。然而在五行循環論的框架下，它強調五種基本屬性的物質彼此之間的互相影響、互相聯繫，構成一種整體制約生化的有論、有序、有機的環狀系統。然而醫經醫學忽略了在時間座標上疾病動態發展的矢量變化狀況。

《傷寒論》的三陰三陽已經注重外感疾病的時間矢量變化狀況，然而還沒有具體地落實到內傷雜病如咳喘（慢性支氣管炎）的診治上，論述心肺關係時側重於空間區域內的相互影響。在論及心肺關係互為因果的病理變化過程中，還未論及時間矢量變化的階段性狀況，還未論及診治不當時出現的難以逆轉的轉歸與結局。

西醫對慢支患者長期、動態的觀察，對中醫的臨床診斷是有幫助的。慢支患者隨著疾病的延續漸漸地出現「肺氣腫病」，然後又演變為「心肺病」，再發展下去右心漸漸失去代償的能力出現了「右心衰竭」，甚至「肺腦」而死亡。這就是西醫對一個慢性病由輕變重一直到死的各個階段全程全方位的追蹤觀察。

《金匱要略．痰飲咳喘篇》中對慢性咳喘疾病的診治有精細入微的描述，並有出神入化的方證對應治療。如其中「膈間支飲」的臨床表現類似於慢性支氣管炎疾病發展過程中的「肺氣腫病」、「心肺病」、「右心衰竭」。如果我們運用西醫知識去分析它，對我們臨床熟練應用木防己湯類方證將會更加有利。如果我們把「膈間支飲」放到慢性支氣管炎整個病變過程中來研究，可能對它的診治會有更深一層的體悟。日本漢方家在這一方面做了大量的工作，如矢數道明〈關於木防己湯與心機能不全問題〉一文就值得我們一讀再讀。

張丰先生起身到書架上拿來一本日本漢方雜誌，翻到這一篇，遞給了我。

我看到在雜誌這篇文章的空白處全部密密麻麻地寫滿了中文，大概是這篇文章的要點。張丰先生怕我看不清楚他的字，就一邊用鉛筆指劃著他翻譯的密密麻麻字句，一邊慢慢地讀著：「矢數道明先生說：關於木防己湯與肺氣腫病問題，在《金匱要略．痰飲咳喘篇》中僅用了兩行文字進行概括：『膈間支飲、其人喘滿、心下痞堅、面色黧黑、脈象沉緊，患病數十日，醫吐下之不愈，木防己湯主之』。這一段文字與現代醫學對肺氣腫病出現的心機能不全由功能代償向結構代償轉化，以致心機能喪失代償功能的臨床病象是基本一致的。膈間支飲，即於肺部出現鬱血性支氣管炎，或產生肺氣腫的狀態。其人喘滿，即呼吸困難，咳嗽咯痰，面色黧黑，即面頰部鬱血和發紺的狀態。心下痞堅，即鬱血肝所致的肝腫大及其類似症狀；也就是說，木防己湯證即是對急慢性心臟功能不足的各個重要症狀所做的簡明扼要的概括。本方條文沒有提到浮腫和腹水等表現，但可以預料，如果病情再向嚴重發展，就會導致鬱血腎的各種症狀，諸如尿量減少、浮腫、腹水。」

張丰先生讀完了有關內容，把雜誌合上，繼續對我說：「大塚敬節也認為木防己湯應用於心臟疾病的機會比較多。心臟瓣膜病、心臟功能衰竭、冠心病等疾病，當出現身體活動時就出現呼吸急迫、氣喘痰鳴、下肢浮腫等病況時可以使用木防己湯。這個時候即使脈象沒有沉緊也可以使用。木防己湯的腹證，上腹部全體呈現脹滿而堅硬感，這一方面和半夏瀉心湯類方證的心下痞硬要加以鑒別。木防己湯對於心源性哮喘與肝臟惡化疾病也有較好的療效，服用以後可以使呼吸變得輕鬆，浮腫消退，睡眠好轉。常有西醫治療效果不滿意者，用這個藥方而康復的病人。」

漢方醫學在現代的兩位著名醫學家都對木防己湯治療心臟疾病的療效持肯定意見。

「還要注意，」張丰先生的眼睛注視著我，「肺氣腫病出現『膈間支飲』的木防己湯證也僅是諸多方證中的一個方證而已。臨床之際還須『知犯何逆，隨證治之』才是。我們學習經方的醫師如果都像日本漢方家這樣去研究方證的時間向量變化狀況，在疾病發展的全過程中找到方證的位置，在三陰三陽的綱目中發現疾病的不同演變階段。長此以往就可以使現代經方醫學得以豐富，得以發展；就可能使其找到更為有效的向前邁進的途徑。」

張丰先生的話中包容著好多的信息量，特別是有關研究方證時間向量變化狀況的觀點，對現代經方醫學的建設具有前瞻性的意義。看來日本漢方醫學在方證如何引進現代醫學方面已經在我們的前頭率先垂範，現代經方醫學今後的發展，學習日本漢方既是當務之急，更是長遠之思。

後來，我經常遇見膈間支飲的木防己湯證，透過反覆的臨床，才漸漸地對其熟悉了起來。

我鄰村的一個老人，患右心衰，西藥認為他的心衰是由於老慢支、肺氣腫引起的。患者消瘦憔悴，臉色暗黃，咳喘不已，痰黏而黃，頸部靜脈怒張，煩熱胸悶，夜間不能平臥，食欲極差，小便不利，下肢極度浮腫，大便閉結。這是一個老病號了，每一次急性發作，一到醫院就要馬上住院治療。老人不愛服藥，稍有好轉就馬上停藥，而且又閒不住地去田裡勞動，所以屢治屢發，沒有消停。這一次發作和上一次相隔僅僅只有半年。他的臨床表現明顯是《金匱要略》中的膈間支飲的木防己湯證，於是我給予他木防己湯加茯苓與芒硝，生石膏每天六〇～一〇〇克、芒硝三～一〇克，隨症加減。十天以後，諸症明顯減輕。其家人說，方藥甚是厲害。第一次服後，大便排出極多，下肢浮腫明顯減輕，咳喘、胸悶、煩熱也隨之好轉。患者後來由於外感發燒，出現惡風頭痛，汗多，脈浮數等桂枝湯證。我貿然投桂枝湯一帖，服藥以後，病症加重，發燒不僅不退，反而出現胸悶心悸、夜間咳喘不能平臥的現象加劇。改用桂枝去芍藥湯，二帖以後熱退汗止，恢復到原來的疾病狀態。接著還是在木防己湯加茯苓的基礎上加減化裁，病情趨於穩定，三個月後停藥。

張手先生介紹的日本漢方家的經驗的確值得重視。

「心臟瓣膜病人多見桂枝類方證，這一些病人往往處於心臟擴大的代償期或失償期，中醫治療療程多較長，容易反覆，病人與醫生一開始就要有心理準備。只有堅持長期服藥，才有遠期效果。」

一般中醫師都在追求「一帖知，三帖癒」的效果，對於一些需要長期服藥的病症缺乏應有的耐心。張手先生的話使我想起以前讀日本漢方醫生的病案時的情景。可每當我讀到一些慢性病診治的時間要半年、一年甚至三、五年的時候，我就會不耐煩起來，認為一定是醫者方不對症，現在看來他們的述說還是實事求是的。

「老張，」我問，「你說『心臟瓣膜病人多見桂枝類方證』，具體哪些方證出現的頻率比較多一些？」

「在討論這個問題之前，先要澄清一個概念。」張手先生有點兒糾結，「經方醫學是以方證為核心的，其他東西如體質辨證與疾病譜辨證是幫助醫生走近方證辨證的把手。它們可以起拐杖樣的引路作用，但是也會有誤導的可能，初學的時候特別要警惕這一點。『心臟瓣膜病人多見桂枝類方證』這句話是屬於現代疾病譜的方證知識，它對於初學者尋找方證有指導作用，但是它也僅僅是近百年來臨床大樣本的統計結果，並不能覆蓋這種病的所有病人。」

的確如此，張丰先生強調的這個理念對於初學者一定要警鐘長鳴，一不小心就會滑進「一病一方」或「一病幾方」的泥坑中去。有的醫師一說起心臟病就想起炙甘草湯，並把它做為首選方，這種「方病相對應」的理念有違經方辨證的原則和療效。

「澄清了上述的概念之後，我們繼續討論『心臟瓣膜病人多見桂枝類方證』這個問題。」張丰先生看著我，「最常見的有炙甘草湯、桂枝加龍骨牡蠣湯、木防己湯、茯苓甘草湯、五苓散、桂枝茯苓丸、柴胡桂枝乾薑湯、柴胡加龍骨牡蠣湯等方證。這是現代經方臨床實踐的總結，桂枝甘草湯與桂枝甘草生薑大棗湯是這類方證的基礎方。」

「老張，」我感到有點意外，「什麼是桂枝甘草生薑大棗湯啊？」

「桂枝甘草生薑大棗湯就是桂枝去芍藥湯，」張丰先生笑著說，「我喜歡這樣去命名這個方劑，桂枝去芍藥湯方的藥物排列就是桂枝、甘草、生薑、大棗四味藥，我相信最原始的桂枝甘草生薑大棗湯中的條文或口訣一定也會是這樣的，不然的話先人們背誦起『桂枝去芍藥湯』來多拗口啊。」

「老張，你說的有道理。」我驚喜地意識到方名的改變可能會牽涉到許多新的發現。

「桂枝甘草生薑大棗湯，」張丰先生慢慢地說，「其實就是治療『汗多、心臟或胃脘部腹部悸動喜按』的桂枝甘草湯加調味開胃和胃的生薑大棗而組成。可以想像在桂枝湯風行一時的時候，會出現不對症的濫用現象。如果一個桂枝甘草生薑大棗湯證的病人誤投了桂枝湯就會出現『脈促胸滿』的症狀，當發現失誤後，才知道原來是桂枝甘草生薑大棗湯證，所以要把已經湊攏在一起的桂枝湯中去掉一味芍藥。有人認為桂枝去芍藥湯是世界上第一張治療心臟病的方劑。這個結論當然沒有錯，但是回過頭來看看桂枝甘草湯的診治目標不也是治療心臟病的嗎？它可能出現的機會比桂枝去芍藥湯更早一些。再說桂枝去芍藥湯其實就是桂枝甘草生薑大棗湯。所以，有時候在理論的話語裡轉圈圈，轉來轉去最後還是回到了原點。」

「老張，你能舉一個臨床運用桂枝類方證診治心臟瓣膜病的例子嗎？」

「好的，」張手先生沉思了一會兒，「我最近診治一個心臟瓣膜病的男工友，三十五歲，兩年來頭暈心悸，心情煩躁而暈倒幾次。經西醫診斷為主動脈閉鎖不全，左心室擴張肥大。曾經住院治療症狀有所緩解，但出院後心悸頭暈依然發作，前天大便時又暈倒過一次，他自己堅持要求中藥治療。初診所見：消瘦憔悴，膚色蒼白，面色暗紅，時有衄血，口乾不欲飲水，手足冰冷，脈數結代，舌紅少苔，腹部肌肉緊張而菲薄，臍部悸動。」

好複雜的一個病症，桂枝甘草湯證肯定是有的，如果單獨使用似乎太薄弱了一點；說是炙甘草湯證吧，「面色暗紅，時有衄血，手足冰冷」似有不合；說是苓桂五味甘草湯證吧，又沒有「多唾」、「氣從少腹上衝胸咽」的症狀；說是苓桂大棗甘草湯證吧，倒是比較符合，但是對於「欲作奔豚」的臨床表現我又難以準確定位。

「我開始給予炙甘草湯五帖，」張手先生說，「但是服藥以後病人每一次都腹瀉，諸多症狀也沒有改善。於是我考慮再三，改投苓桂五味甘草湯與苓桂大棗甘草湯合方。茯苓六錢，桂枝九錢，五味子三錢，甘草二錢，大棗五枚。服藥後當夜心悸頭暈即緩，後此方五天一轉，連續服用兩個月，病情基本穩定，現在停藥已經半個月，在這期間還沒有出現暈倒的現象。」

「老張，苓桂五味甘草湯證不是要有『多唾』、『氣從少腹上衝胸咽』等主症嗎？」

「選擇苓桂五味甘草湯與苓桂大棗甘草湯合方，是因為病人具有頭暈、心悸、面色暗紅、手足冰冷、腹部肌肉緊張而菲薄、臍部悸動等症狀。病人雖然沒有多唾，但和『口乾不欲飲水』並不矛盾；這裡『氣從少腹上衝胸咽』與『奔豚』不僅僅是單一症狀，也可以是一組以『頭暈、心悸、暈倒、衄血、面色暗紅』等症狀所組成的一種臨床狀態。」

我聽了張手先生的解釋，心中的疑惑基本上得到了解決。

「五味子臨床上被認為是治療咳嗽的藥物，」張手先生意猶未盡，「其實應該以頭部有戴物感為指徵。古人把這種症狀叫做『冒』，如果伴有眩暈，就叫做『眩冒』，這是胸中有支飲的緣故，這都是五味子的適應症。大塚敬節認為對於耳咽管炎，具有耳部閉塞感、會聽到自己聲音變調、擤鼻涕時耳部堵塞症狀者，使用配伍五味子的藥方，會有出人意料的效果。」

這個經驗對我非常有用，也使我更加深入地理解到小青龍湯、苓桂五味甘草湯等配伍有五味子的藥方了。譬如苓桂五味甘草湯證具有手足冷、氣上衝頭面，頭部如戴物樣的轟熱醉酒狀、尿量減少等症狀，其中的「氣上衝頭面」一症，可能與耳咽管閉塞、聽到自己聲音變調、擤鼻涕時耳部堵塞症狀有一定的關聯。

我把黃美西一九六五年在閩北患多發性膿腫病的診治情況，原原本本地說給張丰先生聽，想請他從經方醫學的角度對其進行分析與研究。

「瘡瘍有時候是會致命的，明代大醫薛立齋也死於瘡瘍，日本的針灸家澤田健也死於瘡瘍。」張丰先生痛惜地說，「多發性膿腫是瘡瘍中厲害的一種。它大部分是由於金黃色葡萄球菌感染而引起的。其臨床特點是毒邪走竄不定，隨注隨生，發無定處，此起彼伏，腫塊初起皮色不變，漫腫結塊，全身常伴高熱。假如邪毒熾盛可能併發內陷變症而成為敗血症。」

「老張，對這個病林冠英大夫的處理恰當嗎？如果給中醫來診治，我們要注意什麼問題？」

「建甌縣人民醫院的林冠英大夫把多發性膿腫稱為中醫的『流注』，是恰當的。」張丰先生說，「西醫藥的治療是正確的，不然的話，體溫就控制不住，就有演變為敗血症的危險。如果治療不及時的話，流注就消散不了，勢必成膿。從西醫的角度來講，他們的診治是成功的。然而中醫認為，在流注還沒有形成之前，它的臨床症狀表現是太陽表證，也就是處於急性感染的前驅期。這是一個極為關鍵的時刻，中醫是大有作為的，特別是經方醫學的診治，它的前期介入可以截斷與扭轉病勢的發展，整個療程可以大大的縮短。」

張丰先生的話也佐證了我當時的猜想是合理的。

「如果使用《傷寒論》的診治方法可以嗎？」我問。

「當然可以，」張丰先生說，「元・楊清叟先生在《仙傳外科集驗方》中明確指出：『流注起於傷寒，傷寒表未盡，餘毒流於四肢經絡，滯瘀所致，而後為流注也。』如果在太陽病階段進行及時得當的診治，流注就有可能被消滅在萌芽狀態。你的朋友黃美西的病也是一樣，他開始生病的時候不是感到『身體惡寒，噁心，全身肢節不利索』嗎？

後來他又補充了『無汗』一症，你不是認為就是麻黃湯證嗎？我認為還是葛根湯證更為貼近一些，你的意下如何？」

我想了想，覺得當時黃美西的病症偏重於肌肉方面，葛根湯證與麻黃湯證相比的話，無疑葛根湯證更為合適。

「老張，你的意見很對。」

「黃美西的病症在葛根湯證階段得不到治療是一個重大的損失，」張丰先生搓著手說，「緊接著就是：『全身開始一會兒發熱，一會兒惡寒，口中苦極了，噁心得難受，身體上長出好幾個鴨蛋大小的腫塊』的症狀，你認為是三陽病的小柴胡湯證也有一定的道理，但是從後來病勢發展的迅猛程度來看，可能已經形成少陽陽明並病，大柴胡湯證的機率比較高。我的經驗還要加大量的連翹與銀花。」

「連翹與銀花的具體用量是多少？」

「連翹二兩，銀花一兩。」張丰先生答道。

「黃美西的病症前期沒有治療，後來『惡寒消失，有汗，發燒繼續，並出現潮熱，頭痛煩躁，口苦口臭，口渴欲水，神昏譫語，大便秘結，小便黃臭，四肢硬結在增大增多』。我認為疾病已經進入了陽明腑實證，也就是典型的承氣湯證了，老張，你的意見如何？」

「你的中醫診治意見是合理的。」張丰先生說，「但是我認為，在現代的醫療條件下，應該馬上住院治療，中西醫聯合治療，雙管齊下，齊頭並進，爭取時間，搶救病人。」

張丰先生堅信中醫針灸的療效，但是主張中西醫並重，不固執、不保守、不孤僻、不乖張，這是非常難得的醫學品德。現代經方醫學固然不能不注重傳統；但也不能只活在歷史之中。我同意張丰先生的說法，很多名中醫，名針灸家，就因為畫地為牢，固執己見，而斷送了自己的性命。譬如日本針灸家澤田健先生，背部生了一個癰，不用中藥，也不用西醫，結果疾病惡化而死。這又何必呢？總不能拿自己的生命做賭注來證明中醫學是全能的醫學吧？再看看有哪一個名中醫臨終時不是在西醫醫院裡進行一場搶救？醫者既要有自信而不能盲目自信，自信過了頭就會變成夜郎自大。還是古人說得好：「尺有所短，寸有所長。」中西醫互補，中西醫並重是合情合理的。

我有一種想法，覺得黃美西的流注病，西醫後期處理不理想，中醫應該有更為適當的療法。

「黃美西流注病的後期，」我說，「體溫已經恢復正常，但是腫塊還沒有完全消散，那個落腮鬍子的老醫師每隔一天給他靜脈注射一針金黴素與葡萄糖，治療了十多天才痊癒。如果用我們經方醫學的方證辨證來治療是否有更好的方法？」

「黃美西流注病的後期病症，」張手先生說，「臨床表現是『十六味流氣飲證』。十六味流氣飲來源於《萬病回春》，日本漢方家對《萬病回春》這本書情有獨鍾。十六味流氣飲我使用過幾次，方證對應的話，療效是肯定的。我們不妨與西藥同時使用，幫助病家縮短療程。」

張手先生的經驗我一一記錄在案，以後還要繼續觀察，以待使用。

十多年後，黃美西千辛萬苦調回了溫州，我們可以經常碰面敘舊，時時促膝談心，我也有機會為他診治疾病了。他的個子中等以上，精悍高瘦，沒有什麼大的疾病。幾十年來，我為他醫治過三次，兩次成功，一次不很理想。

第一次是一九八八年治療他的痔瘡出血。那是他痔瘡手術後的第二年，半個月了，每天大便出血鮮紅而疼痛，平時感到肛門不適，如有異物感狀。大塚敬節等人的《中醫診療要覽》，在「痔核」這一病名的下面有首乙字湯，作者說：「此為原南陽氏之經驗方，用於各種痔病，特對痔疼痛、出血及肛門裂傷等為適宜。」於是根據自己的理解認為黃美西的病症與乙字湯證相合，於是原方藥味不加增損，藥量變動如下：柴胡六克，升麻六克，甘草六克，黃芩六克，生大黃三克，當歸六克，三帖。三天以後，他笑吟吟地來了，說非常有效，服了一帖就好了，三帖以後痊癒。問我為什麼這樣有效？我說，你的病症與這個乙字湯證恰恰相對應，乙字湯就像一把鑰匙正好能夠打開你病症的門鎖。除此之外其中的奧祕夾纏不清，要把它弄清楚，還真是件挺繞脖子的事。過了三年，他的痔瘡又出血了，他就把原方再去中藥店抓它三帖，服了以後依然有效。這是他好了以後好久才告訴我的，他又一次問我為什麼，我還是那句話，方證相對，別無原因。又過了五年，他的痔瘡又出血，但是肛門不痛。他就來問我原方如何加減？我認為把原方中的大黃分量減去一半，服用三帖。他按照我的意思，去中藥店抓它三帖，服了以後就沒事了。我掐指算算至今他已經十多年沒有痔瘡出血了，大概可以算是治癒了吧。

有一天，他在我家玩的時候對我說：「我用這個方治療過一例與我類似的痔瘡病人，也獲得了很好的療效，看來中醫如果有了靈驗的祕方也是了不得的。」我覺得他的說法似是實非，但是要把其中的是非說清楚也不是一句兩句話就能做到的，所以支吾一聲就過去了。

第二次是治療黃美西的慢性胃炎。他十幾歲就離開家庭，一直在閩北一帶做流動工人，冷一頓，熱一頓，飲食起居沒有規律，所以早就落下了日後胃疾的病根。你別看他大便出血，他的胃可寒冷著呢，稍稍吃了一點寒性的食物就會吐口水。一九九七年冬天他發病了，連續一個來月胃脹、噯氣、胸悶。當時他在一家大醫院當電工，看病吃藥也方便，所以就前前後後吃了一些中西藥，但是都不見明顯效果，於是到我家裡請我給他看看。我看他除了上述的症狀之外，其他也沒有什麼明顯的異常，腹診也沒發現什麼，只是在背部按診時，發現第七胸椎棘突下的「至陽」穴位有壓痛。我就診斷為香蘇飲證，給他開了三帖中藥。

方藥如下：

香附一〇克，蘇梗一〇克，陳皮一〇克，甘草三克，高良薑三克，大棗三枚。

再交代他每天臨睡時俯臥在床上，用一個熱水袋放在背部第七胸椎棘突下的「至陽」穴位周圍，讓它來熱敷，加強療效。兩天以後他來電話，說是療效顯著，症狀明顯減輕，前前後後大概服用了五、六帖中藥就痊癒了。

黃美西是一個有研究癖的人，就追根究柢地詢問我：「為什麼香蘇飲治療我的慢性胃炎效果這樣地好？為什麼原先的方藥療效不明顯？」

我想了想，對他說：「我們的祖先經過上萬年的摸索，發現了一種『方證相對應』的診治方法，只要臨床上發現某種疾病的幾個主要脈症與某一個方劑的治療目標一致的話，就用某一個方劑治療，就會取得療效。」

「什麼叫『方證相對應』？」黃美西細細地問。

「『方證相對應』就是病人之證與方藥之證互相契合。」我說。

「什麼是『病人之證』和『方藥之證』？」

「『病人之證』是疾病臨床存在的本體表現，是用經方醫學規則與尺度加以歸納總結而得到的診斷；『方藥之證』是方藥在病人體內發生效能所治療的病症。它們合二為一，就像一個錢幣的正反兩面。」我一一加以解釋，「它們所列舉的症狀、體徵、脈象、舌象、腹證是一致的。臨床為了明確診治的結果，用方劑的名稱做為病症的名稱也是順理成章的。方證現象極為珍貴，禁得起臨床千萬次的反覆，是經方醫學存在的基石。你的慢性胃炎臨床表現是：胃脹、噯氣、胸悶以及口水多，這一些症狀與香蘇飲證非常吻合，所以就沒有過多的分析與推理而直接使用香蘇飲。最後療效很好，就證明這種辨證方法是合理的，假如下一次遇見類似的慢性胃炎病人使用它就更有把握了。至於原先的方藥療效為什麼不明顯？可能就是病人之證與方藥之證不相吻合罷了。」

第三次是治療他的慢性皮炎。近十年來，他全身的皮膚出現搔癢症，西醫多種檢查也沒有發現什麼異常，醫師說：「你要注意調整自己的精神狀態以保持心情舒暢。平素少用刺激性大的肥皂和過熱的水洗澡，避免過多的洗擦，以免使皮脂減少，皮膚乾燥，內衣要勤換勤洗，保持清潔，並選用質軟鬆大者為宜。飲食要清淡，多吃水果蔬菜，少吃油膩之品，保持大便通暢。更不可飲酒和喝濃茶，且避免吃辛辣食物」。然而這一些措施都說容易做到難，所以也沒有什麼可操作性。他也找過我開了幾次方子，我因為無法尋找到典型的方證，就按照他的體質狀態用藥。他是典型的筋骨質體質：身材高瘦，線型結構，四肢瘦長，肌肉有彈性，頭的前額較高，面部的骨性標誌較明顯，眼睛大而鼻子長，相似於西方體質人類學家Pende提出的「強壯瘦長型體質」，也相似於西醫所謂「卒中質」。日本漢方家認為，「大柴胡湯體質」應該是「筋骨質」的一種。由此可見諸等名稱在辨體用藥的臨床過程中，它們應該具有共通性。我在開大柴胡湯的時候考慮到他的一些個體特性，減少了大黃的分量而加重了乾薑的分量。他開始的時候很有信心，然而喝著喝著就堅持不下去了。他認為過去幾次的方劑，第一帖吃下去就有療效，這次已經堅持吃了半個多月依然還是無動於衷，一定是沒有找到病根。因此他就不吃我的方藥了，到處去尋找其他醫師其他療法來治療。我也不好多講什麼，畢竟我也沒有取得臨床效果嘛。

幾年過去了，他的皮膚過敏的病症依然如此。我也難以判斷為什麼他的皮膚過敏這樣地頑固。雖然我也多次叫他下決心長期服用改善體質的大柴胡湯，然而嘴巴講講也就過去了，最後都沒有付諸實踐。二〇一〇年他口腔內的右側黏膜發生了病變，細胞學檢查不理想，就做了手術。手術後一切良好，現在一年多了，體能基本上恢復到原來的狀態，大家都為之慶幸。

我在思考他皮膚過敏現象與口腔內黏膜病變的關係，是否存在這樣一種可能性，就是他的長期不癒的皮膚過敏現象是口腔內黏膜病變的先期反映，由於我們放棄了能夠改變體質的中醫藥治療，所以沒有能夠截斷後來的口腔黏膜病變的發展。當然這只是我個人的觀察與猜想，有待於更多的臨床資料來證明。

那天下午，我與張手先生圍繞著黃美西的多發性膿腫病談了許久，不覺已近黃昏。

張手先生與我在東陶廠食堂用餐，我們在臨窗的一長餐桌上邊吃邊說。

「日本漢方家對於中醫診治中的病名問題，不像我們中醫界人士說的那樣——『東醫雖亦學南陽，一病終歸是一方』。」張手先生告訴我道，「當然，這一種情況也在一部分漢方醫師中存在，就像在中國中醫界難道沒有這樣的中醫師嗎？但是漢方界的著名醫師都竭力反對這種以病名為目標的診治方法。譬如大塚敬節先生就說過：『中醫不像西醫，病名定而藥就有定，而是一切根據病人的病態、脈象、體質來決定處方的。看慣西醫的病人一來就問中醫什麼病名，我們當然為要病人瞭解，也總得說個病名，可是治療絕不置重於此。』」

「老張，你的說法對於糾正中醫界人士對日本漢方的偏見大有幫助。」

「大塚敬節先生對此還有發揮，他說：『病名是書本上的東西，並非實際存在，實際上存在的只是這病人。醫師如果根據不存在的抽象的病名來千篇一律地治療活著的病人，是很不恰當的辦法。我們的觀點很明白，就是病絕不是在病人之外的，病人之外別無所謂病。』大塚敬節先生的話說得多好啊！」

「老張，我們平時也經常離開具體病人來討論病名下的中醫藥治療，譬如討論支氣管哮喘用經方如何如何診治這樣的話題。對此你是怎樣看的？」

「我們中醫不見病人的具體情況就無法憑空討論治療的方藥。我們平時的討論支哮，不是規定它的具體治法，只是把幾個比較常見的主要方藥來泛談一下，僅供臨床醫師參考而已。這和西醫對支哮有規定的治療方法完全是兩碼事。大塚敬節先生有一句總結性的話，他說：『中醫用藥之妙，在乎其人。』」

「日本其他漢方家也都反對『一病一方』的理念嗎？」

「反對『一病一方』的理念幾乎是日本漢方的共識。譬如龍野一雄在《中醫臨證處方入門》一書的開頭就開宗明義地說：『中藥方不是以病名為對象，而是以具體的患者的個體為對象。按照病人的體質、症狀等不同，所用的處方亦各有異。正是因為按照各種當時情況，分別選用最適當的處方，才有它的良效。』」

如此看來，漢方醫學也是致力於反對「一病終歸是一方」的理念。

接著我向他講述了有關青山村汪阿姨從醫的故事，說她的十多張常用方，說她的疾病觀，說她的五苓散治療腹瀉等等診治經驗，他聽了以後感慨不已。

「細雨濕衣看不見，閑花落地聽無聲。」張丰先生感歎不已，「這是我聽到的一個動人的童話，想不到在現實卻是真實的存在，仲景地下有知也會為二千年後的知音者流淚。如果老天賜以機遇，她得到培養與發展的話，天下就多了一個優秀的中醫師。汪阿姨說的十六個方劑如果熟練運用可以應付常見疾病是有道理的，古人也有這樣的說法。薛立齋的《薛氏醫案·按》中所有的方加起來不過二十來首，用得最多的是補中益氣湯，六味、八味地黃丸。日本大塚敬節也有四大常用方，它們就是大柴胡湯、半夏瀉心湯、柴胡桂枝湯、八味丸。汪阿姨說的當歸芍藥散的治療目標與日本漢方家小倉重成說的：『貧血而面色黃白』基本一致。看來方證現象是客觀存在的，對此中日醫師臨床所見略同。當然，日本漢方家在當歸芍藥散的臨床應用已經積累了很多很好的經驗，如大塚敬節把當歸芍藥散加地黃治療主訴總是感到疲憊的妊娠中毒症的病人。同時對於當歸芍藥散證的胃弱者，改為加味逍遙散為好。從汪阿姨對感冒發熱的治療牽涉到《傷寒論》太陽病的桂枝湯、桂枝加葛根湯、葛根湯、麻黃湯、柴胡桂枝湯、大青龍湯等方與證的變化化表。她替你父親診治胃病的一幕也很經典，你父親只辨識到自己是少陽的香蘇飲證，但她已經清晰地診斷為少陽太陰合病的參蘇飲。對於把甘草瀉心湯列為治療疑難疾病的常用方也是大有深意。無獨有偶日本漢方家龍野一雄先生也有類似的見解，他在《中醫臨證處方入門》一書的第十三章中，把他認為最重要的二十五個方劑做了詳細的說明，其中就有甘草瀉心湯。雖然二十五個方劑中已有半夏瀉心湯，但是他還是不厭其煩地把甘草瀉心湯列入。特別對於甘草瀉心湯做為治療精神不安的諸多病症與瀉心湯、柴胡加龍骨牡蠣湯、桃核承氣湯、防己地黃湯做了畫龍點睛般的鑒別與比較。她呀，有意無意地已經走進了半部《傷寒論》。她對於平胃散的臨床目標掌握得又準又簡，透過一個白厚而膩舌苔就化生出藿香正氣丸證、三仁湯證與甘露消毒丹證，已經抓住了濕溫病的三個核心方證。」

「老張，汪阿姨使用五苓散符合『方證相對應』嗎？」我總想尋找到汪阿姨使用方藥的依據。

「中藥任何成功的治療，基本都會符合『方證相對應』，」張丰先生一臉自信，「五苓散證的要點就是『口渴與尿量減少』，只要在這個前提之下再進一步鑒別類似方證而使用就能取效。我用五苓散醫治好多個皮膚病，其要訣就是如是。初學時領會這一點也是很不容易的，漢方醫學給了我極大的啟發。特別是大塚敬節的醫案報告，既真實生動又表達得有條理有說服力。他說自己使用五苓散對嬰兒苔蘚、丘疹樣蕁麻疹效果非常好，有的病人白天服藥，晚上就有好轉。從某一個角度上來看，五苓散證的『口渴與尿量減少』的潛在原因可能是『水毒』的滯留，五苓散糾正了這個病態就治癒了疾病。大塚敬節另外兩個醫案報告也能夠解釋這個道理。一個病例是治療一位肺切除術後的患者，一個咽乾口渴，嘔吐，什麼也吃不下，醫生說是處於脫水狀態，鼻飼注入飲食物等，大塚敬節投五苓散粉末沖服，服用以後咽乾口渴消失，病情好轉。還有一個病例是患者前額的一部分浮腫，神經症般地嘮嘮叨叨，應該是血管神經性水腫，投五苓散而治癒。」

「老張，汪阿姨的診治方式與經方醫學有什麼共同的地方嗎？」我急於想把那種恍惚之感抓住。

「有，有啊。」張丰先生以肯定的語氣回答：「汪阿姨的診治方式與經方醫學的共同點是，從病人在抗病過程中出現的症狀體徵等現象入手，而不是相反，從病名病因等所謂疾病的『本質』入手。正像汪阿姨所說的，從辨認病名病因入手診治疾病是一條繁複的路。奇怪的是，恰恰是這種『從辨認病名病因入手』，卻成了歷代中醫主流的診治方法，主宰著中醫學幾千年。」

「老張，西醫也是講病名、病因、病位，它們的涵義和中醫的不一樣吧？」我忍不住插話。

「雖然西醫也是從病名、病因、病理、病位入手研究人類的疾病，然而它們利用顯微鏡等科學實驗的方法尋找到原始病因，具體病位，確切的病理狀態。千萬注意，不要把『病名』、『病因』等用語不加分別地互相取代，郢書燕說。」

「老張，汪阿姨的診治方式有什麼特點？」我把話題重新拉回來。

「簡潔實用，是汪阿姨診治方式的特點。」張丰先生想了想後說：「汪阿姨追求簡易、簡單，讓診治趨於直截了當。這樣就簡化我們的辨證環節，減少繁瑣的論證。她講的診治『昏死』的分類分型方法，雖然過於簡單，省略了大量的中間類型，然而其基本的分類方式還是可行的，特別是初學者可以從中得到不少的啟迪。她的給藥方法來自《金匱要略》。」

「老張，我父親和阿驊表兄圍繞診治『昏死』的方法的爭論，你是怎麼看待的？」

「我同意阿驊先生的意見。」張丰先生的態度明朗。「診治『昏死』的分類分型的方法雖然不錯，但是它存在所有分類分型方法共同缺陷。就是為了分類分型，不惜把複雜問題簡單化。黑白分明的分類分型方法，是以省略了大量的灰色地帶為代價的。臨床病症不會這樣典型，習慣於分類分型方法的醫師，在大量非典型病症前面就會暈頭轉向。只有立足於方證相對應的醫師，才能以不變應萬變而應付自如。」

我聽了以後沒有應答，心裡感到有點糾結。

「汪阿姨這個診治『昏死』的分類分型的方法有點兒背離她平時的臨床理念。」聰睿的張丰先生似乎洞悉我內心的糾結。「這就像京劇的票友偶然唱幾段越劇曲調一樣，不必要耿耿於懷。」

看來張丰先生還是認同汪阿姨這個家庭醫生。

「汪阿姨的從醫經歷讓許多不敢涉足中醫的人看到了成功的可能，看到了一個家庭醫師是怎樣產生。上述的五苓散治療三歲女孩秋瀉一案，汪阿姨一下子就抓住了核心主症，迅速地退了熱、止了泄。明代兒科名醫萬密齋在〈幼科發揮〉中提到『余教諸子治泄瀉，始終三法：初用理中丸一服；不止，次用五苓散，一二服分利；不止，三用白朮散服之良；又不止，用參苓白朮散調理，未有不效』。雖然其中講到五苓散是治療小兒腹瀉的要方，然而沒有規定具體的治療目標。初學者如果按圖索驥，按照萬密齋預先規定的先後次序用方，其臨床療效是難以把握的。相比之下，汪阿姨的診治目標具體明確，容易學習。」

「老張，她用桂枝湯加減治療外感發熱有道理嗎？」

「有道理。」張丰先生連連點頭，「日本漢方家古名屋玄醫就是這樣做的，他以桂枝湯加味方為主來治療諸多疾病。他認為疾病乃是由陰陽的不調所引起的，故用桂枝湯使之調和便會痊癒，用桂枝湯加減治療外感發熱更是不言而喻的。」

「老張，《傷寒論》中使用五苓散治療霍亂，和汪阿姨治療秋瀉的治療目標相同嗎？」

「它們的治療目標基本相同。」張手先生肯定地說，「《傷寒論》中『霍亂』所包容的範圍比較大，既包括傳染性的腹瀉，也包括感染性的腹瀉，只要是驟然而起的上吐下瀉都包括在內，其病名就有『揮霍撩亂』的意思。在沒有輸液點滴的古代，先人發現五苓散、理中湯、四逆湯、四逆加人參湯、通脈四逆加豬膽汁湯等方劑搶救急性腹瀉病人，的確是世界醫學史上的奇蹟。宋本《傷寒論》第三八六條云：『霍亂，頭痛發熱，身疼痛。熱多欲飲水者，五苓散主之；寒多不用水者，理中丸主之。』條文以熱多寒多，口渴不口渴，來鑒別吐瀉應該使用五苓散或是理中丸。汪阿姨治療的秋瀉女孩一案符合熱多口渴腹瀉的五苓散證，女孩『口渴欲水，水入即吐』的表現更是和條文絲絲入扣。這一『水逆症候群』再加上『小便不利』一症也構成和葛根芩連湯證相鑒別的要點。」

「老張，我總難以理解，面對一個脫水的病人，不通過靜脈補充生理食鹽水，怎麼可能維持有效血容量？」

「是啊。」張手先生沉默了半天。「這在現代社會是不可想像的。所以在那個年代發現桂枝茯苓白朮類方、人參茯苓白朮類方、甘草乾薑附子類方能夠治療脫水病人是極為珍貴的。根據日本漢方醫學的研究，已經知道它們是透過調整胃腸功能對水液重新分配，從而達到補充水液和鹽。因此有人稱之為『胃腸輸液』。當然這種療法只有在方證相對應的情況下才能發生療效，一般也只適應於中、輕度的脫水病人。」

「老張，你能否舉個例子說明一下『只在方證相對應的情況下才能發生療效』的事實？」

「好吧，」張手先生點點頭。「我以茯苓甘草湯與五苓散糾正脫水為例子，談談方證相對應的重要性。」

我打開筆記本，拿起筆，認真聆聽。

「我也是借用日本漢方醫學的研究成果來解釋這個問題的。」張手先生實話實說。「外感熱病過程中出現的輕度脫水，《傷寒論》一般採取口服溫水補充，如宋本第五十九條：『大下之後，復發汗，小便不利者，亡津液故也。勿治之，得小便利，必自愈。』只有在脫水更為嚴重的時候，才會使用方藥治療。這個先採取口服溫水補充，然後服用湯藥治療的先後程序，在宋本第七十一條有載：『太陽病，發汗後，大汗出，胃中乾，煩躁不得眠，欲得飲水者，少少與飲之，令胃氣和則愈。若脈浮，小便不利，微熱消渴者，五苓散主之。』值得注意的是，條文中把『大下之後，復發汗』、『發汗後，大汗出』等外感熱病過程中出現的血容量減少的現象和休克代償期的尿量驟減（『小便不利』）的現象緊緊地聯繫在一起。並且以『得小便利』做為治癒的先兆。由此可見，古人的臨床觀察是精細入微的。」

我非常驚喜，解讀《傷寒論》是這樣地令人心曠神怡。

「《傷寒論》七十三條：『傷寒汗出而渴者，五苓散主之；不渴者，茯苓甘草湯主之。』據臨床觀察，在外感熱病過程中，由於大量發汗等原因造成水液代謝紊亂，也就是所說的中度脫水的『水與電解質平衡失調』的狀態。古人的經驗之一，就是透過五苓散或茯苓甘草湯通陽利水來糾正脫水，解除水液代謝紊亂。」

「既然五苓散與茯苓甘草湯都能通陽利水，那麼它們之間可以互相替代使用嗎？」我明知故問。

「問得好。」張丰先生輕輕地一笑。「理法方藥辨證和方證辨證的不同點就在這裡。僅僅是治法對頭，如果方證不對應的話，還是竹籃打水一場空。」

「老張，」我想把自己的疑竇全盤提出。「茯苓甘草湯證與五苓散證在大汗之後都存在中度脫水的狀態，臨床都有發熱、小便不利的症狀。但是一個口渴，一個不渴，在現代醫學研究方面找到什麼根據沒有？」

「日本在經方的實驗研究方面做了一些工作。」張丰先生神色鄭重，「他們認為，五苓散證是高滲性缺水，是低血容量狀態伴有高血鈉，實驗室檢查尿比重高。臨床表現為：口渴、煩渴，頭痛、小便不利。這個時候，在服用五苓散的同時要『多飲溫水』、『以白飲和服』。病人如果大量急速地『渴欲飲水』，血液就會急速被不含鹽的水所稀釋，出現腦組織水腫的急性水中毒，這就是『水入則吐』的水逆證了。」

原來如此，看來經方離科學並不遙遠。

「茯苓甘草湯證是低滲或等滲性的缺水狀態，一般不會口渴，所以渴與不渴是五苓散證與茯苓甘草湯證的鑒別要點。」

「老張，五苓散中為什麼沒有甘草？」

「外感發熱過程中出現的五苓散證是低血容量狀態伴有高血鈉證，甘草具有鹽皮質激素樣的作用，會促使血鈉瀦留，所以甘草不適應高鈉低血容量性的五苓散證是可以理解的。」

汪阿姨全憑經驗使用《傷寒論》的五苓散治癒了小兒秋瀉，經張手先生一解釋竟非常符合科學的道理。假如仲景今在，不知會做何感想？

圍繞汪阿姨的故事我們還在討論著。

「老張，汪阿姨對脈診的消極態度你是如何看待的？」

「汪阿姨站在一個中醫愛好者的立場上對脈診一些看法雖然過於消極，但是也是無可厚非的。」張手先生神色平常地說，「然而做為一個經方醫師對於脈診可不能有半點忽視，日本漢方醫學家對脈診普遍有畏難情緒，你可不能受其影響。《傷寒論》中脈診有著極為重要的地位，臨床上是有以脈象為主症來定奪與選擇方證的。在脈證不符的病況下，還有『捨脈從證』和『捨證從脈』的舉措。例如論中第三五〇條云：『傷寒脈滑而厥者，裏有熱也，白虎湯主之。』就是捨證從脈的典型範例。如果脈象不熟，不知何為『滑脈』，面臨如此危急時刻，醫者將何去何從？」

「老張，對汪阿姨講述的望而知之的生活現象與張簡齋先生的診療故事，你是如何看待的？」

「這裡牽涉到直覺思維的問題，」張手先生說，「望而知之就是直覺起了作用。直覺思維流動如水、明滅如星，迅即凝聚，迅即泯滅。做為一種思維方式，直覺是指不依靠明確的分析活動，不按照事先規定好的步驟前進，且從整體出發，用猜想、跳躍、壓縮思維過程的方式，直接而迅速地做出判斷的思維。一想到這一點，我時時警惕自己隨時會失去辨證的直覺力而後怕，因為我看到了許許多多中醫師到了晚年常常不知不覺地步入了庸常思維定式的陷阱之中。」

「老張，能否舉一個例子來說明一下什麼是直覺思維？」

「好啊，」張手先生說，「小孩親近或疏遠一個人憑的是直覺；日常生活中，素未謀面者相遇，往往會覺得對方心胸開闊或者心胸狹隘，一般都是憑直覺；籃球運動員臨場投籃，也只能憑直覺；在一大群滿地亂爬的蝤（青蟹）蠓之中，站在遠處看看就能識別出肥美壯實的蝤蠓也是憑直覺；孫思邈在《千金翼方》中有一段話：『至於仲景特有神功，尋思旨趣，莫測其致』，他坦言自己沒有讀懂仲景大論，但他已經感受到了經方卓越的療效，這種感受就是他透過直覺得到的。」

「老張，我們經常在別人說話之前，便知道其內容，這是不是直覺思維？」

「對啊，我們經常在拆信之前，便已知道其內容，這些思維活動都不受某種固定的邏輯規則約束而直接領悟事物的本質。」

「老張，你認為直覺能力是否可以傳授？」

「直覺思維不可能從外面植入，因此難以傳授。」張丰先生說，「直覺思維存在於每一個人心中，要靠自己體悟喚醒與激發。經方初學者總是幻想著有一種一勞永逸、一學就知的所謂方證辨證，呵呵，別偷懶，方證辨證不是一張印好的人民幣，可以拿來就用！它是直覺思維的產物，但它可以透過培養與訓練，依據內因的感知迅速地對問題答案做出了自己的判斷。」

「老張，你認為經方醫師應該如何培養與訓練自己的直覺思維？」

「可以從三個方面進行培養與訓練。一、要有廣博而堅實的方證基礎知識；二、要有豐富的方證辨證的臨床經驗；三、要有敏銳的觀察力，特別是把握整體與全域的能力。培養與訓練好這三個方面的知識與能力，就會產生自己的直覺思維。」

「老張，你說的『把握整體與全域的能力』，指的是什麼？」

「就是訓練自己六經辨證與體質辨證的能力。」

「老張，直觀思維都這樣可靠嗎？」

「不，」張丰先生說，「直觀思維也有不可靠的時候。古代文獻《列子．說符》有一個『人有亡斧者』的故事，就是給人們講述直觀思維不可靠這一問題的。它批評一些人單憑自己的直覺，而不注重事實根據，對人、對事胡亂猜疑。」

張丰先生到書架上找來一本書，讀了起來：「人有亡斧者，意其鄰人之子：視其行步，竊斧也；顏色，竊斧也；

言語，竊斧也；動作態度無為而不竊斧者也。俄而掘其穀而得其斧，他日復見其鄰人之子，動作、態度皆無似竊斧者也。」

這篇文章我曾經在初中語文中讀到過，但是對它的深層含義還是一知半解。

「老張，這個故事對中醫臨床有什麼啟迪作用？」

「我們經方醫師從直覺思維捕捉到的信息是非常珍貴的，但是捕捉到的直覺判斷也會有不可靠的時候，所以一定還要進一步在臨床上找到脈症的根據才行。如果沒有找到相應的脈症，就不要一味相信自己的直覺。不然的話，就會走向事實的反面。」

對於汪阿姨的「做一個醫師首先要知道有的病是醫治不好的」這一觀點，張手先生同意阿驊的意見。

「阿驊先生說的很對，重要的是要分清概念的內涵與外延。」張手先生說，「日本漢方家對於這個問題的認識值得我們借鑒，他們把臨床疾病分成三種：半健康、疾病、難治病。這樣醫師與患者對於診治疾病的療程與預後就有了一個明確的認識。龍野一雄認為，中醫學有它的界限，認為中醫學無論什麼難病、重病全能治癒，那也是不正確的。」

「老張，半健康是指哪些病？」

「所謂的半健康就是指西醫難以判斷為疾病的症狀與體徵，西醫難以治療半健康的病人。如呃逆、動悸、咽喉異物感、頭痛、失眠、眩暈、上衝、冷證、肩痛、易疲勞、宿醉、假性近視眼等疾病。這些病人卻都是中醫藥的適應症，譬如假性近視眼，中醫針灸都有效。大塚敬節的介紹，據藤平健的經驗，假性近視眼一半左右的患者可以用五苓散獲效。」

「老張，難治病具體是指哪些病？」

「所謂的難治病是指西醫棘手難治的五十來種病，如白塞氏綜合症、多發性硬化、紅斑狼瘡、側索硬化、慢性肝炎、再障、類風濕性關節炎等疾病。」

「老張，汪阿姨對於脈象的意見有沒有可取的地方？」

「汪阿姨不是職業醫師，因此講話毫無顧忌，其中也有一定的合理性。」張丰先生實話實說，「日本漢方家龍野一雄也有類似的說法，當有人問他臨床診治『必須診察脈嗎？』這個問題時，他的回答是：『不診脈也可以大致瞭解，但為求正確，必須診脈。』」

張丰先生深度的闡述，使我重新認識了汪阿姨與許多新概念。

「我找了幾本日本漢方醫學的書給你，拿回去系統地泛讀一番，以開拓自己的視野。」張丰先生說，「從抽象理論到具體診治，日本漢方家們都有自己的想法與做法。因為醫學觀念的轉變是應對現代挑戰的第一步，毫無疑問也是最困難的一步，所以他們的研究成果值得我們參考與學習。」

隨後，張丰先生引我走出房間，在走廊盡頭推開了左邊的一扇門。我來他家已經好多次了，今天還是第一次踏進他的這個房間。一進屋我就看見一條用書架隔開的走道，房間的窗前擺著一張書桌，兩把椅子。還有兩排的書架靠牆，書架上擠滿了書刊，許多書由於沒地方放，全部靠牆從地板上蜿蜒迤邐而疊起，一直疊滿了他房間中所有有空隙的牆面。看來這裡便是張丰先生日常含英咀華，閱讀思考的地方了。張丰先生從書架上抽出幾本書遞給我，記得有吉益東洞的《類聚方》，山田正珍的《傷寒論集成》，和一本與湯本求真有關的書，似乎是大塚敬節的《中國內科醫鑒》。

「日本漢方家中最要緊的是吉益東洞，」張丰先生以崇敬的口吻言之諄諄，「他是漢方家們的領頭雁，是他極力倡導張仲景醫學思想，他在《方極．自序》中明確地指出：『夫仲景只為方也為法，方證相對也』，對他的這句話我的理解是：經方的方藥之中已經隱含著診治的理法，方就是法，法就是方，體用一源，顯微無間，是一類『具體的真理』。湯本求真、大塚敬節、奧田謙藏與藤平健等人或多或少模仿了他的成功經驗。讀他的《類聚方》、《藥徵》，你就會感受到他的淵博與精到，他的別具一格的研究思路。」

看張丰先生嚴肅的樣子，我豈敢不用心去記。坐在先生書桌旁，見高至屋頂的書架，上面擺滿了書，高處還放有幾疊線裝書。先生書桌上有一大排書，高高低低的緊挨著，是形形色色的日文詞典，有兩本日本講談社出版的《日漢大辭典》極厚重地挺立在書架的中央。張丰先生的書桌上還擺滿了一摞摞的漢方雜誌，雜誌中插滿了手抄的卡片，都是張手先生翻譯下來的重要章節與段落。

夕陽正沉在窗前的湖上，一縷金光穿過樹梢灑入，把整個書房照得亮堂堂的。我與張手先生相對無言，默默地站立在滿室的輝煌之中，進入傳說中「物我兩忘」的境界。

二十二、青燈古卷夜思長

很長時間沒有與阿驊表兄細談了，心裡渴望他的來到。

一個星期天的中午，我從外面診病回來，回到學校，遇見了阿驊表兄，他已經在這裡等了兩個小時。我留他一起吃午飯，在飯桌上，我把矢數格《漢方一貫堂醫學》中有關森道伯治療體質學的內容摘要拿給他看。

我說：「張手先生學習經方就是直接從日本漢方入手的，這樣的情況的確非常特殊。我認為，與張手先生交談，使我對經方醫學加深了理解，更大的收穫是知道了方證辨證的實質是『方證狀態』的辨證。它不僅僅是以幾個主症、脈象為唯一的診斷要點，還包涵著體質的鑒別、疾病譜的查考等因素。它們之間水乳交融，『和而不同』，互相關聯、互相驗證、互相展開，互相補充。這樣的辨證思路使臨床處方用藥有了更加明確的依據。使中醫臨床學從醫者意也的隨意性中走出來，成為一門循規蹈矩的臨床技術。」

「阿驊，尋找到陸淵雷的醫學思想以後，現在又遇到了張手先生，真是命運的安排啊！」我興奮地說。

「張手先生經歷坎坷，人文學養豐厚，學習目的不同於一般的醫師。特別是他別具一格的學習路徑，就是從日本漢方直接進入中醫臨床，因此他具有一般研究者所不具備的特殊視角。」阿驊表兄感同身受，百感交集。

阿驊表兄這次來的目的是與我討論陸淵雷的經方思想。

「現代中醫界對《傷寒論》進行研究分析，」他說，「各類著作和大塊文章俯拾皆是，然而有真知灼見的作品不多。我反覆閱讀陸淵雷的著作以後，覺得他有一個重要的醫學觀點，我們應予以高度重視。」

我對阿驊表兄敏銳的觀察力非常佩服，他說閱讀陸淵雷後發現的新觀點，肯定又會給我帶來新的信息，我感到分外地欣喜。

「阿驊，陸淵雷先生怎麼說？」

「陸淵雷先生反覆強調經方醫師診治疾病的時候，一定要首先辨別發生疾病時人體的抗病趨向如何，分清表裏與上下，然後採取因勢利導的療法，維護自身抗病的力量，用藥儘量避免與自身的抗病趨向背道而馳。」

人體的抗病趨向是一個看不見、摸不著的抽象概念，真的不知道如何辨別，更不知道如何維護與避免抗病趨向受損失。我想第一步一定要弄清楚自身抗病趨向的具體表現，想向阿驊表兄求教。

「阿驊，中醫學中的『表、裏、上、下』是指病位嗎？」

「陸淵雷先生認為『表、裏、上、下』不僅指病位，更是指人體的抗病趨向。」

原來如此，「表、裏、上、下」可以指代自身的抗病趨向，這句話重要極了，它把抽象概念具象化了。「阿驊，『表、裏、上、下』是指代四種抗病趨向嗎？」我求知的欲望被引發了起來。

「陸淵雷先生認為『表』與『上』是一組抗病趨向，『裏』與『下』是另一組抗病趨向，『表、裏、上、下』究其實就是兩種抗病趨向。」

我把陸淵雷的書顛來倒去讀了很多遍了，為什麼沒有讀出人體的抗病趨向這一重要的問題來？真是慚愧啊。

「阿驊，請你細細道來，我洗耳恭聽。」我嬉笑著，以羨慕的目光看著阿驊表兄。

不知咋地，我在阿驊表兄面前表現得更為隨便與任性，也許就是所謂的近而不恭，熟不拘禮吧。張丰先生與阿驊表兄雖然年紀彷彿，相比之下，我在張丰先生那裡多多少少還有一點拘謹與侷促，遠遠還沒到彼此言笑、自自然然的程度。

「陸淵雷先生認為，從陰陽學說的角度來看，表與上稱為『陽』，裏與下稱為『陰』。」阿驊表兄有條不紊地說，「這裡的『陰』、『陽』是指抗病趨向，與病證的性質無關。太陽病的頭痛、項強是人體的抗病趨向向上，但是真正的目的其實是向外；陽明病的承氣湯證是人體的抗病趨向向下，但是真正的目的其實是向裏。太陽病的所有症狀與脈象所產生的『表證』是人體的抗病力量欲達到出汗排毒的目的；陽明病承氣湯證的所有症狀與脈象所產生的『裏證』是人體的抗病力量欲達到瀉下排毒的目的。這時候，病邪所產生的毒害已經輕微，但是特殊的代謝所產生的廢料囤積於腸道，人體抗病能力下降，大便難、腹滿痛、轉矢氣、熱結旁流等皆人體抗病能力下降之象。」

我不明白這樣的分類對診治疾病有什麼作用。「阿驊，陸淵雷先生的真正用意是什麼？」我很好奇。

「陸淵雷先生認為，」阿驊表兄的語調平穩。「『無論何事，力專則易成，力分則難成，力分而力之方向相反者，尤絕對不可成』。人在發病時候寶貴的抗病力的抗病趨向也是一樣，抗病力專則疾病容易治癒，抗病力分散則疾病難以治癒。我們使用方藥一定要保持和抗病力的抗病趨向一致，才能夠達到因勢利導的效果。譬如當病人出現太陽與陽明兼病時，仲景通常先解表後攻裏，假如遇到必須要急下的病人，可以先行攻下以後再解表。仲景的方劑組合從來沒有發表與攻下並施合為一方的。」

經阿驊表兄的分析我才有所體悟，原來使用合方的時候一定要注意到人體抗病力的抗病趨向，特別是解表與攻裏的方藥一般不能合用。即使遇到太陽與陽明兼病時也要分先後治療，這樣才不會阻礙了抗病力的抗病趨向。

「阿驊，《金匱》的白虎加桂枝湯難道不是治療太陽與陽明兼病或者合病的嗎？」我想到了一個問題。

「陸淵雷先生認為桂枝湯不是典型的解表劑，」阿驊表兄臉上的神色仍舊那樣淡然。「白虎湯更不是攻下劑，它們的合方並不違背上述治療原則。」

我又想到一個特例，就問：「桂枝加大黃湯難道不是解表與攻下的合方嗎？」

「這個方劑應該講是桂枝加芍藥湯與大黃的合方，桂枝加芍藥湯不是解表劑所以與上述的治則無關。然而陸淵雷先生說自己雖然理論上認為桂枝湯不是典型的解表劑，其作用是『其方不過調整淺在血管之血行』，認為『不妨與大黃同用』，但是在臨床上陸淵雷先生還是比較謹慎，說自己『竟未敢用之』。」

我一直用心留意桂枝加大黃湯的問題，後來在讀曹穎甫《經方實驗錄》時候，看到了曹穎甫使用桂枝加大黃湯的醫案與體會，謹把原文抄錄在下：

〈桂枝加大黃湯證〉

慶孫（七月二十七日）／起病由於暴感風寒，大便不行，頭頂痛，此為太陽陽明同病。自服救命丹，大便行，而頭痛稍愈。今表證未盡，裏證亦未盡，脈浮緩，身常有汗，宜桂枝加大黃湯。

川桂枝（三錢）、生白芍（三錢）、生草（一錢）、生川軍（三錢）、生薑（三片）、紅棗（三枚）

曹穎甫先生的按語是：

治病當先解其表，後攻其裏，此常法也，前固言之稔矣。余依臨床所得，常有表解之後，其裏自通，初不須假藥力之助者。緣先表束之時，病者元氣只顧應付表證，不暇及裏，及表解之後，則元氣自能反旋對裏。夫元氣之進退往返，誰能目之者，然而事實如此，勿可誣也。故余逢表束裏張之證，若便閉未越三日者，恆置通裏於不問，非不問也，將待其自得耳。

若本湯之合解表通裏藥為一方者，又是一法。然其間解表者占七分，通裏者占三分，不無賓主之分。以其已用裏藥，故通裏為賓，以其未用表藥，故解表為主，雙管齊下，病去而元氣乃無憂。

看來曹穎甫先生對太陽陽明同病的處理也是非常小心的，「若便閉未越三日者，恆置通裏於不問，非不問也，將待其自得耳」這幾句話，就可明瞭他的謹慎。然而最後還是使用了這個方，但是使用桂枝湯為主，大黃通裏為輔而取效。桂枝與白芍的比例是一比一，與仲景的桂枝加大黃湯原方稍有不同。

我自己用仲景的桂枝加大黃湯，就是桂枝加芍藥再加大黃湯曾經治療過比較多的病症，只要方證相對應都能收到明顯的療效。譬如，後來我曾診治過一個八十歲胃癌手術後的老人，個子瘦長，面色清臞蒼白，他是因為腹痛來診的。他說自己臍腹部隱隱作痛已經三十年了，為了治療腹痛四處求醫，多年中西醫的診治沒有能夠減輕腹痛一點點。就是在輾轉醫治的過程中發現心臟病與胃癌，隨後心臟搭了橋（做支架），胃做了手術。然而臍腹部隱隱作痛沒有因為搭了橋，做了手術而減輕絲毫。他說自己不怕死只怕痛，所以來尋求醫治腹痛的辦法。患者脈象細弦，便秘，多日一行，腹肌菲薄緊張。投桂枝加大黃湯七帖，腹痛大減。再七帖，腹痛消失。全家親友奔走相告驚奇不已。這個病例還有一個意想不到的後續，兩年以後，他的女兒來找我看病。說她父親已經在一個月前去世了。我心裡忐忑不安，不知她父親對我的診治有沒有什麼非議。誰知道這個老人臨終前講了一段我意想不到的話。老人說：「我腹痛三十年，一直找不到能治好它的醫師，誰知道十幾帖桂枝加大黃湯就治好了。兩年來人雖然還是比較虛弱，但是全身沒有什麼苦痛。我想假如早幾年遇見他，說不定還可以多活幾年。我死後，你們有什麼病痛都要找婁醫師看看，不要亂吃西藥。如果碰到他，就把我的話告訴他。」

這些都是以後臨床診治中所遇到的事情，但是起源於一九七五年和阿驊表兄對桂枝加大黃湯證的討論，所以把這些後續的情景不厭其煩地在此介紹，做為這個問題討論的補充。

阿驊表兄介紹了陸淵雷先生對待桂枝加大黃湯比較謹慎的態度，他的講話使我想起幾年前在青山村討論陸淵雷醫學觀點時的一個遺留問題。

「阿驊，在青山村的時候，我們討論過陸淵雷的醫學思想，記得你說過，有關陸淵雷對《傷寒論》中合病、並病、壞病等領域的研究態度你持保留意見，說以後再跟我慢慢細說。今天是不是可以與我說說了？」

「記得，記得。前幾次到這裡就想和你談談，後來又忘記了，今天可以與你討論一下。」阿驊表兄聽到我的問話，想了想說，「陸淵雷先生重視《傷寒論》中『表、裏、上、下』與人體抗病趨向的關係。然而這些關係在合病、並病的如何診治的過程中展現得最為清楚，這一點可能在當時他還沒有認識到它們的內在聯繫，所以會說『合病之說不足據也』。我認為合、並病的診治是方證辨證中的時間辨證，這一方面研究就牽涉到辨證的動態原則與方藥施治的標本緩急。」

我當時的認識還非常淺薄，認為合病、並病的概念比較簡單：臨床上同時出現兩個或兩個以上方證的見證齊發，無先後之分的，故謂之「合病」；臨床上先後出現兩個或兩個以上方證的叫做「並病」。認為「兩感」是指一陽經與一陰經同時受邪發病，而這兩經往往在經絡上有表裏關係。如太陽少陰兩感，陽明太陰兩感，少陽厥陰兩感，我所有的合併病的知識僅此而已。

「《傷寒論》中論述合病、並病的條文，共有三十餘條，」阿驊表兄說，「其中有十二條冠有合病、並病的名稱，還有二十幾條實際上論述合病、並病的卻未有合病、並病之名。我認為經方醫學急需加強對合病、並病、直中、兩感等疾病概念的規律性研究。當臨床上幾個方證先後或者同時出現的時候，就要考慮如何處理的問題：是合方還是選擇其中某一個方。這個問題在醫經醫學裡就是研究治法的標本緩急，但是在經方醫學中還研究得不夠也不多。我想這裡會牽涉到分辨主證與客證的問題，你如果遇到張丰先生，請聽聽他的意見。」

我們都非常尊重張丰先生的見解，他在經方研究方面遠遠地走在我們的前面。

我突然想起張丰先生的意見，就對阿驊表兄說：「張丰先生說我們上次在青山村有關陸淵雷評議《傷寒論》中『日傳一經』的意見，是來源於章太炎研究仲景學說的成果。章太炎一九二四年撰寫的〈論《傷寒論》原本及注家優劣〉對這個問題做了深入的研究。」

「看來章太炎先生論醫的文字值得花力氣去好好研究。」阿驊表兄的語氣非常肯定。

那天夜晚躺在床上把阿驊表兄所講的在心裡回述一遍，結果再難入睡。是啊，張丰先生還說，陸淵雷的「少陰病者，熱病過程中心臟之機能的衰弱也」一說，也是源於章太炎先生「少陰病者，心臟病也」的觀點。

一個星期以後的一天傍晚，我一個人來到了張丰先生的家。張丰先生看見我來了非常高興，去倒了兩杯熱茶，經方夜話就在朦朧的燈光下開始了。我進來的時候，張丰先生戴著眼鏡正在燈光下翻譯一篇日本漢方家藤平健先生有關「合、並病」的文章。真是天公作美，我們不約而同地想到了一處，因此話題就自然地圍繞著《傷寒論》的「合、並病」展開了。在討論《傷寒論》的「合、並病」之前，我與他談到阿驊表兄的觀點。

「阿驊認為，方證辨證是一種類比性的思維活動。」我介紹阿驊表兄的意見，「類比性的思維活動不同於因果性思維活動，它只求知其然，而不求所以然；方證的『證』由兩個方面組成：病人之證與方藥之證，所以符合野性思維兩元對立的邏輯。他們透過知覺與想像的平面而捕捉到一種抗病方法。這種方法能夠幫助人類發現有助於人體本能排異、調節與補充功能的方藥。」

張丰先生非常欣賞阿驊的觀點，他說：「經方醫學不僅是一種診治方法，醫療方式，而且是一種自由的思維方式。經方醫師診治的關鍵在於把單一的症狀置身其中的『一組關係』和一種診治體系之中。在搜集起來的各種症狀裡存在著一種組合，可以提取出來，做為『一組關係』來整體處理。如果要把症狀變得可以領會，就得把它放在其他症狀當中，把它與其他症狀加以比較和對照。同與不同，它們之間有無聯繫，只有這些才能讓我們真正理解症狀。《傷寒論》中說方證就像電影的一個個膠片一樣，是將僅有一點變化的每一張靜止的膠片，一個接著一個排列起來。如果把它們放到放映機中，就連成一部有劇情的片子。經方醫師的診治任務就是判斷病人的疾病表現處於電影哪一格鏡頭的畫面上，根據疾病發展有序排列的方證中判斷出是哪一個方證，然後加以相應的治療。」

我聚精會神聽張手先生講，同時記著筆記。接著張手先生就「合、並病」這一專題一一展開討論。

「日本漢方家藤平健先生是一位優秀的臨床家，也是一位經方理論家，讀他的文章，你會發現他對《傷寒論》的研究有披沙揀金、抽絲剝繭般的認真和細緻。」張手先生鄭重其事地說，「最近我連續讀了幾篇他有關《傷寒論》『合、並病』的論文，發現他對仲景『合、並病』的理論做了很多發揮性的研究，打破了歷代《傷寒論》讀者對原文中『合病』、『並病』嚴格區分的說法。他認為陽證和陰證並存也可以稱為『合病』與『並病』，他的這種觀點值得我們參考。在《傷寒論》中，論及『合病』只有七條條文，全部出現在三陽病之中，太陽陽明合病三條，太陽少陽合病一條，少陽陽明合病一條，三陽合病二條。論中三陽病和三陰病之間沒有『合病』條文，所以歷代醫家一般都認為三陽病和三陰病之間沒有『合病』。但是也有不同的聲音，認為三陽病和三陰病之間亦可見合病，譬如《醫宗金鑒·傷寒心法要訣·辨合病並病脈證並治》認為『如太陽病脈反沉，少陰病反發熱，是少陰太陽合病也』。」

外感熱病凡一經之證未罷，又見它經病證者，此時兩經症狀同時存在，但有先後之序，稱為「並病」，通常也指在三陽病的範圍內。在《傷寒論》中，論及「並病」只有五條條文，全部出現在三陽病之中，太陽陽明的「二陽並病」二條，太陽少陽並病三條，三條之中二條是針刺治療，另一條有論無方。

「我想這其實是一個普通的知識，」張手先生戛然一笑道，「由於疾病是活動的，必然存在著各個病期的移行期，自然而然地就會有橫跨兩者的並病。在合、並病的治法上，你有沒有什麼體會？」

「老張，半年前，一個中年婦女因面頰部患帶狀泡疹來求診。發病一週了，診治無效，痛不欲生。診察結果發現諸症並存，有桂枝湯證、小柴胡湯證、小陷胸湯證。我三方合一，給她三帖。三天後病人又來複診，告訴我藥後沒有一點好轉的跡象。我考慮再三，認為病證應該是太陽少陽並病。太陽是桂枝湯證，少陽有兩個方證，一個是小柴胡湯證，一個是小陷胸證。當時僅僅憑直覺，先給她小柴胡湯加連翹、蒲公英三帖，藥後當天夜裡疼痛大減，三天後疼痛基本上沒有發作。但是小陷胸湯證仍然存在，就繼續給她小陷胸湯三天量，隨後一切平安。這個病例留給我的經驗與教訓很多。由於診治的結果並非是水到渠成的成功，的確是偶然妙得，所以與失敗只在一線之隔，一念之差，這使我不得不高度重視對『合病、並病』的學習。」

「一《傷寒論》中合病有三陽合病，二陽合病兩大類。」張手先生說，「一般太陽少陽合病治少陽，如第一七二條的黃芩湯證；太陽陽明合病治太陽，如第三十二條的葛根湯證；陽明少陽合病治陽明，如第二五六條的大承氣湯證；三陽合病，少陽證多治少陽，陽明證多治陽明，但是三陽合病時均禁忌汗下，即使陽明病多，亦不用承氣而用白虎。這些治則治法正如日本漢方家山田氏所說的那樣：『合病則獨解其一經』。」

合病像是一個龐雜的體系，我還沒有好好地學習與思考，張手先生已對這些內在結構與層次了如指掌，我也要深入下去，弄懂其中的究竟。

「老張，梔子豉湯也是治療三陽合病的是嗎？」

「你說的是大論中的第二二一條。」

他把桌子上的《傷寒論》拿來，翻到第二二一條。

條文云：陽明病，脈浮而緊、咽燥、口苦、腹滿而喘、發熱汗出、不惡寒反惡熱、身重，若發汗則躁，心憒憒，反譫語；若加溫針，必怵惕煩躁不得眠；若下之，則胃中空虛，客氣動膈，心中懊憹，舌上苔者，梔子豉湯主之。

「這條條文中太陽、陽明、少陽的症狀都有，所以是三陽合病，治療的主方是梔子豉湯。」張手先生說，「《傷寒論》中有的『合病』，雖然條文中沒有『合病』二字，但是實質上屬於『合病』。有的比較明顯，有的比較隱蔽。如第二二一條是一個三陽合病，但條文卻以『陽明病』做為開頭。然而你認為『這條條文的三陽合病，治療的主方是梔子豉湯』，這樣理解上半句是對的，但是對後半句這樣的結論不合適？」

「為什麼？」

「根據大塚敬節的意見，」張手先生說，「梔子豉湯是這條三陽合病經誤下以後而出現『胃中空虛，客氣動膈，心中懊憹，舌上苔』時的證治。原先的三陽合病：『脈浮而緊、咽燥、口苦、腹滿而喘、發熱汗出、不惡寒反惡熱、身重』，應該參考第二一九條，給予白虎湯為好。如果使用發汗，『則躁，心憒憒，反譫語』，對於這種病症應該如何處置呢？仲景沒有列舉方藥，大塚敬節的意見，宜于調胃承氣湯；如果用溫針發汗，其患者『必怵惕煩躁不得眠』，對於這種病症應該如何處置呢？仲景也沒有列舉方藥，大塚敬節的意見，宜于桂枝甘草龍骨牡蠣湯。」

張丰先生的分析使我悠然心會。《傷寒論》原來如此周密細膩，環環緊扣，步步為營，然而我讀書卻不求甚解，囫圇吞棗，所以得到的知識不成系統，真是慚愧啊。

「老張，陸淵雷認為論中的『合病』、『並病』名實不副，你是如何看待這一問題的呢？」

「《傷寒論》中『合病』、『並病』的確存在名實不副的現象，」張丰先生說，「然而其中的緣由不是幾句話就能夠講清楚的。山田氏從病情的緩急與治法的不同來探討『合病』與『並病』，也是一個研究的角度。他認為：『並病者邪勢緩，而合病則邪勢急。』」

「老張，山田氏對合病的治法總結為『合病則獨解其一經』，那他對並病的治法有何總結呢？」

「山田氏認為並病的治法也可以總結為『並病兼解二經』。所以《傷寒論》中的大柴胡湯治療少陽陽明並病，柴胡桂枝湯治療太陽少陽並病，桂枝加芍藥湯治療太陽太陰並病，這些都是運用一個合方兼解二經的並病。」

「漢方家對於合病與並病的診治是不是一樣地看重？」我問。

「日本漢方家更為看重並病，」張丰先生說：「甚至說：『有的漢方家甚至認為如果視而不見，有時可能會造成生命危險。』」

「老張，如何給並病一個恰當的定義？」

「對於並病的定義中日醫家眾說紛紜，莫衷一是。」張丰先生說，「我認為奧田謙藏先生的解釋最為妥當與簡明。」

張丰先生先生又走回書桌，拉開抽屜，把翻開的《漢方の臨床》雜誌拿給我，指著其中用鉛筆劃上記號的部分，說：「日漢字典在桌子上，請你自己讀讀奧田謙藏先生的這段話。」

幾年來我在張丰先生的督促下斷斷續續地學了一點日文，可以在字典的幫助下勉強地閱讀《漢方の臨床》雜誌。我把《漢方の臨床》雜誌接了過來，看到了用鉛筆劃上記號的一段日文：

キャリアを開始して、他の方法に広がる。しかし、病気が先頭に完全なソリューションをしていない、互いに關連付けられている、対応する症候群、呼び出し、および病気。接続されていいます、共存を意味します。病気、二番目のキャリア、互いに關連付けられている症狀。

張丰先生要求我用中文翻譯給他聽，我利用日漢字典翻查了一會兒，就根據自己的理解把這一段話的大致意思對他說：「病起於一個部位，然後波及另一個部位，最初的病還沒有完全消解，其波及到的相應症候與原初的症候彼此之間是有互相關聯的，所以稱為並病。並者是相連的意思，又是並存的意思。所謂並病，就是病的先後兩個部位相互有相應的關係，前後兩個症候之間互相關聯的一種疾病罷了。」

張丰先生笑著點點頭說：「總的精神理解得沒有錯，但文字上還要修飾與剪裁。」

「老張，如果兩個方證雖然並存，但是它們之間的症狀並不互相關聯，其治法是否也要分為先後？」

「如果兩個方證並存，但它們之間的症狀並不互相關聯，古代稱為『兼病』，投放用藥就不必有什麼先後之分了，可以同時合方投藥。」張丰先生娓娓的講述道，「由於《傷寒論》中沒有『兼病』這一個名稱，藤平健先生把這種的『兼病』命名為『準並病』。好像桂枝湯證與當歸芍藥散證，它們沒有什麼互相關聯之處，可是在同一個體內同時並存著，就可以做為一個合方使用，而不分孰先孰後了。」

「老張，《傷寒論》中的並病有幾種常見的類型？」

「《傷寒論》中以並病明確命名的通常只有一種，」張丰先生說，「就是太陽與陽明並病的『二陽並病』，條文也只有兩條，就是第四十八條與第二二〇條。仲景認為治療『二陽並病』，有先表後裏的必要。第四十八條指出『先表』，大塚敬節認為可以使用麻桂三小方；第二二〇條指出『後裏』，宜大承氣湯。」

第四十八條曰：二陽並病，太陽初得病時，發其汗，汗先出不徹，因轉屬陽明，續自微汗出，不惡寒。若太陽病證不罷者，不可下，下之為逆，如此可小發汗。……

第二二〇條曰：二陽並病，太陽證罷，但發潮熱，手足汗出、大便難而譫語者，下之則愈，宜大承氣湯。

「老張，並病在《傷寒論》中命名上不稱並病，但是實質上又歸屬於並病的多不多？」

「《傷寒論》中命名上不稱並病，但是實質上又歸於並病的多得很。」張丰先生舉起了兩個指頭比劃著說，「這些並病只以太陽病或者陽明病冠名而不用並病之名稱。藤平健先生明確地指出：『所謂處於並病的病態，不僅存在於太陽和陽明之間，而且存在於太陽和少陽、少陽和陽明各陽病之間，還存在於太陽與陰病之間。不僅如此，而且存在於太陽病或者少陽病的同一病位內。』」

「老張，為什麼《傷屬寒論》中把並病的診治只限於太陽與陽明並病的『二陽並病』呢？」

「這是一個值得花力氣研究的問題，」張丰先生說，「首先要知道仲景的寫作特點簡潔扼要，並以直截了當的述說方式為宗旨。藤平健先生有一句反詰的話對這個模糊的問題做了回答。」

「藤平健先生反詰的話怎麼說？」

「藤平健先生說：『因為把範圍廣泛的少陽分做表的少陽和裏的少陽，而把太陽和它們的並病分別區分開來加以繁瑣敘述，這就不是《傷寒論》的敘述方式了』。」張丰先生說。

我覺得藤平健先生的回答不是很切題，有點答非所問，讓人不知所云。我反過來一想，也許是自己水平不夠，理解不進去，因此沒有把自己的這種的看法告訴張丰先生。

「老張，藤平健先生的『把範圍廣泛的少陽分做表的少陽和裏的少陽』，這句話是什麼意思啊？」

「日本漢方家認為少陽病所囊括的病態範圍是很廣泛的，」張丰先生說，「歸屬於它的方證也是六經之最。所以應當把它細化，分為靠近太陽的『表的少陽』，與靠近陽明的『裏的少陽』兩個區域。」

我也認為這樣劃分以後，少陽的面目更為清晰。

張丰先生總是希望我主動地參與討論，就說：「你好好地想一想，除了柴胡湯證以外，還有哪一些方證應該歸屬於少陽病所囊括的病態範圍？」

「黃芩湯證，瀉心湯類方證，小陷胸湯證都應該歸屬於少陽病所囊括的病態範圍。」我想了想以後說。

張丰先生點點頭說：「日本漢方家對歸屬於少陽病的方證範圍更為寬泛，除了你說的那幾個方證以外還有許多方證，如十棗湯證，大陷胸湯證，梔子豉湯證，葛根芩連湯證，乾薑黃連黃芩人參湯證等都歸屬於少陽病的範圍。」

「老張，我記得清代黃元御提出了『一氣周流，土樞四象』的理論體系，想把《傷寒論》中所有『方證』納入三陰三陽體系。由此可以尋找到具體方證在三陰三陽體系中的位置，就可以幫助初學者增添一種執簡馭繁，簡便易行的方法。你說黃元御的觀點有道理嗎？」

張手先生把雙手叉疊在胸前，看我講完話以後，臉上頗有喜色。

「看來你平時也有做過這方面的思考，」他毫不掩飾自己的高興，以讚許的口吻對我說，「把諸多方證在六經的病態範圍內排排隊是一項很有意義的課題。我國古代經方家很早就用易經陰陽論的思想來總括《傷寒論》的藥方，依據論中的白虎湯、青龍湯、玄武湯等以四神命名的湯方做為後天八卦的四柱，把所有經方納入一個無所不包的排列有序的大圓圈中。日本漢方家在這個方面也花了不少的精力，如昭和時代的劍持久氏繪製了『處方圓形配置圖』，運用陰陽無限可分的原則，將仲景的所有方劑加入其間。現代眾多漢方家也熱心於這一項工作，如小倉重成先生就在這一方面做了大量的研究，他認為學習《傷寒論》令人感到困惑的問題是，如何估量每一個方證陰陽虛實的程度以及確定其在三陰三陽體系中的位置。如果將陰陽虛實用方證加以表現的話，那麼就可以構成大家所能接受的共同的客觀資料。這樣一來，即使是陰陽錯雜，虛實混淆的複雜證候，也可以用幾個方證表示出來。我認為小倉重成先生的這項研究有益於臨床診治的工作。」

我集中心力地，傾耳細聽。我明白張手先生所關注的問題肯定對我今後的學習有指導作用。

「你在讀『少陽病脈症並治篇』的時候有沒有發現什麼？」張手先生問。

不提不知道，經張手先生這樣一提醒，我也感到有點兒奇怪了。是啊，具有如此寬泛區域而有群多方證的少陽病，在它自己的篇章中卻只有十條條文，藥方一個也沒有。

「老張，開始的時候，我難以理解仲景為什麼把少陽病篇的所有方證全部安插在其他病的篇章之中，後來讀了陸淵雷先生的書，他認為這是仲景的無奈之舉與違心之舉呀。就是說仲景的少陽，來自於太陽，傳諸陽明。因為少陽病的柴胡證不會出現在陽明之後，所以仲景不把柴胡類方證編排在少陽篇章之中。」

「陸淵雷先生的解釋有一定的道理，張仲景的一丁半點的不得已，張仲景的可以理解的不徹底，使後學者不知吃了多少的苦頭，熬了不知多少的冤枉夜啊！我也猜不透仲景為什麼不得已這樣寫，而不能直抒胸臆呢。」張手先生喝了一口茶，「好了，我們不說這些歷史的疑案了。你再說說『表的少陽』有哪些方證？先從柴胡湯類方證中選出幾個做為代表方證。」

「柴胡桂枝湯證應該算是一個歸屬於『表的少陽』方證。」我答道。

先生喔了一聲，似乎掃了我一眼，我感覺到先生眼中精光一閃。「還有小柴胡湯證，」張丰先生點點頭，「它雖然居於『表的少陽』與『裏的少陽』之間，但還是一個趨向於『表的少陽』的方證。」

「以柴胡湯類方證、瀉心湯證、陷胸湯證為代表，你說說『裏的少陽』有哪些方證？」張丰先生問道。

「老張，大柴胡湯證、柴胡加芒硝湯證、柴胡加龍骨牡蠣湯證，大黃黃連瀉心湯證等都應該算是一個歸屬於『裏的少陽』的方證群吧。」

「思考的範圍還可以擴展得大一點，」張丰先生說，「譬如十棗湯證，大、小陷胸湯證等方證也應該是『裏的少陽』的方證群，這些對我們來說也是一個新的課題，然而它們的存在是討論『並病』時的必備條件。」

張丰先生把《傷寒論》中的道理講得很清楚，很明白，層次分明，步步深入，層層遞進。這次為了討論「並病」，想不到牽涉到如此多的東西。

「老張，請談談『無名有實』的太陽少陽並病的具體方證好嗎？」

「好啊，」張丰先生說，「日本漢方家藤平健先生對《傷寒論》中的並病理論做了很多發揮性的研究，他認為少陽病是從表向裏移行期，範圍廣，他認為仲景在《傷寒論》條文中暗示了太陽少陽並病時，在治療上應當有多種處置的方法。我先把藤平健先生對少陽病中各類『無名有實』並病的分類與方證舉例轉述一下，有問題我們一起討論。」

仲景的方證相對應是診治的核心理論，在方證與方證之間起指導、維繫、聯繫作用的無疑就是六經辨證。看來在張丰先生講解的並病診治中，方證與六經兩者的相互作用會一一地顯示出來，一定會使我耳目一新。

張丰先生繼續說：「第一四六條論述的柴胡桂枝湯證就是太陽和少陽之間的並病與診治；第一六四條論述的桂枝湯證與大黃黃連瀉心湯證也是太陽和少陽之間的並病與診治。」

第一四六條云：傷寒六七日，發熱、微惡寒、肢節煩痛、微嘔、心下支結、外證未去者，柴胡桂枝湯主之。

第一六四條云：傷寒大下後復發汗，心下痞、惡寒者，表未解也。不可攻痞，當先解表，表解乃可攻痞；解表宜桂枝湯，攻痞宜大黃黃連瀉心湯。

我發覺第一四六條與第一六四條同樣是太陽和少陽之間的並病，然而它們的治法完全不同。漢方家山田氏認定的「並病則兼解二經」以及兼解二經的一些方證也都是合方的例子。以此看來，藤平健先生對並病的研究可能比山田氏又深入了一步。

「老張，同樣是太陽和少陽之間的並病，為什麼一四六條使用合方，而一六四條卻是先表後裏的治法呢？」

張丰先生笑了笑說：「第一四六條的柴胡桂枝湯證是太陽少陽並病，但是病位位於小柴胡湯的外方，前面已經說過，小柴胡湯證雖然居於『表的少陽』與『裏的少陽』之間，但是趨向『表的少陽』。所以這個『並病』呈現的是近於表位的病情，就按照太陽病位內二證並存而應用合方合治。」

張丰先生隨口說出的「按照太陽病位內二證並存而應用合方合治」的治法，我還是第一次聽說。

我就向張丰先生提出自己的疑問：「太陽病位內二證並存而應用合方合治的治法是誰提出的？」

「還不是仲景《傷寒論》中固有的治法嗎？」張丰先生看我少見多怪的樣子，笑了笑。

我一下子楞住了，把《傷寒論》太陽病篇的條文在腦子裡快速地掃描一次，也沒有尋找到類似的論述。

張丰先生看見我悵然若失的樣子，就說：「這種治法在《傷寒論》太陽病篇的條文中不是以論述的形式出現，而是我們在條文中的方證組合上分析出來的。」

原來如此，我搜索的方向不對，於是調轉了搜查的角度，集中在太陽病辛溫解表的方劑上反覆查對與比較，結果一下子就出來了。

「老張，找到了，找到了。如桂枝麻黃各半湯證、桂枝二越婢一湯證、桂枝二麻黃一湯證都是太陽病位內的二證並存，二證合治的現成例子。」

「找到了就好，」張丰先生高興地搓著手，「值得一提的是，藤平健認為：『太陽病位內二證並存固然是並病的重要條件，但並不是孤立的並存，而是相互關聯，相互糾含著。正因如此，可出現二方證糾合而產生的子證，也可出現完全不同於二方證的症狀。如桂麻各半湯證，雖為太陽同病位的並病，但面赤、身癢等症桂枝湯麻黃湯皆無』。這一認識非常重要，為並病的研究增添了新的內容。」

一加一大於二，藤平健先生的研究對我們來說幫助很大，看來日本漢方家對並病的研究已經走在我國經方醫學的前面。「我們繼續討論一六四條先表後裏的治法。」張丰先生說，「你先考慮一下解答這個問題好嗎？」

我就開動了腦筋，就前後的條文與新老概念全都聯繫起來思考，終於得出了初步的結論。

我比較有信心地說：「太陽少陽並病，如果並存的少陽病證偏於裏，那就要依據太陽陽明的『二陽並病』治太陽的原則，採取先表後裏的治法。一六四條中的桂枝湯證與大黃黃連瀉心湯證二證並存，但是桂枝湯證在太陽表位，大黃黃連瀉心湯證在少陽裏位，相當於太陽陽明『二陽並病』的病狀，所以也可以依據『二陽並病』的治法。」

張丰先生欣然一笑說：「藤平健先生觀點平實樸素，一旦被經方醫師掌握就能更好地理解仲景的並病理論，並把它靈活地運用於臨床。漢方醫學打破了歷代《傷寒論》注家對『合病』與『並病』的嚴格限制，提出了對跨陽證和陰證的病位而並存的觀點，值得我們參考。」

「老張，陸淵雷先生認為在診治疾病時，要在表、裏、上、下幾個方面注意人體的抗病趨向，用藥只能扶助抗病力來因勢利導的觀點與藤平健先生的觀點有沒有相類似的地方？」

張丰先生對我出其不意的提問沒有馬上回答，他一句話也不說，默默地抽了一支菸，喝了幾口茶之後漫步走到窗前，面對夜色臨窗而立。好一會兒，張丰先生轉過身來，一臉的肅穆。

「用陸淵雷先生提出的『表、裏、上、下和人體的抗病趨向』的觀點來解釋仲景並病學說順理成章，」先生緩慢地說：「陸淵雷先生真的了不起，在四十年前就提出了這個問題，他的抗病力與抗病趨向一說與藤平健先生的並病觀點相結合，從兩個不同的角度上互證互補，形成了《傷寒論》並病學說內在的理論張力。」

是啊，在看得見，摸得著的方證與條文的後面，隱藏著《傷寒論》診治疾病的原理。中日醫學家所思所感冥冥契合，在精神的至高處，何來畛域！

「請思考一個問題，」張丰先生說，「我們在前面已經討論並證實了一個概念，就是：『太陽病位內二證並存而應用合方合治』。那麼是不是進一步演繹為：『少陽病位內二證並存而應用合方合治』呢？」

近幾年來張丰先生與我交談的方式在漸漸地變化，時不時地提出一些比較艱深的問題要我思考，並想方設法要我開口回答。他可能認為只有這樣反覆接觸經方醫學中核心的問題，才能培養研究的興趣與能力。這次也是這樣，但是這個問題有點兒難。我想，少陽病位內二證並存的臨床病狀當然存在，然而是不是都可以像太陽病的病位內二證並存而應用合方合治那樣，就要謹慎細密地考慮了，不敢妄自揣測。

張丰先生見我半天開不了口，就啟發我說：「少陽病是從表向裏移行期，範圍廣，以小柴胡湯證位於中間者，有柴胡桂枝湯證位於近於表位的方證，又有柴胡加芒硝湯證那樣位於近裏者。所以當同一個少陽病位內的兩個方證並存時，是不是應該合方而治呢？」我突然想起藤平健先生提出要把範圍廣泛的少陽分做表的少陽和裏的少陽，對於這兩種少陽的治法與治療趨向都不一樣。

「老張，」我想了想以後才說，「當同一個少陽病位內的兩個方證並存時，是不是應該合方而治，對它們是不是也要依據『二陽並病』的治法去治呢？」

「你的回答基本是對的，」張丰先生點點頭，笑著說，「當同一個少陽病位內的兩個方證並存時，一般不能合方而治，但是嚴格地講，正確的治法應該要按『先外後內』的方法來治。」

「先外後內」，「外」與「內」又是一個新的概念，雖然在論中反覆出現，我也反反覆覆地讀到，然而我都是自以為是的把它們理解為「表」與「裏」，這真是一個熟視無睹的「經典」例子，我真是差勁極了。

「老張，表證和外證，裏證和內證，有什麼不一樣嗎？」

張丰先生說：「表證就是太陽病症，外證是指太陽、少陽的病症；裏證就是少陽、陽明病症，內證專指陽明腑實證，大塚敬節先生對此做過界別，還特地把原元麟先生《傷寒論圖說》中的『表裏內外圖』轉載在自己的醫著《傷寒論解說》一書中。」

張丰先生不斷提到的日本漢方家的著作，大多數是日文版的，如原元麟先生的《傷寒論精義》，原昌克先生的《傷寒論夜話》，山田業廣先生的《經方辨》等，對我來說，雖然是空谷足音，然而擺在前面也只能是畫餅而已。

「剛才我們已經討論了，當同一個少陽病位內的兩個方證並存時，是不能合方而治的問題，」張丰先生說，「正確的治法應該按『先外後內』的方法來治。現在請你舉一個《傷寒論》中的條文為例來證實自己的觀點好嗎？」

張手先生經常以提出問題的方法來幫助我釐清《傷寒論》中的條文與各種理論問題的縱深交叉關係。然而我大多會使他失望，這次也是如此。我雖然腦子中也做了翻江倒海般地搜索，但還是沒有尋找到一條恰如其分的條文。情急之中，我突然想到一條條文，覺得大致上符合。

我有點緊張，試探著說：「第一〇三條云：『太陽病，過經十餘日，反二三下之，後四五日，柴胡證仍在者，先與小柴胡湯，嘔不止，心下急，鬱鬱微煩者，為未解也，與大柴胡湯下之則愈。』」

「第一〇三條可以把它看成是少陽病位內的兩個方證並存的『並病』，」張手先生說，「但其治法不是使用『先外後內』，而是一條試探性治法的經典條文。仲景對於一些一時無法確診的病症，時常使用這一治法。第一〇三條條文是論述外感熱病誤治後還出現少陽病的柴胡湯證症，到底是小柴胡湯證或是大柴胡湯證呢？一時還難以分辨，仲景的治法是不先與大柴胡湯是先與小柴胡湯，然後再與大柴胡湯，這與一〇〇條的先與小建中湯後再與小柴胡湯的順序相同。大塚敬節認為小建中湯、小柴胡湯、大柴胡湯這三個方子，補虛的作用相對來說，小建中湯比小柴胡湯大，小柴胡湯又比大柴胡湯大。根據仲景的治法必須應該首先補虛，所以在第一〇〇條為先用小建中湯，第一〇三條則先用小柴胡湯。」

第一〇〇條云：傷寒陽脈澀、陰脈弦，法當腹中急痛，先與小建中湯，不差者，小柴胡湯主之。

第一〇〇條的病態是少陽小柴胡湯證和太陰小建中湯證的並病，脈象呈現輕按澀的小建中湯證脈象和重按弦的小柴胡湯證的脈象。

「藤平健先生認為這條並病的條文中，」張手先生說，「無論少陽小柴胡湯證和太陰小建中湯證都有腹中痛的症狀，但是小建中湯證腹痛更急烈一些，因而按照『先急後緩』的治法診治先給小建中湯，如果不見效，則遵循後緩的治法再給小柴胡湯。」

《傷寒論》中這種類型的條文滿目皆是，如果粗心大意，草草看過，十有八九是會看走眼的。如果沒有好的注本或老師幫助我們，要弄清楚仲景的意圖更是難上加難。

張手先生看見我一時難以完成這個作業，就說：「回去再翻翻書吧，我先說一條條文試試，看看能不能做為在少陽病位內兩個方證並存時採取『先外後內』治法的例證。我說的是第一〇四條。」

第一〇四條：「傷寒十三日不解，胸脅滿而嘔，日晡所發潮熱，已而微利。此本柴胡證，下之以不得利；今反利者，知醫以丸藥下之，此非其治也，潮熱者，實也。先宜服小柴胡湯以解外，後以柴胡加芒硝湯主之。」

這條條文就好像特地為了充當「少陽病位內兩個方證並存時採取先外後內治法」的例證似的，這樣的恰到好處，這樣地天衣無縫，真是不可思議。條文中的柴胡加芒硝湯證是少陽病內的「裏的少陽」，實質就是少陽陽明合病。

「這條條文中的『微利』之下有『此本柴胡證，下之以不得利；今反利者，知醫以丸藥下之，非其治也，潮熱者，實也』，三十二字。《康平本》在『微利』之下有『此本柴胡，下之而不得利；今反利者，知醫以丸藥下之，此非其治也』的嵌注，並有『潮熱者，實也』的旁注。所以從這條條文也可以看到《康平本》更加接近於仲景的原著。」張手先生說道。

張手先生非常重視《康平本》，時時處處把它和《宋本》、《成本》、《玉函經》比較著閱讀。反覆閱讀的結果，他認為《康平本》更真實可靠地反映了仲景的醫學觀點。

「老張，你已經講了太陽與陽明的並病，太陽少陽並病，太陽病位內二證並病，少陽病位內二證並病，現在還剩下兩類並病，就是少陽與陽明的並病，太陽與陰病的並病，請你把這類並病也講一下好嗎？」

「好，」張手先生說，「我再補充講解太陽與陰病的並病的方證吧，我們可以看第九十一條與第三七二條。」

第九十一條云：傷寒，醫下之，續得下痢，清穀不止，身疼痛者，急當救裏；後身疼痛，清便自調者，急當救表。救裏宜四逆湯，救表宜桂枝湯。

第三七二條云：下痢腹脹滿，身疼痛者，先溫其裏，乃攻其表，溫裏宜四逆湯，攻表宜桂枝湯。

「這兩條都是桂枝湯證太陽與少陰四逆湯證的並病條文，」張手先生說，「由於少陰病急而且危重，所以就和第一〇〇條的治法一樣，依照先急後緩的治則做權宜處理。」

並病治法「有先表後裏」，「先外後內」，如果用這兩個治法來對待第九一條與第三七二條中的病況就犯了膠柱鼓瑟的錯誤，《傷寒論》在診治危急病症與急性疼痛病症的時候產生「先急後緩」的治則來解決這類問題。從這裡我們就看到了仲景既不刻舟求劍，也不守株待兔的思維方式，以及一切從臨床實踐出發的診療特色。

我還有一個臨床的問題想請教張丰先生，就說：「老張，第三七二條對表證與裏證的臨床表現的論述都非常簡潔，是否需要另外一些東西讓初學者更容易掌握？」

「你提出的問題很重要，初學《傷寒論》的時候經常會遇見這方面的疑問。我從日本漢方家那裡學了一些東西，也許對你有用。」張丰先生說，「《傷寒論》的用語有自己的特色，第三七二條中所謂『腹脹滿』一詞語，多是為虛證患者所設，假如是實證患者的腹脹滿，就會使用『腹滿』二字。論中『腹滿』一症，除了太陰病的提綱證這一特例以外，無論是熱證或者是寒證，基本上都是實證。因此第三七二條的下痢而『腹脹滿』就蘊藏著『腹脹喜溫喜按，按之無力，脈象虛弱』等虛寒證的所有表現。」

腹脹滿是虛證？我想到的是厚朴生薑半夏甘草人參湯證，的確如此，歷代醫家都認為此病症是七分虛三分實。

「拜讀《傷寒論》真是需要字斟句酌，」張丰先生說，「不然的話，就會引起理解上的錯位。譬如論中的『發熱』指太陽病的熱型，必定伴有『惡寒』。少陽病和陽明病的熱型不叫『發熱』叫『身熱』、『往來寒熱』、『蒸蒸而熱』、『潮熱』；又如論中的『胃』其實是指『腸』，真正的『胃』仲景稱之為『心下』；又譬如『嘔逆』與『吐逆』並不是一個症狀，『嘔逆』是腹內翻騰欲吐，『吐逆』卻是打嗝等。這些都是閱讀中的陷阱，不得不小心啊。」

論中的「發熱」一症非常多見，我們一般都是根據伴隨的症狀去診斷，張丰先生的提示，很有啟發。少陽病也有提到發熱一症，然而不是「往來寒熱」就是「嘔而發熱」，唯有第一六五條的大柴胡湯證，稱之為「傷寒發熱」。陽明病的發熱的熱型都稱為「身熱」、「有熱」、「潮熱」、「日晡所發熱」等。

「老張，請你講講最後一類並病，就是少陽陽明並病吧。」

「臨床上也肯定還有少陽病證還沒有完全消除而轉入陽明病階段的病狀。」張丰先生說，「事實上，這種病證在原文中是存在的，第二二九條中就出現了少陽陽明並病。」

第二二九條云：陽明病發潮熱，大便溏，小便數。小便自可，胸脅滿不去者，與小柴胡湯。

張手先生繼續說：「陽明病潮熱，當大便硬、小便數。今大便溏而不硬，小便自可，說明陽明腑實未成，再從『胸脅滿不去』一句看，是邪客少陽，留著不去。一個陽明未成，一個少陽『不去』，可以認為兩經之證的出現是有先後關係的，當屬少陽陽明並病。」

在沒有張手先生講解之前，這條條文我也反覆讀過。不過讀過之後，除了又一次知道「胸脅滿」是小柴胡湯證以外，僅僅在小柴胡湯證中增添了「潮熱」一症而已。經過張手先生的導讀，我再一次讀這條條文的時候，感覺就不一樣了，這一次是在條文如何述說與表達少陽陽明並病這一前提下去讀它的，讀了以後就有一個完整的感覺。

張手先生在旁看我用右手的食指一字一句地摳著讀完了這條條文以後，在我耳邊輕輕地問：「有什麼問題嗎？」

「我記得《康平本》中不是『與小柴胡湯』，而是『柴胡湯主之』。你說從臨床出發應該哪個版本更為合適？」

「我很高興你能這樣問，」張手先生說，「這樣病況下出現的少陽陽明並病具體的方證應該是多元的，而不是單一的、肯定的一個方證。」他一語道破其中的奧祕，真是快哉。

張手先生冷靜、客觀、公允地說：「既然少陽陽明並病具體的方證應該是多元的，所以《康平本》的『柴胡湯』比《宋本》、《成本》、《玉函》的『小柴胡湯』就更加貼近仲景的原意。柴胡湯不是一個方子，而是柴胡類方，在少陽陽明並病的病況下應該考慮有小柴胡湯，大柴胡湯，柴胡加芒硝湯等，所以《康平本》的『主之』兩字不妥，因為它不能準確地表達還須進一步選擇的可能性，在這裡《宋本》的『與』字就非常貼切。所以大塚敬節《傷寒論解說》一書中這條條文是：『陽明病發潮熱，大便溏，小便數。小便自可，胸脅滿不去者，與柴胡湯。』我認為是集各版本之精粹，真是無可挑剔。」

先生娓娓的講述讓我興奮，日本漢方家的智慧令我神往。

「老張，《傷寒論》中有關少陽陽明並病的條文還有嗎？」我渴望得到更多。

張手先生看到我得隴望蜀的樣子，粲然一笑，說：「當然還有，不過它隱藏得比較深，要反覆琢磨、比較，還要結合『先外後內』治療並病的方法才能發現它。好吧，這就做為一個作業回去完成吧。」

我記住了，但是略感突兀。

門外是黑夜行進的腳步聲，我們倆卻一問一答地在燈下隨心所欲地漫談，硬是把一個長夜熬成了黎明。

二十三、眼前道路未來夢

臨別時，張丰先生又送我下樓一直到路口，他總是這樣地謙遜和藹，禮節周到。回來以後，我一直在思考張丰先生出給我的作業，把《傷寒論》一條條條文細細分辨，慢慢斟酌，但還是一無所獲。我內心在焦急地呼喚，少陽病和陽明病並病的方證啊，你隱藏在何方？

有一個星期天，阿驊表兄不期而至，幾句寒噓以後，我就言歸正傳了。

我首先把自己與張丰先生有關合病、並病的交談一五一十地對他全盤托出，並率性發揮地談了自己的觀感。阿驊表兄耐心地聽著，不時地插上一句。當我說到要尋找一條少陽病和陽明病並病的方證時，阿驊表兄一反平日的矜持，也興致勃勃地激動了起來。於是我們就把一些有關條文一一進行破解分析，忙得不亦樂乎。

忙乎了好幾個小時以後，阿驊表兄終於找到了目標。

他喝了一口茶水以後，慢慢地說：「我認為第一〇六條應該是一條論述少陽陽明並病的條文。」

第一〇六條云：太陽病不解，熱結膀胱，其人如狂，血自下，下者愈；其外不解者，尚未可攻，當先解其外；外解已，但少腹急結者，乃可攻之，宜桃核承氣湯。

我一看第一〇六條的內容，與所謂的「少陽陽明並病」似是而非，特別是條文中的「其外不解者」，「當先解其外」，「外解已」中的幾個「外」字，值得細細推敲。

阿驊表兄說：「日本漢方家具有一種特殊的破解中國古代語言的技巧，能把一些深深地隱藏在文字背後的寓意遁形窺像地分析出來。這一條的關鍵就是用『外』字而不用『表』字的一字之差。」

「阿驊，你說這一條條文中的『外』是指代什麼？」

「『外』就是指太陽少陽病位。與『外』相對應的就是『內』，這裡就是陽明病桃核承氣湯證。」阿驊表兄說。

「阿驊，你說太陽少陽病位的『外證』應該是什麼方證呢？」

「這一條的『外』證的用詞，曲折地傳遞給我們的是少陽小柴胡湯證。」阿驊表兄說，「所以，『外』的少陽小柴胡湯證與『內』的陽明桃核承氣湯證共同組成少陽和陽明並病。」

「這一條是論述太陽病的熱與血相結，變成瘀血證。」阿驊表兄說，「此證如果兼有外證時，就應該先行治療外證，然後以桃核承氣湯攻其瘀血。雖然也有治療外證宜用桂枝湯的說法，但是從不稱表證而稱外證的筆法看來，我似乎更傾向於使用小柴胡湯。」

「為什麼？」

「你說張手先生會是什麼意見？」

「從出題的意圖來看，」阿驊表兄說，「張手先生是叫你尋找少陽和陽明並病而運用先外後內的治法的條文，我看能夠符合他出題條件的條文，非第一〇六條莫屬了。」

阿驊表兄慢條斯理地說著，言語中總有那麼點自戀、超脫與慵懶。

那天，我們就這樣，根據這一條條文與並病與治法的關係上上下下討論了半天。我們都深深地感到透過這樣一次的學習，對於合病、並病的認識有了本質性地改變，今後要把合病與並病的診治規律運用到臨床上去，診治病症時不要一看到幾個方證同時存在就馬上使用合方。一定要學會先考慮一下幾個同時存在的方證之間是什麼關係，判斷是合病還是並病，然後採取合適的治療方法。

後來我把我們揣摩出來的答案——「第一〇六條是少陽和陽明並病」告訴了張手先生，張手先生聽我述說了如何去尋找答案的情景，不禁笑了起來。他雖然不否定這個答案，但是對於我們選擇小柴胡湯的根據，他認為在學理上根據不足，所以持懷疑態度。

張手先生說：「一〇六條像一副多稜鏡，不是那麼簡單就可以看清楚的。深入研究可以多一些瞭解，但也只是一家之言，僅供參考而已。然而對它的反覆探究不是沒有意義的，它會逐漸地接近仲景原先的想法，有利於臨床。」

我對於歷代經方家不厭其煩地注釋《傷寒論》難以理解，張手先生的話像無形的批評時時糾正我的偏見。

張手先生說：「條文中的『其外不解者』是仲景提示還有裏證存在的根據。汪昂說：仲景書中，凡有裏證者，都用『表不解』三字表示，但以『外證不解』的字句表示者，也是同樣暗示其有裏證的存在。」

「老張，那你認為這是一個三陽並病的病況了？」

「『外證不解』就是暗示有太陽少陽合病，加上裏證與內證的存在，就構成了太陽少陽合病的外證與陽明桃核承氣湯證的並病。」

「老張，你不是要我們尋找少陽和陽明並病嗎？」

「是啊，我現在還在講述尋找少陽和陽明並病的過程，請你稍安勿躁。你還有什麼疑問嗎？」

「老張，論中對『外證不解』的診治基本上都是使用桂枝湯，如第四二條與第四四條，都是如此。」

第四二條云：太陽病，外證未解，脈浮弱者，當以汗解，宜桂枝湯。

第四四條云：太陽病，外證未解，不可下也，下之為逆，欲解外者，宜桂枝湯。

「外證不等於表證，」張丰先生言語間多少有些慧眼獨具的自得，「表證所指的範圍比較狹窄，外證則將表證包括在其中，而且外證的有無是決定是否使用攻下方劑的重要指標，一般只有在外證消解以後才可以攻裏。以上二條僅僅是指出外證在只有單一的太陽桂枝湯表證時先用桂枝湯解除表證。然而第一〇六條中陽明桃核承氣湯證的『熱結膀胱』與第一四四條中的少陽小柴胡湯證的『熱入血室』似乎是同一病症，因此兩者之間應該有內在的聯繫。只要讀了第一四四條你就會體會到這一點。」

第一四四條云：婦人中風，七八日續得寒熱，發作有時，經水適斷者，此為熱入血室，其血必結，故使如瘧狀發作有時，小柴胡湯主之。

「在『外證未解』的病況下，除了必然存在的陽明裏實證之外，外證的存在形式一般有三種，」張丰先生說，「一、太陽桂枝湯證，就是第四二條與第四四條所述的那樣；二、少陽小柴胡湯證，第一〇四條中『先宜服小柴胡湯以解外』一句，已經揭示了小柴胡湯證能夠解除外證的事實；三、太陽少陽合病，根據太陽少陽合病治少陽的治則，應該用小柴胡湯，可見實際存在的就是小柴胡湯證。依據以上的推理，再根據大量的臨床實踐經驗，基本可以推定第一〇六條論述了使用『先外後內』的治法診治少陽和陽明並病的過程。大塚敬節先生這樣認為，藤平健先生也是這樣認為的。」

經張手先生迂迴曲折的注釋、推理與講解，我對這條條文的認識漸漸清晰了起來，對並病在《傷寒論》中的作用有了更深的體悟。不過，我有一個問題，從開始談話就想請教張手先生，但一直沒有一個合適的機會。

「老張，慢性病中有沒有合併病？」

「當然有，」張手先生說，「藤平健先生就有一篇文章專門討論慢性病的合併病。」

「藤平健先生為什麼會對合併病感興趣？」

「藤平健先生曾經遇見一個年輕的女病人，」張手先生說，「咳嗽一年，病情黏滯，屢治不癒。這是因為一年前病人患了感冒以後沒有完全治癒而遺留下來的支氣管炎。藤平健先生發現病人有輕度的胸脅苦滿、臍上悸動、口中乾燥，咽中如有炙臠，就以此為方證辨證的目標，試投柴胡桂枝乾薑湯與半夏厚朴湯的合方，連續服用了一個月而不效。於是再一次詢問病情，才知道病人平時非常畏寒，面色一直蒼白不華，於是轉用麻黃附子細辛湯，服藥後有明顯的療效，身體漸漸地暖和了起來，咳嗽也減少，不久就治癒了。」

「藤平健先生從這個病例的診治過程中得出什麼樣的體會呢？」

「藤平健先生的體會有三個。」張手先生說，「一、認為慢性病同樣可以運用六經辨證。二、這個病例是少陽柴胡桂枝乾薑湯證與少陰麻黃附子細辛湯證的並病，其中少陰麻黃附子細辛湯證潛藏不露。小倉重成先生把潛藏不露的證稱為『潛證』，那麼這個病例中的麻黃附子細辛湯證就是一個典型的『潛證』，所以開始的時候藤平健先生沒有發現它。三、少陽柴胡桂枝乾薑湯證與少陰麻黃附子細辛湯證的並病要運用先急後緩的原則，所以給予麻黃附子細辛湯。」

「老張，臨床上如果反其道而行，會有什麼後果呢？」

「藤平健先生沒有直接論述這個問題，」張手先生說，「但他引用了漢方家中川修亭先生的話，其中說到了這個問題。」

「老張，中川修亭先生怎麼說？」

張手先生說：「中川修亭先生提出：『凡每年春末秋初之際，外感病之中以少陽病為多，診治比較容易，醫師也習以為常了。然而也不排除在有少陽病的同時也常有厥陰病的脈症夾行其間，醫師稍有疏忽就會誤診誤治。假如以病深病淺來論少陽病與厥陰病的話，其深淺不言而喻，以深治淺其害尚小，以淺治深禍不旋踵』。」藤平健先生的三點體會使我懂得了他對合併病感興趣的原因，中川修亭先生的告誡使我知道並病中治療先後次序的重要性。

「老張，中國古代醫家對合併病治療次序的先後有何論述？」

「中國古代醫家對合併病治療次序的先後都十分重視。」張丰先生說，「譬如宋代許叔微在《傷寒發微論‧卷上》中專門有一節論述這個問題，這一節的題目就是『論治傷寒須根據次第』，文章一開始就說：『仲景論中雖云不避晨夜即宜便治，醫者亦須顧其表裏，待其時日。若不循次第，雖臨時得安，損虧五臟，以促壽期，何足尚也』。許叔微還舉了一個生動的例子從反面說明這個問題。」

「老張，」我高興地說，「許叔微舉了一個什麼樣的例子？」

張丰先生到書架上拿來一本《許氏傷寒論著三種》，翻到《傷寒發微論‧卷上》〈論治傷寒須根據次第〉這一節，對我說：「許叔微記載了徐文伯診治范雲熱病的醫案，讀了以後讓人不安啊。你自己仔細地讀一讀吧。」

我接過張丰先生的書，就看到了以下的一段文字：

昔范雲為梁武帝屬官。得時疫熱疾。召徐文伯診視。是時武帝有九錫之命。期在旦夕。雲欲予盛禮。謂文伯曰。可便得愈乎。文伯曰。便瘥甚易。政恐二年外不復起爾。雲曰。朝聞道夕死可矣。況二年乎。文伯於是先以火地。布桃柏葉。布席。置雲其上。頃刻汗出。以溫粉之。翌日遂愈。雲甚喜。文伯曰。不足喜。後二年果卒。夫取汗先期。尚促壽限。況罔顧表裏。不待時日。便欲速愈者耶。今病家不耐病。才病三四日。晝夜督汗。醫者隨情順意。鮮不致斃。故予感此。而以為高抬貴手也。

這個臨床醫案診斷使人怵目驚心啊，我牢記不忘。

在以後的臨床中，合併病理論常常發揮它的作用。我診治一位不孕症伴隨痛經的年輕婦女，患者身材瘦長，面色暗黃不華。她說自己患病已經三年，每月月經來潮的第一天出現痛經，發作時出現小腹疼痛，甚至痛及腰骶。每隨月經週期而發，嚴重者可伴發熱、噁心嘔吐、手足厥冷，甚至昏厥，給工作及生活帶來影響。月經來潮的第二天疼痛就自行消失。三年來曾經不斷地診治，西醫認為是功能性痛經，中醫、針灸也有效，但是不能根治。初診時，月經淨後第十天，月經週期尚準確，但是月經期僅僅只有三天，量少。平日口苦乾、頭暈、時有嘔惡感，食欲不振，大便溏軟，每日一二次，尿黃。脈象弦細，舌紅苔黃。腹診可見：腹肌菲薄，左右腹直肌緊張，肚臍上下腹部主動脈按之應手，膽區叩之隱痛不適。方證辨證是柴胡桂枝乾薑湯證與當歸四逆加吳茱萸生薑湯證。平時給予兩方的合方，月經期給予當歸四逆加吳茱萸生薑湯，並在腰骶部壓痛點處刺血後拔罐。經過兩個月的治療，痛經基本消失，月經量有所增多。後來到法國定居，時有電話聯繫，兩年來沒有復發，但是至今還沒有懷上孩子。

診治此病的思路就是得益於那幾次與張丰先生的徹夜長談。

我發現中日兩國醫師對《傷寒論》的傳承方式不一樣。於是提出向張丰先生請教。

「老張，中國與日本對《傷寒論》的傳承方面各有什麼不同之處？」

「在中國古代對神農、伊尹、張仲景遞進式的研究，形成了經方學派。」張丰先生聲調沉重地說，「然而在兩千年來的中國經方發展史上，這樣的遞進式的傳承現象呈現了衰落的頹勢。每一個醫家大多自立門庭，另起爐灶。因此出現了學派林立，爭辯不休的局面。這一種狀態於古，於今，都層出不窮。清代吳澄在《不居集》中所說的，醫書愈多而醫理愈隱晦不明，且誤人不淺。章太炎的老師俞曲園先生在《春在堂全書．尺牘》中對這一不正常的現象也提出了類似的意見，他說：『宋元後諸家，師心自用，變更古義，立說愈多，流弊愈甚。』然而日本漢方醫學的古方派在《傷寒論》遞進式的傳承方面做得比較好，你看從吉益東洞、湯本求真、大塚敬節、藤平健等人都是一脈相承。今後我們也要學習他們的傳承精神，使現代經方事業得到累積性地發展。」

張丰先生對中國經方醫學傳承呈現了衰落現象的話，在我聽來頗為膽寒。

我接觸張丰先生以後，心裡只想把現代經方醫學的理念告訴更多的中醫師，讓大家一起學習，共同提升，同時也想透過互相討論而加深對《傷寒論》的理解。所以有一個星期天的下午，我到林華卿醫師家串門。

林華卿是狀元鎮的一位老中醫，溫文儒雅，謹慎周全。就是他把他的外甥黃建華介紹給我診治的，從這一件事情中就可以知道他的為人。在基層、在農村，一個老中醫把一個自己診治無效的病人介紹給一個年輕的同行診治是罕見的。即使在城市中醫師的圈子內有這樣胸懷的人也是不多的。

記得一個學驗具豐的中醫師告訴我，他當年剛從外省調到溫州一個區級醫院中醫科坐診時，開始一個病人也沒有，坐了三個月的冷板凳。而同一科室的一個中年中醫師每天診室裡人滿為患，但這個中醫師就沒有介紹一個病人給他診治。相比之下林華卿醫師的所作所為真的不容易。所以我和林華卿醫師相識之後就成為無話不說的忘年之交。

那天，我一進林華卿醫師家，看見他悶悶不樂的樣子，就問他有什麼煩心的事。他一改平時慢吞吞講話的樣子，劈頭就說：「你今後一定要多學學西醫」。我估計他一定是受了什麼重大的刺激，就叫他慢慢地講來聽聽。他就告訴我剛剛發生的一個急性胰腺炎病人診治的故事。

事情是這樣的，一個腹痛病人，三十歲，家住狀元鎮對面七都島上。患者的腹痛是因為前一天飲酒過度而發病的。於是他在家人的陪同下來到狀元大隊衛生室，求診於林華卿醫師。林華卿醫師刻診所見，發熱，三十八度，口苦口臭，上腹部持續性疼痛，呈束帶感，伴有噁心、嘔吐，時有手足抽搐的現象。脈象滑數，舌紅苔黃膩。病人自述，嘔吐物中都是食物，其中還發現有一條蛔蟲。林華卿醫師診斷為，中焦濕熱，肝鬱氣滯，化火犯胃，熱毒壅盛，蛔蟲上擾。治法是疏肝理氣，通裏攻下，活血祛瘀，降逆止痛，驅蛔除蟲。方用大柴胡湯加芒硝、桂枝、川椒、黃連、烏梅、細辛等。病人反覆詢問林醫師，自己生的是什麼病？林醫師無法確定是西醫的什麼病，只能隨口回答，大概是胃腸系統的病吧。林華卿醫師是一個傳統的老中醫，後來雖然也自學了一丁半點的西醫知識，但是不成系統。一個中醫師遇上了這樣的事雖然尷尬，但也正常。然而病人不滿意林醫師這種模糊的「大概」與什麼「系統」的說法，就追根究柢地問：「到底病位在胃，還是在腸？」在林醫師所有醫學知識的儲存庫裡都無法檢索到病人這個問題的確切答案，所以他就說：「你先不要搞清楚病在哪裡，只要抓緊把我開的中藥煎起來喝下去，腹痛可能就會減輕。」

病人與他的家人拿著林醫師的三帖中藥出了衛生室的門，但他心裡對剛才的診治充滿懷疑。再加上腹痛還在陣發性地持續著，他們決定不回家煎服中藥，先到狀元公社醫院看西醫門診。狀元公社醫院一個年輕的醫師仔細地診察了他的病情，根據病人有膽管結石病史，暴飲暴食的情況，以及發熱，上腹部持續性疼痛，噁心、嘔吐，上腹部呈束帶感等臨床表現，基本上診斷為急性胰腺炎。患者的「時有手足抽搐」一症，年輕的醫師認為是血鈣降低所致。而剛才林醫師認為是肝火化風，在病人的心中這兩者之間是風馬牛不相及。年輕的醫師以肯定的語氣告訴病人，急性胰腺炎病人出現手足抽搐，就是提示病情嚴重，預後較差。所以年輕的醫師馬上聯繫急救車，動員病人直接去市二醫搶救。為了減少病人腹痛、噁心、嘔吐等症狀，年輕的醫師用針刺療法，用三寸毫針刺入病人左側陽陵泉下面一個敏感的壓痛點，針刺後不到幾秒鐘，病人的腹痛、噁心、嘔吐等症狀明顯減輕。為了加強針刺效果，毫針刺入以後一直留針，每隔五分鐘左右撚轉，上下提插。等到市二醫急救車開到的時候，病人病情趨於穩定，病人對年輕的西醫醫師讚許有加，對林華卿醫師心懷不滿，對中醫也失去了信心。

病人在市二醫住院，確診為急性胰腺炎。打針、輸液、禁食、胃腸插管，什麼辦法都用上，病情還是控制不住。後來不得不請中醫來會診，中醫師告訴病人，西醫的診斷是正確的，治療辦法也十分得當。雖然目前西藥臨床療效不理想，但是它的所有搶救措施都是必要的，它為中醫藥的治療提供了條件。中醫師辨證的結果認為這個病症是中焦濕熱，肝火犯胃，熱盛生風。講的和林華卿醫師差不多，開了一帖清胰湯，不再禁食，不再胃腸插管，不再使用阿托品。病人服藥以後，排出了大量穢臭的大便，病情明顯好轉。住院部的西醫也承認，所有的治療措施中，還是這個清胰湯的效果最好。後來病人發現清胰湯的方藥與林華卿醫師開的大柴胡加減湯大同小異，就把林華卿醫師的三帖藥液也喝了，效果也很好。但是他總是不明白，西醫的診斷正確，為什麼臨床療效不好？林華卿醫師能開這個治好急性胰腺炎的方，為什麼不知道急性胰腺炎這個病名呢？所以等到他痊癒出院後，就再一次登門拜訪林華卿醫師，向他詢問這兩個問題。林醫師聽了感慨不已，無言以對。他終於痛切地認識到，中醫師不懂西醫那一套，到最後吃虧的還是自己。

林華卿醫師深有體悟地對我說：「我過去常常自豪地說，我們中醫不知病名能治好病。現在看來這應該是我們中醫的缺點了。學中醫今後想在社會上站得住腳，就要學會西醫的診斷技術。」我一路上反覆想著林華卿醫師診治急性胰腺炎這件事，同時進一步下決心，要系統地把西醫診斷知識學好。從林華卿醫師家回到學校以後，我的心情特別激動，有許多想法想和別人談談。就到東陶廠找張手先生討教一些問題，更重要的是想聽聽他的意見。

張手先生耐心地聽完我的敘述後，就問我：「你如何看待病人向林華卿醫師提出的那兩個問題呢？」

「這個急性胰腺炎病案診治的全過程都說明中醫、西醫各有自己的特點和優勢，一個臨床醫師，特別是基層醫師一定要中西醫並重，也就是說一個醫師要同時具備兩種診察治療的本領，才能更好地為病人服務。」

張手先生想了想說：「你說得對，但還有沒有更深一層的思考呢？」

我也覺得自己的回答不夠深入，只是就事論事地談及一些已經存在的現象而已，大概還沒有觸及到這些現象背後更深層次的東西。我就用眼睛向張手先生示意了自己的無奈。

張手先生看到我的眼神，知道我一時不能回答這個問題，就略帶歉意地說：「這個問題有點複雜，我自己一下子也不知道應該怎麼回答。」

他沉默了一會兒，調整一下情緒以後慢慢地說了以下一段話：

這個問題值得我們花時間去探索，讓我們從中西兩種醫學各自不同的思維模式這個切入點進入這個話題吧。西醫認為急性胰腺炎的基本病變是胰酶活化而引起的自身消化。因此，抑制胰液分泌能阻止或減輕疾病的發展或加重，這是現代醫家對這個病總的治療意圖，不管是禁食、胃腸插管、注射阿托品等治療方法都是緊緊地圍繞著這一點，也就是說想方設法抑制胃腸生理病理活動，使整個消化系統平靜下來。然而古代中醫治療急腹痛的原則是「虛者補之，實者泄之」。對於實證急腹痛的治法是「痛者通之」、「鬱則開之」；對於虛證急腹痛的治法是「虛者補之」、「塞因塞用」。經方醫學的方證辨證一般屬於大黃類的大小陷胸湯證、承氣湯類證、大柴胡湯證與白芍類的桂枝加芍藥湯證、小建中湯證和大建中湯證以及附子類的芍藥甘草附子湯證、附子粳米湯證等。當然，中醫學不可能知道這個病是急性胰腺炎，也不知道它的病因、病理、病位。但這種病症的所有臨床表現早已知道得一清二楚，對這個病如何展開，如何診治早有一個成熟的方案。當然這個方案不是為某一種單一的疾病設計的，也不可能是針對急性胰腺炎的特異性治療。但是使現代醫學家們始料不及的是，這個方案是所有疾病的診治總綱。它適用於天下任何疾病，對於診治急性胰腺炎也不例外。急性胰腺炎的發病、發展、變化、預後等情況都在《傷寒論》這個診治總綱的三陰三陽範圍之中。林華卿醫師診治的病案就是少陽陽明合病的大柴胡湯證。由於少陽厥陰互為表裏，所以出現「蛔蟲上擾」、「手足抽搐」等厥陰病的症狀就在意料之中。林華卿醫師的處方是大柴胡湯和（半個）烏梅丸的合方，這樣的診治面面俱到，絲絲入扣，不會比醫院裡中醫師開的清胰湯遜色。這個處方也完全符合中醫治療實證急腹症「痛者通之」、「鬱則開之」的治療原則，所以有很高的療效。中醫治療實證急腹症的疏導、通瀉的治法和西醫靜止、抑制是兩種完全相反的理念，孰優孰劣臨床療效已經做出了明確的回答。不過，我們也不要忽視了急腹症的另一種臨床類型，就是虛證急腹症。急腹症病人的病情處於三陰病階段，出現桂枝加芍藥湯證、芍藥甘草附子湯證、附子粳米湯證、小建中湯證和大建中湯證等，日本漢方醫學家已經充分地認識到這一點，同時在臨床上廣泛使用並取得肯定的療效。所以我們不要忽略日本漢方醫學家在《傷寒論》研究方面的貢獻，而要加強引進日本漢方醫學的思想資源。總之經方醫學診治急腹症的思維方法是辨證的，相比之下，西醫診治急腹症的思維方法還有一些片面性。

我對日本漢方家診治虛性的三陰病階段的急腹症有極大興趣，就想知道張丰先生自己診治這種性質疾病的經驗。

「老張，你有治療過三陰病階段急腹症的具體病例嗎？」

「有，這是一個三年前的病例，」張丰先生說，「同一車間的男工友，發病時候四十歲，多年胃病，所以人比較消瘦，面色蒼白。半年來膽石膽囊炎連續發作三次，每次都是胃脘部陣發性疼痛，疼痛發散到背部、右側的肩胛部，都是西醫輸液以及注射阿托品等止痛劑鎮痛。那次發作連續疼痛三天，西藥治療效果不好，所以請我用針灸與中藥治療。」

張丰先生在書架上找來病例紀錄簿，看著紀錄簿繼續對我說：「九月十日初診，主訴仍然是胃脘部疼痛，體溫三七．八度，脈象弦緊，舌淡紅苔白，口乾口苦不欲飲水，脘腹脹滿，右季肋下痞硬，左右腹直肌攣急，此外一般腹肌較軟弱。病人以右側臥為安，仰臥也不能持久，食欲極差，噁心嘔吐，大便三天未排，小便黃短頻數，沒有發現黃疸。」

張丰先生看著我說：「你看，這是一個什麼樣的方證？」

「大柴胡湯證。」

「為什麼？」張丰先生問。

「大柴胡湯是治療膽石膽囊炎急性發作的首選方，」我說，「臨床主症也符合《傷寒論》有關大柴胡湯證的要求。」

「《傷寒論》有關大柴胡湯證的要求是什麼？」張丰先生說。

我頗有自信地說：「《傷寒論》第一〇三條：『太陽病，過經十餘日，反二三下之，後四五日，柴胡證仍在者，先于小柴胡湯；嘔不止、心下急、鬱鬱微煩者，為未解也，與大柴胡湯下之則愈。』少陽病變多表現為胸脅苦滿，或脅下痞硬。患者的陣發性強烈疼痛，確在心下，『心下急』之『急』，有拘急、牽引、疼痛之意，這一例急性膽石膽囊炎病人大便秘結，三日未去，相當於陽明腑證。治以和解通裏為主，方選大柴胡湯。」

張丰先生不置可否地說：「我在患者左右兩足的膽囊穴與背部至陽穴發現明顯的壓痛點，因此首先在右膽囊穴用兩寸的毫針給予中等強度的刺激，提插撚轉十來秒，病人感到有所緩解；接著在左膽囊穴用兩寸的毫針給予強度的刺激，提插撚轉十來秒，病人感到疼痛消失；再在背部至陽穴指壓十秒鐘左右。」

張丰先生不厭其煩的細述，使我如臨其境。然而我更關心自己剛才的判斷到底是對還是錯，忍不住想知道答案。我急急地插問：「老張，我剛才的判斷大柴胡湯證到底對不對？」

「我先講一下自己的診治經過好嗎？」張丰先生說，「我開始試投小柴胡加芍藥湯二日量，結果很不理想。」

我感到小柴胡加芍藥湯與病人的病症很不契合，結果不理想並不意外，就問：「有什麼反應？」

「胃脘部陣發性疼痛依然，右季肋下痞硬，左右腹直肌攣急有增無減，出現心悸煩躁。病人本來已經不想來此複診，但是針刺止痛的效果吸引著他，還是再次來診。」

看來我要重新考慮這個膽石膽囊炎急性疼痛的病人了。

張丰先生說：「當病人再次躺在我的病床上的時候，我想起了日本漢方醫學家處理虛證急腹症的診治方法與系列的方證。」張丰先生說，「先從體質入手，病人體型消瘦，面色蒼白，半年來膽石膽囊炎連續發作三次，是典型的腺病質體質，是小柴胡湯證或桂枝湯類方證，或是兩種方證的合併。我再一次檢查腹證，發現病人腹部除了痞硬、攣急之外，其脹滿稍加壓力就顯出軟弱無力。大便雖然多日未排，但是要考慮到病人多日幾乎沒有進食，還有腹證是虛證的徵象明顯，所以最後給予小柴胡湯與小建中湯合方。」

喔，經張手先生這樣深度地分析以後，我已經認識到自己的臨床判斷有誤。我臨證不善於比較與界別症狀之間的差異，所以面對複雜病症舉棋不定，診治方案也常常朝令夕改。張手先生使我明白急腹症也可以這樣地合方處理，這是我還沒有觸及的陌生地帶。看來用小柴胡湯與小建中湯合方針對這一個處於膠著狀態的急腹症病人，可謂是面面俱到，絲絲入扣了。

「針刺方法與次序還是依舊，」張手先生說，「針刺以後也收到同樣的療效，可見壓痛點的尋找與使用是很重要的。病人服了上方以後，所有症狀都漸漸地緩解，口乾口苦的感覺消失得最早，口腔中也滋潤了起來。三天以後腹直肌恢復了正常的狀態，右季肋下痞硬也變小了，變軟了。一週後，右季肋下痞硬摸不到了。這個病人就這樣順利地治癒了，到目前為止，已經三年過去了，一切都好，也沒有復發。」

「老張，你對『治療急腹症，中醫提倡以通為用』的這種提法是怎麼樣看的？」

「『治療急腹症，中醫提倡以通為用』的這種提法沒有不對，」張手先生說，「但是容易給人造成『治療急腹症，中醫提倡以瀉下為用』的誤解。」

我對張手先生的解釋感到有點兒繞，就問：「老張，能講得清楚一點兒嗎？」

「『治療急腹症，中醫提倡以通為用』是指中醫治療的目的，」張手先生說，「不管是中藥還是針灸，最後都要達到六腑的正常通暢，用大黃類方藥瀉下僅僅是其中的一種方法而已。然而有人把治療所達到的最後狀態誤解為治療方法，所以就把複雜的問題簡單化了。我們經方不僅僅是研究一方一藥一法，而且要用心地去研究仲景的思維方式。透過一人一議，一案一議，逐步地瞭解、熟悉、把握仲景的思維規律。我們評介古人的學術觀點，要有分析，要密切聯繫臨床，不能想當然，有風就是雨，否則還叫什麼研究古代醫學啊！」

張手先生從對中西醫兩種醫學思維方法的比較說起，再透過自己臨床病例的分析，加以這樣的疏導解釋，以及最後對治療目的與治療手段的區別等問題一路講來，使我對經方醫學治療急腹症的認識有了更深一層的理解。特別是他介紹的用桂枝加芍藥湯證、小建中湯證和大建中湯證診治虛性急腹症的理論與臨床實踐使我倍感興趣。

治療目的與治療手段這兩個概念很容易混淆。有一次中醫學術會議上，一位著名專家在臺上大講特講用扶陽法診治疾病的妙諦。他認為人體都因為陽氣不足而致病，所以治療上也應該大力使用附子、乾薑和桂枝。在會議的互動階段，有一位教授提問：「我經常使用承氣湯類方治癒疾病，請問做何解釋？」扶陽專家不慌不忙地回答：「眾所周知，壯火食氣。承氣湯類方瀉下熱邪壯火而治癒疾病，其結果也是恢復了陽氣，也就是達到了扶陽的作用。」扶陽專家在前面報告中講的「扶陽」是指治法，後面答辯的「扶陽」是指治療目的，這就是典型的概念混淆。這和張手先生所批評的「以通為用就是瀉法」的理念相似。

那天談話將要結束的時候，我突然想起仲萬春先生給我留下的思考題。我就把與仲萬春先生相遇的具體經過與張手先生說了一遍，也說了這個思考題：「一～一一一，謎題是：從《傷寒論》中一個方劑出發，怎樣衍化為一一一個方劑？」

「這個題目很好，有很深的寓意。」張手先生說，「它提出的『一』這一個方劑，在《傷寒論》中非桂枝湯莫屬。特別是方中的主藥桂枝，我們要加強研究，《說文解字》：『桂，百藥之長』一語，意味深長啊。你回去以後，就以『桂枝湯在《傷寒論》中的地位』為題，寫一篇作業拿來給我，好嗎？」

張手先生的點題使我趣味頓生，我回去以後，用了半個多月的時間思考與完成了這個作業。

作業如下：

〈桂枝湯在《傷寒論》中的地位（提綱）〉

桂枝湯與栝蔞桂枝湯分別是《傷寒論》與《金匱要略》的第一個方劑，以桂枝湯為基礎進行化裁而成的方劑多達二十餘首。日本江戶時期漢方古方派領袖古名屋玄醫晚年編次的《醫方規矩》中所有方劑，都是以桂枝湯加味方為主。古名屋玄醫的醫學理念，充分體現了柯琴所說的，桂枝湯「為仲景群方之魁」這句話的真實含義與臨床價值。

一、桂枝湯不僅是太陽病的方證，它與六經的主要方證都有內在的聯繫，不過它是透過一個合方做為

中介，而達到與六經主要方證的溝通。

具體分述如下：

一、桂枝湯證透過桂枝麻黃各半湯證溝通太陽病的麻黃湯證；

二、桂枝湯證透過桂枝加大黃湯證溝通陽明病腑證的承氣湯證；

三、桂枝湯證透過桂二越一湯證溝通陽明病氣分的白虎湯證；

四、桂枝湯證透過柴胡桂枝湯證溝通少陽病的小柴胡湯證；

五、桂枝湯證透過芍藥甘草湯證溝通少陽病的黃芩湯證；

六、桂枝湯證透過桂枝加芍藥湯證溝通太陰病的小建中湯證；

七、桂枝湯證透過桂枝人參湯證溝通太陰病的理中丸證；

八、桂枝湯證透過桂枝加附子湯證溝通少陰病的四逆湯證；

九、桂枝湯證透過芍藥甘草加附子湯證溝通少陰病的真武湯證；

十、桂枝湯證透過柴胡桂枝乾薑湯證溝通厥陰病的烏梅丸證。

二、桂枝湯透過衍化成為診治氣、血、水有關方證的基礎方。

一、桂枝湯加桂枝，成為桂枝加桂湯，治療「氣上衝胸」；

二、桂枝湯去芍藥，成為桂枝去芍藥湯，治療胸氣被阻的「脈促胸滿」；

三、桂枝湯去桂加茯苓白朮，成為桂枝去桂加茯苓白朮湯，治療水氣內停的「心下滿微痛，小便不利」；

四、桂枝湯加減後成為茯苓桂枝甘草大棗湯，治療水氣上泛的「臍下悸」；

五、桂枝湯加減後成為茯苓桂枝白朮甘草湯，治療水氣上逆的「心下逆滿，氣上衝胸，起則頭眩」；

六、桂枝湯透過茯苓桂枝白朮甘草湯，衍化為五苓散治療水氣不化而上逆的「水入即吐」；

七、桂枝湯證透過芍藥甘草加附子湯證成為真武湯，治療陽虛水泛的「心下悸，頭眩，身潤動，振振欲擗地者」。

八、桂枝湯加減後成為桃核承氣湯，治療瘀熱互結的「少腹急結」。

這篇作業雖然是一次有效的經方思想的操練，然而我總覺得還沒有把桂枝湯與《傷寒論》其他諸方的聯繫全面表達出來，所以就沒有交給張丰先生，但是心中還時有牽掛。誰知道時隔三十多年以後，這一篇未完成的作業竟然派上了用場。那是二〇一〇年九月，全國經方應用論壇會議在南京舉行。九月十一日上午是專家特別演講，發言的有李賽美教授、李發枝教授與史欣德教授，他們都是我敬慕的經方專家。使人意想不到的是，黃煌老師邀請我一同主持上午的會議，並請我在專家發言以後進行點評。由於時間比較緊促，我事先又沒有準備，所以我發言的重點就圍繞著史欣德教授的「經方的合方運用思路與體會」這一演講而展開。因為史欣德教授的演講內容是桂枝湯的合方應用治療一些疑難的反覆不癒的病，其中有中年女性的哮喘，有幼女的過敏性鼻炎，有男青年的慢性腹瀉，有中年男人的陰囊濕疹，有男青年的蛋白尿，有中學男教師的失眠，有中風後遺症，有斑禿，有口腔潰瘍，有兒童的慢性濕疹等。史欣德教授或是根據體質，或是根據方證都以桂枝湯與桂枝湯加味方的基礎上合用相應方藥而取效。她對桂枝湯出神入化的運用喚醒了我沉睡多年的記憶，因此我突然想起了這篇未完成的作業，於是我從桂枝湯是群方之魁的角度入手點評了史欣德教授的演講，並把桂枝湯證不僅是太陽病的方證，它與六經的主要方證以及氣、血、水有關方證的基礎方都有內在的聯繫簡述了一遍，來說明史欣德教授對桂枝湯的熟練運用是奠基於對《傷寒論》深刻理解的基礎上。透過後來的瞭解，我簡短的即席點評被大多數與會的經方醫師所認可。

意想不到的是，對桂枝湯的學習，越學越有新的內容。

二〇一三年九月，第三屆國際經方班在廣州開課。我接受了李賽美教授的邀請，來到了廣州中醫藥大學。我以桂枝湯的形成為例，從流溯源，強調了原始經方是中醫藥學的基礎。這是我學習康治本傷寒論的一些體會，講稿的內容又是桂枝湯的探索。其題目是「解構桂枝湯」。

對桂枝湯以及桂枝類方的運用更是廣泛和繁多。後來，我整理了一篇名為「桂枝類方治驗」的文章，對自己使用桂枝類方的病案進行一次小結。一併記錄如下：

〈桂枝類方治驗〉

一、懷孕四個月時出現微熱咯血的肺結核患者

患者女，二十五歲，新溫州人，身體一直很健康。但從懷孕四個月時出現微熱和陣發性的咳嗽，痰中帶血絲，容易疲勞等症狀。特別是，每到傍晚時分，即出現低熱。經某醫院檢查，確診為肺結核。由於患者已經懷孕五個多月，加上之前有過兩次流產的經歷，因此家人都非常希望能保住孩子，所以冒著危險接受抗結核藥物治療。但治療一個多月後，低熱、咳嗽、痰中帶血等症狀仍然不見好轉。家人焦急，求治於中醫。

初診於二〇〇三年三月十二日。當時患者懷孕已六個月，身體消瘦，面色白，顴紅。脈象浮數，舌苔薄白，平時即使在炎熱的夏天也怕風覺得肢涼。另有身熱心煩、夜間盜汗，乾咳少痰，黏痰難以咯出，痰中偶爾帶有血絲，胸膺不適。容易感冒，食欲不振，口苦乾嘔，大便稍結，一天一次，小便淡黃。腹診發現右胸脅苦滿，心下壓痛明顯，體溫三七．六度。

基於以上症狀，柴胡桂枝湯證與柴陷湯證一併具備。考慮先投予柴胡桂枝湯治療。

柴胡一五克，黃芩一〇克，黨參一五克，半夏一〇克，大棗五枚克，乾薑五克，桂枝一〇克，白芍一〇克，甘草五克，五帖。

並要求她繼續服用抗癆西藥，注意休息，加強營養，放鬆心情。

服藥一星期後，以上諸症都有明顯好轉，惡風身熱大為減少，食欲也增加了。但體溫三七．五度，腹證依然。根據以上症狀，改投小柴胡湯和小陷胸湯合方治療。

柴胡一〇克，黃芩一〇克，黨參一五克，半夏一〇克，大棗五枚，乾薑五克，栝蔞皮一〇克，黃連三克，甘草五克，七帖。

又服藥一星期後，患者咳出大量的黃色黏痰，胸部窒塞感減輕。持續服該方一個月左右，體溫恢復正常，咳嗽、痰中帶血的症狀消失了，身體狀況好轉，產前檢查正常，腹證已經不明顯。

半年後，患者足月順產一男嬰，母子平安。患者X光片檢查，肺部結核病灶已鈣化；嬰兒在二個月後進行胸部X光等相關檢查以後排除了肺結核。

以上患者懷孕四個月時出現微熱和陣發性的咳嗽咯血，後來在醫院門診查痰發現抗酸菌陽性，證實患了肺結核病。因柴胡桂枝湯證與柴陷湯證一併具備，故先投柴胡桂枝湯。轉投小柴胡湯和小陷胸湯合方。藥後患者咳出大量黃色黏痰，胸部窒塞感減輕。守方一個月，體溫正常，咳嗽、咯血消失，身體狀況好轉。

譚次仲編，《肺病自療法》推重「小建中湯」，為治肺癆之第一方，蕭屏所編《肺病自療》，亦云小建中湯治癆病極妙，沈仲圭氏於其所著《中醫經驗處方集》，談及肺結核治法，略謂，「以甘寒養陰為治癆病常法。至因病情變化，舍甘寒而投辛溫，要為例外權法，藉以矯正譚蕭之說是矣。惜未能將例外權法之『小建中湯』，方證加以說明，係屬一種陽虛證，在多種虛勞病中，占極少數，如果有此證，自以用之為宜。」

簡侯：曾憶及我邑徐克明君語我云，幼年罹虛癆病，咳嗽，腰痛盜汗，醫不能療。往劉星伯先生處（時劉在上海商務印書館編書）為開「小建中湯」一方，服數帖後即癒，是「小建中湯」誠為治療陰虛者虛癆妙劑。宜其為譚蕭二氏所稱道，若不詳辨其真實證狀，而錯用於陰虛證之虛癆，則危險甚大。徐靈胎氏云，此方治陰寒陽衰之虛癆，正與陰虛火旺之病相反，庸醫誤用，害人甚多。求真氏云，余往年用黃耆及建中劑於肺結核而招失敗，我則以為若遭遇陽虛證之病者，以甘寒養陰常法治之，其招致失敗，亦無不同，醫者其屏去主觀論治可也。

以上說法都是把方證相對應和辨病論治兩種不同的概念相混淆，先認定肺癆陰虛是常規，然後講什麼陰寒陽衰之虛癆是例外等等。對中醫來說，離開病人來討論疾病的診治是可笑的，中醫是個體醫學，一種疾病在一千個人身上可能有一千個樣子，醫者在還沒有看到病人之前，哪裡來什麼陰虛陽虛？如果讓成見橫存在心頭的話，必然會造成概念先行，造成誤導。

體會：

（一）肺結核病，古稱肺癆，從病因、病機分型，不外乎肺腎陰虛、肺陰虧損、陰虛火旺、氣陰耗傷、陰陽兩虛等型，對照此例簡直是天壤之別，由此可見以病為目標的理法方藥還有很多廣闊的發展空間。此外，以方證相對應為核心的經方醫學，診治時目標明確，療效可靠，可以重複。

（二）已經用抗癆藥的病人不要隨便停藥，中西藥聯合使用對於肺結核病更為安全有效。

二、盜汗、遺精、多夢的患者

患者男，今年三十歲，高個子，體形偏於消瘦，面色蒼白，看上去感覺很疲憊，無精打采的樣子。因盜汗、遺精、多夢多年，經多方治療，但療效不理想。近月病情加重，特來我所診治。

二〇〇三年一月二十四日初診。

患者主要症狀表現為：夜間多夢、盜汗、遺精。自覺頭重頭痛，頭面部烘熱感，怕冷惡風並有大便結，小便黃等症狀。

腹診發現心下痞滿，特別是少腹部臍旁邊皮下觸摸到一個約二、三釐米平方、長如鉛筆芯樣的硬物。這樣的腹證，加上以上諸症，是典型的桂枝加龍骨牡蠣湯證。

於是，先投予桂枝加龍骨牡蠣湯十帖治療。約服藥四、五天，怕風怕冷、頭面烘熱頭重頭痛的症狀開始漸漸消失。盜汗、多夢也明顯減少，遺精五、六天只出現一次。心下痞滿，少腹臍旁如鉛筆芯樣的硬物也稍有減輕。但是，患者自覺精神疲倦，四肢沉重，躺在床上感覺會好些。

根據以上症狀，按原方加黨參弓一〇克，加重白藥至二〇克。給一個月的藥量，囑其堅持服藥。其後就沒再來。

半年後的一天，在街上偶然相遇，他笑著對我說，現在身體一切正常。當我問及少腹臍部的鉛筆芯樣硬物時，他說還存在，不過沒有以前那麼明顯了。

體會：

（一）腹證的診察極為重要。吉益東洞認為，腹證比一般症狀重要，一般症狀比脈象重要。腹證雖屬局部的症狀和體徵，卻反映了整體功能狀態的全息現象。因而針對以腹證為主體的湯藥與針灸的治法，可以產生對整體、對全身補偏救弊的作用。韓國醫學家稱之為「腹治」。

（二）桂枝加龍骨牡蠣湯證的腹證「少腹弦急」，在臨床診察時可能分別存在兩種腹證：臍下或者臍旁沿著腹壁皮下可觸及鉛筆芯樣的東西。清代張振鋆在《厘正按摩要術》中明確地說：「臍之上下任脈見者，脹大如箸，為脾腎虛」；日本漢方家大塚敬節在《漢方診療三十年》中詳細闡述了這一腹證，「在臍旁的皮下可觸到長約二公分左右而好像鉛筆芯的堅硬的東西。這種腹證，會時常出現於桂枝加龍骨牡蠣湯證」；此外，日本的龍野一雄在《中醫臨證處方入門》中也指出：「腹證中少腹弦急也指下腹部腹直肌緊張，但弦急的緊張程度更強……，桂枝加龍骨牡蠣湯證等有此緊張之感。」

三、小腿燙傷皮膚潰爛，疼痛不已的患者

二十歲的男青年，半個月前騎摩托車不慎翻車，排氣管把小腿內側燙傷，以致皮膚肌肉潰爛。經西醫燙傷專科治療半個月，肌肉潰爛未見好轉，疼痛依然。於一九九八年八月十五日，經人扶撐著前來我所受診。

患者中等身材，面色微黑，雙眉緊鎖，一臉痛苦的表情。經查看，小腿內側約五十釐米平方大小的皮膚潰爛，臭氣難聞，疼痛不已。另有，脈數，舌淡紅苔白，煩熱（體溫三七．五度）、頭痛、惡風、有汗、口乾不欲飲水，食欲尚可。小便淡黃，大便稍結兩天一次。患者說，因傷口疼痛影響睡眠。半個月來體重減輕了四公斤。

綜觀以上諸症發現：發熱、頭痛、惡風、有汗，即桂枝湯證具備，因大便結由來已久，屬於習慣性問題，所以考慮先投予桂枝湯治療，並依方後規定服藥。

服藥三天後，於八月十八日複診。據患者說，服藥後出汗比以前多了許多。惡風、頭痛及傷口疼痛均有明顯減輕，皮膚肌肉潰爛處也日漸癒合，體溫已經恢復到正常狀態。

根據以上症狀，改投玉屏風散加當歸善後。

兩個月後，電話隨訪，得知服藥後傷口日漸癒合，現在一切如前，小腿內側燙傷處已經平復，稍有淡淡的疤痕。

體會：

（一）這是我平生第一次診治燙傷的病案。我沒有依據現行中醫學的病因、病機去辨證施治，而是走方證相對應的路子，臨床療效證明這是一條值得深入研究的路子。有人認為方證辨證僅僅是辨證施治的低級階段，其實並不盡然。這一個病例如果按照辨證施治的思路，一般會做如下的分析：由於強熱作用於人體，熱毒入侵，氣血瘀滯，所以皮肉腐爛。病人煩熱低燒、疼痛不已、小便淡黃、大便稍結、脈象頻數等脈症，都是熱毒入侵榮血，氣血瘀滯的根據。治療方法除了外敷的中草藥之外，應該考慮清熱瀉火、涼血活血，黃連解毒湯與犀角地黃湯合方可能是首選的方藥。這樣的理法方藥和經過方證辨證的桂枝湯證可謂是天南地北。

值得我們深思的是，同一個病人，為什麼兩種不同的辨證方法會有這樣大的差異呢？

（二）經方醫學的核心是方證辨證，在方基本不變或者儘量少變的前提下，如何去抓住主症，抓住方證，做到方證相對應，這才是臨床醫生的基本功。要練好這一手基本功需要在學習方向對頭的前提下慢慢地去完成。

正如清代名醫徐靈胎所說的那樣：「余始亦疑其有錯亂，乃探求三十年，而後悟其所以然之故，於是不類經而類方。蓋方之治病有定，而病之變遷無定，知其一定之治，隨其病之千變萬化，而應用不爽。此從流溯源之法，病無遁形矣！」

另一個中醫學家，以醫術專精而冠絕一時，著有《寓意草》、《尚論篇》、《醫門法律》等書。喻嘉言臨床也擅用經方，但他卻不這樣認為。《寓意草》所載病案大部分為經方驗案。如以理中湯治癒瘧疾、痢疾、痞塊、溺水，以桃核承氣湯加附子、肉桂治癒傷寒壞症兩腿僂廢等。喻嘉言強調治病必先識病，強調病與藥的相關性。他說：「治病必先識病，識病然後議藥」，「病經議明，則有是病即有是藥，病千變，藥亦千變」。

大家慢慢去體會這兩位醫家的話，自己去思考到底哪一位有道理？

四、屢治屢發黃水瘡的小女孩

一位六歲女孩，約半年前手臂、背部及腹部出現黃水瘡，面積漸漸增大，病情日漸加重，雖然也在進行治療，但時好時壞，總得不到根治。

經熟人介紹，於二〇一二年一月七日來我所就治。

患者白胖面色紅，平時容易傷風感冒，夏天汗多。一旦感冒即出現發熱、頭痛、咳嗽痰鳴，難以好轉。根據日本漢方家大塚敬節先生的臨床經驗，我投予桂枝加黃耆湯治療。

服藥一星期後複診，訴手臂、背部的黃水瘡已減輕大半。繼續服藥兩個星期，病情漸漸好轉，但也隨時日有時好有時壞的變化，從總體上看，病情向痊癒的趨勢發展。

繼續投予原方一星期後，患者屢治屢發的黃水瘡已經退去，腹部尚有的黃水瘡也有退去的趨向。繼續投予原方加玉屏風散，藥後停藥觀察。

黃耆一〇克，桂枝五克，白芍五克，甘草三克，生薑二片，大棗二枚，白朮五克，防風五克，七帖。

按：六歲女孩出現黃水瘡半年，屢治屢發。投桂枝加黃耆湯一週大效，考慮平時容易傷風感冒，夏天汗多等病史，原方與玉屏風散合方又一週而癒。半年後又復發一次，投桂枝加黃耆湯，一週癒。至今未復發。湯本求真在《皇漢醫學》中認為黃耆主治身體虛弱，皮膚營養不良而水毒停滯於皮膚與皮下，是一種強壯型止汗利尿藥。

我用方證相對應的方法，使用桂枝加黃耆湯治癒了小兒黃水瘡多例。

體會：

（一）中醫臨床觀念具有導向性的作用。同一個病人的症狀、體徵、脈象、舌象、腹證，不同醫學觀點的醫師，可能會得出截然不同的結論，但是其中總有是非優劣之分。

（二）中醫解決疾病的痛苦有兩種方法，一種是以病為目標，一種是以人體全身抗病特徵的病理表現為目標。學習經方醫學必須具備俯視人體在抗病過程中整個生命活動的視野。盧卡契曾經說過，「如果是整體性的問題，我們就不能指望透過局部的改變來治癒它。」經方醫學強調方證與體質辨證就是注重人體抗病的整體反應。這可以補充以病為目標的專科診治用藥的不足。反之，也是如此。

（三）桂枝加黃耆湯是治療黃汗病的，然而黃汗是怎麼樣的一種病，至今沒有一個定論。在《金匱》中，黃汗病多處出現，可見這種病在《金匱》中占有重要的地位。患膿皰症時，在其皮膚上可以看到一顆顆黃豆大小的黃色的膿皰，這些膿皰也和大粒的汗滴相似，因為膿皰的顏色是黃的，貌似黃汗。可不可能古人以此病象命名為「黃汗」？

（四）湯本求真的學生大塚敬節也曾經指出，桂枝加黃耆湯可以改善皮膚的營養，具有促進皮膚潰瘍癒合。對於小兒傳染性膿皰症有良效。並對有些蕁麻疹以及夏天蚊子叮咬日久不癒而搔癢者也有效。

桂枝加黃耆湯是治癒黃汗病似的膿皰症不是偶然的，我再舉一個病例加以佐證。

今年（二〇二一年）三月我受馮學功教授邀請，在北京海淀區經方學習班上以「經方精髓」為題做了一個現場視頻講座。在講課中，我介紹一個使用桂枝加黃耆湯治癒的嚴重的皮膚病患者。現在我把病例轉錄如下：

患者姜永光自述：男，六十九歲，退休行政人員，大半時間出差。二〇一四年三月，在深圳某一晚上，浴後覺得左腳板前凹陷處有三個蠶籽大小的泡泡。幾年前手腳處也曾有過，只要把這些小泡泡推在一塊，再用針頭或牙籤一戳，流出帶有粘性的液體，當即即消，幾天後皮損處自癒。這次依以往之法始終不見效，偶然發現出血，起先用創口貼一張，也管用幾天，但幾次重複使用不靈驗，而且整個腳部的皮膚反覆出現此起彼伏的膿瘍。於是去店買專治皮膚病的藥膏塗抹，藥膏先用國產，無效後用香港產、國外產，越塗真潰爛面積越大，並且右腳也開始了同一症狀。右手食指開始乾燥性脫皮出血，有水泡時癢痛不堪言語，無奈之下只得去醫院皮膚科就診。除了口服藥外，其他外用塗抹與我用過基本類似。一日發現左腳腿下肢體紅腫驚人，腳板出血，步行觸痛刺心，急診醫生開了抗生素藥吞服並掛滴靜脈輸液，三天後紅腫雖消退，但腳板潰爛開裂和滲血現象仍未改變且有加重。一友人帶我找大醫院皮膚科主任醫師診治，堅持診治兩個月。外敷內服，毫無見效。皮膚科主任醫師也無法知道什麼原因，甚至懷疑是惡性的疾病。二〇一五年至二〇一七年到處求醫，後來經某權威皮膚病專家確診為「掌蹠膿皰病」，但是治療無效，病情繼續在慢慢地發展，雙手皮膚出現了多處裂痕處滲血、潰爛，要戴上手套與客人見面，心理壓力很大。

二〇一七年七月十三日初診。患者為進行性掌蹠膿皰病。體型魁梧高大，肌肉虛胖鬆軟，面色黃白不華。容易汗出，舌大齒痕，脈象虛大，腹部膨大，腹壁緊張，腹肌彈力軟弱，是典型的「青蛙肚」。

辨證思路：

一、表陰證：虛證；皮膚病纏綿。

二、桂枝加黃耆湯證：患者體能虛弱但是不惡寒，皮膚病有分泌物，時有透明的水皰。

三、龍野一雄的條文症狀的「轉用」或「借用」的方法，可以治療各種各樣病症。

四、後來發現患者下肢時有沉重，合用防己黃耆湯，桂枝加黃耆湯再加防己、白朮。

處方：桂枝一〇克，生白芍一〇克，生甘草六克，生薑一片，大棗三枚，生黃耆三〇克，防己一〇克，生白朮一〇克。

桂枝加黃耆湯的來源：《金匱要略．水氣病篇》：黃汗之病，兩脛自冷；假令發熱，此屬歷節。食已汗出，又身常暮盜汗出者，此勞氣也，若汗出已，反發熱者，久久其身必甲錯。發熱不止者，必生惡瘡。若身重，汗出已輒輕者，久久必身瞤。瞤即胸中痛，又從腰以上必汗出，下無汗，腰髖弛痛，如有物在皮中狀，劇者不能食，身疼重，煩躁，小便不利，此為黃汗，桂枝加黃耆湯主之。

二〇二一年二月十五日姜永光自述：婁紹昆醫生囑咐需吃半年中藥，我說自己有一強脾氣，是一位沒有韁繩的野馬。半年的治療，這個縛束真是不可思議，但是只得遵醫囑了。自服中藥後，就停止了內服的西藥和其他外抹藥膏。服藥一週後，沒有什麼變化。婁醫生的女兒婁莘杉醫師改了處方，分量添了防己、黃耆兩味藥，約半個月後裂痕見細。接下去都是婁莘杉醫師診治，處方用藥變化不大，漸漸地手掌與足蹠皮膚的滲血止住了，潰爛的瘡疤開始疊層出新皮。堅持服用了三個多月，全部痊癒。至今已經三年多過去了，我的掌蹠膿皰病還沒有復發。

我也經常使用桂枝加黃耆湯治療容易出汗的虛證小兒的濕疹，患濕疹的部位濕濕地流水，此方具有不可替代的療效，患兒腹肌軟弱是此方使用的重要依據。

五、三叉神經痛的患者

七十八歲的男性老人，在兩個女兒的陪同下來到我的診所。據述患三叉神經疼痛已經三年，經某醫院手術治療後，五年來病情穩定。但半年前三叉神經疼痛又復發，靠服用卡馬西平，每天二片，才能止住疼痛。但是在服藥期間，每天深夜仍有三個小時劇痛，痛不欲生，如果加藥，就會頭暈眼花，不能自持，所以不敢加藥。半年來接受過各種方法治療，但效果不理想。在這進退兩難，無計可施的時候，選擇了來看中醫試試。

於二〇〇九年五月二十五日初診。

患者瘦長個子，面色蒼白，平時畏寒四肢怕冷，頭部頸部多汗，恐懼悲觀的情緒一望而知。曾有胃痛史，但自從患了三叉神經痛後胃痛反而自癒了。脈緩大，舌大齒痕淡紅，薄白苔。腹診發現：腹肌薄而緊，有腹直肌痙攣。這樣的腹證是典型的桂枝加附子湯證，所以果斷投予桂枝加附子湯一週量。同時在太陽穴與乳突處針刺，強刺激，針刺後有效。並囑西藥維持原量。

桂枝一〇克，白芍一〇克，甘草六克，大黃三〇克，生薑三片，附片一〇克。

服藥一週後，於六月二日複診，據說每天深夜疼痛時間已減少三小時左右，疼痛的程度比起服藥前也有明顯的減輕。患者很高興並對疾病的治癒很有信心。

根據以上病情，繼續投予桂枝加附子湯一星期的量，並施以針刺治療，穴位、手法如前。

在之後的治療中，疼痛日漸減輕，直到疼痛消失，晚上能安然入睡，食欲增加，精神好轉。即減少西藥用量，二個月後完全停止服用西藥。同時也停止了針刺，中藥改為二天一次，一個月後停藥並保持聯繫，繼續觀察。

其後的兩年時間裡，復發過一次。呈現柴胡證，後服用柴胡湯而癒，從那以後至今未見復發。

後來有一次在去菜市場買菜的路上碰到得知，他多年的腹股溝疝居然在不知不覺中也被治癒了。

體會：

（一）三叉神經痛就是頭痛的一種，因此診治頭痛的方法都可以使用在治療三叉神經痛上。

（二）《傷寒論》中治療頭痛首當其衝的就是桂枝湯與麻黃湯。這在條文中已經明明白白地表達出來，然而我自己初學時卻不知道，擺在第十二條與第三十五條開頭的「太陽病，頭痛」也是可以分別使用桂枝湯與麻黃湯而得以治癒的。

當然能夠治癒包括三叉神經痛在內的各種各樣頭痛的方證還有五苓散證、吳茱萸湯證等等，這裡就不細細述說了。當然也包括後世方，如選奇湯、鉤藤散、清上蠲痛湯、半夏白朮天麻湯等等，臨床之際，只要方證相對應就能取效。譬如《蘭室秘藏》中的選奇湯，藥物只有五味，分量只有五一克（黃芩六克，羌活一二克，防風一二克，甘草六克，半夏一五克），但是治療以第一叉神經分支疼痛為主的三叉神經痛，其所在的位置相當於眉稜骨處，與選奇湯證暗合，因此有時候投用選奇湯出現的療效會使你欣喜難忘。

六、全身關節疼痛的老農婦

患者為五十歲農婦，溫州永嘉人，中等身材，面色淡黃。初診於二〇一一年十一月十日。

該患者全身關節疼痛多年，以肘、膝關節尤為嚴重。因長期居住在偏僻的山村，沒有得到什麼醫生的治療，病情時好時壞。近來關節疼痛加重，經人介紹來我所診治。

經診察，肘、膝關節疼痛而且怕冷，但無紅腫變形。夜臥關節疼痛會有所緩解，時有盜汗。近日發熱三十八度，但無咳嗽、流涕。脈浮數，舌淡大苔白厚。大小便、睡眠、食欲還可以。

根據以上症狀，投予桂枝加附子湯治療。

服藥一星期後，於二〇一一年十一月十八日複診。患者發熱已退，全身關節疼痛的症狀稍有減輕。但是，肘、膝關節疼痛不但沒有好轉，反而比以前更加嚴重。因為服藥後疼痛有可能會加重的情況，事先已跟病人有交代過，所以她有心理準備，還有信心再次從鄉下山間上城繼續診治。

根據以上病情，投予《金匱》白朮附子湯七帖，並施以針刺放血拔罐治療。

經針藥合治後，全身關節疼痛有所緩和，肘、膝關節疼痛畏冷也有明顯減輕。患者非常高興，對疾病的治癒充滿信心和希望。

乘勝追擊，繼續投予白朮附子湯並加黃耆三〇克，當歸三〇克，同時施以針刺放血拔罐治療。

因患者居住山區，來回看病不方便，囑其在家裡自己用艾條在肘、膝關節疼痛處熏灸一個鐘頭。原方（白朮附子湯加黃耆三〇克，當歸三〇克）連續服用一個月。

一年後隨訪：病人自行服藥三個月，並堅持每天用艾條熏灸一個鐘頭。一直到肘、膝關節疼痛消失而停藥。但是一年後因外感發熱，全身關節痛復發。先服桂枝加附子湯七帖，再服白朮附子湯加黃耆三〇克，當歸三〇克，一個月而痊癒，至今未見復發。

體會：

（一）關節疼痛，現代中醫以卻風寒濕邪的羌獨活做為治療的主藥，經方醫學以桂枝、白朮、附子類方方證辨證。從中可以看出兩種不同中醫流派的特點。

（二）《金匱》白朮附子湯就是《傷寒論》桂枝附子去桂加白朮湯，一方兩個方名。從中能夠想到什麼問題呢？日本漢方家從中看到《金匱》與《傷寒論》是兩個人所寫的著作。又如《金匱》的栝蔞桂枝湯，如果依照《傷寒論》方名命名的習慣，應該為桂枝加栝蔞湯為是。

七、腳尖發冷，隨即腹部不適而腹瀉的農民

患者男，今年五十歲，農民，永強人。素來身體健康，好像從來沒有生過病。但近五年來，經常感到腳尖發冷，特別是在夏天，一感到腳尖發冷，腹部就不適，隨即腹瀉。今年發病比往年更加頻繁，手足也出現痙攣的狀態，這是過去所沒有的現象，所以患者心中有點恐慌。期間也到過醫院看過許多醫生，都認為是腸道功能紊亂，治療後沒有明顯療效。算起來患者和我也是個遠房親戚，於是上門求診。

初診於二〇〇五年七月十日。

經診察，除以上症狀外，另有：冬日盜汗，夏天自汗，口淡不渴，但是脈舌無發現異常。腹診時發現腹肌薄而無力，初步印象是桂枝湯證，患者夏日腳冷引發腹部不適的症狀特徵，使我想起日本漢方經驗口訣：「夏日足冷而腹痛者，桂枝加附子湯。」於是我投桂枝加附子湯七帖治療，以乾薑易生薑。其實這個方劑就成為桂枝湯與四逆湯的合方了。

服藥一星期後，於七月十七日複診。患者說：湯藥入口後全身通暢，感到很舒服，就好像遇見了一個久違的朋友一樣驚喜。同時腳尖發冷、腹部不適而腹瀉的症狀似乎也有所改善。

因上方有效，繼續投予桂枝加附子湯七帖。

又服藥一週後，藥物的作用已經漸漸地顯示出來，手足時有發生痙攣的症狀已經消失，腳尖發冷、腹部不適而腹瀉的症狀也有明顯好轉。然而自汗依然如故。

根據以上症狀，投予原方加玉屏風散，並要求患者連服兩週以後停藥觀察。

此後，病人連續服用桂枝加附子湯加玉屏風散合方一個月，諸症消失而停藥。一年後遇見他的家人，得知此病已癒。

體會：

（一）經方醫學要重視口訣：「醫學別傳，不立文字。」透過口訣口耳相傳。晉葛洪《抱朴子·明本》：「豈況金簡玉箚，神仙之經，至要之言，又多不書，登壇歃血，乃傳口訣。」唐岑參《下外江舟中懷終南舊居》詩：「早年好金丹，方士傳口訣。」經方醫學的主要特點就是隨證治之，方證相對，類證鑒別。以上病案如果追究病因、病機就比較困難，然而方證辨證，結合漢方的經驗口訣卻顯得簡單而有效，臨床醫生何樂而不為呢？

（二）這個病案中的「腳尖冷」，為什麼不考慮加細辛？

細辛治療宿飲、停水故治水氣在心下而咳滿。這個患者「形寒肢冷、汗多下痢」是典型的四逆湯證，所以加附子，易生薑為乾薑，使之方證相對應。

八、長期服用降壓藥導致中風的患者

患者為男性，今年七十歲，高血壓病二十多年，長期服降血壓藥。兩個月前突然摔倒，處於昏迷狀態。經住院檢查，確診為腦梗阻，缺血性中風。經治療，病情好轉出院，可是右側手足完全癱瘓了，變成了右半身不遂。於二〇〇六年四月十七日求診於中醫進行調理。

患者中等偏瘦身材，神疲乏力，血壓正常。右半身不遂後不能行走，右手握物無力，右足稍微能活動一些。惡風惡寒，肢冷自汗，小便無力，大便每天有自然便排出，睡眠尚可，下肢時有浮腫。舌大淡暗，薄白苔，脈緩，腹肌按之無力，臍部悸動。

對此，病人不願意針灸，試投桂枝湯加附子白朮茯苓治療。

桂枝一〇克，白芍一〇克，甘草五克，生薑五片，大棗三枚，附子一〇克，白朮一〇克，茯苓一五克。

一個月後，病情有明顯好轉，手握力度增加，在家中能拄著拐杖行走了。在原方的基礎上進退加減化裁，連服半年，有明顯進步，現在不需拐杖也能慢慢走路，手能握筷子吃飯。總之生活能夠勉強自理，身體狀態穩定。

體會：

（一）患者高血壓病二十多年，長期服降血壓藥，血壓控制得很好，避免了出血性中風，然而卻迎來了意想不到的缺血性中風，所以人們需要反思西醫降血壓療法的得失。

（二）經方醫學臨床對中風的預防與中風後遺症的診治有一定的作用。根據臨床方證辨證大量病例的統計，實證病人出現大柴胡湯證、三黃瀉心湯證、柴胡加龍骨牡蠣湯證、防風通聖散證較多；虛證病人出現金匱腎氣丸證、鎮肝熄風湯證、補陽還五湯證為多；一般病人出現桂枝湯加附子白朮茯苓證、小續命湯證較多。在一般病人之中，胖人中風後遺症小續命證較多，瘦人中風後遺症桂枝湯加附子白朮茯苓證較多。

（三）桂枝湯加附子白朮茯苓其實就是桂枝湯與苓桂朮甘湯、真武湯的合方。劉渡舟老師認為腦梗阻一病要考慮

「水氣上衝」，苓桂朮甘湯與真武湯是治療水氣病的主方，所以在方證相對應的背後，還有許多深層次的東西值得進一步研究。

（四）對於中風的診治，後世醫學與經方醫學有非常不一樣的認識。離開臨床的真中風、類中風過於偏重病因、病機理論方面的探討，與臨床實踐不甚符合，對初學者有先入為主的誤導作用，使其不敢使用辛溫劑。張山雷的《中風斠詮》對續命湯等辛溫劑治療中風也是持反對態度的，並謂喻嘉言等人引用此方「論者新奇，病者無命」。

（五）不要把現代藥理的結論做為辨證的金指標。如認為麻黃、桂枝有升高血壓的作用，因此高血壓、中風病人基本都被禁用。如治療與預防中風極為有效的防風通聖散的說明書就是這樣寫的。其實防風通聖散、桂枝湯加附子白朮茯苓與續命湯治療中風後遺症是臨床反覆篩選出來的方藥，不是醫師閉門造車的產物。在唐代診治中風後遺症基本上就是運用桂枝湯加附子白朮茯苓與續命湯這類方子，《千金要方》中光是以「續命湯」為命名的方就有十來個，不同的藥物組合的大續命湯就有四個，其他如小續命湯、麻黃續命湯，續命煮散、西州續命湯等。用藥不離辛溫，這些方藥對於改善心腦血管的循環起了積極的作用。日本漢方家曲直瀨玄朔於安土桃山時代用續命湯治癒天皇的腦中風，就是一個著名的病案。醫師的腦子中沒有十分的把握，面對天皇這樣的病人，豈敢投用續命湯？

（六）重視血清藥理學與血清藥物化學的研究新動向。血清藥理學實驗方法是首先給動物服藥，然後取其血清做為藥物源進行藥理學觀察。粗製劑和複雜的成分經過消化吸收，代謝排除等體內過程，再取含藥的血清進行藥理實驗，比較接近藥物體內環境中產生藥理作用的真實過程，適用於中藥，特別是複方進行藥效評價及其作用機制的研究，還可進行血清藥化學及藥動力學的研究。

九、蕁麻疹反覆發作的中年婦女

患者為中年婦女，面色蒼白，呈貧血狀。患蕁麻疹反覆發作三年，以前都是用中藥治療，頗有效果，但是總得不到根治，非常苦惱。近外出旅遊後歸來，又發作，於是又來求診。

二〇一三年一月五日初診。

經診察，患者蕁麻疹以手足及腰部與大腹內側居多，像火柴頭大小，色略紅，隆起於皮膚，嚴重搔癢。經打針吃藥、外塗藥膏等多種方法治療均不見好轉。另有：惡風，口渴，煩躁面紅，煩熱有汗。脈浮緊，舌淡紅薄白。經淨一週，月經量少色暗。腹診，無特別指徵。大小便正常，食欲尚可。

根據以上症狀，投予桂枝二越婢一湯三帖治療（桂枝一〇克，白芍一〇克，生薑三片，大棗三顆，甘草五克，生麻黃五克，杏仁一〇克，生石膏一五克），並囑其藥要溫服，服後躺在床上用棉被蓋著，以微微汗出為好。

但是，患者服用第一帖藥後，蕁麻疹發作得更為厲害，打電話來詢問要不要再服，我認為可能是瞑眩現象，要其繼續服用。沒等三帖藥服完，奇蹟出現了，蕁麻疹全部消退，過去從未如此快捷結束的病程。

二〇一三年一月九日複診。患者出現口苦、尿黃、頭暈，脈弦細等症狀。投予小柴胡湯加防風荊芥五帖治療。

停藥至今，已一年過去了，未見復發。

體會：

（一）桂枝二越婢一湯，即大青龍之變制。大青龍是發汗兼清內熱之重劑，桂枝二越婢一症狀較輕淺，辛涼小發汗之劑。李同憲老師認為桂枝二越婢一與大青龍都是介於表裏之間的過渡證態，桂枝二越婢一湯是桂枝湯與白虎湯之間的過渡證態，大青龍湯是麻黃湯與白虎湯之間的過渡證態。

（二）《傷寒論》第二七條：「太陽病，發熱惡寒，熱多寒少（脈微弱者，此無陽也，不可發汗），宜桂枝二越婢一湯。」條文中的「脈微弱者，此無陽也，不可發汗」，在康平本中僅僅是「脈微弱者，不可發汗」。然而，後世醫家為「此無陽也」四個字做了不少的研究，看來也是枉費心力。

（三）桂枝二越婢一湯證臨床輕度發熱惡寒，熱多寒少，必須兼有煩躁面紅口渴喜冷等內熱現象。蕁麻疹發作時的搔癢即可視為「煩躁」。

（四）這是一個合方，在《康治本》與《金匱要略》中都沒有出現，在《宋本傷寒論》才出現，可見《傷寒論》的文本也是從簡單漸漸地走向成熟。

（五）經方醫學治療蕁麻疹要牽涉到幾十個方證，比較廣泛地反映了蕁麻疹發病時真實的臨床病象，只要方證相對應就能取得療效。（任誠編譯的《日本漢方醫學皮膚病治療輯要》是一本很好的臨床參考書。）

十、哮喘反覆發作的女童

十歲的女童，因哮喘反覆發作來診。

該患者三歲那年，因為外感發熱咳喘住院而確診為哮喘。經西醫治療後熱退咳喘消失，但從此以後經常發病，屢治屢發。五歲那年，家人決定尋找中醫藥治療。中醫藥治療效果比較好，除了每次都能控制之外，發作的次數大為減少。此後的三、四年期間，哮喘一次也沒有發作。一星期前，因受涼後發高熱而咳喘不已，住院治療一週後，但咳喘依然。因其外公又想起了中醫，故特來我處診治。

初診於二〇〇九年十一月八日。

該患者消瘦憔悴，膚黃面白。當時的症狀主要是：頭痛無汗，咳喘痰少，胸悶氣短，脈浮數弱，舌淡紅而苔白。惡寒發熱，體溫在三七．六度至三十八度之間。

根據以上症狀，考慮用桂枝加厚朴杏仁湯，一劑後熱退哮減，三劑後症狀消失。

此後，二〇一一年九月發作一次，用小柴胡湯合小陷胸湯合方使其咳喘平息；二〇一三年感冒後發熱有汗，咳喘復發，麻杏甘石湯三帖而癒。

體會：

（一）臨床上小兒哮喘比較多見，經方診治療效很好，所以需要加強對其診治方法與規律的研究。

（二）桂枝湯加厚朴杏仁湯證在《康治本傷寒論》和《金匱要略》裡都還沒有出現，一直到《宋本傷寒論》中才看到。根據日本漢方家的細密考證，《宋本傷寒論》是在《金匱要略》和《康治本傷寒論》的基礎上產生，然而《金匱要略》又是在《康治本傷寒論》的基礎上產生。可見，在進入有文字的文明時代以後，原有的核心方證的拓展工作一直沒有停頓，直到張仲景的《傷寒雜病論》的出現才告一個段落。

（三）在這裡桂枝湯加杏仁厚朴湯證透過兩條不同的起病原因而發生，一是第十八條：「喘家作，桂枝湯，加厚朴杏子佳」是素有喘疾之人，新感引動宿疾遂使哮喘發作；二是第四十三條曰：「太陽病，下之微喘者，表未解故也，桂枝加厚朴杏子湯主之。」本條病者並無咳喘之宿疾，而是感受外寒之後引發咳喘。兩者發病的原因與過程有異，然而臨床表現的脈症無異，所以根據方證相對應的原則，所給予的方藥是一樣的。

（四）我臨床上診治發熱咳喘病人，經常使用桂枝加厚朴杏仁湯、麻黃湯、麻杏石甘湯。我是依據以下幾個主症的不同排列來分別選擇它們的。

．發熱咳喘惡寒無汗——麻黃湯；

．發熱咳喘惡寒有汗——桂枝湯加杏仁厚朴湯；有的發熱咳喘惡寒無汗的患者也可以使用桂枝加厚朴杏仁湯，然而一定是腺病質體質或者脈象出現浮數弱的狀態。

．發熱咳喘有汗——麻杏石甘湯。

十一、因患滑膜炎而停學回國治病的留學生

患者為十八歲的少女，於二〇〇二年十月十一日初診。

該患者是旅法華裔女學生，一年前因一次體育運動外傷引發兩膝腫痛，西醫診為滑膜炎，經常規治療，時時反覆。在國外也接受過半年的針灸、刺血、拔罐治療，但是效果不明顯。最後決定停學回國治病，求診於中醫藥。

患者中等個子，發育正常。主要症狀表現為，兩膝腫痛怕冷及行走無力。膝關節不只是步行時疼痛，就是坐久了也會腫痛難忍。另有月經量少色暗痛經的症狀。大便正常，一天一次。因為患者經過長時間的針灸治療，所以很害怕針刺。

根據她雙膝的畏冷腫痛以及行走無力的症狀，投予桂枝湯加附子白朮。

桂枝一〇克，白芍一〇克，甘草五克，生薑五片，大棗三枚，附片一〇克，白朮一〇克，七帖。

服藥一週後，於十月十八日複診。據患者說，沒有明顯的療效。再三斟酌，自認為方證辨證沒有問題，需要其耐心服藥以待體能的康復。繼續投予原方十五帖。

從十月十一日初診至十一月六日，已經連續服藥三週，但病情還是不見進展，病人逐漸失去信心。考慮到月經方面的情況，我在原方的基礎上加桂枝茯苓丸，十五帖。

十一月二十二日複診，療效明顯，患者兩膝腫退痛減，行走也變得輕快。月經方面的情況也有好轉，月經量稍有增多，痛經的時間和疼痛程度也稍有減輕，但是經色暗黑有塊依然如前。守原方不變，再服十五帖。並囑其用艾條自灸膝眼兩穴。

經過一個多月的堅持治療，身體基本恢復到正常狀態，患者高高興興的出國讀書去了。

一年後回國，登門道謝，並津津有味地講述自灸半年的經過。想不到她每天同時用兩條艾條分別熏灸膝眼兩穴，不小心燙傷了皮膚好幾回。她說當皮膚燙傷起泡潰爛時，也沒有停止熏灸，只不過把熏灸點稍作上下位置的變動而已。

體會：

（一）桂枝湯加附子白朮在診治腺病質體質病人的關節炎與腰椎病中發揮著很大的作用，如果配合針刺等外治法，其療效更好。

（二）民間經方研究者費維光先生認為桂枝湯加附子白朮這個方劑能夠治療神經痛。他的一個自驗例值得臨床醫生重視。病例記錄如下：

在七〇年代初的一天，費維光想蹲下來抱抱四歲的大女兒，剛一下蹲就發生劇烈腰痛。找了一個孩子用小拳頭輕輕地捶捶腰，誰知道捶了以後疼痛不僅沒有減輕，反而更加厲害。無奈之中進了醫院的電療室。經電療以後，疼痛消失。誰知道剛剛走幾步又發生劇烈的腰痛，醫生也一籌莫展，只得請朋友背回家自療。根據自己屬於自汗體質，就選取桂枝湯加附子白朮的方藥試試，服用了三帖以後，疼痛明顯減輕，又服用了三帖而痊癒。

十二、子宮下垂的少婦

患者是一位瘦長身材，面色黃暗的三十五歲婦女。因尿頻尿殘留與少腹部脹滿不適，經西醫診斷為女性尿道膀胱綜合症、中度子宮下垂，建議中醫藥治療。在某醫院服用大劑量的補中益氣湯、歸脾湯與升陷湯，但療效不明顯，後經人介紹來我所診治。

一九九九年十一月五日初診。患者已正常生育過一個男孩，現今已七歲。有過兩次人流史。經診察，心悸肢冷，腰冷脹痛，頭痛惡風。脈細弱，舌暗淡紅。大便先硬後溏，小便清，但是尿頻尿短而殘留。近來少腹部不適，臥床休息後稍有好轉，因子宮下垂，痛苦難言。腹診，腹部皮膚薄，深按之腹直肌拘攣。

根據以上症狀，我一開始從腰冷脹痛，大便先硬後溏入手，使用桂枝湯與腎著湯合方，連服二週後雖然心悸肢冷、頭痛惡風、腰冷脹痛有所改善，然而病情的總體趨向沒有大的進步，特別是少腹部不適，疲勞時的下墜感依然，尿頻尿短而殘留現象反而更為不適。反覆考慮以後，使用桂枝湯和五苓散的合方七帖，還是齟齬不合，功敗垂成。再三再四地琢磨還是不得其解，於是尋求前人的臨床經驗。後來在日本江戶時代後期著名漢方家宇津木昆台（一七七九年～一八四八年）的《古訓醫傳》中看到他把治療「手足厥寒，脈細欲絕」的當歸四逆湯成功地使用於子宮下垂的病人的經驗，於是受到啟發。特別是拜讀了大塚敬節臨床治療子宮脫出的醫案，發現自己辨證的偏差。於是就改投了當歸四逆湯治療。

當歸一〇克，桂枝一〇克，芍藥一〇克，細辛三克，甘草三克，通草五克，大棗五枚，七帖。

服藥一星期後，腰冷脹痛與少腹部不適減輕，大便正常，只是尿頻尿短、手足厥冷與子宮下垂的症狀依然，繼續投予原方加吳茰五克、生薑五片，變成了當歸四逆加吳茰生薑湯，再給予七帖。

於十二月十八日複診，服藥後有明顯效果，患者又自行服用七帖。子宮下垂症狀大為好轉，工作勞累之後也少有脫出。當歸四逆加吳茰生薑湯不變，只是調整其藥物的分量，再繼續服用十帖。

事後失去了聯繫，沒有了消息。直至二〇〇〇年的夏天，才從其介紹來診的親戚口中得知病症已經痊癒。

體會：

（一）一些多個主症的病人，八綱辨證不難，然而方證的選擇頗費心力。歧路亡羊，並非奇怪。細心進行類證鑒別，積極翻閱前人臨床紀錄極為重要。

（二）雖然當歸四逆湯、當歸四逆加吳萸生薑湯早就耳熟能詳，對於其治療目標——凍手凍足，四肢厥冷性外感也融入心中，然而也會形成思路固化。其後果就是面對千變萬化的臨床病症有時會熟視無睹，一籌莫展。所以經方醫學的學習要與時俱進，廣泛閱讀，擴大視野，努力靠近《大學》所說的：「苟日新，日日新，又日新」的境界。

看來，桂枝湯的運用和理論研究是一個值得一而再、再而三討論的話題。

二十四、腹診窺知疾淺深

一九七四年冬天一個週末的下午，在張丰先生的青藤小屋裡，我們又開始了漫無邊際的中醫學的神聊。和張丰先生在一起就有說不完的話題，就是同一個話題，交談中也會產生許多新的內容。這一次我們偶然談到了稻葉克所著的《腹證奇覽》及其弟子和久田寅所著的《腹證奇覽翼》。

「對於一些中醫師來講，腹診還是一個陌生的世界。」張丰先生說了一番主流中醫學忽視腹診的現狀以後，轉過頭來問我，「請你先講一個以腹診和腹證為主要依據而療效確切的典型病例。」

於是我就講了一個在暑假期間診治過的病例，這個病人是個奇人，這個病例也堪稱典型。

病人的名字叫潘德法，是個很聰明很能幹的農民，在生產隊當隊長。他身體壯實，臉色暗紅。他的女兒是村裡的「赤腳醫生」，和林華卿先生同在狀二大隊醫療室工作，就是林華卿先生介紹他到我這裡就診的。

潘德法患的病是右肩疼痛，民間叫這病為「五十肩」。發病後他一直在積極地醫治，一年來膏丹丸散、按摩針灸、刺血拔罐都一一試過，不但無效，反添了更多的病痛，勞動力幾乎喪失，他這個生產隊長一下子謫降為隊裡的放牛娃。他說，牛都會欺負他。他用左手拉著牛的繩子時，牛都是乖乖地吃草，當他的左手拉累了，把牛繩換到右手時，牛就會把頭猛然大甩過去，使他的右手全部痠麻了，痛得他冷汗直冒。

潘德法當時的症狀是：右肩不能抬手，不能負重，夜間痛得不能安睡。仔細診察發現右臂肌肉痿縮，對疼痛異常敏感。並伴有頭重、口苦、納呆、尿黃、便秘、脈澀、舌暗紅苔黃黏等痰瘀濕熱凝滯證候。翻閱歷次診療紀錄，從診斷到方藥均合中醫理法，然而醫治無效，大家都認為是疑難病症。

當時我就面臨怎樣抓主症的問題，我要求患者平臥，通過腹診發現他有兩個很典型的腹證：一、心下壓痛；二、左小腹急結、壓痛，重壓之下疼痛向左腹股溝發散，這樣就知道了這是小陷胸湯證合桃核承氣湯證。這兩個湯方的功效，一為清痰熱，一為祛瘀血，也符合理法辨證。於是就投此二方的合劑。三劑後，病人滿面笑容來複診，說服藥後排出很多瘀濁穢臭的大便，說為了看清排泄物的性質，他特地跑到清水坑上大便，他看到一大片汙黑物浮懸在水面上。治療後他一身輕鬆，手舉高了許多，雖然手臂還痛，活動也還不利，但他看到了治癒的希望。複診時，腹證也相應地好轉了。我把原方藥物的分量減半，請他再服五劑。五天後，腹證消失了，其他諸證也明顯減輕。接下去的診治就變得容易了，以針灸、中藥治療一個月而痊癒。後來他就成了我的好朋友、我的醫學宣傳者，不知有多少疑難病人都是他介紹來的。

在對潘德法的診治過程中，他對我講了許多話，有些話對我觸動很大。他說他一輩子沒有生過病，這次算是大病一場了。開始看西醫，查來查去查不出什麼東西來，醫師說是肩周炎，一年半載好不了，所以對西醫就失望了。後來看中醫，醫師認為是氣血阻滯，他認為很有道理，但服了上百帖中藥，刺了針，放了血，拔了罐，病痛反而愈來愈重，也漸漸地失望了。但服了我開的中藥，效果非常明顯，他又重新相信了中醫。

當時我請他平臥檢查腹部時有一段爭論，他說自己的病在右肩，不需要檢查腹部。我告訴他：「中醫古代都要施行腹診，對慢性病來說，腹診比脈診更重要。」他聽了以後才配合腹診。當我在他的上腹部及左少腹發現壓痛的指標時，他當時就大呼小叫了起來，他說：「我的病會治癒了。」

我問他為什麼這樣說，他說：「看了一年多的病，沒有一個醫師發現我腹部有兩個部位有壓痛，再說我自己也從來沒有發現腹部有什麼異常，但今天腹部被你一按就發現了壓痛，說明你是一個有套路、有經驗的醫師，所以我的病就有了治癒的希望。」

事後，當潘德法的病將要痊癒時，有一次他問我：「為什麼其他中醫不使用腹診辨證？」

「一言難盡，」我不知如何回答他，「這是一個值得進一步研究的社會學與教育學的課題啊！」

他非常興奮地告訴我，他想動員家中的子女學中醫，問我帶不帶徒弟，我告訴他，我自己還在摸索中，連醫師的資格都還沒有，又有什麼資格帶學生呢。

在我講述潘德法診治的經過時，張丰先生靜靜地聽著，沒有插話，始終用鼓勵的眼光示意我繼續講下去。

「我在診治潘德法肩周炎的過程中，與他多次接觸與交談，他的機智與靈敏讓我留下了深刻的印象，特別是他觀察與處理一些問題的思維方式與方法，對我頗有啟發。」

「潘德法有什麼過人之處？請說來聽聽啊。」張丰先生問。

「我非常佩服潘德法的觀察能力，」我把從內心湧動著對潘德法的感佩全然用言語表達了出來，「有一段時間政府對農村的政策有一些放鬆，容許農民飼養荷蘭乳牛，他也先後飼養了幾頭。奇怪的是他飼養的乳牛特別能擠奶，我問他其中的祕訣在哪裡？」

張丰先生一下子有了興趣，說：「潘德法的祕訣是什麼？」

「潘德法說自己在飼養乳牛之前，預先走訪了幾家有飼養經驗的農戶，詢問他們有關養牛的經驗。」我說，「但是當潘德法問到怎麼樣的乳牛能擠奶時，大家也說不出什麼竅門來。但是潘德法透過仔細的觀察與對比，心裡對能擠奶的荷蘭牛的體型特點有了自己的認識，於是他就跑到另外幾個飼養荷蘭乳牛的農戶家裡，把自己的經驗進行一次實地考核。他拍拍一頭臀部肌肉比軀幹更為豐滿發達的荷蘭牛，就自信地說出這頭牛產奶比較多；他指指那頭軀幹肌肉比臀部更為肥腴的荷蘭牛，就果斷地說出這頭牛產奶的數量比較少。這些飼養荷蘭乳牛的農戶聽到潘德法的鑒定之後，都驚訝得合不攏嘴，就圍著問潘德法如何看得如此準確。潘德法也一點不保留地告訴了他們幾點經驗，但是他們都很難辨別清楚荷蘭牛軀幹肌肉和臀部肌肉哪一個更為肥腴和瘠瘦。潘德法就憑這一手的本領飼養了荷蘭乳牛，其家庭收入明顯比一般農戶好了許多。」

「潘德法的相牛經對你有什麼啟發？」張丰先生聽得津津有味。

「潘德法的相牛經與現代經方醫學的體質方證具有類比性。」我早就已經把它們兩者做了比較，所以有話可說，「潘德法的相牛經在他自己的心裡是清清楚楚的，表達出來也應該說是明明白白的，但是我們聽的人並沒有這麼容易聽得明白，更不是這樣容易掌握得住。就像你教我的人體的體質分型，有肌肉質、筋骨質、腺病質、營養質、寒滯質、瘀血證體質、臟毒證體質、除毒證體質等。透過觀察，哪一個病人屬於哪一類體質？你可能一目瞭然，然而我學了不少時間了，卻看不出這麼多的道道坎坎，看來觀察能力的培養不是一日之功。然而潘德法能夠無師自通地把握住『相牛經』的奧祕，這事我只能望洋興嘆了。我想假如由潘德法這樣的人來學習經方醫學，可能會學出一些成績來。」

張手先生點點頭說：「潘德法還有什麼故事，不妨多講幾個。從他的思維方法中，可能從中挖掘出對我們經方醫學有借鑒作用的東西來。」

「老張，潘德法的故事的確引人入勝，特別是他對種植球菜的講述，也讓我留下了深刻的印象。」

接著我就把潘德法如何種植球菜的事情，原原本本地告訴了張手先生。

潘德法種植的球菜在狀元橋一帶是出了名的，每年他種植球菜總是能賺一大筆錢。因為他種植的球菜，葉球大小整齊，外觀一致，結球緊實，修整良好；除了球菜質量好以外，更為重要的是都能夠最早上市，因此在「物以稀為貴」的市場中能夠賣上個好價錢。

潘德法說：「要達到『東西好』、『出貨早』這兩個要求可不容易，得從頭到尾把握好球菜種植的每一個大大小小的環節，如果某一個環節出了紕漏，整個計畫就會泡湯了。」

「請你把如何種植球菜的具體過程講給我聽聽好嗎？」我問。

「首先要在球菜苗移栽前整好地壟，」潘德法興致高昂地說，「地壟的長寬高矮大有講究，地壟的耙細整平可不能偷工減料，誰把這個活計幹潦草了，你就別想球菜結球了。」

我覺得他是不是有點兒言過其實了。我種過地，秋收後耕牛把大田裡的泥土犁了一次後，我們就去整好地壟，把大塊的泥土大致耙細整平就好了，哪有這樣講究的。

他看到我的眼神與動作就知道我心裡所想的事，就說：「我明白你認為我在誇大其詞，其實我的說法一點兒也不為過。整好地壟後要在田畦上按照品字形打定植凹穴，這可更有功夫了。」

我覺得他是越說越離譜了，在田畦上按照品字形打定植凹穴是半勞力幹的活，那有什麼大不了的功夫？真是誇大其詞。

他看了我一眼，我的不屑一顧他早就看在眼裡。

「一般人瞧不起這樣的農活，」他看了我一眼笑了笑，「都派工給半勞力去幹，這是絕對不行的。」

「為什麼？」我問。

「這是一個要求非常嚴格的農活，」潘德法眼神裡蘊藏著自信，有板有眼地說，「品字形定植凹穴的相互之間其距離的定位倒是不難，難的是各個定植凹穴的底部都要求在一個水平面上。不然的話，澆水施肥的時候，有的菜苗淹死，有的菜苗乾死，這就耽誤了球菜的生長發育。剛才講的地壟的耙細整平也是為了澆水施肥的時候能夠保持水分與肥料。」

他說得合情合理，我的疑竇消解了。我在生產隊種田的時候都沒有人這樣對我說，可見種田的農藝水平有高低的差異。

我恭恭敬敬地對他說：「你說得很對，對我很有啟發，請你繼續講下去。」

潘德法說：「我剛才說做品字形定植凹穴是一項要求非常嚴格的農活，你知道為什麼嗎？」

做品字形定植凹穴的重要性我知道了，但是具體做這項農活的難度在哪裡我還不知道。

他看見我搖了搖頭，就說：「做定植凹穴時我們要雙手緊握一個倒人字形笨重的木杵，操作的方法是把緊握在雙手裡倒人字形笨重的木杵高高地舉起，然後重重地插在耙細整平的地壟菜畦的泥土表層，形成一個茶杯一樣大的圓錐形凹穴。」

這活我也幹過，人預先站立在地壟菜畦的一頭，勞動的時候，人的雙手緊握木杵，一邊不斷地舉起、插下，使自己的前面形成品字形定植凹穴，一邊在地壟菜畦上慢慢地向後退，一直到整條菜畦都做好了品字形定植凹穴。

「我也幹過這活，」我以為自己種過田，以過來人的口吻接過他的話，「卻從來沒有感到打『定植凹穴』有什麼特別的難度呀。」

「假如想把這個活幹得好，就要達到把各個定植凹穴底部都要落在一個水平面上，那是有難度的。」潘德法把右手抬高到跟眼睛水平的高度，手心向下平緩地移動，做一條水平線，向我提出反問，「你知道為什麼嗎？」

「我們都是隨便地做定植凹穴，」我心不在焉地說：「從來沒有人提這樣嚴格的要求，所以也不知道難度在哪裡？」

「欺軟怕硬是一般人的本性，」潘德法會意地一笑說，「所以當笨重的木杵插下去碰到硬泥塊的時候，你會本能地避開，當木杵插下去碰到軟泥巴的時候，你會本能地用力插下去。這樣的結果，有的定植凹穴的底部高高在上，有的定植凹穴的底部深深地陷入，就不能達到各個定植凹穴的底部在一個水平面上的要求。」

潘德法的話一針見血，一下子點中我的毛病。

我發覺自己的臉上陣陣發熱，慚愧地說：「的確如此，所以我種植的球菜很少有幾個能夠完完整整地球起來的。」

他沒搭理我愧疚的心情，繼續說：「菜苗的培育也是重要的一環，種子的浸種、播種都有規定，重要的播種床的泥土，一定用近三年未種過十字花科蔬菜的園土。」

「什麼是十字花科蔬菜？」我問。

「白菜類、甘藍類、芥菜類的蔬菜都屬於十字花科，」潘德法說，「球菜就屬於甘藍類的蔬菜。」

一個普通的農民要瞭解的植物學知識使我羨慕。真是愛什麼，就會學什麼，最後也會懂什麼。

「為什麼一定用近三年未種過十字花科蔬菜的園土？」我問。

「為了保持球菜菜苗的純淨，」他說：「不要讓新的菜苗中夾有非球菜的菜苗。」

「菜苗不是越早移栽越好嗎？」我問。

「也並不盡然，」潘德法說，「我對最早出土的菜苗是不要的？」

最早出土的菜苗移栽以後，不是可以提前成熟嗎？能夠提前球菜上市的東西，為什麼不用？我百思不得其解。

「最早出土的菜苗大部分是雜苗，」他繼續說，「它們比正規的球菜菜苗更有生命力，更具有競爭養料的能力。假如不知道它們是贋品，把它們移栽過來，那整個種植計畫就泡湯了。」

想不到人類社會與自然界有相似的地方，一些非主流的力量反而捷足先登，爆出冷門，跑出黑馬。

「菜苗移栽以後的田間管理如何進行？」我問。

「菜苗移栽定植後要及時中耕鬆土、澆水施肥等農活，」潘德法說，「使球菜的幼苗期正常地進入蓮座期，特別是球菜的菜葉開始包合時，應及時結束蓮座期，開始澆水施肥，同時要改變肥料的品種。當球菜進入結球盛期，每隔七天左右澆一次水，結合澆水要追施兩次肥，結球期需磷、鉀肥較多。」

我突然想到球菜生長可以分成明顯的幾期，每一期多有自己的不同特點，這一點與外感熱病的六經傳變有點類似，六經之中也是每一經都有自己不同的方證。

「假如沒有及時澆水施肥，或者沒有合理地施肥，那會怎麼樣？」我問。

「那就會出現我們不願意看到的現象了。」潘德法侃侃而談，「就是種植的球菜不會結球了，球菜的葉子不向球菜的中心捲攏，而是向四周伸展的怪現象。我們不是經常看到有人把田裡不會結球的球菜葉子四周用草繩捆起來，有人還用一塊石頭壓在它的上面，企圖幫助它結球的狀況。」

是啊，我經常看到這樣可笑的畫面，然而到了這個地步也已經於事無補了。

「這裡有一個節氣的問題，」潘德法帶著泥土的溫馨娓娓講述，「球菜結球期的時間是有內在的規定的，到了這個節氣，各方面條件沒有達標的菜葉捲不起來；各方面條件雖然已經達標，但是過了這個節氣的菜葉也捲不起來。」

自然界真奇妙啊，經方診治疾病不也是非常講究病機嗎？

最後張手先生說：「透過潘德法種植球菜的講述，我得到的體會有三個，一個就是幹好任何一件事從始至終都要全力以赴，要抓緊抓好每一個環節，一個環節出了問題就會影響全域；另一個體會就是種瓜得瓜、種豆得豆，一份汗水一份收穫；還有一個體會就是球菜結球有時節，過了這個節氣，球菜就無論如何也不再會結球了，可見生命體生長過程的不可逆性。」

張手先生從潘德法的故事中歸納出自己的三點體會，然而我只是就事論事，這就是我們彼此間的差距。

「我也曾經把潘德法的事對阿驊表兄說過，」我對張手先生說，「他也對潘德法傳奇般的故事很感興趣。」

「能說說阿驊表兄的意見嗎？」

「阿驊表兄對潘德法其人其事讚歎有加……」我停頓了片刻，想尋找合適的語言把阿驊的觀點表達出來，「他認為在潘德法身上可以聞到濃濃的禪風禪味，所以他的一舉一動充滿了禪機與頓悟。禪不注重知識，認為知識會使人『神生不定』，容易成為迷途的羔羊。禪認為知識只是一時一地人類的假說，人類進入『知識社會』以來，在生活的一切方面都格外地依賴於知識，以致逐漸丟失了常識。如果要不受知識的束縛，人首先要追尋自我真實感覺裡的常識。現代人要追尋自我真實的感覺的常識是很不容易的，正像有人所說的：『人是懸掛在知識之網裡的動物。』一旦落網，抽象的知識在靜態化的過程中，漸漸地替代了動態的常識，那就全身被綁啊。」

張丰先生認真地聽著，不置可否。

「阿驊表兄問我潘德法這個人在村裡有沒有什麼綽號？我說，別人都說他不從眾，腦筋超常，被人取了一個綽號叫『大傻』。阿驊表兄說，那就對了，禪意往往不合知識，違反常理，還不顧人情，要求獨立承擔，自我完成。具有這樣意念的人如果鋒芒畢露，又不會守愚藏拙，肯定會和周圍的人格格不入。經方派名醫金慎之不就被人稱為『金癲』嗎？」

張丰先生莞爾一笑。

「《水滸傳》序言裡說：快意之事莫如友，快友之快莫如談。」張丰先生不無激動地說道，「潘德法活生生的故事讓我長了見識，意味深長啊。值得我們經方醫師學習的是，努力培養自己的診察直覺，能從臨床病人的脈症中剝離出埋於脈症深處的方證與藥徵。任何一件事真正要做好它，都是很不容易的，懶漢是種不出好莊稼的。我們經方醫師的一生都要勤學不怠，還要善於思考，臨床才有可能做到方藥絲絲入扣，還要使方藥與體質相對應，還要謹守病機，還要注意中藥的煎法、服法、服後將息、食物禁忌等，每一個環節都不能有半點的馬虎與大意。」

看來潘德法的故事使張丰先生感慨良多。

那天，我們還談到了大青龍湯。

「三〇年代的時候，陸淵雷的一個學生，」張丰先生以沉痛的語氣講述著，「暑假結束前夕準備回校時，在家鄉遇見同村莊的一個病人。這個病人是一個壯實的中年黑漢，因為大熱天下井尋找掉入水井中的東西，從井中出來以後就寒顫，過後就發燒、無汗、煩躁，學生診察以後，病人的病症與《傷寒論》第三十八條：『太陽中風，脈浮緊，發熱惡寒，身疼痛，不汗出而煩躁者，大青龍湯主之』的條文中的方證相似，就認定是大青龍湯證。但是處方的時候自認為生薑、大棗不重要，就去掉了這兩味藥。由於開學在即，這個學生不等病人服藥就趕回了學校。在開學典禮上，陸淵雷先生詢問學生在暑假期間有否遇見過典型的病例，這個學生說了這個壯實的中年黑漢的大青龍湯證，陸淵雷先生知道學生的處方中沒有生薑、大棗，也沒有交代『一服汗者，停後服，若複服，汗多亡陽』的醫囑。生怕出事，就叫這個學生馬上回家看看。學生回家後得知這個壯實的黑漢已經死了，黑漢的家人說，第一帖的第一服藥喝下去，病人大汗後熱退，家人就繼續給他服下第二服，誰知道藥後出現形寒肢冷、汗出不止而死亡。」

大青龍湯竟有如此厲害，令人不寒而慄。

「大青龍湯是一個治療外感熱病極為有效的方劑，」張丰先生說，「去年夏天我用這個方子治癒了二十多例高燒不退的病人。病人中男女老少都有，只要臨床表現符合陸淵雷說的五大主證：發熱、惡寒、不汗出、口渴、煩躁，投藥一、二帖都能燒退而癒。然而方中的麻黃量大，《傷寒論》中就是這個方子用量最大，原文中是六兩，我一般用五錢，一般都能達到治療效果。由於此方發汗的力量峻烈，必須方證相對應，方子中的每一味藥物都不能缺失，特別是薑、棗草不要認為是可有可無。仲景在大青龍湯的方後注中，對服藥也有嚴格規定，我想仲景一定親眼目睹過誤用此方發汗過度所造成的不良後果。」

張丰先生的話，使我想起了潘德法種植球菜的心得，然而球菜種不好不過是經濟損失，我們經方治病如果稍有閃失，那就是人命關天了。

「老張，大青龍湯在治療外感發熱的時候，如何避免醫療事故呢？」

「大青龍湯在方證相對應的基礎上使用這是避免醫療事故的前提。」張丰先生說，「仲景在大青龍湯的條文中指出：『若脈微弱，汗出惡風者，不可服之。』同時要嚴格地依照論中的服法：『煎取三升，去滓，溫服一升。』並要明確要求服藥後最佳狀態是：『取微似汗』，如果『汗出多者，溫粉粉之』。陸淵雷認為汗後著粉不是真的能夠止汗，而是產生預防腠理漏風的作用。其實最要緊的是，病人『一服汗者，停後服』。真是環環緊扣，步步為營啊，如果我們能夠做到像仲景要求的那樣，既可以取得滿意的療效，又可以避免醫療事故。」

「在病人服藥之後，出現汗出不止、形寒肢冷的亡陽危象的時候，如果醫師還在場，應該如何處置？」我問。

「仲景在《傷寒論》大青龍湯的方後注中已有一套的應急方法。」張丰先生說，「如果出現『厥逆，筋惕肉潤』

的危象，仲景認為『此為逆也』，回陽救逆之意盡在不言之中。後世醫家如方有執、程郊倩、張璐以及日本漢方家山田宗俊等人都認為應該急投真武湯，唯有湯本求真認為還是吉益南涯的觀點可取，就是使用茯苓四逆湯，往往一帖藥就能轉危為安。」

從大青龍湯的診治與服藥後的種種細微末節的記載，我不得不得出《傷寒論》是臨床的真實紀錄這個結論。

「老張，大青龍湯能不能在雜病中使用呢？」

「當然可以，」張丰先生說，「大青龍湯證的臨床表現在內科雜病中的方證不同於外感發熱時的方證。由於方子中麻黃的分量三倍於桂枝，所以排除水氣的力量非常大，仲景用之治療溢飲。《金匱》中所轉載的續命湯，也是大青龍湯的一個變方。這是一個治療中風的高效的方子，可謂是主治中風之『風痱』為主的一首千古名方，開後世熄風劑之先河。此方見於《金匱．中風歷節病脈證並治》篇之附方，乃林億等重新整理《金匱玉函要略方》時，採集散在於《古今錄驗》中的方子。」

看來對於中風的診治，後世醫學與經方醫學有非常不一樣的認識。

「大塚敬節先生也善於使用續命湯，」張丰先生說，「他用此方治癒了一個三十五歲左面癱男子；治癒了一個四十三歲因為打噴嚏而引起知覺神經與運動神經麻痹的男子；還挽救了一個七十二歲腦軟化而意識朦朧、小便失禁，有生命危險的男子。他認為這個方除了可以治療初期實證中風病證，幫助患者恢復語言能力與下肢運動功能之外，還對顏面神經麻痺、支氣管哮喘、支氣管炎也有很好的療效。」

「老張，現代藥理認為：續命湯中的麻黃、桂枝有升高血壓的弊病，因此高血壓病人基本都被禁用。張山雷的《中風斠詮》對續命湯治療中風也是持反對態度的，並謂喻嘉言等人引用此方『論者新奇，病者無命』。你是如何看待這個大青龍湯的變方——續命湯的？」

「我想續命湯治療中風後遺症是臨床反覆篩選出來的方藥，不是醫師為了追求『論者新奇』而閉門造車的產物。」張丰先生說，「在唐代診治中風後遺症，基本上就是運用續命湯這類方子，《千金要方》中光是以『續命湯』為命名的方就有十來個，不同的藥物組合的大續命湯就有四個，其他如小續命湯、麻黃續命湯、續命煮散、西州續命湯等。用藥不離辛溫，這些方藥對於改善心腦血管的循環起了積極的作用。日本漢方家曲直瀨玄朔於安土桃山時代用續命湯治癒天皇的腦中風，就是一個著名的病案。醫師的腦子中沒有十分的把握，面對天皇這樣的病人，豈敢投用續命湯？大塚敬節說過，中藥具有雙向性作用，如麻黃既可以升血壓，也可以降血壓。他說自己治療過一個近八十歲的老太太，因為有高血壓、關節炎、哮喘病、習慣性便秘，給予續命湯加大黃。老太太的孫子去了美國，她說自己一定要活著看到孫子回來，因此堅持服藥不停。服用以後，喘息治癒了，血壓下降了，大便也通暢了，終於有希望盼到了孫子回來的那一天。續命湯這樣長期地服用也沒有出現問題，藥方中麻黃的降血壓作用值得研究。我也曾經用這個方子治癒腦溢血病人。病人王文平，六十歲，男，永強永中鎮，高血壓病史，身體高大，但是外強中乾，經常患病。一個月前的夜裡，突然感到左下肢無力，第二天左下肢完全失去知覺。一九七三年秋天初診，主訴是：左下肢癱瘓伴語言障礙一週。家人與鄰居用板車將其送來就診。四診的結果是患者神志不亂，但是語言障礙，用手勢表達自己的意圖，左下肢痙攣性癱瘓，麻木而拘急。脈浮滑，舌體淡，苔白厚而乾，頭痛，口渴喜飲，小便自利，大便秘結，一週一行。《金匱要略》記載續命湯方『治中風痱，身體不能自收持，口不能言，冒昧不知痛處，或拘急不得轉側』。結合大塚敬節使用續命湯診治高血壓病中風後半身不遂的經驗，投續命湯合三化湯，服七帖即能下床行走。以後以三化湯和黃耆桂枝五物湯加針灸善後，前後五十天基本恢復正常。對於黃耆的效用也是雙向的。它既可以升血壓，也可以降血壓；既可以用於皮膚水濕滯留，也可以用於皮膚乾燥與粗糙。」

續命湯診治高血壓病中風後遺證，張手先生的經驗幫助我形成診治這個病的新思路與新途徑，在以後的臨床中時時出奇制勝地治癒與改善不少中風後遺症的患者。張手先生還介紹了《勿誤藥室方函口訣》中使用該方的經驗，就是續命湯適用於五積散證而有熱的患者。

「老張，你是如何看待張錫純治療高血壓中風的鎮肝熄風湯的？」

「這個問題提得好，」張手先生滿意地看著我，「鎮肝熄風湯是一首收入《中醫方劑學》的方劑，能夠收入這本全國中醫藥高等院校教材的方劑，都是臨床上千錘百煉的高效的好方。」

「鎮肝熄風湯是張錫純創立的嗎？」

「可以這樣說，」張手先生點點頭，「我想他的創立也是有所依據的，不是憑空構思的。金元時代的醫家們認識到臨床存在一種不同於《金匱》續命湯類的中風病證，王履從中風病因學出發，將內風與外風做了本質上的區別。在其著作《醫經溯洄集．中風辨》中，首創『真中風』與『類中風』的病名。」

我全神貫注地傾聽著他的述說。

「鎮肝熄風湯的治療目標是：頭目眩暈，目脹耳鳴，腦部熱痛，面色如醉，心中煩熱，舌紅少苔，脈弦長有力。或肢體漸覺不利，口眼漸形喎斜；甚或眩暈顛仆，昏不知人，移時始醒，或醒後不能復原等脈症。它和續命湯的治療目標截然不同。續命湯治療目標應該有『身體不能自收，口不能言，冒昧不知痛處，或拘急，不得轉側』等症狀，這些症候群類似於宋本三九條的『……身不疼，但重，乍有輕時，無少陰證者……。』正如湯本求真在《皇漢醫學．續命湯之注釋》中所說的『本方雖為麻黃劑，然其中含治陽虛藥之人參與乾薑、治貧血性瘀血藥之當歸與川芎，故麻黃湯或大青龍湯或越婢湯證而有虛候，帶貧血者，可用之。』小續命湯證比大青龍湯證體能明顯虛弱，其神經知覺與神經運動方面的症狀更為嚴重，更為深入，因此小續命湯證是在當歸、川芎、人參、乾薑等滋養氣血藥物的基礎上加上大青龍湯。同時所加入的大青龍湯，其麻黃的分量減半，從六兩減為三兩。總之續命湯類方證是有寒象的痙攣性半身不遂肢體癱瘓；鎮肝熄風湯證是有熱象的弛緩性半身不遂肢體癱瘓。」

「老張，你的表述非常清晰。」我覺得聽了他的話，對於兩類中風同中有異、異中有同的臨床表現，以及真中風與類中風的區別已經有了頭緒。但仍有一事不明，就問，「《金匱．中風》中的方藥有沒有可以治療類中風病證的？」

「《金匱》中不僅有治療真中風的續命湯類方藥，」張手先生回答，「同時也有用防己地黃湯、侯氏黑散、風引湯治療類中風的方藥。不過都同時出現在《金匱．中風》篇中，沒有像後世那樣以『類中』、『真中』的病名命名之。正如陳修園《醫學三字經．中風》所說的：『不為中，名為類；合而言，小家伎；喑喎斜，昏仆地；急救先，柔潤次；填竅方，宗金匱。』這裡是指《金匱》中的防己地黃湯、侯氏黑散、風引湯具有柔潤填竅而熄風的功效。」

「老張，」我尚有一事不明，「你剛才說張錫純創立鎮肝熄風湯是有所依據的，不知他的依據何在？」

「哈哈，」張手先生笑了，「我也是猜測而已。」

「你能否將你的猜測講給我聽聽？」

「好的，」張手先生答應了我的要求，「清代名醫葉天士堪稱全才，內、外、婦、兒，樣樣精通。他對張錫純醫學思想有很大的影響。我認為張錫純是在葉天士的《徐批臨症指南醫案．中風》中獲取靈感與營養的。」

葉天士的《徐批臨症指南醫案》是我經常翻閱的書，其中的「中風」更是開宗明義的第一篇，可以說是多次地反覆究讀，並對其編輯者華岫雲的按語也做為導讀來看待，但是對於徐靈胎的批語不是很注意。不過葉天士的用藥大多是天麻、石斛、當歸、熟地、牛膝、羚羊角、菊花之類，和張錫純鎮肝熄風湯中的用藥並不一樣啊。

「《臨證指南醫案．中風》中論述了葉天士創立的『陽化內風』的觀點，這一類中風病人，以『肢體緩縱不收者』為主症，在治療上主要以枸杞子、天麻、石斛、歸身、遠志、人參、茯蓉、白朮、熟地黃、牛膝、羚羊角、菊花等藥物來養肝、平肝、熄風。鎮肝熄風湯中，生龜板、生杭芍、玄參、天冬、懷牛膝、川楝子、生麥芽、茵陳等藥就具有上述的作用。在這裡我們也可以體味到經方醫學與時方醫學的不同，經方醫學注重藥證方證，時方醫學注重藥性與治法。」

張手先生顯然還沒有把話講完。他看著我，有意識地希望我提出自己的看法，主動地參與交談。

「老張，」我在他的眼光鼓勵下參與了進去，「鎮肝熄風湯中的生赭石、生龍骨、生牡蠣等重鎮的藥物，葉天士並不多用啊！」

「說得對，」張手先生滿意地笑了，「張錫純的這些重鎮藥物，來自於徐靈胎的批語。」

「老張，」我提出了質疑，「《臨證指南醫案．中風》篇的徐批中只是為葉天士辯解，沒有提到過中風要用什麼重鎮的藥物呀？因為徐靈胎自己也曾經輕信過中醫界一種謠傳，認為葉天士倡導治療中風『總以參附桂為開手第一方』，徐靈胎看了葉天士的醫案以後，知道事實並不如此。葉天士治療中風是辨證施治，即使使用人參也是用於病勢已退之後，其分量也不過幾分至錢，無不中度。徐靈胎讚揚葉天士『學有淵源，心思靈變』呢。」

「是的，」張手先生不溫不火，「徐靈胎不僅是療效顯著的臨床家，還是中醫史上罕見的批評家。他學問淵博，視野開闊，議論公允，目光敏銳。雖然他對於葉天士的診治方法的評價有褒有貶，貶多於褒，然而三百年來徐批一直是《臨證指南醫案》的最佳導讀。」

想不到徐靈胎是如此了得的人物，過去只服膺於他的「醫者之學問，全在明傷寒之理，則萬病皆通」的這句話。

「《臨證指南醫案．中風》篇的徐批中的確沒有提到過要用什麼重鎮的藥物，但是你耐心地往下細讀，就會在『眩暈』篇的徐批中尋找到答案。古人認為中風與眩暈有血緣的關係，中風是眩暈的結果，其病因、病機都歸屬於葉天士所謂的『陽化內風』，《臨證指南醫案》開頭三篇就是『中風』、『肝風』、『眩暈』，徐靈胎的批注是『肝風即中風一類』，其實『眩暈』也因在列。因此在治法上也可以相互借鑑。如《金匱》治療中風的侯氏黑散、風引湯、防己地黃湯，在《千金》治療風癲、熱癱、驚癇、風眩、如狂、妄行、獨語等等。其實林億在校訂《金匱．中風》篇時就收入治療頭眩的《近效方》朮附湯。」

原來病機、病因是一個大範圍的概說，其中可以包容多種多樣的病證。

「徐批《臨證指南醫案．眩暈》中記載，」張丰先生舉例說明，「徐靈胎治療眩暈使用重鎮藥物的來路，葉天士開始的時候還不知道，後來讀了《外台祕要》，方知徐靈胎用藥自有淵源。張錫純的鎮肝熄風湯中的生赭石、生龍骨、生牡蠣，還有龜板等重鎮的藥物可能來源於此。」

聽張丰先生如此一說，鎮肝熄風湯中使用重鎮藥物的思路漸漸地清晰了起來。因為徐靈胎在《臨證指南醫案．眩暈》中的評語的大意是：眩暈，古人必用金石鎮墜之品，在葉天士的病案中卻沒有看到。徐靈胎初到郡中行醫，當時喜用唐人《千金》、《外台》方，葉天士先生最初看見的時候，對人說：有吳江秀才徐某，在外治病，頗有心思，但藥味甚雜，此乃無師傳授之故。葉天士所非議的「藥味雜」，即指金石介類等重鎮的藥物。

一晃幾十年過去了，這一個問題一直橫貫在我的心中，總覺得還是一個還沒有解開的問題。

二〇一四年二月，我受黃煌老師的邀請，參加了在無錫召開的全國經方年會。在會議期間有幸聆聽了黃仕沛老師題為「幾味經方常用藥探幽發微」的講座。在講座中，他提出《金匱》中風三方——防己地黃湯、侯氏黑散、風引湯是啟後世「內風說」之先河的觀點。他認為《金匱》中風三方，正是治療「肝陽上亢，肝風內動」的類中風。他毫不保留地介紹了自己診治這一類病證的經驗，臨床上經常「三方互聯」形成一個方劑而取效。具體地說，侯氏黑散中取其大劑量的菊花、風引湯中取其大隊礦石類重鎮藥、防已地黃湯中取其超量的生地黃，這些藥物都是治療類中風病證的核心藥物。這樣就組成了以防已地黃湯為基礎的新方。黃仕沛老師說：「中風三方互聯，取防已地黃湯、侯氏黑散之菊花、風引湯之金石介類藥，即防已、地黃、防風、桂枝、甘草、菊花、龍牡、磁石、石膏、滑石。」這樣就「保留經方力專用宏的特點，運用得當，療效頗佳。」

黃仕沛老師言簡意駭的幾句話，探幽發微，終於揭開了鎮肝熄風這類藥方組合的祕密。現在回過頭來細細斟酌，鎮肝熄風湯的形成源遠流長。可以從藥證的組合關係入手研究方證，也可以從病因、病機、四氣、五味入手研究方的治療功效作用。雖然觀察事物的角度不同，但是最後也會趨向異途同歸，和而不同的結果。

後來，我們的談話又回到潘德法的小陷胸湯證合桃核承氣湯證的腹證上來。

「是啊，」張丰先生說，「潘德法的肩周炎診治，小陷胸湯證合桃核承氣湯證的腹證是診治的關鍵，如果丟棄了這一個環節，整個診治系統的鏈條就斷了。」

張丰先生的話，使我想起許許多多我診治過的病例，他們的方證辨證都是在腹證的基礎上完成的，如果沒有腹證，真的不知道如何確定方藥。

張丰先生沉重地說：「腹證在《傷寒論》中比比皆是，它是方證辨證中一個重要指證。腹診比較客觀，又容易掌握。在方證辨證中運用腹診法極為重要。奇怪的是，這樣好的診斷方法，國內中醫臨床上很少應用。古代中國的醫籍中就我的視線所及，還沒有發現有一幅腹證圖，這是為什麼？」

他就是這樣，時時能爆出一個我們習以為常，但熟視無睹的問題。我知道這肯定會涉及一個重要區域的內容，就不答話，準備聚精會神地洗耳恭聽。

他見我不作聲，就把這個話題向前展開：「中國古代的儒家道統『重政務、輕自然、斥技藝』，對從事科技的人只能列為『方技』之列。古代名醫以『儒醫』而自許，所以內心都自覺地尊奉儒家道統。儒家道統認為，醫學雖然是小道，也應該以陰陽為綱去窮究天人之祕，把握疾病的本質。任何科學發明和技術創新，都是君子所不為的『器』。儒家公開宣揚：『君子不器』、『君子動口不動手』、『巫醫樂師百工之流，君子不齒』，之類說教，把人框定在一個既定的意志、方向、道路上面，熄滅了讀書人科學實驗的欲望，使其與真理的發現者、真知的發明者無緣。再加上在焚書坑儒的歷史火光背後，歷代讀書人精神上的折服和屈從，只知跪拜在『天地君親師』的牌位面前而喪失了自由的靈魂，這就是古代中國沒有發現一幅腹證圖的歷史背景。」

這一些話，我聞所未聞，但句句在理，開啟了我探索醫理的欲望，也明白了中國封建社會的超穩定性，傳統文化的保守性，也影響到中醫腹診的健康發展。

張丰先生繼續說：「我國古代自《尚書．泰誓》提出『奇技淫巧』這一觀念後，做為人類智慧最強大力量的自然科學，在中國古代的發展不能不受其影響。在它的柔性束縛之下，讀書人對自然界規律性、範式性探索的熱情被扼殺了。其萎縮的思維能力和萎縮的學術眼光，使得人們喪失任何對於事情的新鮮反應，變得因循守舊，墨守成規。其實，我們喪失最為嚴重的，則是真正具有創造性價值的思維工具、思維方法、思維邏輯、思維理論和一種起碼的思維判斷力。眾所周知，《傷寒論》就是一部只是診察脈症而很少談論病因、病理、病機的醫著，書中也只有方劑而很少討論方劑中藥物的性味與歸經。在中國古代這樣的精神生態下，千百年來落得個明褒實貶的結局並不意外，腹證圖的闕如也在情理之中了。」

然而張丰先生在日本漢方醫學復興的歷程中，看到了將來中醫經方振衰起弊的新曙光。

他洋洋灑灑地順著自己思路盡情發揮：「日本漢方家吉益東洞倡導《傷寒論》中『方可取，論不可取』的觀點，使得日本漢方界『重方輕論』蔚然成風。也就是說，一反儒家道統『重道輕器』而主張『重器輕道』。所以日本漢方界普遍重視方證、腹證等可操作性指標的研究，大家都認為腹證就是和方劑相適應的特殊證型，所以後來就出現了《腹診奇覽》中的腹證圖。有了腹證圖，加強了視覺記憶，每一個腹證的特點就更加容易把握。」

接著他打開《漢方一貫堂醫學》，翻到「防風通聖散腹證」一頁，指著圖對我說：「防風通聖散不是張仲景的方，原來是治療外感熱病的表裏雙解劑，日本近代漢方家森道伯開拓了它的治療新領域，認定它是改善『臟毒證體質』的最佳方劑。一些複雜的慢性病只要符合『防風通聖散腹證』，再加上強壯的體格，大便秘結的傾向，投此方就有較好的療效。此方的腹證很有特點，腹診時腹部充實有力，以臍為中心的鼓脹結實。」

我看到這幅腹證圖很形象地表現出腹臍部充實、鼓脹、結實的病狀形態，肚臍周圍畫有從小到大的圓圈。它們以肚臍為圓心，由近到遠，由密到疏，有序地排列。腹證圖比文字描寫給人留下的印象更為深刻，其視覺的衝擊力也不可同日而語。

張手先生的手指指著他自己的腹部說：「我的腹證就是典型的『防風通聖散證』。來，你用手用力地按一按，推一推，具體感受一下是有收穫的。」他脫掉大衣，平躺在床上，閉上大眼做休息狀。

暮色中，冬日裡，望著他那坦然坦率、優雅從容地躺在床上的樣子，我非常感動，也永遠記得。

我把自己的右手放在他寬大、鼓起、溫熱的腹臍部，使勁地按壓，的確很結實。他輕輕地說：「你的手掌的大、小魚際肌要用力均勻，以臍為中心慢慢地旋轉按壓，你是不是已經感覺到肚臍周圍的腹肌最緊張，像繃緊的鼓皮那樣硬實呢？」我肯定地回答了他，他說：「現在，你的手掌離開肚臍，從距離肚臍較遠的地方以旋轉按壓的動作漸漸地向臍靠攏，感覺和體會一下它『向臍性緊張』的特徵」。說到這裡，他補充一句：「『向臍性緊張』這個詞語是我杜撰的。」我的手掌在感觸著他身體的溫暖，我的心感受到他思想的博大。這個他「杜撰」的詞語，形象地概括了「防風通聖散腹證」的特徵，同時精確地概括了腹證圖上以肚臍為中心的從小到大、由密到疏的大小圓圈有序排列的深內涵。「向臍性緊張」這個標誌性的詞彙，已經把這一幕永遠定格在我的記憶裡。

張手先生從床上起來以後繼續說：「日本近代漢方家森道伯把人的體質分為三大證，即瘀血證體質、臟毒證體質、解毒證體質，這樣就可以透過望診，在病人踏進診室的一瞬間，醫師即可做出大致的診斷。學習他的學說也可以比較準確地把握體質和疾病的因果關係。森道伯體質三大證中的臟毒證體質的人，體格健壯，中青年時比較健康，進入老年死亡率較高，因為他們容易患上高血壓病、冠心病、糖尿病、腎萎縮等病。我就是臟毒證體質，現在已經有高血壓病、高血脂、糖尿病了，能改善體質的方就是『防風通聖散』，今後也要多多依靠它來改善體質了。」

那天我親身體會到了他身體力行的言行。為了使我掌握「防風通聖散證」的腹證，他從言語、文字到圖形，一直到利用自己的軀體給我當做實習對象。我知道，他留在我心中的豈止是一點漢方知識，一個他「杜撰」的詞語而已。

快要吃晚餐了，我依依不捨地站了起來說：「老張，日本漢方醫學的經方派腹診是什麼時候在臨床上開展的，具體是誰在這一方面做出貢獻？」

「日本經方派腹診比難經派腹診發軔期晚，」張手先生說，「一般在江戶初期，逐漸地融入臨床。後藤艮山、山脇東洋、香川修庵、吉益東洞、村井琴山、瀨丘長圭、稻葉克文禮、和久田寅叔虎等人對這一方面做出了貢獻。」

「老張，臨床上經常遇見腹證與脈症不協調的問題，我們應該如何解決？」

「這也是我時時為之苦惱的問題。」張手先生感同身受地說，「我經常遇見腹證與脈症不協調的時候。脈症呈明顯的虛像，腹證反而呈實像；或者脈症呈明顯的實像，腹證反而呈虛像。因此診治方法上存在捨症從腹和捨腹從症的不同的選擇。每當這個時候，我的心裡總會覺得非常糾結。由於我深受日本漢方醫學的影響，診治時非常注重腹證，所以一般我會捨症從腹。」

「老張，能舉個臨床病例說明一下嗎？」

「十年前，一個李姓老人，七十歲，虛胖而肌肉鬆弛。患者除了高血壓、高血脂、高尿酸之外，天氣變化則膝關節疼痛，更為苦惱的是支氣管哮喘也經常發作。遵從西醫的醫囑，每天同時服用九種西藥。結果是服激素後血壓、血脂上升，胃腸功能紊亂；服用抗風濕藥後白血球下降等，痛苦萬分，所以求診於我。」

老年人常常是集多種疾病於一身，單純採取西藥治療往往會顧此失彼，首尾兩端。

「病人哮喘樣咳嗽，痰白難以咯出，顏面浮腫，膝關節隱隱腫痛，伸屈不利，腹滿胃脹，小便不利，淺睡易醒，舌苔白膩，脈象沉滑。腹診所見：心下痞硬。我開始投防己黃耆湯與杏蘇散合方。防己三錢，黃耆六錢，白朮三錢，杏仁三錢，蘇葉三錢，半夏三錢，陳皮三錢，茯苓五錢，前胡二錢，桔梗三錢，枳殼三錢，甘草六錢。治療一週，了無療效。複診時，原方不變，繼續二週，還是不見好轉，病人自行停藥。三個月之後，病人無奈之中又來診治，脈症還是原來的模樣，但腹診發現，除了心下痞硬之外，還發現心下胃脘處痞硬的範圍比一般人大了許多，有手掌那麼大，其周圍如旋盤。其實前次腹診的時候就已經存在，只是當時不夠仔細而把它忽略掉了。這正是《金匱要略》所謂的『心下堅，大如盤，邊如旋盤』的桂甘薑棗麻辛附子湯的腹證。」

病人的脈症所形成的方證和腹證所針對的方證不一樣，不知道下一步應該何去何從？

「經過反覆思考，」張手先生神色專注，語調虔誠。「我遵照吉益東洞的遺訓：『腹為生之本，百病根於此，是以診病必候其腹。』於是使用桂甘薑棗麻辛附子湯，病人服藥後，納增胃舒，痰易咯出，咳喘的發作次數開始減少、程度也減輕了。病人開始有了信心，堅持繼續服藥，全身的關節疼痛也逐月逐月地減輕，半年後漸漸趨向於臨床治癒。」

聽了張手先生這個先敗後勝的病例，我的心情沒有感到輕鬆，反而感到非常沉重。看來經方醫學的臨床診治中，還有不知多少未開墾的處女地還在前面等待著我們。

「老張，日本漢方家有沒有遇見過類似的問題？」

「當然會有，」張手先生不假思索地說。「大塚敬節也有遇到過這般的病例。」

「大塚敬節遇見一個產後感覺全身麻痹的中年婦女，早晨無法早起，如果勉強起來做家務，就會一整天不舒服，全身脫力，手足煩熱，完全不能做一點兒事情。如果睡到上午九點起床，則痛苦會比較輕。診察時，除了臉色有些黑之外，別無不適，營養狀態、食欲、二便、月經等方面也都正常。六年來，她到處求醫，也都沒有得到有效的治療。醫生方面認為她所申述的全身麻痹感就好像是假病，或者是神經症，所以不予理會。」

我想，如此病情，好像是百合病吧。然而「手足煩熱」又提示存在三物黃芩湯證或者溫經湯證。

「大塚敬節最後在腹診中獲得了診治的證據。」張手先生如釋重負，「腹診的結果，在左側的下腹部觸及敏感的壓痛點，當指頭輕輕地如同撫摸般地接觸時，患者就突然彎曲原來伸直著的腿腳而大聲呼叫：『啊呀，很痛呀！』這就是少腹急結的桃核承氣湯的腹證。」

看來，病人自己也沒有發覺腹證的存在。醫生知道了桃核承氣湯的腹證，就可以得出瘀血證的結論。再去尋找解釋「臉黑」啊，「全身麻痹感」啊，「早晨無法早起」啊等病況也就能自圓其說了。沒有腹證的介入，光憑患者的幾個主訴，醫生缺乏確診的依據。即使勉強治療，也只能「醫者意也」地畫龍畫虎了。

「於是，大塚敬節給予桃核承氣湯。」張手先生述說的語調輕鬆，「僅服用此方三週，就能在早晨五點左右起床，燒飯做菜，整天工作也不感到勞累。患者及其家人都感到非常驚訝，街坊鄰居奔走相告，一下子來了十來個應診的患者。」

我們沉浸在欣喜之中，分享著大塚敬節先生治癒疾病的快樂，再一次感受到《傷寒論》強大的生命力。

「老張，」我突然想起一個困擾日久的問題，「你臨床上有遇見具有桂枝去芍藥加麻黃附子細辛湯的腹證的病人嗎？」

「治愈過一個類似腹證的腰痛病人，」張手先生自然而然地背誦其條文來，「氣分心下堅，大如盤，邊如旋盤，水飲所作，桂枝去芍藥加麻黃附子細辛湯主之。桂枝去芍藥加麻黃附子細辛湯方：桂枝三兩，生薑三兩，甘草二兩，大棗十二枚，麻黃、細辛各二兩，附子一枚炮。」

我至今還沒有遇見這樣一種「心下部位如覆蓋杯盤一樣隆起，呈中央高，周圍低的狀態」的腹證病人。

「老張，」我請求，「具體講講這兩個病人的診治過程吧？」

「我同一個車間的女工友，二十二歲，中等身材，外傷後腰痛半年，時好時壞，能夠堅持上班，多種診治無效，臥床休息明顯緩解。除口水多和月經量少，時有輕微痛經以外，別無所苦。脈象滑，腹診發現心下痞硬拘急，稍有隆起，邊緣位置有小碗大小，隆起物周邊按之痞硬拘急程度稍軟。站立位時，按之心下痞硬隆起不明顯。我認為這是桂枝去芍藥加麻黃附子細辛湯的腹證，投此方一周，腰痛基本消失。腹診發現心下痞硬隆起減弱，再投原方一周，臨床治愈。腹診心下心下痞，隆起物未能發現。」

「老張，《金匱》條文中沒有說明桂枝去芍藥加麻黃附子細辛湯可以治療腰痛，你是從哪裡學會這一診治方法的呢？」

「自學自悟的吧！」張手先生實話實說，「我是從發現異常的腹證那一瞬間，才想起這個方證的。由於經方醫學不以病名作為選方用藥的方向，因此在診治病人之前到底使用什麼樣的藥方心中是一無所有的。」

「平時接觸到的醫學資料也有一定的提示作用吧？」我反問。

「那當然，」張手先生肯定地說，「在診治病人之前到底使用什麼樣的藥方心中是一無所有的，並不是心裡沒有診治疾病的常用方證。只是不把這些方證與某某具體的疾病捆綁在一起進行對病用方而已。這個腰痛病人治愈以後，重新回想起來使用該方的緣由，也有平時讀書看資料時所記住所領悟的因素。」

「此話怎講」

「這是一種思維的反芻，」張手先生猶豫了半天，大概在考慮準確地選詞用字，「不，應該講是尋找思維的軌跡吧。我想和讀了《漢方之臨床》上藤平健的一篇報導有關。藤平健說自己學習了大塚敬節使用桂枝去芍藥加麻黃附子細辛湯治療多例纏綿不愈化膿性鼻竇炎有效的病案後大受啟發，因為大塚敬節發現這多例治療有效的患者，其腹診時都發現具有典型或亞典型的『心下痞硬拘急隆起』腹證。於是以腹證為用方規範使用在一些關節疼痛、神經痛、腰背疼痛、腰腿疼痛的病人身上，也取得了相應的效果。這篇文章也應該是臨床診治這個腰痛病人時決定使用該方的一個觸發點吧。」

想不到，自我總結，自我反思還是很不容易的一件事。

突然想起一個心中醞釀已久的問題，就問：「老張，你怎麼評價腹證腹診在中醫四診中的地位？」

「無之必不然，有之未必然。」張手先生不假思索地回答。

冬天的傍晚，薄暮四圍。當我起身告辭的時候，窗外已經一片漆黑。在這寒風凜冽的冬夜，我看到了久違的星空，那是個星稀雲疏的夜晚，一路走去月色朦朧，枝影橫斜，濃淡疏密錯落有致。我在冷風裡縮著脖子，袖著手，心裡一遍一遍地琢磨著張手先生臨別前的回答。這句不是誇張、不失分寸的話是這樣地客觀、公允，這樣地實在、貼切。的確是擲地有聲，迴響不歇。這說明我國古代漢語多麼有感悟性，可以讓它的詞語直指事物的核心。像這樣短短的「無之必不然，有之未必然」十個字就把腹證腹診在臨床上的重要性、不可替代性及其非絕對性表達得十分到位。真是「一字之安，堅如磐石；一義之出，燦若星辰」，妙不可言。

對於張手先生耳提面命所教的防風通聖散腹證，我後來在臨床上應用非常地廣泛，特別對於高血脂、高血壓的病人，如果具備防風通聖散腹證，使用防風通聖散的膠囊長期吞服也是非常有效的，但是令人不解的是防風通聖散的膠囊用藥說明書上，恰恰寫著高血壓病人禁止使用。

我治療一個高血壓病人的濕疹案，這個病人患病多年，病情複雜，我給他服用防風通聖散的膠囊與桂枝茯苓丸一年多以後，取得較好的療效。

具體診治過程如下：

王某某，男，七十三歲。其人壯實（體重七十八公斤，身高一七一公分），嗜酒抽菸飲茶，喜食油膩食物。面部暗紅，額高髮稀。有高血壓病（210/110mmHg），高血脂症病史。腦部因嚴重外傷史而殘留梗阻病灶。血壓控制不佳，硝苯地平片每日兩片，藥後仍為200/95mmHg。患者肌肉豐碩皮膚粗糙，動作不協調，反應遲鈍，經常頭昏腦脹，不能長時間閱讀書報，家人都擔心他有中風的可能。就診時自覺頭昏，走路飄飄然，口苦口臭，皮膚乾燥無浮腫，睡眠尚可，大便秘結，小便黃穢。舌暗紅苔白膩，脈滑。每年夏天面部、腰背部、四肢出現紅色癢疹已二十年，煩躁不已，影響睡眠。醫院皮膚科診斷為慢性夏季濕疹，發作時具有明顯滲出傾向，急性階段以丘泡疹為主，慢性階段則以肥厚、苔蘚化為主，且伴有明顯搔癢。長期外用西藥軟膏勉強控制病情。雖然天氣寒冷，患者腰背部尚有散在的苔蘚樣皮損，有抓痕。腹部按之堅硬，充實有力，以臍為中心鼓脹結實，左小腹壓痛，是一個典型的防風通聖散、桂枝茯苓丸腹證，先予以防風通聖膠囊吞服。誰知他看到防風通聖膠囊的說明書時，大吃一驚，說明書明確規定，高血壓病人忌服用。我費了不少口舌解釋他才敢服用。服藥期間還時時前來詢問，只怕有誤，令人哭笑不得。

服藥一個月，頭昏有所減輕。因便結不暢，交替服用桂枝茯苓丸和一清膠囊，服藥三個月，血壓稍有下降趨向。隨著天氣轉熱，皮膚濕疹依然發作，病情比以往更為嚴重。夏秋兩季，痰涎不斷，涕淚淋漓，汙濁不堪，令人掩鼻，病人治療信心有所動搖。但血壓在降壓藥服用劑量減少的情況下，漸漸趨向穩定。除皮膚濕疹外，其他症狀都有不同程度的改善，所以他重新建立了繼續治療的信心。堅持服藥一年，身心大為改觀，硝苯地平片減為每日〇．五片，血壓穩定（150/80mmHg），體重減輕五．五公斤。繼續服用防風通聖膠囊、桂枝茯苓丸至今，雖然防風通聖散和桂枝茯苓丸腹證仍然存在，但存在程度明顯減輕。特別令人欣喜的是，當二〇一〇年天氣變熱時，二十年一直規律性發作的頑固性夏季濕疹沒有出現了。病人周圍的親友都說他從精神到體型「煥然一新」，接著，我讓他停掉硝苯地平片，專服防風通聖膠囊和桂枝茯苓丸，進入了預防性治療的階段。

對我來講，腹診腹證已經融入我的診治，每個病例我都要進行腹部的診察，腹證明確的病人，治癒機率都較高。

經方家對於腹證都是抱肯定的態度，然而對其在診治中的地位，每一個經方家各有不同的看法。

二〇一一年教師節那天，我國著名的傷寒學者和經方臨床家馮世綸先生來溫州授課。當天下午，先生欣然接受了我的邀請來我家做客，我內心的高興真是難以言表。

我真切地感受到古代成語「蓬蓽生輝」的涵義。馮世綸先生淵博的知識，開闊的視野，豐富的臨床經驗使我得益多多。在六個多小時的交談中，我在經方醫學知識方面受益匪淺。

在此期間，我的女兒婁莘杉對馮世綸先生進行了一次採訪。

採訪中有一個問題是：「馮老師，您對腹證在臨床上的作用有什麼看法？」

馮世綸先生的回答是：「腹證來源於《傷寒論》，是臨床診治中的一個重要的環節，日本人還有韓國人也做了一些研究，然而他們提出了『腹治』這個概念，還成立了『腹治學會』。他們通過腹診以後治療疾病。譬如大黃附子細辛湯，它的腹證是怎麼樣的，它的治療就是怎麼樣的，這樣的說法太強調了腹證。其實《傷寒論》的方證對應有好多種的，不能完全靠腹診，應該是綜合考慮。《傷寒論》中的腹證有好多，也非常重要。什麼叫『胃家實』啊，『胃家實』裡面有很多的方證。大承氣湯，它必須有腹證；梔子豉湯證也叫『胃家實』，但是它『虛煩不得眠』，它的『虛』是相對於大承氣湯證而言的，梔子豉湯就沒有腹證。大柴胡湯證的『心下急』也是腹證，你不按腹部怎麼會知道啊。『心下急』一方面是病人的自我感覺，一方面是你按下去，病人拒按，這就是腹證啊。」

接著馮世綸先生就舉了一個胡希恕先生治療陳慎吾母親的痢疾一案來佐證自己的觀點。

「陳慎吾是胡老的好朋友，他自己看不好的病就會請胡老看。」馮世綸先生滿口的北京話，「他與老娘從東北來。有一天陳慎吾的老娘病了，老發燒，好多天了就是好不了。拉痢疾，每天十幾次，請別的大夫看了，也沒用。後來請了一個大夫，說老人家七、八十歲了，要用補藥，但是越補越厲害。沒辦法了，只好請胡老來治療。胡老診察以後，發現脈象這樣實，舌苔那麼黃啊乾啊，發燒一直不退，拉痢疾一天十幾次，就對陳慎吾說：『摸摸你媽的肚子。』陳慎吾把他老娘的肚子一摸一按，痛，痛得嗷嗷叫。胡老十分肯定、十分有把握地說：『大承氣』！就開一付吧。她吃這個藥啊，一付藥喝下去以後，下了一大盤。不是拉稀嗎？當時盛大便的是鐵盆子，喝了大承氣，她一宿竟拉下這個乾粑粑來了，砸得鐵盆子叮噹響，完了就好了。為什麼呢？熱結旁流嘛。《傷寒論》三二一條不是說了嗎？『少陰病，自利清水，色純青，心下必痛，口乾燥者，可下之，宜大承氣湯』。雖然拉的是清水，這個清水的顏色十分渾濁，發青黑色，那就是汙濁之水了，氣味難聞得很呢！這是有燥屎在裡面，吃了大承氣就下來了。熱結旁流，一方面結者自結，流者自流；一方面他結，熱得很哪，一方面排出水，往下流，結在中，從旁流出，就起個名字叫『熱結旁流』，挺有意思。對於大承氣湯證，一定要按按腹，尤其心下這個部位。如果實得厲害，人吃的東西也停宿，胃也不消化，這個辨證夠細的，所以這地方要留心。」

馮世綸先生認為前醫的誤治是由於缺乏研究六經辨證理論以及對腹證的忽視所造成的。後來，我對照馮世綸先生與張手先生對於腹證的認識，發現他們的基本觀點同中有異。

那天臨別時，張手先生要我把臨床上典型的腹證整理成一篇小結。我回去以後就遵照張手先生的指導，花上一個星期，完成了任務。

〈據腹證用經方〉

一、慢性蕁麻疹

王姓，發病六年，近年加劇，伴惡風、身熱、嘔吐痰涎、腹痛、心下悸動痞鞕等症。投桂枝人參湯合二陳湯溫通寒濕痰濁，兼開太陽風寒為治，半月治癒。

二、癲癇

發作三年，據腹證，胸脅痞滿、臍下悸動，投小柴胡湯合苓甘薑味湯和解少陽滌痰而取效。

三、單純性腺性唇發炎

發病五年，據腹證，胸脅痞滿、按之心下痞疼，投小柴胡湯合小陷胸湯，清化痰熱，疏導少陽而治癒。

四、竇性心動過速

發病三年。據腹證，臍上下「正中芯」、臍周悸動、陣發性的氣上衝胸。伴頭暈口淡泛清水，先予以苓桂朮甘湯十五劑，治癒後復發，再投以腎氣丸三個月，未見復發。

五、結腸曲綜合症

發病兩年，據腹證，心下悸動痞鞕，予以甘草瀉心湯十七劑，配合溫灸而痊癒。

二十五、他山有石能攻玉

我遇見張丰先生就像在茫茫的大海上漂流時尋找到了一條船，所以在臨床上一遇到疑難病證就跑去向他求教。透過就人論人，就病論病，具體分析，現場指導，方證辨證與體質辨人相結合的方法漸漸走進我的心裡，落實在處方用藥上。

經陳興華醫師介紹，那一段時間七都地方上有許多病人來我處上門求診。七都是一個島嶼，一個甌江出口進入東海的「河口衝擊島」。它東臨樂清琯頭，南與狀元橋隔江相望，東、南兩岸都靠渡輪來和陸地交通往來。七都島常住人口不到一萬，旅居他處的人數卻有一萬多，其中以旅居美國、法國、義大利的人為多，所以島上幾乎家家戶戶都有親人在世界各地。島上設有幾個衛生室，但是沒有一個中醫師，大部分的病人都要到狀元橋醫院或者溫州等地就診。

一九七五年冬天的一個中午，一個七都的中年男子登門看病。這個體型瘦長、面色暗白不華的病人說自己姓張，旅居法國多年，從事餐飲業，工作極為勞累，起居沒有規律，嗜好菸酒。患者已經積勞成疾，外表精神憂鬱。經西醫診斷，病名一大堆，如高血壓、高血脂、高尿酸、頸椎病、膝部風濕性關節炎、輕度耳鳴、血管神經性頭痛、胃潰瘍、慢性胃炎、前列腺炎、膀胱炎、慢性蕁麻疹、痔瘡，神經官能症等，這次回國的主要目的就是醫治疾病。遵照醫囑他已經戒菸禁酒。最近又感風寒，出現發熱，經過西藥治療一週好轉，但是仍然還有咳嗽、咯痰、咽痛、頭痛、頸項不利、皮膚癢等症狀。

張先生一進門就以信任與懇切的口吻對我說：「婁醫師，老王的耳鳴耳聾給你治癒以後，一年來情況都比較穩定。他的病在國外經過許多大醫院大專家的診治，都沒有見效，經過你兩個月的治療，針藥並用而痊癒，真是奇蹟啊！我在法國居住，十年前兩腳的蹠關節開始疼痛，洋大夫說我是高尿酸引起的痛風病，幾年來服用西藥，開始時效果明顯，但是並沒有根治，長期服藥的結果反而導致各種各樣其他的疾病，後來我乾脆把西藥全部停了，停藥後蹠關節疼痛反而不發作了，但是其他疾病卻漸漸地重了起來。這次回國到處打聽哪裡有好的中醫師，後來聽老王的介紹，我就到你這裡來了，希望你能夠治好我的病。」

張先生當時的脈症是，惡風、頭項強痛、肢節疼痛、皮膚癢、無汗、咽痛紅腫、咳痰清稀如水、食欲減退，味如嚼蠟，兩便尚可，平日有恐高，乘車會暈車，但自己開車不會暈車，夏天畏熱，冬天畏冷，脈象浮緊，舌淡暗紅，苔厚白膩，腹部兩條腹直肌緊實，小腹部廣泛壓痛。

我對他說，他的病要一步一步地治療，不能心急。第一步要先解決外感風寒的太陽病表證，然後根據脈症，再從長計議。我給予桂枝加葛根湯加味：葛根一兩，桂枝三錢，白芍三錢，桔梗三錢，生石膏五錢，生甘草二錢，生薑三片，大棗三枚，先服三帖。然後在病人的大椎與委中穴位刺血後拔罐。

三天後，病人來複診，笑著說自己新近的外感諸證，如惡風、頭項肢節疼痛、膚癢、咽痛咳痰等症狀明顯好轉，但是在抓藥到服藥的過程中卻經歷了許多干擾。許多好心人對於這張僅僅只有八味中藥的處方品頭論足，最後還是狀元醫院的邱老先生一錘定音，原方不變，照抓不誤。

我聽了以後，頗有感慨，看來社會上對於辛溫解表的藥物成見很深，今後一定要謹慎用之，不得懈怠。可喜的是，老前輩邱老先生能夠理解我，支持我，看來前一段時間我對邱老先生剖心析肝，掬誠相示的談話已經收效。

張先生外感表證治癒後，原有病症的其他症狀與體徵全都顯露了出來。除了上述已經羅列的脈症以外，還有很多，如頭暈眼花，口苦口臭，煩躁不安，經常出鼻血，飢不欲食，嘔惡噯氣，小腹脹滿，小便不利，黃穢而短，時有不盡感、殘留感，夜間睡眠不安，偶有噩夢，陰囊周圍每天都有穢臭黏稠的分泌物，脈象不虛，舌苔黃厚膩等。諸多症狀，此起彼伏，交替出現，纏夾不清，也很難說哪個是主症，根據中醫內科學的病症分類也難以確定應該屬於哪一類病症。由於這個病人患的不是單一的疾病，而是體內存在著一張縱橫交叉的疾病譜，如果根據西醫病名辨證分類，也不知該歸劃到哪個西醫疾病系統之中，更不要說是哪個西醫的病名了。如果以中醫的病因、病機來定中醫的病名，以我當時的水平還難確定這個病人到底是瘀血還是風濕，是虛中夾實還是實中夾虛。所以對我來說從方證到體質，從體質到方證倒可以進行比較明確的診察辨證。

由於開局順利，張先生有了信心，但是說一句老實話，我當時也還是走一步看一步，真的是摸著石頭過河。我先認定這是一個複雜的內科雜病，根據患者有口苦、咽乾、目眩、嘔惡、納呆，對寒熱氣候變化敏感，以及一系列胃腸症狀，可以診斷為少陽病；再根據鼻衄、煩躁，尿黃穢臭，小腹脹滿壓痛等症狀可以診斷為陽明病，由此可見七都張先生是少陽陽明合病。

接著考慮體質辨人，張先生是一個腺病質體質的人，在少陽陽明合病時，我考慮給予小柴胡湯合三黃瀉心湯七帖。並給病人在大椎與委中穴位刺血後拔罐。

張先生拿著處方走了以後，我的心裡總感到這個病人的方證辨證尚未絲絲合縫，於是就在下午放學以後提前吃了點東西，然後就直接跑到張丰先生的青藤小屋去了。

冬天的傍晚，青藤小屋裡已經亮著電燈，我踩著樓梯登登的上去。大概聲音驚動了張丰先生，我還沒有敲門，他就已經開了房門，一臉微笑地歡迎我。

我把患者張先生的診治經過詳細地告訴了張丰先生，他在筆記本上也一一記錄了下來，特別是有關體質狀態與腹證的表現詢問地更為細緻。記好以後，他用筆桿輕輕地敲打著筆記本，一聲不吭地思考著這個病案。

我站在他的身邊，心裡感到忐忑不安。因為張丰先生遇見我分析病案不對頭的時候，他就會用筆桿輕輕地敲打東西，所以發現了他這個下意識的動作，我已經感覺到了我診治不當的答案。

「你在病人的大椎與委中穴位刺血後拔罐，這一處理非常恰當。這對頭項肢節疼痛、小腹脹滿、小便不利、膝部關節痛等病症都有很好的治療作用。」張丰先生以肯定的話語開了頭，「你在臨床上活學活用陸淵雷的六經辨證已經有了成效，少陽陽明合病的定位還可以，病人的體質也類似於腺病質體質，選擇柴胡劑不錯。」

我靜靜地聽著，並在筆記本上記下他的談話要點。

「但是少陽陽明合病，不等於小柴胡湯合三黃瀉心湯證。」張丰先生說，「這是問題的關鍵所在。」

張丰先生過去已經講過，少陽陽明合病有好幾種方證類型，其中少陽病就有許多方證，僅僅柴胡湯證就有七、八個，其他的就更不用說了。陽明病也有白虎湯證、梔子豉湯證、豬苓湯證、承氣湯證等，少陽陽明合病的類型更是不勝枚舉。他也講過腺病質體質是生理病理體質學的概念，小柴胡湯證是方證的概念，不能直接等同，生理病理體質學的概念轉化為方證概念還要進行進一步的辨別才是。柴胡劑證，更是一個還需要細細分辨的諸多柴胡類證的總稱。我辨證時把這一些原則都給忽略了。

「小柴胡湯證的腹證是什麼？是胸脅苦滿，但是這個病人都沒有。」張丰先生自問自答，「舌苔也不對，小柴胡湯證的舌苔應該是薄白或薄黃而不是黃厚膩。值得注意的是，病人口渴煩躁，睡眠不安，小腹脹滿而壓痛，四肢發冷，小便不利，黃穢而短，時有不盡感、殘留感，陰囊周圍每天都有穢臭黏稠的分泌物等症狀已經明確地指向陽明病的其他幾個方證。」

張丰先生的眼睛看了我一眼，知道我已經明白他講的「陽明病的其他幾個方證」是什麼了，就點點頭示意我來回答。

我羞愧地一笑，接過了他的話題：「陽明病的其他幾個方證應該是梔子豉湯、豬苓湯和黃連解毒湯。」

「對！」張丰先生見我回答正確很是高興，接著又問：「柴胡劑應該選擇哪一首呢？」

「四逆散。」我終於明白了，不自覺地提高了回答的聲音。

「這個病症是少陽陽明合病，具體的方證是四逆散、豬苓湯和黃連解毒湯合方的方證。」張丰先生說，「如果用辨證施治的方法來診斷就是肝膽濕熱，可使用清利肝膽濕熱的龍膽瀉肝湯。日本漢方家龍野一雄認為，在沒有發熱的情況下，最好還是把各種症狀歸納到一個處方的適應症中，初學者首先要鍛鍊自己巧妙地使用一個處方的能力，盡可能不用合方，我也認同他的觀點。」

「老張，假如我們運用森道伯治療體質學的方法來辨別的話，應該是什麼體質的方證？」

「應該是解毒證體質，龍膽瀉肝湯方證，」張丰先生不無自得地說，「真是異途同歸啊！」

張丰先生又把《漢方一貫堂醫學》拿出，翻到解毒證體質，龍膽瀉肝湯方證的說明處，一邊看，一邊說：「森道伯認定的其臨床表現和七都張先生的體質、臨床症狀以及疾病譜都相當符合。」

張丰先生翻譯的《漢方一貫堂醫學》一書的中文摘要我已經讀過好多次了，但是還沒有轉化到臨床上去。

「好了，這個病例考慮用什麼方藥，你自己決定吧。」張丰先生又說，「由此可見，不同的辨證方法也有共同的基礎，只不過辨證思路不同罷了，就像用中國的算盤與國外的計算機去計算同一個數學題，雖然計算途徑不一樣，但結果都是一樣的，因為算盤與計算機都不過只是工具而已。」

臨走的時候，張丰先生突然問起七都島老王耳鳴耳聾治癒後的近況。

老王是一個歸國的老華僑，身材魁梧高大，聲音宏亮，滿臉暗紅。他多年僑居在法國，他左耳的耳鳴耳聾是因為驚嚇而起，已經五、六年了。國外醫院診斷為神經性耳聾，是由於動脈硬化等原因所引起的，屢治無效。也在北京、上海等大醫院給許多中醫師醫治過，療效平平。一九七四年秋天，經人介紹來我這裡診治。

患者筋骨健壯，脾氣暴躁，嗜酒如命，胸部脹滿不適，總覺得內衣過於狹小，使他呼吸受到束縛。平時口苦口臭，早晨刷牙漱口時都有嘔惡現象，食欲旺盛，背部痤瘡密布，大便黏溏不成形，穢臭異常，每天二、三次，小便黃穢，睡眠打呼嚕，鼾聲驚人，舌紅少苔，脈象沉實。腹診發現，腹肌充實緊張，心下痞硬壓之不適。我認為這是一個典型的大柴胡湯證，《傷寒論》第一六五條「……心下痞硬、嘔吐而下痢者，大柴胡湯主之」，就是對於第一〇三條「嘔不止，心下急，鬱鬱微煩者」的大柴胡湯證臨床複雜表現的完善與補充，更何況《傷寒論》中的大柴胡湯沒有大黃，對於患者的「大便多年溏薄不成形，每天二、三次」沒有什麼衝突。於是我在給他針刺右手關衝穴位以後，就給他一張大柴胡湯五帖的處方。就這樣，前前後後針藥並用，守方一個月，病情依然如舊，沒有什麼進展。我感到迷惑不解，後來，我就拿這個病案去向張丰先生求教。

張丰先生聽了我的述說以後說：「多年神經性耳聾的治療是有一定難度的，可能療程很長，療效也不理想。但是奇怪的是，王先生不僅僅是耳鳴耳聾沒有好轉，而是其他諸症狀也沒有好轉，從中可見方證不是很相對應。王先生是一個嗜酒如命的人，背部紅頭痤瘡密布。大便穢臭異常，多年溏薄不成形，每天二、三次，黏在座便器上難以沖洗乾淨，小便黃穢等特徵性症狀，我的直覺是葛根芩連湯證。你再去詢問王先生有沒有後頭疼痛與頸項腰背肌肉緊張的感覺，個中曲隱處，卻需要我們細細詢問。如果有的話，葛根芩連湯證的可能性就很大了。」

張丰先生的話一下子挑明了我診察的粗疏，後頭與頸項腰背的症狀我沒有考慮到。當我主觀上認定是大柴胡湯證的時候，心裡就一心一意朝那個結論去求證，看來還是結論在前，事實成為結論的僕從。

「使用葛根芩連湯治療頭面部五官竅孔的疾病，日本漢方家的經驗值得我們重視。」張丰先生到書架上找來《類聚方廣義》翻到葛根芩連湯部分說，「吉益南涯認為，此方『治平素項背強直，心胸痞塞，神思憂鬱不暢者』；『項背強急，心下痞塞，胸中冤熱，眼目牙齒疼痛……』，他的寶貴經驗也許對王先生的診治有用。」

「老張，我在臨床上經常遇見脈症不全的情況，你說應該怎麼辦？」

「在脈症不全的情況下，方證辨證無異於一個巨型的『填字遊戲』。」張手先生以福爾摩斯式的眼神瞥了我一眼，「需要醫者不斷從已知的信息中推導出未知的信息，而這種推導最終依賴於他對臨床脈症與固有的理論方證的掌握、比照、揣摩和銜接。」

「老張，也沒有透過調整消化道來診治耳鳴耳聾的呢？」

「當然有的，」張手先生在昏暗的燈光中回答，「大建中湯一般都認為是調整消化道的藥方，其實臨床是也可以治療耳鳴耳聾。大塚敬節診治成功一個青年婦女耳鳴的驗案頗有參考價值。患者身體肥胖，但面色晦暗，缺少年輕人的紅潤，心情憂鬱，生性淡漠，懶得做任何事情。腹部膨滿，重壓卻軟弱無力。腹部肌肉冰涼，沒有腹痛。開始對於這樣的病證治療缺乏信心，後來讀了吉益南涯的學生難波抱節在《類聚方集成》中所引用《傷寒緒論》經驗，在耳鳴耳聾看似小柴胡湯證者之中，實際上有大建中湯證的存在。於是就投大建中湯治療，效果之好出乎意料之外。不僅治癒了耳鳴，同時使患者起了脫胎換骨的改變，恢復了精力，變得活潑熱情。」

張手先生的話語對我啟發太大了。使我知道臨床診治疾病一定要「隨證治之」與追求「方證相對應」。如果事先心存芥蒂，意欲專病專方，反而是刻舟求劍，功虧一簣。

我後來在王先生的身上的確診察到後頭不適與頸項腰背肌肉緊張如板的感覺，就以葛根芩連湯證為目標，再加以針刺療法，投藥一週就有效果，守方一個月，王先生左耳的耳鳴耳聾消失。一年過去也還沒有復發，看來療效還是挺好的。

那天我把王先生的近況告訴了張手先生以後，就回去了。一路上，一直在考慮張手先生提到的森道伯使用的龍膽瀉肝湯。

又一週後，七都張先生再次來診。他對刺血療法交口稱讚，但是對服用的小柴胡湯合三黃瀉心湯沒有評價，仔細詢問以後，藥後脈症一切依然如舊，大便反而變得溏薄不暢。同時在病史的問診中，得知他父母有結核病史，他小時候身體虛弱，脖子細、胸腔窄，面色蒼白，易患感冒、支氣管炎、扁桃腺炎。青年時期，他面色漸漸地變暗，精神憂鬱，體型瘦長，皮膚暗黑，經常胃部疼痛、小便經常不利。他的體質狀態、生長發育史與既往疾病史都符合森道伯先生解毒證體質中的龍膽瀉肝湯方證，於是我考慮再三給他龍膽瀉肝加減湯。

森道伯先生使用的龍膽瀉肝湯，是在我國明代薛己龍膽瀉肝湯的基礎上加減而成的，其處方的中藥組成是：當歸、芍藥、地黃、黃連、黃芩、黃柏、山梔、連翹、薄荷、木通、防風、車前子、甘草各一．五克，龍膽草、澤瀉各二克。我根據張丰先生的經驗，把森道伯先生的龍膽瀉肝湯在藥物分量上做了一些變動，仍然在病人的大椎與委中穴位刺血後拔罐。

處方如下：

龍膽草、當歸、芍藥、地黃、黃連、黃芩、黃柏、山梔、連翹、薄荷、木通、防風、車前子、甘草各三錢，澤瀉五錢，七帖。

七都張先生服了這七帖中藥以後，各個症狀開始改善，特別是小便漸漸地變長了，變順暢了。食欲也有了明顯的改善，多年溏薄的大便也漸漸地成了形。我後續的診治就守住這個龍膽瀉肝湯，但是在藥物的分量上漸漸地遞減，最後的分量和森道伯先生使用的分量一樣，一共服用了五十帖左右，王先生的身體基本康復而返回法國。

透過這個病例的診治與討論，我開始把森道伯先生治療體質學的知識運用到臨床上。

「你要透過這個病例好好地總結一下臨床心得與經驗教訓，」事後，張丰先生嚴肅地對我說，「我認為你開始的誤診是『書面診治』與『臨床診治』之間的矛盾，我把這種矛盾看成是臨床診治的常態，是經方初學者從書本走向臨床所面臨的一個大難題。」

七都王先生與張先生這兩個病例的治療成功在社會上的影響很大，經他們介紹的許多病人都滿懷著對中醫針灸的信任來我這裡就診，其中有幾個典型病例令人難以忘懷。

李先生是個香港工人，退休後，落葉歸根回到七都島居住。他身體的各處都非常健康，就是口腔的疾病使他焦頭爛額，寢食不安。三年前，疾病剛開始的時候，他以為是口腔潰瘍沒注意。後來變得愈來愈嚴重，口腔內頰，上顎下顎，舌頭邊緣和牙齦都開始出現一層層白色角質並不斷地脫落。不能吃比較粗糙與堅硬的食物，不能喝辛辣味的湯，最為痛苦的是夜間醒來，口腔內舌頭、牙齦、上顎、下顎全都黏成一團，只有嘴唇還可以上下張動。他把舌頭勉強從中分離開來的時候，那一種撕心裂肺的疼痛使人無法忍受。為了醫治口腔疾病，他在各個大城市東奔西跑，然而收效甚微。對於是什麼疾病，各個醫院的診斷基本相同——口腔黏膜白斑。李先生原來喜歡喝烈性酒，也有抽菸的習慣，但是發病以後已經告別了菸酒。

我沒有診治過這種病，好在中醫不是根據疾病的病名來治療的，所以站在經方醫學「方證相對應」的立場上進行醫治，還是有治癒的希望。

六十五歲的李先生中等身材，油兮兮暗黃的圓臉憂雲滿布，一開嘴穢臭滿屋，多處口腔黏膜上出現白色斑塊，口苦口澀黏滯，咽喉有異物感，胃口過旺，大便秘結，三、四天一行，偶有無原因的泄瀉，小便黃穢，脈滑舌紅，腹部肌肉按之應手有力，心下痞硬。

我認為這是一個典型的甘草瀉心湯與三黃瀉心湯合方的方證，所有症狀都符合上述兩個合方的治療目標，就根據常用劑量給予五天的量，心裡懷著謹慎的樂觀，等待著這個病症的好轉。

誰知道，事與願違，李先生在初診後的第三天就慌慌張張地跑來找我，原來服藥後第一天就連連腹瀉多次，開始自認為是不小心吃了什麼髒的食物，就繼續服用，結果還是腹瀉不止，所以只好前來詢問如何是好。我一時也摸不著頭腦，就根據他當時的病症重新辨證，基本脈症依然如此，就把上次的合方去掉生大黃，給予甘草瀉心湯。

處方：炙甘草三錢，乾薑三錢，黃芩二錢，黃連一錢半，黨參三錢，半夏三錢，大棗二枚，三帖。

病人走了以後，我去找張丰先生討教這個出於意料之外的病例。

張丰先生認為李先生的口腔黏膜白斑，屬於癌前病變，有轉變成口腔鱗癌的潛在可能，不能把它和普通的口腔潰瘍混為一談，不然的話，會對這個病的診治前景與預後做出不符合實際的估計。所以西醫知識對於每一個中醫師都是不可缺少的。

接著我們就這個具體的病症展開討論。

「老張，李先生的第一次處方我有沒有方證不符的地方？」

「按照你的述說來看，你的辨證的確沒有什麼地方有錯，但是就服藥後的情況來看，你在某一個環節，或者合方方面可能存在問題。」

「老張，可不可能是瞑眩現象？」

「目前看來，這種可能性不大吧，如果是瞑眩現象的話，現象過後諸證都會明顯好轉。」

「老張，我第二次的處方可以嗎？」

「基本可以，不過主藥炙甘草和半夏的藥量明顯不足，這兩種藥的藥量起碼各要六、七錢。」

「老張，李先生大便長期祕結也可以使用甘草瀉心湯嗎？」

「這個問題我原來和你一樣，認為半夏瀉心湯與甘草瀉心湯這一類方劑的主症有三個，就是『上嘔，中痞，下痢』三者缺一不可。後來讀了大塚敬節先生的文章，才知道並非如此。」

「老張，大塚敬節先生對甘草瀉心湯類方劑的主症有何說法？」

「大塚敬節先生認為甘草瀉心湯類方劑的主症只有一個，就是『心下痞硬』，嘔吐與下痢都是客症，不一定要有。」

「老張，大塚敬節先生的觀點是如何形成的？」

「大塚敬節先生在《漢方の臨床》上發表了一篇有關半夏瀉心湯治癒便秘的文章。文章中說自己在臨床中有過一次失敗的教訓，就是用半夏瀉心湯治療一個心下痞硬又下痢的病人，結果引起病人嚴重的下痢，導致病人從此不敢再服用中藥了。透過這一個病例，他回想起以往同樣的現象，就是服了半夏瀉心湯引起下痢的患者也有好幾個症例了。後來發現了一件不可思議的事情，就是有一個便秘的病人服用半夏瀉心湯以後大便暢通，胃也很舒服。過後不久大塚敬節妻子服用生薑瀉心湯後發生了驚人的效果，原來習慣性便秘、噁心與胃痞的症狀也隨之消除了。大塚敬節家的一個女傭人聽到這個事情後，對照自己也有胃痞與便秘的症狀，自行服用生薑瀉心湯後，每天大便竟然都能暢通。大塚敬節先生就敏感到生薑瀉心湯、半夏瀉心湯與甘草瀉心湯、黃連湯等方證的主症是『心下痞硬』，而『嘔吐』與『下痢』都是客症。同時『便秘』也可以是甘草瀉心湯類方證的客症。」

「老張，大塚敬節先生能夠透過臨床各種異乎尋常的現象而摸索出《傷寒論》的奧祕，真了不起。但是他提出的有關主症與客症的觀點《傷寒論》中是否有記載？」

「張仲景在小柴胡湯的論述中已經明確地指出：『但見一症便是，不必悉具』，我認為這裡的『一症』就是指『主症』，這一段話不僅僅是針對小柴胡湯而言，它具有普遍而廣泛的意義。這個問題，我們需要好好領會為好。日本漢方家對『主客症』十分重視，如吉益南涯著的《續醫斷》中，有『主客』一篇文章，專門論述這個問題，你一定要認真去讀。大塚敬節先生還介紹了漢方家饗庭家的口訣，以半夏瀉心湯為例，就『何謂主症』、『何謂客症』一節，做了專門的分析，這篇文章我已經翻譯成中文，你可以拿回去看看。」

回來的時候，我把張丰先生翻譯的大塚敬節有關半夏瀉心湯治癒便秘的文章帶了回來，仔細地研讀，讀了以後很有心得。

又過了三天，李先生如期來複診，病情依然如此。經過張丰先生的一番點撥，我對他的整個疾病有了新的認識，知道面對如此疑難大症，一定要有長期診治的心理準備，同時對於治療過程中的迂迴曲折、磕磕碰碰也應該有所心理預期。其實病人心裡早就做好打持久戰的準備，所以當我把自己的想法告訴他時，我們一拍即合。

這次的處方依舊，只是加重了甘草和半夏的藥量。同時囑咐他以鮮竹瀝含口，鮮竹瀝中加入少量的錫類散，每日多次。

處方：炙甘草七錢，乾薑三錢，黃芩二錢，黃連一錢半，黨參三錢，半夏七錢，大棗二枚，七帖。

李先生服藥後，口腔痛苦的感覺稍稍有所改善，特別是大便秘結的情況有所緩解。我們都有了信心，就這樣開始了一次又一次的診治，方藥也時有加減化裁。有一段時間，李先生感到臉上升火發燙，心悸，腹診也發現臍部悸動應手，我就在原方的基礎上加肉桂皮一錢，服藥一週後，臉上升火等症狀就消除了。前後服藥半年，所有症狀漸漸地消失，其中也有大大小小的反覆，但是反覆後的病況也總比未治療前好，所以李先生的信心沒有動搖，最後達到了預期的目標。

這個病例的治療，使我懂得經方醫學不僅僅是方證相對應這樣一個核心，醫師還需要多方面的知識去陪伴患者度過漫長的抗病過程。即使方證已經絲絲入扣，也會有各式各樣的問題，特別是病人對治療的信心，也會經常的波動，醫師只有以對待自己親人一樣去關心他們，整個治療才不會半途而廢。

李先生在治療期間，把自己的母親也帶到我這裡診治。

李母七十八歲，中等稍胖，肌肉色白而鬆軟，眼目周圍有浮腫狀態。她出身在農村勞動家庭，前半生勞累，五十歲以後比較安逸。她一生沒有生過什麼大病，只有近十年來偶然出現輕微的四肢麻痹等症狀，所以沒有引起特別的注意。疾病的起因是五年前的一次尿道感染，當時用西藥很快就治癒了。但是三個月後漸漸地出現尿頻、尿殘留等症狀。當地治療沒有明顯效果，就到上海大醫院進行了一系列檢查，除了腦動脈硬化以外，沒有發現異常，尿檢與尿液細菌培養都是陰性，確診為女性尿道膀胱綜合症，沒有什麼特效的藥物可以治療，建議中醫藥治療。中醫都認為是年老腎虛，腎氣不固，膀胱濕冷所致。至於四肢麻痹的症狀，中醫認為是氣血不足，一個老中醫還說了一句「氣虛則麻，血虛則木」的話，李母一直牢牢記住。服用補腎固攝，升清降濁等中藥，服藥後也有效果，就堅持治療了一年，然而根本問題沒有得到改善，反而出現小便難忍，經常失禁。近年來經常服用清熱通淋的草藥，服用以後，小便失禁的症狀不但沒有減輕，反而更為嚴重了。

病人脈象沉細，舌大暗紅，苔薄白；腹診發現，肌肉肥胖鬆軟而沒有彈性；四肢時有麻痹無力，腰、膝關節不利，口渴、汗多等症狀；食欲、大便、睡眠等情況都還未見異常。

從體質考慮我認為李母是肌肉質體質，和《金匱．血痹》中黃耆桂枝五物湯證「骨弱肌膚盛」的「尊榮人」類似，再加上她也有四肢麻痹無力，腰、膝關節不利、汗多等症狀，所以認定是黃耆桂枝五物湯證。再結合尿急、尿頻、尿黃、尿殘留、尿失禁與口渴等症狀辨為豬苓湯證，就給予黃耆桂枝五物湯與豬苓湯的合方五帖。病人回去以後，我心中總覺得處方和病症不甚契合，就不由自主地向張丰先生的家走去。

坐在張丰先生的小木屋裡，聽著張丰先生濃郁的山東味普通話，喝著清甜泉水沖泡的家鄉茶，我感到治療思路逐漸清晰了起來。對於這個病例，張手先生的治療經驗對我的治療有一定的啟發作用。

「我自己開始學醫的時候就遇過這類病症，在農村裡老年人患這種病症非常普遍，但是他們心理上好像犯了什麼罪孽似的，總是羞於告人，恥於求醫。」張手先生以揶揄的眼光看了我一下，舉起右手的食指，開玩笑地說，「你至今才接觸到這類病症，說明你還沒有和勞動人民同甘共苦，真正打成一片。」

這是我第一次聽說農村裡有很多老年人患這種病症。

「我花了不少的精力與時間，摸索出幾個常見的方證。」張手先生毫不保留地說。

我一聲不吭地聽著，在筆記本上飛快的記著。

「第一是金匱腎氣丸證，」張手先生扳著指頭說，「我在使用腎氣丸時，依據是仲景提出的『少腹不仁』、『小腹拘急』兩種腹證來辨證。在臨床診察時，可有三種情況：其一是，少腹部失去感覺而麻痹；其二是，少腹部的腹直肌緊張；其三是，沿著腹壁皮下正中線，可觸及鉛筆芯樣的東西，清代張振鑒在《厘正按摩要術》中明確地說，『臍之上下任脈見者，脹大如箸，為脾腎虛』。日本漢方家大塚敬節在《漢方診療醫典》中也闡述了這一腹證，提出『正中芯』這一新的名稱，其述說更為具體：『有的正中芯，從臍上貫穿到臍下……有的僅限於臍上才有。只見於臍下的正中芯，是運用八味丸的指徵』言之鑿鑿。老年人小便失禁如出現此典型腹證，依證首選腎氣丸，它是治癒該症的關鍵。腎氣丸以補腎陽為主內寓陰陽並補的方劑。在日本，被列為治療老年病的第一漢方。在中國，有人畏附子、肉桂的辛熱而躊躇再三，其實大可不必，因為在方中附子、肉桂的用量僅為地黃的八分之一，符合《內經》『少火生氣』的精神。只要辨證無誤，療效可靠。腹證的診察極為重要，腹證雖屬局部的症狀和體徵，但卻反映了整體功能狀態的健病表現，因而針對以腹證為主體的治法，可以產生對整體、全身的補偏救弊作用。」

「老張，我插一句，如果有類似金匱腎氣丸證的病人，但是腹證不明顯的，一般考慮什麼方證的可能性比較大？」

「日本漢方家認為，」張手先生回答道，「真武湯證與腎著湯證出現的可能性比較大。」

「第二是栝蔞瞿麥丸方，」張手先生繼續扳著指頭說，「栝蔞瞿麥丸出自《金匱要略》，以栝蔞根、茯苓、懷山藥、附子、瞿麥五藥組成，《醫宗金鑒》謂此方『亦腎氣丸之變制也』。它對於口渴、小便難忍、經常失禁的老年人有積累性療效。我使用此方治療與其方證相對應的病人，療效還好。但是停藥以後，病症又會慢慢地復發。我後來給皮膚白，肌肉肥胖鬆軟而四肢麻痹的病人加入黃耆桂枝五物湯；肌肉肥胖鬆軟而汗多、浮腫的病人加入防已黃耆湯。對於這一類肌肉肥胖鬆軟的老年人如果有口渴、小便難忍、經常失禁等症狀，就在栝蔞瞿麥丸中加入大劑量的黃耆一味，取得了明顯的效果。」

「老張，按你的經驗，李母也可以使用栝蔞瞿麥加黃耆湯嗎？」

「我想應該是可以的，除了我的經驗以外，更重要的是方證相對應。」張丰先生頗為自信地說，「觀《神農本草經》黃耆主治大風，大風即為身體癱瘓，肌肉萎縮，所以《金匱．血痹篇》黃耆桂枝五物湯主治外症身體不仁如風痹狀。日人吉益東洞《藥徵》謂：『黃耆，主治肌表之水也。』吉益東洞的意見是從仲景用黃耆諸方歸納出來的，可以說他看到了仲景用黃耆的訣竅，但肌表組織之能力恢復，則停水自去，汗出止，東洞謂主治肌表之水，雖有倒果為因之嫌，但是內蘊黃耆治肌表衰弱之意，挑明了黃耆治肌肉萎縮，癱瘓不用之成法。老年人小便失禁，實質上也是膀胱括約肌呆滯不用的問題。歷代名方中，大劑量的黃耆，有較明顯的固攝作用，所以對於肌肉質體質的老年人小便失禁要重用黃耆是不二的法門。」

「老張，黃耆用量多少為好？」

「開始每帖二兩，以後根據病情加減。」

這一次與張丰先生的交談，使我懂得經方醫師不要限於幾個常用的《傷寒論》中的核心方，在進一步熟悉《金匱》方證的基礎上，還要深入學習《千金》、《外台》以及後世一些效方、驗方。不斷地拓寬自己使用方證的範圍。

五天後，李母來腹診，藥後沒有明顯進展。我給她仔仔細細診察後，覺得張丰先生的新方與其方證相對應，於是給予以下的處方：

栝蔞根五錢，茯苓七錢，懷山藥七錢，附子一錢，瞿麥七錢，黃耆二兩，五帖。

李母再次來診時，喜形於色，自述諸症大減。說明此方已經方證相對應，就守方不變，繼服上方二十帖，多年小便失禁的症狀消失。之後我根據李母的體質狀態與四肢麻痺等症狀投黃耆桂枝五物湯。前後服藥三個月，四肢麻痺症狀有所改善，治療期間，小便等情況良好。

一年後，李母因勞累過度導致小便失禁復發，仍用栝蔞瞿麥丸方加黃耆這個方加減最終將她治癒。

張手先生在總結李母小便失禁一案時對我說：「栝蔞瞿麥丸方的命名大有講究，雖然方子栝蔞根的用量不是最大，但是仲景以它的藥名命名，並擺在首位是別有一番深意。漢方家邨井杶編著的《藥徵續編．栝蔞根》的按語中明確地指出：『栝蔞根者，蓋兼治口中燥渴及黏者。然是非栝蔞根一味之主治也，合用而後見其妙。』我的理解是，栝蔞根治口中燥渴的藥徵在方證中即使不是主證，但也是不可低估的。我臨床上遇見小便失禁病人如果口不燥渴，使用栝蔞瞿麥丸方效果就不好。你今後也注意一下這個問題，看看是不是這樣。」張手先生的經驗非常重要，我在臨床上遇見的情況也證實了這一點，還有就是腹部冷也是栝蔞瞿麥丸方證中重要的症狀。

我後來使用栝蔞瞿麥丸方加黃耆這個方劑，臨床治療肌肉虛胖老年人的小便失禁病症有較好的療效。決定療效的重要因素有三個：一是方證相對應，如口渴、汗多、尿難忍，腹中冷，脈不實等；二是體質相對應，如膚白、虛胖、腹肌軟等；三是高齡病人療效要差一些，要有長期治療的準備，如果有反覆，還要繼續診治。我老母親八十三歲時也患此病，她服用此方也有效，但是不鞏固。她八十九歲那年，我受邀參加南京經方會議，聽了李發枝教授的報告，其中也講到膀胱綜合症的小便失禁可以使用栝蔞瞿麥丸方，但是他的這個方中除了加大劑量的黃耆之外，還加升麻。會議結束回來後，我給老母親開的方子中就加上升麻十克。服用後，有明顯的進步。看來方證研究既有值得保留的東西，也有需要探索與發展的空間。

第二年，我在南陽經方會議上又遇見李發枝教授，我得以有機會當面致謝並且進一步向他討教。

李發枝先生是河南中醫藥大學教授，河南省中醫藥防治愛滋病專家組組長。是最早進入中醫藥治療愛滋病領域的專家之一。在和他的談話中知道，他也是一九七九年參加全國中醫藥人員考試，從鄉村衛生院選拔上來分配到河南中醫學院的，為了教學、臨床的需要，反覆地研究《金匱要略》與《傷寒論》。一九九六年開始參加防治愛滋病工作，幾經努力在臨床上取得了豐碩的成果。究其原因，他認為還是源於仲景之學。

看來仲景之學是中醫學的基礎，是所有中醫學子的共識。

李母多年的小便失禁得到明顯改善以後，其鄰居的一個九歲胖男孩被父親帶來我處就診。胖男孩的父親是個學校老師。他研究了不少的資料，並去大醫院給孩子做過體檢，排除了任何器質性疾病的可能。他每天夜裡都會定時喚醒孩子排尿，希望患兒形成時間條件反射。他還注意孩子白天的活動強度，以免過度疲勞而加重病情。他規定家裡的晚餐以乾食為主，睡前幾個小時限制飲水。此外，還經常給患兒吃枸杞子、豬腰子、核桃、芝麻等補腎的食品。辦法想光，腦筋動盡，然而這一切終歸無效，他感到一籌莫展。

胖男孩黑乎乎的很壯實，身高體重與年齡相稱，但是面色不佳。這個孩子每晚都有尿床，周圍的人經常嘲笑他，他變得怕羞，有自卑感，一到夜晚就精神緊張。我反覆詢問其家人與本人，方知孩子有腰腿畏寒，小便清而量多等症狀，脈象、舌象、腹證等方面均沒有發現異常。我投以腎著湯七帖，複診時患兒的家人說好像有點效果，但是口氣不肯定。我就再給患兒七帖，但是服後每夜依然遺尿不止，但是也沒有什麼不好的反應。在與其父親的聊談中得知，患兒夜晚睡得迷糊，難以叫醒，為了催他起來小便，要花不少的時間，即使起來了，孩子整個人也朦朦朧朧好像還在睡夢中一樣。此外孩子很少出汗，就是在夏天也是出汗不多。

我覺得患兒的這些情況非常重要，但是一時也分析不出與哪一個方證的特點有關聯，腎著湯雖然方證不十分契合，但是總的方向不會錯，就仍然用腎著湯，繼續服用七帖。病人走後，我翻尋了許多書籍與資料，但是仍然找不到突破點。心中真是無可奈何又黯然神傷。我想還是得去找張丰先生求教，別無他法。

張丰先生聽了我對胖男孩夜尿症診治的述說，就從各個方面追問了許多問題，譬如患兒的脾氣，肌肉鬆弛或是緊張，出汗的情況，腹部是否發現悸動，口渴與否等，我一一作答。

「自古以來，中醫學有許多種療法醫治夜尿，然而現在中醫師治療夜尿卻方法單一。」張丰先生一邊說話，一邊歎息。

「老張，日本漢方家治療夜尿症有沒有什麼絕招？」

「漢方家經常使用仲景的金匱腎氣丸、小建中湯、桂枝加龍骨牡蠣湯、腎著湯幾張方子。龍野一雄先生認為腰冷、腿更冷的用腎著湯。腎著湯是從甘草乾薑湯衍化而來的，《金匱》云：『……其人不渴，必遺尿，小便數，……甘草乾薑湯以溫之。』因此甘草乾薑湯是治療遺尿病最原始的一張藥方。口乾、咽乾而下腹部肌肉無力或拘急的用金匱腎氣丸；虛弱體質，時有口乾的用小建中湯。矢數道明先生也認為可以長期服用小建中湯來改善小兒虛弱體質而達到治癒夜尿。並對同樣虛弱體質的病孩，如果臍部按去動悸的話可用桂枝加龍骨牡蠣湯。大塚敬節對桂枝加龍骨牡蠣湯的運用有著豐富的經驗，他認為有一些患者服藥以後可能出現腹瀉，這時候可以暫時停藥，改服半夏瀉心湯。等到胃腸痊癒後，再把桂枝加龍骨牡蠣湯和半夏瀉心湯，每日服用一個藥方，隔日交換服用。如果病人服用桂枝加龍骨牡蠣湯後腹瀉不嚴重的話，可以囑咐患者餐後服用。」

我一邊聽一邊記，同時一邊對照胖黑男孩的病症。

「相見三郎先生對於精神緊張的兒童經常使用柴胡桂枝湯，」張丰先生慢慢地說，「不過，他強調此方證的腹證一定要有胸脅苦滿與左右腹直肌緊張。」

「老張，你上述五張方的方證與胖男孩的病症都不一樣，漢方家們還有沒有發現其他新的臨床方證？」

張丰先生為了不讓我留下方證辨證粗鄙化、簡單化的印象，所以在論述疾病的方證分類時，總是有系統、有重點的講解，這次也不例外。

「這樣好嗎？」張丰先生的眼睛看著我，說，「你先把胖黑男孩的臨床特點簡單地概括成幾點。」

「老張，胖黑男孩夜尿症的特點有四個。一是，腰腿畏寒；二是，睡得迷糊；三是，又黑又壯；四是，出汗不多。你看什麼方證和他相對應？」

「患兒夜間睡得過於沉酣，相當於嗜睡，因此大腦對於排尿信息的正確處理就有障礙。」張丰先生說，「你用腎著湯是和胖黑男孩的部分方證相對應，所以連投十多帖溫熱劑也沒有出事，不然的話，肯定會有不良的反應。但是你沒有注意到這個孩子的體質狀態，所以診治時想不到還存在一個葛根湯證。」

「老張，此話怎講？」

「孩子又黑又壯，腰腿畏寒，出汗不多，這就是『寒滯質』體質。矢數道明先生的經驗是，『有嗜睡癖者的夜尿症』患者可以用葛根湯。葛根湯證是『寒滯質』體質常見方證，在雜病中特別是對於嗜睡癖者有提神醒腦的作用。漢方家吉村得二氏在《漢方の臨床》一九五七年四卷四號發表了〈麻黃湯治小兒遺尿〉一文。文中指出，用麻黃湯、葛根湯治療小兒遺尿獲得良效，主要是麻黃之作用。麻黃對夜尿症有效，可以理解為麻黃含有麻黃素，腎上腺素的共同作用，又麻黃為興奮劑，能治寐中恍惚而尿床的患兒，服藥之後能使患兒熟睡而不夜尿，但是虛證之小兒慎用。」

張手先生的話猶如及時雨，使我對胖黑男孩的夜尿症有了全域的觀瞰。回去後，我把張手先生前幾年有關體質方證的談話紀錄對照起來反覆學習，從此有了新的認識與提升。

在胖黑男孩的下一次的複診中，我就給他葛根湯與腎著湯的合方。

處方如下：

甘草一錢，白朮、乾薑、茯苓各二錢，葛根三錢，麻黃一錢，桂枝二錢，芍藥二兩，大棗三枚，生薑二片。

上方服五帖以後，夜尿明顯好轉，再服十帖，症狀消失，停藥後一直沒有復發。因為時有來往，遠期療效不用隨訪也知道得清清楚楚。

透過這一段時間的臨床和張手先生的悉心教導，我感覺對日本漢方的辨證思路有了進一步的瞭解。為了更好地學習漢方醫學的經驗，我利用晚上的時間到張手先生的青藤小屋，向他請教了一系列問題。

一個家住狀元橋的婦女，眩暈病多年，經過七都島親戚的介紹來診。一說起原來同一個鎮上的醫師卻要遠在七都的親戚介紹就診覺得非常有趣。

患者三十歲，消瘦體弱，頭暈眼花，腰痠背痛，心悸心慌，短氣煩躁、食欲不振，四肢不溫，小便清長，失眠多夢，淺睡易醒，月經延期，月經量少，舌淡苔白，脈象弦細，腹部多處按之悸動。

她覺得自己一身是病，奇怪的是，一邊不斷地治療，一邊不停地上班，沒有一天請假。西醫確診為缺鐵性貧血，治療多年，療效不佳。中藥吃了不少，偏方食療也都試過，但都收效甚微。對於中藥的苦味她已經忍無可忍，要求我給她中成藥吞服。我開始認為是氣血兩虛的八珍湯證，給她服了一個月，不見動靜。又以心脾兩虛的歸脾湯證論治，她耐心吞服了兩個月還是不見效果。她又接受了兩個月的針灸治療，但是病情依然如此。

對於這個病例，我開始認為只要有方有守，總會慢慢地康復，所以就不去勞煩張手先生。但是將近半年過去了，病情還在原地踏步，我想一定是方證沒有對應，為了這個病例，我又一次專門去向張手先生求教。

當我把這個病例對張手先生講述完畢，我心中憑直覺就知道他有了結論。但是他不想直截了當地告訴我答案，而是想透過這個具體的病例，使我學到更多的東西，所以他把這個病例暫時擱在一邊，開始給我講起了「水毒」的概念。

對於「水毒」的概念，我曾經在書中也看到過，也聽張手先生講過，在我的頭腦裡只是一個病因概念。由於沒有理會陸淵雷的醫學思想，誤認為只有具象的脈症、腹證是重要的東西，對於血毒、水毒、食毒等概念沒有引起足夠的注意。我的缺陷，張手先生心裡有數。他是一個優秀的教育者，深知強行灌輸作用有限，只有利用病例做為活生生的教材，才能達到潛移默化的效果。

「日本漢方家鲶川靜先生在一篇〈什麼是水毒〉的文章裡講了一個病例。」張手先生的話有感而發，「一個小學校長患出血性貧血，因為與鲶川靜先生很熟悉，就來他家詢問哪一些滋養品能夠生血。鲶川靜先生坦然地告訴這個小學校長：『你的貧血不是血量不夠，而是血液中過剩的水分太多，過剩水分就是水毒。血液被過剩水分稀釋了，很像貧血。治療倒不在於增加血液，而是要把過剩的水分排泄出去。這樣你的體質才會得到改善，貧血才會得到根治。』小學校長經過鲶川靜先生的治療，休養三個月後就病體輕快去赴任了，服藥一年，完全治癒，甚至比原來還健康，多年前被西醫診斷為移動腎症所引起的發作性腰痛也完全消失了。」

鲶川靜先生的這篇文章透過一個貧血病人的診治故事，不言而喻地解釋了水毒的臨床表現。

「鲶川靜先生沒有把治療小學校長貧血的方藥明確地告訴大家，你能推測出應該是什麼方子嗎？」張手先生問。

「老張，那要看臨床上出現哪一種方證才能決定。」

「回答得很好，」張手先生鼓勵我，「你沒有把複雜問題簡單化。因為水毒的表現是形形色色的，你來說說其中最常見的幾種方證吧。」

「日本漢方所謂的『水毒』，相當與中醫學中的『水氣』與『痰飲』。」我像回答老師的提問一樣來講述這道題，「最常見的方證有五苓散證、腎氣丸證、苓桂朮甘湯證、苓薑朮甘湯、茯苓甘草湯、苓桂五味甘草湯等。」

「好，雖然這些藥方都與水毒頭暈有著關係，但是也應該知道，其中最常見的還是苓薑朮甘湯，大塚敬節學習開始漢方的階段，曾經往診治療一位婦女，臥床不起，甚至大小便都不能起床，腹診時心下部位有咚咚的振水音，就使用苓桂朮甘湯，服藥不到一週，患者就可以隨意活動了。當他晚年回憶起這個病例的時候，感慨萬千，因為漢方卓越的效果，震撼著一顆年輕人的心啊！」

聽了張手先生的一番話，我的心也砰砰地跳動，這也許就是所謂的經方的魅力吧！

「現在我們談談你剛才介紹的病案吧。」張手先生把話題轉到我診治的眩暈婦女的方證討論上，「你覺得『水毒』概念對你診治的這個眩暈婦女的治療有什麼作用？」

當張手先生在講述鮎川靜先生〈什麼是水毒〉的文章時，我就聯想到眩暈婦女脈症中的「水毒」表現。

「老張，看來『水毒』這個概念，對這個眩暈婦女方證的辨證有指導性作用。」

「漢方醫學提倡『治眩暈必先治水』，就是中醫學中『無痰不作眩』的意思，這些概念在臨床上有非常重要的價值。」張手先生說，「你考慮那個眩暈婦女的脈症中哪一些症狀屬『水毒』的方證？」

「眩暈婦女的脈症中頭暈眼花、心悸心慌、短氣、脈象弦細、腹部多處按之悸動等症狀，透過『水毒』概念的排查，就比較容易知道它們是苓桂朮甘湯證。」

我的辨證思路一下子有了目標，辨證的結論就自然而然地形成了。

張手先生點點頭，示意我繼續講下去。

「患者心悸心慌，短氣煩躁，失眠多夢，淺睡易醒，是桂枝甘草龍骨牡蠣湯證。」我順著自己的思路，把眩暈婦女的初步診斷思路向張手先生述說，「患者消瘦體弱，頭暈眼花，心悸心慌，月經延期，月經量少，舌淡苔白，脈象弦細，是四物湯證。」

「我也同意你的診治意見，」張手先生滿意地點點頭，「讓臨床的效果來證明它吧。」

我回去以後，對這個病人做了許多思想工作，勸她堅持服用中藥的煎劑。在以後的診治中給她服用日本漢方鎮眩湯，其實就是四物湯、桂枝甘草龍骨牡蠣湯和苓桂朮甘湯的合方。日本漢方家把四物湯和苓桂朮甘湯命名為「連珠飲」，再加生龍牡就是「鎮眩湯」了。

處方如下：

桂枝三錢，甘草二錢，生龍骨一兩，生牡蠣一兩，茯苓四錢，白朮三錢，當歸三錢，川芎二錢，白芍三錢，熟地五錢。

連續服用半個月以後，頭暈、心悸等症狀有所好轉。守方三個月，血紅蛋白恢復正常。

這個眩暈婦女被我治癒後，她介紹了一個患咽喉疼痛的堂弟來診。

杜某，男，三十歲，半年前始出現咽痛，身冷，微咳。以外感治療，出現眼瞼浮腫，頭痛，熱減而諸症未已。近症：咽部紅腫疼痛，面目稍有浮腫，頭痛頭暈，身熱惡風，口渴、汗多、小便黃少，舌苔白，脈弦數，腹診未發現異常。診為太陽陽明合病，投白虎加桂枝湯三帖，並在兩手少商穴針刺出血。

三天後，杜某來複診，脈症依然不變，咽痛更加厲害。我感到大為不解，詳細詢問臨床表現，希望尋找到他的特徵性症狀。診察之後，果然不出所料。他說，體溫基本在攝氏三七．五度左右波動，理化檢查沒有異常，但是自我感覺特別不適，畏寒多汗，若多蓋被子、穿衣服就會汗流滿面，如輕衣薄被就惡寒惡風而噴嚏不止。他的這些病情，使我想起了湯本求真先生《皇漢醫學．越婢湯方》中轉引漢方家華岡青州氏在《青州醫談》裡的一個治驗。華岡青州氏因完成了世界首例全身麻醉手術而獲盛名，成為日本外科醫學的奠基者。他在書中寫道：「傷寒多汗憎寒，若近衣被則漏汗不止，去衣被則憎寒不可忍，數日不止。……遇此證而內熱如此甚者，宜越婢湯。」杜某雖然咽痛不止，半年來清熱解毒消腫的藥物用了不少，然而不見療效。如今全身症狀與華岡青州氏所述類似，於是我就投以越婢湯三帖。患者服了第一帖後就感覺良好，咽部疼痛頓挫，這是夢寐以求的事。三帖後諸證全部消失，停藥一週病情沒有反覆，我得知後心裡甚是高興。

當我把杜某咽痛半年因為讀了華岡青州氏的一個治驗後，診斷為越婢湯證而治癒的經過告訴張丰先生時，他也為我的診治成功而高興。接著他對我講述了越婢湯的原文：

「《金匱要略．水氣病脈證並治》云：『風水惡風，一身悉腫，脈浮，不渴，續自汗出，無大熱，越婢湯主之』。此條文中的『不渴』與『無大熱』我認為應該結合臨床實踐理解為口渴、有熱，尾台榕堂先生就是持這個意見的。」張丰先生看了我一眼，「越婢湯有麻黃而無桂枝，它是麻杏甘石湯的變方，治療咳喘的效果不如麻杏甘石湯，但是卻寒熱，消浮腫，治咽痛的效果卻占優勢。這兩個方劑都是麻黃與石膏同用，相差無幾。仔細比較，麻杏甘石湯的麻黃之量僅為越婢湯的三分之二，其方證的差異就可得以道說。」

「老張，我很少看到歷代醫師有用越婢湯治療咽痛的記載。」

「中國古代醫師大概都會這樣使用，後來反而失傳了。」

「老張，你的這一個見解有何根據？」

「元代著名詩人方回先生因為飲酒太多，而患頭部與咽喉部瘡瘍，項、頰、顴、咽喉等部位都腫痛不已，後來就是被越婢湯治癒的。這次病痛刻骨銘心，所以大病初癒後，他賦詩一首，流傳至今。」

張丰先生隨手拿來一本詩集，翻到方回的部分，指著《數日項頰顴咽腫痛發中有瘡》一詩，對我說：「就是這一首，你自己讀讀看。」

於是我就把它輕輕地朗讀了出來：「有生必死理之常，酒到何為不舉觴。未問劉伶墳上土，何妨張詠鬢邊瘡。叔和解訣行屍脈，仲景工言越婢湯。知命吾當謝醫藥，服膺參也戰兢章。」

我基本能夠理解全詩的內容，但是對於詩中的「叔和解訣行屍脈」一句真的不知所云，就向張丰先生請教。

張丰先生說：「『叔和解訣』是指《王叔和脈訣》，一般人認為這是一部六朝高陽生託名王叔和的脈學著作。『行屍脈』，《注解傷寒論．平脈法》云：『脈病，人不病，名曰行屍』，指病情乖張凶險。」

聽了張丰先生對「叔和解訣行屍脈」句的解釋，我基本明白了全詩的含義。

治癒的病人所產生的連鎖反應為我帶來了聲譽，使我更多地接觸到一些疑難病例。

七都島的陳先生是一個心臟病患者，五十二歲，矮胖身材，黯黃無華，下肢浮腫，胸中憋悶，咯痰白黏，胃脘時脹，胸脅苦滿，畏寒肢冷，心悸心慌，右臥位呼吸困難加重，左臥則稍可。舌暗紅，舌苔白厚，脈象沉而結代，腹診心下按之不適，少腹膨滿。

病人說，病已經五年了，浮腫、胸悶也快半年，多在住院治療，時好時壞。病看來怕是治不好了，只想症狀減輕一點。我開始辨為平胃散和木防己湯合病證，投藥兩週沒有一點效果。我就帶病人去張丰先生家會診。張丰先生診察完病人以後，請病人先到樓下休息，我們就圍繞這個病例討論了起來。應該講是張丰先生幫我分析病例，指導我如何認識體質與方證。

「你四診的材料還可以，略嫌不足的是遺漏了一些重要症狀的細節。有了這些細節，方證的龍行蛇蛻之跡才能顯示了出來。譬如你還沒有瞭解到患者面部經常出現煩熱升火的症狀；你瞭解到患者畏寒，沒有進一步詢問清楚他的寒冷集中在腰、臀、下腹、下肢等處。」張丰先生慢慢地對我說，「病人脈症中也的確有平胃散和木防己湯合病證，但是遠遠不只這一些方證。仔細分辨起來，還有二陳湯證，半夏厚朴湯證，麻黃湯證，苓薑朮甘湯等。問題在於你對這種人特有的寒滯質體質不熟悉，也可能是因為還沒有接觸過這種複合型的方證。」

「老張，陳先生矮胖臃腫，皮膚黯黃，畏寒肢冷，可能是你所說的『寒滯質體質』。但什麼是複合型的方證呢？」

「這也是我杜撰的一個詞語，這個患者的脈症就是複合型的方證，除了上述的幾個顯露的方證之外，還隱含著苓桂朮甘湯證、桂枝湯證、四物湯證、續命湯證等方證。」

「老張，這個寒滯質體質患者的複合型的方證有沒有什麼一個現成的方劑可以治療？」

「有，宋代《和劑局方》中的五積散證可以囊括這個寒滯質體質患者的複合型的方證。」張丰先生非常肯定地說，「日本漢方家矢數有道用五積散治癒一個心臟性浮腫的病人。津田玄仙在《經驗筆談》中明確指出『本方以腰冷痛、腰股攣急、上熱下寒、小腹痛四症為目標，但也不限於此四症』；在《餐英館療治雜話》中指出五積散以『面熱足寒』為診治標準。陳先生的脈症非常類似，可以使用五積散。」

我就把張丰先生擬好的五積散寫在處方上，先服七帖以觀察服用後的效果。

「你要記住，」張丰先生在我的旁邊耳提面命，「診治疾病時至少以『臨床方證—體質方證』的框架兩相審視，於『辨證與辨人』的理念中各守分寸。」

陳先生服用五積散以後，浮腫、胸悶漸漸地消退，食欲也好轉，脘時脹，胸脅苦滿，畏寒肢冷，心悸心慌諸證也慢慢地有所改善，前後服用了三個月恢復了健康。

基本處方如下：

麻黃、陳皮、枳殼、白芷、川芎、炙甘草、茯苓、當歸、肉桂皮、芍藥、桔梗、厚朴、半夏各三錢，蒼朮五錢，乾薑二錢。

後來，我把陳先生服用五積散後獲得良好療效的情況告訴了張丰先生，並詢問了張丰先生一個理論性的問題。

「老張，陳先生服用五積散時我們是根據矢數有道治療心臟性浮腫的經驗，津田玄仙的腰冷痛、腰股攣急、上熱下寒、小腹痛等四症與無名氏《餐英館療治雜話》的『面熱足寒』為目標的。也就是意味著一個處方列有多個適應症，我們臨床時把處方的適應症都這樣結合起來用方可以嗎？」

「也曾經有人問過龍野一雄先生類似的問題，」張丰先生笑了，「龍野一雄的回答是：『在多數的情況下是可以的』，陳先生服用五積散就是一個成功的例子。但有時也有矛盾，例如小柴胡湯，用於往來寒熱、胸脅苦滿，另一方面又說用於潮熱者；倘若把胸脅苦滿和潮熱結合起來，那就不是小柴胡湯證了，而是大柴胡湯證了。」

張丰先生的解答與詮釋，讓我明白方劑與多個適應症的權變關係。他的知識儲備、醫學見識和臨床經驗使我走出迷途與困境。

七都島幾個病例，組成了一個有思考價值的臨床課題。

我以一個實習醫師的角色治癒了這些比較複雜的病症，其原因與教訓需要進一步的回顧。我初診時都遇到了不順利的景況，處方用藥游離了方證，不能做到方證相對應，所以療效不好。多虧在張丰先生的指點下，病情柳暗花明、峰迴路轉。特別值得一提的是，這幾次我向張丰先生討教中，我們討論時的立論幾乎都是對臨床脈症的一種直接回應。他經常將兩個病案放在一起比較討論。這樣的教學方法，使我收穫最多。

講一句老實話，他對幾個病案的辨證認識，有些想法我以前腦子裡也冒出過，這也證明，我的想法不是孤立的。

看來人不要輕易放棄自己的觀點。不管多麼微弱，應該堅持，這樣會有自己的思想空間。

有一次，張丰先生說起七都這一些先敗後勝的治驗以後。說了以下一段話。

「道阻且長，溯游從之。」張丰先生聲調緩慢地說，「日本漢方家矢數道明先生有一句話說得好：『臨床醫師遇見失敗的病例，必須追尋其理由而予以克服，沒有遇見挫折的成功不是真正的成功，必須是通過失敗的成功才是真正的成功。』失敗的重要性在於你從中發現什麼，如果沒有失敗，你永遠不能從失敗中受益。重要的是要把一些馬失前蹄的案例引以為戒，想方設法把臨床教訓轉化為臨床智慧。」

講一句老實話，有一些知識，如果沒有張丰先生的指點，我可能一直會在黑暗中徘徊。譬如他告訴我，有一種便秘的病人，一個月不大便也無所苦，治療是要考慮使用小建中湯、理中湯。他還給我講了兩個大塚敬節轉述的故事。一個是江戶時代漢方家古矢知白的治驗，一位很漂亮的姑娘，自述無排便已經一個月多了，走路時感覺輕微的呼吸不暢，除此之外別無不適。遂診其脈，判斷為陰陽交通不暢，即水火不交形成便秘不排，投小建中湯，大便就通暢而癒。還有一個是漢方家山田業廣《溫知醫談》中治療便秘的故事。日本江戶時代，有一個高官長期便秘，多方診治無效。無奈之下，請了群多醫生來會診。會診中，意見紛陳，難以定奪。其中有一位名叫鹽田陳庵的醫生，提出了一個非常古怪的想法，驚撼了大家。鹽田陳庵醫生說：「你們都認為附子理中湯是治療腹瀉的藥方，我卻認為也可以治療長期便秘的病人。大家用了很多很多的瀉下藥物卻不能瀉下的原因，就在於這些藥物發揮不了自己應有的效用。譬如灶膛中塞滿了柴草，但是沒有火種也燃燒不起來。我用附子理中湯就是把火給點燃了起來。」後來就試用了他的藥方，結果皆大喜歡，疾病痊癒。大塚敬節高度評價這個醫案的思路，他說：「這種思考方法對於漢方醫學是必要的。如對於嚴重的口渴，有使用白虎湯、白虎加人參湯的時候，也有應當使用真武湯的場合。這是截然相反的情況，但是這種情況是客觀存在的。因此當我們使用一個藥方無效的時候，就要向相反的方面考慮一下。如果當投小柴胡湯無效時，不是想再去用柴胡桂枝湯，而是應該轉為思考小柴胡湯的反面——真武湯。正如東洞門人和田東郭所說，漢方學習就在我們的日常生活當中，包括在吃飯、打掃、開窗、關門等等生活活動之中。實際上如何社會活動、任何事物都可以和漢方的學習聯繫起來。要想獲得這一些知識，就必須讀古人的書籍，當然一定要加以自己的思考。」

張丰先生還從以上的議論與病案中引申出一個道理：「大便秘結要使用大黃等瀉下劑是常規，然而正如大塚敬節所說的那樣：『如果只要便秘就使用瀉下劑的話，就沒有必要學習漢方醫學了。』因此，對於學習經方醫學的人來說，任何經典條文都是毒藥，只有能夠解毒的人，才會把它變為自己的營養品。」

我想，這句話就夠我思考一輩子了。

二十六、東瀛漢方重千金

亂花漸入迷人眼，淺草才能沒馬蹄。

一九七六年，中國政治舞臺上出現了許許多多事件，至今還影響著人們的命運與生活。三十多年過去了，當時的情景依然栩栩如生，鮮活如昨。我雖然沉浸在中醫針灸的學習之中，但是對社會生活的變化還是關心的，我隱隱地感覺到自己的中醫人生會受到影響。我的這種感覺也許和張丰先生經常在我耳邊議論有關，他似乎已經知道此後中國將會上演什麼樣的劇情。他在「丙辰清明」以後就說，不久的將來整個國家的政治生活會有一個大的潮動，完全有可能會重新回到黨的八大以前的樣子，經濟、文化、教育等方面的發展會突飛猛進。

有一天，張丰先生來到我任職的學校找我。我非常高興，寒暄幾句之後，給他泡上了一杯熱茶。我們就一邊喝茶，一邊聊開了。

「老張，有一個問題正想求教你，想不到今天你來了。」

接著，我就把最近遇見的幾件事一五一十地告訴了張丰先生。

狀元橋有一個中學，校名叫五七中學。公社貧管會召集的教師大會經常在這裡舉行，雖然會議對教學沒有什麼作用，但是透過會議我們碰見了許許多多的熟人，還可以結交新的朋友，所以每逢開會大家都興高采烈，就像過節一樣的高興。我在每次會議期間都會遇見劉時覺，與他談醫論藥，交換學習心得。

五七中學裡的陳啟功老師也是我在開會時認識的朋友，他比我稍大幾歲，在學校裡擔任行政職務，並兼任英語和體育老師。他為人穩重，見多識廣，聰睿過人，工作認真，是教師中的佼佼者，然而他與我一樣還是一個民辦教師，轉不了正。在一次開會期間，他要我為他的老母親看病。

陳啟功母親患面部左側三叉神經痛的病，五年前因為疼痛劇烈在醫院做了手術，手術以後消失了三年，近幾年又復發，陣發性的發作日夜不停，疼痛的程度比手術前有過之而無不及。

陳啟功母親中等個子，面色淡黃有澤，痛苦面容，面部有多處用手搓傷的血痕，她說疼痛劇烈的時候，只想跑到樓上跳下去。因為疼痛食欲全無，夜裡無法睡眠，舌苔白厚而膩，一看就是汪阿姨所說的平胃散證。然而她說中藥無法下嚥，希望我使用針刺療法給她診治。我發現她左耳後面的乳突處壓痛明顯，就在這裡入針，輕輕地撚轉後留針十五分鐘，再在她右手的合谷穴扎針，給予強刺激，得氣以後不留針。針刺後有效，於是我每隔一天就到五七中學陳啟功家一次。

連續針刺了七次，陳啟功母親的三叉神經痛基本上得到了控制，於是停下來觀察。停針不到一週，疼痛又出現了，於是我勸她一邊針刺，一邊服用平胃散，針刺每週一次。一週後，症狀大為改觀，白厚而膩舌苔變薄。一共服了十四帖平胃散，三叉神經痛基本上沒有再發作。老人家對我涕淚縱流，一是出於感謝，二是擔心舊病復發。我看到她原來白厚而膩的舌苔全部褪盡，就安慰她說，三叉神經痛可能已經治癒了。

後來，陳啟功母親的病真的痊癒了。我開會碰到陳啟功老師都擔心地詢問他母親的情況，他每次都笑著告訴我，他母親三叉神經痛的病一直沒有復發。

聽我講完陳啟功母親的病以後，張丰先生說：「你這個病處理得很好嘛。針刺『乳突』的壓痛點，就是針刺阿是穴。『乳突』所在的位置沒有穴位，但是它是顱內神經走向顱外的唯一出口，你這是充分利用西醫解剖學知識為自己臨床服務呀。據我所知，平胃散治療三叉神經痛，中醫藥文獻我個人還未見到過這樣的記載，然而你使用的根據就是患者脈症中出現了平胃散證。根據這樣的方證投方用藥，與清震湯治療雷頭風有異曲同工之妙啊。這個病案的診療成功為平胃散證的疾病譜增添了新的內容。這就是走近了吳瑭所追求的『出於規矩之外，而不離於規矩之中』的臨床境界。」

意想不到這個病案的診治成功，能夠得到張丰先生這樣高的肯定與鼓勵。

張丰先生看著我說：「你不是說有個什麼問題的嗎？請說出來聽聽。」

「近來我診治一個胸痛一年的病人。」我說，「病人名字叫夏成舫，近五十歲，中等而壯實，神色暗紅而有油垢，食欲不佳，舌下靜脈紫暗，舌苔白厚而膩，脈象平緩，腹部時時脹滿，按之腹肌緊張。西醫檢查沒有發現任何異常，認為是神經性或者心理性的胸痛。我認為是《金匱》的肝著病，投以旋覆花湯，服後有效，原方不變，連服十二帖病人就不來了，託人帶話來，說自己的胸痛已經治癒。過了一個月，病人又一次上門，述說自己雖然胸痛沒有復發，但是其他諸證依然存在，特別是食欲不佳與舌苔白厚而膩是多年的老毛病，問我能否一併給予治療。我馬上想到這是平胃散證，非常自信地給他一個平胃散的處方，五帖，服後沒有什麼進展，我認為病的時間已經很長，只能徐徐圖之。於是原方繼服十帖，然而食欲不佳、腹部脹滿與舌苔白厚卻依然如故，所以百思不得其解。」

介紹了病人的情況以後，我對張丰先生說：「老張，我想請你一起會診一下好嗎？」

張丰先生欣然地答應了我的請求。

夏成舫就住在附近，我叫人帶話過去，請他過來一趟。

過了不久，夏成舫穿著一身卡其布中山裝，帶著一頂陳舊不堪的幹部帽，樸拙的外表下呈現出固執與耿直。張丰先生從頭到尾對病人做了一次仔細的診察以後，就叫病人先行回去了。

「老張，問題在哪裡？」病人一走，我就問。

「這個病人與平胃散證貌合神離，特別是神色與腹證和平胃散不甚符合。」張丰先生說。

神色與腹證的診察，不在汪阿姨所說的平胃散證的範圍之內，所以我沒有注意到。

「汪阿姨所說的平胃散證的主症是舌苔白厚而膩、食欲不佳和脘腹脹滿。」張丰先生繼續說，「她概括得不錯，可以做為初學者的方證辨證要點，但是臨床時這一辨證要點還只是一個起點，而不是辨證的終端，因為在處方之前還要進行一次方證鑒別。在發熱的情況下汪阿姨已經把平胃散證與藿香正氣丸證、三仁湯證與甘露消毒丹證等濕溫病的核心方證做了鑒別診斷，然而汪阿姨還沒有論及在診治雜病時，平胃散證與其他方證的鑒別。」

「老張，在診治雜病時，平胃散證與其他哪幾種方證需要鑒別？」

「平胃散證在診治雜病時，起碼要與厚朴生薑半夏甘草人參湯、香砂六君子湯以及藿香正氣丸證進行方證鑒別。」

「老張，如何鑒別？」

「平胃散證與厚朴生薑半夏甘草人參湯和香砂六君子湯都有舌苔白厚而膩、食欲不佳與脘腹脹滿等症狀，然而它們之間有實證、虛多實少證與虛證的不同。所以在神色、脈象與腹證上也會有所區別。」

「老張，具體如何鑒別？」

「平胃散證神色不變，脈象與腹證不虛；厚朴生薑半夏甘草人參湯證神色稍差，腹部按之腹肌緊張，然而深壓則空虛無力；香砂六君子湯神色不佳，脈象虛弱，腹部肌肉薄或者按之無力；藿香正氣丸證就是平胃散證再出現嘔吐、瀉痢等症狀。」

「老張，這個病人的腹證按之腹肌緊張我已經感覺到了，然而深壓則空虛無力我沒有注意。」

「問題就在這裡，所以你屢投平胃散不效。你下次不妨投厚朴生薑半夏甘草人參湯試試看。」

「好，老張，我就按你的診治方案給他處方用藥。」

那天，張丰先生在我學校裡逗留了半天，臨走的時候對我說：「夏成舫的脘腹脹滿一案要注意觀察，把診治的病案寫好。」

夏成舫服了一帖厚朴生薑半夏甘草人參湯後，叫人帶話過來，說這次的中藥有效果。

五天後，夏成舫笑孜孜地來複診了。診察發現，他的舌苔白厚而膩、食欲不佳與脘腹脹滿等症狀明顯改變。

對於夏成舫的身世我知之不多，是夏成錫帶他來找我看病的，成錫對我說：「他人很好」。我覺得有這句話，就夠了。在診治的過程中，我發現他的言談舉止不像農民，就與他聊了起來。

夏成舫說自己原來是大隊會計，在國家三年困難時期，因為食堂解散以後與妻子離異，因此起居飲食無序而留下了病根。他說自己喜歡章太炎的書，也特別喜歡章太炎的為人，還說自己與章乃器有書信來往。

章太炎與章乃器，對於我來說就像天上的星星與月亮，真是可望而不可即，儘管他們的身上都貼有形形色色意識形態的標籤，然而做為近代歷史上的文化名人，他們依然在我的心目中擁有非常重要的地位。章太炎的書我也翻閱過，他的文言體的筆法讓我望而卻步。章乃器是七君子之一，擔任過糧食部部長，後來聽說當了大右派，過後隱身匿跡。現在聽說夏成舫與他有過往來，我的驚訝與好奇難以言表。

夏成舫看我半信半疑的樣子，就把自己與章乃器來復信函的內容背誦了出來。大概五、六封之多，均以文言文行文，遣詞用字優雅古奧，使我目瞪口呆。真是大開眼界，大跌眼鏡啊。

我接觸的人當中能夠這樣熟練地使用文言文的，只有張憲文先生一人。

張憲文先生是我的姨夫，年長我父親一歲，是我父親最佩服的人。我父親外貌瘦弱，內心卻非常高傲，但對於張憲文先生他一直是交口稱讚。

「張憲文先生年輕時的身姿，用『玉樹臨風』這一成語來形容並不為過。」父親一提起他就感慨不已，「二十歲的青春少年就與柳亞子有詩詞上的唱和往來。他與你阿姨結婚後不到一百天，你阿姨就因病離他而去，他後來寫了好多首詩詞懷念你阿姨，如一首題為『五月初四懷舊，忽忽三十二年矣』云：『韶光百五暗縈懷，母失明珠我失釵。當年寒門誇駟馬，抵今老屋認三槐。最憐花雨年年落，苦恨冰肌草草埋。岸柳成圍人已老，銷魂怕說寺前街。』字字句句情真意切，讀來動人心魄啊。與他相比，我就是一個沒有文化的人。」

「憲文先生寫的懷念阿姨的詩詞還有嗎？阿大。」我被深深地吸引。

「還有，還有，譬如有一首《西江月．五十年前舊地》也寫得情真意切。其題目是『庚午臘月十九日永強寺後探肖雲故居』，詞云：『五十年前舊地，白頭忍淚重尋。軒窗塵暗看猶真。紅袖當時對鏡。畫圖瘦損精神。思量往事費沉吟，喚起芳魂來認。』」

想不到我和父親兩個針鋒相對的人，卻在張憲文先生的詩詞上找到了情感的交集。

張憲文先生長身俊朗，衣著考究、談吐優雅。在父親精減回鄉之前，我們兩家曾經有幾年同住在小高橋巷，我家住五十九號，他家是一號。因為他的大兒子張純沂是我溫一中的同屆同學，所以我經常到他家串門。記得小高橋下來以後，向右拐，沿著河邊的一小弄堂進去，一直走到底就會看到一條大河，隔河相望，就是四顧橋菜場。張憲文先生院子的東門很不起眼，窄窄地只能容兩個人並排進去，一旦進去了以後就豁然寬敞，院子內有一棟九間樓房，樓房的後面是一個大天井，樓房前面是一個近三百平米的大花園。這個院子裡先後住過書法家王梅庵先生與被稱為「永嘉七子」之一的名醫李薏園先生。我就是在這個院子裡看見過老年的李薏園醫師，他那文雅的容顏、和藹的笑容永遠銘記在我的腦海裡。

在張憲文先生與我父親的交談中，我聆聽到一些溫州市區的一些文化名人的故事。如夏鼐、蘇淵雷、王季思、戴家祥、王敬身、方介堪、蔣禮鴻、吳鷺山、吳無聞、王梅庵、戴學正等人的淵博的知識和奇聞逸事都是從這裡得知。由於他們是現代人，又是鄉親，所以他們的事蹟更能激勵人。父親精減回鄉以後，張憲文先生來過我們家，父親也給他號過脈，開過方。他也非常贊同我們學習中醫針灸，認為中醫學如同「紛披燦爛，戈矛縱橫」的《廣陵散》，於今絕矣！真正精通者已經寥若晨星。

夏成舫的出現，使我不禁聯想起張憲文先生的片段。

夏成舫病情的好轉使我欣喜不已，這次複診我就在原方的基礎上加大黨參的分量，請他再服一週。

夏成舫把我的處方拿在手上，看了又看，說：「我胸痛一病，你投以旋覆花湯，服後馬上有效。後來我的脘腹脹滿一病，你前後投平胃散共十五帖卻毫無動靜。經張丰先生會診後，你改投厚朴生薑半夏甘草人參湯五帖就效如桴鼓，今天你為什麼不守原方，而是加大黨參的分量，其中的因果能否與我一說？」

我非常高興能夠在遠離城市的濱海農村中遇見一個如此博學的人才，於是就把仲景的醫學思想與他暢開一談，並把他的病症的方證辨證的緣由一一跟他理論一番。

「你的脘腹脹滿一病，貌似平胃散證，我開始辨證有誤，所以治療無效。後來經過張丰先生指點，知道自己胸存成見，診察不細，把虛實相夾的厚朴生薑半夏甘草人參湯證誤認為濕邪困脾的平胃散證。轉方以後方證相對應，所以有效。至今你邪去正虛，腹肌壓去雖然已經不緊張，然而深壓仍然空虛無力，所以原方加大黨參的分量。以求方證與藥徵更加絲絲入扣，我想藥後脘腹脹滿症狀可能會慢慢地消失，食欲會進一步地恢復，但是人體也許會更為疲憊，只要你靜心養息，就會痊癒。」

夏成舫聽了以後點點頭，笑著說：「實不相瞞，我也學過中醫，因為喜歡章太炎先生的文章，所以也閱讀過他的論醫文字。章太炎先生滿腹經綸，能全文背誦《說文解字》、《爾雅》，真是空谷足音啊。曾有人問章太炎：『先生的學問是經學第一，還是史學第一？』他的答話使人意想不到，他說：『實不相瞞，我是醫學第一。』我想他在日本期間從漢方醫學中汲取了營養，所以對《傷寒論》有深刻的理解。唉，那麼多中國人去過日本，卻只出現一位章太炎對日本漢方醫學的留意。所以僅僅經歷是不夠的，更需要直覺力，這種直覺力包含一種雖未經歷卻感同身受的能力。可歎的是，今日中國讀書人一般只知道章太炎先生是思想家、革命家、訓詁學與文字學的大師，但是對於章太炎先生的醫學思想知者寥寥。你跟從張手先生學習《傷寒論》，要繼承章太炎先生的醫學思想才好。」

夏成舫僅僅是一個中醫愛好者，但是他對經方醫學的近代沿革如此熟悉，相比之下，令人汗顏。

一週後，夏成舫來了，滿面笑容，說是身體已經康復，並帶來了他往日致章乃器先生的一封信函。我拿來一看，是草書行文，難以辨識，就請他抄寫一份給我做為留念，以待以後慢慢辨識與學習。

他一口答應，不假思索地大筆一揮，隨後就自行朗讀了起來：「著述知無足稱，求進可以行裁。雖有慚成身村社，志氣不肯讓人。有懷大我，願致有用。思學術之博，恍然天涯。仰陷自囿，恐不能見其真准。先生之於學術，國人推崇，中西之精粕，古今之妍媸，無不貫通領略，曾作棄取。如不鄙譾淺，乞賜往抉剔之精華，則後學得途，渺茫者有其指針也。」

一個沒有接受過基礎教育的農民，通過自學，就有這般高的文言文寫作與表達能力，真是佩服。

「夏先生，你讀的書從何而來？」

「你真是杞人憂天呀，」夏成舫說，「袁宏道說：『枉把六經底火灰，橋邊猶有未燒書。』天下只要有未燒的書，讀書人還怕尋找不到書的出處。」

後來我經常為夏成舫診治疾病，也從他口中瞭解到不少有關章太炎的軼聞趣事。譬如一九二五年三月，孫中山在北京病逝。章太炎先生遙寄一副輓聯：「舉國盡蘇聯，赤化不如陳獨秀；滿朝皆義子，碧雲應繼魏忠賢。」從中可以知道他們之間的緊張關係，以及各自不同的政治見解。又如著名西醫江逢治患急性傳染病高燒不退，最後死於中毒性休克。章太炎親手書寫輓聯誌哀，聯語曰：「醫師著錄幾千人，海上求方，惟夫子初臨獨逸；湯劑遠西無四逆，少陰不治，願諸公還讀傷寒。」細心品味，此聯雖不免有點寓情過甚，但是含蓄的雅諷之意頗能為中醫藥壯色。再如，章太炎曾說：「取法東方，勿震遠西；下問鈴串，勿貴儒醫。」以章老夫子恃才傲物的心態，猶能屈尊下問於走方鈴醫，可見他對民間醫藥的重視了。夏成舫告訴我許多同盟會時期內部和外部的鬥爭內幕，以及章太炎與孫中山領導的同盟會、國民黨「同而不黨、黨而不同」的複雜關係。透過他的述說，使我對一些書本上的人物，如陳炯明、陶成章、徐錫麟、熊成基、李燮和、汪精衛等人的印象變得鮮活了起來。

夏成舫一案的診治，由於張手先生的現場指導，使之迅速治癒。透過這一過程，我真切地領悟了腹診的具體操作以及方證之間細微的鑑別要訣。我還記得張手先生提到一個介於四君子湯與厚朴生薑半夏甘草人參湯之間的常用方——茯苓飲。他說：茯苓飲與四君子湯近似，不同之處是無甘草，加入橘皮、枳實、生薑，也就是《金匱》中的橘枳薑湯。茯苓飲證腹診時並非軟弱無力，而是有中度彈力。其適應症處於虛實相間之間。茯苓飲去掉橘枳薑湯而加上甘草組成了四君子湯。一般中醫師對四君子湯非常熟悉，卻忘記了它是從茯苓飲衍變而來的歷史。大塚敬節說過，茯苓飲的「妙處之趣」就是用二味苦味的藥物來「壓抑降下」。這使人想起現代醫學有一種苦味健胃劑。《類聚方廣義》茯苓飲治療目標是「心下痞硬而悸，小便不利，胸滿而自吐宿水者。」服用茯苓飲以後，食欲恢復，胸部滿悶解除。大塚敬節在六十五歲那年的一段時間內，食欲全無，味如嚼蠟，開始使用四君子湯，接著六君子湯，都沒有療效。後來改用茯苓飲，一下子食欲好了起來。臨床上他試用於與自己類似的病人身上，也得到相應的療效。因此他主張，「對於使用四君子湯、六君子湯無明顯好轉者，有必要使用茯苓飲。」大塚敬節認為茯苓飲治療的目的在於排除水與氣，並非身體虛弱而無食欲。因此臨床診治要點，不在於食欲不振，而是胸部痞塞樣狀態而不能進食。這樣的狀態在食道狹窄、心臟性呼吸困難的病人上時有出現。

張手先生事後認為：「章太炎先生家學淵源，三世傳醫。他本人也精究方藥，獨信傷寒。曾經對《傷寒論》做了精審嚴密的考證。他說：『中醫之勝於西醫者，大抵《傷寒》為獨甚。』他對中醫的研究，上不取《內》、《難》，下不逮葉、吳、王、薛諸家。對王叔和把《內經》一日傳一經之說生吞活剝地引入《傷寒》大加鞭撻，責之為：『強相附會，遂失仲景大義。』認為六經非十二經脈，並指出五行配五臟是錯誤的，中醫學不應把五行做為指導理論。他還繼承了陸九芝先生的衣缽，認為《傷寒論》中的陽明病就是溫病，這些觀點直接影響了陸淵雷與章次公等人。他還親自動手診治病人。譬如一九〇三年他在《蘇報》案中被捕入獄，在獄中還醫治過鄒容的病。他認為鄒容的症狀是急火攻心，心腎不交，就是使用了黃連阿膠湯。鄒容服用了三劑之後，居然藥到病除。總之章太炎在近代中醫史上具有不可忽視的地位，他是企圖創立現代中醫學的第一人。奇怪的是連夏成舫這個非中醫界人士都知道的東西，中醫界許多人對於章太炎先生的這些震耳欲聾的觀點卻置若罔聞。」

原來陸九芝、章太炎與陸淵雷、章次公等人的醫學觀點是一脈相承而日臻完善的。

「老張，《傷寒論》所倡導的方證辨證是如此非凡，如此令人難於理解。如果秦漢以前的『前經方醫學』不曾發展出這種素樸的辨證方法的話，我們難以想像它竟然可能存在。」

「是啊，方證辨證遠遠超過了我們的想像力和理性規劃設計的能力。」張丰先生說，「遠古年代的中國人開始時好像瞎貓碰到死耗子一樣，居然撞到了這樣一種能診治疾病的方法，並能夠把它保留下來成長長大，的確了不起。這些並非來自遺傳，而是經由學習與模仿，形成傳統並得以延續的。這些診治規範中好多是一些『禁忌』的紀錄，它們從反面告訴人們哪些治療方法是不該做的，實際上是對人的某些本能的限制。這也表明，這些治療方法、規範，並非出自人類的本能。方證辨證應該是人類在長期與疾病鬥爭的過程中，透過嘗試、修正、仿效和總結，發現了唯有遵守這些規範，才能使得大規模人群的健康繁榮，才能減輕、消除疾病的痛苦。像這種診治疾病的方法，使人們能夠利用如此分散且根本無法全盤觀測到的生命知識，形成某種超越人們想像力的療效。當各種診治方法根據這樣的模式發展起來後，人們便不需要凡事都像原始人一樣去尋求共識，因為八方分散的各種知識和技能，現在都能自然地透過某種神祕的機制為各式各樣的疾病提供有效的服務。先前人們也並不知道它比較有效，不知道這種診治方式會使自己得到成功的擴展。然而經過悠久歷史的淘汰和抉擇，終於使我們的祖先幸運地演化出這樣一種結構的診治方法，並有效地傳播開來。《神農本草經》、《伊尹湯液經》就是依賴於一些逐漸演化出來的診治經驗所積累、所形成的，他們是記錄下這種演化過程的僅存碩果。假如沒有這個漫長的碰撞、嘗試、修正、仿效的歷史過程，沒有《神農本草經》、《伊尹湯液經》的總結和記載，張仲景也是巧婦難煮無米之炊。當然，張仲景是前經方醫學的總結者和提升者。他懷著一股十分強烈的悲願，通過大量的臨床觀察，對歷代經方進行加減變化，配伍格局進行調整。經過長期的研究，廣泛的調查和實踐的累積而撰寫完成《傷寒論》。但一如《傷寒雜病論》這一書名巧妙地隱含的，此書的主旨在於為中醫臨床指出一條診治所有疾病的道路。」

張丰先生繼續說：「夏成舫一案的總結要寫出來，特別要把由淺入深的方證辨證過程寫清楚。今後要堅持不懈地總結正反兩個方面的經驗，假以時日，就能細流成溪，漸近仲景之門。」

我認為張丰先生講得對，就連連點頭。

「夏成舫是一個非常有個性的人，」張丰先生對我說道，「你好好地回憶一下，他與你的談話中還有什麼有價值的東西？」

「夏成舫有一次對我說：『根據外貌、膚色、言語、動作與體型，人可以分為三類，第一類人，華實相當；第二類人，華而不實；第三類人，實而不華。』我一時還不能理解，他就進一步做了解釋。他說：『第一類人的知識具備與社會評價相匹配，如果具備有五分的知識就有五分的社會評價，所以稱之為華實相當；第二類人，如果具備有五分的知識就有六分七分的社會評價，所以稱之為華而不實；第三類人，如果具備有五分的知識卻只有三分四分的社會評價，所以稱之為實而不華。』我和阿驊就屬於第三類人，所以在社會上難露頭角。」

我問他，我屬於哪一類人？他笑而不答。

「是不是夏成舫認為這幾類人和他們的處境、命運有關？」張丰先生頗有趣味地問。

「恰恰相反，夏成舫認為『氣質即命運』，人的氣質類型在相當程度上決定了人的處境與命運。後來我對照阿驊表兄的情況，覺得彷彿有點類似。」

「阿驊先生的情況如何？」張丰先生一味地追問。

「阿驊在中醫針灸方面的理論造詣與臨床經驗都比我強，然而就診病人比我少。夏成舫雖然與他只有一面之交，更不知道他的具體情況，卻能夠一言擊中要害，認為他是一個『實而不華』的人，我想其中必定蘊含有某種內在的聯繫。」

「你怎麼知道阿驊先生就診病人比你少？」張丰先生不解地問。

「阿驊自己經常與我開誠布公地說起這件事，前天來我學校，還給我一首有關醫門冷落的打油詩。」

「請把阿驊先生的打油詩讀來聽聽。」張丰先生催促著。

我在張手先生的催促聲中，把阿驊《獨坐自嘲》的打油詩朗誦了一遍。

明幾啓户推窗開，終日無人碾翠苔。
忽聞鈴聲殷勤望，卻是鄰兒小友來。

「做為一個中醫臨床醫師，與外界的交流能力非常重要，這裡牽涉醫師對病人的態度、同情、關懷與否的問題。」張手先生神色黯然，一邊思索一邊說，「國外學者也在研究這個課題，認為和一個人的情商高低有關，因此培養與提高中醫師的情商也應該是一個重要的課題。」

「夏成舫的氣質分類對於經方醫學有何借鑒？」我以問話打斷了這個沉悶的話題。

「經方醫學的體質辨證剛剛起步，一切有關的材料都有待收集，對於人類氣質學知識的收集也不例外。夏成舫的氣質分類對於我們是有價值的，他為醫學社會學，醫學心理學方面也提供了進一步思考的資料。」

先生總結性的談話把氣質分類的話題告一段落。

「阿驊先生在臨床上是否內外合治？」張手先生仍然在思考阿驊的事。

「老張，阿驊臨床上很少針藥同治。」

「有些疾病，特別是一些嘔吐的病人，如果不針藥合治是難以取效的。」張手先生說，「記得一個李姓的八歲男孩，嘔吐伴腹痛反覆發作已十天，嘔吐加劇已兩天，在某某醫院診斷為急性胃炎。靠輸液維持生命，經人介紹向我求醫。患兒水入即吐出，臉色萎黃，神疲乏力，煩躁不安，尿短不利，大便已經多日未排。脈象虛數，舌苔白滑，腹部肌肉菲薄而緊張，典型的五苓散證，患兒家長不同意針刺，給予五苓散料三帖煎服。處方：豬苓二錢，茯苓三錢，澤瀉三錢，桂枝二錢，白朮二錢。服藥後，不到半分鐘藥汁全部吐出，家長又帶患兒前來診治。為了使藥汁能順利入胃，在小兒內關、足三里針刺，下針後，留針半小時後服藥，藥後沒有嘔吐。過一會兒，給他吃一個蘋果，患兒也能吃下，大家看得目瞪口呆。因為是鄰居，每天服藥時都來針刺內關、足三里，三天來孩子飲食如常，只是進食後偶有嘔吐幾口。根據患兒神色脈舌的變化予以異功湯五帖，藥後而癒，以後一切正常。」

「老張，看來這個患兒先行針刺內關、足三里，是至關重要的，也可以說，非它莫屬了。」我激動地說道。

「你使用內外合治有何心得？」張手先生詢問我。

「我最近診治成功一個日本腦炎病例，正好想和你說說。」我按捺不住內心的興奮，把診治經過一五一十地向張手先生彙報。

四歲女孩，永強皇嶴人，由於持續高熱，神昏嗜睡，頸項強直等症狀，被送某醫院隔離治療。西醫透過腦脊液等檢查確診為「日本腦炎」，搶救了一週，體溫稍有減退，然而依然神昏嗜睡；醫院給病孩家屬多次發病危通知，病孩家屬萬分悲痛選擇了出院。出院後，母親抱著孩子乘公共汽車回村。在汽車裡，病孩在母親懷裡一動也不動，母親認為孩子已經斷了氣，因為在車中不敢聲張，恐怕驚動乘客後會被大家趕下車。在河頭龍車站下車後，孩子的母親忍不住嚎啕大哭抱著病孩步行回了村，從河頭龍到皇嶴村有近兩公里的路程，沿途圍觀的鄉親們都唏噓不已。

在病孩出院的同時，其父親特來邀診。礙於親戚情面，難以推託，我急忙隨其趕到五公里以外的永強皇嶴山村去。下午二點，刻診所見：病兒處於昏睡狀態，臉色死灰色；兩眼微微張開，眼球一動也不動；呼吸微弱，頭額有冷汗，手足發涼，皮膚毛孔起雞皮疙瘩，項部強直；體溫三十八度，脈數一三〇次／分。當時我給她先行針刺人中、合谷、太衝來開竅醒腦。反覆針刺後，病孩終於哭出了聲音，圍觀的左鄰右舍歡聲四起。我以其項背強直，發熱惡寒有汗，脈浮數，苔白滑為主症，斷定為桂枝加葛根湯證，投方一帖。藥用：桂枝五克，生白芍五克，生薑三片，甘草三克，大棗二枚，葛根一五克。服藥以後，囑其喝熱米湯一小碗。當夜我就留宿在親戚家中，以觀察病情的變化並給予針刺。

清晨二診：病孩依法服藥後，沒有明顯出汗，反而排出大量大便。雖然發燒未退，但呈惡風寒樣雞皮狀皮膚已經消失，神智也已經清醒，開始斷斷續續地講話，並不時發出呻吟。夜間喝了幾次米湯和開水，體溫反而呈上升狀態，最高一度達四十度。刻診所見，其面色泛紅，聲音嘶啞，口渴多飲，小便黃短。舌紅少苔，脈數，腹診未見異常，體溫三八．五度。當即投白虎加人參湯二帖。開方後，我匆匆趕回單位上班。

三診：孩子的父親來我處，告訴我服藥以後的情況：孩子熱退病癒，能夠下地走動，飲食雖已恢復，但是納食不香，神疲乏力，整天依靠在母親的懷裡。時有嘔逆，不哭不笑，口渴喜水。諸多脈症，構成了典型的竹葉石膏湯證，於是投以竹葉石膏湯三帖善後。

張丰先生認真地聽著，連連點頭，示意我把病例完完整整地講好。

「很好！這的確是一個內外合治的典型病案。」張丰先生滿臉笑容。「有兩個地方特別有意義：第一是，發現日本腦炎發熱、神昏、嗜睡七、八天，經針刺蘇醒以後，仍然存在太陽病的方證。第二是太陽病桂枝加葛根湯證依證投方後，體溫不降反升，出現陽明病的白虎加人參湯證與竹葉石膏湯證，前後依證投方而治癒。雖然方證辨證無誤，然而疾病演變軌轍還是沿著從表到裏，可見疾病演變規律的複雜性。」

張丰先生善於觀察，善於總結的精神，我等只能望洋興嘆。

「要注意善後遺留問題，」張丰先生提醒我，「要繼續觀察，繼續調理，防止可能出現的後遺症。」

張丰先生的話非常及時，然而由於家庭條件的限制，我親戚的女兒之後沒有繼續調理。孩子熱退蘇醒後，沒有明顯的後遺症，生長情況與智力發育均正常。後來上小學時發現，體育課奔跑時容易跌倒，為此我用針刺結合方藥的方法又給她治療了一段時間。讀初中一年級時，出現癲癇病發作又來就診，服用中藥柴胡加龍骨牡蠣湯加減一年痊癒，至今未見癲癇復發。這女孩大學畢業後從事財務工作，勝任愉快，其智力與周圍同齡人相比較有過之而無不及。結婚後，家庭和睦，子女身體健康。三年前，我與她母親進行了一次深究見底的談話，並把我們的談話錄了影。從她母親的口中，得知她女兒唯一的後遺症是右手時有無力，持重物偶然會出現顫動發抖。

多年後，我與女孩母親進行談話的時候，張丰先生當年講的話：「還要繼續觀察，繼續調理，防止可能出現的後遺症」，一直迴響在我的耳旁。

「經方醫生一定要重視外治法的運用，不然的話臨床會有捉襟見肘之感。」張丰先生感歎著說。

我想張丰先生的話一定是有感而發的，就進一步地問：「老張，你有這方面的心得嗎？」

「談不上是心得。」張丰先生說，「有一個病人自我治療的經驗可以說明中藥外治有時候有其獨到的效用。」

我拿出筆把張丰先生的話一五一十地記在筆記本上。

「一位虞先生，三十年前患潰瘍性非特異性結腸炎。」張手先生看著我，慢慢地說。「他每天多次便溏出血，腸道專科多次檢查，均未發現任何病菌，西藥治療也無效。後來服用了瑞安三聖門的草藥而臨床治癒。那年七月，他的病因疲勞復發，每天腹瀉便血數次至十多次，只得住院治療。住院期間，經鋇劑造影檢查發現結腸多處潰瘍。當時主要採用抗菌素滴注，但一直無效，血色素降至六克，一度曾考慮手術切除。此時一位中醫師恰因外傷也住在同一病房，他建議口服雲南白藥，並用中藥灌腸。灌腸的中藥有十味，主要是三七五錢，錫類散半錢，灌腸後保留兩小時。灌腸之後就有明顯療效，他的出血與腹瀉隨之緩解。十月份出院後，由於病程過長，潰瘍留下的傷痕過深，體質變得很差。此後每年都會因疲勞，睡眠不足以及感冒等原因復發，症狀多是腹瀉，膿血，經這位中醫師十多年的治療，中藥口服和灌腸相結合，體質逐漸得以改善，復發次數也慢慢減少。其間因為服用中藥和灌腸比較麻煩，也曾長期服用磺胺類抗菌藥，效果有限，後停藥。此後，經虞先生自己長期摸索，每次復發後，只需用錫類散三分，用五〇毫升開水溶解，晚上入睡前注入腸中，讓腸道吸收，一次即可緩解，連續三到五次後即可消除症狀。灌腸的工具可用簡易灌腸器。虞先生使用的是五〇毫升的注射器加導尿管。這種方法他已經應用了十五年以上，一直非常有效。」

潰瘍性非特異性結腸炎容易復發，張手先生的朋友自己摸索出來的家庭自我療法效果真好，非常實用，值得學習。

「中醫學博大精深，經方醫學是中醫學的核心與基礎。學習經方的醫師在學好經方以後，還要學會各種各樣的外治法，這樣內外合治才能提高療效。虞先生所使用的外治法，是否有廣泛的使用價值，還要進一步研究。」

「虞先生自我灌腸雖然非常有效，但是仍然沒有根治，如果給以內服中藥，是否會有更好的療效？」

「那是肯定的。」張手先生自信地說。「虞先生中等身材，黃暗的臉色，口苦不渴，口腔潰瘍，大便稍軟，小便黃臭，舌苔黃膩，心下痞硬，左少腹壓痛，是一個典型的甘草瀉心湯與桂枝茯苓丸合方的湯證。如果內服外用相結合，一定能提高療效。」

在方證辨證基礎上研究內外合治是張手先生的一貫主張。

張手先生看見我桌子上有一本《紅樓夢》，我們就圍繞著它聊開了。

「《紅樓夢》中的詩詞曲賦除了有隱喻作用以外，更重要的是起了講敘故事的功能。」張丰先生說，「如果刪去《三國演義》、《水滸傳》中的詩詞曲賦，其敘述的故事依然完整無缺。但如果抽掉《紅樓夢》中所有韻文部分，那麼整個故事就會變得殘破不堪。《傷寒論》裡也是這樣，三九八條條文中以針灸主治或輔治的共有十餘條，其中有用針者，有用灸者。這說明仲景不僅精於湯藥，而且善於運用針灸。他在總結針灸治療熱性病的適應證和禁忌證的同時，對因針灸不當而引起的變證及其救治方法，都做了具體的論述。例如記載因『燒針』、『溫針』、『灸』、『熨』等引起的『火逆證』就有十多條之多。中醫臨床缺了針灸等外治法，就會像《紅樓夢》中抽掉詩詞曲賦一樣後果不堪設想。」

張丰先生的比喻也非常貼切，讓我留下了深刻的印象。清代醫家沈金鰲云：「仲景一百一十三方，方方皆活；三百九十七法，法法皆通。」在這「法法皆通」中亦包括了針灸療法和針灸治病的原則。一些針灸家熟讀《傷寒論》後，針藥結合，療效明顯提高。顯然張丰先生對於《傷寒論》中的針灸部分條文的態度與陸淵雷先生不同，他不認為這些條文是贅文，反而給予這些條文很高的評價。由於我在臨床上是針藥並用，因此在心理上我是傾向張丰先生這一邊的，但也覺得陸淵雷先生的話不無道理。

張丰先生特別欣賞宋朝詩人黃山谷一句話：「三日不讀書，便覺語言無味，面目可憎。」然而我特別佩服張丰先生讀書的方法，許多社科類、文學類的圖書經他一讀，都能讀出對中醫有用的東西來。這可能是他已經建立起自己獨特的診治體系的框架，所以能把各種各樣的知識分門別類地吸收到自己的系統裡來，以豐富自己的學術體系的結構。就像俄國作家契可夫〈打賭〉一文中的年輕律師，他在被囚的十五年裡讀完六百本深奧的著作，監禁的最後兩年，他不加選擇，有時讀自然科學的書，有時讀拜倫和莎士比亞的作品。他的一些紙條上往往要求同時給他送化學書，醫學書，長篇小說，某篇哲學論文，或者神學著作。年輕律師監禁的最後兩年為什麼能夠不加選擇地讀書呢？就因為他已經建立起自己新的人生觀和知識框架，所以需要而且能夠吸收各種各樣不同的知識，透過消化吸收，同化為自己的血肉。

後來我把張丰先生的談話與自己的體會告訴阿驊表兄時，他說：「契可夫之意絕非如此，那年輕律師開始讀書是求知，所以他的書是有選擇的。往後他天文、地理、經史、醫卜星相什麼都讀，與其說他是求知，還不如說他是用以消耗時間。最後一本聖經讀了好長好長時間，他終於由人的世界進入了神的世界，讓他對人間的聖物——一筆鉅款不屑一顧棄之而去。所以你用契可夫〈打賭〉一文年輕律師在囚室中讀書的故事類比張丰先生的讀書方法有點兒不倫不類。張丰先生反右以後，我估計他的心中一直在病態的自我審問中煎熬，為了逃避日常生活中無窮無盡的檢討和批鬥，他渴望進入客觀知覺和思維的世界。他之所以選擇走進學習日本漢方的真正原因，我猜有兩個。一個是為了使自己的日文知識不會在漫長的體力勞動中消耗殆盡，所以以學習日本漢方為平臺而達到日文知識保鮮的目的；另一個是，他企圖以最適當的、最簡化的和最易領悟的方式來把握中醫世界的圖像，用張仲景的世界來代替現實的世界。他按照自己的方式方法去做了，把經方醫學體系及其日本漢方做為自己感情生活的支點，以便由此找到他在個人經驗的狹小範圍裡所不能找到的寧靜和安定。在這個意義上契可夫筆下的年輕律師與張丰先生頗有可比之處。」

阿驊表兄的話也許更加符合契可夫的原意，然而我認為作品一旦發表，閱讀的過程不光是揣摩作者創作的意圖，每一個人都會根據自己的水平來重新理解作品、解釋作品。閱讀的過程也是一個互動的過程，一個再創作的過程，所以從這個角度上來說，我也沒有什麼大錯。阿驊表兄對張丰先生學習經方動機的猜測太富有想像力，即使真的是，我想張丰先生他自己內心也未必分得這樣清楚。

當時我很想知道張丰先生是怎麼讀懂《傷寒論》的，就特意地問：「老張，你是怎麼走進《傷寒論》的大門的？」

問話一出口，我就感到很唐突，很冒昧。然而張丰先生卻絲毫不以為忤地眨了一下眼，帶著點頑皮意味地回答了我的提問。他講敘了自己如何利用日文這個工具，從針灸進入《傷寒論》的情況。

「我學中醫針灸時，沒有老師，只有資料和書籍。」張丰先生開門見山，「開始學針灸是出於好奇，後來讀了《針灸真髓》這本書，就心儀日本針灸家澤田健先生，把他的方法應用於臨床診治，也收到一些療效。在閱讀日本針灸書刊時，漸漸地對漢方醫學產生興趣，於是我大量瀏覽日本漢方雜誌，從中閱讀到漢方針灸專著，如代田文志、柳谷靈素、本間祥白、鈴木太治的著作。他們在尋找穴位反應點，以及研究穴位反應點和疾病的關係方面很有成績。補充一句，日本人講的穴位反應點就是我們的壓痛點或叫阿是穴。我在摸清他們診療思路的同時，讀了吉益東洞、湯本求真、大塚敬節、矢數道明、龍野一雄等人的文章與專著，就這樣基本掌握了方證辨證的理論。之後，再去讀《傷寒論》就水到渠成了。」

「老張，你開始學習中醫之前，有沒有讀過《傷寒論》？」

「我開始學習中醫之前，沒有讀過《傷寒論》。」張手先生說，「假如當時讀它，我想一定也是難以理解的。中國古代有許多《傷寒論》的注釋本，其中蘊藏著大量的醫學資料與個人獨到的臨床體會，然而在初涉經方醫學的時候，閱讀這些注釋本為時過早，難免有『老虎吃天，無從張口』的困惑。經方初學者在入門階段不如先讀讀日本漢方著作，這些作品簡明清晰，已經把《傷寒論》做了創造性的轉化，書中有由淺入深的臺階供人們循序漸進，一冊漢方醫學的著作在手，會讓你獲得披沙得金的快樂。」

聽了張手先生的學習門徑以後，我有幾個問題想問張手先生。

「老張，你學習經方醫學已經十五年了。你也說過在學習《傷寒論》之前，先是從學習日本漢方醫學入手的。請你告訴我，我今後閱讀日本漢方醫學著作的時候要注意什麼？」

「這是一個值得深入討論的話題，我也一直在思考這個問題。」

原來張手先生早有這樣的想法。

「用捨有時，行藏在我。」張手先生精神矍鑠地說，「我有幾點體會，不知對不對，先說出來供你學習時參考。」

我高興地點點頭。

「我認為預先要選擇幾本漢方著作做為基本教材，思來想去有四本書可以入選。它們就是奧田謙藏著的《傷寒論階梯》，龍野一雄著的《中醫臨證處方入門》、大塚敬節、矢數道明、清水藤一郎合著的《中醫診療要覽》與大塚敬節著的《臨床應用傷寒論解說》。我想把以上四本書好好地讀幾遍，對於《傷寒論》與經方醫學就能粗知門徑，稍涉藩籬了。」

我已經多多少少接觸到《中醫臨證處方入門》與《中醫診療要覽》這兩本書，大塚敬節著的《臨床應用傷寒論解說》的部分內容是張丰先生從日本漢方雜誌上翻譯過來的，但是我只是泛泛地翻翻而已，沒有把它做為熟讀精讀的教材來對待。

「熟讀精讀幾本經典是非常重要的，從前芝加哥大學有『偉大的典籍』（Great Books）的課程，也是要學生精熟若干經典。我們學習現代經方醫學也不例外，《傷寒論》與《金匱》本來應當首當其衝，然而由於年代的久遠，文辭的古樸，它是古代經方，對於初學者可能有一定的難度，所以我學習的時候把它放在稍後一個階段。當然這也是因人而異，你也可以把《傷寒論》的閱讀放在前面。」

「老張，這四本書閱讀的先後次序如何安排更合理一些呢？」

「我讀的時候是沒有什麼次序的，現在看來四本書閱讀次序還是先讀奧田謙藏著的《傷寒論階梯》為好，這是一本不可多得的入門教程，也是一條學習經方的快車道，順著這條藤蔓摸過去，容易尋找到經方醫學的瓜果。朱子曾說過：讀書先要花十分氣力才能畢一書，第二本書只用花七八分功夫便可完成了，以後愈來愈省力，也愈來愈快。有了《傷寒論階梯》做為基礎，接下去讀龍野一雄著的《中醫臨證處方入門》，特別是這本書第十一章的『治療方法實例』，第十二章的『臨床體系』，第十三章的『處方的詳細說明』，第十五章的『研究是最重要的基礎』，都是龍野一雄先生的經驗之談，與那些泛泛之談有天壤之別；再讀大塚敬節、矢數道明、清水藤一郎合著的《中醫診療要覽》，這是日本漢方界三位大師級醫藥學家鼎力合作的結晶，是一部在臨床上經過反覆淘洗而積澱下來的現代經方醫學的經典著作，需要靜心細讀；最後讀的是大塚敬節著的《臨床應用傷寒論解說》，大塚敬節先生這本書的題目起得別有深意，『傷寒論解說』的目的與立足點是『臨床應用』，所以他把一般人難以理解的《傷寒論》，變成趣味橫生的讀物，只要你認認真真地讀過了一遍，你就會愛不釋手。大塚敬節先生這本書是以＼《康平本》為主要依據，充分表達了他個人的醫學觀點。臺灣吳家鏡先生已經把這本書翻譯成中文出版，但是沒有譯出原著的『總論』部分，實為重大的缺憾。我想大陸很快會有一本完整的中文本。」

與張丰先生談話，不但給我增加了新的知識，還使我得到大量的信息，真是感謝不盡。

「老張，讀這四本書的時候，還有什麼輔助讀物嗎？」

「輔助讀物多多益善，不過有幾本非讀不可。那就是大塚敬節著的《漢方診療三十年》，湯本求真著的《皇漢醫學》，吉益東洞著的《類聚方》與《藥徵》。」

「老張，當我們看到漢方家與我們傳統的觀點不同的地方，我們要如何對待？」

「讀書的第一義是要儘量求得客觀的認識，朱子說：『看文字，且信本句，不添字，那裡原有缺縫，如合子相似，自家去抉開，不是渾淪底物，硬去鑿。』漢方著作也不是沒有差錯，但是初學者讀書時是難以發現的。我們學習漢方著作總要先存一點謙遜的態度，不要動不動就把漢方著作當做異端來批判。」

是啊，張手先生的話鞭辟入裡。每當我與一些中醫師交流漢方醫學的觀點時，一些人並不瞭解漢方醫學的核心內容，卻橫加批評，真是令人難以理解。

「老張，我們要如何對待輔助讀物？」

「漢方醫學著作的輔助讀物也要一字不遺地細讀一遍。稍稍熟悉之後，才能加快閱讀的速度。貪多求快對初學者來說是不好的。古人說過：『世人每矜一目十行之才，余哂之，夫必十目一行，始是真能讀書也』，這話講得很有道理。朱子說：『幾讀書，須有次序，且如一章三句，先理會上一句，待通透，次理會第二句，第三句待分曉，然後將全章反覆玩味。』」

張手先生說的話是針對我來說的，我讀書時時囫圇吞棗，不求甚解，所以他一有機會就不忘提醒幾句。

張手先生憑藉日語，從日本漢方入門，再拜讀《傷寒論》原著，就能快捷地進入仲景的庭堂。他獨闢蹊徑的閱讀起點，另類的閱讀材料和所有學習中醫的人不一樣。相比之下，我的閱讀顯得那麼的貧乏、單調和艱辛，事倍功半，甚至勞而無功。

我還有一事想請教張手先生，就問：「老張，日本漢方家中對你影響最大的是誰？」

「吉益東洞。」張手先生不假思索地說。

「為什麼？」我問。

「吉益東洞提出方證相對應的方證主義是對《傷寒論》的一次革命性的釋義。」張丰先生說，「這個嶄新的思路，就像雷鳴暴雨前的閃電，瞬間擊中了《傷寒論》的要義。他百死千難地發現了方證相對應這個密碼，迎來了日本漢方醫學的黎明。他的歷史性的貢獻就在於他找到了中國傳統醫學思路之外的一條岔路。傳統醫學思路是把理論凌駕於經驗之上而與經驗形成某種對抗關係，可是《傷寒論》卻是經驗與理論不分你我合而為一。它消解了經驗與理論的對立，經驗與理論相互隱含。既沒有純粹經驗的東西，也沒有純粹理論的東西。吉益東洞學術思想一個顯著的特點是將重心放在明確把握處方的適應證上，也正是基於此，才導致了他在診療過程中對具體病因和其他一些思辨性、理念性東西的強烈否定。這種方法非常符合日本人輕理論、重實際的民族性格特徵，所以漸漸地風生水起，被日本民族傳統醫學所接受，形成在日本漢方醫學中占主流地位的古方派。日本的現代學者也曾將吉益東洞為代表的古方派的出現，稱為日本的文藝復興，也有人批評這是向經驗醫學的倒退。但何以這種倒退卻使吉益東洞等古方派臨床的療效不錯呢？山本巖先生稱：『這並不意味著醫學的倒退，實質是醫學的自然科學化』。」

「老張，那《傷寒論》在中國醫學史上的命運如何？」

「《傷寒論》的經方學派二千年來一直沒有占據中醫界的主流地位。」張丰先生痛心疾首地說道，「方證相對應在古代中國是一種自發選擇的結果，它是經方醫學的一種診治規範，但它在中國被宋元以來的主流醫學對《傷寒論》進行《內經》式的改寫或補寫，出現了一大批像張景岳、葉天士、王孟英這樣的善於變通運用經方的醫經派的大師。同時，也造就了內經派傷寒學的成長與成熟。對經方醫學來講，這一過程，是《傷寒論》『被《內經》化』的歷史過程。真正的方證辨證的經方醫學，至今竟成了《桃花源記》所說的『後遂無問津者』了。」

「老張，你是如何看待吉益東洞的不足之處的？」

「這是一個值得深入討論的話題。」張丰先生說，「吉益東洞是有許多不足的地方，譬如摒棄《內經》的陰陽學說，陰陽學說是當時時代的哲學思考，任何學科離不開它，《傷寒論》也不例外。在缺乏頂層、整體、系統設想和設計的情況下，方證辨證可能會失去了總體導航的信息，陷入孤軍作戰的困境。雖然，方證存在本身即是意義，但方證存在仍需要交代、需要表達。這也就是現代經方醫學不可不理論的原因，不可被醫經醫學代表著理論的原因。然而這些缺陷比起他的貢獻來還是第二位。可以說如果沒有他倡導的方證主義，沒有他的『去《內經》化』的主張，現代經方醫學仍然還在黑暗中徘徊。方證主義雖然是一個深刻又片面的口號，但是它的深刻性卻給方證辨證注入了活的靈魂，使方證辨證擴大了社會影響，開始在臨床上得到廣泛地應用。對於經方醫學來說，這是一個矯枉過正的『去《內經》化』的過程。對漢方醫學古方派來說，如果沒有這樣一個矯枉過正的舉措，就無法掙脫『被《內經》化』的狀態，就無法恢復以《傷寒論》為主體的診治體系。以上這些恭維話並非虛套，——儘管我認為，從現代經方醫學意義上看，吉益東洞關於《傷寒論》的許多論點並不值得欣賞，反倒需要警惕與存疑。譬如吉益東洞弟子傳人為了糾正方證主義極端化的弊病，就加入了氣血水學說，這樣就有效地防止了辨證論治的『碎片化』和『無序化』。後來出現內藤希哲等要求回歸《內經》的呼聲。就在這期間，中神琴溪、中西深齋等古方派提倡別開生面的對《內經》理論兼容並蓄的醫學主張。一直到湯本求真、大塚敬節、矢數道明等人，都堅持著這樣的主張，這是一個否定之否定的過程。」

「老張，《傷寒論》『去《內經》化』的呼聲為什麼由日本吉益東洞等人發出而不是中國的中醫師？」

「從歷史唯物主義的觀點來看《傷寒論》『去《內經》化』的呼聲率先在日本發出一點也不奇怪。」張丰先生的眸光閃亮，「十八世紀，隨著西方工業化的浪潮，形而上學與機械唯物論哲學思潮預先在日本登陸，代替了幾千年的自發的辨證法思想，所以才有可能出現吉益東洞方證主義——『去《內經》化』的呼聲。由這一些異國他鄉的醫學家動手矯枉過正地割斷了《傷寒論》和《內經》的臍帶。形而上學與機械唯物論雖然也有許許多多致命的缺點，但是它是人類在認識論的道路上前進時始終繞不過的一個階段。」

「老張，在人類歷史上是否有人研究與討論過這樣的一種現象？」

「有啊！卡爾．馬克思研究過這種類似現象。」張丰先生的神情煥發，「卡爾．馬克思提出一種『從後思索』的思想方法——『人體解剖對猴體解剖是一把鑰匙』，因為從『低等動物身上表露的高等動物的徵兆，只有在高等動物本身已被認識之後才能理解』。馬克思的『從後思索』的思想方法是我們破解為什麼『去《內經》化』的呼聲是日本漢方家提出，而不是我們中國？這一個問題的有力的武器。」

聽了張丰先生的議論，打開了我的視野，讓我領教了歷史唯物主義的生命力。

後來我把張丰先生對於吉益東洞的評價，轉告給阿驊表兄，阿驊表兄也持贊同的意見。

「應該說，吉益東洞把中醫理論理解為一種抽象存在無疑是正確的。」阿驊表兄認為，「但他把病證與方藥的機理本身也理解為一種不可視見和不可感覺的某種『玄之又玄』的東西，顯然有些失之偏頗。因為，至少某些具體診治規矩是可視和可感知得到的東西。譬如，交通秩序就是一個例子，在英國任何一個城市，你會發現所有車輛均靠左行駛；在美國和歐洲大陸，你又會發現所有車輛均靠右行駛。這顯然是兩種不同的『交通秩序』。這些行動秩序難道不在某種程度上可以說是可視和可感知得到的社會實存？即使這種我們所理解的『自然形成的秩序』和人們刻意理性設計和建構的『人為規定的秩序』有所不同，儘管這兩種整體的社會秩序無疑均是一種抽象存在，但它們難道不也是依據人們所觀察得到的社會中的種種事態，經由人們的心智『重構』出來的東西？」

阿驊表兄的話有點深奧，然而其主要精神還是明白的，他批評吉益東洞對抽象與具象的劃分太絕對化了。他認為方證相對應的辨證方法就是兩者和諧自然的融合，而不是非此即彼的分離和對立。理論概念和經驗必須相互連接，兩者缺一不可，好比左右雙手並用。

那天，我光顧著和張丰先生談話，忘記了泡茶，後來講得口焦唇燥才發現，慌慌張張跑去燒水、泡茶，心裡充滿著歉意與內疚。

我們一邊喝茶，一邊繼續交談。

「老張，你為什麼反覆強調，通過日本漢方醫學的橋樑，進入《傷寒論》大門以後，一定要反覆誦讀《傷寒論》原文？你並且強調在誦讀《傷寒論》原文的過程中所獲得的那種獨到的感覺。這是為什麼？」

「本來《傷寒論》的闡釋意味著對話、給予、溝通、付出，意味著人同此心、心同此理的文明生成。」張丰先生回答，「但是中國歷代醫家大都以《內經》的理論來闡釋《傷寒論》。正如陸淵雷《傷寒論今釋》敘例中所說的『金元以後醫家，困守《內經》，莫能自拔，單詞隻義，奉為金科，馳鶩空言，不言實效』。所以讀這些《傷寒論》闡釋本，反而會使你越讀越糊塗。會出現仁者見仁，智者見智，可謂『一人一仲景，一本一傷寒』的現象。即使是大塚敬節的《傷寒論解說》也未能免俗。」

我雖然還沒有這樣的體會，但是我相信張手先生的話。

接下去，我們就針灸與方藥密切配合的前景展開了熱烈的討論。

「老張，你在針灸與方藥合治方面有什麼經驗和心得？」

「經驗心得談不上，」他說，「我是根據方證狀態來選的。基本上遵循張仲景確立的『三陽經病宜針，三陰經病宜灸』的原則，但也有例外的。我理解的『穴位』為一個穴區而不是一個點，針灸時要以這個穴區內的壓痛點為針灸點。」

張手先生對於穴位的認識與蔣老先生不謀而合，我張大眼睛，期待下文。

「葛根湯證、葛根芩連湯證一般在大椎穴、次髎穴針刺或刺血後拔罐；」張手先生略作停頓，聚精會神地思考了一會兒，接著說，「柴胡陷胸湯證、大柴胡湯證在至陽穴刺血後拔罐，在陽陵泉穴針刺；柴朴湯證在至陽穴針刺後拔罐，在足三里穴針刺；柴胡桂枝乾薑湯證、理中湯證、附子理中湯證在神厥穴拔火罐，在足三里穴溫針；四逆散證在太陽穴刺血、在委陽穴或委中穴，刺血後拔罐，刺血以穴周圍區域的皮靜脈曲張明顯處為準；真武湯證、腎氣丸證在水分穴艾條熏灸等。」

我也從病的角度和他交換了內治與外治結合的療效，如治療血管神經性頭痛時如果是麻黃湯證，那就可以在太陽穴刺血；治療急性睾丸炎時，如果是龍膽瀉肝湯證可以配合大腿內側皮靜脈曲張明顯處刺血後拔罐等。並舉了不少的病例來說明。如一個四十歲婦女，消瘦，左耳耳鳴多年，具有小柴胡湯證，頸部C_4棘突細微左移，有明顯壓痛。在頸部推拿後針刺，同時予以小柴胡湯，內治與外治相結合，治療兩週而癒。

他非常認真地聽，並且反覆詢問了一些細節。隨後我們對刺血後的出血量以及出血顏色、黏度、止血時間互相交換了意見。

他講的一個病例很典型，引起了我的高度注意。病例是他工廠的一個年輕女工友，產後患急性乳腺炎，疼痛發熱，輾轉不安三十天，中西醫治療均無效，求診於他。患者消瘦憔悴，兩顴潮紅，往來寒熱，兩個乳房脹痛，乳汁顏色、質量尚可，口苦口乾，食欲大減，噁心欲吐，胸脅苦滿，心下痞滿壓痛，脈象細數，舌紅苔黃。張手先生診斷為腺病質體質，柴胡陷胸湯證，給她開了處方。接著在至陽穴發現有壓痛點，進行了刺血拔罐後，乳房脹痛明顯感覺減輕。緊跟著在兩手臂曲澤穴區皮靜脈曲張明顯處刺血，當三稜針尖點破皮靜脈時，一股紫黑的血流直衝而出，全濺在棉被上，患者驚叫起來。隨後頓覺乳房脹痛大大減輕，然後每天一邊刺血一邊吃藥，中藥方隨證加減化裁，一週後患者自覺乳房脹痛消失，但尚有幾塊腫塊。用柴朴湯調理善後，全家欣喜不已。

在日後的臨床過程中，我遇見好多例產後急性乳腺炎患者，均用方藥配合皮靜脈曲張明顯處刺血迅速取效。

「老張，你說針灸在日本發展得很快，診治方法也不斷創新，什麼赤羽氏皮內針、股神經刺激法、奇經療法、經別療法、良導絡療法、足反射療法、竇刺療法、ＳＳＰ療法等，那為什麼《內經》、《傷寒論》倡導的針灸等外治法在中國歷史上發展不快，甚至呈衰落之勢呢？」

張手先生說：「我認為宋明理學思想的傳播對針灸等外治法的生存發展產生了負面作用。理學文化反對袒胸露肚，反對醫師和病人過多的肢體接觸。這樣的文化環境對治療時需要充分暴露肢體的針灸療法是不利的。」

我一下子明白了中國古代人相見時都是打拱作揖，而不是握手、親吻、擁抱等類的禮節了。

「老張，針灸、刮痧、推拿等外治法作用在體表而對人的整體起了調整與治療的作用，這樣的療法符合中醫學的整體觀念嗎？」

「中醫的整體觀念應當包括整體對局部的主導作用及局部對整體的反作用兩個方面的內容。內治外治緊密結合，是整體性治療的重要手段，正如徐靈胎所云：『不明外治之法，服藥雖中病，僅得醫術之半矣。』」

我越發感到張手先生不沉湎於病機、病因概念，較少地談論抽象概念，而是自覺接受來自《傷寒論》中的症狀、體徵、方證、藥徵等臨床上具體的事實。

過去我讀了一篇卡爾·馬克思女兒回憶她父親的文章，其中說到卡爾·馬克思的格言：「目標始終如一」。我讀後感觸很深，就轉而問張手先生：「老張，你的座右銘是什麼？」

「醫學上我信奉章太炎的話：『多議論少成功者，雖是亦非。』」

一直到日落西山，我們才結束談話。我送張丰先生回去，一直把他送到他的住處。回來的路上，心裡一次又一次地揣摩著章太炎的「多議論少成功者，雖是亦非」這一句話，從這一句話中我彷彿猜度到張丰先生醉心於仲景內外合治療法的心理依據與思想淵源了。

葉心銘先生翻譯的《傷寒論階梯》我是從溫州市圖書館借閱的。這本書很薄，不到一百頁，我把這本書一字不漏地抄了下來。當時心裡還埋怨這本書的內容太少了，只想愈多愈好，愈厚愈好，多多益善。記得當時一邊抄，一邊讀，心裡憧憬著未來有朝一日能夠有效地診治疾病。在抄寫中升騰起來的信心，使得這一枯燥的工作變得有滋有味。隨著那書中方證和病證相互周旋、追逐、對應的情景，夢幻般地展現在這條通往山巔的階梯捷徑的後面。《傷寒論階梯》的著者奧田謙藏是與大塚敬節、和田正系齊名的古方派漢方家。他認為疾病是人體內的正邪鬥爭，也就是相當於一場戰爭。戰爭就有開始，有結束，有戰場也有各自不同的戰鬥形式，包括投降與談判。方證群就是在這場戰爭中不同時間與位置的各個人體（方藥）戰勝病證的戰場。經方醫學需要把握疾病在發展變化的過程中處於哪一個戰場，這就是確定方證狀態。方證狀態具有相對的靜止性、偶然性與巧合性，但是隨著疾病的發展與時間的流逝，方證狀態也會出現不斷地變化，這就是方證狀態的變遷性與歷時性。

幾個月以後，我到張丰先生的青藤小屋裡彙報閱讀《傷寒論階梯》後的體會。

張丰先生聽了我的講述以後，說：「初學者在讀《傷寒論階梯》時，會漸漸地發現疾病的發展是有規律的，它們的有序排列是對應著互相聯繫的方證狀態。從中就可以看到方證狀態的變遷性與歷時性的大量例子。如：桂枝湯證——桂枝麻黃各半湯證——麻黃湯證——麻黃杏仁甘草石膏湯證——白虎湯證等。《傷寒論》裡這種有序的方證狀態構成了整個疾病的全過程。」

那天，我還向張丰先生講述了龍泉仲老先生對於桂枝湯的使用也可以治療外感表證無汗而脈浮弱的患者。張丰先生高度認同了仲先生。還說：「仲萬春先生對日本漢方的研究是有心得的，其中大塚敬節有關桂枝湯證臨床上存在無汗與有汗兩種診治一說，還很少被人提及。我在臨床上遇到形體消瘦的外感風寒惡風、發熱、頭痛的桂枝湯證患者，當我問及有否出汗的時候，他們中的有些人的回答是『無汗』，這一回答往往出於我的意料之外，但是他們服用桂枝湯以後，都能汗出而熱退。」

對於閩北蔣老先生強調刺血與方藥並治以及仲老先生重視正脊療法與方藥合治的經驗，張手先生也是高度認同。他說：「韓愈說過，『牛溲馬勃，兼收並蓄』。我們也一樣，對於臨床有用的療法，多多益善」。當然蔣老先生與仲萬春先生永遠不會知道幾千里路以外還有一個他們的知音，也在進行著類似於他的中醫經方的研究工作。從此以後，內外合治漸漸地成為我診治疾病的一種基本模式，臨床上的療效也有明顯地提高，因而治癒了許多疑難病證。

我的一個表弟，當年四十歲，因患急性睾丸炎而發熱腹痛，用救護車送到溫州一個大醫院住院治療，主治醫師是溫州地區泌尿專科的著名專家。住院二十八天後，這位泌尿專科專家認為保守療法未能取效，決定先行引流，然後手術摘除左側睾丸。手術單開出後，我表弟不同意手術摘除睾丸，偷偷跑了出院，在家人的陪同下求診於我。我診察了他的脈症與舌脈象，發現陰囊紅腫光亮，壓之疼痛，質地堅硬，睾丸、副睾、精索皆腫大，睾丸鞘膜臟層與壁層黏連，向上影響到腹股溝，左側腰部也痛，不能直立，大便一週始解，小便短澀而痛，白血球一五〇〇〇／立方毫米，中性80％。尿常規：紅血球一～二，白血球七～九。舌質暗紅，苔黃膩而厚，脈弦數。證屬肝膽實火濕熱下注，瘀阻肝絡。

「你在手術之前先試用刺血療法與中醫藥治療一週，」我對表弟實話實說，「中藥就是根據方證辨證給予龍膽瀉肝湯加丹參、桃仁、大黃，並且停用所有西藥。如果一週以後療效不理想，再考慮手術好不好？」

大家商議之後一致贊同了我的方案。

我就用三稜針在表弟的大敦、太衝、行間刺血，大敦、行間出血不多，但太衝血流如注，血色紫黑。刺血後，表弟大聲驚呼少腹部的脹痛大減，特別是左少腹按壓後疼痛明顯減輕。大家開始都不相信刺血的療效如此快捷，反覆詢問表弟是否真的這樣，得到表弟證實以後，大家方感放心。當天晚上他們就住進我家附近的旅館裡，因為怕回到醫院，如果醫院已經安排好手術時間那就麻煩了。

第二天早晨，我在睡夢中被敲門聲驚醒。開了門以後，才知道原來是我表弟一家人。

他們極為興奮地告訴我，回去以後服了一服中藥，藥後大便幾次，就一夜安睡到了天亮，醒來以後，發現陰囊腫脹疼痛已減大半，就急匆匆地趕到我家，請我再給他刺血一次。

我也想不到針藥並用能夠產生如此神奇的療效，就再一次給予刺血治療。

治療方法：刺左肝俞，左委中、太衝出血，並給予龍膽瀉肝湯加橘核、桃仁、苡仁，五劑。

六天後，表弟的陰囊腫脹退減，睾丸、副睾丸仍稍腫大，精索稍硬而腫。給刺大敦、行間、血海出血，血色比前兩次鮮紅，再以三妙丸量加丹參、桃仁、當歸清化下焦濕熱通絡化瘀為治。

第四次診治的時候，發現表弟除左側精索稍硬外，別無他苦。脈弦細，舌質稍暗紅，苔薄。刺肝俞（雙）、膽俞（雙）、血海（雙）。

停藥觀察後一個月，表弟的妻子特來告訴我，她的丈夫已痊癒，現在每日駕駛手扶拖拉機搞運輸，壯健如前。我告訴她一定要到原來的醫院尋找那個泌尿專科專家複診檢查。

「前次到醫院結帳的時候，我就已經遇見那個泌尿科專家。」表弟妻子的表情就像在講一個故事，「他看見我以後就大步流星地過來，開始以責問的口氣對我說：『你丈夫為什麼突然失蹤了？』我告訴他我們懼怕手術，所以去看中醫了。他說：『你丈夫現在的情況怎麼樣了？』我說，已經痊癒了。他說：『我死也不相信』。說著就把左手舉放到自己的頭頸旁，說：『你把我殺了，我也不相信。這麼高劑量的青黴素連續用了近一個月也控制不住炎症，最後發展到睾丸鞘膜臟層與壁層黏連，所以不得已才決定手術治療。你說中藥的藥物濃度有多少？怎麼會有療效？』他的意思是我欺騙他，我也生氣了，扭頭就走。」

「後來呢？」我問。

「那個泌尿科專家的確認真，就一路追趕過來。」她笑著說，「先是向我道歉，然後從頭到尾詢問了我丈夫用針藥結合診治的具體經過，並反覆叮嚀我，要我丈夫到醫院找他複查一次。」

「再後來呢？」

「我回去以後就硬拉著我丈夫到了醫院，經泌尿科專家檢查，除左側睾丸比前略小一點之外，一切情況都正常。臨走的時候，泌尿科專家要我一定要轉告你一件事情。」

「什麼事情？」我問。

「泌尿科專家說，請這個中醫師把你丈夫這個病案的診治過程與體會寫成醫學論文，促使臨床進一步的研究與推廣。」

因為患者是我的親戚，他的身體情況我全都知道，幾十年來，他雖然生過種種疾病，但睾丸炎一直沒有復發。

還有一個針藥並治的病例也值得一提：

陳老伯，男，六十一歲，樂清縣翁垟鎮農民。患者於二月前外感發熱後兩耳聽力下降。經溫州市大醫院五官科檢查，診為「非化膿性中耳炎」、「鼓室積水」、「鼓膜膨隆外凸」，採用咽鼓管吹張術與鼓膜穿刺抽液，結合西藥內服（具體藥物不詳）。抽液之後雖當即感到聽覺有所好轉，但一週後，聽力又逐漸下降，一連診治一個多月，療效愈來愈差。後經人介紹，求診於我。證見：脈沉細，舌淡苔白膩，形寒肢冷，夜尿頻頻，耳中憋悶如塞，耳聾，大聲叫喊方能聽見。脈證合參，顯屬腎陽不足，痰阻竅閉。乃予針刺放血：翳風2（編注：「2」指左右兩個同名穴位），豐隆2。方藥予以金匱腎氣丸。

複診：聽力大有好轉，耳中閉悶感亦減，夜尿次數也比以前減少。再予針刺放血：翳風2、耳門2、豐隆2，方藥仍守金匱腎氣丸。

三診：經以上治理後，患者聽力已恢復正常，僅現肢涼等腎陽稍有不足之象，再予以金匱腎氣丸一月量，以善其後。後隨訪半年，未見復發。

此症，中醫謂之「耳脹」、「耳閉」，古代亦有稱「氣壅耳聾」，列入「暴聾」範疇之中。本病的病理關鍵是咽鼓管阻塞，中耳有滲出，積液，這在中醫可視為氣滯血瘀和痰蒙清竅。本案患者，年過花甲，病程兩月，形寒肢冷，夜尿頻頻，耳聾，金匱腎氣丸證具。針刺放血，通絡開竅，化痰啟閉；腎氣丸溫補腎氣，標本並治，故奏效迅速。

後來，我把臨床上使用刺血療法治癒了膝關節結核、半月板損傷、骨折後遺症、增生性脊椎炎、骨髓炎、腦震盪後遺症、非發膿性中耳炎等典型病例整理成文，以「刺血療法臨床舉隅」為題目發表在《針灸臨床雜誌》一九九四年第一期上。

在研究內外合治的過程中，我發現整體與局部的複雜關係，並不都是整體決定局部那麼簡單，有時候局部的損傷也會影響甚至決定整體。同時我也體會到，症狀與症狀，症狀與體徵之間的內在聯繫與主從關係，在臨床診治時，有時候區分與思考這些錯綜複雜的關係和它們之間的層層矛盾並不都是無益的。

我還使用正脊療法與經方相結合治癒了一個頸性心絞痛的病人。

病人是一個中年男子，主訴是：陣發性心前區疼痛兩個月。疼痛多在睡眠與休息時發作，胸悶、氣短，胃脹、納呆、頸部轉動受限。多次檢查，未發現心臟病變，曾服旋覆花湯加味多劑，稍有效果，但未能痊癒。檢查：頸4椎棘突壓痛，向左偏歪，壓之呃逆頻發；臂叢牽扯試驗左側（+），前斜角肌痙攣；劍突下的胃脘處痞滿疼痛而拒按；舌紅、苔黃膩、脈弦滑；X光正側位片顯示：頸3～5椎間隙輕度狹窄、頸3～5椎體前後緣輕度增生。

我的診斷是頸性心絞痛，相似於《傷寒論》中的結胸病。

治療經過：先用理筋分筋手法使左側斜角肌痙攣減除，然後施用旋轉整脊手法。施術時，醫者抱患者的頭的左手向直上牽提與向左旋轉頭顱，與此同時右手拇指向頸前方輕微推頂棘突偏歪處，稍一用力，聽見一響聲，右手拇指下棘突輕度位移，已覺對縫，術後再壓迫頸椎棘突沒有出現呃逆，再予以小陷胸湯合旋覆花湯五劑。一週後複診，心絞痛樣疼痛未見出現，胃脘痞滿疼痛消失，按之柔軟無壓痛，但神疲嗜睡，此為邪去正虛，不做治療，以期機體陰陽自和而痊癒。後來，追蹤觀察了一年未發現復發。

頸性心絞痛，西醫認為多見於神經根型與交感型頸椎病，以膈神經產生刺激性反應為主要發病機制，臨床易相混於冠心病。中醫診為結胸病，為痰熱滯阻於胸中，可涉及到脅部、脘腹部，故有胸脅脹痛、胃脘痞滿疼痛拒按等臨床見症。如果邪結高位，項部經脈受阻，亦可出現頸項強痛。如《傷寒論》：「結胸者，項亦強，如柔痓狀，下之則和……」。在結胸病中，項強是一個症狀，處於從屬地位，隨著結胸病的治癒，頸項強痛亦會相應地消退。然而，這一病例是由於頸椎細微錯位才引起了頸項強痛，頸項的損傷是結胸病的根本原因。如果在診治過程中忽視了這一點，僅以結胸病論治，將會影響療效。可見治病求本的本，辨證求因的因，是需要醫者根據具體情況做具體的分析與辨認，而不是簡單的模仿與套用。二〇〇三年十月在北京中醫藥大學召開的國際仲景學術研討會上，我就內外合治在經方醫學臨床上的作用做了一個發言，其中就講到刺血療法對我的幫助，我舉了幾個迅速治癒的病例，獲得了與會者的肯定。

我發言中的部分內容如下：

二〇〇〇年夏天的一個上午，我應聘到一專家門診部坐診，每週一個上午。那是上班的第一天，就碰到一個令人難忘的病例。一個六歲男孩，患左偏頭痛三年，久治不癒，特別是夜間二～四點啼哭不止，鬧得鄰里不能安睡。由於他家就住在這個專家門診部的樓上，是這個門診部的常客。聽他母親講述完情況，診視了患兒的病況，翻閱了各位前醫的診治紀錄，感覺到他們辨證無誤，方證相契。當時患兒左太陽穴周圍區域的皮靜脈曲張引起我的注意，我說要用刺血療法，直接去其瘀血。當三稜針尖點破太陽穴周圍皮靜脈時，一股紫黑的血流直衝而出，全濺在雪白的牆壁上，患兒的父母驚叫起來。我說：本來靜脈壓力是很小的，刺破後只是滲出來，出血最多也只是流掛下來，這樣衝濺出來的情況不多見，可見其瘀阻的嚴重性。針刺後，又開了五帖方藥，與前醫的辨證思路大同小異。一週後，我又來上班時，患兒一家人早已等候在診室裡了。說那天刺血後服了藥，當晚九點就安靜地睡眠了，一夜未話，一週來都如此，甚為欣慰。後來，他們介紹了一大群左鄰右舍來看病，使我每週一上午的門診，一下子就搞得風風火火了。

我在那個門診部坐診兩年，這個孩子的病一直沒有復發。

這次診治的經歷，一直留在我的記憶裡，時時督促我思考內治與外治，整體與局部的互動關係。

當然，此是後話。行文至此，我彷佛又看到了張丰先生在青藤小屋和我談話的情景。

二十七、胸中經緯囊中術

一九七七年開始，一大批「文革前」的電影被解禁公映；一些冤、假、錯案開始陸續糾正、平反；國家政策開始強調知識、科學、文化的重要性。這時傳來要「恢復高考」消息。對這個消息我的反應並不強烈，因為我的年齡與家庭狀況都已經使我成為「過了這個村」的人了，「高考」的太陽雖然無限好，但是也照射不到我的身上了。再說「文革」並沒有被公開否定，「兩個凡是」仍然居主導地位，這一切都不能不讓人在滿懷期待的同時又深有疑慮與擔憂。

一天下午，學校放學後，我在狀元街遠遠地看見了張丰先生。他高大的身軀容易在熙熙攘攘、人頭攢動的人群中找到，但他沒有發現我，我感到很著急。人的目光有時彷彿一道引線，不知不覺中牽起對方心靈的感應——他終於看見我一步一步朝他走來了。我高興地拉著他的手，然後向他請教了幾個問題。

我近日碰到一個急性心肌炎的病人。男，二十歲，農民，身材高瘦，素來身體壯實，一個月前感冒發燒後，心悸，脈律不齊，口乾苦，夜間小便兩次，大便稍結，臍部動悸亢進。我根據：「傷寒，脈結代，心動悸，炙甘草湯主之」，頗有信心地投以炙甘草湯，誰知道連連服了二十帖還是泥牛入海無消息，接下去不知道該怎麼辦？

張丰先生看見我焦急的樣子，慢慢地說：「這個人的體質特徵好像不符合炙甘草湯證，炙甘草湯一般適用於消瘦虛弱的腺病質體質的人，這個人具有筋骨質體質特徵，應當考慮大柴胡湯、柴胡加龍牡湯為好。」我過去在他書房聽他坐而論道，每當聽到迷惑處常常身不由己地撫手沉思；每當聽到精彩處常常情不自禁地擊掌叫好；每當聽懂奧祕處常常不經意間捧腹大笑。即使討論病例，也都是過去的病案，卻從來沒有像這次這樣結合手頭的具體病例聽他一一點評，他的點評對我來說，不啻於一聲「醫門棒喝」，使我整個人如受電擊，一下子傻了。他好像沒事一樣，扶著我的肩膀，邊走邊談，慢慢地向著他的鄉間農舍走去。

「對張仲景和《傷寒論》加以闡釋，是一種專門的學問。然而長期以來，經方研究卻一落千丈。」張丰先生一邊走一邊歎息：「我曾經看到一聯左宗棠的墨蹟，其云：『異國古書留日本』。像《康治本傷寒論》、《康平本傷寒論》等經方醫學的典籍，也都被日本人保存於他們的寺廟之中。我們研究經方醫學的人，不能不感到刺骨地心疼啊。」

一路上，他興致勃勃地講述著有關經方醫學入門時許許多多應該注意的人和事。記得其中提到日本大塚敬節等漢方家的著作。他說：「大塚敬節的《臨床應用傷寒論解說》簡明清晰，不故弄玄虛，就像一架有臺階的雲梯，是優質的《傷寒論》入門教材，只要你敢於攀登，你就可以一步一步地走入《傷寒論》的大門。所以，從日本漢方入手，是一條學習中醫經方輕車熟路的快車道。」

在他的書房裡，他搬出了好多漢方醫學書籍和雜誌，一一為我講解，我聽到、看到了日本漢方醫學家荒木性次、淺田宗伯、大塚敬節等人對使用炙甘草湯時的精闢論述。總之，諸多的論析中，患者都是「消瘦虛弱」的「腺病質」體質的人。

對他有理有據的分析我心悅口服，這個急性心肌炎的病人，後來我就用了柴胡加龍牡湯，連服十天就有明顯效果。再斷斷續續服用了一個多月而緩解。

臨走時，張丰先生將湯本求真的《皇漢醫學》中譯本（周子敘譯，一九五六年，人民衛生出版社）送給我。這是先生送我的第一部書，卻是影響了我一生的一本書。在那個禁錮的年代，書店裡、圖書館裡根本無法找到這類書籍。在回家的路上，我把這本又厚又重的《皇漢醫學》緊擁入懷、捧捂於胸，心中陡然產生了高爾基所形容的那一種「飢餓的人撲在麵包上」的感覺。三十年了，這本書一直是我的枕邊書，哪怕不讀，放在手邊也感到很窩心。就是現在偶爾在醫藥書店遇到新版本的《皇漢醫學》，還是會眼睛一亮，怦然心動。

在當天的醫學筆記本上，我恭恭敬敬地記下了整個下午的所見所聞。其中有一段張丰先生感性直觀的話使人永記難忘：「每當我的感覺遲鈍，臨床思維陷入模式化時，我就想起日本漢方家澤瀉久敬的教導：『具有敏銳的感覺是成為高明醫師的重要條件，而嘲笑感覺的認識，就是在嘲笑人類。』」

在一段相當長的時間內，張丰先生的這句話曾成為我的口頭禪。

那段時間讀了大量漢方醫學體質方面的資料和書籍，對我而言，那真是一個生吞活剝的閱讀階段，什麼深奧的書都敢讀，什麼冷僻的書都想讀，好像渾身有使不完的勁，真的是衣帶漸寬終不悔呀。與此同時，我也沒有放棄閱讀歷代中醫名家的著作，企圖從中尋覓到一些治療體質學的史料。

學了體質學說以後，我回想起以往一些失敗病案常常痛心不已。因為我發覺有些病案的失治是由於我自己缺乏體質知識所造成的。如我的一個永強友人的妻子，患支氣管哮喘多年，不發作時精力充沛，敏捷靈敏。但發作時就很痛苦，呼吸困難，痰黃黏稠，於是求診於我。根據患者口苦嘔惡、胸脅苦滿、心下壓痛、大便秘結、脈象弦滑等脈證，我診為大柴胡湯合半夏厚朴湯證，並查考了日本漢方資料，也佐證了大柴胡湯合半夏厚朴湯是治療支氣管哮喘的有效方。於是自以為能夠取效，誰知連投五劑，沒有絲毫效果，失望之極，竟懷疑方證辨證的可行性。現在才知道，辨證時沒有考慮到她的體質狀態——消瘦憔悴、面色無華——是典型的腺病質體質。這樣的體質特徵結合脈證，應該診斷為小柴胡湯合小陷胸湯證才是，如果認為是大柴胡湯合半夏厚朴湯證的確是似是實非，真是「肺腑而能語，醫師面如土」。

從此以後，我時時警惕自己思想的鬆懈和怠惰，注意人們體質類型的基本分類以及兩種以上體質類型的混合。同時有意識地注意培養自己鑒別同類體質類型患者的細微差別以及體質和方證的關係。長期堅持如一日，從此觀察力日增。現在回想起來，我才發現，接受那種技術訓練，進入那個診治系統，等於是通過了一次靈魂的改鑄。

記得有一篇張丰先生從日文雜誌裡翻譯過來的文章，題目叫「苓桂朮甘湯的研究」，作者是山本嚴，讓我留下了深刻的印象，直至今天他的翻譯原稿我還珍貴地保存著。

《苓桂朮甘湯的研究》一文，譯自日本《漢方の臨床》一九七五年十二期。日本漢方家山本嚴先生把人群分為兩大類型體質：雲雀型和夜梟型。（一）雲雀型體質的人從早到晚精力充沛，不常患病，但是一生病就是大病。胃腸非常健康，食欲旺盛，有力氣，耐力也好，從年輕的時候就同失眠無緣，起得早，睡得也好，躺不下的地方都能立刻睡著。這些人在年輕時身體健康，精力充沛，可是到了中年之後就不那麼好了。（二）夜梟型體質的人，同上述雲雀型完全相反，一年到頭不斷地訴苦，容易疲勞，沒有力氣，頭痛，臂疼，胃呆，口苦，上逆，胃痛，眩暈，手足冰冷。早上不願爬起來，夜間不想睡。這些申訴在體檢時又很難發現，大都限於自覺症狀。把前者稱為「雲雀型」，這些人就是「夜梟型」了，也就是「朝寐夜遊」者，有人稱之為「夜遊神」。這些人每天早上都賴在被子裡不肯爬起來，星期天一直睡到中午。容易發病的年齡，出現症狀及訴說煩惱大體上是二十歲，女的在第一胎出生之前，三十歲時最懶，過了四十歲慢慢不太埋怨了，六十歲一過反而精力飽滿起來，可以長壽到七十至八十歲。夜梟型的人申訴主要症狀之一是眩暈、心悸、頭痛和肩凝，他們是苓桂朮甘湯的適應症。這種治療體質方證的臨床分類和診治經驗，對我們臨床有很大的幫助。

張丰先生的譯文流暢，我讀了以後感到十分親切。山本嚴先生的敘述清晰細膩，妙趣橫生。

我回去展讀這篇手稿，一連串的句子敲擊心扉。讀了這篇譯文以後，首先想到的是我父親的體質狀況與病史。綜合父親的所有體能指標，就是一個典型的「夜梟型」體質。我父親是個「朝寐夜遊」者，「夜遊神」就是他的綽號。平時，夜間睡眠很遲，早上不願起床，假如是休假節日，就一直睡到中午。他體弱消瘦，從小多病，幼時容易外感，年輕時就患肺結核，經年咳嗽，後來咯血，時好時壞。四十歲被單位精減，下鄉以後，學會了針灸，自己給自己針刺，沒有服用任何藥物，身體卻一天一天地好起來，可以參加體力勞動。如今五十多歲，人還是那樣地消瘦，那樣地柔弱，然而體能卻愈來愈好，白天為人診治疾病，晚上讀書寫字一直到夜半。看了這篇文章以後，我相信他的晚年可能會愈來愈健康，他的壽命可能會活得很長。

那段時間我讀的日本漢方醫學的資料大都是張丰先生翻譯的，假如沒有他，不會閱讀外文原著如我，不能想像自己學習中醫的心路歷程將會如何展開。

有一次，我與張丰先生談及方證與體質的問題。

「老張，你為什麼翻譯山本嚴先生的文章？」

「在深入閱讀《傷寒》與《金匱》時，人們都能體味到，方證與體質之道，時時敲擊著張仲景的心弦。日本漢方家不滿足於這樣一種隱隱約約的感覺，於是沿著這些蛛絲馬跡一路尋覓下去，就摸索出了可以處方用藥的體質治療學。山本嚴先生的文章著眼於病人一生的生理病理特點，使我們對其病症的來龍去脈有比較全面清晰的認識，辨證用方有一定的目標感。」

「老張，是不是夜梟型體質的人一定用苓桂朮甘湯。」

「那也不一定，」他不以為然地說，「臨床用方時要根據病人的體型、體貌、主訴、主症等具體情況全盤考慮，選擇合適的方證。苓桂朮甘湯和苓桂類方如苓桂五味甘草湯、五苓散等方都可以以合方的形式運用於臨床。」

「老張，你前次在我治療狀元橋一個貧血婦女的時候，曾經為我講過日本漢方家鯰川靜先生〈什麼是水毒〉的文章，指導了我的診治，現在請你再談談你自己運用苓桂朮甘湯的經驗好嗎？」

「苓桂朮甘湯是非常重要的一個方，我自己曾經治療過幾例起立性眩暈療效還好，就是《傷寒論》條文中所謂『起著頭眩』的病症，一般患有貧血、體位性低血壓等病。不過臨床使用時都有加減化裁或者合方。這幾個病人用日本漢方家的理論來分析，都是水毒症，都伴有心下悸動，胃裡有振水音，小便不利，舌質淡白而大有齒痕。方中以茯苓為主，可以用一兩以上。」

「老張，《傷寒論》苓桂朮甘湯證的條文中還有『心下逆滿，氣上衝胸』的症狀，這幾個症狀臨床辨證時是不是一定要具備？」

「我認為，水毒症的病人是以水的異常為主，氣的異常為輔，所以方中以茯苓的藥量最大，桂枝為輔用量稍輕。『心下逆滿，氣上衝胸』是桂枝的藥徵，表現明顯的時候，就要加重桂枝的用量。」

我要求他介紹一個具體的病例，他在書桌上拿來一本病例紀錄本，翻到這個病案。我反覆看了幾次，感到很好，就把它一字不漏地記錄下來。

〈婦女貧血與連珠飲〉

我同一車間女工友李小瓊，今年三十五歲，頭暈六年，近兩月加重，請病假在家看病。患者中等身材稍稍偏胖，面色恍白沒有血色，面部輕微浮腫。西醫診斷為缺血性貧血（血色素9.3g/L），治療效果一般，中醫補氣補血藥吃了不少，不見起色。家中父母、丈夫、兩個子女身體健康。半年前（一九七二年十月六日）她丈夫陪她來我家中求診。當時的症狀有頭重、眩暈、心悸、心慌、氣短、眠淺易醒、手足冰冷、腸鳴便軟、月經色淡量少。腹診可見，胃脘有振水聲，腹部有明顯悸動應手，腹直肌攣急。舌體淡白水滑，脈象細柔，診脈時發現她的手皮膚顏色缺血樣的蒼白。我的第一印象就是水毒造成的血虛，就告訴他們要排掉水毒為主補血為輔，服藥的時間要半年以上才能有療效。他們同意了，我就投予連珠飲。服藥一個月，氣色開始好轉，信心百倍地服藥三個月就去上班了，各種各樣的症狀幾乎都消失了，血色素也有升高（血色素10.2g/L）。還是原方不變，再服一個月。除血色素沒有完全正常外，身體其他方面都好，月經的量也增多了。

體會：在每一個成功病例的診治始末都隱匿著每一個醫師經驗積累的過程，都細敘著醫師他自己精神成長的故事。因為醫師的診治不僅消除了患者的症狀與體徵，而且與此同時另外一個結果也隨之產生出來了。這就是他自己的信心、經驗、眼光和判斷力，都在他為患者診治的過程中得到又一次的鍛造和刷新。這種情形發生在每一個投身研究《傷寒論》的醫師身上，每當他們回憶起這些治癒的典型病案，就會令他們情趣無窮，信心倍增。

讀了張丰先生的病案紀錄，我有許多新的問題湧上心頭，就隨口問了一大堆問題。

「老張，你的這個病案在診治過程中，我看到了《傷寒論》中的一些有關方證的存在，但是也有一些東西是《傷寒論》中沒有的，我應該如何加以理解為好？」

「《傷寒論》是有限的，不是一種可以被任意規定的東西，尤其不是一種可以按圖索驥的百科全書。」張丰先生把手中的書輕輕地放下說，「不要把『勤求古訓，博采群方』的張仲景，奉為摩西般的先知。需要我們站在今天的角度對《傷寒論》做重新的挖掘和理解，也就是說，需要經方研究者本人在《傷寒論》與現代中醫之間造成一個新的空間，新的敘述，而不是將《傷寒論》原封不動地放在那裡。譬如吉益東洞從《傷寒論》中淘洗出『方證主義』開日本古方派的一代風氣；湯本求真尊奉《傷寒論》並不意味著他緊跟在《傷寒論》後面亦步亦趨，許多鮮活的心得是他自己的研究成果；森道伯從仲景學說中領悟出治療體質學，融會貫通與獨立思考是他的特點。總之，日本漢方家們都能大量地融入新知，所以後來大腳步行走在日本漢方醫學道路上的是他們自己的血肉身軀和腳步，而不是張仲景的影子。」

「老張，我在閱讀《傷寒論》的時候，時時感到原文中詞語之間、句子之間和篇章結構上的許多空白和裂縫，閱讀時會產生片段感與殘缺感，再加上時間、空間上的距離，使解讀《傷寒論》原文感到非常困難。」

「由於《傷寒論》文本結構上存在一些遺憾，所以初學者都會遇見你所遇見的問題。」張丰先生深有體會地說，「但是你只要抓住了幾個關鍵的問題，你就會慢慢地領會仲景的醫學意圖。」

「老張，我應該抓住哪幾個關鍵的問題呢？」

「我的體會是，首先要抓住六經辨證和六經的雙向傳變，接著要抓住方證相對應的辨證特點，還要抓住方劑的歸類與相互的聯繫。這一些問題的確是抽象的存在，但是我們都知道，與其他動物不一樣，人具有把不能直接看見或感知的事物呈現在自己腦海裡的這種能力。這幾個問題抓住了，再讀《傷寒論》就不會太難了。」

「老張，張仲景的《傷寒論》裡論述了他自己經驗領域裡最常見或最典型的方證，而我們臨床面對的病案有可能更為複雜一些，是這樣的嗎？」

「歌德早就說過這個道理。他說：『理論是灰色的，生命之樹常青』。經方醫學也不例外，臨床上也是法無定法，具體的症狀與體徵決定方證。」張丰先生引經據典暢談自己的心得與體會，「《傷寒論》原文絕不會是某種外在於我們和駕馭我們的神諭。我們不是簡單地遵循《傷寒論》，而是要內在地消化它。因為有時候決定臨床療效的，不僅僅是辨證正確與否的問題，而是分寸的問題。唯有如此去理解《傷寒論》，它才是可以觸摸到的，無處不在的。總之，在依靠方證辨證常規程序診治的過程中，還要密切關注每一個病案的個體性與偶然性，因為具體的病症都是具有生長性的，具有自己變化、發展的新情況，這樣的認識可能更符合於我們臨床的實踐。所以臨床家的頭腦裡，必須要以概括性和靈活性來重現和重組一些比較複雜的方證狀態，當臨床家頭腦裡的方證狀態和臨床病案的方證狀態大致契合時，才會產生療效。也只有醫師自己的診治實踐才能夠使《傷寒論》具體化、鮮活化。從某一個意義上講，每一個經方臨床家都在發現、發展或者說在改寫著《傷寒論》。所以只有既熱愛《傷寒論》，更熱愛醫師生活，執著中醫臨床並能夠直接而不借助於現成醫學典籍就能從臨床實踐中獲得靈感、啟悟、經驗與刺激，從日常生活中汲取智慧、情趣、聯想與創意的中醫師才能讀懂《傷寒論》，才能去診治病人。臨床實踐是中醫唯一的源泉，《傷寒論》本身並不能產生經方醫學，只有活生生的病人，病人身上許許多多同中有異的臨床現象才能產生經方醫學。只有在這個境況下，我們才會體悟到孟子的『盡信書，則不如無書』的真正含義。」

回到學校，遇見了阿驊表兄，他已經在這裡等了兩個小時。我留他一起吃晚飯，在飯桌上，我把張丰先生的談話內容與他交流，也談了自己對張丰先生的印象，並把日本漢方家山本嚴先生的文章〈苓桂朮甘湯的研究〉的中文譯本拿給他看。

阿驊表兄把這一篇有關治療體質學的資料瀏覽了一下以後說：「這些資料非常重要，對我們深入學習現代經方醫學很有啟示作用。」

「張丰先生學習經方就是直接從日本漢方入手的，這樣的情況的確非常特殊。」我回答說，「我認為，與張丰先生交談，使我對經方醫學加深了理解，更大的收穫是知道了方證辨證的實質是『方證狀態』的辨證。它不僅僅是以幾個主症、脈象為唯一的診斷要點，還包涵著體質的鑒別、疾病譜的查考等因素。它們之間水乳交融，和而不同，互相關聯、互相驗證、互相展開，互相補充。這樣的辨證思路使臨床處方用藥有了更加明確的依據，使中醫臨床學從『醫者意也』的隨意性中走出來，成為一門循規蹈矩的臨床技術。」

阿驊表兄說：「張丰先生的經方觀點來源於日本漢方，日本漢方的敘述方式與我們傳統的中醫學不一樣，是一套新的敘述。這樣的敘述有簡化、通俗化中醫理論的作用，使中醫藥學更為清晰，更為實用。看來與張丰先生相遇是我們學習經方的一個新的轉捩點，它將為我們今後學習經方開闢了一條新路，這是一條通往現代經方之路。」

阿驊表兄平時雖然思路敏捷，但是表達時總是口訥言詘，我與他爭辯時，他的有根有據的道理由於表達得不利索，總是被我的東拼西湊的歪理所淹沒，每當出現這樣的局面，他也只得默默地苦笑不已。

那天不知道為什麼，阿驊表兄的言語變得暢達了起來。

「方證辨證是中國未開化時代先人的『無意識理性』的產物，它是一種自發的規矩與秩序，不是先人所創造所設計的。」阿驊表兄說，「只不過是先人在無數億次的醫治疾病的實踐中，發現的知其然而不知其所以然的診治疾病的規矩而已。所以在這種方證辨證的診治方法中，看得見、摸得著的方證藥徵就是『具體的科學』，不需要用『有意識的理性』去解釋，去論證。就像警犬撲捕犯人一樣，無需更多人為的說明。當然警犬撲捕犯人是動物的本能，不能與人類的野性思維相提並論。中國有一個成語叫熟能生巧，可見熟練的經驗也可以產生出精確的判斷。人們都有這樣的體會，有時候一個難以言說的直覺也會幫助你掌握某一個被隱藏的奧祕。」

阿驊表兄的講話中有一股濃得化不開的書卷氣，有許多詞語我不是很理解，然而他表達內容的含義還是清晰的。

「什麼叫野性思維？」我問。

「野性思維與我們現代思維一樣，包括三大內容：記憶、理解與發現。不過它是人類的原始邏輯在無意識之中進行的理性活動。野性思維強於知覺與想像，善於直觀地捕捉到事物的本質，但是它缺乏分析、歸納、綜合等抽象思維的能力。」

阿驊表兄的解釋比原先的概念更難懂。野性思維這個領域看來海闊水深啊，我暫時還無法涉及，然而我在他的話語中感觸到一種對經方起源解讀的突圍性的萌動。

「阿驊，你是說，方證的雛形是中國遠古蠻荒時代先人野性思維的產物？」

「是的，是先人用特殊的思維方式發現的疾病過程中的偶然性、巧合性現象。這種診治知識是先人用生命和時間積累下來的。偶然性、巧合性現象是指方證辨證時疾病的症狀、體徵、脈象、舌象、腹證、體質狀態等因素以及相對應的方藥組合關係的橫向聯繫。方證辨證中的偶然性、巧合性現象是疾病發展過程中的一個橫剖面，它強調的是諸多要素中同一時間與同一空間的內在聯繫。日本漢方的方證與體質和方證與疾病譜的兩套的經緯交叉診斷學就是這種橫向聯繫的最經典的現代論述。」

「阿驊，歷代中國醫家是否有人注意到《傷寒論》不同尋常的醫學理念？」

「有啊，」阿驊表兄說，「孫思邈早就發現《傷寒論》醫學概念和行文特點與其他醫著判然不同，他在《千金翼方》序文中說：『至於仲景，特有神功，尋思旨趣，莫測其致，所以醫人未能鑽仰』，就已經明確地點明了這個問題，當然他還不會使用『野性思維』這個名稱。歷代醫家中的聰睿之士也時有類似的說法，譬如陳修園在《傷寒論淺說》中說：『《傷寒論》及《金匱》方出自上古及伊尹湯液，明造化之機，探陰陽之本』，其中的『明造化之機』，就是說《傷寒論》中的方證辨證並非理性設計而是天然妙成，『野性思維』一說呼之欲出。」

「阿驊，」我無意之中提高了音調，「野性思維有什麼特點？」

「斯特勞斯認為，」阿驊表兄說，「野性思維具有具體性、非時間性、類比性、對稱性（按兩元對立的邏輯進行操作）四個基本特點。」

「斯特勞斯是何許人物？」

「克洛德．列維．斯特勞斯是法國的人類學家，」阿驊表兄說，「一九〇八年十一月二十八日出生於比利時布魯塞爾。在二十世紀三〇年代中期，列維．斯特勞斯在巴西聖保羅大學任社會學教授。一九三五年至一九三九年，斯特勞斯與其妻子到巴西給印第安原住民和其他土著進行更多系統性的實地考察工作後，發現土著人有特殊的思維方式。他把這種思維稱為『野性思維』。他認為未開化人類的野性思維，具有具體性與整體性思維的特點。野性思維與開化人的抽象性思維一樣，都是有秩序的。野性思維也能夠對經驗進行極其詳細的總結歸類。所以這兩種思維的區別與不同，不是分屬野蠻與文明或是初級與高級這兩種等級不同的思維方式，而是人類歷史上始終存在的兩種互相平行發展、各司不同文化職能、互相補充、互相滲透的思維方式。野性思維，它是人類文化的源頭。」

「他有什麼著作？」

「著作很多，」阿驊表兄說，「《野性的思維》是他的代表作，我是在偶然之中讀到了一九六二年法文版的《LA PENSÉE SAUVAGE》。」

「用野性思維的觀點來分析《傷寒論》，你發現什麼祕密沒有？」

「我還沒有做這一方面的研究，」阿驊表兄說，「不過我發現做為野性思維四個基本特點之一的對稱性，在《傷寒論》中可以看到。可以說，《傷寒論》中滿眼都是對稱性的湯方。譬如大柴胡湯和柴胡桂枝乾薑湯就是以小柴胡湯為對稱軸的兩個相對稱的湯方；桔梗湯和半夏散及湯就是以甘草湯為對稱軸的兩個相對稱的湯方；黃芩湯和芍藥甘草附子湯就是以芍藥甘草湯為對稱軸的兩個相對稱的湯方；大黃黃連瀉心湯和附子瀉心湯就是以半夏瀉心湯為對稱軸的兩個相對稱的湯方；真武湯和豬苓湯就是以五苓散為對稱軸的兩個相對稱的湯方；大黃黃連瀉心和乾薑黃芩黃連人參湯就是以黃連湯為對稱軸的兩個相對稱的湯方等等。日本漢方家中西惟忠把這一種對稱現象稱為核心方證的熱化證與寒化證。上述幾組方證中，排在前面的是熱化證，後面的是寒化證。譬如大柴胡湯證就是小柴胡湯證的熱化證，柴胡桂枝乾薑湯證就是小柴胡湯證的寒化證。以上是以方藥結構的角度來看《傷寒論》中的對稱性，如果以病證的角度來看其對稱性，那就更多，譬如桂枝湯和麻黃湯就是以葛根湯為對稱軸的兩個相對稱的方證。這一種對稱性用中西惟忠的熱化寒化難以解釋，需要用實化與虛化來加以說明。」

阿驊表兄的認識與體會對我有莫大的啟發，我一聲不吭地聽著，並把談話要點記錄在筆記本上。

阿驊表兄接著為我講了一個故事，他想利用故事的深刻寓意來化解我的疑惑。

「聽了你轉達的張手先生的講話，使我想起了一個有趣的故事，」阿驊表兄說，「這個故事和張手先生講話中的『方證狀態』、『經緯交叉診斷』有一定的聯繫。」

阿驊表兄不僅思想深刻，而且言語詼諧，只是由於講話的速度比較緩慢，所以表達能力差一點，但是他講的故事我最喜歡聽了。

我戲謔地說：「好，我沏茶伺候，你慢慢道來。」

說完就給阿驊表兄泡上一杯清茶，並給他點上一支香菸。

阿驊表兄吸了一口菸，說：「古代有一個讀書人沒有進舉，就在家中開了一個私塾，自任老師。私塾裡只有兩個學生，一個甲，一個乙。甲勤奮好學，博聞強記；乙懶惰貪玩，不求進取。老師平時誨人不倦，要求嚴格，學生倆都有點兒畏懼他。某年夏天的一個下午，塾師有事要出門，就把作業一一交代下來，要求兩個學生在學舍裡自習。等他辦完事回到學舍，把門一推開就傻眼了，他看見兩個學生都趴在課桌上睡覺，兩個人的左手還把書卷緊緊地握著，兩個人的口水都在課桌上淌了一大攤。」

阿驊表兄不知怎的停了下來，喝了一口茶以後，看著我問：「你猜這個老師會怎麼樣？」

「這不是明擺著的嗎？肯定會火冒三丈，責罵兩個學生。」我不假思索地說。

阿驊表兄早已料到我的回答，笑著說：「看問題太簡單了吧，恰恰與你估計的相反。」

接著，他就把故事一板一眼地講了出來：

老師躡手躡腳地進來，好像怕驚動他倆。接著輕輕地走到乙的身邊，悄悄地叫醒乙，並把乙帶到學舍的外面，還關上了學舍的門，然後瞪大眼睛嚴厲地批評乙。

乙不服氣，責問老師說：「老師，你不公正，為什麼只叫醒我、批評我，而不去叫醒甲、批評甲呢？」老師生氣地說：「甲？甲跟你不一樣。」

乙理直氣壯地說：「老師，你不是親眼看到了嗎，我與他全部一樣，都是由於天氣炎熱，手裡握著書卷在學習的時候睡著了，不是嗎？」

老師指著乙的鼻子說：「外面的人看去就像你所說的那樣，『都是手裡握著書卷在學習的時候睡著了』。然而你們的情況我還不知道啊，你們是不一樣的。」

這個學生感到迷惑了，就問：「老師，我們哪裡不一樣啊？」

老師皺上了眉頭說：「你呀！你是一拿著書，就睡著了；他呢？他即使睡著了還緊緊地拿著書。你說說，你們一樣不一樣？」

事情的確是老師分析的那樣，只有深知他倆平時學習態度、生活習慣的老師，才能夠透過完全相同的現象而抓住了事物的真相。

三十五年以後，也就是二〇一〇年九月，我受黃煌先生的邀請到南京參加全國經方應用論壇，在大會上我做了一個題為「經方臨床中的幾點心得」的演講。在演講中，我把阿驊表兄這個「握著書卷睡著了」的故事，用來說明黃煌先生倡導的「藥人」、「方人」這一治療體質方證學的重要臨床意義。臨床脈症就像故事中的「都趴在課桌上睡覺」的現象，「藥人」、「方人」這一治療體質學因素就像兩個不同學習態度、生活習慣的學生，只有像老師熟悉學生一樣地熟悉「藥人」、「方人」的醫師，才能在診治病人時真正地做到方證相對應。我的故事一講完，就博得了全場的笑聲與掌聲，可見經方醫師對黃煌先生「藥人」、「方人」的臨床價值早已心知肚明，所以經這個故事稍稍一點就引起了強烈的共鳴。

時隔幾十年，這一個故事使人在捧腹一笑之中明白了方證狀態內在的奧祕，可見這個故事的蘊義深遠。

「是啊，一個是一拿起書卷就會睡覺，一個是睡著了還緊緊地握著書。如果你不知道他倆平時的學習態度，光看當時現場的情景怎麼能夠判斷出來喔！」

在阿驊表兄舒緩輕鬆的敘述中，我還隱隱地感覺到了他的那種漫不經心與超逸的淡然。

這個故事太好了，它的寓意太深了。就像經方醫學的方證辨證，如果不知道病人的體質狀況，不研究病人的疾病譜，光憑臨床的脈症、舌象還只能抓住部分的方證，這就是當時我運用這種療法時而有效、時而無效的根本原因。

我送阿驊表兄回去，一路上還是圍繞這個故事與方證辨證的關係說個不停。

為了讓自己對於《傷寒論》有進一步的體會，我花了一個月的時間再一次拜讀了《傷寒論》原文。雖然比前幾次的閱讀多了一些理解，但是還是困難重重。又遇見一些棘手的問題，我就往張手先生那裡走去。

那天，我在張手先生的寓所與他談起《傷寒論》和臨床的問題。

「老張，《傷寒論》和臨床的關係，你能講得更詳細一點嗎？」

「這是一個永恆的話題，」張手先生說，「《傷寒論》是寫在字面上用來給人們閱讀的，是一些句子、語詞和它們之間的銜接、過渡、變化與行進。它和現實的臨床脈症與體質診治有很多不一樣的地方。整體性一般伴隨著模糊性，因為純粹性、明晰性和確定性是要以完整性為代價的。這是一個悖論，張仲景撰寫《傷寒論》時面臨一個兩難的選擇。《傷寒論》為了總體把握疾病的一般規律，就不去管一些不可捉摸的、比較瑣碎的東西了，所以條文排序結構所衍生的一種模糊性、曖昧性、晦澀性和歧義性就在所難免，更何況歷代醫家都提到要重視仲景《傷寒論》條文中省略的那一部分『無字』的內容。由於中國古代文化的無言意味，僅僅依賴語言文字，恐怕很難讀明白。《傷寒論》條文中的『無字』，既是境界，又是我們學習的障礙。陳伯壇有幾句說得很中肯：『對仲景原文的闡釋，不管條文錯簡與否，字句是否通達，不糾纏各派之紛爭而以臨床實踐出發。仲景學說即是教人從沒字句之空白處尋出字句來，還向病人身上尋出有字句之書，簡直是仲景全集已藏入病人十二經中矣，失病人便是失仲景。』日本漢方家在這方面沒有少花力氣，因此對於他們的研究成果我們不應該視而不見，可以透過這一條路徑，更深層次地挖掘出《傷寒論》中潛藏的奧祕。」

「老張，經方醫師應該如何提高自己的臨床水平？」

「中醫師除了從自身廣袤豐富的臨床體會中，還能從別的什麼地方獲得有關診治的經驗呢？」張丰先生說，「對於我們來說，重要的不僅僅『是什麼』，而是去『做什麼』。『是什麼』只是一種認知，而只有去『做什麼』才是目的。《傷寒論》那些不言自明的方證，其中決定性的力量，並不僅僅來自於人為，也要看做是大自然的餽贈。臨床實踐告訴我，每當我們用仲景的方證辨證治好一個病案時，我們就對《傷寒論》有了多一層理解；與此同時，『我認為』也會相應地提高一點點。就像黑格爾講的那個往水裡扔石子的小男孩一樣，從小石子激起了一圈圈的漣漪裡，感到了自己力量在延伸，眼睛的視力也在增強，心靈的感受力也在萌生，體內的活力、彈性和韻律也在悄悄地生長。也就是說，扔石子這麼一個動作，其結果不僅是看得見的一個水圈，而且還有小男孩從中創造出來的新的自我。這個內在的收穫雖然肉眼看不見，但卻是實實在在可以感覺到的。只要醫者注意到病人各自診治前後的病情變化，並對其中的細微差異提起高度重視，醫者原本的眼光趣味、觀察力和敏感性就會得到相應的提高。這一點，我們在自己的臨床實踐中，在每一個無名無聲但知冷知熱的普通病人身上，都會得到反覆的驗證。臨床實踐則是對《傷寒論》理解的過程，是實行中的張仲景意志，臨床實踐永遠是理論和學問的老祖宗。」

張丰先生對此話題旁徵博引，費盡口舌，沒有局限於在經方裡看經方。

「老張，經方醫師臨床上成敗兩個方面的經驗都能提高自己的臨床水平嗎？」

「這是一個很複雜的問題，並不是所有的經驗都能提高自己的臨床水平。」張丰先生說，「值得警惕的是中醫師的個人經驗與學問的積累不都是正面的，它同時也會產生一些負面的效果。這些負面的東西可以稱為『經驗主義』，它會使中醫師喪失了直接去感覺、判斷外在的鮮活的臨床病人的能力，甚至喪失了這方面的興致，變成一個倚老賣老，江郎才盡的『老中醫』。所以中醫師永遠要保持對臨床的執著與熱情，對病人高度的負責，時時自覺地進行知識更新，才會使自己的個人經驗與學問不會很快地蛻變老化。」

這是一個多麼沉重的話題啊。張丰先生的話我記住了，我會用一生的時間去實踐的。談話中我突然想到我最近讀到的一個材料，就想提出與張丰先生談談。

「老張，民國時期有一個上海名醫陸士諤先生，他與惲鐵樵先生一樣，原來是一個小說家，後來研究《傷寒論》，成為一個經方家。我對於這個人物倍感興趣，不知道他對經方醫學有什麼貢獻？」

「陸士諤先生提出要以仲景的眼光去讀《傷寒論》，要以仲景的立場去運用《傷寒論》。」張丰先生告訴我，「這是一種非常有創意的觀點，在中醫界極少有人能夠具有這種認識論上的焦慮。他比一九六五年阿爾杜塞在《保衛馬克思》中提出的以馬克思的哲學思想來閱讀馬克思的資本論的觀點要早幾十年。法國著名哲學家阿爾杜塞『症候閱讀法』就是論述了與陸士諤提出的同一個命題。阿爾杜塞哲學中出彩的觀點應該是源生於拉康的症候閱讀法。他要求在閱讀中穿透有形文字，讀出空白讀出失語，從而真正把握作者寫作文本的深層理論問題式。他認為這樣的閱讀才能揭示文本的理論框架。所謂理論框架，就是使一種理論以特定方式提出問題，而排除另一些問題被提出的那個潛在的整體結構。因此，在閱讀包括理論著作時，不能僅僅透過對其白紙黑字做文字上的直接閱讀，而必須把它同構成做為文本必要補充的、深藏在文本之中的無意識的理論框架的許多症候聯繫起來閱讀。只有這樣，才能發現一種學說的理論框架。阿爾杜塞的觀點儘管還有很多不盡人意之處，但在許多問題上有其非常深刻的地方。他論述的『人的觀念會無形地束縛著人的觀察與閱讀』這一觀點，使人茅塞頓開。」

「老張，阿爾杜塞的『症候閱讀法』你是在哪裡閱讀到的？」

「這些資料來源於外文版的歐、美與日本一些左派的報刊，我們可以在上海與北京的『外文報刊門市部』購買得到，我是託在上海與北京的朋友郵寄來的。」張丰先生一臉高興地說道，「如法國的紅色人道報，希臘人民之路週刊，法文版Le Quotidien du peuple，馬來亞革命之聲，日本人民之聲，日本的工人黨機關報，法國人民日報，泰國人民之聲，義大利新團結報，澳大利亞先鋒報，希臘人民之路，墨西哥太陽報，所以學會外語就可以拓寬我們的視野，讓我們瞭解到更多的東西。」

「老張，請你談談《內經》與《傷寒論》在結構上的區別好嗎？」

「古代是一個科學和哲學不分家的年代，《內經》諸多作者的基本智力活動都可以歸結到探尋某個超越的秩序，」張丰先生回答說，「它關心隱藏在事物表面之下的生命秩序和結構，追求天、地、人之間的奧祕和規律。所有這些問題和答案今天看起來既天真又深刻，而在《傷寒論》中思維方式發生了革命性轉變，天人合一、五運六氣等理論被臨證體驗、現場觀察取而代之。因而研究健病之變、診治方法的途徑和視角也發生了根本改變——以更多的經驗觀察大部分代替了形而上的思辨。經驗乃是人類另一種探索真理、到達真理的方式，張仲景的《傷寒論》是將經驗觀察和理性精神結合起來的完美典範。張仲景也在陰陽學說的背景下移植和整理了方證辨證的診治方法。他將蠻荒年代野性思維的結晶與當時最有力的思想武器——陰陽學說結合在一起。同時，他清醒地意識到方證辨證，這種另類思維的珍貴性。所以在整理過程中儘量保存了《湯液經法》中方證的原貌。西晉皇甫謐《甲乙經．序》云：『仲景論廣伊尹《湯液》，為數十卷，用之多驗。近代太醫令王叔和，撰次仲景選論甚精，指事施用。』由此可見張仲景的《傷寒雜病論》是在《湯液經法》的基礎上論而廣之而成的。」

「老張，經過方證辨證基本訓練的醫師與傳統辨證施治的醫師，面對同一個病人症狀與體徵，他們四診所得的材料會是一樣的嗎？」

「他們四診所得的材料是不一樣的，」張丰先生回答說：「沒有經過方證辨證基本訓練的醫師，是有眼不識方證的。就像沒有經過X光培訓的醫師去看X光片子一樣，是無法看出什麼答案的。同一個病人相同的症狀、體徵、脈象、舌象、腹證，不同醫學觀點的醫師，往往會得出不同的資料與組合，更不用說最後的結論了。」

「老張，」我突然想到一個問題，「方證出現已經把經方醫學推進到科技的前沿，『實逼近科學之堂奧』，那為什麼不繼續向前推進呢？」

「原因當然非常多，」張丰先生回答說，「原因之一可能由於古代的哲學、文化、思想的路徑依賴阻擋了它的發展。中國古代東方式的智慧和哲思對科學性技術持有高度的警惕。對於當時盛行的『桔槔』汲水的原理，中國古代傑出科學家墨子比阿基米德還早五百年就已經做出了科學的假說。他指出，秤重物時秤桿之所以會平衡，原因是『本短標長』。用現代科學的語言來說，『本』即為重臂，『標』即為力臂，寫成力學公式就是力×力臂（標）＝重×重臂（本）。令人難以理解的是，利用『桔槔』來汲水一事，莊子持反對意見。他認為『有機械者必有機事，有機事者必有機心。機心存於胸中則純白不備。純白不備則神生不定，神生不定者，道之所不載也。吾非不知，羞而不為也』。莊子認為技術會玷汙人的心靈，也就是技術的發明和使用會改變人的思維方式。他認為人的這種理性的自負會打開人類無窮無盡的欲望，從而遠離以和諧為目的的天地大道。」

「這種重視天然生活形態，反對科技創造的思想是莊子一個人的創見嗎？」我很感興趣。

「不。」張丰先生回答說，「這種反對科技的思想，幾乎是春秋戰國時期思想家們的共識。如老子指出『人多伎巧，奇物滋起』。孔子說：『形而上者謂之道，形而下者謂之器』；『君子不器』。莊子針對『桔槔』汲水一事明確地指出『吾非不知，羞而不為』。在一派指指點點的合唱聲中，古代先賢給科技研究頒布了禁行令——『奇技淫巧，典禮所禁』。當然我們在批評春秋戰國時期思想家們反對科技發展的同時，也要思考一下他們是否也有某些合理的地方。這是一個很有趣味的問題。一方面它站在前現代的立場阻擋了古代科技向科學化的發展，另一方面它能用後現代的眼光洞悉科技發展給人類帶來的弊病。在『知識就是權力』的鼓動下，現代科技在創造輝煌奇蹟的同時，的確也給人類帶來了許許多多的問題。特別是『人定勝天』的理念深入人心以後，對大自然的掠奪性開發就沒有了限度。如一九五八年大躍進時期流行的一首民歌：『天上沒有玉皇，地上沒有龍王。我就是玉皇，我就是龍王。喝令三山五嶺開道，我來了』，民歌中那一種要高山低頭，要河水讓道的氣概，表露得非常明顯。然而隨著生態環境的破壞，這種勘天役物的觀念已經瀕臨破產。人類被自己所創造的科技異化疏離。回過頭來想想，二千五百年前的春秋戰國時期諸子『天人合一』的觀點在阻礙科技發展的同時，又具有超現代的啟示作用。對於張仲景的方證研究已經『實逼近科學之堂奧』而不能進一步深入研究一事，我們真的不知道應該為其惋惜呢？還是為其慶幸？」

「國外有沒有學者提出類似的想法？」

「法國著名思想家盧梭，」張丰先生回答說，「他在哲學上主張感覺是認識的來源，堅持『自然神論』的觀點；強調人性本善，信仰高於理性。嚴復曾經對莊子與盧梭思想的共識進行過比較研究。」

透過張丰先生這樣反覆耳提面命，我漸漸走進了現代經方醫學的懷抱。

二十八、父子臨床爭是非

在狀元鎮我利用課餘與寒、暑假為周圍的人們處方針灸，由於方證辨證和針灸相結合，臨床上有效地治療了一些中醫、針灸的適應證，逐漸地有了一定的群眾基礎。這些中醫、針灸的適應證其實都是一種疑而不難的常見病，只因西醫屢治不效，所以被人們誤認為是陳痾痼疾。我的父親單獨一人居住在永強青山，一邊醉心於辨證施治與專病專藥相結合的研究，一邊為鄰近幾個村子的群眾看病。由於他診病仔細，面面俱到，極為認真，也頗有人氣。

父親學中醫起步比我早，治病以針灸為主，方藥為輔，按部就班地學習正統的中醫理論。他對古代儒醫傾心嚮往，對《內經》的天人合一、陰陽五行頂禮膜拜。認定楊繼洲，傾慕張景岳，對葉天士更是佩服得五體投地。當他看到《陸氏論醫集．用藥標準》中有一大段嬉笑怒罵的文字是嘲諷葉天士的時候，他生氣得臉色都變了，二話不說就把這本書丟棄在地上。因為陸淵雷在書中白紙黑字寫著：「在下要說句駭人聽聞的話，清朝乾隆年間，蘇州大名醫葉天士，是個天字第一號大滑頭，論他的滑頭本領，足可以代表（顧）亭林所說的今之庸醫，他專門用不死不活的藥，他的醫學簡直狗屁不通。諸君倘若不信，請看《中國醫學月刊》第三、第四、第五期，若要知道他滑頭手段，請看陸九芝的《世補齋醫書》。不過九芝先生畢竟是狀元宰相的老太爺，說話很忠厚，不像在下扯開了喉嚨直倒罷了。」父親認為陸淵雷不僅講話不客觀，為人也不厚道，所以他的書是旁門左道，不能讀，讀了以後非中毒不可。

「陸淵雷的文章口味重而具有顛覆性，所以能夠魅惑年輕人。」父親不客氣地說：「稍有中醫學知識的人一看就會知道他的說辭是多麼地荒誕不經。」

其實我也不贊成陸淵雷先生這種攻擊溫病學說，非議葉天士先生的觀點，也認為他意氣用事，攻其一點不及其餘。但是父親還是認定我在袒護陸淵雷。因此我們父子倆時常因為醫學觀點的不同而暗中較勁，甚至發生過爭執。

父親體弱消瘦，雖然肺結核病已經痊癒，但是還是經常有感冒咳嗽、咽喉不利，當他發病時一般都自行中藥、針灸治療而癒。但一九七七年夏天的那一次不一樣，感冒發燒、頭痛五天不癒，他自己針灸，自己開一些辛散解表的中藥服用，但都無效。西藥亦用過不少，體溫反而愈來愈高，最高時曾經達到攝氏四十度。神疲脈數，形寒肢冷、手腳冰冷，兩條棉被蓋在身上還覺得不暖，頭痛用布帶捆緊才稍安。正趕上我星期天回青山老家，發現父親患病臥床，體溫計上的體溫雖高，但他自我感覺不但不發熱，反而畏寒無汗。診察後，我認定是少陰表病，馬上給他服用麻黃附子細辛湯。父親服藥五個小時後，果然汗出熱退，僅剩下咽痛而已。我內心洋溢著成功的喜悅。

父親並不這樣認為，他一味強調我的辨證有誤，不然的話，為什麼反添咽痛乾澀？他要我把處方給他看。看了以後他大吃一驚，生氣地說：「你明知我有肺結核病史，經常咳嗽、咽喉不利，人又是消瘦的陰虛體質。這次發高燒，體溫三十九度，脈搏每分鐘一〇〇次，還用這等溫熱藥物，豈不是南轅北轍，極為危險？」

「要說危險，老年人在發高燒時的危險，莫過於出現感染性休克，」我聽到父親不分青紅皂白的話就非常失望，忍著滿肚子的氣摸摸底對他說，「臨床上在發熱、脈數時，如出現形寒肢冷、神疲脈弱，是《傷寒論》中少陰表病的表現，就有高度危險性。你受涼後，發高燒，但神疲蜷臥，手腳冰冷，脈象雖然數，但沉細弱。你萬幸沒有汗出不止，血壓還正常，所以還可以用扶陽解表的麻黃附子細辛湯退熱降溫。你的體質雖有陰虛傾向，又有肺結核病史，但當下急性陽虛和風寒表症是你疾病的主要矛盾，只有迅速解決這一主要矛盾，才能退熱降溫、保存津液。」

「什麼『急性陽虛』純屬自造概念。」父親難以信服我的辯解，埋怨道，「不是用藥過於辛熱，你說說為什麼熱降了，反添咽痛乾澀，明明是辛燥傷津。」

我沒什麼話好說，心裡想父親他為什麼不會權衡輕重，而是這樣地求全責備呢？我陷入莫名的困惑之中。

「今後，你假如遇到像我這樣的病人，千萬不要開這類的藥方。」耳邊不斷地傳來父親憂心忡忡的告誡聲。他的意識深處可能認為，用扶陽解表的湯藥治療老人外感發熱，即使有效也不符合正統的中醫理論，是一種危險的療法。

「你除了《傷寒論》以外，對其他醫家缺乏敬意。」父親把平日對我的不滿乘機講了出來，「日本人言中國醫學，則難免乖悖情理。你對日本漢方倒有著旺盛的閱讀熱情，對你這種荒誕的學習興趣，我一直持反對態度。我認為，日本漢方的『方證對應』是辨證的初步，和源遠流長、博大精深的中醫學相比是小巫見大巫。你一條道走到黑是進入了死胡同，偶有閃失是要吃官司的。」

我端詳凝視著父親病後憔悴的面孔，無奈地點點頭。

他認為我已接受了他的意見，於是吞吞吐吐地說：「其實，……」

我從他欲語還休的眼神裡，讀懂了他不想挑明的後半句話的意思。他想必認為，外感發熱一般六、七天不治也癒，扶陽解表反而徒增咽痛而已。這時，我心裡難過極了，更加明顯地感覺到我們之間有深重的隔閡。

第二天，父親基本已經治癒，只是神色疲憊，聲音有點沙啞。

「我希望你不要把過多的精力投入到日本漢方中去。」臨別的時候父親對我說，「日本鬼子給我們造成的戰爭創傷是這樣地深重，我不相信他們會搞出什麼好東西來。特別是你，差點就成為日本鬼子刺刀下的冤死鬼了。」

「阿大，我為什麼會成為日本鬼子刺刀下的冤死鬼？」

「去問問你的母親，你就知道了。」父親不耐煩地說道。

當我回到橫街小學的時候，剛好我的母親也在我這裡。那天夜裡，母親回憶了我出生前後的情況。

「你是抗戰後的第七年出生的，」母親記憶猶新，「那一年，溫州又被日寇占領了，大家都在四處逃難，所以那時出生的孩子很多人取名叫『逃生』。」

是啊，母親不提我還不知道，記得和我同年的好幾個同學的小名都叫「逃生」，原來這些小名不僅是個人的苦難經歷的胎記，也是民族恥辱的歷史紀錄。

母親一字一句地告訴我：「你出生的前幾天，溫州被日寇第三次占領，這次淪陷時間較長，共九個月多。淪陷之前政府機關已經全部撤遷，專署遷到瑞安高樓，縣政府遷到楓林。這次進犯溫州的日軍，據悉有三千餘人。」

母親畢竟受過中等教育，對我出生前後的形勢知道得一清二楚，幾十年了還記憶猶新。

「阿媽，前兩次溫州淪陷的時候日本兵有沒有來到永嘉場？」

「前兩次日本兵都在溫州市區與三溪一帶，沒有來到永嘉場。」

「阿媽，第三次溫州淪陷日本兵來到了永嘉場與青山村？」

「是的，原來你外公已經事先和寺前街一個西醫助產醫師有過預約，我臨產時請醫師來接生的。但是你出生那天，寺前街一帶已經被日寇全部占領，但鬼子還沒有進入青山村。你父親請征瞭公划小船到寺前街請西醫助產醫師過來接生，但是船划到醫師家門口的河埠頭，醫師看到滿街嚴厲的布防，看到各個橋頭各個路口站著的凶神惡煞的日本兵就死活不肯上船了，你父親與征瞭公只好划著空船回來。慌亂匆忙之中，只得請當地的接生婆為你接生，幸好生產的過程十分順利。就這樣，你來到了這個兵荒馬亂，戰火紛飛的世界。」

這些事情，我是第一次聽到，雖然已經過去多年，但是當時的情景還是令人膽戰心驚。

母親記憶的閘門一打開，就把當時的諸多細節原原本本地告訴了我。

「你出生的第二天，日本鬼子就在漢奸的帶領下進了村。」

我過去在小說裡、電影裡無數次地看到日本鬼子進村的慘烈場面，所以一聽到鬼子進村就本能地緊張起來。就著急地問：「村裡的情況怎麼樣？」

「聽說全村的人全部逃難避禍在大羅山裡，只留下少數幾個老弱病殘的人。」

夜深了，周圍一片寂靜，只聽見風吹樹葉發出沙沙的聲音，伴隨著母親述說苦難的經歷。

「日本鬼子已經占領溫州，人心惶惶，新聞謠言分不清。」母親歎了一口氣，聲音低沉了下來，「青山村全村大疏散的那一天，就是我臨產的前一天。我害怕得要命，只想回家，回到我媽媽的身邊。我忍不住哭了起來，一個準備留下來陪伴我的老婆婆勸我不要哭，她是你外婆雇來服侍我坐月子的保母。」

「阿媽，你生產時身邊有人嗎？」

「後來才知道，那幾天怕日本兵進村，你父親白天到東閣庵山上避難，晚上偷偷地回家。幸好有這一個保母，她非常機智，那幾天都在做大難臨頭時的準備。」

「那幾天保母天天給我的臉上抹上加墨水的黃泥，使我變得又老又醜。」母親繼續說著，「她在房間裡堆放了許多又臭又髒的東西，如尿桶啊，尿布啊等，來準備應付日本兵的闖進。」

風聲鶴唳，草木皆兵；土法接生，生死未卜。所有的災難與痛苦都降臨在一個弱女子身上，在不得不接受種種磨難的同時，也在鑄造著逆來順受，堅韌不拔的稟性。

「阿媽，我出生後哭得凶嗎？」

「我也分不清什麼是哭得凶？什麼是哭得不凶？我只是擔心你的哭聲會惹災招禍。」

「為什麼？」我不解地問。

「你出生後的第二天中午，我聽見房間外面有笨重皮靴踩踏地板的聲響與日本人對保母大聲講話的聲音。」

「阿媽，你怎麼知道與保母講話的是日本人？」

「『七七』事件前的五年，我與你外公、二舅、三舅、姨夫等人一直居住在南京下關，當時經常看到日本人，聽到日本人嘰里呱啦的講話。所以，一聽到房間外面嘰里呱啦的聲音，就知道是日本人來了。」

「阿媽，你害怕嗎？」

「我嚇得在被窩裡瑟瑟發抖，只怕你哭起來。真是怕什麼有什麼，這時候你卻大聲地哭了起來。日本兵一聽見嬰兒的哭聲就不顧保母的百般攔阻，提著刺刀闖進了產房，保母不顧自身的安危衝到日本兵的前面，捏著自己的鼻子，把雙手張大，頻頻的左右搖擺，用手勢告示日本兵，想讓他知道這裡是產房，這裡很髒很髒，很不衛生。」

「這些情景你都看到了嗎？」我問。

「我是閉著眼睛聽到的，具體的情況是保母事後告訴我的。」

「後來呢？阿媽。」

「事後保母說，日本兵用刺刀左右兩下挑開了掩閉著的蚊帳，把頭探了進去。不知道什麼原因，我睜開了眼睛，看到了一把白晃晃的刺刀與鋼盔底下一張孩子氣的臉。」

「後來呢？」我緊張極了。

「當時你又啼哭了起來，日本兵也模仿你的哭聲，也嗚啊——，嗚啊——了幾聲就走了。」

我也鬆了一口氣，繼續問：「就這樣走了？」

「隨著大皮靴聲音的遠去，我們終於平安無事了。」

母親後來告訴我，當時睜開眼睛來看日本兵，真的不可思議。她是一個膽子不大的人，為什麼敢這樣呢？那天夜晚，我一直與她討論這個問題，後來母親似乎找到了答案。

「九一八事變以後，我在南京聽到了許許多多抗日的歌曲，自己也學會了這些歌曲，特別是《松花江上》，一唱起來就恨死了日本鬼子。」母親繪聲繪影地敘述起抗戰期間的事，「從九一八算起，十幾年來我們天天在罵日本人，現在日本兵竟然殺到自己的房間裡來了。所以即使死了，也要親眼看一下日本兵是什麼模樣的，不然的話，死不瞑目。可能是在這樣的心態下，我突然睜開了眼睛。」

陣痛向胸口奔襲而來，做為中國人，強烈地體會到一種身臨其境的悲傷與生死與共的相憐之感。想不到我剛一來到人間就跟日本人扯上了這一種關係。日本侵華戰爭給我們國家與人民造成的傷害我們永記不忘，然而中日兩國人民幾千年來淵遠流長的交往也是難以分割的，這種恩怨交加的情感在我們學習中醫針灸的時候，體現得更為深切。中醫針灸近現代在日本發展得很快，名師輩出，學習他們的臨床經驗對我們是有利的，但是他們的祖師爺是我們的祖先把他教會的，一想到這一層的歷史淵源關係，總覺得心結重重。

那天夜裡，我反覆地思考我和父親在各個問題上的分歧。我想由於各自的生活經歷太過懸隔，因此也導致了彼此的中醫觀點發生差異、偏轉和倒置。有些問題還沒有展開討論就發生對立，我們之間可能在出發點上預先就已經存在著誤會。我最不能接受的就是父親總是拿自以為非此莫辦的標準來衡量一切人，彷佛天地之間的那桿秤，就拴在他自己的褲腰帶上。總之，不管我如何試圖糾正自己的情緒，從正面考慮父親的意見，但總是很難說服自己。我心中有萬千傷感，此際也唯有一笑了。

我想與張丰先生交換我這次悲欣交集的診治感想與體會，希望從他那裡獲得教益和力量，獲得啟迪心智的啟示。同時他正著力於研究「個案」中的方證與體質的關係，我的「個案」堪稱典型，興許他也會感興趣的。

一天下午，在張丰先生的住處，他聽完了我嘮嘮叨叨的敘述。

「你父親的擔心是有道理的。」張丰先生平靜地看著我說，「雖然你用麻桂類方藥治療外感表證也能用中醫理論解釋清楚，但人們也可以從好多方面來責難你，如夏天的暑熱啦，如發高燒，體溫三十九度，脈搏每分鐘一〇〇次等熱象啦，陰虛體質啦，肺結核病史啦等。這就是現在中國中醫界的現狀，你不得不正視它。你能在現代醫案裡找到多少類似的臨床報導？就是在古代醫案中也很少有這樣的記載，人們對外感高熱常規治法是辛涼解表，清熱解毒等。外感高熱辛溫解表已經是令人咋舌了，更不用說辛溫解表加辛熱扶陽。」

張丰先生走到書桌旁邊，拿來一本《葉天士醫案》對我說：「這是中醫臨床必讀之書，你就尋找不到扶陽解表的麻黃附子劑退熱的醫案。」

我已經不只一次地讀過這本書，發現書中很少有記載麻黃、桂枝等辛溫解表的治法，更遑論扶陽解表。徐靈胎針對《臨證指南醫案》中這一不正常現象也有議論，他認為「此非此老之過，乃編書之人胸中漫無定見耳」。

張丰先生略加思索後說：「其實陸淵雷攻擊葉天士的話，是受其老師章太炎先生的影響，章太炎先生一九一一年從東京寄信給錢玄同論《傷寒論》的重要性，其中寫到：『葉天士、吳鞠通淺薄之言，不足尚也』。這封信後來以『致錢玄同論醫書』題目公開發表，這就是其明證。」

原來如此，陸淵雷攻擊葉天士的話不是空穴來風。

張丰先生話鋒一轉，就講到了日本漢方醫學：「日本漢方家解讀《傷寒論》的少陰病初期為『表陰證』、『表寒證』是獨具慧眼的。他們認為，凡小孩、產婦、老人等體弱的人外感表證，即普通感冒、流感、各系統感染性疾病的初期，所有急性傳染病的前驅期都歸屬於『表陰證』、『表寒證』的範圍。麻黃附子細辛湯、麻黃附子甘草湯是少陰病首選的常規用方。還有桂枝去芍藥加麻黃附子細辛湯也是一張治療表陰證的好方。大塚敬節的經驗，使用桂枝去芍藥加麻黃附子細辛湯治療老人及體弱者的感冒時心下部膨滿痞堅的腹證也可以沒有出現。可見現代中醫臨床，借鑒日本漢方的研究成果極為重要。你和我臨床診治一些體弱人的外感表證，也是運用這個觀點而反覆獲效。」

他又找來一大疊日本漢方資料，熟練地翻到他需要的地方，一一地指劃給我看。這是他的習慣，總是用翔實的書面文字來驗證所言不虛，強調事出有本。

「到底是不是少陰病？僅憑『凡小孩、產婦、老人等體弱的人外感表證』是不夠的，還需要足夠的臨床證據。」他站了起來，點數著自己的指頭說，「首先，患者臉色蒼白，甚至貧血貌，精神疲倦；第二，雖然體溫表測量是高熱，但患者自覺卻無熱感者；第三，全身惡寒，特別是頭部畏寒明顯，患者需要戴帽來保暖，一般四肢冰涼；第四，肢體、關節不適或疼痛，特別是頭痛，患者喜歡用布帶捆緊；第五，脈象沉數，一般虛，也可以不虛。」

接著結合我父親的病例，他說：「你父親的病況是基本符合少陰病的『表陰證』、『表寒證』，選用麻黃附子劑也比較合適，但你還需要考慮他的『腺病質』體質。雖然這種體質的人，隨著年齡增大對本人健康的影響愈來愈小，但生病時，還是要認真考慮的。所以，我認為麻黃附子甘草湯對你父親比較合適。日本漢方家龍野一雄認為：『麻黃附子甘草湯可用於比麻黃附子細辛湯證的全身症狀輕緩者，一般伴有咽痛。甘草的藥效是緩和氣道，治療咽痛。』總之，麻黃附子細辛湯證和麻黃附子甘草湯證要仔細鑒別，除此之外，還要一一排除四逆湯、真武湯等方證。」

他還將一些特殊的、非常見的方證，如假熱的四逆湯、通脈湯等做了說明。他的入情入理的分析，達到了使我排難解惑的作用。討論接近尾聲時，我提出了幾個「節外生枝」的問題。

第一個是：「有的日本漢方家臨床使用麻黃附子細辛湯的時候辨證不是很規範，僅僅是根據『凡小孩、產婦、老人等體弱的人外感表證』就投藥，麻黃附子細辛湯成為小孩、產婦、老人等體弱的人外感表證的常規用方。臨床結果是：有的效果良好；有的無效，但也不見出現有什麼副作用的報導。我們臨床是否可以仿用日本漢方家的這種常規用方方法？」

第二個問題是：「外感表陰證病人，出現發熱、惡寒、頭痛、無汗等明確的表證，假如辨證不當，誤投麻黃湯、葛根湯會有什麼後果？」

張丰先生對我提出的問題沉思了好一會兒，回答說：「這兩個問題提得很好，我們需要好好地思考與準備，留待下次討論吧。」

一週後，我又來到張丰先生的農舍，就上次的話題繼續交談。張丰先生一開始就說：「第一個問題牽涉的面比較大，留待以後我們慢慢解答。第二個問題，我認為誤投後有什麼後果，要根據患者的體質狀態來決定。體質狀態好的，可能僅僅是無效，拖到一段時間，待患者體能恢復了，也會汗出而癒；體質狀態差的，可能就會變證百出。」我默默地聽著，知道他已經做了一定的準備，就屏聲斂氣地等待著他更深層的發揮。

張丰先生從書架上拿來《曹穎甫醫案》，翻尋到有關章節，一字一句地研讀了起來。

予憶得丁甘仁先生逝世之一年，若華之母於六月二十三日親至小西門外觀看房屋。迨回家，已入暮。曰：今夜我不能親視舉飲，急欲睡矣。遂蓋被臥，惡寒甚，覆以重衾，亦不能溫。口角生瘡，而目紅，又似熱證。腹中和，脈息浮緊有力。溫覆已久，汗仍不出，身仍無熱。當以天時炎暑，但予：麻黃二錢，桂枝二錢，杏仁三錢，甘草一錢，服後，溫覆一時，不動聲色。再做一劑，麻桂均改為三錢，仍不效。更予一劑，如是續做續投，計天明至中午，連進四劑，了無所出。計無所出，乃請章次公來商。次公按脈察證，曰：先生膽量，何其小也？曰：如之何？曰：當予麻桂各五錢，甘杏如前。服後，果不滿半小時，熱作，汗大出，臭氣及於房外，二房東來視，掩鼻而立。人立房外內望，見病者被上騰出熱氣。於是太陽病罷，隨轉屬陽明，口乾渴，脈洪大，而煩躁。乃以調胃承氣湯下之。

讀完以後張丰先生又細細地串講一遍，讓我有充裕的時間去熟悉、理解、掌握整個病案診治的來龍去脈。

「依我之見，此案的處理並非很恰當，辨證用藥未能環環緊扣。」張丰先生以平穩的語調慢慢地說，「其根據是：其一，此案診治的時間是一九二六年夏天，曹穎甫先生六十歲，其妻子潘氏，就是案中若華之母亦近老年，其體質虛弱，正如書中姜佐景所言：「師母體素瘦削，而微有痰飲之疾。」這一次外感後無發熱，惡寒甚，覆以重衾，亦不能溫，脈象浮緊有力，腹中和，是少陰表證，符合傷寒論『無熱惡寒者發於陰』的遺訓。曹穎甫先生投麻黃湯是缺乏根據的，可以說是誤治，所以『服後，溫覆一時，不動聲色。再做一劑，麻桂均改為三錢，仍不效。更予一劑，如是續做續投，計天明至中午，連進四劑，了無所出』就在情理之中了。一個普通外感風寒續做續投，連進四劑，了無所出，無疑是方證不相符；章次公先生認為麻桂分量不足，續投麻黃湯，服藥後雖然汗大出卻病未除，『隨轉屬陽明，口乾渴，脈洪大，煩躁，乃以調胃承氣湯下之』。治療歷盡艱辛，焦頭爛額，終於治癒。我認為，這個病症本來就是少陰表證，初病時『腹中和』，反覆誤診誤治後才『中陰溜腑』，形成承氣湯的少陰急下證。你認為對嗎？」張丰先生停頓片刻，靜靜地看著我。我閃避目光，不敢對視。

張丰先生不無遺憾地說：「以上對此案診治的苛求倘能成立，真的令人扼腕不已。連我深為敬重的曹穎甫、章次公先生都難以辨別少陰表證，令人倍感惶恐。看來我們一定要改變夜郎自大的心態，才能積極借鑒日本漢方的觀點。

此案診治，如果辨證從『老人外感表證可能是少陰表病』入手，一開始就給她投用麻黃附子細辛湯等方，可能會收到事半功倍之效。對了，你的第二個問題也可以從此案診治的分析中找到答案。」

「對以上病案的解讀是我心靈煎熬、思想長考的結果，」張丰先生神色莊重，「實事求是，不為賢者諱，是學術文化薪火相傳的重要前提。我也曾經多次地反問自己，會不會是：『不悔自家無見識，卻將醜語詆他人。』但考慮到自己的見解是有跡可循、有案可稽的，最後還是堅持了原來的立場。容有度，蓄有範，都不能無邊無涯。難道不是嗎？就人類理性而言，大家是平等的，享有同樣的條件和可能性，這樣人和人才能溝通。我的觀點如果完全不是主觀任意的，那麼也可以成為一種新的視角。」

曹穎甫先生妻子潘氏——若華之母發熱一案我也讀過，當時讀它的時候，曾經為其奇譎怪異的診治過程捏一把汗，並為其麻黃湯中的麻黃不斷加量而驚詫，更為其若華之母大汗後病轉陽明腑證後一「下」而痊而歡呼。現在被他一分析，歷史的疑團赫然挑開，病案依舊，結論大異，確實是別有洞天。他的評敘層次分明、章法整然，他的結論即使不能讓你全然信服，卻由不得你不得不對他嫺熟的學識、敏銳的眼光深表佩服。

張丰先生娓娓道來，言語之中蘊涵了一種真正平和、平等、寬容的精神。這樣的心態對建立恰當的事實感的過程是十分有利的。特別是他那種孔子倡導的「當仁，不讓於師」的求真務實的精神，使我怦然心動。

我突然想起在《吳鞠通醫案》也有類似記載。吳鞠通於甲子二月二十五日治療的吳氏外感風寒治癒後復中案，見頭項強痛，惡寒無汗，脈緊，用麻黃湯法不效。第二天經仔細辨證，認為患者陽氣本虛，加上病重藥輕，吳鞠通在前方加重的基礎上再加「助陽勝濕」的附子、白朮，服一劑就汗出而癒。這才是投麻黃湯法不效後的臨床常規應變方法。所以張丰先生論析的臨床誤診現象無獨有偶，審評和處理意見也是有本有據的。

「我還想起了你為我述說的林治平先生與阿驊先生有關名醫的議論，」張丰先生記憶猶新，「特別是阿驊先生的『名醫』與『標籤』的名實之論，的確是入木三分。其實，任何東西都是這樣，標籤就是一個『概念』，它是一個符號，一個標誌，它是有用的，甚至非它不可。然而它也是有限的，往往名實不副。中醫的初學者心裡能夠知道這一點是非常重要的，譬如經方醫學中的『方證』，我們也應該這樣去認識它。每一個『方證』的臨床脈症是有規定的，不然的話經方醫師就沒有依據，就無從著手去辨證。從這一點來講，『方證』它是有用的，經方醫學非它不可。然而我們也應該清醒地看到，在臨床說它的作用也是有限的，與複雜多變的脈症比較起來，它常常顯得捉襟見肘，名實不副。這是因為它所代表的脈症組合體的多樣性，以及脈症中存在著要素之間多變的組合方式。為此，組合體與『方證』必然出現恆動不居的關係。經方醫師的作用就是使它們能夠透過一系列變換而彼此過渡，再透過方藥的化裁加減而達到臨床療效。在這個意義上，方證辨證不僅是一種診治方法，醫療方式，而且是一種自由的思維方式。對於已經學習過正規學院統編教材的理法辨證的醫師來說，如果想再學習經方醫學必須要轉換辨證思路，這需要首先拋棄已有經驗，要盡力撇清關係，哪怕以後再將後者併入經方醫學的客觀綜合中去，所以他們學習經方醫學的困難程度並不比零起點的人少。」

我想著想著，心裡突然產生一個念頭，假如我父親也來聽聽他的分析，他能改變自己的立場嗎？張丰先生好像洞察到我的心思似的，話題一下子又轉到了我的父親身上：「你父親批評你選藥不慎，過於辛熱，有可取的地方。」

張丰先生看了我一眼，笑著說：「一個人的弱點，不是他自己，而是他的反對者甚至敵手最瞭解。假如這個人能虛心聽取反對者或敵手的意見，就可以使自己進入一個新的發展空間。」

我想想也的確是這樣，我一直在父親的反對聲中逐漸地查缺補漏，改錯糾偏的。

張丰先生的臉色慢慢地嚴肅起來，用一種世事洞明的語調說：「你父親的擔心，除了觀點上的分歧之外，還有一個原因，就是代表了一個職業醫師的擔心。趨利避害是人的本能，醫師也不例外。使用麻黃附子細辛湯如果方證不對應是有一定的風險的，醫師沒有一定把握是不敢開的。而這個方藥的價錢不到一毛錢，有這個把握的醫師也不一定願意開。這個方，中藥店一般也不願抓，也不敢抓。久之，久之，幾百年、上千年下來，就這樣，大量的習焉不察，積非成是，大部分醫師就不會開了。你現在是免費門診，看病的目的是為了療效，所以沒有這一方面的體會。你父親比你現實，只是他沒有點破這一層利益關係的薄紙罷了，你要體諒你父親的一番苦心。人生常常如此，對於父母的愛，做兒女的，往往感覺很遲鈍；而等到很久以後體會到了這份愛並想要回報的時候，才發現為時已晚，已無法報答。」

是啊，經方醫學是一個高投入、低效益並有風險的選項，能鍥而不捨堅持，誠非易事。對於長期有意識地避開經方不用的中醫界來說，都經歷了一個不願─不敢─不會─的過程，現在已經積重難返了。

張手先生看見我惶恐的樣子，馬上說：「你父親的擔心是可以理解的。但他勸告你不要開經方就錯了，不開經方怎麼能學會中醫呢？中國古代醫學家說得好，要『膽大心細』，特別是一些藥性猛烈的方藥，醫師一定要研究出一個有效、安全區域，特別是要控制好方藥使用的有效、安全邊界底線。這樣就有利病人，又能保護自己。」

「日本漢方醫學是不是就是透過減少藥物分量來守住『有效安全邊界底線』的？」我的心裡突然受到觸動，不假思索地脫口而出。

張手先生感到我的回答有點出於他的意料之外，沉默了一會兒說：「這是你的一個新的觀點，可以用來解釋日本漢方家用藥分量比我國中醫師用藥分量輕的一個原因。所以，一些藥性猛烈的方藥如葛根湯、麻黃湯、大小青龍湯、麻黃附子細辛湯、四逆湯，日本基層醫師都敢使用，都可以常規地使用。有些方劑，如葛根湯被列為家庭用藥，這在中國醫師眼裡是不可思議的。是啊，你的意見已經部分回答了你提出的第一個問題。」

這種談話真讓人心曠神怡，如果把傾聽也看做一種言說的話，這種非同尋常的無盡吸納，在不知不覺之中就已經參與了思想的交流與互動。這種交談從思想到信息，從語言到思維，從知識到境界都令人終生難以遺忘。從談話的開始到末了，我發現自己的認知能力已經走出遠遠的一大截，那完全是用自己的雙腳走出來的。這樣微妙、激動人心的談話以及從中所產生的東西，已經永遠地記憶在我的心中。

在我保存至今的筆記本上，還能找到張手先生臨別時的話。他對我說：「對日本漢方和中醫學的比較研究是一個燭照未來的大課題，其中臨床思維方法和哲學背景的比較研究更為重要。」

的確如此，日本漢方和我國中醫臨床思維方法和哲學背景有明顯的差異，它像一堵高牆阻礙了兩種醫學的相互交流和滲透，今天重新咀嚼張手先生前瞻性的臨別贈言，仍然使人齒頰留香。

有一個星期天，阿驊表兄來了。我欣喜不已，充分體會到有朋友來，不亦樂乎的心情。

給他泡上熱茶以後，他就神采飛揚地給我講敘了他近期治癒一個婦女憂鬱症的病例。阿驊表兄年輕時受過嚴格的西醫教育，頭腦又比較冷靜，近十多年雖然熱心地學習中醫，然而對於中醫臨床療效一直保持極為謹慎的態度，而這次一反常態的興奮，引起了我高度的注意。

一個三十五歲的婦女，年輕時患過肺結核病，兩年前停經以後，漸漸地陷入了疾病的漩渦之中而難以自拔，屢經中西醫治療沒有明顯療效。現在的病況是：面色青白，形寒肢冷，生趣全無，容易疲乏，動作遲滯，話語減少，注意力分散，淺睡易醒，性欲下降，時有痰涎嘔出，反覆出現輕生的想法與行為。病人脈象沉滑，舌體淡紅，舌苔白厚水滑，腹診沒有什麼特殊徵象。病症是少陰病四逆湯證，再考慮到「寒痰蒙蔽心竅為癲」的古訓，就毅然投以四逆湯與《局方》三生飲合劑三帖。處方如下；制附片三錢，乾薑二錢，甘草一錢，制南星二錢，木香二錢，制川烏一錢，生薑三片。藥後諸證明顯減輕，守方一週病人神清氣爽，恢復正常，停藥觀察沒有復發，至今已經三個月了。阿驊表兄把這個病的以上脈症命名為「四逆三生飲方證」，要我在臨床上注意觀察與應用。

的確令人鼓舞，憂鬱症是一個疑難的病症，中西醫都認為比較難治。我也遇見過幾個類似的病人，使用種種方藥都沒有取效。病人臨床表現和半夏白朮天麻湯方證、桂枝加龍骨牡蠣湯方證、三黃瀉心湯方證、黃連解毒湯方證、黃連阿膠湯方證、竹茹溫膽湯方證、歸脾湯方證、甘草瀉心湯方證、豬苓湯方證、清心蓮子飲方證、柴胡加龍骨牡蠣湯方證都不一樣，勉強用之也沒有效果。所以雖然抑鬱症病人還能夠主動求醫，然而患者的消極絕望與沉默寡言，往往使我望而卻步，如果「四逆三生飲方證」在臨床上能夠重複取效，將給不少病人解除苦痛，可給多少陷入無望的家庭帶來歡笑。阿驊表兄用方的思路比較開闊，經常把仲景的方與後世的方適當地進行配合使用。把理法辨證中的病因、病機做為方證辨證的跳板與橋樑，以達到擴展方證辨證診治疾病的範圍。譬如這個婦女情志異常的憂鬱症，病人的脈症和古代醫學中的陰癲、卑惵、百合病基本相似，然而因為患者有自知力所以和「陰癲」病又有所不同；患者沒有心慌不安、痞塞不欲食等症狀，所以又有別於卑惵；患者沒有急性病的病史，又沒有神情恍惚，行、臥、飲食等皆覺不適的症狀，所以似與百合病距離較大。然而從理法辨證的角度來看，「寒痰蒙蔽心竅」一說頗為相似，於是尋找到治療中風的「三生飲」。在此之前，對經方、時方的接軌我一直持有保留意見，但是這一次的治驗證明了這一條路值得進一步探索。阿驊表兄發現的「四逆三生飲方證」，我後來遇到過好多次，只要方證相對均能取效，這為我贏得了不少的聲譽。

我已經將近半年沒有遇見阿驊表兄了，有許許多多的問題要和他討論，向他求教。

我向他講述了診治父親發熱的麻黃附子細辛湯證，並把與張手先生交談的意見也告訴了他，特別是父親令人難以接受的言論，我一直耿耿於懷。

「你父親的想法很有代表性，陸淵雷先生的醫論之中就反覆講到這種社會現象。」阿驊表兄說。

「阿驊，陸淵雷先生在哪篇文章中說到這種社會現象？」

「不是〈用藥標準・開篇〉裡嗎？他不是以風趣的筆法描敘了古之庸醫與今之庸醫的區別嗎？」

「記得，記得，陸淵雷先生用筆不留情，得罪了不少人啊。」

「陸淵雷先生得理不饒人，講話不留餘地。」阿驊表兄說，「在他的潛意識裡可能在追求古代詩人『語不驚人死不休』的境界，有時候就免不了過了底線。」

阿驊表兄說的，我也有同感。

「毫無疑義，陸淵雷先生的歷史貢獻應該擺在第一位。」阿驊表兄以肯定的語氣繼續說，「他的一些論戰的文章與當時的形勢與大環境有關，再說他的文字『話糙理不糙』，我們後人評論他的時候，不能只講形式不講內容。」

然而，陸淵雷先生的一些醫學觀點在中醫界沒有多少人瞭解。

「你說陸淵雷先生認為古之庸醫與今之庸醫的區別在哪裡？」阿驊表兄瞅了我一眼問道。

「古之庸醫敢用卻邪除病的『狼虎藥』，今之庸醫不用卻邪除病的『狼虎藥』，專用『果子藥』、『點心藥』敷衍病人，騙取錢財。阿驊，我回答的對嗎？」

「這個命題是顧亭林先生提出來的。」阿驊表兄點點頭說，「他認為古代民俗質樸，所謂的庸醫只是水平問題，明清時民俗淺薄，所謂的庸醫就是人的品行問題，他們一味地耍滑頭，算計個人的利害，盡力避開作用猛烈的方藥，專門自保。」

父親希望我不要使用作用猛烈的經方，看來也是強調利害以求自保。為什麼張手先生認為這一行為是可以理解的呢？

阿驊表兄好像料到我心中所想的事情，繼續說：「張手先生說：『你父親的擔心是可以理解的』這句話意味深長，他道出了一個普遍的社會現象。」

病家歡迎用平和藥的醫師，一些醫師技不如人，私心又重，為了迎合病家心理，不使用卻邪除病的狼虎藥，已經成為社會的習俗。但是歷代少數有良知的醫師還是我行我素，膽大心細地扶正祛邪，在消除藥物毒副作用的基礎上對症下藥，不和這種世俗的歪風邪氣同流合汙。

阿驊表兄喝了一口茶，說：「我先講一個故事，你仔細分辨一下，這是一個什麼性質的故事？」

阿驊表兄喜愛法國文學，俄羅斯文學，特別喜愛伊索寓言，克雷洛夫寓言，他自己也寫了一些寓言故事，每一篇都是高質量的，我是他的第一讀者。現在聽到他要講故事，我懷著滿心的喜悅，準備聆聽。

阿驊表兄說：「從前，有一個人叫張三，依靠製作燒餅維持全家的生活。他做的燒餅，形味色香俱佳，又好吃又好看，特別是剛剛出爐的燒餅，芝麻酥油，表皮黃亮，脆香酥甜，人人稱讚。但是周圍的人都說他有點戆，整日醉心於羅貫中的《三國演義》，讀三國，評三國，三國就是他精神生活的樂園。有意思的是，還有一個『三國迷』圍著他轉，這個人就是在他旁邊擺攤修鞋的李四。」

阿驊表兄的故事中的時間、地點、場景，都已經交代清楚，主要人物也已經出場。

阿驊表兄點了一支菸，深深地吸了一口，繼續說：「有一天清晨，張三把所有的生餅貼在烤爐的內壁，看了看漸漸燒旺的炭火，就一如既往地在爐子上邊圓圓的洞口加上爐蓋。當他把整套工序一口氣完成以後，就輕鬆地直起了腰，給自己點上一支香菸樂滋滋地抽著。他知道把這一爐子的燒餅烙熟烤透起碼需要兩支菸的時間，所以他在等待下一個工序——把香噴噴的燒餅全部取上來——之前，可以安心地小憩片刻。」

我想故事的鋪墊工作已經全部到位，緊接著高潮就要出現了。

阿驊表兄慢慢地吐出煙圈，繼續說：「這時候，張三看見他旁邊的修鞋匠李四沒有顧客，正閒著沒事，就焦急地對他說：『李四，昨天晚上我把赤壁大戰那一章看了幾次，發現曹操的部隊沒有二十萬。』李四一聽，不買他的帳，就說：『你無事生非，《三國演義》上都白紙黑字寫著二十萬，錯不了。』張三生氣了，扳著指頭對李四說：『我慢慢地算給你聽，當曹操奪取荊州，攻下江陵，順著長江東下的時候，總的兵馬是二十萬，但是在夏口與武昌方向的駐軍有二萬，所以在赤壁大戰中可用的兵力是十八萬。』正在他們舌劍唇槍難解難分的時候，張三的小孫子牽扯著爺爺的衣襟大聲地叫喊：『爺爺，不要再爭了，不要再爭了，燒餅烤焦了，燒餅烤焦了。』」

阿驊表兄喝上一口茶，兩眼瞅著我，一臉詼諧。

阿驊表兄緊接著自問自答地說：「你猜，張三怎麼說？張三一轉身，用指頭指著小孫子的鼻子，說：『燒餅烤焦了有什麼大不了的，這裡兵馬還差二萬呢！』」

這個笑話滿好，燒餅烤焦了不在乎，兵馬差二萬不得了，反差強烈極了。

在我擊掌大笑的時候，阿驊表兄在座位上慢慢地喝茶，一言不發。

阿驊表兄看我笑好了，就問我：「這個故事中的張三可笑嗎？」

「當然可笑。老糊塗了，看三國掉淚，替古人擔憂，真的可笑，真的可笑極了，迂腐過了頭。」

阿驊表兄嚴肅地問我：「老人家有沒有可愛的地方？」

「可愛的地方？我看不出有什麼可愛的地方？」

阿驊表兄看我無動於衷，失望地歎一口氣說：「從個人利害與家庭受益的角度來看，張三的舉動一點兒也不理性，一點兒也不現實。真的，既不知『人情練達』，又不懂『世事洞明』，所以一直以來是鄰里婦孺嘲笑的對象。」

「是啊，為了一些跟自己利益完全無關的事情這樣地投入，這樣地較勁，值得嗎？」

「張三窮究事物真相的精神，難道一無可取嗎？」阿驊表兄突然反戈一擊。

阿驊表兄話中有話，另有所指，細細想來，也有道理。

「你沒有發覺在張三的身上存在著一些塞萬提斯所心儀的唐吉訶德的精神嗎？」阿驊表兄問。

「唐吉訶德不是那個與風車搏鬥弄得遍體鱗傷的傻子嗎？剛才的故事的確很像一幕中國版的唐吉訶德的一個傳奇片段，然而他不就是一個脫離實際、熱忱幻想、主觀主義、迂腐頑固，落後於歷史進程的癡人嗎？」

「人們當然可以如此理解。」阿驊表兄搖搖頭，「不過是否也可以換位思考一下，譬如把他看做是在現實主義人群的瘋笑聲中為了自己美好的目標奮鬥不懈，至死不悔的人。別林斯基曾經說過，唐吉訶德是一個『永遠前進的形象』。今後我們經方醫學的發展，就首先要發揚這種唐吉訶德奮鬥不懈的精神。」

阿驊表兄看我時有所悟的樣子，就進一步點明了故事的寓意。

少年的時候，讀過魯迅〈聰明人和傻子和奴才〉的文章，這是一篇短小精悍，明白曉暢，寓意深刻的散文。作品中的傻子是一個堅定的反封建的戰士，他嫉惡如仇，並且身體力行，然而千百年來，這樣的人被整個主流社會稱為只講是非對錯，不講利害得失的大傻瓜。世人為什麼用「傻子」這樣難聽的貶義詞去稱呼這些真正的勇士呢？是中國的漢語出了問題呢？還是幾千年封建文化出了問題呢？還是這個社會中的國民出了問題呢？幾十年來，我一直弄不明白這個問題，多虧阿驊表兄一番沉痛的述說，使我懂得了其中的奧祕。

我開始懂得，好壞與利害兩對變量，它們不一定是正相關的關係。好的東西不一定給自己帶來利益，反而會帶來損失與傷害；壞的東西也不一定給自己帶來損害，反而可能會帶來利益與聲譽。因此經方醫學的正面價值無人否定，然而真正從事於這一事業的人卻寥寥無幾也就不足為怪了。我也開始理解許多過去的史實，譬如袁紹與曹操的官渡之戰，袁紹的謀士沮授的戰略意圖被事實證明的確是料事如神，沮授為什麼反而要被殺頭？一直以來我似懂非懂，心裡一團疑義。現在聽了阿驊表兄的故事，我才如夢初醒，豁然開朗。史書記載，官渡大戰一開始，沮授就提出了正確的戰勝曹軍的辦法，這就是打消耗戰，因為袁紹軍隊的糧草要比曹操軍隊多得多，只要堅守下來，曹軍將不戰自亂，袁紹就可不費吹灰之力而戰勝曹操。但當時的袁紹正在躊躇滿志之時，他如何能聽得進沮授的這一番話？最終沮授被無情的關進了大牢。後來袁紹大敗，獄中的牢卒向他傳遞了這個消息，認為他的作戰方案被實踐證明是正確的，可能會被袁紹重用，沮授聽了以後搖搖頭說：「恰恰相反，主公贏了，可能會大度地寬恕我，如今主公大敗而歸，肯定會惱羞成怒，我必死無疑了。」

儘管歷史類比總是蹩足的，但其中的某些道理似乎有相似之處……。

那天阿驊表兄講的故事與教我診治憂鬱症的「四逆三生飲方證」，在臨床上我也時有應用的機會。如果方證相對應，就能取得覆杯而愈的療效。一九九四年秋天的一個晚上，我的一個高中同學帶他的妹夫來我家看病。他的妹夫在上海的工廠工作，四十歲，中等身材，偏於消瘦，臉色白淨，五年來漸漸地出現自閉現象，除上班以外，不願參加任何社交活動。近年來講話的次數也愈來愈少，厭世情緒日益增加，有氣無力的樣子，喜歡獨自一人緊閉門戶，可以連續幾個小時盯著看一張圖片，多夢易醒，性欲下降，惡風自汗，清晨空腹時經常嘔出水樣的痰涎，反覆出現服藥自殺的舉動，都被家人及時發現。他對自己的想法與行為非常冷靜，拒絕到醫院就醫。患者脈象滑大，舌體大而暗淡紅色，舌苔白膩而厚，腹診腹肌菲薄拘緊，心下與肚臍上下有悸動。我認為患者是腺病質的桂枝加龍骨牡蠣湯證，依據阿驊表兄「四逆三生飲方證」診治憂鬱症的經驗，取其三生飲與桂枝加龍骨牡蠣湯合方，先投五帖。服藥後療效極為明顯，精神狀態大為恢復。二診時相當配合，原方再投五帖，就輕輕鬆鬆地回上海去了。回去後為改善體質繼續服用桂枝加龍骨牡蠣湯，半個月後患者的妻子來電話，說一切都很正常，漸漸地也參與社交活動了，和生病的時候相比恍如換了一個人。一晃十五年過去了，在這期間都沒有復發的跡象，只是每逢春節的時候，時時來電話問候，我心中也非常欣慰。二〇〇九年十月我的同學又帶他的妹夫來求診，說是近幾個月因為家中事情煩心，又出現十五年前的類似症狀，只是程度較輕而已。我診察時發現有一部分症狀已經有所改變，如面色暗黃，口苦口臭，口乾欲飲水，腹診時發現有胸脅部滿悶不適，難以名狀，肚臍上下腹部主動脈悸動應手。考慮再三投柴胡加龍骨牡蠣湯和三生飲合方五帖，真的如願以償，服藥後依然是覆杯有大效，再診時，守方不變，他們就帶了幾包未服的中藥回上海去了。一個月後其妻子來電話，高興地告訴我，一切平安無事。我在電話中給她的丈夫開方，開的方子是調節體質的柴胡加龍骨牡蠣湯，要求患者每週服五帖，連服三週後停藥觀察，停藥至今一切無恙。

這個病案，前後相隔十多年，病還是這個病，然而人的體質狀態卻發生了變化，所以方證也發生了改變。醫者只要知常達變，隨證治之，就能取效。

對於四逆三生飲診治憂鬱症，《經方雜談》的作者姜宗瑞醫生也有同感，他認為，四逆三生飲治抑鬱症者，與《輔行訣》大補肝湯（肉桂、乾薑、五味子、薯蕷、葶藶子、大黃、附子）組方有異曲同工之妙。如果從病機治法的角度來看，它們都是「溫化寒痰」。《輔行訣》有兩張大補肝湯，「治肝氣虛，其人恐懼不安，氣自少腹上衝咽，呃聲不止，頭目苦眩，不能坐起，汗出心悸，乾嘔不能食，脈弱而結者」，可視為抑鬱症症狀。治其愛人之抑鬱症，以大補肝湯加味十帖取效，然後間斷用藥三個月，精神氣色大如好轉。停藥一年，完全康復，且膚色白潤，如換一人。

由此可見，方證辨證的療效具有可重複性。

二十九、師友學長殷勤問

我每次從狀元到永中鎮，首先都是到我二妹夫家落腳，二妹夫家就住在車站附近，一下車就到了。在二妹夫家歇歇腳以後，我與二妹夫就會到我大妹夫家，如果大妹夫在家，我們三人就會熱烈地交談了起來，因為我們有許多說不完的共同話題。大妹夫王子平在一個盲人福利工廠當供銷員，高高的個子，強健的體魄，為人熱情，慷慨大方。他是溫一中一九五八屆畢業的高材生，說起來也應該是我的學長了。王子平愛好文學，在高中階段就在《浙江文藝》上發表過文章。浙江文聯負責人鄭伯永非常欣賞他的寫作才華，曾經請他到《浙江文藝》擔任助理編輯，但隨之而來的運動使其計畫落空。王子平當時還對胎死腹中的長篇歷史小說《抗戰前後》念念不忘，我就是他的忠實粉絲。每次當我們相聚在一起的時候，談話中心總是圍繞著這部未出版的作品而展開的。也許就在這一些沒完沒了的談論和爭辯之中，使我在熱愛中醫的同時，對文學也產生了興趣和嚮往。

透過兩個妹夫的介紹，在七〇年代初，我才認識了永中鎮上的幾個老師與朋友。這些新交的師友知道我愛好中醫針灸，所以就經常來找我論醫談病。這些新交的師友之中有幾個人後來成為中國文化界露頭露臉風光一時的人物。其中就有被我視為老師的董楚平先生與駱寒超先生，我的中學校友陳植鍔先生。還有詩人李啟林，畫家吳佐仁，針灸醫師張法、口腔科醫生張秀杲、中西結合醫師項光松等人。他們雖然從事的學科不一樣，但他們刻苦鑽研的學風，努力進取的精神，開闊宏大的視野以及研究問題的方法，觀察事物的角度，表述意見的方式對我多多少少有所影響，有所促進。他們都是我的良師益友。

董楚平先生全家都住在永強中學的校園裡，有一次吳海平帶我去永強中學拜訪他，他非常熱情地接待了我們。他把自己從楚門老家帶來的已經蒸熟的紅膏大螃蟹一人一個地分給大家嘗鮮。開始的時候大家都反覆推辭，董先生笑著說：「好東西大家一起分享才有味道。來，大家一起動手又動口。」他一邊說，一邊動手把螃蟹的蓋子一個一個地打開。現在說此事可能很平常，然而在那食品供應憑票的年代，紅膏螃蟹可是上上等的美食佳餚。因此董楚平先生家這個鮮美螃蟹的滋味就與董楚平先生可愛可親可敬的言行一起留在了我的記憶裡。

董楚平先生一家就住在學校的舊教室裡，這個臨時的家中沒有一件像樣的家具，沒有廚房，家庭的用品全擺在學校課桌拼成的「桌子」上，掛在教室四面的牆壁上。牆壁的一塊空白處貼著一對他自己用墨汁書寫的楹聯：

霜林盡染胭脂色，
冰水奔流金玉聲。

情景交融，意味無窮。董楚平先生就在這裡埋頭研究農民戰爭史，研究楚辭。他在七〇年代末的思想解放熱潮中發表的十多篇關於農民戰爭的論文，就是在這樣的環境裡醞釀成熟的。一九七九年十月二十三日《光明日報》的《史學》專刊發表的〈生產力是歷史發展的根本動力〉一文，登了整整一版。這是該報歷時半年來關於歷史發展動力問題的發軔之作，所以董楚平先生被中國歷史學界稱為「農戰史研究的先覺者」。一年後，他被調到浙江省社會科學院，多年後任高級研究員，研究領域從楚辭到新文學，從文學到史學，再從神話到考古。二〇〇二年發表在《中國社會科學》上的〈中國上古創世神話鉤沉〉一文解決了國際學術界長期爭論的一個大問題，因此引起了社會各界廣泛的注意。

董楚平先生研究過日本歷史。當他知道我在學習日本漢方醫學時就告訴我，要多多瞭解日本民族與日本社會的特點，這些知識對深入研究日本漢方醫學可能有所幫助。他舉了一個例子來說明自己的觀點。

「日本是一個島國，」董楚平先生談笑風生，「其文化結構與國情民情非常獨特，是一個需要特殊看待的另類社會。譬如在日本歷史上，農民與雇用他們或者租田給他們的那些地主經常發生糾紛。如果有人領頭去鬧，就用法律來解決。大多數這類鬧事事件，法律都支持底層的農民，農民往往勝訴。但是，他們的法律又規定帶頭鬧事的農民領袖要殺頭。參與鬧事的農民一般也不敢為那農民領袖伸冤叫屈而再度鬧事，只能等著看領袖被活活地砍了頭。砍頭時，鬧事的農民都奔到刑場為他送行。農民領袖死了以後，農民們還建立祠堂來紀念他。日本的法律允許農民們這樣做。這種法律神聖的觀念，和對正直犧牲精神的敬仰，構成了日本的民族精神。這種精神：（一）是尊重法律的規定和判決；（二）是允許民眾祭拜為大眾利益而自我犧牲的英雄，讓這種不畏強暴、堅持社會正義的理念與世長存。而在我們中國古代社會，如果農民造反失敗了，官府就不容許歷史按事實記載這些事件，更不允許民間公開祭拜他們的領袖。也就是說，中國古代的法律不能制約有權的人，而是幫有權有勢的人來欺壓老百姓。皇帝與官衙不尊重為民請命的英雄，也不傾聽民間伸張正義的呼聲。長此以往，老百姓也不承認官衙法律的公正性，他們在和平的年代是賤民，在動亂的年代是暴民。」

原來如此。

「還有，」董楚平先生旁徵博引，「日本的國情民俗的確有其特異性，一方面脫亞入歐，另一方面又擁抱傳統，包括佛寺、禪院、花道、茶道。我看日本漢方廣泛接受《傷寒論》而不是《內經》，和他們信奉六祖慧能有關。譬如禪是四通八達，其境界不受空間、時間所限制；同樣《傷寒論》中的方證也是獨來獨往，不受病因、病機的束縛。禪追求動靜合一、自悟頓悟；經方重視方證對應，重視直覺。」

這些歷史知識我一點也沒有，所以很難理解日本社會二元價值觀並存的現象。聽了董楚平先生的話以後，我對日本漢方歷史上的一些怪現象就見怪不怪了。例如日本明治維新以後，一方面立法取締漢醫漢藥，另一方面又允許醫學教授與醫學大學本科畢業生研究漢方漢藥，因此才有今天漢方醫學興旺發展的局面。總之，我們這個近在咫尺的鄰居，是一個「謎一樣」的國家。我們總是被它的表象所困惑，而不易把握它內在的脈搏與秩序。至於禪道和經方的關係，當時對我來說，還是過於深奧而遙遠。

後來我與張丰先生談及董楚平先生，誰知道他非常瞭解董楚平先生，因為董楚平先生在張丰先生任校長的溫州第二中學裡擔任過教師。張丰先生對於董楚平先生有關「學習日本漢方醫學要多多瞭解日本民族與日本社會的特點」的見解表示贊同。

「日本漢方的主流選擇了《傷寒論》是符合日本民族有潔癖的特點。」張丰先生侃侃而談，「漢方家松田邦夫說：『在中國的醫籍中，唯有《傷寒論》最符合日本人的志趣，因為《傷寒論》藥方簡易，不使用複雜奇異藥物，而是以最常用的藥物為主』。」

「老張，」我向張丰先生提出百思不得其解的問題。「董楚平先生認為日本漢方醫生廣泛接受《傷寒論》和他們虔誠地信奉六祖慧能的禪道也有關係，你對這個問題是怎樣看的？」

「這是一個比較深奧的問題。」張手先生笑了笑說，「康德說：『物自體不可知。』其含義就是，由於人類認識手段的局限性，人很難把握事物本身。人只能透過多種媒介和手段，無限地接近事物本身，但無法全面真實把握事物。由此可見媒介和認識手段在把握真相中的重要性。因此，以下的觀點成為絕大部分人們的常識：世界上幾乎沒有事物本身，事物本身是由人的認知手段和工具決定的。然而禪道的方法卻是反其道而行，它們不借用媒介和工具，而是透過對現象的綜合把握，直觀頓悟事物本質。《傷寒論》中方證相對應也是這樣，董楚平先生是從認識論的角度來闡述它們的同一性。禪宗有句話：『以手指月，指並非月』。這裡說明了人在認識實踐中對媒介與客體兩者的關係容易混淆。人們認識客體，可以借用媒介。譬如認識『月亮』，借用『手指』。然而媒介本質上不是客體，不要把『月亮』和『手指』混為一談，更要警惕反客為主，把『手指』誤認為是『月亮』。在《傷寒論》中方證相對應是『月亮』，陰陽六經是『手指』。認識方證，可以借用六經。然而無限擴大陰陽六經的作用，就有以指代月之虞了。」

「老張，」我以疑惑的眼光看著張手先生。「《傷寒論》研究中難道出現過無限擴大陰陽六經作用『以指代月』的局面嗎？」

「比比皆是，孰視無睹啊！」張手先生看了我一眼，「你只要掂量掂量以下兩句話的分量，你就能懂得我沒有杞人憂天。」

我一邊等待，一邊在猜測。

「一句是『陰陽者，天地之道也。』一句是『治病必求於本，本於陰陽。』」張手先生睜大眼睛看著我。

的確如此，兩千年來，《傷寒論》研究中真的出現這一種「以指代月」的怪現象。

董楚平先生的同事駱寒超先生也是海平在永強中學的老師，他是從事現代詩歌評論的研究。

文革期間，駱寒超先生居住在寺前街百貨公司西邊的一條小弄堂裡，當時他在為撰寫長篇小說《太平天國》準備資料。也是吳海平帶我去拜訪駱先生的，他的生活環境比董楚平先生好一些，具有更多的家庭氣息。他的臥室兼做書房，房間裡到處堆滿了各種各樣的書與資料，還有許多書放在床下的舊皮箱裡，因為他和我談話的時候，時時從床下抽出皮箱，拿出有用的書本，找出相關的文字來說明自己的論點。我記得羅爾綱的《太平天國史》就在他床下的皮箱裡，在談話中間駱寒超先生就把它拿進拿出了好幾次。

房間的牆上橫貼著一張吳海平書寫的魏碑體的長長橫幅：

莫等閒，白了少年頭，空悲切。

這幅摘錄自岳飛《滿江紅》的橫幅，體現了室主的書生意氣、詩人激情與鬥士精神。我是特地來給駱先生提供有關太平天國史的資料的。因為我在紹瓚先生遺留的民國時期《東方》雜誌上看到一篇〈黃公略之死〉的歷史小說，小說描述了天京淪陷前，李秀成派黃公略去遊說曾國藩的故事。駱寒超先生對這篇文章很感興趣，要我把其中的內容詳詳細細地複述了一遍。

駱寒超先生還詢問了我學習中醫的情況，鼓勵我要把經方臨床研究這條路走下去。他說自己做為一個詩歌評論者，特別留意生命、疾病與死亡，這些都和醫學有關，所以他也對醫學，特別是中國醫學情有獨鍾。駱寒超先生很關心農民詩人李啟林的身體，他向我詳細詢問了他的病情，為他的命運歎息。他認為李啟林詩歌的選題與風格和他的疾病有內在的聯繫，認為李的詩歌裡有一種令人擔心的氣息。並問我，中醫是怎麼看待這個問題？我也就自己的見解說了一通。

駱寒超先生說：「老李給我看一首送殯的詩，全詩籠罩著末日的氣氛。我批評了他的詩風，在他詩稿的後面寫了我的評論：『詩人給綠色的生命蒙上了厚厚的一層灰。』」

一九七九年，駱寒超脫掉了二十多年的「右派帽子」，他的〈論郭沫若早期的三篇詩劇〉在《鐘山》雜誌公開發表了。一九八〇年夏天他和艾青第一次見面，在艾青家，就一連住了半個月之久。他後來擔任過浙江大學文學院院長。他的專著《艾青論》、《中國現代詩歌論》分獲浙江省第一、二屆社會科學優秀成果獎。有一次在溫州圖書館門口偶然遇見，他告訴我已經在北京圖書館尋找到民國時期《東方》雜誌上這篇〈黃公略之死〉的文章，並關心地詢問了李啟林的身體情況，要我多多關注啟林的健康。

畫家吳佐仁與我同年，是一個情感豐富而內斂的人。從海平的口裡，我知道了他的一些情況。

佐仁祖上是青田人，海外經商多年的祖父晚年在溫州市郊區梧田鎮落葉歸根。父親是小學教師，常年供職在外，家庭只能由不識字的母親獨自主持。他幼時隨其祖父學習文字與算數，由於聰慧好學，讀書時，直接上小學二年級。讀中學時，語文、代數等各科成績優良，但對音樂、美術缺乏天分與興趣，是一個唱歌五音不全、繪畫隨手塗鴉的音盲與美盲，為此常被同學嘲笑。更有惡作劇者竟推薦他擔任班級美術課代表，使他自尊心受到極大傷害。所幸的是美術社團的導師黃悅欽先生與人為善，成為他習畫的啟蒙老師。誰知道就這一不懷好意的推薦，卻讓佐仁從此一生跟美術結上不解之緣。他為了能趕上其他同學，常獨離校園，到山邊暗暗使勁練習美術。但常有同學偷偷跟隨，看他笑話。雖然他渴望求學，然而命運多舛。因祖父的身分問題，讓他失去了繼續上學的機會。中考無望，佐仁就到永強沙門小學當老師，就是在這期間，他認識了海平、啟林、張法、秀呆以及董楚平老師。從教第四年，適逢國家三年困難時期，學校多名教師被精減。他本不在精減之列，但因同情本校一位生活困難的老教師，主動要求代替這位老師精減。學校領導愛其才華，欲以挽留，可他毅然回鄉務農。逆境中他沒有放棄對書畫的愛好，一次，他為鄉里同學書寫婚宴屏風，同學祖父對其讚賞不已，謂「宏宏巨制，略有唐人氣象」。又鼓勵他「有恆不懈，必成書家」，更是贈送《芥子園畫傳》一冊。佐仁如獲至寶，就此開始國畫山水之學。

我在不認識佐仁之前，就已經在溫州市文化宮的青年國畫展上，觀看過他的展品。當我仰望著他《茶花紅了》那幅山水畫時，心裡湧現出既羨慕又慚愧的感觸。這種難以言說的感覺，幾年來一直撞擊著我，真想不到能夠在海平這裡和他相遇。

當佐仁知道我處在學習中醫的動搖徘徊的思想狀態以後，就與我進行了一場談話。

「佐仁，中醫學太難了，不知道我能不能學得會，就算學會了也不知道將來有沒有用。因此，我下不了決心啊。」

「中醫學能不能學得會，學會了將來有沒有用，這些問題都不重要，」吳佐仁的回答別開生面，「重要的是要有一個努力的目標，用流行的話語來說，青年時期必須有一個理想。」

理想是一個十分迷人的詞彙，高中階段天天在講理想，上不了大學，理想就破滅了。

「人，」佐仁盯著我迷茫的眼睛，「如果沒了理想，就像鳥兒斷了翅膀。」

毫不誇張地說，這一場談話，讓我終生難忘。長期以來揮之不去的怨天尤人，畏難不前的情緒漸漸地消退了。後來讀到《荀子・榮辱篇》裡所說的話：「自知者不怨人，知命者不怨天，怨人者窮，怨天者無志」，就進一步明白了「窮途徘徊，怨天何用；自不長進，尤人奚為」的道理。

吳佐仁一直在努力，我也常常以他的成績鼓勵自己。他一邊為了生計，擔任過甌海美術廠設計室主任、副廠長。後來又與同仁們創辦了一所民辦高中（藝術學校），任董事長兼校長。一邊為了心中的橄欖樹，日夜不停地讀書、思考、臨摹、寫生、創作、寫作。曾先後出版了《一沙書法》、《吳佐仁作品集》、《吳佐仁書畫集》，並與張如元合編溫州文獻叢書《東甌詩存》。二〇一二年六月七日，「吳佐仁書畫展」在溫州博物館舉行。本次展覽由市文化廣電新聞出版局、市文學藝術界聯合會主辦。開幕式上，副市長鄭朝陽，市文聯、文化局等部門領導和文藝界專家為展覽剪綵啟幕。一個來自民間的個體書畫展，卻得到了政府、藝術專家和民間人士的高度關注。

書畫展期間，觀者如織，好評如潮。

董楚平先生的回憶文章〈吳佐仁其人其詩〉讀來頗為親切：「佐仁天性溫和，為人低調，平時講話，沒有高言大句。他寫詩，像做人，字字真誠，句句發自內心，像春蠶吐絲，純出自然。人的優點往往與缺點共生，好比美玉與岩石同處。杜甫追求『語不驚人死不休』，這種幹勁使他寫出不少名篇佳句，但也使他的詩有時不夠自然。佐仁謙虛，這是優點，卻可能抑制詩情。他的律詩《題三清山紀遊圖》中間兩聯很精彩：『樹排低谷參差立，月掛中天皎潔明。松徑有雲空四壁，玉山無我不三清』。詩末注云：『三清山又名玉山，為寰中名勝之區。是夜天上月明，腳下峰青，我臨絕巔，天地與我皆一塵不染，故戲謂之玉山無我不三清，實自負之狂言也，既已脫口，容後改之』，我倒認為，這『自負之狂言』，是這首詩中最佳的句子。詩人寫詩，只怕『狂』不起來，既然已脫口發『狂』，乃求之不得。」

「人，如果沒了理想，就像鳥兒斷了翅膀」這句話，一直支撐著我們飛翔，不敢怠惰。

針灸醫師張法是海平的初中同學，在閩北的時候海平多次向我提到他的名字，還說他也是我高中的同屆同學，但我一點印象也沒有。在海平的口中，我知道張法出身在一個農民家庭，從小就喜愛中草藥，經常向民間懂得醫道的人虛心求教，出入於深山野嶺，拜道士季信林為師，學會了針灸療法。在學生階段，他就開始用中草藥與針灸為家人、鄰居、同學與老師診治疾病，療效不亞於社會上的專業醫師，大家都戲稱他為「張天師」。高中畢業後，他就在自己家中為鄉親們用針灸、中草藥診病療傷，後來進入農村醫療室，當起了「赤腳醫生」。

我們是在下垟街他的家裡找到張法的，他戴著眼鏡，身材高瘦，腿也瘦長，皮膚白淨。我看到他時，彷彿有點兒似曾相識的感覺。他非常熱情地接待了我們，特別是他的妻子，竭盡誠意地款待我們，淡綠的清香熱茶，芳香的家釀陳酒，可口的生猛海鮮，真誠相待讓人沉醉，讓人興會淋漓。幾十年過去了，但他們殷殷待客之道讓人永留心底。我很高興尋找到一個同道，就向他詢問了許許多多初學者都會提出的問題。張法和我們談起了自己學習與臨床的近況，因為是同學的關係，講話就比較隨便，公開坦誠的話語，推心置腹的討論，讓我深切體會到了同學之間友情的彌足珍貴。

張法向我推薦一本書，就是張錫純的《衷中參西錄》。

「《衷中參西錄》值得細細閱讀，」張法手裡拿著一本由於反覆翻閱，書頁都變舊的書對我們說，「書中記載了大量理論聯繫實際的醫案和張錫純的點評，當時《山西醫學雜誌》稱之為『醫書中第一可法之書』。我一直在讀它，書皮都換了好幾回。我認為這是一本具有近代氣息而有臨床實踐價值的好書。」

「張法，你在臨床上有用過《衷中參西錄》中的方劑嗎？」我問。

「用過，書中的重要方劑我都一一用過，特別是升陷湯、鎮肝熄風湯、活絡效靈丹、固衝湯、參赭鎮氣湯等方子我都時時應用。」

「張法，張錫純對藥物重視嗎？」我問。

「張錫純非常重視對藥物的研究，他認為：『第一層功夫在識藥性』。他凡藥都自己親自嘗試，對藥材的真偽，格外計較。因此他的用藥之專，用量之重，為常人所不及。他反覆嘗試總結出黃耆升陷，參耆利尿，硫黃治利，白頭翁治血、麥芽疏肝、萸肉救脫，赭石通結，雞內金化瘀，三七消腫等，他對生石膏、生山藥的研究，可謂功德無量。」

臨走的時候，張法還把他珍藏的《衷中參西錄》（上）冊借給了我，請我們下次再來做客。

之後，我經常出入張法家中，向他借書，向他請教許多中醫臨床與理論等問題，他都盡其所能地告訴我，讓我受益匪淺。他介紹的《衷中參西錄》中的一些著名方劑所對應的方證，為我臨床應用擴大了診治的範圍。

張法還向我介紹了中西結合醫師項光松。因為是同鄉、同學、同行，所以張法對他知根知柢。項光松是永強七甲人，一九六二年衛校畢業的西醫士。他從事西醫外科多年，是公社醫院的院長。近幾年來，他開始對中醫產生極大的興趣。特別對於民間的單方、驗方更是苦苦搜求，並在臨床上進行一一驗證，把它們內化為自己的經驗。一個秋天的下午，張法帶我到公社醫院去看項光松。在西醫門診室裡，我看見他在幫患者看病。他穿著白大褂，高高的個子，白淨的面孔，從容自若地在幫患者一個個地仔細診察，然後用西藥、中藥分別應對，忙得不亦樂乎。那天患者很多，病人裡三層外三層的圍著他。為了不影響他的工作，我們就離開，約定下個星期天到他家裡見面。

一週後，張法按照約定的時間帶我去了他家。在路上，張法告訴我光松轉向中醫的緣由。

光松在瑞安一個衛生院工作期間，親眼目睹了許多怵目驚心的醫源性與藥源性的醫療事故。這應該是他轉向中醫的最初原因。

一個二十五歲婦女，懷孕已經七個月了，皮膚過敏，全身搔癢難忍，由於醫生疏忽，沒有測量血壓，誤用腎上腺素，導致腦血管破裂而死亡。

一個五十歲男性支氣管炎患者，因咳嗽而肌注鏈黴素，導致剝脫性皮炎，全身皮膚瀰漫性的潮紅、浸潤、腫脹、脫屑，皮損受累面積很大，特別可怕的是大量的滲出液，根本無法止住。還好尋找到著名的中醫外科醫生黃虎星，他在病人的皮膚上敷上一種中藥藥粉才止住了滲出液。

一個十七歲高中學生，參加籃球比賽後，因為感冒不適，服用一片安乃近（編注：用於退燒、鎮痛的一種處方藥），第二天發現四肢不利，神志不清。馬上送往大醫院搶救，住院治療了半年也沒有好轉，還出現肌肉萎縮。後轉上海幾個大醫院也都無力回天。

一個二十七歲男青年，是個孤兒，因感冒高熱來診，診斷為病毒性心肌炎，住院治療了半個月而康復。在出院前的體檢中，發現他的大便裡有鉤蟲卵，於是給他服用除滅鉤蟲的西藥。病人在晚上服下了藥，第二天早晨發現居然已經死亡。經上級醫院心血管專家鑒定，結論為滅蟲藥的毒副作用誘發了心肌炎而突發心力衰竭。

張法告訴我以上這一系列的事件，促使光松萌發了學習中醫藥的願望。就在這個時候，光松認識了經方醫生謝安吉。謝先生是金慎之的大弟子，一九四三年謝先生的父親開設「壽人藥鋪」，聘請經方名醫金慎之在店坐堂。金慎之喜歡謝先生天智聰睿，儒雅好學，就收他為徒。從此以後的七年，謝先生跟隨在金慎之的身邊，整日在《傷寒論》中遨遊爬梳，苦思遐想。經金慎之耳提面命，時時點化，久而久之，登門入室，全盤皆活。

一個偶然的機會，光松親眼目睹了一個背痛多年的病人讓謝安吉先生治癒的全過程。這個中年婦女背部疼痛半年，當時的症狀是：中等身材，面色暗黃，頭暈眼花，心慌心悸，後背有手掌大的面積冷痛，胸脅苦滿，納呆喜嘔，口渴尿短，便溏氣短。謝安吉先生為其按脈察舌以後，開了一帖八味藥的處方：茯苓三〇克，桂枝一五克，白朮一五克，甘草一〇克，半夏一〇克，生薑五片，太子參一〇克，澤瀉一〇克。請病人先服三帖，服完以後再來複診。光松出於好奇，就詢問謝安吉先生處方的箇中奧妙。謝先生說，病人脈象弦滑、胸脅苦滿、頭暈眼花、後背冷痛，是痰飲病苓桂朮甘湯證；噁心嘔吐、口渴尿短，是痰飲引發的小半夏加茯苓湯證；面黃納呆、便溏氣短，是脾虛氣弱的四君子湯證；舌大苔腐、頭暈眼花是支飲冒眩的澤瀉湯證；四個方證相互膠著構成痰飲病。病人方證相對應，所以服用三帖藥後就有明顯的療效。光松被其精湛的經方理論所折服，但還是擔心其療效能否如其所願。三天後，當病人笑逐顏開地來複診時，光松的擔憂一掃而光。謝先生給予原方不變，病人滿懷信心而去。就這樣堅持服用半個月，背痛多年的疾病終於被治癒。中醫藥的神奇療效使光松震撼不已，從此就義無反顧地走上了學習中醫藥的道路。

那天，我們在光松的書房裡攀談了一個下午。光松述說了自己從事基層醫療工作十多年的成敗得失。他的所見，所聞，所思，所感有血有肉，真實可信，讓我留下了終生的記憶。

光松還說了一句我牢牢記住的話。他說，西醫也有單方藥。他舉了一個活生生的例子加以說明。

村莊裡一個六歲男孩的包皮外翻，包皮嵌頓，水腫厲害。醫院診斷為包皮龜頭炎，服藥輸液一週，包皮仍然未能復位，水腫進一步加重，家人焦急萬分。聽說光松有靈丹妙藥治療包皮龜頭炎，病孩的父親和主治醫生協商後請光松去會診。光松去了那裡以後，就把這種藥的針劑打開，全部倒在消毒紗布上，然後把消毒紗布輕輕地包敷在小孩水腫的龜頭上。不到五分鐘，龜頭的水腫就消退了。在皆大歡喜的笑聲中，光松公開了自己的祕方——腎上腺素針劑。

光松還毫不保留地告訴我診察內出血的方法。病人內出血時，有效血容量一定會下降，血壓也會相應地下降，然而這一些指標的下降我們一時是難以發現的。唯有嘴唇四周黏膜的變色是可以觀察到的，這就成為診斷內出血的一個重要的窗口。臨床只要發現病人嘴唇四周黏膜變白變淡，形成一個橢圓形的白暈圈，白暈的寬度有〇．三～〇．五公分。這時候就要提高警覺，馬上要求病人測量血壓與腹腔穿刺以求證實。

我問光松在中草藥使用上有什麼心得時，他向我介紹了用一味民間單方治療淋巴結核的經驗。燈籠草的果實萼增大如燈籠狀，裡面的種子圓盤狀。它在形態結構上貌似淋巴結核與陰囊，所以根據民間草藥「以形治形」的古訓，外敷內服，治療淋巴結核與睪丸炎效果特好。一般療程是一個月到三個月。他說自己治療了五十多例淋巴結核，均取得了很好的效果。

對於這一種以病用藥的思路與方法我是有保留意見的，但是面對他的傾心相授，我也姑妄聽之。

他還說用桐樹上的桐子根治老鼠痣，也就是尋常疣。治療方法很簡單，就是把桐子的油滴在老鼠痣上面，一般三、五次老鼠痣就會脫落。對於尋常疣的治療方法有各式各樣，譬如用艾絨米粒灸的，用苦參子的油進行天灸的，不一而足，的確都有療效。所以對其用桐子根治老鼠痣的經驗，我也沒有特別重視。

說老實話，我心中最關切的是經方方面的人和事，所以就乘機通過提問把談話的主題轉移到了這一方面來。

「光松醫生，」我一聲招呼後就直奔目的地。「請你談談謝安吉先生心目中的金慎之的形象。」

「謝安吉先生非常佩服金慎之，」光松醫生語氣肯定。「他一說起金慎之就興趣盎然，故事多多。」

「能介紹一下謝安吉先生所知道的金慎之早年的身世嗎？」

「當然可以，」光松醫生對我笑一笑。「謝安吉先生告訴我，金慎之是瑞安林垟人，他的父親在平邑開中藥店。他十一歲就失去了父親，隨著母親回到了家鄉。金慎之天智卓越，族兄金鳴鏘先生同情他，並幫助他學習中醫。那一段時間，金慎之閉門苦讀，過目成湧。他躺在地上讀書，周圍的醫書環堆如牆，一年四季足不出戶。這樣經歷了三年，熟悉了內經、傷寒、金匱、溫病，並有了獨到的見解。後來鳴鏘先生又送他到陳虬主辦的利濟醫學堂求學。在學堂裡，每次考試他都名列前茅。陳虬稱讚他是奇才，非常喜歡他。畢業後，金慎之回到平邑懸壺開業，開始了獨立行醫的生涯。」

「聽說金慎之初出茅廬就治癒了知縣夫人的虛勞病，可有此事？」

「的確如此。」光松醫生神色嚴正地回答，「清光緒三十三年，也就是一九〇七年，平邑的知縣夫人患虛勞病已經兩年了，形體消瘦，面色暗黃無華，腹部脹滿，肌膚甲錯，不思飲食。已經邀請了許多名醫來診治，但是沒有一個醫生知道她得的是什麼病。每天參湯不斷，疾病卻還是愈來愈重，後來竟然嚴重到不能起床了。金慎之診察後說：『沒有什麼大病，僅僅是瘀血凝滯、營衛俱傷的乾血癆病而已』，就給她大黃蟄蟲丸調以黃耆建中湯，服藥頗有效果，堅持服用一段時間以後，知縣夫人的虛勞病得以治癒，大家都為之驚訝不已。就這樣他的名聲鵲起而求診者接踵而至。」

真是十年磨一劍，出手不凡啊。

十多年後我與張丰先生說起金慎之這個治驗。張丰先生認為虛勞病是一種進行性消耗性的慢性疾病，其中虛實兼夾，臨床容易誤治。他說，內藤希哲在《醫經解惑論》中列舉小建中湯、理中湯、炙甘草湯、桂枝湯、腎氣丸、四逆湯為「補虛六方」。而沒有把大黃蟄蟲丸列入其中。日本漢方家都非常看好內藤希哲，可惜只有活到三十五歲。臨床面對虛勞病患者，一般小建中湯證、理中湯證、炙甘草湯證、腎氣丸證、桂枝湯證、四逆湯證的辨別相對容易一些，對於大黃蟄蟲丸證、薯蕷丸證的辨別就相對難了一些。龍野一雄是著名漢方臨床家，他由於工作繁忙，勞累過度而大病了一場，生病以後服用了許許多多的藥物，病情未見好轉。荒木行次去看望他時，認為是薯蕷丸證，隨後就製作薯蕷丸贈送予他，服用以後才康復如常。這兩個醫林佳話也反映了大黃蟄蟲丸證與薯蕷丸證臨床辨別的難度。日本漢方家認為大黃蟄蟲丸可以治療結核性腹膜炎與結核病引起的眼睛視力下降，這一臨床經驗值得重視。

那天我向光松醫生提出一個又一個問題。

「能再舉一個金慎之的臨床病例嗎？」我問光松醫生。

「好的。」光松醫生興致勃勃，「謝安吉先生告訴我，一九六〇年，師母患肝炎，肝腫大，肝質硬度中等。經肝炎科醫生治療無進展後，他自擬疏肝健胃中藥治療兩個月也未見效。其症狀是：消瘦疲乏，上腹部脹滿，渾不知飢，少寐多夢，善驚悸。舌紅苔白，脈象弦細。平時胃素來畏寒，薑桂入口不辣，在計無所出之際，只得去溫州請老師金慎之為其診治。」

謝安吉先生胸懷坦白，求真務實，敢於在學生面前抖出自己走麥城的隱私。

「金慎之素來認識謝師母，一見大驚。說：『幾年不見，為什麼憔悴消瘦到這種地步？』謝安吉先生回答：『她患病肝炎兩年，中西藥久服都如石投水。』金慎之問：『你用了什麼方法？什麼方藥？』謝安吉先生回答：『溫胃疏肝解鬱、重鎮安神。方用逍遙散、吳茱萸湯、桂枝甘草龍骨牡蠣湯和木金散合方等方。』金慎之說：『提綱挈領，法固不謬，方似太柔。膽欲大而心欲細，擊中要害不可投鼠忌器，不然則會姑息養奸。猶如此病，先用大劑溫中開胃，次施扶正卻邪，其道一也。』」

「金慎之處以何方？」我忍不住地問。

「他處以大建中湯、小柴胡湯與丹參飲的合方，六帖。」

「療效如何？」

「依法服用，上腹部脹滿漸消，胃納頓開，知飢思食，症狀大有改善。二診原方加附子、桂枝又九帖，病去六七，唯肝區尚覺隱痛，驚悸仍在。三診投保元湯十五帖。然後停藥觀察，食物調理一月，臨床症狀全部消失。」

「臨床治癒以後，體能恢復得好嗎？」

「謝安吉先生說：以後操勞家務，不感疲憊。」

「十多年過去了，謝師母現在一切可好？」我關心地問。

「謝師母現在一切都好，這真是令人欣慰啊。」

這個病例的成功，充分顯示金慎之的經方水平，他重視的是「方證相對應」的方法。他對謝師母肝病前期治療不效的評判是：「提綱挈領，法固不謬，方似太柔。」從中可見僅僅理法的正確是不夠的，更為重要的是方藥。

「光松醫生，」我繼續提出問題，「請你談談謝安吉先生的臨床治驗好嗎？」

「好的。」光松醫生輕鬆自如地回答，「一九七〇年三月的一天，一個中年婦女發熱腹瀉七天來診，自述每天下午微惡寒，旋即高熱口渴，無汗，苔白，舌心微黃，脈象浮數。已經經過一個中醫師診治了四天，服用葛根芩連湯，泄瀉次數略減，然而發熱惡寒未解。謝安吉先生認為此證屬表裏同病，但是表證是重點，所以投以葛根湯加滑石。處方：葛根四錢，麻黃一錢，白芍二錢，桂枝二錢、甘草一錢，生薑三片，大棗六枚，滑石四錢，二帖。複診，汗出瀉止，不復惡寒，口渴已解，精神轉佳，仍然以原方二帖。三診，四肢反而覺得疲乏，口稍渴，小便量少，改用胃苓湯，調理胃腸而痊癒。」

這個病例能夠反映出謝安吉先生運用經方的思路，對我很有啟發。我想進一步瞭解謝安吉先生傳人光松醫生的中醫思路。以便瞭解經方醫學在傳承過程中的嬗變。

「光松醫生，」我繼續提出問題，「請談談你自己運用中醫方劑治病的經驗好嗎？」

「中醫學，我還在學習和摸索之中，沒有什麼經驗好談的。」光松醫生態度堅決地推辭著。

後來，在我的反覆請求之下，他還是講了一個運用補中益氣湯治癒高熱的病例。

「我舅母六十歲時發現腦腫瘤，兩次手術後，全身癱瘓，隨後高熱昏迷。三個月以來，醫院使用了所有的退熱方法也沒有效果，主治醫師最後就以容易引發交叉感染的名義請她出院。無奈之下，我舅父請我用中醫的方法為其退熱。我思來想去，六十歲的人在兩次手術，長期高熱的折磨之下體能肯定消耗殆盡，三個多月的氣管切開，帶氧生存，鼻飼進食，感染的機會必然增多。按其脈搏，散大而數，按其腹部，鬆軟無力。當時潛意識裡似乎有人提醒說，這不正是需要『甘溫除大熱』嗎？於是我就投補中益氣湯。煎煮後的藥汁也通過鼻飼進去。意想不到的是，服用三天以後，體溫降到了三十八度。服完五帖，體溫完全恢復正常，神智也開始清醒了。」

後來，我和張手先生說起這個「甘溫除大熱」的病例時，張手先生說了以下的一段話：「我心裡為這個病例叫好。從診治的思路來分析，好像是『甘溫除大熱』這個概念先行，實際上還是補中益氣湯的方證相對應。長期以來補中益氣湯和『甘溫除大熱』的概念已經捆綁在一起，所以才會產生了『方依法立』的幻覺。」

光松醫生的暢所欲言讓我終生受益。我真高興又交了一個好朋友，一個好老師。

臨走的時候，光松醫生把我們送到大路的路口。

「中醫也不能小看了西醫，」光松醫生意猶未盡，「有的病沒有西醫還真的不行。前幾年霍亂流行，基本上都是用輸液的方法把病人搶救起來的。如果沒有西醫輸液的方法，病人就非常危險。六村的一個七十歲老農民，一天一夜滴注九十八瓶葡萄糖鹽水。腳上兩條輸液管，手上一條輸液管，還有一隻手用於量血壓。病人一邊在輸液，一邊泄瀉，滿床滿地都是糞便，漂白粉用了好幾大袋，最後終於搶救成功。這個老人假如不輸液，光靠中醫藥我看是不行的。」

這個病例，的確富有說服力。

在回來的路上，張法掏心掏肺地教我如何用經方診治疾病的經驗和火針治療淋巴結核的經驗。

「在外感發熱初期的方證中，要注意承氣湯證。」張法比劃著手指。「《傷寒論》一開頭的第二九條就提到外感發熱譫語的調胃承氣湯證，可見承氣湯證可以出現在外感發熱的初期。後世醫家念茲在茲的『溫病下不厭早，傷寒下不厭遲』的觀點不一定可靠。」

我被這個問題緊緊地吸引住了，因為自己從來沒有考慮過這樣的問題。

「在病人外感發熱的初期就發現了承氣湯證？你有這方面的臨床經歷嗎？」我頗感興趣地問。

「經常遇見這個問題。」張法停下了腳步。「開始的時候，我不敢使用承氣湯類方攻下，但是不攻下體溫就持續不退，在不得已的情況下使用了承氣湯，取得了意外的療效。所以我就沿著這個思路，一邊在臨床上使用，一邊進一步思索，終於有了上述的結論。」

我也站在那裡，認真傾聽張法的講話。

「去年冬天，村子裡的一個六歲男孩由他的父親抱來受診。其父告訴我：『孩子昨天突然惡寒發熱，接著就腹瀉，今天仍然腹瀉、高熱，神志昏昏沉沉。我在診察的過程中發現，病孩體溫三十九度，神智呆滯，嘴唇乾裂，腹部脹滿堅硬，按之病孩發出痛苦的呻吟，大便頻頻泄瀉，水樣便，量少但是穢臭難聞。我認為發病雖然只有兩天，但是已經沒有惡寒等表寒證，正如《傷寒論》第一八四條所說的：『始雖惡寒，二日自止，此為陽明病也』，可見症候已經是陽明的熱結旁流的承氣湯證，投調胃承氣湯一帖，通因通用。處方：生大黃三錢，甘草一錢，芒硝一錢。服藥後不久，排出大量汙泥樣的大便，隨後就漸漸地熱退神清，第二天居然能夠到處走動了。」

真是一個好案例，有力地證明了「外感發熱的初期就有承氣湯證」這一觀點。葉天士畏用下法，《臨證指南醫案》中，很少看到葉氏使用大黃，即使熱邪內結陽明用瀉下法時，也要「慎不可亂投苦泄」。其遺風餘教，影響深遠。所以張法這個醫案，就非常有價值了。

說完了這個病例，我們才重新邁開了腳步，向家裡走去。

「張法，你能否介紹一下火針治療淋巴結核的經驗？」

「可以。」張法笑著說，「火針治療淋巴結核首先要確定治療的適應證。也就是說，並不是任何淋巴結核病人都能使用火針治療的。」

「那麼怎樣確定哪些是適應證呢？」

「按壓在淋巴結核所在體表位置上的手指的感覺是非常關鍵的一招。手指底下感覺很硬，很堅實，那就是火針的適應症；反之，手指底下感覺鬆軟，感覺柔和，就絕對不能使用火針。如果使用了，淋巴結核的體表部位就會流水不止，淋巴結核的病情會惡化，甚至還有可能形成竇道或瘺管。」

「你成功治療了多少病例？」

「三、四十例吧。」張法回答。

「要治療幾次才能治癒？」

「一般一、二次吧，每次針刺後，如果有效的話，一週之內淋巴結核就會慢慢地萎縮，直至完全消失。」

火針療法，真是神奇！

可惜的是，這樣寶貴的經驗我一直沒有使用過，真是暴殄天物啊，罪過！

一九七九年，張法在中醫師選拔考試中被國家錄取，分配到溫州市中醫院，後來成為中醫院針灸科主任。九〇年代他參加國家援外醫療隊被派遣到非洲西部撒哈拉沙漠南緣的馬里共和國，在那裡他盡心盡力地工作了兩年。在首都巴馬科，他曾治癒馬里共和國總統的痹痛，獲得總統的好評。從此，他神奇的針灸術享譽異域他鄉。

暑假時，我一直在海平的陪同下，拜訪他的朋友與老師。每一次的見面，對我都是莫大的幫助，與秀杲醫師的相識也不例外。

張秀杲是一個牙科醫師，他住在寺前街南頭，我因為看病才認識了他。他中等身材，穿著整齊，舉止穩重，凝重莊嚴發亮的眼珠裡透露出聰慧的光芒。我牙痛已經半個月了，整個齲牙都已經擺動了。我想把它拔了，但是好幾個牙醫都說要等到牙齒不痛了才好拔，不然的話，就可能會引發感染。海平告訴我，只有秀杲可以在牙齒疼痛的時候也可以拔牙，因此海平帶我到他家求診。

從海平的口中我知道了許多秀杲醫師的情況。他家三代都是牙醫，他的祖父張顯臣先生在寺前街開設了歷史上第一家牙院。他自己一九六二年獲准私人開業牙科診所，由於上輩的醫名和他自己的心靈手巧，在永強頗有名氣。但他不滿足於終生做一個工匠式的傳統牙醫，立志成為一個現代的口腔科大夫。於是他訂了許多和口腔科有關的醫學雜誌與其他方面的報刊，認真閱讀與摘錄。透過幾年堅持不懈的努力，他的醫學水平與日俱增。他除了自己埋頭鑽研之外，還和上海第九人民醫院的口腔科幾位教授建立了私人關係，因此能夠及時得到國內外口腔學方面的發展動態與信息。海平還說，他已經把我學習經方醫學的情況告訴了秀杲醫師，秀杲醫師也希望有機會大家能夠碰碰面。

秀杲醫師檢查了我的口腔之後就說可以拔，隨後用普魯卡因為我進行麻醉。我閉著眼睛躺在牙科治療椅上，準備忍受局部麻醉後那種從牙齦開始漸漸延伸到嘴唇的又僵又麻的感覺，然而奇怪的是這種感覺一直沒有出現。不一會兒，聽見秀杲醫師叫我張大嘴巴的聲音，我睜開眼睛看見他穿著白大褂，手裡拿著拔牙的器械細心輕柔地伸進了我的口中。我感到不可思議，一般上了麻藥以後起碼要經過一刻鐘左右才可以拔牙，他怎麼這樣短的時間就可以拔呢？當我還在胡思亂想的瞬間，在他的一聲「已經處理好了」的話語中，我這顆讓人疼痛了半個多月的齲牙就被他輕輕鬆鬆地拔掉了。

兩天後的一個晚上，我與海平又一次拜訪了秀杲醫師。這次拜訪，我有兩個目的：（一）是感謝秀杲醫師，我的齲牙被他拔掉後，沒有感染，出血也很少；（二）是想請教，請教他是怎樣掌握了這種與眾不同的局部麻醉術的？

「秀杲，謝謝你的醫治，我想請教你一個問題。」我滿臉笑容地說。

「小事一樁，不必在意，有什麼問題請講。」秀杲醫師誠懇謙和地回答。

「你的局麻方法與別的醫師為什麼不一樣？」我開門見山地問。

「其實，我的局麻方法是每一個口腔科大夫的基本功，口腔學中都有要求，叫做『阻滯麻醉』法。」秀杲醫師實話實說。

「為什麼大醫院的口腔科醫師沒有使用這個『阻滯麻醉』法呢？」我不依不饒地問。

「也不盡然，你可能沒有遇見真正的口腔科大夫。」秀杲醫師的回答非常客觀，沒有一點自我誇炫賣弄的口氣。

「秀杲，那我們平時在拔牙時的麻醉為什麼和你的不一樣呢？」海平也問。

「一般牙醫沒有使用阻滯麻醉術，他們使用浸潤麻醉術，是把麻藥注射在牙齦上，讓它慢慢地滲透浸潤到牙根下的神經根。」

原來如此，所以在浸潤麻醉術下我們會感到這個牙齦與嘴唇都發麻，同時要等上一刻鐘，但是拔牙時仍然多多少少還有一點疼痛。

「秀杲，那你是怎麼掌握『阻滯麻醉術』的？」

「九年前，就是文革初期，我得到了大量的頭骨，通過反覆對頭骨的『上顎孔』、『下顎孔』、『眶下孔』解剖位置的測量，把握了它們的定位指數。之後透過這些測定數值的研究，求得了每一個『孔』與周邊解剖標誌距離的最大公約數，進而從臨床麻醉進針角度考慮如何尋找『上顎孔』、『下顎孔』、『眶下孔』。經過將近半年的從理論到實踐，從實踐到臨床的反覆摸索，我才成功地在臨床上施行了『阻滯麻醉術』。我可以根據患者年齡、性別的差異，熟練地選擇從不同方位進針，避開血管，避開發生膿腫的組織，準確地把握進針深度，從而順利穿過『上顎孔』或『下顎孔』、『眶下孔』，把麻藥準確地注射到神經根而達到『阻滯麻醉』的意圖。廣泛應用之後，這個技術就愈來愈熟練了，幾乎都是一針見效。」

「阻滯麻醉術」與「浸潤麻醉術」都能達到麻醉的目的，然而有高低之別。經方與時方的差異和它們兩者的區別俱有可比性。經方醫師如果對病人的脈症辨證達到方證相對應的話，就像「阻滯麻醉術」中的藥針準確地穿過頭骨的「洞孔」直接注射到神經根一樣，就會達到藥到病除，效如桴鼓的境界；時方辨證通過理法方藥一路過來，最後也能診治疾病，但由於沒有把方藥相對應擺在最重要的位置上，就會像「浸潤麻醉術」用於拔牙一樣，針對性就沒有那樣強，那樣絲絲入扣。沒有接觸到經方醫學的人，就像還沒有接觸到「阻滯麻醉術」的人一樣，都誤認為時方醫學的辨證施治是常規療法。長此以往，習慣成自然，經方醫學的方證辨證就變得陌生，至今反而成為野狐禪。有人說知識分為三種：你知道的，你不知道的，以及你不知道自己不知道的。我看經方醫學的「方證辨證」就與牙科的「阻滯麻醉術」一樣，對大部分人來說，大約就屬於「不知道自己不知道」的那一類知識。

「秀杲，大量的頭骨你是怎麼得到的？」我追根究柢地問。

「這件事，說來話長。」秀杲醫師回答道，「文革前後，山上的墳墓大量被毀，好多屍骨暴露在野外。我有幾個朋友，想利用這些屍骨拼裝成人體骨骼標本賣給醫學院校與科研單位，當時骨骼標本每一副市價可以賣到五十元。可是要拼裝成一副完整的人體骨骼標本並不容易，他們四個人通宵合作拼搭組裝也只能完成一副。大部分骨骼缺乏肋骨，因為肋骨最容易腐爛。後來他們找我商量，因此我有幸親臨製作現場。我幫他們做了兩件事：一是幫助他們清洗頭骨內部的淤泥，我教他們用乾黃豆填滿頭骨內部的所有空缺，然後放在清水裡泡浸，通過泡浸後黃豆膨脹的張力，把頭骨撐裂為兩半，這樣就完成了頭骨內部的清洗工作；二是幫助他們製造了一套人體肋骨的石膏模具，用白水泥澆鑄出人造肋骨。他們製作完成以後，還留下很多多餘的頭骨，我就向他們要回了其中完整的五十七顆頭骨，做為研究之用。」

真想不到秀杲醫師還有這樣一段曲折離奇的經歷。

我更關心在口腔科中醫藥的應用情況，就問：「秀杲，聽說你在臨床上經常應用中醫的方藥，請你談談這一方面的經驗好嗎？」

「這方面我的體會非常深刻，」秀杲醫師馬上回答，「譬如我遇見一個口底頜下腺導管結石的病人，當時結石處發炎化膿，我發現患者唾液腺開口上方舌繫帶邊上有白點，夜間流大量的唾液。按常規應該給他做結石手術，但是手術後往往會出現一些後遺症，因此我就給他服用三金二石湯。我想這個方子能夠治療腎結石與膽結石，因此口腔內的腺導管結石也可能有效。患者服用了五帖中藥，就達到了排石的效果。」

三金二石湯排石，不管是腎結石、膽結石或是頜下腺導管結石都用三金二石湯。對於中醫師來說會覺得不符合辨證施治的精神，然而臨床也能取效，可見其中亦有其合理的內核。

「秀杲，你的辨證思路對我很有啟發，請把你運用中醫藥治療口腔病的經驗再繼續講下去。」

「還有一個患智齒冠周炎的年輕人，」秀杲醫師繼續講述，「經常發炎膿腫，後來影響到咀嚼肌，出現張口受限，吞嚥疼痛，咀嚼、進食困難，左頰明顯腫大，左臉發腫，左耳根頭皮都有腫脹。幾天來病人出現周身不適、頭痛、畏寒、體溫上升、食欲減退等全身症狀。如果做膿液排除一定要做切口引流，我覺得患者的脈症符合《校注婦人良方》中仙方活命飲的治療目標：『陽證癰瘍腫毒初起，紅腫灼痛，或身熱凜寒，苔薄白或黃，脈數有力』，因此就投仙方活命飲二帖，並囑咐他每一帖中藥要加黃酒一大碗。患者到中藥店抓藥的時候，被司藥的藥工嘲笑了一頓。嘲笑的理由有兩個：一是牙科醫生也開中藥方子，狗抓耗子，不務正業；二是病人滿口紅腫還加大量黃酒，喝下去還有命啊。誰知道病人服藥後效果非常好，第二天就腫消痛減，嘴巴就能夠張開，吞咽、咀嚼、進食都沒有了障礙。」

這不就是方證辨證嗎？雖然秀杲醫師沒有刻意地運用「方證相對應」的療法，但是一旦不自覺地用了，就出現了覆杯而愈的效果。

「秀杲，你在臨床使用中藥的根據是什麼？」

「我一般是對病治療，也考慮一下病人的寒熱虛實，有時候也對照一下醫書中的主治範圍。譬如口腔潰瘍用錫類散外敷，面癱用牽正散，牙槽膿漏用《外科正宗》排膿散，齲牙疼痛用桂枝五物湯，並用苦參湯嗽口等。」

秀杲醫師所講的藥方，有幾個我是第一次聽到，做為牙科的驗方肯定有很高的臨床價值，所以我極有興趣。

「秀杲，」我問，「你能告訴我排膿散、桂枝五物湯、苦參湯的詳細情況嗎？」

「排膿散有好幾個，我都一一試過，還是《外科正宗》的方藥療效比較好，它是由黃耆、當歸、銀花、白芷、穿山甲、防風、川芎、栝蔞仁各一錢所組成；桂枝五物湯是日本人治療實證牙痛的方劑，在沒有發燒的情況下，有較好的效果，它是由桂枝、黃芩、桔梗、生地、茯苓五味藥組成；苦參湯是古時治齲齒牙病外用的方藥，《史記》上有記載：倉公淳于意醫治齊大夫的齲齒疼痛病，投以苦參湯每日嗽口三升，治療了五、六日就痊癒了，方子只有一味苦參。」

「秀杲，你有沒有診治過唇炎？」我因為有一位唇炎患者在治療，但是進展不是很理想，因此向他求教。

「唇炎，就是中醫的『驢唇風』，臨床是以唇部紅腫、糜爛、結痂、皸裂、起灰白色糠狀鱗屑為主要症狀的一種慢性口腔疾病。西醫沒有有效的藥物。」秀杲醫師侃侃而談，「我經常使用《疫疹一得》涼膈散去診治此病，有較好的效果。因為書中的治療目標中有『口瘡唇裂』這樣的記載。但是也有失敗的時候，有一個中年婦女患『驢唇風』五年，屢治無效。後來到上海尋找一個專門研究唇炎的教授治療，教授診斷為『週期性剝脫性唇炎』，給予西藥氯奎口服，並囑咐她定期檢查血常規，如果發現白血球低於正常值就要停藥。病人回鄉以後，服用氯奎一週就有效，繼續服用二週症狀全部消失，大喜過望。誰知道停藥後不到半個月疾病復發，就又服用氯奎一週，症狀又得以控制，但是出現身體不適，頭暈眼花，檢查血常規，白血球下降到三〇〇〇以下，大驚失色，馬上停藥。停藥後，唇部又出現紅腫、變硬，週期性破裂出血等症狀。我幫她診治唇炎純屬偶然，因為她來我診所治牙，看到她口唇紅腫、糜爛、結痂的症狀，我就主動提出幫她醫治，因這病本身就應該是口腔科的診治範疇。我開始投涼膈散一週無效，再投一週還是不見動靜，我感到非常失望。患者反而鼓勵我重新再次投藥試試，於是我詳細詢問患者具體病情，發現她有經前緊張症，月經期前一週出現乳房脹痛，頭痛煩躁等症狀。經前緊張症，其病因雖多，其病理基礎卻有相同之處，即月經前幾天體內雌激素濃度達到高峰，出現水鈉排出遲滯而發生電解質平衡失調，細胞外液增多而出現水腫，刺激乳腺增生而脹痛。這種水腫不僅表現於體表，也存在於內臟，包括腦組織，因而出現頭痛煩躁。由於患者唇部的週期性腫脹疼痛與經前緊張症同步，可以歸屬於經前緊張症所引發的病變。再考慮到患者同時還有口苦口臭，尿黃便秘等症狀，我就改投丹梔逍遙散加生大黃。服藥以後有效，大便排了許多，就改投丹梔逍遙丸，每天吞服，堅持服藥兩個月，唇部症狀逐漸消失。停藥三個月後，又有復發的徵象，病人自行服用逍遙丸，堅持服用後又歸於正常。就這樣吃吃停停，停停吃吃，兩年後恢復健康，連經前緊張症也得到了治癒。」

「秀杲，你為什麼對經前緊張症使用逍遙散類方呢？」

「我也是從《開卷有益》雜誌上學來的經驗，作者是誰也忘了。作者認為經前緊張症有週期性發作的特點，小柴胡湯是週期性疾病的首選方。由於逍遙散是小柴胡湯的類方，因此逍遙散是婦女週期性疾病的首選方。我覺得作者的觀點有道理，就依樣畫葫蘆了。」

秀杲醫師運用中醫藥診治唇炎的病例太完美了，雖然不排除歪打正著的偶然成分。但他臨床運用的成功，就證實了「小柴胡湯是週期性疾病的首選方」與「逍遙散是婦女週期性疾病的首選方」這兩種方證相對應經驗的臨床價值，為經方醫學的方證辨證增添了內容。

最後我問他一個有關自學的問題。

「秀杲，你堅持自學口腔學，現在學有所得，請談談你的體會好嗎？」

「自學的人，有得有失。」秀杲醫師感慨良多，「自學者弄清楚一個問題要花上別人好幾倍的精力與時間，要走許許多多不該走的彎路，從學習效率這個角度來講就是『事倍功半』。但是走彎路也不是都沒有用的，走一次彎路就多一次教訓，就增添了一種思路。長此以往，這樣的思維訓練使自學者的思維方法趨於變通，因此有助於解決書本上沒有的問題，這就收到『事半功倍』的效果。」

秀杲思路活躍，能客觀辨證地觀察與分析問題，讓我刮目相看。那天我們相談甚歡，我的收穫多多。

三十多年後的一天，他從國外回來，雖然體型明顯地變得蒼老，然而思維仍然清晰，說起年輕時的理想，依然有不改初衷的執著。雖然理想不曾褪色，然而人生際遇與命運卻讓那份情懷增加了許多的無奈。

秀杲說，四人幫下臺後，他有過一段業務水平飛躍發展的時期。那就是一九七九年他以「參觀學習」的名義進入上海第二醫學院附屬第九醫院口腔科，開始向楊秀海教授學習口腔矯形。三個月的學習使他嘗到了甜頭，接著從一九七九年到一九八四年他每年都抽出二、三個月的時間到上海進修。在進修期間，他先後跟隨曹宏康教授學習口腔黏膜病，施耀舜教授學習口腔贋復體，樊森教授學習牙體治療，陳希賢教授學習牙齒製作，彭適生教授學習牙體正畸。就這樣在不同科室輪換實習，讓他比較全面地掌握了口腔科的基本技能與臨床技術。有一次，在施耀舜教授直接指導下秀杲醫師為京劇電影《徐九斤升官記》中的主演，就是徐九經的扮演者朱世慧先生完成了面部造型。又有一次，施耀舜教授遇見一個來自挪威的中年婦女，她的一副假牙的黃金支架斷裂了，想請施教授替她重新再做一副。但是由於當時對黃金管理比較嚴格，要醫院給銀行打報告才能兌換，這樣的話要等一個月才能重做一副，但是這個挪威婦女沒有時間在上海停留這麼久，所以施教授只得回絕了她的請求。在旁邊實習的秀杲醫師悄悄地告訴施耀舜教授，他可以透過對斷裂的黃金支架焊接來完成這個工作，因為他的祖上開過金銀鋪，他從小就學會黃金焊接工藝。施教授喜出望外，就讓他去焊接。經過四十分鐘的工作就圓滿地完成了這項任務，挪威婦女把焊接好了的假牙放進自己的口腔中試了之後，滿面笑容地聳聳雙肩，攤開了雙手，口中不停地「ok」、「ok」。

一九八三年七月，三谷春保教授來滬教學。三谷春保是日本大阪齒科醫學院的國際著名學者，致力於生物力學、復原學、牙醫犯罪學的研究。秀杲醫師多次親聆其教誨，受到很大影響，很深啟迪。

由於業務水平的提高，自己診所的工作也開展得有聲有色。但是他還是把提高自己的業務水平擺在第一位，不吝代價堅持到上海進修，他的學習精神成為業內同仁的榜樣。一九八四年浙江省電視臺在一部《醫海浪花》的專題片中，報導了溫州市四位有突出成績的個體醫師，其中就有他的名字。

從一九八四年開始，秀杲醫師探索牙齒形態與人面型的關係，探索牙齒排列形態與人性格的關係。研究得出的結論是：上頜正門牙的長度、寬度與人面形長度、寬度比例是一：十六；牙齒形態與面型形態倒置成正比。隨後他用了五年的時間調查和測量了各不同民族的中國人，包括北方人與南方人，上頜前牙與鼻翼寬度的關係，撰寫了一篇論文做為臨床應用的參考數據。這篇題為「全口義齒修復中假牙型號與面型寬度比例的探討」於一九八九年在中華醫學會年會上宣讀。論文中有關數據是國內首次發表，國際上僅美國與日本曾發表過類似的文章。

秀杲醫師的結論和張穎清先生的生物全息論完全符合，它又一次證實了中醫學的舌診分區與耳針定位有理論上的依據。我從中體悟到方證辨證抓主症與針灸療法尋找阿是穴的重要意義，看來主症與阿是穴在某一個意義就是病人疾病的縮影與全息現象。當然這是從中醫學診治疾病的角度出發述說的，並不牽涉到現代醫學的諸多問題。

我還瞭解到秀杲醫師在上海進修以後的心得，他說透過進修完成了由工匠式的牙醫到現代口腔科大夫的蛻變。整個人的視野、眼光、思路等方面都有了明顯的進步，學會了從口腔聯繫全身疾病看問題、處理問題的方法，因此臨床水平也都有了相應的提高。他還舉了一個生動的例子來說明以上的心得，一個患齲牙而反覆疼痛的姑娘，許多牙醫因為齲牙周圍組織膿腫發炎而不能將其拔掉，因此求治於他。詳細詢問其病史，才知道她是一個腎小球腎炎的病人，已經有兩年的病史，反覆治療不癒，尿檢有紅血球、蛋白與管型。他考慮患者存在由於齲牙膿腫引發的腎病，對於這種「齒性腎病」將其齲牙拔掉可能有治癒的可能。令人欣慰的是，患者齲牙拔掉以後，纏綿兩年的腎病也離她遠去了。

後來，他為了提高自己的業務水平，遠涉重洋，到了義大利，在羅馬定居。不料那裡嚴格的牙醫管理制度使他難以施展理想，只能在MOSSELECI一個私人牙科診所充當助理醫師，幹了多年也拿不到正式註冊牙科醫師的資格。在這樣的情況下，他把精力投放到中義民間醫學文化交流的工作中去，特別是為中醫中藥如何進入歐洲出謀劃策。他一九九一年開始為一洲先生主編的《義大利中文週刊》撰寫醫學衛生專欄，當一九九七年《義大利中文週刊》改名為《歐華時報》時他繼續為其撰寫專欄文章，目的是指導華僑正確使用中成藥，以及一些常見病的診治方法。當時義大利政府開始對中醫藥有所認識，因此在羅馬大學醫學院做客座教學的何嘉琅教授，PADOVA大學教學的王文明副教授，在FIREZE醫學院進修的周光策副教授，還有李宏、金捷、張秀杲等十多位在義大利的中國醫師準備籌組一個中華醫藥學會。學會宗旨是傳播和發揚中醫中藥同時向義大利人傳授中醫針灸課。後來經過義大利政府註冊，在一九九八年八月八日在羅馬成立學會。一九九九年五月十三日秀杲醫師受歐洲多國文化研究中心的邀請為中心做了一次題為「飲食與衛生」的講座，當時的歐盟主席布隆迪教授也在講座現場。由於他工作出色，二〇〇二年四月他被義大利中華醫學會評選為副會長。

他們中華醫藥學會經過多年的努力取得了一些成績：一是促使義大利政府承認中醫藥地位與對社會的貢獻；二是允許中草藥可以從中國直接進入義大利。近幾年義大利主要的醫療科研單位已初步將傳統中醫做為一項探討性研究列入其研究計畫，中醫交流在義大利民間和政府等各個層面受到愈來愈多的關注，中義之間有關中醫的研討會、展覽會每年都要舉行多次。目前，義大利對針灸的認可相當普遍，某些地區已將針灸正式列入醫療體系的輔助治療系列，還有些大學開設了中醫針灸學歷、學位教育項目。現今學會努力促使義大利政府在法律上允許中醫與針灸醫師開設診所。

落葉歸根，秀杲醫師晚年回到故鄉。我們都還清晰地記得第一次見面的情形。不知不覺一晃已經三十多年了，只有在回憶中時光可以倒流，順著倒流的時光隧道，讓我們的故事重新回到一九七六年的暑假吧！

那天從秀杲醫師家出來，夜已經很深了。然而，我仍然沒有一絲睡意，我為能夠認識這樣一位朋友而高興。他的經歷，他的追求，他的故事，深深地進入了我的記憶。他的想像力、創造力和自學能力也給了我許多的啟示與幫助。

在那一段時間裡，除了出門尋師訪友，也有為人診治疾病，處方扎針。

陳植鍔當時是因為失眠求診於我。他是永強沙村人，當時在海濱中學任高中語文教師。他中等身材，白淨肌膚，談吐不俗，一表人才。他說自己除了這個多年的睡淺易醒的毛病之外別無所苦，然而經我仔細診察，發現舌色暗紅，舌下靜脈紫黑，左少腹壓痛，是一個典型的心血瘀阻型睡淺易醒的病症，就給他開了一個王清任的血府逐瘀湯。

一週後陳植鍔又來找我。

「這個藥方真不錯，吃了三天就開始有效，是不是再吃七帖啊？」一見我，陳植鍔就說。

我說：「是的，還要繼續診治一段時間。」

陳植鍔用一種深究事理的目光注視著我，說：「你治療失眠為什麼一味安神的藥也不用？」

「你怎麼知道我的藥方中沒有安神的藥？」我以揶揄的口吻反問他。

「我也是一個中醫的愛好者啊。」

我一下子興奮起來，寂寞的路上又遇到一個同行者了。

我就給他講了失眠不一定使用安神藥的道理。

我說：「經方醫學診治疾病的原則是『方證相對』。具體的方法有兩種，一種是注重於『但見一症便是』的診治方法；另一種是注重於體質的診治方法。你的失眠多次使用過安神類的方藥，可見前一種方法對你已經沒有效果，同時你的瘀血體質的體徵比較明顯，因此我使用了能夠改善瘀血體質的血府逐瘀湯。」

他善於發現問題，一下子就抓住了我講話中的漏洞，就說：「活血祛瘀的方劑有好多個，為什麼偏偏是血府逐瘀湯呢？」

他縝密的邏輯思維能力使我佩服，我想了想之後說：「根據歷代醫師的臨床經驗，以失眠為主症的瘀血體質病人，血府逐瘀湯與桃核承氣湯兩個方劑是首選方。」

他瞧了我一眼後，知道我的話還沒有講完，就耐心地等待著我的下文。

我停頓了片刻之後接著說：「桃核承氣湯用於失眠初起的瘀血體質病人；血府逐瘀湯用於長期失眠的瘀血體質病人。你的情況血府逐瘀湯比較合適，所以就先用上了。」

他滿意地點點頭。

那天他對我說起老中醫周秩民先生的故事。周秩民先生耳朵聾了，全靠脈診、舌診、腹診來診斷疾病，臨床療效非常好。民國時期他當過國民黨的鄉長，一九五一年後被關押了二十多年，但他在回家後的第一天就有人上門求診。由於他沒有醫師的執照，所以不敢私自診治病人，但又不敢得罪上門求診的農民。後來大隊革命領導小組決定，把他安排到大隊衛生室當醫師。七十多歲的周秩民先生欣喜萬分，天天按時到衛生室去上班。每天前來求診的人絡繹不絕，時有疑難病證治癒的消息傳出，大有滿街盡說周大夫之譽。一個大幹部下鄉檢查工作時，突然出現支擴出血，當地醫院西醫搶救後仍然不穩定，全身畏寒，便秘尿黃，時有鮮紅的痰血咳出。原來準備送上級醫院治療，但因為病人身體稍有移動就會引起咳血不止而無法轉送。在進退兩難之時，大家想到邀請周秩民先生到醫院會診。周秩民先生摸脈、觀舌、診腹之後，開了一張附子瀉心湯的處方，一共只有四味藥，附片三錢，大黃二錢，黃連二錢，黃芩二錢。將「三黃」用滾開水半碗漬之，再將附子另外煎煮取汁，把它們的湯汁混合後一次服用。藥後不到半個小時，病情就趨於穩定。此案一舉成功，使周秩民先生的醫名在遲暮之年又重新鵲起，在周圍幾個村莊與小鎮裡，無人不知，無人不曉。

陳植鍔先生深有感慨地說：「有本領的中醫師在民間還是大有人在的。農民還是相信中醫的，只是真正會診治疾病的中醫師，在農村裡太少了。」

陳植鍔先生在高考恢復後的第一年，以溫州地區文科狀元的成績考上了北大，本科讀了一年半便考上了研究生，在獲得北大史學博士後，他東渡日本，在日本筑波大學擔任客座教授。真所謂「文章憎命達」，一九九四年，他剛完成《石介事蹟著作編年》初稿，還來不及修改整理出版，便因病英年早逝。他先後完成的著作，字數達二百多萬字，多次獲得史學、文學、哲學、美學等各門學科的研究成果獎，並榮膺中國社會科學院青年優秀論文獎。他的學術成果曾受到同行專家很高的讚譽。著名宋史專家徐規先生，曾稱他為「近世不可多得之人才，惜英年早逝，乃文史學界的重大損失」。

在來找我看病的人當中，很多是海平的朋友，詩人李啟林也是一個經常光顧的患者。他的身材矮小精悍，膚色黃暗，暗紅色的厚嘴唇。他眼鏡片後明亮的眼睛很有特點，叫人看一眼就難以忘掉他的形象。他患肝膽疾病，膽結石做過手術，所以經常找我看病，他整年口苦口臭，尿黃便秘，心下按痛。每次我給他開的方，不是柴陷湯就是大柴胡湯，療效都很好。

有一次啟林問我：同樣的一個人，同樣的一個病，為什麼有這樣的不同？

我告訴他，這兩個方子治療的方向有所相同，但是一個用於慢性期，一個用於急性發作。疾病沒有發作的時候你千萬不要掉以輕心，其實疾病並沒有離你而去。

我還跟他開玩笑說：「詩歌創作是生命的燃燒。你具有詩人的氣質，但沒有詩人的體質。所以你每寫一首詩，你就會少活幾天。」

他用詩人的言語回答了我：「生命在於質量，而不在於數量。我追求輝煌的瞬間，就不在乎平庸的百年。」

他每次來找我看病都會朗誦幾首他剛剛出爐的新詩，說是付給我的診金。我也很喜歡他的詩，特別是他寫農民的，寫土地的，寫故鄉的，寫命運的，寫未來的這些詩歌，我更為喜歡。

李啟林的父親是一個農民，勤勞儉樸，但一個大字也不認識。李啟林有一首題為《父親》的詩就是獻給他父親的。

我最欣賞的是《父親》這首詩的其中兩個段落。

其一：

但見村頭的泥沙路，
牛踩人踏，
一身要留下多少的腳印。
大雨後，
有多少含淚的水窪，
只有陽光才照出它身上的傷痕。
但見村口的老榕樹，
經霜歷雪，
一年要增添多少的鬚根，
秋風中，
有多少落葉的哀訴，
只有沙河才知道它的心境。

其二（結尾部分）：

從家門走向田野，
從田野走回家門，
這路程說短還真短，
來回只要半個多時辰；
從家門走向田野，

從田野走回家門，
這路程說長還真長，
恰恰走了一輩子的光陰。

駱寒超先生在李啟林的《父親》詩稿的結尾部分，寫上他自己的評語：「《父親》一詩的結尾部分貌似單調重複，如果細細地去體味，就可以發現詩句中蘊含著單純的美。」

然而我卻從「從家門走向田野，從田野走回家門」的周而復始的勞作中，想到了神話故事西西弗斯日復一日推石上山的現實寫照。

李啟林後來出版了三本詩集，駱寒超先生為他寫了序。一九九五年春夏之交，他騎自行車來找我看病，騎得滿頭大汗。他說自己剛從四川回來，一切如常，只是感到臍腹部有點兒異常。異常的感覺難以用言語描述，好像笑得過猛了以後所留下的不適。我為他仔細診察以後，發現他的肝臟很不理想。在他吃了點心以後，就要求他馬上到大醫院做B超。並囑咐他，要他的女兒陪伴他一起去做檢查。

第二天，他依然騎車一個人單獨去了醫院。做B超時，他親人不在身邊。醫師發現情況非常不好，如果不把真實的病情告訴他，怕會耽誤了他的病情。猶豫了很久，最後決定把真實的病況直接告訴了他。他一聽到這個病名，就昏迷了過去。昏迷後，一直沒有醒過來。七天後，就去世了。

那個做B超的醫師聽說他死了，也後悔不已，說：「想不到，病人的心理素質這樣脆弱。」

我想李啟林的聞癌驟然而死，似乎與他做為一個詩人特有的敏感性有關。

三十、是非成敗一念間

那天中午，我剛從九路公共汽車上下來，在永中車站就聽見有人叫我，抬頭一看，原來是李啟林。

李啟林告訴我，我三歲的外甥阿津病了，麻疹後持續發熱半個月不退。我的二妹夫又出差在外省，一時半會聯繫不上，大家都在乾著急。我急急忙忙趕到我二妹家中，看見她全家人急得團團轉。我二妹夫的叔叔是當地有名的西醫兒科醫師，半個月來一直給孩子注射青黴素等抗菌素。注射後熱度依然持續不退，但他認為白血球高必須繼續使用青黴素。二妹夫的父親略知醫道，發熱後給孩子煎服羚羊角片十多次，然而症狀更趨惡化，家人正準備送孩子到市醫院住院治療。我二妹求我給小外甥診治。我診察過後得知，病兒肢體消瘦，精神委靡，表情淡漠，面色淡白，安靜嗜睡，鼻流清涕，喜衣被，不渴厭食，小便清長，手足涼，額有冷汗，舌質淡，苔薄白，脈沉細無力一〇〇次／分，19.0×10^9/L，中性72%，血色素九克，體溫三七．四度，腹肌菲薄而稍緊。針對以上症狀，我認為這正是少陰病的「脈微細，但欲寐」、「反發熱」的麻黃附子細辛湯證。我二妹夫的父親認為發熱就是熱症，大暑天使用麻黃附子細辛湯這樣的熱性藥極其危險。我卻堅信此方必定有效，所以力排眾議，投一劑麻黃附子細辛湯（生麻黃六分，附片二錢，細辛六分），並停用一切西藥。

到寺前街中藥店抓藥的時候，店裡老藥工聽說這一帖麻黃附子細辛湯是給發熱的小兒服用的，十分害怕，千叮嚀萬囑咐之後才給抓了藥。抓好了藥，算盤一算，藥價一共只有七分錢。老藥工搖搖頭說：「我一輩子沒有抓過這一種那麼凶險又那麼便宜的方子。」

服藥後五小時，精神大有起色，體溫即恢復正常，手足亦稍溫，日內排出臭軟便二次，鼻水冷汗均消失。這正如陸淵雷先生所說的，「少陰病，在治療中，手足溫，下痢為正氣恢復，抗病所生之代謝廢物積於腸間者因以排除顯為陰證回陽之機」。我知道表證已解，正氣將復，連投三劑附子湯，第四天複診時已能自行下床嬉戲，大便體溫均轉正常，唯稍怕冷易疲勞，臉色仍白，脈細沉，舌尖較前稍紅，血檢為白血球16.6×10^9/L，中性76%。繼予附子湯七劑，藥後則證情日趨進步，漸致復常。此證在我診後的第十一天血檢才達正常，白血球9.8×10^9/L，中性42%，嗜酸性白血球也出現了。

小外甥生病期間，董楚平先生經常來探望小孩。我診治的醫案他都仔細地看過，並提出許多中醫學方面的問題。

「為什麼小孩子持續發熱半個月不退，用辛熱的麻黃附子細辛湯反而很快地退了？」董楚平先生問。

「外感發熱有多種類型，《傷寒論》把外感發熱分為六種病。每一種病中又有各種典型的、非典型的方證。經方醫學就是根據臨床上病人出現什麼樣的方證，就給病人服用什麼樣的方。這種方證相對的方法簡便、明確、安全、高效，是中醫學中最寶貴的東西。所以，兩千多年來所有醫家都一致認為，創立這種方法的張仲景是醫學界的聖人。我小外甥的發熱是少陰病初期，又叫做表陰證，具體地講是表陰證中的麻黃附子細辛湯證。我臨床上用麻黃附子細辛湯用於體弱者外感發熱，其效果是任何東西無可替代的。明末清初醫學家張璐說麻黃配附子則『發中有補』，可謂至理名言。在我們南方，很多醫師認為地處濕熱地帶，害怕使用熱性藥物，這是把外部因素的作用人為地強化了。」

「我們怎麼區別中醫和西醫的不同？」董楚平先生問。

「中醫、西醫都能診治疾病，但由於它們採用的方法和角度不同，所以對疾病的定義是完全不一樣的。中醫認為，症狀、體徵的出現就是疾病。中醫的辨證施治是對病症進行具體地整體性地研究。西醫認為，一定要在體內發現原始病因、病理狀態、具體病灶時，才能確定疾病。西醫對疾病的診治是以分析為主的確定性研究。歷代中醫師除了閱讀醫學經典、歷代名家醫案之外，都是透過口授身傳來積極傳承的；總之，中醫和西醫不存在一個誰對誰錯的問題，它們從自身的角度出發，各自看出了疾病的某一個側面，各自表達了對於這一個側面的認識與診治方法。」

董楚平先生聽得很認真，對我的回答還是比較認可的。

二妹夫從外地聞知信息趕回家後，半天不敢進門，站在家門口好久，才大著膽子進門。得知兒子已經痊癒，心中的一塊千斤石頭才放了下來。

當我和二妹夫講述外甥阿津的治療經過時，我的大妹急匆匆地進來了。她把我叫到門外，告訴我她的兒子生病住院的消息，並請我去醫院一趟。我告別了二妹夫，跟著大妹向醫院走去。

我在陪大妹向醫院方向走去的路上，她一邊哭一邊說。在她反反覆覆的述說中，我已經知道我的四歲外甥小敏的發病經過。小敏在發麻疹期間因為日夜啼哭，不能睡眠而住進醫院治療。一週來，西醫注射鹽酸氯丙嗪，注射後沉睡了二十四個小時，全家大小驚恐萬分。誰知道，小敏醒過來以後，仍然啼哭不休，又連續了兩天兩夜，使得醫院裡的醫師也感到無計可施。大妹後來聽說我在二妹夫家，所以就一路跑來叫我去看看。

到了病房，我看見平時形體壯實的小敏瘦多了。他一方面神情相當疲乏，一方面又煩躁不安，哭聲沙啞，口渴異常。皮膚上留有麻疹後特異的色素沉著，有糠狀落屑。我看他眼睛充血，嘴唇鮮紅而乾裂，半碗冷開水剛剛喝下咽喉，又哭鬧著要水喝。我診察的結果是：脈虛數，舌紅苔微黃而乾燥，腹肌柔軟，額頭及手足微燙，體溫三八．三度，大便焦黃而溏，肛口深紅。我認為小敏是因為疹後邪熱未淨，傷及氣液的緣故，應該清熱生津、益氣和胃。

為了迅速解除煩躁哭喊等症狀，給方藥治療開闢道路，我就在小敏的兩個耳朵的耳尖穴用三棱針點刺放血。放血後不久，小敏的口渴、啼哭、煩躁諸症頓時減少，不到一刻鐘就安靜下來。

接著我用三陰三陽辨證方法辨別出是陽明病，辨證要點有三個：一、煩躁不安；二、消渴異常；三、諸多熱象。由於發熱已經多日，體能消耗較多，神色疲乏，脈虛數，苔微黃而乾燥等情況，考慮《傷寒論》中治「傷寒解後，虛羸少氣，氣逆欲吐」證，投竹葉石膏湯二帖。

竹葉二錢，生石膏一兩，半夏一錢，麥門冬三錢，黨參二錢，粳米三錢，甘草一錢。

水煎服，米熟湯成。服後當夜即行安睡，體溫亦降至正常。服第二帖後，除聲音沙啞以外，其他諸虛煩、消渴等證全部消失。

外甥小敏的迅速治癒，顯示了刺血療法配合方證辨證療效的迅速，比較西醫注射鹽酸氯丙嗪強制鎮靜的治療方法，真有一種舉重若輕的感覺。

我父親知道兩個外孫生病了，就來永中鎮探望。父親來的那一天，我正在小敏家和阿驊表兄談論《傷寒論》中表證的診治問題。父親瞭解了兩個外孫的診治情況與療效之後，對我用竹葉石膏湯治癒小敏的燥熱沒有多少非議，但知道我用麻黃附子細辛湯治癒阿津的發熱時，他的擔心多於高興。他反覆強調麻黃附子細辛湯治療體弱者外感發熱不合常理，風險太大，要我下不為例，好自為之。對於把少陰病理解為表陰證，他更是不以為然。他認為這是日本漢方家別出心裁的杜撰，是離經叛道的行為。麻黃附子細辛湯證與麻黃附子甘草湯證就是太陽表病與少陰裏證的合病，清清楚楚，無須爭議。

最後他提出一個我無法辯駁的問題：「你說說兩千年來中國有哪一個中醫學家說過少陰病就是表陰證？」

我想這是一個成功的治驗，所以面對父親的質難我不退讓，並且想透過這個活生生的病案來改變他對經方醫學的態度。

阿驊表兄早也跟我說過，要耐心地勸說我父親一起學習經方，這樣就多一個人一起討論了。由於不同的中醫學見解，使得我們和我父親之間對一些基本概念的看法也不一致。常常是一開始討論，就會在某一個名詞用語上糾纏不休，使討論陷入僵局，無法將研究的問題向前推進一步。

因為父親平日對阿驊表兄的學問與聰慧讚譽有加，所以我就請阿驊表兄來回答他的問題。好在阿驊表兄那天表現出他平時少有的熱情，主動地幫助我回答了父親的問題。

阿驊表兄說：「表叔，『少陰病的開始階段就是表陰證』這一句話，中國有沒有一個中醫學家說過，目前還沒有發現相關資料。不過日本漢方家認為少陰病是表陰證是有一定的根據的，這個根據不是他們臆想的，而是有《傷寒論》文本的根據的。」

我父親就是相信文本，聽阿驊表兄說有文本根據，他緊張的神色一下子就緩和了下來，說：「《傷寒論》文本的根據在哪裡？」

「《傷寒論》少陰病篇中第三〇二條：『少陰病，得之二三日，麻黃附子甘草湯，微發汗。以二三日無裏證，故微發汗也。』條文中『惡寒』兩字雖然沒有明列，但已經寓意於少陰病三個字之中。此處仲景點明『無裏證』就可以反證少陰病是表證。所用的方是『麻黃附子甘草湯』，所起的功用是『微發汗』。隨便你怎麼讀怎麼看，這個條文中的每一個句子都指向『少陰病是表證』這個結論。由於少陰病是一個『脈微細，但欲寐』的體弱者的外感病，所以說少陰病就是表陰證。」阿驊表兄說。

「外感表證發熱應該是常見的臨床症狀，」我父親臉上泛著亢奮的紅光，「為什麼仲景把論中三〇一條少陰病麻黃附子細辛湯證的『發熱』稱為『反發熱』呢？」

這也是一個困擾我好久的《傷寒論》少陰病文本如何解釋，如何理解的問題。根據我自己大量的臨床經驗，許多年老者、年幼者、體弱者、婦女產後等人在外感初期的臨床表現是形形色色各不相同的，有形寒肢冷、神疲乏力、面色蒼白、脈沉無力的；有形寒肢冷、神疲乏力、面色暗黃、脈浮無力的；也有的是背中寒冷、氣短欲寐、面色蒼白、脈沉無力的；還有的是發熱惡寒、神疲乏力、面色蒼白、脈象浮緊的。總之，只要是體弱者在外感病初期，表現為形寒肢冷、神疲乏力、面色蒼白等症狀。不管有無發熱的自覺症狀，不管體溫有無升高，不管脈象是浮是沉，我都把它診斷為少陰病表證。然後在方證辨證的基礎上使用麻黃附子甘草湯，或麻黃附子細辛湯，或桂枝加附子湯等湯方去扶陽解表。至於仲景為什麼把少陰病初期的發熱稱為「反發熱」呢？我的心中也一直還弄不清楚。

「反發熱，是症狀。」阿驊表兄說，「指病本不應發熱而在臨床出現發熱的症狀。我的理解是，仲景發現三陰三陽的理性框架推導出來的臨床症狀和臨床實踐中的症狀不完全符合。前者的症狀是一般的，是常見的，是一個常數；後者的症狀是客觀存在的，是現實的，但是是一個變數。正如少陰病，『無熱惡寒』應該是常見的，是一個常數；現在客觀存在的『發熱』一症，是現實的，但是是一個變數，所以仲景把這種『發熱』的現象稱為『反發熱』。從這個條文的設計中，我們可以知道仲景是一個既重視理性原則，又尊重臨床事實的醫學家。他或許已經在無意識中理解了『理論永遠落後在現實的後面』，這個唯物論的道理。」

我真的想不到，阿驊表兄會從這個角度來解讀《傷寒論》的條文結構。他這種對仲景心理設身處地的分析，雖然無法得到條文考證學方面的進一步佐證，然而對我來說，受到的啟發是很大的。他使我從一字一句的摸索中抬起頭來，暫時離開一下文本，讓自己好好地想一想，之後再回到文本上來。這樣就可以在研究條文的時候，減少死於句下的機率。

後來，我在路振平著的《醫聖祕法》一書中讀到了類似於阿驊表兄的觀點：在《傷寒論》中，理論和臨床方證相符的只有幾十條條文。而大量的條文是論述在方證不典型，脈症不對應的病況下如何進行診治的問題。路振平指出張仲景的偉大就在於此，他教後人在臨床上如何去應對典型的與非典型的方證，如何去解決常規的與非常規的病況。然而我們現在的中醫師很少有脈症不相符的診治紀錄。路振平說：「有人曾隨意抽查一九八一年度國內三種主要中醫刊物二十三冊所載醫案，有脈象紀錄者共四百六十九例，竟無一例是脈症不符。其中個案報導一百三十二例亦不例外，案案皆脈症相符。」

這也可以從另一個側面證實張仲景是一個理論與臨床緊密相結合的醫學家，《傷寒論》是一本在經方理論指導下真實的臨床病案紀錄。

然而，多年後，當我坐在青藤小屋裡向張丰先生講述阿驊表兄對少陰病反發熱的觀點時，卻聽到了另一種新的解釋，一種使我心服口服的解釋。

「日本漢方家中西惟忠對少陰病是表陰證的解釋獨具匠心，」張丰先生把大拇指翹起，「他認為在《傷寒論》中，從發熱惡寒的陰陽屬性言，熱是陽證中重要症候，寒則涉及陰陽兩證。三陽在外，主要表現在於熱，判斷專靠惡寒。故惡寒為其太陽外候之標準；三陰在裏，以寒為主，判斷之法為是否有熱，以發熱為其少陰外候之標準。」

圍繞一條條文的解釋，幾多人，長年累月，窮追不捨，相互和鳴，自得其樂。

我父親這一次對阿驊表兄的解釋沒有認可，他的內心也許會認為只是一些華而不實的誇誇其談，所以不依不饒地提出一個棘手的問題：「少陰病有好多條『不可汗』的條文，假如是表證的話，這些『不可汗』的條文怎麼理解？」

阿驊表兄笑了，也許他認為這個問題正中下懷。他看著我父親說：「表叔問得好，正因為少陰病可以發汗，所以必須規定『不可汗』的範圍，這正如太陽病一樣，也有一些『可汗』與『不可汗』的條文，《傷寒論》中這種條文安排只有在太陽病篇與少陰病篇中出現，就憑這一點也可以證實少陰病與太陽病一樣都是表證，只不過一個是表陽證，一個是表陰證而已。」

我父親悵然若失，無言可說，一臉話不投機的樣子，拋下一句話：「總之，你們學的這一套不合《內經》理論。」一說完就悻悻地走出門去。

父親走後，我與阿驊表兄繼續交談。他說：「中醫學有兩個分支，一種是理論中醫學，一種是臨床中醫學。理論中醫學也研究臨床，但是把主要精力放在研究那些只存在於中醫學家頭腦中的想像的世界，比如說，易經，五運六氣、陰火、三焦實質等無窮的命題。在中醫研究和臨床診治中，雖然思想和想像都極為重要，但是中醫研究的重點必須是真實臨床中的病人，而不是想像的或虛構的醫學概念。那些由抽象思考形成的、與人類疾病的痛苦無關的醫學理論，自始至終是無用的和學究氣的。我們不要被中醫理論的教條所局限，如果盲從這些教條，就是使自己永遠活在古人思考的結果裡。你的父親趨向於理論中醫學，所以他的這種態度一點兒也不奇怪，人類會為自己的觀點而戰，甚至有的人會願意為自己的觀點犧牲自己，無論是宗教或者意識形態觀點之爭都是這樣。醫學的觀點之爭也不例外，所以古人說過，話不投機半句多。你要理解了這個道理，你就能理解你父親為什麼難以接受經方醫學的思維方式與話語方式了。」

今天我很興奮，在與阿驊表兄毫無顧忌的聊天中，把好多個經我診治而療效顯著的病案一一講給他聽，言語之間少不了有老王賣瓜之嫌。阿驊表兄開始時也為我的進步叫好。隨著我的自賣自誇的升級，他漸漸地變得沉默。後來，我發現他皺上了眉頭。這時我方發覺自己有點兒走譜了，才把話題打住。

阿驊表兄看我突然不說話了，就友好看著我。我下意識地避開了他的眼光，因為他的眼神讓我感到芒刺在背。我彷佛發現自己有點兒錯了，但又不知道錯在哪裡。

阿驊表兄笑了笑說：「同樣是述說工作成績，一個人以謙卑、平實、素樸的態度來講述，另一個人以得意、浮華、鋪張的腔調去宣揚。這兩者是有區別的，你知道為什麼嗎？」

我沒有回答，也難以回答。阿驊表兄給我最深的印象是，他總能夠提出很深刻、很有見地的問題，讓人一聽就是真正進行了思索，直擊了問題的核心。

「對剛才這個問題的沉默，」阿驊表兄不經意地看了我一眼，「其實是一種德性的遲鈍，你也許認為他們都在反映同一個客觀事實。其實並不盡然，前一個人的述說是在反映一個客觀事實，是在認識論與本體論的範疇內進行的。他把自己擺在學習者與研究者的地位，更多地看到的是自己的過失與不足，所以在價值論的評判方面對自己的成績採取冷處理。而後一個人有一種自我炫耀的色彩，所以對客觀事實述說時，就不客觀了，就會有意無意地夾帶著主觀有傾向性的價值判斷的褒貶。」

同一種東西，為什麼有兩種不同的評價系統，我難以理解。也不明白什麼是事實判斷？什麼是價值判斷？

阿驊表兄從我的肢體語言中早已解讀出我心中的疑惑，因此就以淺近的比喻串解這些概念。

「古人都知道『不以成敗論英雄』，就是不能把事實判斷替代價值判斷。」阿驊表兄慢吞吞地說，「對於一個治癒的病案，可以從事實判斷、價值判斷兩個方面去評判。事實判斷與價值判斷既有聯繫，也有區別。區別在於：事實判斷就是研究臨床已經治癒的病例有沒有存在『必然』的問題。它主要回答『診治的對象是什麼？如何治療？療效如何？』價值判斷就是對已經治癒病例的有無臨床價值以及有多少臨床價值的問題。它主要回答『什麼是好的？如何好？』『什麼是壞的？如何壞？』說認識論、價值論兩者有聯繫：因為任何有認識論意義的治癒病例的研究都是以對今後臨床醫學發展為內驅力的；反之，任何對今後醫學發展有影響的價值抉擇也無不伴隨醫學界的再認識或反思。」

我一下子想起阿驊表兄跟我講過的一個故事：一個醫師有較高的醫術，經常向大家講自己治癒的疑難病症，在講述具體病案的同時，免不了自我炫耀了一番，大家都說他會吹牛。他聽了很不服氣，認為大家不公平，就找阿驊先生評理。他說：「一個人明明不好或者不夠好卻說自己好，這叫做吹牛；我是真正的好，說自己好是實話實說，怎麼會是吹牛呢？」阿驊表兄講完故事以後，曾經要我好好想一想，這個認為自己表揚自己的醫師是不是吹牛？

我一直沒有忘掉這個醫師的故事，但的確也沒有想明白這個自我表揚的醫師算不算是吹牛？現在看來，這個醫師在自我表揚的時候就是在進行有傾向性的自我價值判斷。阿驊表兄的談話的確彰顯出「方法論視角」與「價值論視角」的分野，但我還是想不明白，為什麼進行自我的價值判斷時不可以有「價值論視角」呢？

我就把這個問題向阿驊表兄求教。

「價值判斷有不同的標準與依據。」阿驊表兄慢吞吞地說，「社會公眾對他的價值判斷往往和他自己的價值判斷不一定一樣。一些不學無術的人，自認為『老子天下第一』，社會公眾不一定就認可，反而會說他自我吹噓；低調平實的人，社會公眾不一定認為他就是差勁，倒是認為他具有謙遜的美德。譬如科學家愛因斯坦不管在公開場合還是在私人交談中，一直都聲稱自己的成果僅僅是人類知識沙漠裡的一粒小沙子，說自己是一個『一無所知』的人。但是全世界沒有人會否定他是一個極有智慧、極有學問的人。」

「阿驊，愛因斯坦為什麼說自己是一個『一無所知』的人呢？」

「我最近從『狗眼看人低』的俗語中悟出了一個道理，撰寫了一個寓言故事，題目是『我有多少重？』，聽了這個寓言你就會懂得這個道理。」阿驊表兄說。

下面就是他講的這個「我有多少重？」的寓言故事：

青蛙、黃牛、大象在森林裡是好朋友。一天，牠們三個一起到宙斯那裡詢問自己的體重。宙斯說：「請你們到大廳裡的大秤上自己去秤吧。大大小小的秤錘子都在門的角落裡，請你們自己去選擇。等都秤好了以後，到這裡告訴我一聲就是了。」

青蛙、黃牛、大象來到了大廳，看見大廳的中央平擺著一個大秤。動物只要在大秤的左邊放上秤錘子，自己站在大秤右邊的秤臺上，就可以看見顯示屏上重量的明確讀數。

黃牛第一個去秤，牠在秤錘子堆中找來一個中等大小的秤錘子，把它放在大秤的左邊，然後走到大秤右邊的秤臺上。牠剛一站上，顯示屏上就出現牠的重量的讀數。第二個去秤的是大象，牠想我的個子大，秤錘子就要大的才對。於是就找來一個最大的秤錘子，牠也在顯示屏讀到了自己體重數量。最後去秤的是青蛙，牠想我的個子小，秤錘子就要小的才合適。於是牠就找來一個最小的秤錘子，秤了以後，牠也知道了自己的重量。

牠們都相信自己秤量的結果，心裡都明白自己的重量，就一起回到宙斯那裡彙報自己的體重。

黃牛說：「我三〇〇斤。」

宙斯說：「知道了。」

大象說：「我一〇〇斤。」

宙斯說：「知道了。」

青蛙說：「我五〇〇斤。」

宙斯說：「知道了。」

牠們聽到同伴的重量以後，就和自己秤量出來的重量相比較，都覺得有點兒不對頭。然而又不知道在哪一個環節上錯了，所以就異口同聲地問宙斯說：「我到底有多少重？」

宙斯說：「你們都知道了自己的重量了，都回去吧。」

聽完了這個寓言故事，我從朦朧中清醒了一點，然而仍在半睡半醒的睡眼惺忪之中。

我問：「牠們秤量出的重量，經過互相比較以後都覺得有點兒不對頭，那宙斯為什麼不給牠們一個正確的答案？」

「宙斯認為自我評估是自己完成的，各自有自己的評估標準，與別人關係不大。」阿驊表兄說，「雖然經過互相比較以後覺得有點兒不對頭，然而自我的評估標準如果不變，還是不知道錯在哪裡？所以做為宙斯，也是莫可奈何？」

「阿驊，一個白癡認為自己學貫中西，一個有成就的學者認為自己學識不夠，你認為這樣正確嗎？」

「這不是正不正確的問題，而是一種客觀存在的社會現象。記得列夫．托爾斯泰說過：『把圓圈比喻為知識，圓圈內是已知的，圓圈外是未知的。』知識多的人圓圈大、圓周長，知識少的人圓圈小、圓周短，所以知識多的人覺得自己周圍都是無知的海洋，知識少的人反而沒有這樣的壓力。」

這是一個耳熟能詳的比方，對我的發問倒能解答，然而與這個寓言故事的寓意卻有距離。

阿驊表兄彷彿猜透了我的心思，不等我提問，就說：「剛才的比方是針對你的提問而說的，我的這個寓言故事就是告訴人們，一個平凡的常識。」

他盯了我一眼，語重心長地說：「以高標準要求自己的人，永遠認為自己學得不夠，做得太少。這不是謙虛，而是內心真實的想法。科學家愛因斯坦志存高遠，理想宏大，以人類所創造的所有知識為自己努力的標準，所以就認為自己是一個『一無所知』的人。」

說得多好啊，聽了以後，我一臉愧色，沉默良久。

「古今中外有許許多多的諺語都認為『滿招損，謙受益』。」阿驊表兄說，「所以從個人的利害關係來看也要夾著尾巴做人才對。」

阿驊表兄的「夾著尾巴」一說，讓我突然想起一個生動的比喻，不由得連連點頭稱是。這個生動的比喻是我父親告訴我的，他說：「古人云：『狼夾著尾巴走遍天下吃肉，狗翹著尾巴走遍天下吃屎。』」

「我的這篇寓言最後還有一句話，也可以說是總結性的結論吧。」阿驊表兄的話還是一字一頓，「一個人對自己的評價，是和對自己的『要求』成反比。」

他的敏銳、智慧深藏在木訥的外表之下。

這個寓言故事讓我從哲理的高度分清了驕傲與謙遜在學習道路上的負面與正面影響。知道一個醫師如果小成即傲，必然會自毀前程的道理。因為傲氣會使人變得浮躁，變得主觀，會看不到自己的缺點，就會故步自封，影響進步。即使將來有所進步也免不了縱才使氣，率爾操觚。這個寓言故事還使我學會對複雜問題的多個角度的分析方法。中醫臨床會遇見許多複雜問題，需要醫師具有隨機應變的能力，這種能力的培養不能光看書本上的醫學知識，而是需要汲取多學科的知識與智慧，來不斷訓練自己大腦的思維能力，才能取得更好的臨床療效。

「結果正確不能證明過程合理。」阿驊表兄躊躇了一下，以商量的口氣對我說：「醫師治癒一些疑難疾病後，內心充滿成功的喜悅是可以理解的，但不能不冷靜，不能認為自己診治的每一步都是正確的，我總覺得你對阿津與小敏的診治中還存在一些問題。請你也認真地考慮考慮，我們不能簡單地以成敗論是非。」

阿驊表兄走了以後，我一直陷入反思之中。我雖然已經接受他所說的「我們如果不肯直面自己診治過程中的陰暗面，一味品嘗成功的鴉片，那麼我們今後就不會有進步」的觀點，然而對於兩個病案的不當之處，我儘管苦思冥想其每一個細節，但是一時還檢查不出來不當之處在哪裡？

已經好多天沒有向張丰先生求教了。為了解決當下遇見的一些問題，那天吃了中餐，我就乘六路公交車回到了狀元橋。我來到張丰先生的小木屋，就像來到了課堂。他熱情依舊，幫我泡了茶以後，坐在窗下的籐椅上，聽我慢慢地述說。

對於阿津與小敏兩個病案，他講了好多意見，大部分意見是肯定的，同時他也提出一些我考慮不周的地方。

「阿津發熱一案，辨別為少陰病表陰證是無可非議的，治療的結果也是成功的。」張手先生說，「俗話說：『成功者不受批評』，但我認為這句俗話不完全正確，我們不能『一白遮百醜』，認為一次成功的診治就掩蓋了所有的不當。我十分同意你阿驊表兄的觀點，你不要認為，病例既然已經診治成功了，那麼在診治過程中每一步都是正確的。」

張手先生在說每一句話的時候，他的眼睛一直在盯著我。當他發現我一臉願意接受別人幫助的表情時，就放心地說了：「阿津發熱一案在確定是少陰病表陰證以後，本來是要在麻黃附子與桂枝附子兩類方證中做進一步的鑒別。阿津肢體消瘦，面色淡白，腹肌菲薄而稍緊，是一個有腺病質體質傾向的幼兒。再加上發病已經有半個多月時間，額有冷汗的症狀，如果選擇桂枝加附子湯是不是更妥當一點？我認為在決定給予麻黃附子細辛湯之際，至少應該和桂枝加附子湯證做一次鑒別診斷。雖然你治癒了這個病案，但是療程是不是長了一點？最後一次的血常規檢查結果，就是你診後第十二天的血檢，雖然白血球$9.8\times10^{9}/L$，已經正常，但中性42％，是不是還低了點。這可能就是選方用藥不能絲絲合縫的原因。你同意我的意見嗎？」

我點點頭，我承認診治阿津時，一認定少陰病表陰證以後，就直接考慮麻黃附子細辛湯了，辨證上恰恰缺了和桂枝加附子湯證做一次鑒別診斷的機會。疾病有起色後，更沒有回過頭來重新反思的意願。假如沒有阿驊表兄與張手先生及時的批評指正，可能一輩子也不知道自己在治癒的病案中也少不了犯錯。

張手先生接下去就分析小敏煩躁一案，他說：「此案處理得比較好，耳尖針刺放血是可圈可點的。如果沒有這一手的絕活，病人就不可能口渴、啼哭、煩躁諸症頓減，也就不放心出院。所以針灸是經方治療的先導，為經方治療創造了條件。」

我想張手先生對小敏煩躁一案的處理大概沒有什麼異議了。

誰知道他想了想以後問我：「你診治小敏時，有沒有探望過他的咽喉？」

「沒有，當時又哭又鬧，無法探看咽喉。不過從他的口唇紅與肛口紅來推測，他的咽喉可能也是紅的。」

他問清楚以後，話鋒一轉，又點出了我的用藥方面的問題，真的使我始料不及。

「小敏煩躁一案辨證選方都不差，」張丰先生說，「在用藥上還要入細。根據仲景《傷寒論》中竹葉石膏湯應該治療『傷寒解後，虛羸少氣，氣逆欲吐』證。小敏臨床表現基本符合竹葉石膏湯證，然而他煩渴明顯而沒有氣逆欲吐一症，所以依據仲景在小柴胡湯方後加減的經驗，病人不嘔而口乾口渴的一般要去半夏加天花粉，以加強清熱瀉火，生津止渴的作用。所以在竹葉石膏湯中也應該這樣加減，可能更符合病人的病情。你雖然已經注意到了這一點，半夏只用了一錢，但還是留下了一些不良的影響，就是出現聲音沙啞一症。還有一個要特別注意的是，在處方時一定要和白虎加人參湯與麥門冬湯進行鑒別診斷。還要和《金匱要略》中的風引湯進行鑒別診斷，以保證方證辨證的準確性。」

我對《金匱要略》中的風引湯不熟悉。它和小兒的發熱煩躁口渴有什麼關聯我也很想知道，所以我就又問張丰先生：「老張，為什麼要和《金匱要略》中的風引湯相鑒別？」

「風引湯是『除熱方』。」張丰先生說，「可以治療『少小驚癇瘈瘲，日數發』，臨床常用於治療癲癇與破傷風。日本漢方家也常用風引湯治療小兒急性發熱引起的腦病，療效驚人。小敏臨床症狀和風引湯證有相似之處，所以有必要和它進行方證鑒別。後世的百合固金湯的治療目標是『咳嗽氣喘，痰中帶血，咽喉燥痛，頭暈目眩，午後潮熱，舌紅少苔，脈細數』也有一一鑒別。大塚敬節對這個藥方情有獨鍾，是他治療聲音嘶啞不出的首選方。」

張丰先生掘發出阿津與小敏兩個病案的背景，所見尤為深透。這種見解的深透是他對經方醫學打熬透悟的結果。

但是我有一事不明，又難以啟齒，所以猶豫著尋找合適的方式開口提問。

張丰先生早已洞悉我的心事，就挑明了這個問題：「你是不是想說，既然辨證選方用藥都不十分相符，為什麼兩個孩子都能治癒？」

我連連點頭稱是。

「這種臨床診治的現象是很普遍的，」張丰先生說，「臨床治癒的病案中，這種現象占大部分。辨證選方用藥完全契合，環環緊扣的反而並不多。」

我對這種說法很難理解，就難以自禁地問：「為什麼？」

張丰先生胸有成竹地說：「經方診治疾病是醫師在三陰三陽的理論框架下尋找方證藥徵的過程。醫者只要基本掌握了這個系統的結構與規律，在臨床實踐中就會有效，因為系統、結構、規律對診治的療效而言是決定性的。至於在辨證過程中，出現一些偏差與過失是難免的，一般不會直接影響療效。不過，這也是相對而言。有時候，一點點的不慎與不當就會導致全域的潰敗。所以，我們對這些偏差與過失也不能掉以輕心。」

我還是有一點兒不明白，就以迷惑的眼神看著張丰先生。

張丰先生借用比喻的手法來開導我：「好像射擊運動，一個射擊手他遵照射擊運動所有的規則進行有序的訓練，並全面掌握了有關影響射擊成績的一切非專業因素，然後參加比賽。比賽後的名次姑且不論，不過一般情況下我們可以預料。雖然他們不可能環環擊中紅心，但是也不至於子彈擊不中靶子。當然，這是對一般而言，在特殊情況下，也會出現鬼使神差地把子彈打到了別人靶子上的脫靶現象。」

我一下子明白了張丰先生的意思。他認為在臨床實踐中，任何高明的經方家都不可能是十全十美的。他們難以做到使每一個病案的處理都能方證相對達到天衣無縫的程度。他們在辨證、選方、用藥等方面總會有一些閃失與欠缺，然而療效依然不錯。這是因為他們辨證、選方、用藥的指導思想沒有離開三陰三陽的理論結構與方證藥徵的系統規則。

張丰先生知道我瞭解了他的意思，就說：「經方醫師平時要全力以赴地鑽研經方理論，熟練地掌握三陰三陽辨證方法與方證藥徵的識別規則。只有這樣，面臨線索複雜的疾病時，才能運用仲景的診法去釐清其疾病的發展環節，才能勘破其脈症之間的關係，才能夠『取法於上，得法於中』。」

我還有一個問題，一直懸浮在心中，現在突然想起就向張丰先生求教：「老張，日本漢方醫學認為少陰病除了表陰證之外，還有沒有裏證？」

「日本漢方醫學認為少陰病除了表陰證之外，還有裏證。」張丰先生說，「由於少陰病的患者抵抗力不足，對病邪反應滯後，所以發病時自覺症狀比較少，症狀一般也不會像陽證一樣顯露在外邊。其實，這是病症重篤的危象，絕對不可小覷。就像戰爭中敵強我弱，敵軍壓境，我軍無力抵抗，戰場上只有零星的槍聲一樣，它絕不意味著沒有戰事。如果不明白這個病象，誤認為是小病小痛，以『瞎子不怕蛇』的心態，不採取緊急措施，坐失時機，就會錯過了治療的機會。」

他的看法出於我的意料之外，我認為少陰病是表證的話就不會是裏證，是裏證的話就不應該是表證。現在經他一說，感到並不如此簡單。少陰病的初期原來是一個決定診治得失成敗的關鍵時刻。

「老張，日本漢方家是怎麼樣認識表陰證向裏轉化的呢？」

「根據文本考注，少陰病的表陰證階段比較短，很容易向裏轉化。」張丰先生說，「但由於病人對自己發病的日期不清楚，往往容易錯過了表陰證的診治機會。仲景認為少陰病病人開始第一天就來就診，醫者可投麻黃附子細辛湯扶陽發汗。如果患少陰病已經二、三天了，就有向裏轉化的可能。醫者臨證時就要進行仔細地鑒別，假如排除了裏證，才可以用扶陽微汗的麻黃附子甘草湯稍微發汗。之所以如此小心翼翼，正因為表陰證階段比較短，現在已經二、三天了，就要高度警惕裏證顯示的可能性。仲景在少陰病篇例舉了四個裏證病證，它們都是在短期內轉化的。一個是黃連阿膠湯證，一個是附子湯證，一個是桃花湯證，一個是甘草湯證。他們分別在少陰病發病的『二三日以上』、『一二日』、『二三日至四五日』、『二三日』就出現。」

他以中國歷代主流醫學對少陰病的認識做對比說：「這個問題對中國的中醫師來講是不成問題的，中國歷代醫師與現行《傷寒論講義》都說得明明白白，認為少陰病是裏證，裏證裡又分黃連阿膠湯治療的熱化證與四逆湯類治療的寒化證。聯繫五臟六腑與十二經脈學說，少陰病就是心腎陰虛與心腎陽虛。這裡不存在表陰證向裏證轉化的問題。」

張丰先生對《宋本傷寒論》第三〇一條「少陰病始得之，反發熱，脈沉者，麻黃附子細辛湯」與第三〇二條「少陰病，得之二三日，麻黃附子甘草湯，微發汗。以二三日無（裏）證故微發汗也」做了非常通俗的串解。也把自己的見解和中國中醫界的主流觀點做了比較，這樣使我對這個問題的認識就更為全面一些。

對第三〇一條中的「反發熱」一症，我尚未聽到張丰先生的見解，所以我就請教了他，並把阿驊表兄的意見也轉告於他。

「阿驊先生的見解也不無道理，可以為我們提供一個新的視角。」張丰先生說，「但從臨床角度出發，我認為第三〇一條的條文是為了和太陽病表證的臨床症狀鑒別而設立的。大塚敬節認為，少陰病有惡寒發熱者，往往會被人認為是太陽病，所以特用『脈沉』明示其為少陰病。若為太陽病，則應為脈浮。太陽病，可由惡寒和惡風而知其有表證，少陰病的惡寒是不言而喻的，再加上病人反應遲鈍，可能已經習以為常了，只有從『反發熱』時才知道其有表證，加以『反』字，以促人注意，給人警示，也就意味著病在少陰之表的明證。」

張丰先生意猶未盡，將仲景在《傷寒論》中帶有『反』字的條文進行分類探討。他指出：「究其仲景用意，帶有『反』字的條文，雖然有提示表裏同病時汗下先後的治療原則；有透過一個『反』字預測疾病的預後與轉歸的；也在『反』字後面引出病脈特徵的，但是仲景主要意圖是疑似方證的鑒別診斷。」

透過張丰先生的分析，我對少陰病有了更深入的認識。然而我發覺他講話中的「根據文本考注，少陰病的表陰證階段比較短，還容易向裏轉化」這一段話和臨床事實有較大的出入，於是我就此詢問了他。

「老張，我的外甥阿津的少陰病表陰證階段並不短，發病後半個月一直停留在表陰證階段，也沒有向裏證轉化，這做何解釋？」

「大塚敬節根據《傷寒論》少陰病中的條文研究所得，提出表陰證階段比較短，很容易向裏轉化。這一點，在氣血虛弱者患急性傳染病的時候出現的機率很高。但臨床病例比文本條文更具體更多變，並不是每一種疾病，每一個個案都像文本的條文中提出的那個模樣。儘管少陰病表證出現與存在的時間，在不同疾病不同病人的身上各有長短，但是抓住這一寶貴的時間，給予恰當的診治是非常重要的，對疾病向良性轉化或是向惡性發展具有決定性的意義，特別是對外感熱病來說，更是如此。在這一點上，提出『表陰證階段比較短，還容易向裏轉化』的觀點是具有普適性的。所以讀書要領會其精神，而不要在枝節上糾纏不休，所以古人一再強調讀書不要死於句下。書本知識只是一個行動的指南，而不能夠鉅細靡遺地面面俱到。」

張丰先生還唸了一首陸游《冬夜讀書示子聿》一詩中的第三首：

古人學問無遺力，

少壯工夫老始成。
紙上得來終覺淺，
絕知此事要躬行。

這首哲理詩只有短短的四句，讀起來琅琅上口，卻意境深遠，餘味無窮。過去我也讀過，但是今天在他的口中聽到，卻是另有一番滋味。

我在臨床上，用麻黃附子細辛湯治療老人、小孩、產婦等體弱者的外感發熱之外，還經常用麻黃附子細辛湯治療過敏性鼻炎、病態竇房結綜合症、血管神經性頭痛、蕁麻疹等病，都能取得意外的療效。我辨證用方的依據不僅僅是這條「少陰病始得之，反發熱，脈沉者，麻黃附子細辛湯主之」，更多的根據是少陰病的提綱證：「少陰之為病，脈微細，但欲寐」，也就是說臨床上遇見上述的過敏性鼻炎等病，只要病人脈微細或者脈緊，惡寒肢涼，神疲思睡，就可以給予麻黃附子細辛湯。這樣簡單的方藥能夠治癒或改善這些異常頑固的疾病，使我不得不對其內在的機制發生濃厚的興趣。我想少陰病提綱非常簡單，其中肯定還有好多我不理解的地方。譬如張丰先生曾經向我說過可以依據提綱證用麻黃附子細辛湯治療慢性肝炎，我就一直難以理解。

「老張，你臨床上使用麻黃附子細辛湯治療慢性肝炎的依據是什麼？」

「慢性肝炎病人中一些人除了有乏力、精神不振、脈沉細之外，沒有發現其他症狀，這正符合麻黃附子細辛湯方證。所以一些病人連續服藥兩個月後，在自覺症狀改善的同時，肝功能也恢復了正常。」張丰先生回答道。

我從張丰先生的成功診治中，受到不少的啟發。我雖然也口口聲聲說自己在學習與應用方證辨證，但一遇見具體的病症，又會不知不覺地轉向病機、病因的辨證。不過我真的還不知道慢性肝炎的乏力、精神不振、脈沉細的這些脈症和麻黃附子細辛湯證會有內在的聯繫。現在經他挑明了，的確覺得有點兒靠譜。但我自己這種比較、概括、歸納、總結的能力比較差，如果遇見一種新的病症，又會一籌莫展，我的內心充滿著羨慕、渴望與焦急。

我把自己內心的焦慮坦白地告訴了張丰先生，張丰先生笑著說：「事情並不是如你想的這般複雜，首先要正確對待西醫的病名，不要把它和中醫的病機、病因簡單地相對應，這樣就可以排除先入為主的成見，然後細心地對照仲景著作的前後條文，就會慢慢地體悟到仲景的用心良苦。」

我靜靜地望著張丰先生，聽他一一道來：「在《傷寒論》六病的提綱證中，只有太陽病與少陰病的提綱證中有脈象的記載，同時它們在條文中都是首先論述的。如『太陽之為病，脈浮……』；『少陰之為病，脈微細……』。這一寫作筆法不會是隨意的，它可以提示一些仲景診治意圖。『脈微細』是診斷少陰病的點睛之筆，它就是指病人陽氣虛，氣血虛。仲景這裡高度概括了一大群人，譬如老人、小孩、產後的婦女以及許多體弱久病者，他們的共同特徵就是脈象細小無力。當這些人來看病時，講不出自己哪裡痛苦，只不過體能很差，只是想睡而已。某些肝病患者，就具備上述的病況，所以我診為少陰病，如果符合麻黃附子細辛湯證的話，就投以該方，長期服藥，定期檢查肝功能，耐心治療二、三個月，大多患者體能可恢復，肝功能恢復正常的人也不在少數。診治上難以入手的病人，不外於兩大類：一類症狀雜亂，一類症狀缺失。症狀缺失的病人，只要具有脈象細小無力而神疲思睡的病象，均可從少陰病入手進行思考。當然我這種把少陰病診斷推而廣之的想法還有待於臨床的檢驗。」

我對他的解釋基本上能夠理解，但總覺得他的結論裡有較多主觀臆想的成分，不知道有沒有客觀的文本依據。我想問問清楚：「老張，能給我講講文本的根據嗎？」

張丰先生思考了一會兒說：「少陰病病人症狀缺失的文本依據至少有兩點。（一）少陰病的提綱證裡除了透過『脈微細』告訴我們病人氣血不足之外，幾乎沒有一個明確的症狀。『但欲寐』是一個生理現象或者說是一個亞健康狀態，健康的人也時有發生。（二）仲景在少陰病篇，四次使用『得之』一詞，日本漢方家考注認為，『得之』是病人對自己『發病的具體時間不清楚』的時候使用的字句。為什麼病人對自己的發病時間不清楚呢？就因為病人沒有自覺症狀，或者是病人的自覺症狀很輕微。」

「少陰病的初始症狀都是很輕微的嗎？」

「那也並不盡然，」張丰先生搖搖手，「我們要把少陰病初始病況，理解為貌似平常，事實上內部潛藏著危機的生命狀態。但是初學者會像『瞎子不怕蛇』一樣，容易把赤腳踩在蛇頭上。大塚敬節有一段話說得非常好。他說：

『病是身體向病邪做鬥爭，兩軍勢均力敵時乃成激戰。激戰是明顯的重症，誰見了都不會錯。可是有不戰而敗的，強敵面前的弱卒是不戰而走的。這樣的戰爭是聽不到槍聲喊聲的。聽不見槍聲就說沒有戰爭，那是錯誤的。』」

張丰先生的這番話使我在學習《傷寒論》文本時，找到了一個極好的切入點，原來仲景借助於遣詞用字的高度技巧，在詞語的移動變換中引導我們去領略他的醫學思想。我明白，目前對仲景診治思路的把握還沒有頭緒，即使在文本的理解層面上，都還需要一個逐漸深化的過程。可歎的是，正由於這些詞語的阻隔，我閱讀《傷寒論》條文時才會出現認知思維在邏輯上的斷裂與跳躍，因此就不能完整地理解仲景的真實意圖。

少陰病初期經常出現表陰證的觀點，使我在臨床上開始更廣泛的使用麻黃附子細辛湯等方劑。多年後，我在自己身上也使用了好幾次。由於是自驗例，感受更為貼切，所以現在我將其記錄下來，供大家參考。

一、一九八〇年，我三十七歲。那年，我全家都居住在溫州市郊頭陀寺的衛生幹校的職工宿舍裡。五月的一個下午，我感到渾身不自在，頭痛畏光，惡風惡寒，皮膚無汗，咽喉稍有澀痛，晚飯一點胃口也沒有，頭腦昏昏沉沉的。舌象沒有什麼異常，脈象沉數，腹部沒有壓痛，但是用手摸去感覺不舒服。我蜷臥在被窩中，但欲寐而不寐，極度疲憊，同時極為煩躁。

這是一個典型的少陰病初期表陰證。由於無汗，體質不虛，應該是麻黃附子類方證。在辨別到底是麻黃附子細辛湯證還是麻黃附子甘草湯證，需要反覆斟酌，費盡了周折。從發病的時間來看，應該是「少陰病，始得之」的麻黃附子細辛湯證；但是咽喉稍有澀痛，又好像是「少陰病，得之二三日」的麻黃附子甘草湯證。考慮再三還是處以麻黃附子細辛湯一帖（麻黃六克，附子一〇克，細辛三克），生甘草另包，準備做為口腔含片，銜在嘴裡。頭陀寺遠離城鎮，周圍最近的中藥店在東遊村，還不知道有沒有這幾種辛熱的中藥。我妻子把一個熱水袋放在我的被窩裡，就帶著手電筒去一個陌生的村莊抓藥去了。妻子在黑夜裡尋找到中藥店，在與店裡的老師傅費盡了口舌後，才終於把這四味藥完完整整地配了回來。在這來回的四十分鐘裡，我在被窩裡發作了好幾次陣發性的寒顫，雙腳特冷特冰。我本能地把熱水袋挪移到腳的附近，把所有的被單、衣服全加蓋到棉被上，才感到舒服了許多。眼睛一睜開，頭部就難過得厲害，有一種發熱、躁煩欲死的感覺，一點汗也出不來，體溫三九．八度。夜裡九時左右，我喝了第一煎藥汁，辣得厲害，接著就把甘草銜在嘴裡。這是我生平第一次喝麻黃附子細辛湯，其氣其味全記住了。大概半個小時左右，寒顫明顯地緩解了下來。一個小時以後，躁煩欲死的感覺開始淡去。接著被窩上面的被單、衣服一件一件地被拿了下來，人也開始有點兒感覺疲憊欲睡。腦子在混混沌沌中翻江倒海，騰雲駕霧。有時感到胸悶得吸不進一口氣來，掙扎著把棉被推開；有時感到從噩夢中突圍而出，一身輕鬆。後來感到有汗出來了，身體開始感到有點兒舒服起來，頭腦也安靜了下來。朦朧之中，彷彿知道自己身體內部進行著一場和病魔的搏鬥，感到任務沉重，非常吃力。妻子給我喝第二次藥汁的時候是凌晨一點鐘，惡寒已經減少，頭腦也清醒了一些，眼睛已經可以適應燈光，體溫下降到三十八度。因為出了不少的汗水，在妻子的催逼之下，我在被窩裡非常無奈地換了濕濕的內衣、內褲，更換時仍然有點兒惡風。再躺下去就睡著了，睡眠中還是有夢，但是已經沒有了昏天黑地的噩夢。睡夢裡覺得有時候在出汗，也覺得有煩熱，好像明白煩熱是壞的，出了汗，煩熱就會去掉，後來進入了極為疲憊的夢睡之中。一覺醒來，感覺良好，霍然而癒。還感到肚子餓了，聞到食物的氣味特別沁香撲鼻。妻子告訴我，上半夜，我大聲大聲地呼氣，就像幹重體力活時似的喘粗氣；下半夜以後，喘粗氣的現象漸漸地減少。她說，剛剛起來的時候，房間裡有一種難言的臭味，打開窗戶後，臭味才慢慢地散去。

我吃了一大碗稀飯就上班去了，精神和平時沒有區別，誰能相信我昨夜還在寒顫高熱，今天居然恢復如初了。

這個自驗例的辨證重點在於如何抓主症，當時出現的一大堆脈症：「頭痛畏光，惡風惡寒，皮膚無汗，極度疲憊，頭腦昏昏沉沉，咽喉稍有澀痛，脈象沉數，體溫三九．八度。」但是它們並不那麼清晰地指向「表陰證」，我是從哪裡尋找到切入點——「抓主症」的把手的呢？

可以說，在這裡陰陽辨證起了總綱的作用。正如《景岳全書．傳忠錄》上卷〈陰陽篇〉所云：「凡診病施治，必須先審陰陽，乃為醫道之綱領，陰陽無謬，治焉有差，醫道雖繁而可以一言以蔽之曰陰陽而已。」

「惡風惡寒」、「寒顫」、「一點也不想喝水」、「腳特冷特冰」、「頭痛畏光」、「蜷臥在床上的被窩之中」、「極度疲憊，頭腦昏昏沉沉」、「脈沉」等症狀，都指向陰陽辨證中的「陰證」。

確定了是以「惡寒」為主症的「陰證」（即「三陰證」）以後，由於在惡寒的同時還有「發熱」，就可以進一步診斷是少陰病的表陰證了。辨證中的「發熱」，是指我病症中有「發燒的自我感覺」，而不是指我病症中「脈數」、「體溫三九．八度」與「咽喉稍有澀痛」的表現。

因為所有的感染性、傳染性疾病都會體溫升高。體溫升高後，除「相對遲脈」的傷寒病外，脈搏都呈正相關地增快。由此「脈數」與「體溫升高」在中醫的辨證中難以分辨其寒、實、虛、熱，所以它們不能成為診斷病證的要素。「咽喉稍有澀痛」也不一定是熱證，少陰病也會出現咽喉疼痛，如《康治本傷寒論》第五十七條：「少陰病，咽痛者……」就是明證。

再從另一個角度來看，以上「蜷臥在床」、「極度疲憊」、「脈沉」等脈症也基本符合《傷寒論》少陰病的提綱證：「少陰之為病，脈微細，但欲寐也」（第二八一條）。需要釐定的是，「沉脈」也應該是少陰病的主要脈象，譬如《康治本傷寒論》第六十二條：「少陰病，脈沉者……」；《宋本》第三二三條：「少陰病，脈沉者……」，都是明證。

然而對於初學者來說，問題沒有這樣簡單，會有好幾個矛盾的概念糾纏著你。

《傷寒論》中一些帶有提綱性質的條文，不但起不到標杆性的作用，反而會使辨證思路陷入迷惑之中。譬如宋本《傷寒論》第七條云：「病有發熱惡寒者，發于陽也。無熱惡寒者，發于陰也。」因為其行文清晰幹練，對仗工整，讀來又朗朗上口，所以被歷代醫家所青睞，甚至被一些醫家奉為《傷寒論》的總綱，放在全書的第一條。

對照表陰證的發熱和惡寒同時存在的臨床事實，如果運用上述條文就會給鑒別帶來了迷惑。

也許有人以「反發熱」與「發熱」的不同來分析兩者的不同，然而也是無法自圓其說。因為，發熱，醫者是可以診斷出來的，至於發熱「反」不「反」是一個抽象的理論問題，和識別方證的關係不大。又如白虎加人參湯證（第一六九條：傷寒，無大熱，口燥渴，心煩，背微惡寒者，白虎加人參湯主之），也是「病有發熱惡寒」。如果按圖索驥、死摳條文，就會死於句下。

我認為這條條文對於分辨太陽病與三陰病具有一定的意義，如果再認真參考漢方家中西惟忠的見解，辨別太陽病與三陰病就更為完備了。

理解少陰病表陰證的理論不容易，運用少陰病的麻黃附子細辛湯證、麻黃附子甘草湯證與桂枝加附子湯證更不容易。

二、一九八八年，我四十五歲。那年八月，單位工會組織大家到廬山休養。當汽車開進半山腰時，就沒有了夏日的暄熱之苦。

到了目的地，我們剛走下汽車，就感到滾滾而來的涼風所送來的寒意。在賓館的集體淋浴室裡，其淋浴水沒有加溫。我想大暑天的，淋淋涼水也無妨。但我意想不到廬山的涼水竟會是這樣的冰冷徹骨，淋水之後，全身毛孔悚然，肢冷形寒。草草地淋洗了幾下就急忙地穿上了衣服，然而為時已晚。晚餐時我一點食欲也沒有，精神不濟，感覺惡風惡寒，頸項強直，渾身肢節不利。飯後勉強跟隨大家去爬山後，就感到支持不住了，只想趕快到房間裡躺下休息。看他們玩得個個汗流浹背，但是我毛孔緊閉，皮膚乾澀無汗，用手輕輕地摸去，就感覺異常，很不自在。我只好提前獨自回來，在牯嶺街尋找到一間還沒有打烊的中藥店。向店家購買了一支體溫計，夾在腋下自測體溫，看到是三十九度，即使減去五分，也已經是夠高了，難怪這樣地不舒服。出門在外，只怕生病，廬山風光不能觀賞不說，還會影響大家的雅興。心裡深深地懊悔自己貿然淋洗冷水。

站在中藥店的櫃檯前，給自己按了脈，發現脈象沉緊而數。躊躇了半天，思考著該用什麼方？首先考慮使用葛根湯，所有的脈症幾乎與其相對應。然而我有一種預感，病情可能還會進一步地發展，如果惡寒演變為寒顫，精神進一步疲憊，可能就會與上一次一樣，轉化為麻黃附子細辛湯證。於是同時抓了兩帖不同的方藥，過一會兒看情況再見機而行。

在回旅館的路上，周身畏寒，偶爾出現寒顫，晚風吹來如同冬天。一心只想趕快回去，然而兩腿無力不聽使喚，真是所謂的步履艱難啊。短短的一段路不知走了多少時辰，特別是旅館的十來級臺階，簡直使我費盡了所有的體能，然而身上沒有一點半丁的汗花。這一些病況都不是太陽病應該具有的症狀，所以當我到達旅館廚房的時候，我已經決定服用麻黃附子細辛湯。服務員的態度令人難忘，她們尋找到煎煮中藥的藥罐，反覆刷洗了幾次以後，把中藥徐徐地放進了青瓷的藥罐，然後加入清水，蓋上罐蓋，讓其慢慢地浸泡。我極為難受地半倚半靠在竹椅上，冰涼的竹片使我感到刺骨地寒冷，我心急如麻地想回到房間躺下，又不好催逼服務員快點把罐蓋放到火爐上。我哆哆嗦嗦地等待了半個小時，終於喝下了麻黃附子細辛湯的第一煎，我帶上第二煎的藥汁，趺趺撞撞地回到了房間。房間裡歡聲笑語，下棋的下棋，打撲克的打撲克，我的進來沒有引起大家太多的注意。我跟大家招呼了幾聲，就一頭鑽進了被窩。

在被窩裡，寒冷一陣陣掠過頭頂，寒顫也時有發生，頸部的疼痛也乘機搗亂。我想這個樣子明天怎能出門？我忍受著痛苦，等待著藥效的來到。寒冷像漁網一樣裹挾著我，冷氣機的聲音像冬天的寒風在聒噪，電視裡的歌聲像村婦罵街，周圍的交談令人心煩，我盼望著太陽與熱量，我盼望著在浴缸裡洗熱水澡。在半睡半醒中我朦朦朧朧地聽見陳老師在議論我的病，他們輕輕地過來探聽動靜。有人用手在我的額頭上探摸著有沒有發燒，過後又聽見他們在討論我是不是中暑了。我在被窩裡和病魔鏖戰正酣，熱浪和寒流處於膠著狀態。大概是我大口的喘息驚醒了大家，陳老師輕輕地搖醒了我，細聲細語地詢問我哪裡不舒服？需要什麼幫助？我在他的幫助下，把重新加溫的第二煎的藥汁喝了下來，躺下來不久就有點兒微微汗出。房間裡的文娛活動還在繼續著，在談菸論酒中，還提到我說的「廬山老窯」，也許是我記錯了牌子，所以成為大家的談資笑料。接下去，周圍的聲音漸漸地聽不見了，身上也慢慢地暖和起來，汗也涔涔而出。終於進入睡夢之中，夢中在穿越大沙漠，希望與苦痛同在，我飢渴地爬出了戈壁灘，舒坦而無力地躺臥在綠洲上。

嘰嘰喳喳的鳥叫聲吵醒了我，廬山的早晨靜悄悄的。醒來後，我感到全身舒暢，連頭頸也沒有一點故障。只是短褲、汗衫汗水黏黏的，棉被、床單與枕頭上的毛巾都是濕漉漉的。我看到大家晨夢未醒，就去打了一大盤熱水，把身體擦洗乾淨，換上了新的衣服，就走出房間，散步在蘆林湖畔。當我在餐廳裡吃早點時，同事們才陸陸續續來到。大家看見我精神煥發的樣子，都感到不可思議。那天的安排是下山遊覽享有「海內第一書院」之譽的白鹿洞書院。有人勸我在山上養息，不要長途跋涉了，我認為身體已經完全恢復，就要求和大家同行。

以上兩個自身的治驗例，我憑記憶將其記錄了下來。記憶顯得籠統而粗糙，更細微的描述與更深層分析尚待展開。

三十一、軒窗夜話話半夏

在有關少陰病的症狀與診治告一個段落以後，我就向張丰先生提出新的問題。

「老張，我有一個問題，就是有關『半夏』藥徵的判別的問題。」

「是不是有關你外甥小敏一案中使用竹葉石膏湯時，減不減『半夏』一事，你還有想法？」

張丰先生的大腦反應真快，只要你稍稍提一個頭，他就能猜測出你全部的意圖，這也許就是直覺力吧。

「是的，《傷寒論》第三一三條：『少陰病，咽中痛，半夏散及湯主之』。半夏散及湯中的半夏、桂枝均為辛燥之物，後世醫家認為此方可以治療咽喉疼痛，語音不出。其中的機制我百思不得其解，假如半夏的藥徵是咽喉疼痛，語音不出的話，那麼我外甥小敏服藥以後為什麼會聲音沙啞？」我問。

張丰先生盯著我看了半天，他大概在考慮用什麼方法來啟發我沉睡著的悟性。

他以呵護的口氣對我說：「你在臨床上用半夏散及湯治療過咽喉疼痛，語音不出的病症嗎？」

我搖搖頭說：「沒有。對咽喉疼痛，我一般考慮桔梗甘草湯加元參、石膏等藥，如果有太陽表證，就在辛溫解表的基礎上加以上方藥。」

他點點頭說：「你的診治方法沒有錯。在有太陽表證的情況下，能夠使用辛溫解表的思路去治療咽喉疼痛的人已經實屬不易。像范文虎先生這樣能用大黃附子細辛湯治療咽喉疼痛的醫師更是寥若晨星了。」

「老張，我能夠理解用辛溫解表的思路去治療有太陽表證的咽喉疼痛的病症，但是難以理解用半夏類方去治療咽喉疼痛、語音不出的病症。」

張丰先生大概已經知道我的疑竇所在了，就直接地告訴我：「以咽喉疼痛、語音不出為主症的疾病，除了比較多見的又紅又痛又腫的類型之外，還有另外兩類。一類是普通的咽喉痛，如甘草湯證，桔梗湯證，豬膚湯證等沒有半夏的方證，臨床表現的特點：咽喉痛而不紅腫；另一種是有格阻性、梗塞性的咽喉痛，如苦酒湯證，半夏散及湯證等，咽喉腫痛而不紅。當然也有咽喉腫而不紅不痛的半夏厚朴湯類方，因為咽喉不痛，所以就不是我們討論的範疇了。」

張丰先生把咽喉疼痛一分為三，涇渭分明，使我原先模糊的概念清晰了起來。原來用半夏類方去治療的是疼痛而不紅的咽喉疼痛。小敏假如咽喉像口唇一樣紅的話，就應該排除使用半夏的可能性。然而，條文中並沒有說得這樣明確啊，他是怎麼知道的呢？

「老張，我們從哪裡得知半夏類方治療的是梗塞、阻滯型的咽喉腫痛？」

「透過對苦酒湯證，半夏散及湯證，射干麻黃湯證，麥門冬湯證，半夏厚朴湯證的條文分析而得出這樣的結論。」張丰先生回答。

我想，這大概就是透過分析、歸類、綜合、推理的方法，所得到的結論吧。

「苦酒湯證出現『咽中傷，生瘡，不能語言，聲不出者』；半夏散及湯證出現『但咽中痛者』；射干麻黃湯證出現『咳而上氣，喉中水雞聲』；麥門冬湯證出現『火逆上氣，咽喉不利，止逆下氣者』；半夏厚朴湯證出現『婦人咽中如有炙臠者』。」張丰先生說，「透過對這五個方證的比較，從這些條文的字裡行間中捕捉到咽喉部症狀的一系列特徵：『炙臠』言其形；『水雞』言其聲；『生瘡不能語言聲不出』言其痛楚之狀；『不利』言其有所阻礙。透過這一系列特徵的分析，我們就可以總結出它們的共同特點是：咽喉部腫。腫，一般是有形的，可以看得到。也有可能是無形的，病人自己感覺得到有腫，但是醫師在外面看不到咽喉腫，西醫認為是心理性的疾病，稱為『臆球』。總之他們一般腫而不痛，如半夏厚朴湯證，射干麻黃湯證，麥門冬湯證；如果咽喉因腫而痛，就會出現苦酒湯證與半夏散及湯證。」

我忍不住問：「老張，你講的『炙臠言其形；水雞言其聲；生瘡不能語言聲不出，言其痛楚之狀；不利言其有所阻礙』。這些東西是你個人的見解，還是日本哪一個漢方家的見解？」

張丰先生對我的提問不甚滿意，用嚴肅的口氣說：「以上這段話不是日本漢方家的見解。你今後要注意，要多讀中國歷代經方家的書。不要忘了在日本漢方界聲名顯赫、地位最高的吉益東洞也受益於柯琴的《傷寒來蘇集》。更不要忘了，日本漢方醫學就是從中國歷代醫籍中汲取養分的。」

他的批評很及時，當時我的學習重點的確有所偏差。讀日本漢方方面的書較多，的確有點兒忽略了學習中國歷代經方家的東西。

張丰先生繼續回答我的問題：「上面的這段話是清代醫學家鄒澍在《本經疏證》中說的，他是江蘇武進縣人，藥用植物家。他取《本經》、《別錄》為經，撰《本經疏證》一書，此書以仲景經方的藥物配伍理論來注疏《神農本草經》。《本經疏證》是中國醫學史上第一本研究藥徵相對的醫藥學專著，今後你要下工夫讀懂它。」

張丰先生介紹了鄒澍的生平與著作以後，接著評論鄒澍對「半夏」藥徵的研究：「鄒澍以多角度比較的方式，透過對形、聲、狀、態四個方面的總體動態分析，自然而然地推導出梗塞型、阻滯型的咽喉疾病是半夏的適應症之一。」

然而，我發現剛才張丰先生引用的條文中沒有提到咽喉紅不紅的問題。

「老張，那咽喉紅不紅呢？」

「咽喉紅不紅的問題，條文中沒有提到，但是臨床醫師都認為咽喉紅是要慎用半夏的。」張丰先生回答道。

透過張丰先生苦口婆心的教導，我獲益匪淺。我漸漸明白：條文中還有很多東西沒有直接顯現出來，但這些東西和我們直接能夠看見的一樣重要，甚至更重要。整部《傷寒論》是由許多相關的條文有序疊加的結果，其間某些個別條文，都處於前後條文的關係當中，其意義在於在上下文中如何積累和傳遞信息，而不是單獨存在。有的條文從一個更為隱晦的地方進行深入挖掘，揭示那些尚未挑明的事情的真相，而不是直奔事情的核心等。

不知不覺就到了吃飯的時候，張丰先生說：「你就在我這裡一起用晚餐，晚上我們繼續討論。」

在等待晚餐的這一段時間裡，張丰先生又想起麥門冬湯的一種特殊的治療作用。

「麥門冬湯是一個治療咽喉乾燥不適的藥方，」張丰先生背靠牆壁細聲細氣地說，「大塚敬節介紹過麥門冬湯的治療目標——以咽喉不利為麥門冬湯使用的指徵。咳嗽有力而且不間斷，痰液粘澀難以咯出，咽喉中間有被異物所堵塞的感覺，有時會出現咽喉沙啞、難以發出聲音，有時候咽喉疼痛。他確信服用麥門冬湯以後，咽喉會變得滋潤，痰液容易咯出，不間斷咳嗽漸漸地消失。大塚敬節還介紹過漢方家小出壽醫生的經驗。小出壽醫生對於中風而眩暈，不能邁步走路、身體不能自持而搖晃的病人使用麥門冬湯加生石膏有很好的療效。」

我掏出筆記本把張手先生的話一一記下。

我們就在東陶職工食堂吃了飯，食堂裡的一個師傅對張手先生特別客氣，這不像一般人對右派分子應有的態度，我感到有點意外，就輕輕地詢問張手先生。張手先生告訴我，這個人原來是個幹部，後來在清理階級隊伍時被造反派搞了一下就調到食堂來了。在工廠一起工作多年也一直沒有來往，路上相遇彼此也沒有打過招呼。去年年底這個人腰部嚴重外傷，躺在床上不能動彈了。他的家人請張手先生幫他針灸了兩次，吃了五帖中藥，後來很快就痊癒了。從此以後，他就改變了過去冷若冰霜的態度。

從食堂出來，出了工廠的北大門，我們向東沿著工廠圍牆邊的小石板路原路返回。一路上，我繼續向張手先生詢問《傷寒論》中有關「半夏」的藥徵問題。

「老張，仲景在遇到小青龍湯證的病人如果有『口渴』就要小青龍湯去半夏。小青龍湯證之中存在『乾嘔』症狀，那是不是意味著『口渴』與『乾嘔』同時出現的時候就不能使用『半夏』？」

「『口渴』與『嘔吐』兩個症狀相伴出現的時候，仲景是特別地注意，甚至對它們在臨床上出現的先後都有講究。譬如《金匱要略．嘔吐篇》云：『先嘔卻渴者此欲解，先渴卻嘔者為水停心下，此屬飲家』。一般說來，『口渴』與『嘔吐』同時出現的時候，就要考慮是水飲作祟，是茯苓證、白朮證，一般不用半夏。你說有哪些方證是符合上述症候群的？」

對於突然而來的問題，我一下子反應不過來，猶豫了很久才想到一個現成的小青龍湯證，因為我記得《傷寒論》中說過：「傷寒表不解，心下有水氣，乾嘔，發熱而咳，或渴，或痢，或噎，或小便不利，少腹滿，或喘者，小青龍湯主之。」條文中「心下有水氣」不就是張手先生說的「水飲作祟」嗎？

「老張，小青龍湯證，外有風寒，內有水飲。乾嘔、口渴同時出現的時候，仲景要求去掉半夏。」

張手先生從我回答問題的樣子，知道我可能再也想不出其他的方證了，就替我說了：「五苓散證、豬苓散證、茯苓澤瀉湯證等方證都是如此。仲景云：『渴欲飲水，水入則吐者，名曰水逆，五苓散主之』；『嘔吐而病在膈上，後思水者解，急與之。思水者，豬苓散主之』；『胃反，吐而渴，欲飲水者，茯苓澤瀉湯主之』。三證皆有渴，皆欲飲水。」

的確如此，我驚歎仲景的天然妙成之功。

「老張，記得茯苓甘草湯證是『不渴』的。」我突然想起這個方證。

「對，茯苓甘草湯是一個非常重要的方證，」張手先生提高了聲音，「有時候很容易和苓桂朮甘湯、苓桂棗甘湯相混雜。」

「對於它們，診治時應該如何鑒別呢？」

「茯苓甘草湯、苓桂朮甘湯、苓桂棗甘湯都屬於苓桂類方，它們都能診治『悸動氣逆、小便不利』，可根據腹部悸動氣逆的不同部位來選擇相對應的方藥加以鑒別。如果悸動在胃脘並伴有噁心嘔吐的是茯苓甘草湯證；悸動在臍下並欲做奔豚的是茯苓桂枝甘草大棗湯證；如果悸動在心下或胸中並伴有頭眩的是茯苓桂枝甘草白朮湯證。有人把茯苓桂枝甘草白朮湯證、茯苓甘草湯證、茯苓桂枝甘草大棗湯證分別稱為『上焦悸』、『中焦悸』和『下焦悸』。」

「宋本傷寒論第六五條云：『發汗後，其人臍下悸者，茯苓桂枝甘草大棗湯主之。』條文中的『發汗後』我們應該如何理解？」

「問得好。」張手先生微笑著，「傷寒論中有好多條文的前面都有『發汗後』、『吐後』、『下後』等用語，但是不一定是實指這些用語後面的脈症都是在『發汗後』、『吐後』、『下後』出現的。只是強調汗吐下後，病人的身體狀況一般會處於『虛』的狀態而已。這種『虛』的狀態並不是一定是三陰病虛證。譬如這一條條文中的病人臍下強烈地悸動，臨床上常見於精神神經刺激所引起的發作性心悸亢進或歇斯底里病，茯苓桂枝甘草大棗湯也不是補益劑，它是一種透過利尿使悸動靜止下來的鎮靜劑而已。」

我讀書時，對於桂枝去桂枝加白朮茯苓湯的條文一直心存疑義，就把它提出請教張手先生。

「老張，你如何理解桂枝去桂枝加白朮茯苓湯的條文？」

「桂枝去桂枝加白朮茯苓湯是和苓桂類方相對應的，這一種現象《傷寒論》中比比皆是，這是野性思維的一個特點，關於野性思維的這個特點，以後有時間我們再慢慢討論。桂枝去桂枝加白朮茯苓湯，由芍藥、甘草、生薑、大棗、白朮、茯苓六味藥組成，它的診治目標是『脘腹部滿微痛，小便不利』。因為治療脘腹部各處的腹滿微痛，所以方中生薑大棗白朮合在一起使用，也就沒有像茯苓桂枝類湯那樣分成針對身體上、中、下不同部位悸動的三個方。」

聽了張丰先生的話，我開始體悟到，《傷寒論》中的條文、方證，貌似錯綜複雜、交錯纏繞，其實內在是一種或多種有序的結構。

「老張，苓桂類方還要和其他什麼方證進行鑒別？」我挖根刨柢，窮追不捨。

「唔——」張丰先生做思考貌，「苓桂類方中的一些方，如茯苓甘草湯證、苓桂五味甘草湯證中多有出現四肢厥冷的症狀，所以臨證時要跟四逆湯類方證相互鑒別。」

我記得《傷寒論》、《金匱要略》有關條文都已經提到這個問題，如第三五六條云：「傷寒厥而心下悸，宜先治水，當服茯苓甘草湯，卻治其厥，不爾水漬入胃，必作利也」；又如《金匱要略》云：「青龍湯下已，多唾口燥，寸脈沉，尺脈微，手足厥逆，氣從小腹上衝胸咽，手足痹，其面翕熱如醉狀，因復下流陰股，小便難，時覆冒者，與苓桂五味甘草湯，治其氣衝」，這兩條條文的確都提到四肢厥冷的症狀，然而我讀書的時候，對於條文中「厥」、「手足厥逆」等症狀沒有特別注意，更沒有想到要跟四逆湯類方證相互鑒別。

「老張，」我以感謝的目光看著張丰先生，「能否舉一個例子來加以說明？」

「好吧，容我好好地想一想。」張丰先生站在那裡思考了半天，「日本漢方家大塚敬節治療矢數有道腸傷寒病的病案能夠說明這個問題，這個醫案也充分說明了苓桂類方跟四逆湯類方使用時相互鑒別不容易。」

我心中的喜悅莫可名狀，緊張地等待著張丰先生的講話。

「病案中的患者是矢數道明的弟弟矢數有道，他們幾個弟兄都是創立一貫堂醫學的森道伯的學生，追隨在森道伯的身旁學習傷寒論。」

矢數道明？一個好熟悉的名字，他和矢數格、矢數有道三兄弟都是日本近代醫學史上著名的漢方家。

「一九三三年，」張丰先生如數家珍，「矢數有道患腸傷寒病住在他恩師的醫院裡治療。某天，其學友大塚敬節接到矢數有道病態嚴重的通知，就前往市谷某町的醫院隔離病室探望矢數有道。大塚敬節在醫院隔離病室中看到矢數有道滿頭汗出如雨，四肢冰冷。矢數有道因為高熱不退，所以心情鬱悶，認定自己是難治的附子證。刻診所見，脈數每分鐘一二〇次，沒有出現腸傷寒病的相對遲脈。體溫三十九度以上，但是口不渴。」

「滿頭汗出如雨，四肢冰冷，體溫三十九度以上，但是口不渴。」即使《傷寒論》第二八二條認為少陰病是口渴的，但是根據現有症狀都像一個典型的少陰病四逆湯類方證啊。我心裡幾種矛盾的思維爭鬥得異常激烈。

「矢數有道說自己今天早晨開始出現強烈的心悸亢進，」張手先生繪聲繪影地講著，「一小時前接受葡萄糖與林格氏液的皮下注射時，發現在注射藥液的大腿內側注射以後一直高高地隆起，想必自己身體對這些注射液完全不能吸收。矢數有道自認為注射液不能吸收一定是由於自己心衰到了極點，一想到身體如此狀態，就緊張得全身汗出如水。小便情況也不正常，今晨起一次小便也沒有。」

天哪，面對如此的高熱、肢冷、心悸、小便不利、汗多而不口渴的病症，應該如何展開方證辨證？

「大塚敬節果斷地告訴矢數有道，」張手先生完全進入角色，「不是附子證，而是苓桂類方證。他引用《傷寒論》第七三條『傷寒汗出而渴者，五苓散主之；不渴者，茯苓甘草湯主之』，診斷為茯苓甘草湯證。隨後，茯苓甘草湯被火速煎煮成湯藥。」

大塚敬節所引用的條文除了缺少「肢冷」一症，其他方證倒是環環緊扣。「肢冷」《金匱要略》已經指明也是茯苓甘草湯證之一，看來大塚敬節已經一下子抓住了牛鼻子。

「老張，服藥以後情況如何？」

「矢數有道服用一劑以後，」張手先生臉面上呈現出全新的笑容，「大約經過半個小時，流汗不止的症狀就消失了。高高隆起的大腿內側注射部位竟頓然被完全吸收了。而且從傍晚到夜晚之間，排出了大量的小便，矢數有道感到全身非常舒適輕鬆。就這樣儘管診斷為重症，由於中醫藥的介入卻能迅速地恢復而出了院。」

「啊！」我下意識地發出驚叫，神奇的療效完全出於我的意料之外。

「至於四肢冰冷一症的處理也要做到類證鑒別，」張手先生意猶未盡，「權衡輕重，先後有序，才能臨證不亂。譬如首先要分清有四逆湯證的寒厥，有白虎湯證的熱厥，有四逆散證的氣厥，還有苓桂類方證的水毒厥等等，不然的話就會像矢數有道那樣歧路亡羊不知所措，甚至緩急不分做出錯誤的判斷。這時候對《傷寒論》的熟悉程度就會發生決定性的作用。因為先人已經反覆遇到過如此進退維谷的境地，在千萬次試錯中積累了寶貴的臨床經驗。《傷寒論》第三五六條就已經明確地講到了水毒厥的脈症和寒厥四逆湯證的鑒別與診治步驟。

這一個病案使我受益匪淺，一直至今，張丰先生講述茯苓甘草湯證的情景依然就在眼前。在開始階段，只是感到矢數有道先生這個資深的漢方家也有辨證失手的時候，何況是我們後學者，更應該引以為戒。隨著時間的過去，漸漸地感到這個醫案的價值。大塚敬節記錄的文字是可數的，但病例的示範效應深遠。講述內容是平面的，但其縱深綿長。

「告訴你一個運用小青龍湯的治療信息，」張丰先生說，「根據《金匱・痰飲咳嗽》中『咳逆，倚息不得臥，小青龍湯主之。』我們知道它可以治療劇烈的咳嗽，嚴重的時候呼吸困難，需要倚靠某物而呼吸，不能仰臥。我是前幾天在《漢方の臨床》上看到的，大塚敬節先生的臨床報導。他使用小青龍湯加石膏治療關節炎有積水的病症，其中一人是一個五十多歲的胖婦人，左膝關節腫脹，雖然時常抽水，但疼痛愈益愈甚，在服用此方以後，膝關節就不會積水了，一個月便能走了。另一個病人是腕、肘、膝等關節腫痛，積水，服用此方一個多月，腫痛均告消除。」

這倒是一個新的臨床辨證思路，使我找到一個診治滑膜炎的辨證入口。

「關於半夏你還想到什麼新的問題嗎？」張丰先生問。

我想了想，問：「《傷寒論》小柴胡湯證，『胸中煩而不嘔者去半夏』，『渴者去半夏』。再對照一下柴胡桂枝乾薑湯證，『胸脅滿微結，小便不利，渴而不嘔，但頭汗出，往來寒熱，心煩』。也因為病症中有『心煩』與『渴而不嘔』，所以方藥中沒有半夏。難道臨床上遇到這些『煩而不嘔、口渴』的病人，都不能使用半夏嗎？」

「鄒澍在《本經疏證》中也提到這個問題，」張丰先生說，「他認為『煩而不嘔、口渴』的病人要去半夏沒有錯，幾乎是有一定的規律性，但也不是那樣地絕對。譬如溫經湯證，婦人下痢，暮即發熱，少腹裡急，腹滿手掌煩熱，唇口乾燥，一個方證之中『煩而不嘔、口渴』三個症狀具備，然而仲景也沒有去掉半夏。」

我的興趣一下子被調動起來了，我讀來讀去怎麼沒有發現這個問題。假如破解了這個悖論，肯定會在認識上提升一大步。

「讀書一定要帶著問題讀，不然的話，讀書的效果可能就不好，」張丰先生說，「我在讀《傷寒論》的過程中，愈來愈覺得帶著問題去讀的方法是一個好辦法。在還沒有領悟到這個方法之前，我多次拜讀過《傷寒論》，有泛讀的，也有反覆琢磨一字一句細細地精讀的，但是讀了以後，收穫都不是太大。後來當我以『半夏在論中的作用』這個具體的問題來讀《傷寒論》時，就發現了諸多新的東西。」

張丰先生很高興，雖然我沒有看到他的表情，但是從他的言語動作中我可以感覺出來。

「老張，請你把你的讀書心得講給我聽聽，好嗎？」

「半夏在柴胡劑中一般是針對噁心嘔吐與心下痞滿等症狀，如在大小柴胡湯、柴胡加芒硝湯、柴胡加龍骨牡蠣湯、柴胡桂枝湯中的半夏的作用基本是如此。」

我還沒有從一連串的方陣中完全地反應過來，口裡「嗯」了一聲，集中了精神。我希望他繼續談談溫經湯，談談溫經湯中為什麼沒有半夏藥徵？希望他沿著這一個問題一路講下去。

張丰先生順著自己的思路說下去：「半夏在麻黃劑中一般是針對胸脹咳逆等症狀的，如小青龍湯、小青龍加石膏湯、射干麻黃湯、厚朴麻黃湯、越婢加半夏湯等方中的半夏。後來我讀了《本經疏證》，才知道半夏在桂苓五味甘草去桂加薑細夏湯與澤漆湯中的作用也是這樣。」

我覺得這樣一邊歸納，一邊比較去讀《傷寒論》的確有意思。然而我當時心中感興趣的不是這些，這些東西雖然也很好，但只要花點工夫我也能歸納出來。我關心的是方證藥徵學說中為什麼也有阿基里斯腱（指弱點），為什麼不能夠百分百地自圓其說，這真是一個非同小可的大問題。

我忍不住插話：「老張，先不說這些好嗎？請你告訴我溫經湯的問題好嗎？」話一出口，我就責怪自己不禮貌，的確太隨便了。

張丰先生笑著說：「你心太急了吧，在討論溫經湯這個大問題之前，難道不需要鋪墊鋪墊？」

想不到他已經和我想到一塊去了，我要平心靜氣地等待他過渡到這個問題上來。

記得這是一個沒有月亮的夜晚，大地躺在半陰半暗裡，朦朧而模糊。空氣裡充滿了一種從泥土中散發出來的夜的芳香。幾隻螢火蟲，在田野裡飛來飛去。黑暗中的流光，留下了濃濃的記憶。

「夜深了，我們回去吧。」張丰先生說。

在回去的路上我們一句話也沒有說，我心裡有預感，這一場夜話對我的經方學習意義重大。

在房間裡，燈光昏黃。我泡好兩杯茶，坐在張丰先生的對面，看著茶杯裡裊裊上升的霧氣，聚精會神地靜靜等著。片刻，淡淡的茶香便瀰漫屋子裡，月光正爬進窗子，三兩方光影漂浮在茶葉的香氣中，緩緩地游動。

張丰先生神色平靜，看著我一臉認真，笑了。

他的開場白不怎麼順暢，他可能在考慮談話的切入點。

「溫經湯中半夏藥徵問題，」他開門見山就直奔主題，「我考慮了好長一段時間，還沒有成熟的結論。今天是和你一起討論，希望在討論中聽到你的不同意見。」

我只是感興趣，能有什麼不同的意見？

他說：「遇到這個不能自圓其說的問題，中國古代醫師用病因學說一下子就解釋了。被譽為『讀懂《傷寒論》的金鑰匙』的鄒澍也不例外。」

他把桌子上的《本經疏證》拿來，翻到他需要的一頁，看著書，說：「鄒澍認為溫經湯『舉一病三者胥犯之矣。何者？其病之因緣瘀血在少腹故也』。因為在他的眼中，只要言之有理，言之有物，解釋得通就可以了。他還沒有考慮到方證藥徵辨證和病因、病機辨證在方法論上是兩條道上的車。」

我被張丰先生的話弄糊塗了。方證藥徵辨證解釋不了的問題，這個問題被病因、病機學說一下子解決了，這樣兩者相得益彰，為什麼不好呢？

我衝口而出：「老張，為什麼要在『一棵樹上吊死』呢？這不是『死要面子活受罪』嗎？」

張丰先生被我的這句俚語弄笑了，也可能是被我的無知，被我的不知天高地厚惹笑了。

「《傷寒論》自成理論體系，」張丰先生說，「從事於經方醫學研究的人，首先要下工夫學會經方系統內的知識，它特有的脈象、腹診、藥徵、方證以及體質用方等。學會同類方證內部的區別性差異，學會運用經方思維去思考問題，去診治病人。一個經方學者，如果沒有自覺地將自己融入到《傷寒論》中，他的所謂更換辨證思路也好，超越創新也罷，不過是放縱自己的智力欲望而已。當然，卓然自立以後，再從容地去兼容並收擇善而從，就是另外一回事了。」

張丰先生的話使我耳目一新，一直無法擺落的拘囿，瞬間豁然開朗。然而我轉頭一想，就發現了一個問題。

「老張，如果遇見經方理論解釋不了的問題，譬如溫經湯中的半夏藥徵問題，我們該怎麼辦？」

張丰先生神色自然，以緩慢的語氣說：「首先我們要知道一個常識，任何學說都是有不足之處的，世界上沒有十全十美的方法與理論能夠解釋天下一切的問題。所以我們不能夠因為這個方法與理論有缺陷就否定它，也不要為了掩蓋這個漏洞，使用其他的東西去填補它。方證辨證的方法也一樣，有它的不足之處，有它不完善的地方。它有待於自身的發展，有待於更深入地研究。其實對於我們臨床醫生來說，最重要的要學會如何使用溫經湯去治療疾病。溫經湯最重要的治療目標是手掌灼熱感，手掌皮膚乾燥粗糙，這些病人一般有口唇乾燥，是婦女的話一般伴有月經不調。記得你跟我講過在家鄉遇見一個手心發燙影響入睡的病人，那個病人也伴有口唇乾燥，你徑直使用三物黃芩湯而治癒其失眠。現在回頭看看，這樣的治癒有其偶然性。因為整個辨證過程還缺少了一個方證鑒別的環節。當時起碼應該與溫經湯證、六味地黃丸證進行一次鑒別診斷。」

他的一番話對我震撼很大，看來以追求完美為目的的想法是學習的動力，然而它永遠只能是未完全式的存在。

三十多年之後，當我看到黃煌先生說自己對經方醫學的研究『但求其真，不求其全』時，覺得這句話說得太好了。這是一句平實的話，一句謙遜的話，一句具有高度智慧的話。

張丰先生看見我發呆的樣子，就勸慰我說：「努力拚搏與最終結果是兩回事。古人說過：『謀事在人，成事在天』。」

我還想瞭解日本漢方家是怎樣看待這個問題的，就詢問張丰先生。

「老張，日本古方派漢方家有沒有討論過這個問題？」

張丰先生喝了一口茶以後，說：「當然。豈止討論過，當年為這個問題吉益東洞和弟子們鬧得不亦樂乎。吉益東洞是一位極具學術個性的醫學家。他倡議『方證主義』，注重臨床實效『實證親試』，竭力反對理論上的穿鑿附會『空談虛論』。他說：『理無定理，疾有定證，豈可以無定之理，臨有證之疾哉』。他認為，看不見的事物不能成為醫學理論與臨證治療的依據，也就是說著重研究病人臨床所現的體徵和症狀。看符合何藥、何方所主之證，然後處方用藥。方證藥證是已經發生過的事情，千萬年的臨床療效反覆證實著它們存在的價值。會下錯誤結論的是後來的各種各樣理論，而不是方證藥證。他的『方證主義』是強烈排斥病因病機的。」

「老張，吉益東洞方證相對的理論系統完備，臨床療效也很好，他的學生為什麼不依法炮製，奉其衣缽？」

「『人之所病病疾多；醫之所病病道少。』吉益東洞方證相對的理論也不是萬能的，在錯綜複雜的疾病面前，總會有黔驢技窮的時候。在這個時候，何去何從，就會有不同方向的選擇。在吉益東洞的學生中，也有人固守他的學說。如村井琴山、岑少翁就極力捍衛吉益東洞的學說，在臨床上他們堅持使用東洞之法。但是大多數學生認為吉益東洞的觀點過於偏激，在理論上他們和老師也有重大的分歧。譬如吉益東洞以證為憑，但他們認為『有證異而病同，有病異而證同，惟以見證不足為憑』，故主張引用病因理論。」

「老張，吉益東洞大多數學生如果遇見像溫經湯之類用方證藥徵理論難以解釋的問題，他們就會用氣血水等病因學說去解釋，對嗎？」

「是的，但是這種『完美』的解釋，在吉益東洞的眼中是不可容忍的。他要求弟子們應該在方證藥徵相對的理論基礎上，向更深一層研究，以求答案。因此就形成了學術上的對立與分歧。」

「老張，你對這個問題是怎樣看的？」

「吉益東洞是一個徹底的『方證相對應』論者，他的努力是非常可貴的，過去思不及此，應該反思。而他的眾多弟子，如吉益南涯、中神琴溪、山脅東門、和田東郭、中西深齋等人卻是實用主義的『方證相對應』論者，他們對東洞的理論做了修飾，使之更為『完整』，但是也丟掉了不少深刻、卓絕的見解。」

「老張，聽你的口氣，你的立場是傾向於吉益東洞的理論觀點。」

「是的，」張丰先生笑著說，「我們不是一線的臨床醫師，考慮問題是以是非為目的，總是著眼於未來如何如何。一線的臨床醫師除了考慮以上的東西以外，還要考慮怎麼應付病人的責問，要對病人解釋病因、病機，還要考慮每天的經濟利益。所以吉益東洞這種破釜沉舟式的喜用峻藥以攻疾的療法，在現實面前不得不改頭換面，以求生存。」

「老張，對溫經湯中的半夏藥徵問題，談談你的意見，好嗎？」

「溫經湯是一個比較複雜的方劑，有它的特殊性。它雖做為膠艾湯之類方，更含有當歸四逆加吳茰生薑湯、當歸芍藥散、桂枝茯苓丸、麥門冬湯等方的方意。我希望能從方證藥徵理論的複雜性這個層次來解答這個問題，隨著這個問題合理解答的成立，將會把方證藥徵的理論向前推進一步。」

「老張，你已經有這方面的初步設想了嗎？」

「設想是有的，但是離解決問題的那一天還非常遙遠。你有興趣的話，不妨去試試。」

真是無知者無畏，我被他激起了探奇的熱情，就說：「我有興趣。該從何處入手？」

「吉益東洞的思想應該從哲學這個高度來認識它，你這方面的基礎還比較薄弱，還是先不要著急。真有興趣的話，可以有待於將來。」

那天晚上，我和張丰先生抵足而眠，談話持續到很晚很晚。

從那天開始，我就有了一個新的夢想，幾十年過去了，我還沒有從這個夢中醒來。

三十二、試尋本草細商量

溫州地區醫藥公司中草藥總倉庫坐落在狀元橋橫街小學的對面。文革期間，倉庫的總管姓黃，是一個熱心腸的老人，大家都親熱地稱呼他「黃老伯」。他的血壓、血脂、血糖都比較高，因此經常來我這裡診治。我也時時到他那裡去瞧瞧各種各樣原藥材的形態，這樣和原藥材有了零距離接觸，使我在無形中增添了不少藥物學方面的見識。

黃老伯初診的紀錄如下：黃老伯，六十歲，體重七十公斤，身高一六七公分，面紅壯實，時常頭痛頭暈，頸強肢麻，口苦口臭，飲水不多，咽乾時痛，大便黏滯而溏，每日二、三次，排便不暢，小便黃短脈象沉實，舌暗紅苔黃膩；腹診所見，僅僅有腹肌結實的感覺。投葛根芩連湯：葛根二兩，黃芩三錢，甘草一錢，黃連三錢。服藥十五帖後，諸證大為好轉。就在這個方子的基礎上加減變化，自覺症狀漸漸地消滅。前前後後診治了好多年，這樣一來二往，我們就成了忘年交。

黃老伯在治病的過程中，時時向我提起他單位的甘慈堯。一提起甘慈堯，他的話語就滔滔不絕，都是稱讚甘慈堯的為人做事以及他鑒別藥物的高超技能。

有一次，黃老伯對我說：「甘慈堯今年三十二歲，與你同年。他真是一個神奇的人物，在我們整個醫藥公司中對中草藥的性能與鑒別就數甘慈堯最精通了。他講起中草藥來如數家珍，幾天幾夜也說不完。他不僅講中草藥的別名、功效，還講述它們的歷史掌故。這一招，不僅吸引年輕人，甚至很多老藥工都聽得津津有味。一次，一個藥學院剛剛畢業分發來的年輕人當眾問他：『我們常見的金銀花，學名叫什麼？植物學上歸屬於哪一科？主要成分是什麼？』對於從事實踐工作的許多人來說，這些問題有點刁。誰知道甘慈堯不假思索地回答：『藥材金銀花為忍冬科忍冬屬植物忍冬及同屬植物乾燥花蕾或帶初開的花，學名稱為灰氈毛忍冬。本品含綠原酸類、苷類、黃酮類、揮發油類成分。』他扎實的中藥學、方劑學、藥用植物學、中藥鑒定學、中藥資源學、中藥藥理學、中藥炮製學、中醫學基礎等學科的知識是一般人望塵莫及的。」

聽了黃老伯的介紹，我對這個同齡人頓生仰慕之情，渴望能夠見上一面。

「黃老伯，甘慈堯老師住在哪裡？我中藥學方面的基礎很差，我想登門求教。」

「真是湊巧，甘慈堯的妻子最近在我們藥物倉庫工作，所以每個星期六甘慈堯都會從市內來到這裡。如果他來了，我一定請他到這裡來，你們一定會談得來。」

就這樣，透過黃老伯的介紹，後來我認識了甘慈堯老師。

我記得那是春天的一個星期天上午，黃老伯與甘慈堯到來了我的學校。

當時的情景在我的記憶裡恍如昨天，當我聽到黃老伯在門外講話的聲音就高興地衝了出去。

甘慈堯老師中等身材，穩健成熟，矯健靈敏，給我留下終生難忘的印象。

在我的寢室裡坐下以後，黃老伯幫我們做了介紹。我為黃老伯與甘慈堯老師泡上了兩杯清茶以後，就把自己的經歷與學習經方與針灸的近況向他們講了一通。

對著甘慈堯老師那雙明亮聰睿的眼睛，我有些緊張，好像學生面臨大考一樣，有點惶惶不安。

「甘慈堯老師，聽了黃老伯的介紹，我天天盼望著你的來到，我想請教一個問題，就是中醫師如何學好中藥？」

甘慈堯自信地笑了笑，沒有客套的推諉之詞，直截了當地實話實說：「這可是一個新問題啊，我只能站在自己專業的立場談談個人的看法，給你做一個參考。以後，請你稱呼我『老甘』好了。」

我集中全部的注意力，洗耳傾聽。

「古代中醫師大多從認藥開始，現代也不例外。你在學習《傷寒論》，論中的八十多種藥物已經認識的有多少？」甘慈堯老師問。

我讀《傷寒論》有好多年了，還從來沒有想過這個問題。現在細細地想來，大概只有認識大半吧。

「我也不知道認識了多少種中藥，你說得很對，看來這是我的一大缺陷，今後要努力補上這一課。」

「其實我們稍微留心一點，一個普通的成年人認識的中草藥可能多至幾百種。」甘慈堯老師笑著說。

我大吃一驚，甘慈堯老師說的是事實嗎？

甘慈堯老師看到我少見多怪的樣子，笑了起來說：「不要認為中藥很少看見，其實並不是這樣。比如橘子，就有橘皮、橘絡、橘核、橘紅、橘葉、小青皮等六種中藥。其中的橘皮又名陳皮。」

是啊，甘慈堯老師說得很對。就像「薑」吧，有生薑、生薑皮、生薑汁、乾薑、煨薑、炮薑等。看來，古人說得不錯，處處留心皆學問啊。

「《傷寒論》固然重要，」甘慈堯老師說，「但是畢竟只有近百種的中藥，後世發現的幾千種常用的藥物，有的藥物的藥效是《傷寒論》中任何藥物所不可替代的，所以研究後世的方藥與民間草藥會更加有利於臨床。醫師的目的是療效而不是門派。」

言辭銳利，一針見血。

「老甘，如何提高對民間草藥的識別水平呢？」

「到自然界去尋找中草藥，認識它們原來的面目，一走出房間，在你們學校的校園內外就可以看到許許多多常用的藥材，這些鮮活的植物藥就是診治疾病的靈丹妙藥。」

「老甘，你帶我去看看好嗎？」

「好啊。」一邊說，他就一邊站起來走出了房間。

學校對面是大片的農田，我們走出了校門，走到了田野之中。綠色的田野，黃色的油菜花與青綠的麥苗毗鄰，交織出最美麗的春色。先是甘慈堯老師發現了鼠麴草，他摘了一株隨手遞給我，自問自答說：「知道這叫什麼名字嗎？它是菊科鼠麴草屬鼠麴草，兩年生的草本植物。別名一大堆，如佛耳草、追骨風、絨毛草等。溫州人俗稱的『棉菜』。你仔細看看，它的莖部有一層薄薄的棉毛，頂上長著黃色小花，清明餅就是用它做的。每年到了草葉綠、花泛香的清明時節，古人就做清明餅來祭奠先人。綿軟的淡粉團在手裡捏揉，隱隱有股清香氣，那是春天的氣息啊。」

我也把手中的鼠麴草捏破揉碎，放在鼻子底下聞聞。真的，一縷青草的香味沁入心肺。清明餅我吃過，「棉菜」我也採摘過，但是不知道它可以當藥，不知道它叫「鼠麴草」，更不知道它在植物學上界門綱目科屬種分類。聽了甘慈堯老師的介紹，心中掀起了一種從未有過的衝擊波。一棵隨處可見的野草，在我們平常人的眼裡什麼都不是，但是在植物學家的眼裡卻是有名有姓，知根知本的物種；在藥物學家的眼裡它是醫治疾病的良藥。人類中的知識菁英已經對這個世界，這個大自然的研究做出了這麼大的努力，而我呢？已過了而立之年，頭髮已經白了幾根，人生的希望尚不知在幾千幾萬里之外的地方，真是羞愧難言啊。

甘慈堯老師一邊走，一邊繼續他的話題：「鼠麴草最早的文獻出處是《本草拾遺》，具有化痰止咳、祛風寒的功能，主治慢性支氣管炎。朱震亨認為：『治寒痰嗽宜用佛耳草，熱痰嗽宜用燈籠草。』」

面對這樣一位中草藥專家，我感到由衷地高興，也感到一種隱隱的壓力。

甘慈堯老師說著，又從身邊隨手摘起一株野草說道：「這就是燈籠草，別名燈籠泡、鬼燈籠，為茄科植物燈籠果的全草。多年生草本，具匍匐的根莖，莖直立，短柔毛。單葉互生，有的也有二片聚生，一般到了夏季就會開花結果，宿萼膨脹成燈籠狀，具有抗癌及抗微生物作用。」

走著走著又發現了魚腥草，甘慈堯蹲了下來拔起了一棵，介紹道：

「臭膽味，學名稱為蕺菜，它的莖上部直立，常呈紫紅色，下部匍匐，節上輪生小根。它又名魚腥草，你拿起來聞聞看，到底有什麼氣味？」

我用鼻子嗅了嗅，確實有股腥臭味。臭膽味，魚腥草，這二個名字取得好，嗅一嗅就記住了。

好一番尋覓，才找到幾株老虎腳跡草。

「這是一種有醫療價值的草藥，民間俗名是老虎腳跡，又名鶴膝草、辣辣草、猴蒜、犬腳跡等。」甘慈堯摘下一株老虎腳跡草遞給我說，「它的學名稱毛茛，是毛茛科毛茛屬多年生宿根草本植物。毛茛鮮根含原白頭翁素，所以不能內服，如誤食可致口腔灼熱，腹瀉，脈搏緩慢，呼吸困難，瞳孔散大，嚴重者可致死亡。高濃度接觸過久，可使皮膚發泡，黏膜充血，民間醫師就利用這個特點，在特定的穴位上進行短時間的敷貼，引起皮膚起泡而治病。古人把這種現象稱為『天灸』，歸屬於灸法中的一種，所以毛茛又名天灸草。我認為搞針灸的人不知道天灸療法就是天大的缺陷，因為天灸療法有其他療法無法替代的療效。」

我學習針灸好多年了，今天才知道天灸療法的臨床價值，真是慚愧不已啊。老虎腳跡草，一個耳熟能詳的名字，今天終於見面了。我把毛茛看端詳，它葉子的形狀真像老虎的腳跡、狗的腳跡。記得幾年前住在城區的大舅父患膝關節滑膜炎，腫脹疼痛不能行走，中西醫都沒有好的辦法。我也幫他針灸了好多次，療效平平。又根據《金匱．中風歷節病》所云：「諸肢節疼痛，身體尪羸，腳腫如脫」的症狀，投桂枝芍藥知母湯十帖，服藥後，也不見動靜。

由於我在鄉下，來來回回不方便就沒有堅持下去了，但是心裡一直惦念著。過了半年，我到大舅父家裡，發現他的膝關節滑膜炎痊癒了。

「大舅父，你是怎樣治癒的？」我問。

「山上有一個老人告訴我，西醫說的膝關節滑膜炎，古代稱做鶴膝風。有一種名字叫『鶴膝草』的草藥，就是專門治療這種病的神草，只要把它外敷在膝蓋上，起了泡，就治癒了」，大舅父沾沾自喜地說，「我開始不相信，後來他以身說法，說他的妻子就是這樣治癒的。有兩位膝關節滑膜炎的老人，經過他的宣傳，也都順利地治癒，並把這種草拔來，搗成泥，幫我敷上，敷上後真的起了泡，後來膝關節的腫痛就慢慢地消失了。」

大舅父把具體治療方法一五一十地告訴了我，我就把他的口述記了下來：把新鮮的鶴膝草洗淨，搗爛加紅糖少許，調勻，置於有凹陷的橡皮瓶塞（如青黴素瓶塞）內，倒翻貼在內外膝眼（犢鼻）兩個穴位上，約五分鐘，局部有蟻行感時即棄去。如發生水泡，不要刺破（可自行吸收），偶有感染可用消炎藥外敷。

幾年來我也時常想起這件事，也僅僅是想想而已。大舅父治癒後一直沒有復發，每次遇見都問我在臨床上有沒有使用。我由於不認識鶴膝草，也不知道鶴膝草就是毛茛，一拖再拖，一直沒有付諸行動，其實就是我在觀念上轉不過來，認為大舅父治癒的機理不可理喻，有極大的偶然性。經甘慈堯老師這次現場傳授才如夢初醒，真是後知後覺啊。從這件事來看，社會上的西醫不相信中醫，一點也不奇怪。就像中醫師不相信草藥，草藥醫師不相信針灸一樣，人是觀念的動物啊。

甘慈堯老師還告訴我，藥用植物的形態也可以反映出其功效。譬如植物的葉子，其形態多像哺乳動物的肺葉，其中的脈絡多像肺葉中的氣管與支氣管。他認為，植物的形態與藥用功能之間的關係值得進一步研究，深入下去可能就是一門大學問呢。

「草藥歌訣云：『中空草木可治風，葉枝相對治見紅，葉邊有刺皆消腫，葉中有漿拔毒功。』這就是從植物的形態特徵總結出藥效與功用，有極高的理論價值。」

我一聽，這裡面可有規律性的東西，就說：「老甘，能否把歌訣闡釋一下。」

「好，我簡單地解釋一下。」甘慈堯老師興致勃勃地回答，「（一）『草木中空善治風』：但凡草木其中空心的都能夠治療風濕骨痛，如治療風寒腰腿痛。可加一些酒，加強行氣活血的作用。這些藥還有利水通淋的功用；（二）『葉枝相對治見紅』：但凡草木葉與枝都是對生的即能夠外用止血；（三）『葉邊有刺皆消腫』：但凡葉邊有毛有刺的即可治療消除關節與肌肉的腫脹；（四）『葉中有漿可拔毒』：但凡葉子經一搓就有黏滑漿液的草藥，都可以治療無名腫毒或蛇、蠍、蜂、蜈蚣咬傷引起的中毒。」

甘慈堯老師的草藥歌訣與他通俗生動的解釋，使我大開眼界。朦朧之中，我彷彿覺得植物的形態特徵總結出的藥效與功用，似乎和人的體質狀態有可以類比的地方。

我們在狀四大隊的田野、河塘、江堤、碼頭、橋邊為了尋覓草藥，花了半天的時間，打了一個大圈，後來回到了中草藥倉庫內的梅花鹿養殖場。

甘慈堯老師指著梅花鹿，介紹說：「鹿一身是寶。鹿茸就是其中一味貴重的中藥，如小兒發育不良，婦女不孕，男子陽痿頗有療效。但不是所有人都適宜用鹿茸進補，熱性的人不宜服用，血氣方剛的年輕人也不適合服用鹿茸。另外，高血壓病人必須謹慎服用。」

我突然想起夏成錫在這裡購買過好多次新鮮的鹿血，喝了以後體力有所增強，就乘機請教甘慈堯老師。我說：「老甘，有人直接生喝鹿血，這樣的辦法可取嗎？」

「鹿血和鹿茸具有同樣的功效，如果直接服用，就怕『補過頭』了。曾有個小夥子一口氣喝了一大口鹿血，因為身上的陽氣過重，結果當場流鼻血。正確服用鹿血的辦法應該是用磨好的茯苓粉末調和鹿血，使之凝集固化後再用。」

我們是在他們單位的門口分別的，臨別時，我緊緊地握了握他的手，激動地說了一聲謝謝。

「我只想讓更多的人認識到中草藥的作用，」甘慈堯老師握著我的手，笑吟吟地說，「我願意在宣傳、推廣中草藥的工作中度過一生。我下個星期天還來，再見。」

的確要謝謝老甘無私的傳授，今天認識草藥之旅，使我收穫多多。目之所及，過去視而不見的肺行草、梵天花、臭牡丹、秋棠、白胭脂等草藥，現在可以在一片綠意盎然的草叢之中把它們一一地鑒別出來了。

相識了甘慈堯老師以後，我心裡天天惦記他，盼望星期天快快來到。

一個星期以後，甘慈堯老師真的守約來到了我的學校。一個中草藥專家一點架子也沒有，我的感激之情，難以言表。他的風範作用無形之中影響了我的一生，每當夜半病人敲門求診之際，本想回絕了事，但一想起甘慈堯老師上門傳經的事，一種無聲的命令就會催促我離席而起。

甘慈堯老師不抽菸，我幫他泡了一杯熱茶以後，我們就談開了。由於他見多識廣，不僅具有深厚的中醫藥理論，而且有豐富的工作經驗，所以在中醫藥的範圍內，他有問必答，海闊天空地無所不談。

後來話題漸漸地轉到經方與藥物這個方面，他的一些見解使我大開眼界。

「你對每一味藥在各個方劑中的作用與地位是如何認識的？」甘慈堯老師問我，「它們的作用與地位是如何表達出來的？」

「每一味藥都有自己的藥徵，如果這一種藥徵是方證中的主症，這一味藥在方劑中的作用與地位就高，就在方子中唱主角，甚至以這一味藥名字做為方劑的命名，譬如桂枝湯，麻黃湯，大、小柴胡湯等；如果這一種藥徵是方證中的一般症狀，這一味藥在方劑中的作用與地位就一般，就在方子中唱配角。經方醫學沒有像醫經醫學中『君臣佐使』的方劑組合那樣細密，這一味藥在方劑總量中所占的比例，基本上就決定了它在方劑中的地位。」

我非常認真地回答著這一個問題，其態度就像學生面對老師一樣地虔誠。在中草藥學方面，我在他的面前還是一個小學生。

甘慈堯老師喝了一口茶說：「中醫師都常說：『中醫不傳之祕在藥量』。你是如何理解這一句話的？」

「這句話的意思應該有各式各樣的理解與解釋。有人認為同一個藥物，因為在方劑中的不同用量而會產生不同的藥效。我的理解是：中醫學中藥物的用量最難把握，中醫對於這一點往往祕而不宣。」

「你使用中藥的用量大不大？」甘慈堯老師問。

「我受日本漢方的影響，用量不是很大，對《傷寒論》中經方劑量一般根據李時珍與汪昂的換算標準，就是論中一兩折合為現在的一錢。我認為辨證準確，方證相對應是首要的因素。中醫藥診治疾病是幫助人體提高抗病能力，不是靠藥量壓倒疾病，所以方藥僅僅起了因勢利導的作用，而不是越俎代庖，強行替代主體抗病趨向。」

「你的見解很獨到，」甘慈堯老師說，「但是僅僅是一種說法而已。如果你在臨床上只重視方證與藥徵的辨證，只重視方劑之間的配伍，不重視藥量，特別是主藥的藥量的話，肯定會影響你的進步的。徐靈胎說過：『一病必有主方，一方必有主藥。』所以在重視主藥的主治目標，主藥的配伍比例的同時，還要重視主藥的劑量。」

甘慈堯老師說的話客觀公允，不重視藥物的劑量的確是我的一個大缺點。我診治的病人中，有的療效不突出的原因，可能和我所使用藥物的劑量偏低有關係。

「老甘，我如何去做才能彌補目前這一方面的不足呢？」

「恕我直言，我建議你從經方中主藥的用藥量對主治趨向的影響去學習，這樣就會體悟到《傷寒論》不僅辨證嚴密，方劑配伍合理，而且藥物的用量也十分講究。《醫學衷中參西錄》中謂『論用藥以勝病為主，不拘分量之多少』。其立方遣藥，或峻藥重用，或峻藥輕用；或平藥重用，或平藥輕用；或重藥重用，或重藥輕用；或輕藥重用，或輕藥輕用，主藥的劑量總以藥病相當為準則，不能事先硬性規定。然而，有一點是肯定的，就是主藥劑量的多與少會直接影響治療的效果。」

「老甘，你說的有道理，請講得具體一點好嗎？」

「譬如人參，主要有效成分為人參皂苷，使用劑量的大小不僅對療效有影響，有時還會產生完全不同的藥理作用。如對周圍神經，小劑量應用呈毒蕈鹼作用，若大劑量應用卻呈菸鹼樣作用。人參在強心作用方面，小劑量可使血壓回升，大劑量卻使血壓下降。儘管同是人參，都是用於循環系統之中，其表現卻迥然不同。再如桑白皮，小劑量使用可止咳平喘，大劑量使用則成為利尿消腫，川芎小劑量可使子宮收縮力增強，大劑量則使子宮麻痹，甚至收縮停止。大黃小劑量收斂止瀉，大劑量則瀉下；紅花小劑量養血，大劑量破血；黃連小劑量健胃止瀉、大劑量清瀉實火。

那天我們坐而論道，沒有到野外去採集草藥。

我還詢問他有關中草藥的有效成分與動物試驗諸多問題。

「老甘，章太炎認為中醫藥起源於單方，而單方是病人自己發明出來的，所謂本草就是把社會上的單方匯齊記錄下來。不知道你是如何看待中醫藥的起源的？」

「我也認為中醫藥起源於單方，起源於病人治療時的偶然發現，西藥金雞納霜就是印度的瘧疾病人自己發現的。『神農嘗百草，以療民疾』僅僅是傳說而已，這是英雄創造歷史的唯心主義的歷史觀。」

「老甘，化學分析與動物試驗能否解決中藥的藥性問題？」

「中藥的藥性是臨床實踐的產物，不是某一個人的發明。透過化學分析與動物試驗來尋找中藥的有效成分當然也很好，但是不能替代傳統中藥的性味功用。至於化學分析與動物試驗的結果在臨床醫師手中如何應用，那就是中醫師的事情了。」

在後來的日子裡，我一直思考著甘慈堯老師的意見，也曾經與許多人討論過這個問題，他們都有不同的認識。這裡僅僅記錄張丰先生與阿驊表兄的一些看法。

張丰先生說：「《名醫別錄．序例》云：『藕皮散血，起自庖人；牽牛逐水，近出野老。』中藥藥效的發現往往是偶然巧合的產物，把這一些偶然巧合的東西彙集起來就是《本草》與《湯液》，這就形成經方派的基石和本質。至於動物試驗，我認為並不可靠。貓喜歡薄荷就像吸毒的人喜歡大麻一樣，牠吃了薄荷以後就會醉倒的樣子；狗與兔吃了木鱉子會死；巴豆的毒性強烈，有毒的成分在巴豆油中，所以使用時一般用巴豆霜，劑量也只有半分、一分。然而老鼠吃了巴豆不但不會死，而且活蹦活跳，越吃越胖，所以巴豆又名『肥鼠子』。」

我津津有味地聽著。

「動物試驗對於中藥這個特殊的研究對象，要和具有單體結構的西藥所進行的動物試驗區別開來。」張丰先生說，「由於實驗室與臨床尚有較大的區別，動物實驗與人體試驗不同，單因素研究與多因素研究不同，傳統水煎與提取物不同，所以實驗室的結果只能做為臨床應用的參考，而不是臨床指南。」

對於中藥與方劑的化學分析與動物試驗，中藥專家與臨床醫師可能各有各的看法。

從那以後，我與甘慈堯老師就在談醫論藥方面有了交往。在他的幫助下，我認識了許多常用的草藥，也製作了不少的草藥標本，為以後的臨床引用草藥進入經方打下了基礎。

一九七九年年底我幸運地通過了中醫師考試考核，獲得了合格的中醫師資格，並進入中醫的教學與醫療單位工作。有一天，我從新華書店出去，在解放北路溫州醫藥公司門口遇見了甘慈堯老師，久別重逢，我很高興，就把自己的近況告訴了他，他也為我走上正規的從醫道路而慶幸。

我問他在哪兒上班，他用手指指著高聳的醫藥公司大樓。

「老甘，你在醫藥公司擔任什麼職位？」我忍不住問了這個問題。

我們相處了三年，我一直還沒有問過他的具體工作情況，我的心目中他一定是一個技術人員。

「一直在老的崗位上幹，接下去要到省黨校學習。」甘慈堯老師心不在焉地回答。

「你在老的崗位上擔任什麼職務？」

「公司的副黨委書記兼副總經理，主持日常工作。」

聽了他的介紹，我感到有點兒愕然，他的身分完全出乎我的意料之外。三年了，我沒有在他的口中聽到一言半語的官腔官調，他的身上也沒有一絲一毫當官的架式，就連言語也完全平民化。

他看見我有點兒異常，就說：「現在方便了，大家都在城裡，有問題可以打電話聯繫。」

「老甘，你的電話號碼是多少？」

「我的電話號碼最好記，四五八四，諧音就是：『是我不是?!』。」

真是太神奇了，先不說這個電話號碼的諧音多麼的貼切，而是當他說出身分的時候，我心裡出現的第一個問題就是：「是你不是?!」

後來，甘慈堯老師調到了溫州市衛生局任副局長，分管中醫中藥，並兼任溫州市中醫學會會長，就成為我的領導。從那以後，我們之間的碰面愈來愈頻繁了，當然都是在中醫藥學會的各種會議上。幾十年來，我在開會時聽了他一次又一次的聲情並茂的報告。他的聲容笑貌，他的言談舉止，他的工作作風一直保持著原來的樣子。不知道為什麼，我們很少有時間兩個人交談中醫藥的問題，然而在我的心裡一直把他當做自己的老師，而不是領導。現在，我們都退休了，交談與碰面的機會還是很少。因為甘慈堯老師退休後的工作日程表還是排得滿滿的。近兩年他更加忙了，因為他在擔綱主編《浙南本草》一書。

一九七七年秋天一個週末的下午，阿驊表兄來了。我非常高興他的來到，我可以把這一段時間的所見所聞與他共享，還可以聽取他的寶貴意見。

坐定以後，我就幫他泡茶遞菸，他在喝茶抽菸的過程中聽我講完了我認識甘慈堯老師以後的一些收穫。

「阿驊，我們學習經方的人，應該如何認識草藥學與《傷寒論》之間的關係？」

「我也經常思考這個問題，」阿驊表兄慢慢地喝著茶，「我認為專門研究藥物的人和我們臨床醫生的思路不一樣。正如徐靈胎所說的：『藥有個性之專長，方有合群之妙用。』我們要向他們虛心地學習，但是要站在『方有合群之妙用』的立場上。」

我們說著說著就說到了光澤縣的蔣老先生，我把女大夫孩子夜啼的故事複述給阿驊表兄聽，他聽了以後興致大發，認為這個故事內涵豐富。

「這樣的故事，天天在世界各地上演。經驗醫學與實驗醫學的是非優劣之爭不絕於耳。其中的核心問題是，如何評價史前文化的問題。」阿驊表兄緩慢地一字一頓地說，「至於中醫理論和方藥的療效問題，我始終認為所謂的中醫理論是後來借用的或派生的，並非中醫藥自身生長出來的理論。」

「阿驊，我想聽你說說經方和民間單方的關係。」我直截了當地說。

「方證辨證與民間單方的內在聯繫是非常密切的。」阿驊表兄若有所思地說，「它們存在著血緣關係。有一些可能就是上古時代遺留在民間的，雖然《千金》、《外台》也收集了一部分，但是一定還有一些散落在民間。在方證理念失落的今天，更需要用『禮失求諸野』的精神將其收集歸來。」

「你能否舉一個例子加以說明？」

「好啊，」阿驊表兄點燃起一支香菸，「你一定已經知道有關黛蛤散的故事？」

黛蛤散的傳說我聽過，有幾個不同的版本，然而它和經方辨證的關係，我還真的沒有認真地想過。

「相傳宋徽宗年間，」阿驊表兄看了我一眼，「宮廷中有一名寵妃久咳不癒，口苦尿黃、痰黏不容易咳出，整夜不能安睡，非常痛苦。病人肝熱犯肺的證候十分明顯，然而負責診治她的御醫用了很多清肝利肺，降逆止咳藥物都不見效。皇帝大怒，命令李御醫在半個月之內治好此病，否則就將其逐出京城。李御醫驚慌失措地回到家中苦苦思索，也想不出什麼好辦法，這時忽聽到門外有個老人叫賣：『咳嗽良藥，久咳不癒一文錢一包，其效如神。』江湖遊醫的偏方難道會有效嗎？但是李御醫也顧不了那麼多了，派僕人買了十包回來。打開一看，這是一種淺綠色的藥粉。根據賣藥老人的吩咐，把淺綠色的藥粉和碎蔥、薑、蒜泡成的淡齏水混合在一起，再滴上幾滴麻油便可以服用了。李御醫擔心藥性太強，於是把服用劑量減少了一些，分為兩次讓嬪妃吃下，結果嬪妃當晚就不咳嗽了。皇上龍顏大悅，重賞了李御醫。後來御醫用重金向賣藥的老人索要藥方，賣藥老人全盤托出：原來只是用蛤粉在新瓦上炒紅，拌入少許青黛製成而已。賣藥老人還如實告訴李御醫黛蛤散治咳的確切範圍——『久咳不癒，咳引脅痛，口苦尿黃、痰黏不容易咳出』，這就是黛蛤散的方證。」

「黛蛤散的方證，」我感到欣喜，「你這個提法非常好。」

「是嗎？」阿驊表兄對我的熱烈贊同宛然一笑，「有人對這個耳熟能詳的故事不屑一顧，那是由於他沒有深入理解這個故事的內涵。從這個故事中我們可以分辨清楚什麼是單方？什麼是方證？單方和方證之間的演變關係。方證的發現就是單方與病症互相尋找的結果。這個故事還原了中醫方證的本源，讓人回味與思考。黛蛤散是來源於民間的驗方，療效在於方證相對應，後來醫家在方證相對產生療效的事實上，加以理法的總結與解釋，於是有了肝熱犯肺的證候與清肝利肺，降逆止咳的治法。」

「阿驊，你說得對。」我受到很大的啟發，「然而初學者在『方以法立，法以方傳』的理論教導下誤認為清肝利肺，止咳化痰的『法』是關鍵，黛蛤散這個『方』卻是一個簡單具體的工具而已。」

「這樣的理解就是一個天大的誤會，」阿驊表兄無奈地攤開雙手，「如果使用這一種認識來解釋臨床療效就是本末倒置，因為它違背了臨床事實。一個出現黛蛤散方證的病人，如果使用其他同樣具有清肝利肺，止咳化痰的方劑不一定也有同樣的效果，不然的話，故事中的御醫們就不會焦頭爛額了。」

是啊，故事裡的御醫們療效不顯，並不是他們不精通病機、病因，而是手頭沒有黛蛤散這個方藥。所以兩者相比較，「方證是診治的基礎」一說是能夠成立的。在沒有掌握《傷寒論》基本方證基礎上的辨證施治可能會流於空洞與虛泛。在目前中醫界大部分業內人士還沒有走出病因、病機、理法方藥的概念迷霧，總是事後諸葛式地以《內經》的理念來解讀《傷寒論》，認為方證辨證是辨證論治的初級階段，而不是一種別具特色的診治方法。

「眾所周知，」阿驊表兄進一步發揮，「黛蛤散這個方藥並不是在『方以法立』、『依法立方』的程序中產生的，而是它和『久咳不癒，咳引脅痛，口苦尿黃，痰黏不容易咳出』病症構成難捨難分的方證相對應的關係。如果沒有賣藥老人一代一代的傳承，黛蛤散的價值也難以彰明，且會流失於民間，使用的目標也會與所有的單方一樣趨於對症治療。其實說得直白一點，這個病案中『清肝利肺，止咳化痰』的理論只是一種事後的解釋而已，並不能在診治過程中起指導的作用。也就是說理法與方藥以及療效不存在直接的連動關係，然而方藥與療效真的是唇齒相依。」

阿驊表兄條分縷析，我斂容屏息默默地聽著。

「我認為這是方證辨證治法的一個經典的例子，」阿驊表兄喝了一口茶，「故事之中隱含著深刻的道理。它明白地告訴人們：運用方證辨證而獲得成功的病例，往往是一種『事實上的應該』，而不僅僅是『邏輯的必然』。臨床對於黛蛤散的運用其實只要抓住『咳嗽，久咳不癒，痰黏不容易咳出；頭暈耳鳴，口渴心煩』等主症就可以了，這就是方證辨證的臨床核心。」

「那麼我們應該如何對待陰陽六經理論呢？」我提出了一個新問題。

「陰陽六經理論對方證的發展與補充是不可輕視的。」阿驊表兄口氣堅定，「正所謂，『不謀全域者不足謀一域』，陰陽六經猶如一條紅絲線將一顆一顆零零散散的珍珠般珍貴的方證串聯成一條美麗的項鍊。如果沒有這樣的整理，經方醫學的原始方證體系就難以保存下來。在現代化浪潮的衝擊下，世界上其他國家、地區、民族的經驗醫學大多數都早已土崩瓦解了，唯有中醫學不僅能夠中流砥柱沒有潰敗，而且還能永保青春發揚光大，這就是陰陽六經的偉大作用。由此可見，《傷寒論》整理者的巨大貢獻是不言而喻的。整理後的《傷寒論》才呈現出一個有理論、有系統的醫學體系。正像恩格斯所說的那樣，任何學科都要有哲學做為它的背景，不然的話是不能長久存在的。同時對於六經提綱證無可替代的指導作用，臨床經方醫生也無時無刻不感同身受。」

「《傷寒論》整理者？」

「對，是整理者。」阿驊表兄深思熟慮地說，「《傷寒論》應該有很多個整理者，張仲景不是最早的一個，也不是最晚的一個。原始《傷寒論》的條文肯定是口訣，那時候還沒有文字，更沒有陰陽、六經等抽象的概念，這一些東西都是整理者後來一次次地加上去的。」

「你怎麼知道的？」

「憑想像吧，」阿驊表兄輕描淡寫地說，「憑藉合理的想像。」

「醫學又不是藝術，需要想像力去探究。」我感到難以理解，「醫學需要真實的紀錄，而不是想像。」

「其實不然，」阿驊表兄不慍不火地說，「醫學的歷史，尤其是上古史，留給後人的線索太過稀少了，如果不借助於想像力，就不能將這些蛛絲馬跡串聯起來，形成醫學歷史的大致輪廓。」

「阿驊，」我還想繼續這個話題，「你的意思是六經是必要的，也是有用的，它可以使醫者抓住經方醫學的整體特徵，但是它是否也存在什麼不足之處呢？」

「不足之處當然會有，」阿驊表兄笑著說，「如果我們僅僅滿足於六經的宏觀層次的論述而不進入方證藥證的領域，那我們就會流入空洞與抽象。孔子曰：『詩三百篇，一言以蔽之，曰，思無邪』。他宏觀地用了『思無邪』三個字來認識《詩經》，當然已經達到了高度的概括。然而對於後學者來說，如果不進一步仔細閱讀『詩三百篇』的話，還是凌空蹈虛，一無所得。」

「我們肯定六經概念對《傷寒論》體系的構成有著非凡的作用，然而六經概念的存在對方證條文的理解有沒有負面作用呢？」

「當然會有。」阿驊表兄語氣肯定，「辨證法就是講兩點論，只不過利害功禍有所側重，而不是各打五十大板。」

「那你就舉一個具體的例子來說明一下好嗎？」

「就講講大青龍湯的兩條條文吧，」阿驊表兄慢條斯理地喝著茶，「你還記得嗎？」

「記得，」我說，「宋本《傷寒論》第三八條和三九條吧。」

三八、太陽中風，脈浮緊，發熱惡寒，身疼痛，不汗出而煩躁者，大青龍湯主之。若脈微弱，汗出惡風者，不可服之，服之則厥逆，筋惕肉瞤，此為逆也。

三九、傷寒，脈浮緩，身不疼，但重，乍有輕時，無少陰證者，大青龍湯發之。

「你沒有發現有問題嗎？」阿驊表兄看著我。

「有啊，」我回答，「『太陽中風，脈浮緊』與『傷寒，脈浮緩』，這兩句好像病症與脈象不相符吧？許多注家在這裡耗費了不少的心力。」

「現在，你懂了沒有？」阿驊表兄窮追不捨。

「還不是很清楚，」我實話實說，「看看醫家的解釋好像是懂了，然而再仔細想想還是不踏實。」

「白紙黑字在那裡，」阿驊表兄說，「名實不副就是名實不副，整理者的意圖誰能猜得到呢？」

我把阿驊表兄的話，反覆地琢磨了一下，其中好像也有一點道理。

「為了還原大青龍湯證的原生態，」阿驊表兄把煙圈子慢慢地吹出來，「我們不妨把條文中有關陰陽、六經概念的文字，暫時用括號括起來。」

「這樣不是把現有的條文弄得支離不全了嗎？」

「使條文支離不全？」阿驊表兄笑一笑，「不，是重新還原和恢復沒有陰陽學說整理以前的條文。這樣一來純粹由先人經驗歸納總結出來的《傷寒論》條文群就脫穎而出了。」

「誰有這樣大膽的想法？」

「醫學研究上有新的思路不是更好嗎？」阿驊表兄以嘲諷的眼光看了我一眼，「吉益東洞就是這麼要求他的學生這樣讀《傷寒論》的。我認為這種返璞歸真的方法，可以從更根源的地方再現單純素樸形態的《傷寒論》口訣或條文。」

我開始感到阿驊表兄的觀點有新的思想，就情不自禁地點點頭。

「那我們就來看看去掉陰陽概念以後的大青龍湯吧。」阿驊表兄趣味盎然。

發熱惡寒，身疼痛，不汗出而煩躁者，大青龍湯主之；身不疼，但重，乍有輕時，大青龍湯發之。

難以想像，鉛華洗盡後的兩條條文合併在一起以後，讀起來文通理順，輕鬆易懂。顯示出的是前後兩條相對照性的條文，同一個方劑診治兩種完全不同的臨床病症。

「這是一個典型的『發熱惡寒，身疼痛，不汗出』的麻黃湯病人，開始給予麻黃湯發汗，但是汗發不出，病人極為不安。對於這個病症，醫者需要把麻黃的分量增加一倍，進一步促使病人出汗。由於還存在高熱不退出現口渴而『煩躁』的石膏證，先人就在麻黃湯的基礎上加一味石膏來改善由於口渴發熱引起的『煩躁』。為了保護胃不受藥物的傷害，就加上生薑與大棗。如果病人『身不疼，但重，乍有輕時』，也可以用大青龍湯發汗。」

「就這樣？就這樣直白？」我感到欣喜，雖然還有不少的懷疑。

「就這樣。」阿驊表兄說完，看著我一聲不發。「還原之後的《傷寒論》條文，是純粹的經驗結晶的條文。後來人們就把吉益東洞的這種觀點與方法稱為『方證主義』。」

我明白他這個例子的意思，就是證明他原先的觀點——六經理論對《傷寒論》的整理其貢獻是巨大的，但也存在不足之處，整理者也會犯「愛毛反裘」的錯誤。

「阿驊，我還有一個地方不明白，吉益東洞的裸讀《傷寒論》的方法，為什麼得不到推廣啊？」

「裸讀《傷寒論》？」阿驊表兄呵呵大笑，「這個杜撰的新詞好，正因為裸讀，無遮無攔，無依無靠，全憑個人悟性。然而，這一些明心見性的教法是陽春白雪，出現曲高和寡的現象並不奇怪。」

「裸讀《傷寒論》會比歷代傳統的讀法更好嗎？」

「給你講一個故事吧，」阿驊表兄把茶杯裡浮在上面的茶葉吹了一次又一次，「一群全瞎的盲人比賽在一段陌生的山路上走路，看誰走得最快。比賽結果告訴我們一個難以相信的事實，走得最快的幾個，全部是沒有使用拐杖的。當然，這少數幾個盲人從小時候開始就練習不用拐杖走路了。」

「為什麼沒有使用拐杖的盲人會是勝出者？」

「你只要想一想，」阿驊表兄平靜地笑了笑，「誰會集中除了視覺之外的所有感覺能力去走路的，你就會明白了。」

當頭棒喝啊，我一下子明白了，拐杖雖好，也會造成依賴，比賽的時候，更會分散精力，耽誤時間。同時，我也明白了「破釜沉舟」的力量。

「你讀過神秀與慧能對對子的故事嗎？」阿驊表兄還要把故事引向縱深。

「我知道這個故事，也記得他們的對子，但是始終不理解其中的奧祕。」

弘忍有一天為了考驗大眾禪解的淺深，準備付以衣缽，命各人作偈呈驗。時神秀為眾中上座，即作一偈云：「身是菩提樹，心如明鏡台。時時勤拂拭，莫使惹塵埃」。一時傳誦全寺。弘忍看後對大眾說：後世如能依此修行，亦得勝果，並勸大眾誦之。慧能在碓房，聞僧誦這一偈，以為還不究竟，便改作一偈，請人寫在壁上。偈云：「菩提本無樹，明鏡亦非台；本來無一物，何處惹塵埃！」眾見此偈，皆甚驚異。弘忍見了，知道慧能已經見性，恐其招忌，乃著人將其偈拭去，即於夜間，召慧能試以禪學造詣，傳與衣缽。

「神秀走的是漸悟修行的路，『身是菩提樹，心如明鏡台』就他的理想與方向。『時時勤拂拭，莫使惹塵埃』就是他要透過老師導航引渡，反覆朗誦佛經，慢慢地剔除自己心中的雜念妄念，還要時時警惕新的雜念妄念捲土重來。就像盲人拿著可以探路的拐杖，一步一步地在黑暗裡摸索。」阿驊表兄深入角色像禪師一樣地布道講課，「慧能走的這一條修行的道路，沒有世俗的物質追求。『菩提本無樹，明鏡亦非台』就是以精神世界遨遊著的超脫口吻批判神秀的物化觀點。『本來無一物，何處惹塵埃！』心中根本沒有低俗的雜念妄念，塵埃何處可惹呢？只要心中有了高遠的境界，永遠以清淨的心去直接面對世界，就能夠直觀頓悟，能夠見佛知性。」

「阿驊，頓悟、漸悟兩者都是向善，和而不同不是很好嗎？」

「你又混淆概念了，」阿驊表兄用指頭點點我，笑著說，「我們在分析兩種不同的方法，不做價值論的評價。」

「慧能走的這一條直覺頓悟修行的道路，和吉益東洞的裸讀《傷寒論》有內在的聯繫嗎？」

「當然有聯繫，」阿驊表兄提高了聲音，「慧能壁立千仞去直覺去頓悟，就像盲人堅持不要拐杖走路一樣，要聚集全身的感覺去做。吉益東洞要求弟子裸讀《傷寒論》就是要求他們對現成的知識概念百無依託的狀態下，重視症狀、體徵的原始形態，重視在一組症候群中區別它們的原始差異，重視條文描述性的紀錄。他認為，這種『面對事情的本身』的學習方法，是一種思想上的深呼吸，是一種智慧，一種佛家所說的般若，是別人所不能代替的高峰體驗，而不僅僅是一種知識。」

我靜靜地聽著，默默地等待下文。

「神秀走的修行之路，在初學時，有老師，有佛經，一步一步有所依靠地漸悟。但是這一些看去有利的條件，最後反而成為他前進的負擔與牽掛，使你走不了多遠。就像從小就依靠拐杖走路的盲人一樣，最後就因為拐杖造成的依賴，比賽的時候就不會走得太快。裸讀《傷寒論》就是對傳統的閱讀方法一大反叛。吉益東洞認為死摳條文中陰陽六經等抽象概念，反而在熱熱鬧鬧的爭論聲中，掩埋了醫者自己真實的感悟。」

「阿驊，慧能與神秀不都在歷史上成就了各自的一番事業嗎？南宗、北宗，不同的人可能適合不同的方法，不能一概而論，是嗎？」

「你說的也有道理，蘿蔔、白菜各有喜愛。」阿驊表兄淡淡地說，「平心而論，慧能大師與神秀大師同台登場，堪稱是歷史造化之手推出的奇蹟。直觀頓悟的慧能大師與漸修漸悟的神秀大師可謂是雙峰並峙、兩水分流。他們最後造就了『南頓北漸』的局面，在中國佛教發展史上做出了自己的貢獻。其實，漸修和頓悟都有其偏好，都有其合情合理的基礎，只要我們把握好，都能對自己有所幫助與獲益。而且，在極致處，它們都會向自己的對方致意，都能互補互利，甚至都有可能走近對方。經方醫學的傳承，其效果如何？有時真要看你用什麼方式去接受它，或者看你用什麼東西去對接它、消化它。」

阿驊表兄言真意切的這番話，識解宏通，使我對六經與方證的關係有了進一步地認識。

我們走了一圈以後，繼續下面的談話。

「你如何評價吉益東洞的方證主義？」阿驊表兄問我。

「方證主義對經方醫學的發展貢獻很大啊。」我不假思索地下結論。

「我認為方證主義有值得肯定的方面，但是也有不利的一面。」阿驊表兄非常嚴肅地說，「值得肯定的方面我們已經講了。現在讓我們談談它的不足之處吧。」

我頭腦簡單，喜歡走極端，吉益東洞的方證主義的好處還沒有講透，就馬上講它的毛病，心裡不是滋味。

「我們看問題要客觀，」阿驊表兄看著我，緩慢地說，「初學者不知道原生態的《傷寒論》條文，就不會對『方證相對應』的理念有足夠的重視。然而拋棄了陰陽六經理論也會造成不可彌補的損失。」

「為什麼？」

「對待《傷寒論》的文字要極為謹慎，」阿驊表兄臉色平淡，「吉益東洞雖然倡導方證主義，然而他要求子弟也只是把有關陰陽六經概念的文字暫時用括號括起來，並不是貿然地刪掉，在這裡他還保有一個學者基本的素質。」

「阿驊，難道去掉陰陽六經概念的文字也會有問題？」

「不可一概而論。」阿驊表兄慢條斯理，「有一些條文如果去掉了陰陽六經概念的文字就會失去了靈魂。」

「那麼嚴重？」我一驚一乍，「請舉一個具體的例子說說吧。」

「譬如宋本《傷寒論》第三一一條：『少陰病二三日，咽痛者，可與甘草湯；不差，與桔梗湯』。如果去掉陰陽六經概念的文字，就變成：『咽痛者，可與甘草湯；不差，與桔梗湯』。你覺得合適嗎？」

我一下子看不出來什麼問題。只是睜大眼睛等待著阿驊的分析。

「去掉了陰陽六經概念以後的文字：『咽痛者，可與甘草湯；不差，與桔梗湯』。我們從中知道甘草能夠治療咽痛，也不一定有療效。沒有療效的時候，可以使用桔梗湯，也就是桔梗甘草湯。」

「這樣不是很清楚嗎？」

「這不是清楚，」阿驊表兄看了我一眼，「這樣的整理結果就會遮蔽了甘草的藥證，遮蔽了甘草在治療少陰病中的重要作用。」

「甘草與少陰病的治療有什麼內在的聯繫？」

「聯繫可大了，」阿驊表兄諄諄善誘，「你想想，整本《傷寒論》的方劑，只有甘草湯是一味藥成方，可見甘草在整理者心中的地位。以它為主藥的方劑有甘草乾薑湯、四逆湯。」

「四逆湯不是以附子為主藥嗎？」

「我過去也一直這樣認為，現在才知道四逆湯其實是在甘草乾薑湯的基礎上加上一味附子而組成的。你可以在四逆湯方後的藥物排列中看到。《宋本》第二八條，四逆湯：甘草、乾薑、附子。也是同一條條文裡，放在四逆湯之前的就是甘草乾薑湯。」

我讀《傷寒論》從來還沒有這樣讀過，阿驊表兄的讀法真使我大開眼界啊。

「從甘草湯到甘草乾薑湯，」阿驊表兄平平靜靜地說，「再從甘草乾薑湯到四逆湯，我們就不難看到甘草和少陰病的聯繫了。」

果然如此。

「由此看來，」阿驊表兄侃侃而談，一點兒也沒有結巴，「《宋本傷寒論》第三一一條的『少陰病二三日，咽痛者，可與甘草湯』中的『少陰病』就不是可有可無的啦，而是至關重要的三個字了。」

「阿驊，少陰病與咽痛有什麼直接聯繫？」

「首先要知道什麼是少陰病？」阿驊表兄慢吞吞地說，「它是急性熱病過程中走向厥逆，也就是走向休克的一種病症。這是由於高熱、汗吐下等原因使體液消耗過大，有效血容量不足，這就是『少陰病』的起點。在初期階段，咽喉部會感到乾燥疼痛，使用甘草可以防止水鈉流失，升高血壓，起到預防少陰病走向厥逆的作用。」

想不到甘草湯的真正作用是這樣的。

「我們可以在甘草乾薑湯與四逆湯的治療目標中進一步得到證明，」阿驊表兄說，「甘草乾薑湯證的『自汗出』、『小便數』、『多涎唾』、『必遺尿』都是體液失控的表現；到了四逆湯證，也是由於『下痢清穀』才造成

『手足厥逆，脈微欲絕』的。因此防止體液流失，提高血壓一直是抗休克的基本措施，所以甘草就成為方劑中的主藥。」

真是令人高興，我感到豁然開朗。

最後我們的談話又回到了黛蛤散這個故事上。

「阿驊，用六經與方證的辨證關係來分析一下黛蛤散吧，後人對黛蛤散的病機、病因的定位有沒有價值呢？」

「實事求是的說，」阿驊表兄語調平和，「對黛蛤散的病機的研究應該是有價值的。醫家認為黛蛤散的病機是『木火刑金』，治法是清肝寧肺。根據如此的理法，的確擴大了它的方證的外延與方劑的治療範圍，如診治眼紅、耳鳴等等。我舉一個例子吧：一個耳鳴的中年婦女，心煩口苦，鼻子呼出的氣燙熱。一鄉醫投四逆散多劑無效，後來經一個道士用黛蛤散把她治癒，問其機制，曰：『木火刑金』。然而這些臨床事實不應該得出貶低方證的結論。因為方證是中醫學的源頭，輕視了方證，中醫學就會成為無根之木，無源之水了。」

想不到，那天蔣老先生用燈芯草治療夜啼病的故事，引發了多年後阿驊表兄偌大的一番議論。

接下去我們的談話內容為中醫診治的思維方式。

三十三、周行獨力議定向

那天，阿驊表兄在我學校裡住宿，我們一邊喝茶，一邊繼續談話。

「阿驊，在《傷寒論》與中醫其他相關學科的關係方面，你最近有什麼新的想法？」

阿驊表兄說：「我想中醫學診治疾病就像『定向運動』，《傷寒論》的作用就像『定向運動』中的地圖與指南針。」

定向運動，一個聞所未聞的新概念。

「阿驊，什麼是『定向運動』啊？」

阿驊表兄說：「『定向運動』起源於瑞典。最初只是一項軍事體育活動。『定向』這兩個字在一八八六年首次使用，意思是：在地圖和指南針的幫助下，越過不被人所知的地帶。真正的定向比賽於一八九五年在瑞典斯德哥爾摩和挪威奧斯陸的軍營區舉行，標誌著定向運動做為一種體育比賽項目的誕生，屈指算來距今已有近百年的歷史了。」

我不知道什麼是「定向運動」，更不知道「定向運動」和中醫學診治疾病有何關係？

「阿驊，定向運動與中醫學診治疾病有什麼類似的地方呢？」

「定向運動要求參賽者越過不被人所知的地帶，」阿驊表兄說，「中醫學要求醫師在病因、病理、病位不能確定的情況下，運用中草藥或者針灸等外治法去診治疾病。兩者的可比性明顯地存在。它們都是測試每一個人應付『不確定性的能力』。」

「阿驊，定向運動中的地圖和指南針，為什麼與中醫學中的《傷寒論》有類似的地方呢？」

「定向運動中的地圖和指南針就不要解釋了，」阿驊表兄說，「至於《傷寒論》在中醫診治疾病過程中的作用，你說說是不是地圖和指南針的作用？」

是啊，陳修園的《醫學三字經》中說過：「越漢季，有南陽，六經辨，聖道彰。傷寒著，金匱藏。垂方法，立津梁」。如果把其中的「垂方法，立津梁」比做中醫診治疾病過程中地圖和指南針的作用並不為過。

「由此可見經方醫學是中醫學的主根主脈，但是經方醫學也要充分利用中醫學其他相關學科協同作戰，不能孤軍作戰。」阿驊表兄悠悠然地說，「在協同作戰的時候擺正經方醫學與其他療法的關係也是非常重要的，這裡就牽涉到要如何理解與把握『尺有所短，寸有所長』諸如此類的相對與絕對等辨證的關係。」

「阿驊，定向運動經過近百年的歷程，有什麼好的經驗總結出來沒有？有的話可以提供給我們經方醫學做參考嗎？」

「定向運動有三原則，我常在想，其實經方醫學何嘗不需要這三原則呢？」阿驊表兄說，「這三原則是：有路不越野；選近不選遠；統觀全域提前繞。」

「阿驊，請你聯繫經方醫學簡略地解釋一下定向運動的三原則的本義，好嗎？」

「好，我一個一個地講。」阿驊表兄說，「首先講第一個，『有路不越野』，指的是如果定向地圖兩點標之間有現成的路，就儘量不要去選擇那些沒有路的地方翻山越嶺越野。原因是，客觀上看，儘管越野一般都是『抄近路』，但披荊斬棘的時間至少是走路的幾倍，古人不是有一個成語『篳路藍縷』來形容開創一條新路的艱辛。所以，綜合考慮，還是走現成的路更快。中醫診治疾病的時候，《傷寒論》中的方證就像定向地圖上兩點標之間有現成的路。臨床病症表現如果與《傷寒論》中的方證相對應的話，就要根據『有路不越野』的原則首先選擇相對應的經方；反之，醫師就要採取最佳治療方案。譬如，瘭疽的診治。瘭疽是生於手足指端處之疽，溫州民間稱做蛇兒，局部紅腫而水腫，劇烈疼痛。我最近診治過一個人，他右手食指指頭突然患上瘭疽，體溫升高，稍惡風，口乾喜飲水，脈象浮數，舌淡紅，苔薄白而乾燥。你想想應該怎麼辦？」

阿驊表兄把這個球拋給了我。

我根據自己的理解，率意地說：「這個病案如果我診治的話，我會使用大青龍湯。瘭疽中西醫都有自己常規的療法，但是療程較長，病人受苦不已。我遇見這種病人，經常使用經方治療。方證相對應的話，服藥後不到一個小時疼痛就緩解。方證不符的病人，如果服用自以為是的經方往往是功虧一簣，沒有效果。瘭疽，如果脈症沒有異常，僅僅只有指端處腫痛，反而難以著手。耳針也有效，但是不持久。治療瘭疽的民間單方很多，但是我還沒有發現高效的。」

阿驊表兄說：「在方證相對應這個角度來看，這個病人是大青龍湯證，然而我一般會投越婢湯而不投大青龍湯。」

「為什麼？」我迫不及待地問。

「《傷寒論》第八五條云：『瘡家，雖身疼痛，不可發汗；汗出則痓。』」阿驊表兄慢條斯理地說：「瘰疽可以算是瘡家，因此對於辛溫發汗的方藥還是謹慎為好，所以我一般會投越婢湯。」

我還是不理解就說：「表寒裏熱，大青龍湯發汗太過，可以選擇麻杏甘石湯呀。」

「越婢湯與麻杏甘石湯治療的目標相似，」阿驊表兄說，「但越婢湯比麻杏甘石湯對於治腫略勝一籌。」

阿驊表兄的話的確有理，臨床上如果不很複雜地看方證現象的話，就容易得出過於簡單的結論。

阿驊表兄看我沒有異議，就繼續自己的話題：「定向運動第二個原則是『選近不選遠』，這句話比較明白，就是指在兩條甚至兩條以上的路線可供選擇時，如果路線條件相差不大，當然要選近的走。在經方醫學的臨床上，同時出現兩個甚至兩個以上的方證可供選擇時，如果幾個方證相似，醫師當然要選方證相對應環環緊扣的那一個方證。譬如前面那個瘰疽病人具有大青龍湯證、越婢湯證、麻杏甘石湯證三個相似的方證供我們選擇，我們選擇了與病症最符合的越婢湯證。」

阿驊表兄的話滴水不漏，我無可挑剔。

不知為什麼在與張丰先生交談時，我們雖然沒有隔閡，然而我在傾聽時總是心存敬畏，潛神默記。然而與阿驊表兄交談時，我沒有那樣地畢恭畢敬，心性更為開放，討論問題也是各持己見，論爭熱烈。

我說：「阿驊，在幾個相似的方證之間選擇，還是比較容易的，但是在無法用方證辨證的情況下，如何選擇治法就是比較困難了，是嗎？」

阿驊表兄說：「定向運動第二個原則是『選近不選遠』，它的前提是有路可選。對於『遠近皆無路』的無路可走變局，只能依靠指南針，在方向正確的前提下，只得去開闢新路。經方醫師也會經常遇見類似的情況，面對一些陷入無方證可辨的困境。怎麼辦？低頭學習，伏案沉思，並身體力行而能融入新知的醫師總會尋找到新的有效的方法去戰勝疾病。」

「阿驊，你能舉自己診治的一個例子來說明一下嗎？」

「我們每天都會遇見這樣的情況，只不過你沒有注意罷了。」阿驊表兄說，「在無路可走的情況使用新的方法，如果成功了，我們就積累了經驗，失敗了就要重新再來。譬如去年上陳村的寶庭表叔找我看病，他患了一個極為討厭的疾病——髮際瘡，已經三年。他除了髮際瘡之外，身體沒有任何毛病，脈症也都正常。他曾經被你父親針灸刺血治療過，療效不鞏固，後來求治過眾多醫師，中醫、西醫都有，就是沒有效果，瘡瘍專科，永中的阿生兒醫師與狀元的明雲醫師，也都徒勞無功，他們其中有一個醫師甚至用上了砒霜。我用經方醫學的思維思來想去，沒有一個現成的方證可以與之符合。後來翻尋家中的醫籍，在《外科證治準繩》卷三找到了治療的根據，王肯堂用清熱解毒，祛風化濕的治法入手，內服選用五味消毒飲，外用敷貼黃連膏等方藥。誰知寶庭表叔告訴我，以上治法已經反覆用過，一點作用也沒有。」

阿驊表兄介紹的患者名字叫夏寶庭，也是我的表叔，是一個氣宇軒昂的舊軍人。抗戰軍興，投筆從戎，保定軍校十七期畢業生，在七十四軍第一百五十三旅張靈甫部隊任下級軍官，在德安、上高、常德三次戰役中均負過傷，身上留有日本鬼子的彈片。他身材高大，精悍結實，面色紅潤稍有暗色，顴骨突出，聲音粗獷，無論走路與入坐，他的腰背總是保持筆直，是一個標準的軍人模樣。他剛剛出現髮際瘡的時候就來我父親處診治，父親在剛發出的幾粒瘡點的頂上各用艾絨灸上三五壯，就不會再腫大發膿了。但是過了半個月以後又復發了，再用艾灸法就沒有上次的效果。父親認為是太陽膀胱經脈淤毒所致，在大椎、委中等穴位刺血後拔罐，似有效果，但是多次診治以後，又歸原狀。寶庭表叔也曾經特地來到我這裡診治，我也無證可辨，就從體質治療入手，認為他屬於筋骨質體質混夾有瘀血證，投大柴胡湯、黃連解毒湯合桂枝茯苓丸，大概堅持服用一個多月還是不見明顯進展，後來就不了了之。我一直就因為沒有醫治好寶庭表叔的髮際瘡病而內疚不已。剛才阿驊表兄的敘述中，寶庭表叔沒有提到曾經求診於我，是在維護我的聲譽，可見其用心十分良苦。

「寶庭表叔的病是否已經治癒？」我急切地問。

「寶庭表叔是一個幽默而詼諧的人，」阿驊表兄顧左右而言他，「他說自己得了一個怪病，病的名字叫『生育失控症』，開始的時候我不理解，後來突然想到髮際瘡在溫州民間稱做『九子十三孫』，其命名就有根深柢固，繁衍迅速，糾纏不休的蘊義。所以寶庭表叔說他患了『生育失控症』，說得一點也不錯。」

我見阿驊表兄答非所問，又問：「寶庭表叔的病是否已經治癒？」

阿驊表兄瞅了我一眼說：「我想應該算是治癒了，他已經三、四個月沒有復發了。」

我心裡感到極大的安慰，就感激地問：「你是怎麼樣把他治好的。」

「真是『山窮水盡疑無路，柳暗花明又一村』。」阿驊表兄由衷地笑了，「有人說中醫學是一個大寶庫，這話不假。」

阿驊表兄講話總是喜歡繞大圈，我耐心地等待著他的答案。

阿驊表兄繼續說：「我在百般無奈的情況下，突然想到我母親經常嘮叨的一個治療『九子十三孫』的療法：就是把新鮮的毛茛搗爛加白糖一點點，置於有凹陷的青黴素瓶塞內，倒翻貼在兩隻手的肘橫紋中點『曲澤』穴位上，約十分鐘，局部有灼燒感時即棄去。如發生水泡，可以用消毒紗布外敷。」

「這不就是天灸療法嗎？」

「是的，」阿驊表兄繼續說，「就是這個名不見經傳的辦法治癒了寶庭表叔纏綿多年的『九子十三孫』。」

「請你詳細敘述一下寶庭表叔的治療結果，好嗎？」

「我到家門口的河邊拔來了毛茛草，依法炮製，起泡後寶庭表叔就回去了。」阿驊表兄說，「一週後來複診時，他說有明顯效果，諸多髮際瘡都萎軟了，天灸法造成的水泡也吸收了。我就把灸點外移到尺澤穴位，依上法再治療一次。寶庭表叔回去以後，三個月了，都沒有消息。直到最近，他又來到我家，帶來了許多禮物，高興地告訴我，困惑多年的噩夢終於結束了。」

「這個病例的治癒，你有什麼啟發與體會？」

「定向運動第二個原則是『選近不選遠』。」阿驊表兄說，「經方醫學臨床上如果方證不相應或者脈症不明確的時候，引進中醫學相關學科的經驗就是『選近』，像使用草藥穴位外敷療法治療髮際瘡、關節炎就是一個鮮活的例子。現代經方醫學既要重視中醫學相關學科之間的特點與差異，也要深刻地體會到它們彼此交錯與部分重疊的現象。」

我突然想到一個問題，就說：「你在解釋定向運動的第一原則時說：『臨床病症表現如果與《傷寒論》中的方證相對應的話，根據有路不越野的原則首先選擇相對應的經方；反之，醫師就要採取最佳治療方案。』這裡的『反之』以後的最佳治療方案就沒有下文了。」

阿驊表兄說：「臨床上如果遇見和現有的方證不對應的病症，就像定向運動中出現『前方無路，要不要越野？』與『遠近皆無路，該怎麼辦？』的同樣問題。」

「怎麼辦呢？」我問。

「當人們在一種規矩下活動的時候，就會產生惰性。」阿驊表兄說，「這個時候，如果突然出現變局，大部分的人就會手足無措，無所作為。英語中有一句諺語：『If it ain't broke, don't fix it.』意思是說，如果一件東西操作順利，沒有出現問題，最後不要變動它。這句話指出了人類社會普遍存在的路徑依賴現象。路徑依賴如同物理學中的慣性，人一旦進入某一路徑，且無論它是『好』還是『壞』人們就可能對這種路徑產生依賴。」

「在臨床上出現方證不相對應的時候是普遍的現象，醫師應該怎麼辦？」我問。

「這一時刻經方醫學就面臨著挑戰，」阿驊表兄說，「經方醫師如果囿於路徑依賴，就會受制於方證辨證的單一視角，不會變通而死守經方，療效不佳就在所難免。那麼古代一大堆如『邯鄲學步』，『東施效顰』，『刻舟求劍』，『按圖索驥』等嘲笑諷刺的成語都可以加在我們頭上。為了生存與發展，經方醫學就要以有容乃大的心態汲取中醫學中各種各樣有效的療法來充實自己。清代劉開先生說得好：『非盡百家之美，不能成一人之奇；非取法至高之境，不能開獨造之域。』」

記得在文革前看過戲劇《楊乃武和小白菜》，劇中一個老獄卒有一句話我一直銘記。他說，做人的原則是「沒事別膽大，有事別膽小」。看來「沒事膽大惹事，有事膽小畏怕」是人類的通病，古今中外概不例外。在定向運動中表現為「有路可走的時候，偏要抄道越野；無路可走的時候，卻怕抄道越野」。在經方醫學的臨床診治時表現為「方證相對應時，偏不使用方證辨證；方證不對應時，卻亂使用方證辨證」。前一種情況是好奇與無知，後一種情況是保守與畏難。阿驊表兄的話使我懂得，《傷寒論》不可能提供給我們一切答案，經方臨床和定向運動一樣，時常會出現無現成道路可走的困境，這就是考驗醫者的能力與意志的時刻。

「阿驊，能舉一個臨床的例子來說明一下嗎？」

「譬如上述那個右手食指指頭突然患上瘭疽的病人，如果僅僅只有食指紅腫、水腫、劇痛等症狀，而沒有其他異常的脈症，我一般會用草藥加上液體輔料搗成漿泥狀，外敷患者右手整個紅腫的食指指頭，一般一刻鐘之內，疼痛大都會緩解。有個病人痛起來的時候坐也不是，躺也不是，雙腳一直在跳，就是成語說的『坐立難安』。草藥從外邊包敷，不到一分鐘，馬上安靜了下來，病人自己也被草藥的神奇效果感動得哭了起來。」

雖然經常與阿驊表兄交換讀書與臨床心得，但是還是第一次聽到他對於瘭疽的診治思路與方法。

「阿驊，你為什麼遲遲不講是什麼草藥，用什麼液體輔料？」

阿驊表兄一臉揶揄的笑容，慢慢地說：「我們如果不知道草藥的名稱，不知道用什麼液體做輔料的話，靠自己去尋找，去摸索，真的不知道要付出多少的時間與精力。然而沒有付出一丁點兒的代價一下子就掌握了治療瘭疽的方法，你會珍惜它嗎？」

阿驊表兄的一番話，我想想也是，我大舅父早就把天灸法教給了我，我用了嗎？沒有，沒有用過一次。為什麼？真的不知道。也許正像阿驊表兄說的那樣，人們是不會珍惜「得來全不費工夫」的東西，即使真的是寶貝，也會視為草芥，再加上草藥本來就是草芥。

阿驊表兄看我不停地點頭，臉上顯得更加持重，說：「定向運動第三個原則是『統觀全域提前繞』，說白了就是戰略思維。在那些有障礙如密林、湖泊、小河、懸崖等地物時，要根據全域的點標位置提前繞路，然後再奔向目標。看起來好像走了點彎路，但是總比你直到懸崖邊才『勒馬』要快很多。這在經方醫學的臨床上就是要高度重視六經辨證理論，在辨別方證之前或者辨別方證的同時要高瞻遠矚，估量一下自己初步確定的方證在六經中的可能位置，如果有差誤就進行糾偏改錯，這樣就能提前繞過誤治的陷阱。」

阿驊表兄神情平靜，從容地把深奧理論表現為常識之言。他的話帶來了一個新的視角，使我欣喜不已。

「臨床上運用『統觀全域提前繞』的原則能否舉例說明？」

我等了半天，阿驊表兄還不開口。平時，他不會動肝火，也沒見他發脾氣。但是交談的時候，他的慢性子使別人等得乾著急。

「我診治過一個三十五歲三叉神經痛的婦女，眼神經區比上頜神經區的疼痛更為嚴重」，阿驊表兄帶有歉意地一笑說：「病人體弱消瘦，從小就病懨懨的，結婚生產後，體力更差了。半年前因為感冒長期不癒，引發淚囊炎、鼻竇炎，後來就出現了三叉神經痛。在讓我診治之前，一般靠服止痛片減少苦痛。我初診時，病人煩熱、時有惡風、頭痛、口苦、噁心、面唇暗紅、胸脅苦滿，大便秘結，以及月經不調，前後不定期，經量少而色暗紫，腹診發現左右少腹壓痛，左側有少腹急結狀。患者小柴胡湯證與桃核承氣湯證俱在，我給予小柴胡湯與桃核承氣湯的合方三帖。」

我一邊聽，一邊想，阿驊表兄的診治方藥是合理的。

「服藥後，效果如何？」

「第四天，病人哭喪著臉來了。」阿驊表兄搖搖頭說，「病人雖然沒有說什麼，但是我還是心裡很難過，同時也感到迷惑。方證沒有辨錯，這一點是沒有懷疑的，要是有錯就錯在合方。如果分開了先後用藥，那麼到底哪個方先服？哪個方後服呢？」

阿驊表兄沒有繼續講下去，眼睛瞅著我，示意我發表意見。

我只想到臨床療效，就急匆匆地責問說：「阿驊，你為什麼不給她針刺呢？」

「不要打岔，」阿驊表兄白了我一眼，以責怪的語氣說：「先不說針灸，現在討論用方前後的問題。你說先用哪個方？」

我記得上次與張丰先生討論合併病的時候，《傷寒論》中對少陽陽明並病出現小柴胡湯證與桃核承氣湯證同在時，是先用小柴胡湯的。

「先用小柴胡湯，」我說，「等到少陽病症消除後，再投桃核承氣湯。」

「這裡牽涉到六經辨證中的合併病的診治規律性問題，」阿驊表兄說，「可以參考《傷寒論》第一四四條。」

第一四四條云：婦人中風，七八日續得寒熱，發作有時，經水適斷者，此為熱入血室，其血必結，故使如瘧狀發作有時，小柴胡湯主之。

「阿驊，你是不是先用小柴胡湯進行治療？」

「是的，」阿驊表兄說，「病人服了三帖小柴胡湯後三叉神經疼痛頓挫，寒熱、頭痛、口苦、噁心等少陽病症基本消失。然而病人面唇暗紅、大便秘結、少腹壓痛、左少腹急結依然存在，轉投桃核承氣湯七帖，三叉神經疼痛漸漸趨於緩和。至今已經三個多月了，一直沒有復發。」

阿驊表兄有這個病例說明中醫臨床上運用「統觀全域提前繞」原則的確恰如其分。

阿驊表兄臨走的時候說：「經方醫學與定向運動一樣，其實是一項選擇的運動。沒錯，儘管經方醫師依照仲景的醫學思想，但每一個病症，都有至少兩個方法可以治療，取得療效的關鍵在於選對了正確的方證或者說適合病人體內抗病能力的方藥。這樣，才可能用最聰明的方法戰勝疾病，贏得療效。

我想，經方醫學如此，中醫師的人生何嘗不是這樣呢？我們都可以在定向運動的三原則中尋找到共識。

我送阿驊表兄到了路口，阿驊表兄告訴我治療瘭疽的草藥名字，它就是節節爆，學名半邊蓮，為桔梗科植物半邊蓮的帶根全草。液體輔料是白酒與哺乳婦女的乳汁。瘭疽還未潰破，半邊蓮加上白酒搗；瘭疽已經潰破，半邊蓮加上乳汁搗。

我突然想起一個問題，就問：「阿驊，我最近又一次在背誦與溫習《傷寒論》的條文，你認為有必要嗎？」

「有必要。」阿驊表兄的言辭裡透著強硬和堅持，「背誦與溫習《傷寒論》的條文是必要的功課，閱讀原文雖然艱苦辛勞，但可以瞭解張仲景本人思想形成的整個過程，可以窺視張仲景本人臨證時的思維活動的蛛絲馬跡。比僅僅見到已經整理好的結論，不知道有意思多少倍，有用多少倍。因為用這些已經整理好的結論來說明臨床現象，往往沒有觸及到臨床現象的複雜性和多變性。湯本求真深有體會地說：『研究傷寒論者，能自幼而壯而老，造次顛沛，登堂入室。猶如身在當時，親受訓誨，自然而然術精技熟，遇病處方操縱自如。』他對《傷寒論》的閱讀體會可謂入細入微，告訴我們無經驗基礎的閱讀與有經驗基礎的閱讀之間，臨床經驗不足的閱讀與臨床經驗日臻豐富的閱讀之間存在著巨大區別。他體會到醫師如果自幼而壯而老地研究傷寒論，不僅有益於我們的過去及今天，而且還影響到我們明天將可能如何發展。眾所周知，可能性總是高於現實性。」

「阿驊，當我們今天靜下心來，重新捧起《傷寒論》這部書來的時候，我們希望從中得到些什麼？」

「首先自然是智慧的啟迪。」阿驊表兄不假思索地回答，「古人說得好，『熟知非真知』。只有反覆地閱讀《傷寒論》，達到感同身受的境界時，才能在條文中讀出意義，讀出內容，讀出頓悟，讀出驚喜，才會在心中引起共鳴。當這個時候，我們才體悟到《傷寒論》獨到的風格。它既沒有繁瑣的理性論敘，也不是簡單的方證相對。合上此書，你再也看不見簡單的出口，即使有，你也不願離開，因為你捨不得那遍地的芝蘭。」

「阿驊，如何處理背誦《傷寒論》與韓愈的『學而不思則罔』的矛盾？」

「背誦《傷寒論》沒有錯，」阿驊表兄口氣肯定，「然而重要的是如何引導自己從條文中學會思考，而不是用條文代替思考。我們要思考張仲景提出哪些醫學觀點，還要弄清楚他的這些觀點是如何推導出來的，是什麼因素促使他這樣、而不是那樣思考問題。如此，我們自己的認識也將隨之深化。」

「阿驊，《傷寒論》中的條文與定向運動中什麼東西相對應？」

「《傷寒論》的條文就像定向運動中的地圖上的一個點，有這個點當然重要，但是這個點也僅僅告訴你一個方位與周圍的關係，具體怎樣行動還要你自己選擇。所以從條文學會思考是開始性的，方法上的，用條文代替思考是終結性的，固化了的。一個是問題，另一個是答案。」

阿驊表兄的話很深刻，然而背誦與記憶是比較容易做到的，思考與比較就難多了，我思想懶惰，往往只關心與滿足於答案，而很少提出有價值的問題。

後來我與張丰先生說起阿驊表兄的這次談話，張丰先生一直在認真地聽而不置一詞。

「阿驊先生的定向運動一說，頗有新意。」張手先生對定向運動持贊同意見，「記得阿驊先生說到有一個患鼻竇炎、淚囊炎的三十五歲三叉神經痛的病人，引出了有關合併病治療用方先後的問題。今天我暫且不討論這個。而是想說說有一些鼻竇炎，特別是化膿性鼻竇炎病人時常引發三叉神經痛的問題。如果化膿性鼻竇炎還沒有治癒，就會影響三叉神經痛的治癒。漢方醫學治療化膿性鼻竇炎常用藥方有葛根湯、葛根湯加川芎辛夷、荊芥連翹湯、四逆散、小青龍湯、十全大補湯等。我也治療過一個化膿性鼻竇炎引發第一支三叉神經痛的中年農民，除了眉棱骨疼痛、鼻棱骨痛，鼻涕粘黃等局部的症狀以外，沒有其他症狀與體徵。試用以上藥方都沒有效果，針灸效果也不好，感到非常無奈。後來在明代龔廷賢撰的《萬病回春》裡發現用選奇湯治療眉棱骨痛、小半夏茯苓湯治療鼻棱骨痛的記載，心裡暗揣第一支三叉神經痛臨床表現符合眉棱骨痛這一症狀，化膿性鼻竇炎臨床表現符合鼻棱骨痛這一症狀，於是使用選奇湯和小半夏茯苓湯合方。我給予一週量，服藥後鼻棱骨痛減輕，黃粘的鼻涕減少。堅持服用一個月左右，多年的化膿性鼻竇炎趨於臨床治癒。在此同時，眉棱骨痛也漸漸地趨於消失。」

張手先生的這一診治心得相當寶貴，在以後診療類似疾病的過程中時時用到這樣的思路與方法，並由此而取效。

那天早晨送阿驊表兄出門以後，我意猶未盡就去了林華卿醫師家。

林華卿醫師在診治一個失眠的中年婦女，患者中等身材，面黃肥胖，口苦口臭，舌苔黃膩，林華卿醫師給予黃連溫膽湯七帖，其中旱半夏，每帖一兩半。病人走後，我就和林華卿醫師討論起藥量與療效的問題。

「林醫師，剛才這個婦女痰熱失眠使用黃連溫膽湯我能理解，但是旱半夏用量高達一兩半是為什麼？」

「這個病人兩年前因為失眠，白帶黃黏量多來診，病症屬於痰熱擾心，投黃連溫膽湯有效，但是停藥後不到一週又會復發。」林華卿醫師說，「我後來在《吳鞠通醫案》中看到半夏的用量與藥效的關係，才恍然大悟這個失眠病人療效不能鞏固的原因。吳鞠通認為，半夏『一兩降逆，二兩安眠』，這就說明半夏用於治療失眠就必須超大劑量。因此我就一改過去半夏每帖三錢的常例，每帖藥半夏用了一兩半，二帖藥後病人睡眠明顯改善，連續服用了一週，病人睡眠好轉，停藥觀察，沒有復發。直至兩年後因為生氣，才舊病復發又來求診。我看病症與前年類似，就原方再投，半夏用量也維持不變。這個病案使我知道，主藥的劑量不同，治療的效果是不同的，有的甚至是相反的。」

林華卿醫師說的有根有據，使我增加了不少的知識，然而我心中一時還是不能全盤接受。這樣一種思路是把人體自身抗病系統的作用撩到一邊，臨床中醫師接受它的時候需要再思考。

「我認為，」林華卿醫師有點激動，「半夏止嘔效果與劑量成正相關。例如《傷寒論》中柴胡桂枝湯證有『微嘔』，用半夏二合半；小柴胡湯證中治『喜嘔』，大柴胡湯證中治療『嘔不止』，都用半夏半升。可見由治療嘔症『微嘔』、『喜嘔』與『嘔不止』輕重的不同，半夏劑量從二合半加至半升以加強其止嘔效果。」

我讀《傷寒論》有年，從未進行過這樣的對著閱讀，林華卿醫師的這段話對我的啟迪不少。

第三部　走上從醫之路

十餘年中，我孜孜不倦於中醫，每遇見一個病證，必定潛心留意，精研覃思。因此臨床療效在漸漸地提高，在狀元橋一帶也有了一點醫名，對臨床的辨證也建立了自己的一套工作程序。

我感到整體與局部的辨證關係，局部疾病，除特殊場合外，都應從整體出發，整體調整了，局部病變也就能相應地自行痊癒了。

三十四、臨證細向病家問

晚秋的一個傍晚，我在狀元橋上巧遇了張丰先生。

我向他問候以後，向他請教了林華卿醫師講述的半夏止嘔效果與劑量成正相關的問題。

張丰先生對於林華卿醫師講述的半夏止嘔效果與半夏的劑量成正相關的問題持保留意見，並勸誡我要分清學習的主次，把藥證的學習納入經方學習的範疇之內，不然的話就會偏離了方向。

街上人聲喧囂，我們就來到了狀元橋橋邊的路亭裡坐下交談。

「對藥證的認識存在著很大的誤解，」張丰先生以嚴謹口吻述說，「我們應該如何認識藥證呢？我認為首先要把『藥徵』放回到病症與方證的大環境當中去，而不是孤立地把幾味中藥的藥證抽出來做分析。如果這樣，我們就很可能將藥證游離於疾病當時的基本病症與方證，變成我們想像中的藥證。其次，經方醫師要把藥證放回到病人的疾病大環境中去看，要把中藥學的成果透過經方理論進行一次適應性轉化，才能達到預期的療效。如果把藥證孤立起來闡釋，雖然把它的動物實驗結果解讀得淋漓盡致了，但是這些解讀大致上屬於實驗理論的解讀。哪怕在邏輯上完全成立，也只能停留在實驗理論之中。因為中醫臨床不是邏輯，中醫臨床是建立在對客觀療效的基本尊重上面，離開了客觀療效，最完美的邏輯，也只是紙上的邏輯。」

徐靈胎曾經寫過一篇〈方藥離合論〉，他認為方之與藥，似合而實離也。醫師臨床容易犯的毛病有兩個：一個是有藥無方；另一個是有方無藥。我讀這段話的時候，並不理解徐靈胎的意思。現在聽了張丰先生的一番話以後，才明白徐靈胎先生之所指。

「老張，你的講話使我對藥徵在病症、方證與病人體質的大環境中的地位有了清醒的認識。現在你能否在方證辨證的範疇內談談半夏止嘔效果與劑量的關係？」

「我認為半夏止嘔與劑量是有關的，但是不一定是正相關。與治嘔最有緊密關係的是方證相對，是體質辨證，與半夏的劑量到底是正相關還是負相關是由以上兩個關係決定的。」

「老張，你能講得具體一點嗎？」

「仲景治嘔是方證辨證，方隨證變，藥跟方定。所以治嘔的方藥五花八門，絕非僅僅只是半夏一類方藥。如桂枝湯、麻黃湯、大建中湯、四逆湯、梔子生薑豉湯、白虎湯、烏梅丸、吳茱萸湯、大黃甘草湯、茯苓澤瀉湯、橘皮竹茹湯、竹葉石膏湯等等，不一而足，它們都能治嘔。這裡還不包含柴胡類方，以及後世諸多治嘔良方。」

張丰先生繼續說：「脫離了方證辨證來討論半夏治嘔是『倒過來』走路，一個中醫師臨床時如果看見嘔吐就想到半夏以及半夏的劑量，那就是思維程序紊亂。」

「老張，請舉一個病例來說明臨床上你是如何診治嘔吐的，好嗎？」

「我治療一個黃疸型肝炎，半年來，病人因為嘔吐而多次反覆住院，肝功能長期不能恢復正常，神疲乏力，眼結膜黃染，面色蒼白如紙，大便量少，尿黃，脈象無力，舌淡紅，苔白膩。正因為嘔吐是他的主症，前期診治的中醫半夏與柴胡沒有少用，在劑量上也變來變去，但是未能取效。我診為吳茱萸湯證，投湯藥三帖。誰知道，一帖藥後，病人就不吐了，三帖以後就停藥，一週後，肝功能檢查正常。」

「老張，如果在半夏類證中治嘔，半夏的劑量是不是與嘔吐的症狀正相關呢？」

「我看也是未必一定如此，」張丰先生說，「《傷寒論》記載的：柴胡桂枝湯證，有微嘔，用半夏二合半；小柴胡湯證中有喜嘔，大柴胡湯證有嘔不止，它們都用半夏半升。這些記載也證明不了半夏劑量與嘔吐的嚴重程度正相關。」

「為什麼？」

「這種引用是不嚴謹的，是斷章取義。因為臨床治療『微嘔』不都是用半夏二合半，如柴胡加龍骨牡蠣湯證中，沒有嘔吐，半夏也是二合半。柴胡加芒硝湯證中有『嘔』，然而半夏只有二十銖，這又做何解釋呢？小柴胡湯證中有『喜嘔』，大柴胡湯證有『嘔不止』，半夏用量都是半升，這是為什麼？『嘔不止』比『喜嘔』的程度要強烈得多，半夏的劑量都是半升，這是正相關嗎？所以這種觀點在文本上也是證據不足。」

「老張，『半夏劑量與嘔吐的嚴重程度正相關』的觀點，在臨床上是不是具有應用價值呢？」

「臨床上也沒有確定性，」張丰先生說，「譬如我治療一個十五歲男孩子的劇烈嘔吐，病人是急性肺炎熱退後的第五天。當時脈症是：神疲多汗，胸悶煩熱，嘔吐噁心，口乾喜飲，舌紅苔少，脈象虛數。這是一個典型的竹葉石膏湯，雖然嘔吐劇烈，但是考慮到病人餘熱未清，氣津兩傷的病況，半夏的用量只用一錢，具體的方藥是：竹葉二錢，生石膏一兩，半夏一錢，麥門冬六錢，黨參五錢，粳米三錢，甘草二錢，三帖。病人服了第一帖藥以後，嘔吐等症狀就有好轉，三帖以後痊癒。在這個病人的診治過程中，也可以說明半夏劑量與嘔吐的嚴重程度不一定就是正相關。」

張丰先生說的也有道理，我回去還要慢慢地學習與思考。

不知不覺天漸漸地暗了下來，我準備告別張丰先生。

這時候張丰先生突然問我一個問題：「有一個嘔吐的病例，與今天討論的內容有關，請你思考一下。今年夏天我遇見一個男性病人，七十歲，患急性胃腸炎經西醫治療一週後好轉，但是尚有嘔吐與一些其他症狀，因此求診於我。刻診所見：主訴噁心嘔吐每日發作二、三次。神疲乏力，面色黃暗不華，脘腹稍有不適，口中多唾液，大便每天一次，溏薄量多。我給予理中湯二帖，服後有效，但是嘔吐每日仍然發作二、三次，你說說應該怎麼辦？」

「這是一個典型的理中湯證，給予理中湯後有效，但惡嘔依舊，應該原方加半夏生薑。」

「我開始也是這樣想的。」張丰先生說，「後來想到仲景在理中湯的加減方法中不是這樣的，而是加生薑減白朮，我就根據仲景的方法，投藥二帖，服藥以後就痊癒了。」

張丰先生講好以後，沉默了很久，一切盡在不言中。透過這個病例的分析，我明白了自己知識的缺陷。理中湯天天在用，然而加減方法沒有引起重視，所以臨床憑印象加減藥物。

我突然想起日本漢方家對於用量多少的看法。

「老張，日本漢方家是如何看待中藥的用量問題的？」

「有人問過龍野一雄先生中藥的量多是否會增加療效？」張丰先生回答道，「龍野一雄先生對他說：『多數的藥確有這種情況，但從效果的程度上說，如果超過一定的量，無論再增加多少，其效果亦多不變。一日服用二克碳酸氫鈉有效的人，如服十克，也不能說有五倍的效果。』」

那天我問及《傷寒論》與《內經》的關係。

張丰先生做了如下的回答：《傷寒論》與《內經》是兩個連體的嬰兒。我們祖先對自身疾病和診治的關注，可能是出於單純的實用需要，亦可能是因為對這種健病之變的現象引起了濃厚的興趣。實用需要與興趣愛好兩者是不相等的，前者是出於實際的生存需要，後者更多是出於祖先對世界的認識、好奇和追問。前者發展成為經方醫學，後者發展成為醫經醫學。由於它們是同一歷史階段的產物，同時產生同步發展，所以雖然起點不一樣，發展的方向也不一樣，但研究的對象畢竟是有生命的人，所以就有許多共同的話題與言語。也就是因為這一些交叉和混同，以致引起了幾千年的誤會。是仲景，讓原來比較散亂的方證在三陰三陽的系統內有序地移動了起來。《傷寒論》重視辨證的動態原則與方藥施治的標本緩急，這一方面的研究就牽涉到《傷寒論》中《內經》成分。吉益東洞大刀闊斧地去掉了《傷寒論》的三陰三陽的理論框架以後，使臨床醫師對疾病的轉歸失去了依據，這在治療學上是一種倒退的行為。方證主義，面對疾病的複雜局面只能面面俱到地使用合方。這就失去了對疾病的主症、客症的辨別。主症、客症以及它們的輕重緩急是有關合病、並病、壞病等不同病況的分析、歸納與綜合。如果沒有了這些規則，那對臨床療效的取得會產生負面的影響。

這是先生剖心析骨之言啊！其中仍透出智者的眼光、沉潛的思考和全域在胸的自如。我相信對中醫臨床醫師來說，對這個問題需要有一個前理解。即理解之前的理解，也就是大家都要坦然正視目前不容樂觀的中醫學狀況。

臨別的時候，張丰先生要求我寫一篇已經治癒的病例辨證思路分析，特別注重診察時對患者的問診。「醫者透過問診才能和患者建立起溝通的渠道，在問診中要高度注意並要拿捏好辨證過程中的邏輯遞進路徑。」張丰先生鄭重其事地說，「陸以湉著的《冷廬醫話》中有一段話講得很好：『《傷寒論》六經提綱，大半是憑乎問者。譬如少陽病，口苦咽乾目眩；及小柴胡湯症，往來寒熱，胸脅苦滿，默默不欲飲食，心煩喜嘔等，則皆因問而知，此孫真人所以未診先問也』。你這次寫病例辨證思路分析時要格外注意這一點。」

經過了一週的寫作，這篇題為「一例痛經病案的經方辨證思路分析」的作業基本完成了。

這篇作業的全文如下：

周曉曉，女，三十歲。住址：溫州市狀元鎮。

初診日期：一九七三年一月二十二日。

（一年輕婦女步入診室，觀其身體較消瘦，體態自如，精神尚可，面色蒼白，顴紅唇紅。）

醫師：哪裡不舒服？

病人：月經來潮時下腹部激烈疼痛。

醫師：幾年了？現在情況怎麼樣？

病人：三年了，生第一胎之後就開始疼痛。近年月經量逐年增多，痛經也加重，每月來潮都痛，疼痛程度也加劇。嚴重時甚至要臥床一天。這次月經將汛，下腹部已有不適。

（西醫診斷為貧血，子宮內膜異位症，盤腔積液。）

思路：月經期下腹部激烈疼痛的病人，常見的有桃核承氣湯證、當歸建中湯證、當歸四逆湯證、溫經湯證等；月經量過多造成貧血常見的有黃連阿膠湯證、歸脾湯證、芎歸膠艾湯證。

臨床辨證要圍繞以上方證進行，這樣的辨證就有了明確的目標。但也不排除以上方證都不十分符合，需要重新確立新的方藥來契合臨床脈症的情況。所以經方醫師臨證時需要胸有成竹，但要時時防範胸有成見。

（按脈、察舌、觸手：脈細數，舌淡苔少而乾燥，手溫不涼。）

醫師：平時對氣溫變化有什麼反應？手心對寒熱有什麼感覺？有否乾燥感？頭部、四肢對寒熱有什麼感覺？

病人：平時對氣溫變化沒有什麼異常。手掌對寒熱沒有什麼感覺，也不感到乾燥。頭部時有發燙髮熱的感覺，四肢寒熱感覺正常。

醫師：月經期對氣溫變化有什麼反應？

病人：有煩熱的感覺。特別是在痛經發作的時候，有煩熱汗出。

醫師：頭部有什麼感覺？

病人：平時尚可，月經之後因為出血量多而頭痛、頭暈。

醫師：口中有什麼感覺？

病人：口乾而不想喝水。

醫師：食欲如何？飢餓的時候胃裡感覺如何？食物吃進去以後胃裡感覺如何？有沒有噯氣、吞酸？

病人：食欲可以，飢餓的時候胃裡感覺嘈雜，全身無力感，食物吃進去以後胃裡就舒服。沒有噯氣、吞酸。

醫師：大便、小便情況如何？

病人：大便乾結，小便黃。

醫師：胸部情況如何？

病人：還好。

醫師：睡眠情況如何？

病人：睡眠不安，眠淺易醒。

思路：以上的問診已經排除了當歸四逆湯證、溫經湯證、歸脾湯證、芎歸膠艾湯證等。因為當歸四逆湯證是以手足冷主症，但是病人四肢寒熱感覺正常而不冷，所以排除了當歸四逆湯證；歸脾湯證以心悸、失眠、納呆、便溏為主症，病人僅有睡眠不安，眠淺易醒一症符合，比較之後也被排除。芎歸膠艾湯證是以虛寒型出血症兼貧血為主症，病人雖然是出血症兼貧血，但並不虛寒，也給排除了。溫經湯證是芎歸膠艾湯證的類證，以手掌煩熱，或乾燥為對象，宜氣血虛及寒冷證為主要目標，但是病人沒有手掌煩熱或乾燥，也沒有寒冷證，相反地卻具有熱證，所以被排除。桃核承氣湯證是出現在體質壯實，營養良好的病人身上。這個病人身體較消瘦，面色蒼白，脈細數，舌淡均不符合。然而只要病人腹部有瘀血證存在，桃核承氣湯在痛經發作期也可以斟酌用之，因為它是治療腹部急迫性激烈疼痛的一個難得的效方，所以有時候要透過腹診來決定取捨。

醫師：請你躺下仰臥，把兩腿伸直，兩臂順沿兩脅伸展，腹部不得用力，使之弛緩，心情不要緊張。

（腹診時發現該患者「腹直肌拘攣」，這是桂枝加芍藥湯證、小建中湯與當歸建中湯證常見的腹證。少腹部感覺到肌肉菲薄無力，沒有發現少腹急結、壓痛等瘀血證的存在，所以最後排除了桃核承氣湯證。）

醫師：請你俯臥，把兩腿伸直。

（腰背部脊椎、經絡、穴位用手指按壓時發現該患者腰俞壓痛強烈，此穴是診治痛經的經驗穴。）

思路：病人具有當歸建中湯證與黃連阿膠湯證，考慮到月經來汛，先在月經期給予黃連阿膠湯清熱止血調經。待到月經期過後，使用當歸建中湯與黃連阿膠湯合方清熱育陰補血調經。

綜合望、聞、問、切四診所搜集的臨床資料，得出四診病情紀錄和證名診斷結論如下：

〔病案紀錄〕主訴：經期小腹疼痛三年，加重一年；月經量逐年增多。

〔四診綜敘〕患者三年前因第一胎產後開始月經來潮時小腹疼痛。近年來痛經加重，月經量逐年增多。這次月經將汛，下腹部已有不適。月經之後因為出血量多而頭痛、頭暈。患者身體較消瘦，面色蒼白，顴紅唇紅，煩熱汗出，渴不欲飲，飢時胃裡嘈雜以及全身無力，大便乾結，小便黃。脈細數，舌淡苔少而乾燥，腹直肌拘攣，少腹部感覺到肌肉菲薄無力。

〔證名〕少陰病黃連阿膠湯證

〔治法〕育陰清熱

〔解析〕患者因產後開始月經來潮時小腹疼痛，月經量逐年增多，類似少陰病熱化證，實為大黃黃連瀉心湯之虛證。唐容川在《血證論》中認為瀉心湯是治血證的第一方，所以黃連阿膠湯對於虛性的瀉心湯證也應該是方證相對應的。患者身體較消瘦，面色蒼白，頭痛、頭暈，舌淡苔少而乾燥，脈細數，腹直肌拘攣，少腹部感覺到肌肉菲薄無力，俱為陰血不足之象，所以方中的白芍、阿膠、雞子黃均能養血育陰止痛。睡眠不安，眠淺易醒，顴紅唇紅，大便乾結，小便黃，為少陰熱化指證，方中黃連、黃芩清熱瀉火止血。

〔方藥〕黃連阿膠湯方

黃連二錢，黃芩三錢，白芍一兩，阿膠三錢（烊入），雞子黃一枚，六劑。

〔治療效果〕三稜針刺血拔罐後，大概不到十分鐘，小腹不適感明顯減輕。服藥六天後，小腹疼痛比前幾個月稍有減輕，月經量也稍有減少，其他各種症狀都明顯減弱。繼續服用當歸建中湯與黃連阿膠湯合方十五劑，隨後患者自行停藥。第二個月痛經基本沒有出現，月經量趨於正常量。為了鞏固療效，依據第一個月的治療方案繼續重複一次，此病症痊癒。兩年來經常因其他疾病前來就診，但都沒有出現此病的復發。

張丰先生看了我的作業以後，他認為作業雖然中規中矩，但是乏善可陳。方證的分析過於簡單，藥徵分析要加強，並希望我經常做這一方面的練習，不斷提高臨床分析能力。

我也記住了張丰先生的話，也經常做類似的作業，前幾年也寫了幾篇，其中的一篇曾經在網上發表過，還有人認為對初學者有用，所以一併留在這裡了。

〈一例腸傷寒病案的經方辨證思路分析〉

周俊，男，二十八歲。住址：溫州市洪殿菜場。

初診日期：一九九六年十月九日。

（一青年男性步入診室，觀其身體較壯實，體態還自如，精神稍差，面色略青白，表情淡漠。）

醫師：哪裡不舒服？

病人：發燒，住院五十天了，體溫是三八．八度，西醫診斷為腸傷寒。

（聞診：語聲略沙啞。）

思路：中醫所說的發熱包括了「自覺」和「他覺」兩種，「他覺」發熱又包括了「體溫計測之」與「醫者用手觸摸之」，故該患者具有「發熱」的表現。

醫師：請說說發熱開始時的情況。

病人：我僑居西班牙已七年，今年才回國探親，八月十六日下午從馬德里上飛機，上飛機時就覺得不舒服，頭有點痛，還怕冷，晚飯也不想吃，當時沒量體溫，但夜裡覺得冷得厲害，到了上海機場時，人就有點支持不住了，後來又轉機到溫州，在上海飛往溫州的飛機上，感覺到發熱、怕冷、頭痛、腰痛、倦怠、不想吃任何東西，連坐也坐不住了。到家後，一量體溫才三十八度。體溫雖然不高，但全身不舒服，就到某大醫院看病，當時檢查血常規，知道白血球下降了，經過幾天的檢查和臨床觀察，初步診斷為腸傷寒，就住院治療了。住院治療期間，體溫一度高達四十度。近一星期來，體溫一直維持在三十八度左右。全身還是很不舒服。

醫師：把住院病歷給我看看好嗎？

病人：在這裡，是影本。

（觀其病歷，確斷為腸傷寒，西藥常規治療。）

思路：《傷寒論》是援從診治腸傷寒及類似腸傷寒的急性熱病為例，研求患病機體的普遍反應規律，並在其基礎上，講求疾病的通治方法。

醫師：現在感覺到哪裡不舒服？

病人：頭痛，煩熱，怕風，有時怕冷，你看我穿這麼多衣服也沒用。兩脅脹滿難過，西醫認為是肝脾腫大所造成的。

思路：中醫問診，把「問寒熱」擺在第一位。「問寒熱」的重要性，在於分別疾病類型是外感還是內傷。五十天前，病人突然體溫升高，卻自覺怕冷，為惡寒與發熱並見。是外感太陽病重要根據。然而緊接著五十天的發燒和住院治療，現在還感覺到有頭痛，發熱，惡寒等太陽病證，就有點反常了。但《傷寒論》六經辨證注重外感熱病當前的脈證，注重研求患病機體的普遍反應規律，而不拘泥於發病的時日。所以，辨證思路還是沿著當前的主症向前推進。接下來需要詢問有關寒熱並見的詳細情況。

醫師：發熱怕冷是同時出現的嗎？

病人：除發熱怕冷是同時出現外，有時還感到一陣子冷，一陣子熱。每天反覆出現好幾次冷熱交替的症狀。但一天裡，上午、下午，白天、夜晚體溫波動不明顯，一直維持在三八．五度左右。

思路：患者怕冷與發熱同時出現，這就是《傷寒論》所謂太陽病的「惡寒發熱」，怕冷與發熱交替出現的症狀，就是所謂的「往來寒熱」，它是診斷少陽病的重要根據。寒熱並見兼有往來寒熱，加上兩脅脹滿，顯然是太陽少陽並病。頭為諸陽之會，三陽病都有頭疼，所以要問清楚頭痛的性質和具體位置。

醫師：頭在什麼位置痛？頭部除頭痛外，還有其他什麼感覺？後頭項部有沒有什麼異常的感覺？

病人：頭部疼痛在頭的兩側和後頭項部，頭還有點兒暈暈的感覺。剛發病時後頭部項背部感到強急，當時我懷疑患腦膜炎了，後來住院治療時，項背部強急感就消失了。

思路：頸項強直也是太陽病風寒表證的特殊主症，兩旁頭痛是少陽經絡氣血受阻。頭部除疼痛外，還有點暈暈的感覺。這就是少陽病提綱證中的「目眩」的症狀。太陽病有表虛、表實之分，臨床以有汗、無汗做為鑒別的標準。所以需要問清患者出汗的情況。

醫師：有沒有汗？

病人：發熱時有汗，但汗出不暢，出汗後，更加不舒服。

思路：太陽病的桂枝湯證中的汗出，和陽明病白虎湯證中的汗出及少陰病中的汗出不一樣，它是由於營衛失司，衛不固營，營陰外泄而汗出，但由於風寒束表，其性收引，肌腠閉塞，故使汗出不暢。在外感癘毒風寒之邪，侵襲肌表的過程中，往往會伴隨著上呼吸道感染的症狀，它對於選方用藥也是很重要的，所以要詳細詢問有關症狀。

醫師：有沒有鼻塞、流涕、咳嗽等症狀？

病人：沒有鼻塞、流涕、咳嗽等症狀。

醫師：你剛才說頭部除疼痛外，還有點暈暈的感覺，那口裡和咽喉裡有什麼感覺？

病人：口裡主要是感到有點苦。咽喉有乾痛，聲音有點沙啞。

思路：在少陽病提綱證中，明確提出：「口苦，咽痛，目眩」，患者他全部具備。

醫師：胃裡有什麼感覺？大小便情況怎麼樣？

病人：五十天來，胃口一直不好，一吃東西就想噁心。大小便情況還可以，大便的量少了點，小便顏色有點黃。

思路：《傷寒論》少陽病的小柴胡湯證將「往來寒熱」、「胸脅苦滿」定為主症外，還把「心煩喜嘔，默默不得飲食」列為主症。患者以上所說的症狀，基本符合小柴胡湯證。在太陽病和太陽少陽並病中，經常會出現全身關節都不舒服，所以要詢問全身關節感覺？

醫師：全身關節有什麼感覺？

病人：自發病以來，全身關節都不舒服，又疲又痛。

思路：這就是《傷寒論》中所說的「肢節煩痛」。初步認為患者是太陽少陽並病的柴胡桂枝湯證。但需要進一步透過腹診、舌診、脈診來鑒別診斷。

醫師：請你伸出舌頭給我看看。伸出手來給我把脈。

（患者舌淡紅，舌苔薄淡黃；切脈所得，脈象浮弦略數，八二次／分）

思路：脈象浮弦數是太陽少陽並病的常規脈象。脈象略數是腸傷寒的獨特脈象——「相對遲脈」。舌診提示外感風寒化熱的趨向。現在還需要從初步診斷的「太陽少陽並病的柴胡桂枝湯證」的基礎上，進一步搜集病情資料來核實這一結論。中醫四診中，切診包括脈診、腹診、經絡診。腹診是仲景診斷學說中極為重要的一環，它比較客觀，操作性強，可使診斷更加準確。日本漢方家非常重視腹診，吉益東洞強調：「腹證不詳，不可處方」，這的確是得道之言。腹診時，醫師常在病人的左側用右手診察，此時應注意的是，如在腹診一開始時，醫師突然以手指強壓腹部，則病人會突然緊張，或怕癢而矜持，診察無從下手。故必先用手掌貼近腹壁，輕徐地向腹部撫壓。從上到下，從左到右。診其腹壁的厚薄；腹部各處，如上腹部、中腹部、下腹部、脅部的抵抗度；腹直肌的緊張度；以及腹部各處的動悸情況。腹診時，應問明食後不久還是食前空腹，大小便情況。《傷寒論》中柴胡桂枝湯證除「兩脅苦滿」之外，一般都會出現「心下支結」的特殊腹證，所以還需要透過腹診來證實。

醫師：請你躺下仰臥，把兩腿伸直，兩臂順沿兩脅伸展，腹部不得用力，使之弛緩，心情不要緊張。

（腹診時發現該患者「腹直肌拘攣」，這是桂枝湯和桂枝加芍藥湯常見的腹證。又在季肋部感覺到充滿感和阻力，從季肋弓下緣手指插向胸腔深按時，指頭下面感覺到有抵抗而不能插入，此乃是柴胡湯的典型「兩脅苦滿」的腹證。患者左右季肋弓中部以下的腹直肌隆起於腹的淺表，恰如支持著心下，此乃是柴胡桂枝湯證的特殊腹證，《傷寒論》中將此腹證，命名為「心下支結」。）

思路：「心下支結」和「心下痞硬」的腹證很相似，腹診時要透過醫師的觸覺和患者的異常感覺去區分。

醫師：上腹部有什麼感覺？

病人：上腹部沒有疼痛，只是感到胃脹，胃好像有東西撐著。

思路：患者主要症狀符合柴胡桂枝湯證，《傷寒論》中說：「傷寒六七日，發熱微惡寒，肢節煩疼，微嘔，心下支結，外證未去者，柴胡桂枝湯主之。」除「傷寒六七日」不符合外，其他症狀一一符合。而發病的時間問題，歷代醫家均認為，不必拘泥。綜合望、聞、問、切四診所搜集的臨床資料，得出四診病情紀錄和證名診斷結論如下：

〔病案紀錄〕主訴：惡寒發熱五十天。

〔四診綜敘〕患者因厲氣傳染而發病，初起惡寒、發熱，頭痛，西醫住院治療五十天。因體溫未恢復正常，求診於中醫。刻診所見：惡寒、惡風、發熱，自覺惡寒明顯，往來寒熱，有汗，口苦，咽痛，目眩。伴見兩旁頭痛，肢節痠痛。舌淡紅，舌苔薄淡黃；脈象浮弦略數（脈搏：八二次／分；體溫：三八．八度）。腹診時發現「腹直肌拘攣」、「兩脅苦滿」、「心下支結」等腹證。

〔證名〕太陽少陽並病的柴胡桂枝湯證

〔治法〕調和營衛，和解表裏

〔解析〕患者因外感厲氣傳染而發病。厲風寒毒之邪，侵襲肌表，引發太陽病，因未及時解表，故出現太陽少陽並病。外邪襲表，衛陽被鬱，肌表失卻溫煦而惡寒；邪氣外侵，正氣抗邪，故發熱。綜上所說，惡寒、發熱，頭痛、汗出是太陽病的桂枝湯證。口苦，咽痛，目眩是少陽病的提綱證，「往來寒熱」、「兩脅脹滿」，均為少陽病柴胡湯證的典型主症。「心下支結」的腹證，是柴胡桂枝湯證的特有證象。患者舌淡紅、舌苔薄淡黃，脈象浮弦略數為太陽病表證兼有邪入半表半裏之象。四診合參，符合太陽少陽並病的柴胡桂枝湯證的證候特點。應該指出，柴胡桂枝湯證既可以看做是太陽少陽並病，也可以看做是小柴胡湯和桂枝湯的中間過渡證型。《傷寒論》它把外感熱病做為一個整體，研究其發生發展的動態變化過程，把這個過程分為六個連續的階段（六經），每一經病又分為許多證，證與證之間既是相互連續的，又是相對獨立的。方證既是一組最常見、最典型、相對固定的症狀、體徵組合，又是一個發生發展的動態變化過程。辨證施治的精髓在於根據「證」的變化調整用藥，證的「固定」是相對的，證的「變化」是絕對的，證與證之間是連續的，證與證之間有許多過渡型，隨著方證的變化，湯劑也跟著變化。

〔方藥〕柴胡桂枝湯方

柴胡一五克，黃芩一〇克，桂枝一〇克，白芍一二克，半夏一〇克，大棗五枚，生薑五片，甘草一〇克，一劑。

〔針刺穴位〕太陽（三稜針刺血後，拔罐）

〔治療效果〕三稜針刺血拔罐後，大概不到半個小時，頭痛明顯減輕。服藥一天後，惡寒發熱消失，體溫恢復正常，其他各種症狀都明顯減弱。自行出院，繼續服用加減柴胡湯劑七劑，隨後患者自行停藥，一個月後健康地返回西班牙。五年後再次回國探親時，登門致意。大家回顧五年前的治病經歷，都感歎不已。

張丰先生還告訴我一個採集病人治療紀錄的好方法，就是動員病人自己記錄病歷。記錄的內容可以包括以下幾個方面：開始發病的原因，初期症狀，診治經過，治療後的反應，以及近期療效與遠期療效等。張手先生認為，對於疾病的臨床表現與具體經過，只有病人自己知道得最清楚、最真實。如果病人能夠動手寫下，就是無可替代的第一手資料。

我認為張手先生的建議非常好，後來就在臨床上漸漸地實行。開始的時候非常困難，絕大部分病人都不願意做這個工作，他們有的限於文化水平，有的認為多此一舉，有的工作繁忙無暇顧及。所以要反覆動員，講清楚其中的好處，就是醫生更加瞭解他們的病情變化，對於診治有利。有時候動員的時間比診治的時間還多，所以堅持下去是非常困難的，但是一旦堅持下去以後，其收穫也是豐碩的。自從我女兒婁莘杉跟從我學習中醫以後，這一項工作得以加強。有一些病人的自我紀錄寫得有頭有尾，稍加整理就是一篇完整的醫案。

下面一篇病人的紀錄是我女兒婁莘杉的一個親戚寫的，我認為寫得不錯，從中可以真實地瞭解她初習經方的情況。

〈我妊娠前後中醫診治的紀錄〉

姓名：虢莉／出生年月：一九八五年七月／性別：女／職業：外貿／身高：一六〇

家庭住址：浙江省湖州市德清縣武康鎮。

二〇一二年七月的某一天，對我來説意義很大，這一天我被確認為妊娠三十八天。在這之前，我的腸胃一直不太好，經常吃完東西就跑廁所，有的時候在外面吃飯，在回來的路上就開始鬧肚子，經常拉稀，導致體重一直上不去，吃再好的東西也吸收不了。結婚後，打算要小孩，但是聽大人説，腸胃不好的話，懷孕了比較麻煩，因為老是拉肚子，於是決定開始中藥調理。因為表嫂是中醫師，第一階段吃了七帖參苓白朮散（人參一〇克，白朮一〇克，山藥一〇克，蓮子六枚，薏仁三〇克，砂仁三克（沖），桔梗一〇克，白扁豆一〇克，大棗五枚，甘草五克），感覺拉稀的現象有所好轉，吃完刺激性的食物也沒有感到肚子難受了。於是原方加減，又吃了七帖，半個月下來，一次拉稀都沒有，居然連吃辣的都沒事了。在這之前，我只要一吃辣的涼的東西，肚子馬上會痛。

一個多月後，就開始了幸福而又艱難的十月懷胎的日子。孕十週的時候，早上起來流鼻血，我想是之前鼻黏膜破損再加上懷孕後毛細血管擴張，所以很容易出血。但是這一次真的把家人都嚇到了，我自己也被嚇得又急又哭，一直流了近兩個多小時，無論用哪種方法止血都止不住，正準備去醫院的時候，老媽撥通了表嫂的電話。按照她的方法用冰塊止鼻血，正好家裡有冰塊，老媽和老公就不停的用冰塊在我鼻子兩側和臉上敷冰塊，血就慢慢地止住了。後來去醫院檢查，血紅蛋白直接降到了一〇三，醫生說是出血性貧血。當時我很害怕，雖然可以吃紅棗和補鐵的藥來補血，但是只要我這鼻子一出血，不是都白補了嗎？幸好表嫂是中醫，又給我開了止鼻血的方子（歸脾湯：白朮一〇克，茯苓一〇克，黃耆一五克，龍眼肉五克，酸棗仁一〇克，黨參一〇克，木香五克，甘草五克，當歸五克，遠志六克），又配合食療喝蓮藕湯，一直到生產，中途只流了一次鼻血。

但是我的孕期好像過山車一樣，這個問題好了，別的問題又來了，孕二十九週的時候，因為尿液裡出現鮮紅的血絲，到醫院檢查後發現腎積水和尿路感染。醫生說要掛鹽水，但是對寶寶有影響，把我嚇得話都說不出來。那時表嫂正好在美國，我表哥馬上電話聯繫，開了方子（四逆散合豬苓散加減：柴胡一〇克，白芍一〇克，枳殼一〇克，甘草五克，豬苓二〇克，茯苓三〇克，澤瀉二〇克，滑石一〇克（包），連翹二〇克，山梔一〇克），吃了三天去醫院複查，一切正常，腎積水是因為寶寶大了，有點受壓迫導致，但是尿路感染已經沒有了，中藥真是神奇啊！又過了一個多月，居然見紅了，醫生說現在見紅很容易破水導致早產，讓我住院保胎，掛了一天鹽水。因為擔心保胎藥副作用大，就讓表嫂開了吃止血的中藥（芎歸膠艾湯：當歸一〇克，川芎一〇克，炒白芍一〇克，生地三〇克，阿膠一〇克（烊），黃芩一〇克，白朮一〇克，砂仁三克（沖），香附一〇克，艾葉一〇克）同時服用，三天後出院，一直到孕四十一週，剖腹產順利產下一個三三五〇公克的男嬰，身邊的朋友都說，保得太好了，哈哈。

寶寶出生後，在家做月子，又是一段艱難的日子。住院的時候因為從自然產到剖腹產，身體很是虛弱，除了上廁所、吃飯，都是躺著休息。在這期間又發生乳房很脹，奶水擠不出來，家裡人就想盡一切辦法催奶，還請來了催奶師，也同時讓表嫂開了催奶的方子（蒲公英湯：蒲公英三〇克，當歸一五克，山藥一五克，香附一〇克，丹皮一〇克）。三天後，奶水就慢慢的多了，從一開始的二〇毫升到五〇毫升再到八〇毫升，每兩小時吸一次，一直沒有什麼問題。突然有一天早上，我從床上起不來了，手臂也抬不起來，全身的經脈都掣結在一起，痛到不行。乳房也很脹痛，我急得哭了。後來，才知道原來是得了乳腺炎。到了下午全身開始發冷發熱，體溫高達三九．八度，整個人昏昏沉沉，上廁所都是要扶的。就馬上打電話給表嫂，瞭解情況後，她給我開了方子（葛根湯加石膏：葛根三〇克，生麻黃五克，桂枝一〇克，白芍一〇克，生薑五片，大棗五枚，甘草五克，生石膏三〇克）。她說要是高燒持續不退的話，問題就有可能變得很嚴重，當時我急得眼淚直流，話都說不上來，我做好了最壞的打算，一句話也說不出來，家人都急瘋了。吃了中藥，迷迷糊糊的過了一夜，體溫忽上忽下，每隔兩小時就測量一次，但一直都在三九．五度左右徘徊，我不知道怎麼來形容我當時的心情，只能說很痛苦。汗水就像雨點一樣不停的流下來，全身都是濕的，一個晚上換了兩套衣服。裹了兩條被子還感到惡寒，頭痛得要爆炸一樣，心裡著急得就像熱鍋上的螞蟻，一個晚上都沒睡著。直到第二天凌晨，開始有所好轉，體溫降到三十八度，人開始清醒起來，可以慢慢的自己下床活動，但是乳房周圍還是很痛。繼續吃中藥，每隔兩小時吸一次奶，還要用熱毛巾一邊敷一邊按摩把硬塊散掉。因為高燒，寶寶不能吃奶，奶汁都要白白倒掉。這一天體溫都在三十八度左右徘徊，晚上可以睡著，但是起身的時候，上半身的乳房周圍經脈都捆紮在一起一樣，但是疼痛稍有緩解。到了第三天，體溫回到了三十七度，乳房脹痛不明顯了，生命的活力又重新回到了身上。第四天，掙扎了一會，繼續給寶寶餵奶。

坐完月子，就開始失眠，每天晚上都要過了兩點才能入睡，白天也不敢睡，導致每天早上起來沒有精神，站著都會發暈，後來就讓表嫂開了中藥（黃精五〇克，山楂五〇克，五味子三〇克，合歡花三〇克，晚上睡前喝）。吃中藥的第一天很早就睡下了，吃了三帖，情況比之前好了很多，十二點之前基本上都已經在做夢了。

兒子在四個月的時候，被大人傳染了感冒。一大早起來，眼睛周圍開始有些眼屎，有點沒什麼精神，到了中午的時候，就感覺很不舒服，不愛笑了，睡覺的時候會嗯嗯啊啊發出一些聲音，就跟我們大人不舒服的時候一樣，我看了真是好心疼。量了下體溫，已經有三十九度了，就給他不停的用冷毛巾擦額頭擦手臂，餵開水。隔

一、兩小時左右就給寶寶測量體溫，最高的時候三九．五度，吃了中藥後，大概一個小時體溫就會下降一點，但是一會又上升。到了晚上，寶寶還是很不舒服，體溫忽上忽下，食欲也大大減弱，為了放心一點，就去了醫院，到了醫院就是量體溫、驗血，拿報告。然後醫生就開了降體溫的藥是塞在屁股後面的，本來要給我們退燒藥「美林」，因為我們堅持選擇要吃中藥所以就沒有買。到家後還是物理降溫，一整個晚上都是迷迷糊糊、昏昏沉沉的，我們也不敢睡。到了第二天早上，體溫好像降下去了，回到了三十七度，寶寶開始睡得比較踏實了。又過了兩天，寶寶開始有輕微的咳嗽，還伴有吐奶的現象。好幾次吃完奶，一咳嗽，就全吐光了。一到晚上睡覺，咳嗽就越加厲害，睡眠也不好了，看著寶寶受罪，大家的心裡真是難受極了。於是想到了打電話給表嫂，瞭解情況後，表嫂給我們開了藥方（青黛三克（包），銀杏一〇克（打），蘇子五克，百合五克，地骨皮一〇克，天竺黃三克，寒水石一〇克，蟬衣五克，僵蠶五克），連吃三天。第一天感覺沒有明顯的變化，到第二天，白天咳嗽少一點了，吐奶的情況也少了。到第三天，就是晚上會咳嗽咳比較多，白天已經好轉。於是表嫂又稍稍在原方的基礎改動了一下方子，讓寶寶再吃三天，便於鞏固。吃到第二天的時候，晚上咳嗽好像沒有聽見了，我們心裡的石頭也終於落下了。

三十五、不事虛張排腎石

學校附近一個老太婆的耳朵突然一點聲音也聽不見了，西醫診斷為神經性耳聾，中醫診斷為肝腎兩虛的暴聾，中西醫治療一個月無效，後來找我診治。我根據老太婆形體矮胖，面色淡黑，畏寒怕冷，鼻塞不通，舌質淡，苔薄白，脈沉弱等脈症，診斷為麻黃附子細辛湯證。雖然是高血壓病患者，也還是據證用方，用了三帖麻黃附子細辛湯。由於方證相符，一帖下去，聽覺就基本恢復了正常。

處方如下：制附片三錢，細辛一錢，生麻黃二錢。

當然在用中藥的同時也沒有忘記幫她針刺，針刺的穴位是：耳門、聽宮、太谿。

這個病例治癒後的第三年，老太婆的媳婦，一個李姓婦女找我診治淚囊炎。我當時還沒有學習過眼科，在治療這個病人之前還沒有眼瞼緣炎、淚囊炎等各種眼病的概念，更別說淚囊炎的急性與慢性的鑒別診斷了。所以當李姓婦女找我看病的時候，我就告訴她，她患的這個淚囊炎我還沒有診治過，但是可以根據她現在的脈症來診治她的疾病。

我對她說：「任何疾病，在古代都是中醫針灸治療的。現在的一些疾病的名稱當時的中醫師是不懂的，然而『中醫不能識病，卻能治病』就好像你婆婆的暴聾，我雖然不知道她是患了神經性耳聾，但是根據臨床的表現，尋找到它的方證還是把它治癒了。」

「中醫不能識病卻能治病」這句話是陸淵雷先生說的，在《陸氏論醫集．卷三》中，他以這句話為標題寫了一篇通俗易懂，生動風趣的醫話。他寫道：「張仲景能識病，又能治病，當然是醫學家，不是醫匠，不過治病的方法，只須識證，無須識病。本來識證很容易，識病卻很難，中醫學但求滿足治病的需要，那難而無用的識病方法就不很注重。」我服膺於他的中醫觀點，把他的話時時掛在嘴邊。

陸淵雷先生這一段識病、治病的話我開始讀的時候感到荒誕無稽，遠離常識。然而反覆讀了幾次以後才漸漸地懂得這一段話道出了中醫學的奧祕。我想這一種見解，並不是每一個中醫學家都能說得出來，都敢於說出來的，這不僅僅需要淵博的醫學知識，還需要有過人的見識與膽識。

李姓中年婦女說：「三年前在偶然之間發覺右眼上下眼瞼不適，幾天後不適加重並有輕微癢痛，就到狀元公社醫院求診於管玉蘭醫師，管玉蘭醫師的父親管仲華是溫州的眼科名醫，她自己在狀元橋一帶也是頗有名氣。管醫師診為急性淚囊炎，給予西藥治療，一週後好轉，繼續治療一週而痊癒。然而治癒後不到半年又出現類似症狀，又到醫院找管醫師診治，治療了一個多月而癒。後來還發作了兩次，都是管醫師診治而癒的。半個月前淚囊炎急性發作，到醫院求診時，恰逢管醫師不在，聽說她請假了，不知什麼時候上班，所以今天來找你診治。」

李姓婦女刻診的結果是：右眼發紅、疼痛、腫脹，輕微的燙熱感，上下眼瞼不適，時有排出膿點。除眼部症狀以外，我沒有發現其他脈症，連舌象與腹診也沒有什麼異常。假如僅僅根據眼睛局部的紅腫熱痛與溢出膿點，應該屬於風熱證或熱證，然而我想看看日本漢方家是如何處理這種眼科疾病的，於是我就對她說，我要考慮一下，請她稍等片刻。我回到房間，翻書查看日本漢方醫學的資料，看他們對於這個病是如何認識的。我看到他們在確診為淚囊炎以後，對於急性患者一般首選葛根湯加川芎大黃湯，如果能把上部鬱滯的毒物通過發表攻下，即可獲得治癒。同時發現這一個方的使用範圍很大，是日本漢方家治療眼睛急性炎症初期的首選方，譬如用它廣泛地治療麥粒腫、瞼緣炎、淚囊炎、結膜炎、沙眼、虹膜炎，甚至白內障的初期有肩痛、項強等症狀時，能夠促進迅速治癒的機轉。假如病人使用上方療效不好，還可以考慮使用十味排毒湯加連翹。

經過反覆考慮，我幫李姓婦女開了三帖葛根湯加川芎大黃湯：葛根七錢，生麻黃二錢，桂枝三錢，白芍三錢，生薑二片，炙甘草一錢，紅棗三枚，川芎三錢，制大黃一錢。服完三帖藥後，右眼發紅、疼痛、腫脹，上下眼瞼不適基本消除，自述服藥後當天流出大量的水樣眼淚，第二、三天諸證逐日悉減，第四天來複診時，左眼反而稍有不適感，口苦，上方加黃芩三錢，再服二帖，順利治癒。診治過程中有一個值得注意的現象是，在右眼急性炎症消退後，原來沒有炎症感染的左眼反而出現稍有不適感，但是隨著方藥的治療，左眼的不適感與右眼的炎症狀態同時迅速治癒了。看來就如民間傳說的「眼病在治療過程中，左、右眼睛的病位相互交叉感染，不一定是疾病的加重，也有可能是眼病痊癒的先兆」。

這個病例是治癒了，但是當時辨證的思路有一點異樣，它既不是傳統的辨證施治，也不是方證辨證，而是在西醫病名確診的基礎上，調轉思路，按日本漢方家的經驗診治的。在我們大談特談方證相對應的時候，這個病例更像個獨特的反例。這個現象被延伸聯想的話，就會成為一個很有意思的問題。

一九七八年深冬，臨近年關的一個下午，我又一次敲開了青藤小木屋的門。這一段時間，中國的整個政治生態發生了巨大的變化，社會生活也逐漸從文革的文化廢墟中走了出來，如停刊多年的《中國青年》復刊了，我也想聽聽張丰先生對形勢的分析，希望在新的時期，我們今後經方學習的環境是否也會有所改善。

我一進門，一股暖氣夾雜著飯菜的香氣撲面而來。張丰先生從屋子裡走了出來，連聲說歡迎歡迎，便引我進屋。

我來到先生的「農舍」，還有一個目的，就是想聽聽他對我這個病案診治思路的意見。那天他正在為一個中年農民看病，病人患腎結石兩年。近三天來出現陣發性腹痛，腸鳴欲便，臨廁難解，小便艱澀而短黃，形寒肢冷。患者還患有膽石症、血管神經性頭痛、腰腿痛等病。溫州大醫院診斷為：右腎積水，右輸尿管結石，需要手術治療。因為家境困難，無錢住院，經同村農民介紹，求診於張丰先生。當時的病情是：患者壯實，面色黯黃，右胸脅下牽連腰部陣發性疼痛，疼痛發作時惡寒，手足冰冷，坐立不安；脈象弦緊而不虛；舌暗淡紅，苔白膩；腹診：全腹脹滿，按之拘緊，右脅下延及右臍旁痞硬不適，重按而痛。右腰部叩之疼痛強烈，病人在叩診時呼痛不已。

我是第一次接觸如此強烈腎絞痛的病人，心中十分緊張。張丰先生不慌不忙，先讓病人平臥在床，常規消毒後，用四寸毫針在左腿委中穴、陽陵泉處扎針，快速撚轉提插十多秒後，病人說疼痛明顯減輕。然後用三棱針在叩之疼痛強烈的右腰部京門穴和背部命門穴的壓痛點上各自連連刺了幾針，再用兩個大的玻璃火罐在刺血處分別點火拔罐，十分鐘後起罐，病人安靜了下來。張丰先生再複查一次，發現全腹拘緊按痛稍減。右腰部叩之疼痛，但病人在叩診時沒有呼痛。處方時，張丰先生以商量的口吻徵求我的意見，我覺得一時尋找不到切入點，緊張地趕緊想詞兒應對，誰知道卻失語了，囁嚅了，只得通過眉指目語，示意自己只是一個「旁觀」意義上的參與者。

我注視著張丰先生診治時的一舉一動，那精湛的醫術，寧靜的神態，專注的眼光，和藹的詢問，構成了一幅全美的鄉村診治圖。這種淡泊雍容，來自浩然之氣的涵養，古卷青燈的陶冶，來自對經方醫學的信念。多年了，張丰先生的初衷未變，追求未變，品格也未變，然而他的診治水平卻在大腳步地前進。

張手先生的處方完全出於我的意料之外，是大黃附子湯與芍藥甘草湯的合方，一共只有五味藥。

病人千恩萬謝地離開後，我就向張手先生提出了一大堆的問題。

「老張，請你講講這個病案方證辨證的思路。」

張手先生的回答如下：

首先，現代醫學明確診斷這個病案是腎積水、腎絞痛、輸尿管結石，這個病名的診斷對最後方證的確定是關鍵性的第一步。這就是日本漢方醫學高度重視研究「病名——方證譜」的原因，因為他們經過幾百年的臨床摸索已經掌握了每一個疾病最常見的幾個或十來個方證。如泌尿系統結石疼痛期最常見的方證有：桃核承氣湯證、大建中湯證、大黃附子湯證、芍藥甘草湯證、芍甘黃辛附湯證等五個方證。當然，非常見的方證還有幾個，就不一一細說了。每一個醫師都心知肚明，這個「病名——方證譜」對於臨床中醫師的重要性，就像軍事地圖對於戰場上的指揮官一樣。

第二，一一鑒別最常見的五個方證，從中選出一個最佳的方證。因為這五個方證每一個都有自己鮮明的特點，辨別它們並非難事。其中芍甘黃辛附湯證具有腹肌拘緊、胸脅下牽連腰部陣發性疼痛、惡寒、手足冰冷、脈象弦緊等特徵，是桃核承氣湯、大建中湯證所沒有的，也是大黃附子湯證和芍藥甘草湯證各自單獨使用時所不具備的。所以我們就可以初步認定這個病案是芍甘黃辛附湯證。在這個診察、分析、比較、選擇的過程中，腹診腹症有不可替代的作用，矢數道明訂正的芍藥甘草湯與大黃附子湯的腹症圖極為形象，大有看一眼而終生難忘之歎。

第三，我們最後還要從兩個方面，進一步論證這一個病案確實是芍甘黃辛附湯證。一是從體質來看，患者壯實、面色黯黃、惡寒、脈象弦緊而不虛是一個典型的「寒滯質」體質。這種「寒滯質」體質常見的方證有麻黃湯證、芍甘黃辛附湯證、大黃附子湯證、五積散證等，所以選用芍甘黃辛附湯在體質方面也是十分合適的。二是從疾病的組合來判斷方證也很重要，這就是「方證——疾病譜」的研究，日本漢方家認為大黃附子湯證和芍甘黃辛附湯證在下列的疾病中出現最頻繁——膽石症、血管神經性頭痛、泌尿系統結石、坐骨神經痛、胰腺炎、肋間神經痛、椎間盤脫出等。對照這一個病人的疾病譜，和上述的方證頗為符合。但是兩方相比，大黃附子湯證的腹直肌拘緊痙攣程度沒有芍甘黃辛附湯證明顯和強烈。因此最後認定這個病案是芍甘黃辛附湯證。

第四，膽石症、血管神經性頭痛、泌尿系統結石、坐骨神經痛、胰腺炎、肋間神經痛、椎間盤脫出等病症患者如果投大黃附子湯或芍甘黃辛附湯無效者，則必須要有嘗試大柴胡湯的必要，這是大塚敬節的寶貴經驗。為什麼會這樣呢？用大塚敬節的話來說，就是「當時的場合可能是搞錯了陰陽。」

張手先生從四個方面進行了分析，他透過這個病案方證辨證思路的述說，還延及到經方醫學的特點，真使我有一時撥雲見月之感。

「老張，透過你對這個病案辨證思路的分析，使我認識到經方醫學方證辨證的特點。你平時總是反覆強調經方醫學的獨立性，這和集思廣益的傳統是否對立？」

「我反覆強調經方醫學的獨立性，是對經方醫學自身合理性的一個訴求。這項訴求的深遠意義並不是宣布經方醫學與外部世界脫節，而是聲明任何經方醫學之外的力量都不可能給經方醫學提供任何現成的答案。有沒有經過這個合理性論證是非常不一樣的，因為我們需要經方醫學站在自身的立場上去思考人體生命醫學的諸多問題，而不是站在其他醫學的立場去要求經方醫學。」張手先生想得很深，很遠，「做為一種學派，不管是經方醫學還醫經醫學，對我來說，還包含這樣的意思：它是一種有自身歷史的領域；有在長時間積累起來的豐富經驗；有這個領域之內的人們所要面對的難題。在這個意義上，經方醫學是一道門檻，需要經過長時期恰當的訓練，才能得其門而入。當然，很可能經過自我論證之後，經方醫學仍然也融入其他醫學的觀點，但這回是出於經方醫學的自願，出於經方醫學本身活力的考慮，而非一個高高在上的、不容置疑的力量的強迫。」

「老張，你說經方醫學是一道門檻，需要經過長時期恰當的訓練，你估計大概需要多少年月才能得其門而入？」

「這是一個難以回答的問題，每個人的基礎、努力程度、方法都不一樣，所以入門的時間難以預料。一般說來已經完成高中課程的人經過三年恰當的訓練應該能夠進入經方醫學的大門。入門後的修鍊就沒有止境了，大塚敬節從一九二九年開始閱讀《傷寒論》，當時他已經二十九歲了，從此以後他一生對《傷寒論》的研究從未間斷。他的宗旨是：研究漢方醫學始於《傷寒論》，並終於《傷寒論》。」

「老張，在這個腎絞痛病案辨證的思路分析中，你還提到治療時機的重要性。現在請你談談這方面的認識，好嗎？」

「腎結石病突發腎絞痛是屬於慢性病急性發作類的疾病。」張丰先生說，「這類疾病，在診治之際，特別要關注治療時機的捕捉，抓住時機就抓住了療效。如果不能審時度勢，因勢利導，那就『寬嚴皆誤』。這一點《內經》有過精闢的論述，提出『謹守病機，各司其屬』，『執其樞要，眾妙俱呈』一說，值得我們注意。」

聽了張丰先生的分析，第一感覺是他不僅能以精準的視角與方式提出和表達抽象概念，同時在臨床診治時還要有敏銳的觀察力和洞悉力，這些不是僅僅憑書本知識就可以得到的。而現今一些醫師診治泌尿系統結石，不分疼痛期與非疼痛期，都投「三金二石湯」（金錢草、雞內金、海金沙、石韋、滑石）或者漫無邊際地辨證施治分型。把這些中醫師和張丰先生相比，其臨床療效何止霄壤之別，其原因是由於他們和張丰先生的診治體系不在一個座標上。

我如癡如醉地聽完他的分析後，接著向他繼續討教。

「老張，處方明明是大黃附子湯與芍藥甘草湯的合方，你為什麼稱之謂『芍甘黃辛附湯』？」

「『芍甘黃辛附湯』的方名是日本漢方家吉益南涯所創，雖然藥味和大黃附子湯與芍藥甘草湯的合方一模一樣，但它的形式是固定的，使用時目標比較明確與專一，所以我們應該這樣稱呼它。」

「老張，病人的腰痛與腹痛都在右側，你為什麼都在左側小腿的委中穴、陽陵泉處扎針呢？」

「這是根據《內經》的經絡理論和繆刺針法，對於痛症它的療效比同側循經針刺好得多。」

「老張，在背部命門穴的壓痛點刺血、點火、拔罐是根據華佗的『阿是穴』原理，大家都會理解，在右腎區叩痛難忍的京門穴刺血、點火、拔罐，其根據是什麼？」

「這也是根據『阿是穴』原理啊，『阿是穴』不僅僅限於壓痛，也包括疾病所在部位的叩痛、腫痛腫大、感覺異常、皮膚變色，甚至皮表的潰爛、痤瘡等。」

張丰先生的話使我對阿是穴的運用有了更深的理解。多年後我認識到扁桃腺腫大患者的扁桃腺黏膜表面就是一個阿是穴，在它的腫痛緩解期用毫針點刺出血，同時配合方藥辨證施治，就可取得療效，幾個療程下來，可以使長期腫大的扁桃腺恢復正常大小。

在以後的幾十年間，我用這種針藥合治的療法，治癒了上百例扁桃腺腫大患者，使他們免除了手術。

我校謝建設老師患扁桃腺腫大，由我以上法治癒後，逢《溫州日報》進行一次「健康行動」的專題活動，要求參加者把自己治病的親身經歷寫出來公之於眾——引《溫州日報》當時的話是：「朋友，也許你會有一些戰勝疾病、改變不良生活習慣的健康體驗，寫下來與大家一起分享吧！」他就把以上的事以「我保住了扁桃腺」為題寄予，結果被載於二○○四年二月二十七日的《溫州日報》的健康版上。

原文如下：

我小時候就患咽痛，隔三差五地發病，母親時時給我喝清熱解毒的涼茶，漸漸地胃也不好了，於是開始上醫院看西醫，醫師診斷為扁桃腺炎。打針、吊瓶，不到三、四日就治癒，但隔幾週又發病，如果感冒了，咽痛馬上就出現。嚴重的時候還有發燒，就這樣帶著咽痛的痛苦度過了整個青少年時期。二十三歲那年，我到市衛生幹校工作，醫師告訴我，這病的主要致病菌是乙型溶血性鏈球菌，如果長期反覆發作，有可能發展為風濕熱與慢性腎炎，徹底治療的方法是手術切除。看樣子，我的扁桃腺真保不住了。

一天，我又發病了，於是求治於本校的婁紹昆中醫師。婁醫師說扁桃腺其實是人體司令部的哨兵，一旦有病毒入侵，它就馬上報告，如果輕易摘除，等於撤掉了身體的哨兵，病毒就直接侵入司令部了。他仔細詢問我的病情，按脈看舌開了一張方，大部分的中藥名字我很陌生，其中只有二味藥我熟悉，一味是乾薑，一味是生甘草，乾薑是一○克，生甘草是二○克。我知道乾薑是熱性的東西，就跟他說，我咽痛上火了，乾薑吃了不是更熱嗎？婁醫師說，你肺熱胃寒，光用降火藥是治不好的，方中大量的生甘草會使乾薑的熱不上升。我半信半疑地服了他開的藥，兩天後咽痛就明顯減退，連續服七天，症狀全部消失，胃裡也很舒服。婁醫師要我張大嘴巴，看了看說扁桃腺的腫消多了，把原方中的生甘草改為炙甘草，要我繼續服七天。原方如下：蟬衣一○克、僵蠶一○克、牛蒡子一○克、浙貝一○克、乾薑一○克、穿山甲一○克（先煎）、生甘草二○克。從此以後，我的咽痛就沒有發作了。婁醫師告訴我說，這病因為喉核肥大質硬，病因是「風、痰、瘀、熱」，所針對的中藥是蟬衣、僵蠶、牛蒡子、穿山甲、浙貝，但你的體型是土型人（體型偏胖，臉廓圓形，面色黯黃），有脾胃寒冷的病象，所以加以乾薑、甘草，方證、藥徵符合，自然藥到病除，但你要少抽菸、少喝酒，不然的話，還可能復發。但我很難做到以上醫囑，時隔三年，咽痛又復發了，但不嚴重，我又請妻醫師開方，方藥與過去的大同小異，服了後就好了，至今已七年了，一直沒有復發，我想這病大概已離我遠去了。

以上是謝建設先生的文章，他只記敘了中藥治療，忘記了當時毫針的點刺作用，其實這個病例的根治，與毫針的點刺作用密不可分。

一個醫學觀點提出來以後，經過幾十年臨床實踐的反覆驗證，終於得到證實。對於這一種病，我幾十年來還沒有遇見失敗的病例，也許我所診治的只是陸陸續續幾百例的個案，還沒有通過臨床大樣本的檢驗。當然我也渴望有這樣一個機會，但是到目前為止，我的願望還是可望而不可得。

從張丰先生有關阿是穴的答話中，我還可以知道，他對《內經》和《傷寒論》這兩部中醫經典著作一樣地重視。他對《內經》在長期醫療實踐中形成的自發感受和經驗也是極力肯定的。他認為醫師可以從《內經》中取其經絡與針灸；從《傷寒論》中取其六經與方證。

當以上病例的現場示教告一個段落以後，我給張丰先生與自己泡上了兩杯熱茶，就迫不及待地向張丰先生提出我治癒李姓中年婦女淚囊炎一病的內在機理。張丰先生聽我從頭到尾詳盡地介紹了李姓中年婦女淚囊炎的整個病情與診治過程以後，慢慢地喝著茶，默默地想著。

「你提出了一個很好問題，」張丰先生說，「如果深入進行討論，是很有意義的。這不是淺的問題，深得很呢。這個病例的診治成功，又一次告訴我們，一切辨證思維方法是手段，是工具，其目的都是為了安全有效地解除患者的痛苦。假如固執地站在『方證觀』的角度看問題，就會把許許多多方證之外的東西否定掉。章次公先生主張臨床盡可能做到『雙重診斷，一重治療』，日本漢方家更是向前走了一步。」

後來我把張丰先生對這個淚囊炎病人診治的意見向阿驊表兄述說。阿驊表兄贊同張丰先生的觀點，並說：「中醫學除了六經辨證系統之外，臨床脈症的歸類應該還有其他的類型。很多『方證』，或者『類方證』，都隱藏在六經系統之外。因此與其說六經系統是一張『疏而不漏』的網，還不如說這個系統還需要不斷地深化與細化。」

是啊，既要堅持「方證相對」、「方隨證轉」的經方醫學的基本觀點，又要在「無證可辨」的困境中尋找出一條新路，正所謂「行到水窮處，坐看雲起時」。日本漢方家的方法與經驗值得我們重視，幾百年來在現代醫學迅猛發展的現實條件下，他們以西醫的病名做為診治疾病的入手點展開「方證辨證」也不失為一種有益的嘗試。

那天張手先生對淚囊炎病人的處理一事還引發了許多感慨，我聚精會神地傾聽。

「日本漢方是一種現代經方，」張手先生說，「就是研究在現代醫學的框架內如何運用『方證相對』的辨證方法去診治疾病的問題。中國的現代經方受日本漢方古方派的影響很大，陸淵雷應該是中國現代經方之父。他與祝味菊、曹穎甫等經方家不同，甚至與惲鐵樵、承淡安、章次公等經方家也有區別。四九年以後，陸淵雷的醫學貢獻很少被人提及，這是不公正的。他的《陸氏論醫集》更沒有得到再版的機會，由此打斷了中國現代經方醫學的建設進程。我想，以後一定會糾正這一反常的現象，《陸氏論醫集》一定會有再版的機會。」

張手先生的話撩人心緒啊。我從來沒有做過這樣的對比，認為經方家就是臨床上堅持使用張仲景方子的醫師，也分不清他們的診治特色，所以聽到張手先生這樣一講就感到非常新鮮。對陸淵雷在現代經方醫學中的地位與作用也有了進一步的認識。他對很多問題的看法舉重若輕，常常幾句話就點到要穴。比如說到學習漢方醫學，張手先生提出一個非常有意思的觀念，說現代經方首先要考慮漢方醫學中哪些路子在中國是不可以模仿的。譬如中藥的用量，漢方醫學中藥物的用量是日本特殊國情的產物。諸多漢方的經驗與理念可以在嘗試當中尋找新的機會。我們要知道哪些路是死胡同，哪些路是長安大街。然後透過自己的臨床實踐，進一步得到證實與證偽。

「老張，你的意思是，日本漢方的經驗是我們建設現代經方的借鑒。」

「是的，我們從多個角度探討日本漢方醫學中的哪些路我們可以走，哪些路我們不可以走，這對我們有特別重要的現實意義。我們要汲取日本漢方醫學中保守主義經驗論的智慧。」

「老張，有人對日本漢方採用現代醫學的病名一事有看法，你是如何評價這一點的？」

「中醫學基本是以症狀表現下診斷、定病名的；現代醫學是以弄清病因、病灶部位、病理改變做為診斷依據和標準的。」張手先生在講話的時候，伸出了三個手指，「日本漢方家都是經過現代醫學的教育，他們採用現代醫學的病名是順理成章的。因為現代醫學的病名比較規範，漢方醫師在這樣的框架下展開診治，不僅便於醫師辨證時的入手，而且便於醫學的討論與交流。幾百年的大量臨床經驗的積累，日本漢方醫學以西醫病名為綱領的『方證辨證』系統已經趨向於成熟，這裡凝聚了幾代醫學家的心血，我們不要用幾句話就把它簡單地否定了，而是要花大力氣去進一步研究，去借鑒他們的寶貴理論與經驗為我所用。然而有一利必有一弊，對於一些波及到多個臟器的患者，從西醫的角度來看可能是多種疾病叢生，中醫診治如果按照單個疾病的分類就無從下手，所以還是遵從中醫的主症定病名來診治還可靠一些。中醫學院的《內科學》教材編寫可能就是借鑒日本漢方醫學的實踐與經驗。既有按西醫病名編寫的，也有按照中醫病名編寫的，在臨床上應當根據需要選擇使用。值得注意的是，日本漢方家正在展開對疾病譜的研究，研究方證與疾病譜的縱向與橫向的交叉關係，這一個動態，值得我們注意。」

「老張，古代經方與現代經方有什麼區別？有什麼聯繫？看來是一個複雜的問題，研究方證與疾病譜的縱向與橫向的交叉關係，這個新動態、新意向非常有意思，你的話對我有很大的啟發。不過我也一直擔心漢方醫學以疾病為中心的辨證方法有一個致命的缺陷，這個預先確定的診治模式，會不會畫地為牢，把自己的思維局限住了。」

「當然，學習日本漢方應該有更冷靜的思考、更清醒的認識，表現出更多的理性、更多的智慧。不是照搬照抄，不是機械地運用或拙劣地模仿，更不是故弄玄虛，賣弄和唬人，而是將其做為一種基本的理論素養，有了這種素養，然後腳踏實地地觀察、研究我們自己的臨床對象，不斷提高臨床療效，做出更高水平的研究成果。」張手先生直言不諱地說，「歷史以詭異的方式將中華民族的經方醫學移植在大和民族醫師的身上，移植到一個和我們文字、習俗、文化、制度等有很大差異的國度中。陰錯陽差，中醫經方的方證辨證在日本卻得到長足的發展。日本漢方家對龐雜的中醫理論進行了徹底的篩選與揚棄，竟然盡顯其仲景思想的本色之美。章太炎先生有『吾道東矣』一語，暗指這一令人難以啟齒的歷史事實。目前對我們來說，學習和研究日本漢方是在尋找一個失去的視野。兩百多年來日本漢方界經歷了一次又一次的顛躓、錯誤和失敗，積累了運用《傷寒雜病論》方藥的超乎尋常的豐富經驗。這些經驗的確使人瞠目凝神，不勝感慨。因此學習日本漢方既是當務之急，更是長遠之思。總之，要以開放、理解、接納與包容的心態來看待日本漢方，廣泛地接納日本漢方醫學的優秀成果。」

張手先生對日本漢方的評價使我對今後的學習有了方向，我突然想起一個仿照了日本漢方醫學的診治方法以後而迅速治癒的病例，就與張手先生說說。

「去年暑假，我遇見一個急性菌痢的病人。病人發熱、下痢已經半個月，中西藥治療療效不明顯，就求診於我。病人永強人，男，三十歲，中等個子，面黃消瘦，體溫三七．八度，微熱、腹痛、腹瀉、黏液膿血便，每天五、六次，裡急後重感，小便尚可，脈象稍數，舌象無特殊。腹診右腹部壓痛，稍稍用力就觸及一、二寸長的索狀物。我認為不外乎黃芩湯、葛根芩連湯與白頭翁湯，於是考慮到有膿血便就決定使用白頭翁湯二帖，誰知道藥後病人反而更加不適，腹痛、腹脹、黏液便、膿血便增多，體溫上升至三十八度。無奈之下，參閱大塚敬節等人著的《中醫診療要覽》一書，翻看了痢疾療法一節，他們認為急性菌痢初期有太陽表證的首選葛根湯，熱度不高而裡急後重甚者，尤其在乙狀結腸部觸及索狀物，按壓時疼痛難忍者，要考慮是桂枝加大黃湯。於是我就給予桂枝加大黃湯二帖，其中桂枝三錢、白芍六錢、生大黃二錢。」

張手先生很有興趣地聽我述說診治過程。

「服藥後的反應與上方完全不同，病人非常舒服。」我的聲調變得輕快、自得。「兩天以後，幾乎治癒，只是食欲不振，大便溏細，每日二次，再投參苓白朮散三帖，病人痊癒。」

張手先生點點頭說：「日本漢方家對於痢疾的診治是非常有研究的，譬如他們認為『裡急後重』這一症狀一般是實證的徵象，但是有僅僅排出一滴許的黏液和血液，就馬上沒有了便意的病人要考慮是虛證。這些細節紀錄都是不可替代的經驗，對我們經方醫學的臨床是很有用的。」

我也看過這一個資料，然而沒有引起足夠的重視。有一個老人患痢疾，微熱二週不退，大便每天三、四次，裡急後重，眩暈、口渴、小便不利，腹痛、下肢浮腫，我診斷是五苓散證或者真武湯證，但是難以有一個明確的指標做為鑒別診斷，後來還是投五苓散三帖，沒有收到預期的療效。事後記得病人當時說過：「我生病開始階段裡急後重很嚴重，後來已經變得不明顯了，僅僅排出一滴許的黏液和血液，就馬上沒有了便意。」病人的話當時我沒有重視，現在聽了張手先生講的漢方醫學經驗頗有心得，如果早一點知道的話，我會選擇真武湯合理中湯，可能始克有濟。

後來，我們的談話轉到日本經方家矢數道明先生的身上，張手先生告訴我很多有關他的故事。

「矢數道明三兄弟都是漢方家，」張手先生從頭道來，「他們家住在日本茨城縣，一九一六年，他們的父親便以五十歲早逝，那年矢數道明才十三歲。從此以後，兄弟十人全由其母親一人撫養長大。一九二四年，哥哥矢數格患惡性瘧疾，瀕臨死亡，被森道伯先生用漢方藥治癒。這事對他們三兄弟影響深遠，促使他們相繼走上了漢方醫學的道路。他們三兄弟都非常努力，不僅在臨床上有很好的口碑，而且都有著作留世。矢數格著有《漢方一貫堂醫學》；弟弟矢數有道著有《臨床漢方醫學總論》、《漢方治驗論說集》、《方證學後世要方釋義》；矢數道明更是著作等身，著有《漢方後世要方解說》、《臨床應用漢方處方解說》、《漢方診療的實際》、《漢方大醫典》、《漢方診療醫典》、《明治百年漢方略史年表》、《漢方治療百話》等書，被譽為『漢方復興之導師』、『東洋醫學之泰斗』。」

一門三傑，令人嚮往。

「矢數道明三兄弟在臨床上，在著作方面有沒有什麼交集？」

「根據矢數道明的《漢方臨床四十年》記載，」張手先生答，「他們之間在診治方面時有切磋。一個六十歲體格魁梧的男子，他是矢數格連續十二年的老顧客。此人患冠心病，高血壓，動脈硬化，左心肥大，脈律不整，時發心絞痛，有心肌梗塞的傾向，大家時時為其擔心。矢數格有一段時間無法應付，就轉到矢數道明處。矢數道明診治時發現，患者雖然乍看起來體格結實，面色華潤，脈象也有力。細細診察其實患者徒有其表，外強中乾一個。患者說自己走起路來則心臟動悸，下肢無力，全身極度疲倦。其內心也非常懦弱膽怯，並且神經質。而且容易感冒，一旦感冒了，就會自汗和盜汗不止。矢數道明對於這一類外觀上體格壯實然而全身倦怠感非常嚴重，容易自汗盜汗的病人使用十全大補湯療效特好。所以也就給這個病人投以此方，服用以後，自汗盜汗隨之減少，感冒次數也減少，血壓也安定了下來。大家皆大喜歡。」

我真高興，在不知不覺的談話之中就學會了十全大補湯的方證。而且使我對矢數道明家三兄弟的生活軌跡和相互的關係有了初步印象。

「老張，矢數道明家三兄弟對你影響最大的是什麼？」

「他們對我的影響是全方位的。」張丰先生深情地回憶著，「我是讀著他們的文章學習經方的，應該說是他們的遙從的私淑弟子。譬如我剛剛自學經方的時候，遇見一個胸悶多年的中年婦女，營養一般，神色亦可，脈舌無殊，月經不定期，大便秘結，多日一行。西醫檢查未見異常。我用針灸幫她治療了多次，療效都不明顯；投以栝蔞薤白半夏湯、茯苓杏仁甘草湯、橘枳薑湯等方也不見好轉；後來調理月經也無果而終；真是感到黔驢技窮，無計可施了。」

張丰先生的敘述使我對他早年學習的情景有所瞭解。

「後來讀了矢數道明的醫案，他診治一個胸悶多年而又有大便秘結的病人，由於口淡多唾沫，就投人參湯，結果治癒了胸悶與便秘。他的依據是《傷寒論》第三九六條：『大病差後，喜唾，久不了了，胸上有寒，當以丸藥溫之，宜理中丸』和《金匱要略．胸痹》：『胸痹心中痞，留氣結在胸，胸滿，脅下逆搶心……人參湯主之。』這個病案使我受到了極大的啟發，過去我使用人參湯總是把大便泄瀉做為主症，下一步才會考慮『渴不渴』、『多唾不多唾』的問題。因此一遇到『便秘』，就不會想到使用人參湯；再加上當時對於人參湯治療胸痹、胸滿這個概念，也還缺乏認識。矢數道明先生的文章及時幫助了我，所以病人再次來診時，我就詢問『口淡多唾』方面的病況。病人告訴我，的確如此，特別是胸悶明顯的那天夜晚，口水外溢時濕了枕頭。於是我投人參湯五帖。服藥後，胸悶與便秘大為好轉，以後就在人參湯的基上加減化裁，經過一個月左右的治療，病人恢復了正常。」

我在筆記本上記下：胸悶、便秘使用人參湯的重要指標是口淡多唾。

我在當天的筆記本上還記下了經過張丰先生臨床驗證的一些口訣，這些口訣來源於是矢數道明的反覆推薦。

一、舌裂刺痛，不能食酸辣物——清熱補氣湯；

二、牙、唇、頰部的過敏症——桂枝五物湯；

三、咽喉阻塞，咽下困難——半夏厚朴湯無效者，使用利膈湯與茯苓杏仁甘草湯的合方；

四、夜間乾咳不停——麥門冬湯加紫菀、桔梗、元參；

五、嗅覺減退——葛根湯加桔梗、黃芩、川芎、辛夷；

六、黏液便、血便——胃風湯；
七、齒槽膿漏——托裡消毒飲；
八、劇烈痛經——中建中湯；
九、增強體力——補中益氣湯與麥門冬湯合方；
十、老年性搔癢——當歸飲子；
十一、腓腸肌頻發痙攣的瘦弱老人——芍藥甘草附子湯；
十二、大小疣——溫清飲加夏枯草、薏仁；
十三、腰部冷痛、腰股攣急、上熱下冷、小腹部痛——五積散；
十四、懷孕時劇咳——麥門冬湯；
十五、中耳炎初期——葛根湯加桔梗、生石膏；
十六、臍上動悸、壓痛——安中湯加川椒；
十七、老人耳鳴——首選金匱腎氣丸；
十八、老人腎結石，小便不利，脈弱——首選金匱腎氣丸；
十九、臍部動悸、腹部發現有硬塊有上衝感——良枳湯；
二十、眉稜骨痛——選奇湯。
二十一、背部有一處寒冷如冰、面色不華——附子湯、苓桂朮甘湯無效，考慮使用清濕化痰湯；
二十二、面色不華，體能虛弱者，長期大便不暢——補中益氣湯。
二十三、重度支氣管擴張，痰多而呼吸困難——苓甘五味加薑辛半夏杏仁湯。
……

「臨床口訣也是日本漢方醫學的重要組成部分，」張丰先生告訴我，「日本歷來以軍事為核心的宗藩制度，封建宗藩體制各家諸侯都推行父子相傳式的世襲制。在此制度下，醫生等人才沒有中國式的科舉之路可走，他們的生活出路一定程度上依賴於家庭或者老師的舉薦。醫生也一樣，特別重視家傳與師承，所以把老師稱做『恩師』，這個『恩』字，更多是指老師有恩於自己的生計和出路。由此一來，醫學的師門中非常重視口傳心授一系列簡單、高效的祕方，並以口訣的形式流傳下來。譬如淺田宗伯的《勿誤藥室方函口訣》，無名氏的《百方口訣外傳》，北山友松的《醫方口訣集》，松原閑齋的《松原家藏方》，永富獨嘯庵的《黴瘡口訣》，長谷川彌人的《方函口訣釋義》等等醫書，都是這一類的口訣祕典的紀錄。其中的《勿誤藥室方函口訣》以淺田宗伯自己用方的經驗為主，並廣泛採用傷寒論以及漢方醫學中近六百首的高效方劑，以祕傳的形式變成口訣，我從中得益多多。」

我聽得津津有味，也得益多多。

「日本漢方這些祕方口訣大部分來源於中國的方書，譬如李東垣的《蘭室秘藏》、龔廷賢的《萬病回春》、薛己的《薛氏醫案十六種》、葉文齡的《醫學統旨》等等。不僅矢數道明先生重視祕方口訣，清水藤一郎先生、大塚敬節先生也一樣，甚至身體力行。譬如大塚敬節在〈葛根湯的要點〉一文中說：『據日本江戶時期的名醫村井琴山說，小兒有伸出舌頭轉舔口唇的狀態者，給予此方頗有效果，我亦由此得到暗示，經使用結果，服用三週左右便告痊癒。』清水藤一郎因為腰突引起腰痛，試服芍藥甘草附子湯而癒。在一次漢方醫學交流的會議上，他把芍藥甘草附子湯治癒腰突腰痛的經驗告訴大家，也有人依樣畫葫蘆，也治癒了自己的腰突腰痛。」

討論到最後，張丰先生說：「以上這些經驗口訣雖然寶貴，許多名家也頻頻使用，不過我認為它們僅僅是方證辨證時的抓手。不要認為日本漢方醫學界有的門派還把高效的方劑用密碼加密，就錯誤地認為這些祕方一定就高效。初學者要把基礎方證的學習，傷寒論條文的熟悉，擺在第一位，要正確對待這些口訣的使用。因為基本功不扎實的人只是按圖索驥地去使用祕方口訣是難以取效的。當然更要多多在臨床實踐中反覆磨練，日本漢方家永富獨嘯庵認為醫生如果沒有診治過一千個以上的危重病人，便不能獨立行醫。這樣的標準實在是太高了，但是在某一個意義上是鼓勵醫生要重視臨床，和『熟讀王叔和，不如看病多』的民間俗語是同一個意思。」

我到廚房拿來熱水瓶，把張丰先生的茶杯加滿水。然後坐在他的對面，靜靜地等他繼續講下去。

「矢數道明醫案的最大優點是真實。」張丰先生深有感觸地說，「他為妻子診治疑似胰腺炎的紀錄就是一份最好的明證。」我凝神屏氣，聆聽下文。

「那年的三月下旬，」張丰先生慢慢地說，「矢數道明的妻子患了流感，連續兩天高熱三十九度以上，矢數道明投予葛根湯後就退了燒。剛剛退燒的妻子因為和小孩有約在前，迫不得已陪伴小孩去遠地旅遊。誰知天公不作美，中午以後風雨大作，一直到夜晚還是不停。妻子回家以後，極為疲勞，倒頭就睡。深夜裡發現妻子再度發生超過三十九度的高熱，而且頭痛、身痛、腰痛，極度疲乏，還有煩躁不安。矢數道明開始認為是再度感冒，還是給予葛根湯，之後的兩天體溫轉為三十七度左右的微熱，自汗盜汗厲害，毫無食欲，舌苔白而乾燥，口苦頭痛，胸悶噁心，給予柴胡桂枝湯。服用後噁心欲吐、心下痞硬、按之則痛，矢數道明認為是半夏瀉心湯的正證，服用半夏瀉心湯應該不會有錯。結果事與願違，服後二十分鐘，全部吐出。出現脈象沉細，煩躁、頭痛欲裂，強烈的嘔吐，矢數道明認為是典型的吳茱萸湯證，匆匆地給她服用吳茱萸湯。當他在枕旁觀察並預期會出現大效的時候，又一次大失所望，其妻子忍耐了三十分鐘之後，還是吐得乾乾淨淨。於是開始發生心下部痙攣性疼痛，不尋常的身倦煩躁，頭痛嘔吐、口苦。矢數道明認為是黃連湯證，並考證《類聚方廣義》，心中深信不疑。然而當黃連湯喝入咽喉以後一個小時，還是完全吐出。」

我在旁邊聽著，心裡忐忑不安。一個經驗豐富，理論深厚的世界名醫，零距離地觀察診治自己妻子的疾病也是多次認證不確。由此可見，對生命現象和疾病規律的認識是何等的艱難，何等的曲折，醫者可不慎乎！

「一週的折騰，」張丰先生語調沉重。「食物幾乎未能順利下肚，體能完全衰弱，為了維持生命，只得靜脈輸液。」在現代，西醫的靜脈輸液滴注，為中醫的下一步中醫藥治療贏得了時間。

「當天夜半，」張丰先生繼續平穩的敘述。「矢數道明妻子因為苦悶不堪而掙扎著起床，說是頭部與心下部的劇烈疼痛，已經到了一刻都無法忍耐的程度了。」

每一個中醫師在人生的不同階段都有可能遇見此類事情，許多人會採取迴避隱瞞的態度，許多人會由此對中醫藥產生失望和懷疑。在這人生的低谷中，不知道矢數道明先生會如何應對疾病的挑戰。

「矢數道明鎮定自若，」張丰先生語氣肯定，「他反思一週來診治過程中的失誤，所使用的柴胡桂枝湯、半夏瀉心湯、吳茱萸湯、黃連湯，為什麼服用以後都會出現嘔吐？最後，他得出一個結論：這一些方劑的使用在方證相對應方面應該沒有問題，問題可能就出在藥的味道上，因為它們都是苦味的藥，事實證明，妻子的病症所在的領域已經不適應苦味劑了。為了緩解目前這個急迫的腹痛與頭痛，似宜使用相反的甘味劑。首先考慮到的是甘草湯的煎劑，但仔細一想覺得不行，因為它也容易引起嘔吐。於是想起現成的小建中湯浸膏末，隨即將其取出一克放在玻璃紙上，讓妻子一口一口地舔，在每次將要吞下的時候，再用溫開水送下。妻子用了一分鐘的時間把浸膏末服完以後，痞於心下部的硬塊就在這頃刻之間，好像已經溶解似的消除了，而心下的疼痛也隨之悄然而去。」

正如鑰匙開鎖，效如桴鼓，這次我真是看到了方證相對應的妙處了。

「之後兩天，矢數道明的妻子都服用小建中湯浸膏末，」張手先生的聲調變得輕鬆了起來，「都沒有出現嘔吐，頭痛也減輕了，開始有食欲。接下兩天試用小建中湯的煎劑，病情愈益好轉。」終於可以放心了。我開心地笑了。

「診治並未結束，」張手先生以責備的眼光看了我一眼，「矢數道明妻子的口苦和心下部的不適感仍然存在，矢數道明再次給予腹診，結果發現在胰臟部有抵抗與壓痛。於是他回顧妻子此次病痛的經過，越想越覺得好像胰腺炎的病狀。雖然『知犯何逆』，然而診治處方還是『隨證治之』。」

喔，日本漢方家就是這樣對待疾病譜和方證辨證的。「綜合臨床脈症與腹證，」張手先生注意著我一驚一乍的表情變化，「矢數道明給予良枳湯，就是苓桂棗甘湯加高良薑、枳實和半夏。」

「結果怎樣？」我迫不及待地問。

「效果很好，」張手先生喜形於色，「服用二、三天口苦消除了，心下部的不適感也沒有了，她的身體終於恢復了正常。四月十七日能夠外出了。」

終於把病治癒的矢數道明，不知道這個時候他的心情如何？

「矢數道明痛定思痛，」張手先生一臉悲喜交至的樣子，「他在妻子診治紀錄中寫道：『我想在給予半夏瀉心湯的那個時候，應給予良枳湯為佳。』最後，他發出這樣的感慨：『為了一系列傷透腦筋的病狀，繞了這麼大的一個圈子，現在我應該真實地寫下這一段令人慚愧的治療經過。』」

講完了這個病例，經方家的甜酸苦辣全盤呈現。我們面對面長時間默默地坐著，只聽見窗外北風凌厲的吼叫聲。

這個病例對我太重要了，它伴隨著我走過了我人生的大半時光，當成功治癒疾病的時候，這個病例讓我冷靜，失敗的時候，這個病例使我重新鼓起對中醫的信心和勇氣。後來我把矢數道明這個治療妻子的病例原原本本地告訴阿驊表兄，阿驊表兄說了一段我終生難忘的話。他說：「人，面對真實需要勇氣。矢數道明能如此坦然地寫下這一段走麥城的經過，的確令人敬佩。真正的自信來自於虔誠而痛苦的反思。」

和張丰先生一直談到夜深才停歇。這又是一個難忘又有收穫的日子啊。

走出青藤小屋，感到清冽的寒氣撲面而來，我抬頭看見冷月高懸，夜空如洗，宛如一幅絕美的冬夜圖。

三十六、為有臨床活水來

那天晚上，我就在張手先生那裡用了餐。在用餐的時候，他跟我講了一個笑話。

張手先生說：「一個人在殺豬的時候，發現殺豬刀還在五樓，他不去五樓取刀，而是請了一大群人把豬抬到五樓去殺。你能用一個恰當的成語類的詞語或者短句幫這個笑話下一個標題嗎？」

當過中學校長的他講話很注意方式方法，往往從某件發生於我們身邊的小事或者一個小故事、小笑話、小寓言講起，一步步把聽眾向上引領，最後領他們到達一個理論平臺，日常的生活細節經過一番梳理，忽然得到昇華，獲得了意義，我想今天的談話也不例外。

我想，這個笑話大概是諷刺一個人，顛倒了服務與被服務的關係，所以他不去五樓取刀，而是請了一大群人把豬抬到五樓去殺。但是我一下子想不到合適的成語做這個笑話的標題，就隨口說了一個：「鄭人買履」。

「『鄭人買履』這個成語說了一個寧願相信量好的尺碼，也不相信自己的腳的故事。這個傻瓜把人所發明的尺子，這個測量自己腳底長短的工具，看成比自己腳的本身還準確。」張手先生笑了笑說，「這是一個認識層面的問題。社會生活中的確有些人，忘記了理論來源於實踐，實踐是檢驗真理的唯一標準這個生活中的基本原理。近年來從上到下的『檢驗真理標準』的討論就是在重新討論幾千年前古人已經做出結論的知識。所以你選的成語和我講的這個笑話的寓意比較相近，但尚有一間未達，你再想想吧。」

我突然想到一個冷僻的成語就說：「我覺得可以用『移的就矢』這個成語表達上述笑話的寓意。」

「這個成語在批評本末倒置這一點上是符合這個笑話的寓意，」張手先生說，「其方法是做事不要過程，直奔目的，不要努力，只要收穫。但是我的笑話是屬於認識與方法問題，你再想一個更合適的吧。」

他看我半天，看我如何應對這樣的難題。過了好久我還沒有動靜，他又耐心地啟發我說：「好了，在無法尋找到現成的成語的情況下，你為什麼不考慮試著自己『杜撰』一個呢？」

張手先生經常把一些新的情景概括為一個新的詞語，然後說「是我杜撰的」。他也想叫我進行這方面的練習。

我想了想，覺得他的這個方法可以使我走出困境，就情不自禁地搓著雙手說：「抬豬上樓找刀」。

「我幫你去掉『上樓』兩個字，『抬豬找刀』可以嗎？」張丰先生說。

我一直認為成語是千百年來我們約定俗成的東西，不能隨意杜撰，然而張丰先生認為約定俗成的東西也有一個創意開頭的人。但是我還是不明白這個笑話與我的淚囊炎病例有什麼瓜葛。

「老張，我治療的淚囊炎病例與『抬豬找刀』的笑話有什麼內在的聯繫嗎？」

「當然有聯繫，經方理論是為了臨床，一切有療效的診治方法，我們都要學習與運用，你面對『無證可辨』的淚囊炎病人，採用日本漢方醫學的按病分類辨證方法並獲得療效，這個思路與做法是可取的。你千方百計地找來了一把新刀子殺豬，但是你把自己的觀點公之於眾的話，肯定會得到群起而攻之的結局，攻擊你的人，會撇開臨床療效而追究你的新刀子來歷不明，這種本末倒置的行為甚至出於中醫界的主流，真是可悲。有個中醫學家到日本訪問漢方醫學的現狀，看到了漢方醫學煌煌的成就。在日本時，他當面恭維了幾位日本漢方家，但他對其診治方法評價不高，在贈人的小詩中，他寫道：『東醫雖亦學南陽，一病終歸是一方。』先別說日本漢方是不是真的『一病終歸是一方』。假如真的是這樣，這樣也有療效的話不是也很好嗎？這裡就有不顧目的，只講工具的問題。其實，方證相對雖然是經方醫學的核心理論與方法，但是『核心』理論與方法是需要大量幾倍於『核心』的『非核心』理論與方法密切配合，互相襯托，相互補充，『紅花還要綠葉扶』嘛。我們不要把方證相對的『核心』理法孤立起來，更不能認為它與『非核心』理法是對立的、矛盾的。」

張丰先生是一個具有自我懷疑精神的人，所以不會用那種獨斷論的口氣說話。他對中醫界的現狀洞若觀火，對中醫臨床脈症複雜多變的病態有切身的體會。

他平時常常說：「要瞭解事物的複雜性，看問題不要簡單化、極端化，不能用絕對好、絕對壞的觀點看問題，它會使醫師失去客觀性與公正性。」

張丰先生進一步分析我治癒的淚囊炎病例，他說：「對於淚囊炎的診治，日本漢方家的經驗當然是依據六經傳變趨向，他們處方用藥也是謹守太陽辛溫解表，少陽和解表裏，陽明清熱攻下，三陰溫補的診治原則進行，絲毫不誤。

這一點與我國現在的主流中醫學有較大的差異。它們的差異主要有兩個方面，第一，日本漢方醫學不分科，全部按照大內科的辨證思路去診治，而我國中醫學要分科論治；第二，眼科急性初期，漢方醫學使用太陽病的葛根湯或者太陽陽明合病的葛根加大黃川芎湯，我國中醫眼科醫師一般要辛涼解表，方藥要用《審視瑤函》驅風散熱飲加減，或者清熱解毒的黃連解毒湯、導赤散之類的方藥治療。有些病人除了眼睛急性炎症初期的一些局部症狀以外，沒有其他什麼脈症的異常，我國中醫眼科醫師的診治方藥一般還會依照原先的方案。然而以按照大內科的辨證思路去診治眼病的漢方醫師就面臨新的課題，由於全身的脈症不明顯，只能成為一個估量值，然而漢方家仍然依據六經，做為太陽病、太陽陽明合病等幾個區界來選擇合適的方證，然後在臨床中漸漸地得到了證實，形成了新的方證辨證模式。總之，先確定一個模式，很可能會畫地為牢，把自己局限住了，或者說把自己困住了，這一點臨床時要特別警惕。所以話要說回來，漢方醫學的疾病治療學也是為一般情況所設定的，僅供參考，不能按圖索驥，遇見特殊的變局，還是要按照『觀其脈證，知犯何逆，隨證治之』。不然的話，只要是歪嘴和尚念經，佛祖也只能跳樓。」

聽了張丰先生的話，我覺得對這個淚囊炎病例的診治機制稍稍有了粗淺的瞭解，但對日本漢方家的臨床思路總覺模糊，總覺得有格格不入的地方。真是讀書越多問題越多，我向先生表露了這個意思。

「理論和實際在臨床中是融為一體的，」張丰先生非常理解我的困惑，因為這樣的困惑他也有過，「所以在診治疾病時，有脈症可辨就要透過六經辨證、方證辨證去診治，這就是常規治療。如果臨床上病人無證可辨或者脈症龐雜紊亂，這時醫師堅持方證對應就沒有了目標，那怎麼辦呢？如果醫師依據『醫者意也』的聯想，隨心所欲地開出了方子，那是不可靠的。在困境中尋找出一條新路之前，中醫師除非不開處方，如果開了處方，就會犯無的放矢的錯誤。」

我靜心想來，的確「抬豬找刀」的故事經常在我們的眼前反覆上演，我自己也不例外，明白了這一點就可以少走歪路，這個笑話的含義我記住了。

「在現代醫學病名確診的情況下，」張丰先生說，「經方醫學還是要從《傷寒論》中尋找出新的理論資源，重新規劃與摸索出一條新的診治的路子。日本漢方家已經在前頭先行了二百多年，可謂是篳路藍縷，我們要奮起直追，不要趑趄不前，更不要顧盼自雄，唯我獨尊。社會上有一些自命為經方醫師的人，臨床效果並不好。其原因，就是他們把『經方』擺在第一位，而不關心病人的療效，就像笑話裡的人一樣，把刀子看得比殺豬還高還重要。他們顛倒與混淆了工具與目的的關係，要目的反過來服從於工具，『抬豬找刀』的笑話在他們看來一點兒也不可笑。」

「老張，人們為什麼會出現這種錯誤呢？」

「認識是主觀與客觀的交流，」張丰先生說，「有人掌握了知識，他在尊重知識的同時，他也尊重客觀事物，於是知識就會不斷地提高深入；另一種人尊重現有的知識但不願正視事物的發展變化，於是知識就被僵化，僵化了的知識就變成了無源之水、無本之木，變成了上帝從天外傳來的福音。這種情況下，知識在現實面前顯得蒼白無力。於是他們就抱怨客觀事實，認定客觀事實有悖於知識，或者師心自用地以臆測之辭去彌補、解釋這種斷裂。他們在哲學上是觀念先行的先驗論者。前幾年反覆宣傳的『一切為了革命』大家不是耳熟能詳嗎？這就是一個『抬豬找刀』的笑話，反覆宣傳的結果把它變成了『真理』，你所謂的『明知故犯』，就是在這樣的思想狀態下出現的本末顛倒的傻事。」

我們學校每一個教室的黑板上面都寫著「為革命認真學習」七個大字，現在還一直貼著，我也沒有發覺有什麼不對的地方。

「『一切為了革命』這個口號為什麼是本末顛倒呢？」我疑慮重重地發問。

「革命是手段，其目的是為了人民過上安居樂業的生活。」張丰先生說，「如果把手段做為目的，就會出現文革這樣的『全面專政』，生產建設就上不去，人民的生活就得不到改善，這就違背了革命的初衷。」

張丰先生深入淺出的分析使我豁然開朗，當許多年後讀到哈耶克的《致命的自負》時，我才知道這是人類最容易犯的一種毛病，自從啟蒙時代以來，人類在自然科學和技術的運用上有了翻天覆地的變化。但是，哈耶克從這種進步中卻看到了一個巨大的潛在的危險，即每個科學領域所取得的成就，都在對人類的自由精神形成一種威脅，這是因為科技成就加強了人類在判斷自己的理性控制能力上的一種幻覺，即他所說的「危險的知識自負」。

張丰先生還從中醫教育體制中看到了「抬豬找刀」的笑話，他說：「中醫院校的應試教育制度顛倒了考試手段和中醫教育最終目標的關係，製造了結構性的弊病，為社會培養了一大批臨床療效不高的中醫師。他們之中的一些人，擅長於研究現代醫學的知識與動態，卻缺乏捕捉藥徵、方證、舌象、脈象、腹證等具象的能力。所謂『疾病』的抽象概念愈來愈清晰，『方證』的具象狀態愈來愈模糊，更缺乏一種彌足珍惜的隨機應變的能力。這種經由規劃知識生產和再生產的教育方式，已經負面地影響著中醫學生的精神成長。我認為，中醫界有責任對這種不正常的現象進行分析和反思。」

後來，當我的身分由一位體制外的民間郎中轉變成了國家中醫體制中的一位中醫師時，我對張手先生以上的批評意見更有痛切的感受。我對中醫學術體制的瞭解越詳盡，透過各種方式參與體制運作的程度越深，也就越是切身地體悟到仲景的經方理念與現行中醫教育體制的距離。

「老張，怎麼才能避免在臨床上犯本末倒置的錯誤？」

「子曰：『學而不思則罔』，」張手先生答道，「就是提倡人們注重思考，透過思考去追求新知。這個世界上有很多很多完全不思考的人，患『抬豬找刀』的錯誤，僅是其中的一種。面對本來是不言而喻的『常識』，你多想一想，就會發現它並非那麼結實可靠。同樣，面對我們自己看起來是不可改變、不可逆轉的一些傳統觀點，如果你一細想，它就並非那麼必然、那麼堅不可摧了。譬如中醫界一些人診治泌尿道結石的時候，不辨方證，不辨體質，不分病情緩急，一味地使用『三金二石湯』就是在犯這個錯誤。真知並不是一望即知的那種東西，不假思索並不能達到真知的目的；相反，一個人如果想要得到他的真知，他就得從那種不分孰輕孰重『盲目實踐』的狀態中撤離出來，將自己『一分為二』，經過再三遲疑、停頓、反省、觀望之後，才有可能朝向某個真正的真知目標。不過改變觀念和文化習慣是一項浩大任務，並非旦夕之功。但正如羅素所言，『大多數人寧肯去死，也不願思考。許多人確實是這樣死去的。』」

「老張，我反覆閱讀《傷寒論》，發現它所使用的術語大多是單純陳述臨床診治的事實，很少有有關事實的解釋與推理。這些臨床診治的事實畢竟是有限的，我們應該如何看待這一事實？」

「《傷寒論》的文本是固定的、已完成的。」張手先生說，「然而，臨床實踐是開放的、未完成的。誰也不能預料病症未來怎樣變化；病症也不可能按照誰事先所預料的那樣展開。臨床實踐的這種開放的、未完成的性質，要求我們能夠正視臨床上存在著的潛在層面；正視那些尚未打開的、尚未被看見的，但是構成臨床實踐的隱蔽性的東西。更需要發現和發掘它們，尋找出最佳的診治方案。仲景描述性的論述，儘量把問題從各個方面展現出來，而不是沿著一條線做出一種推論。病症的空間性與時間性做為研究對象更適合揭示問題中交織、斷裂的那些微妙之處。仲景能夠成功地將這種直觀、本真的經驗神奇地表達出來，在某種意義上講，這就是他尋找到的最準確的表達形式。透過《傷寒論》的原文，讓後學者聽到他的聲音，這不僅僅需要學識上的淵博與深刻，而且需要一種特別的敏感與原創能力。用理性的語言刻劃出中醫診治系統非理性圖像，這也許是張仲景的歷史性貢獻。」

「用理性的語言刻劃出中醫診治系統非理性圖像，這也許是張仲景的歷史性貢獻。」張丰先生的這句話說得太好了。

「老張，《傷寒論》條文中看到的病證和實際的臨床病證有較大的距離，如何找到一種簡便的渠道，形成一套系統化的診治規律？」

「你提的問題非常實際，」張丰先生說，「前者不過是一種對於後者的比劃比劃罷了，看上去像，其實還是有很大距離的，若隱若現的。張仲景不能，其實也無法用某一種尺度來衡量所有的病人，把臨床病人脈證中一部分症狀體徵劃分進來，而把另外一部分症狀體徵剔除出去。他只能提出規律性、綱領性、導向性、典型性的論述，至於具體的診治就需要臨床醫師自己去領悟、去體會、去細化了。所以，我們要自覺地清算那種依樣畫葫蘆的懶漢思想，以及非此即彼的僵化的思維模式。日本漢方家三百年來摸索著走過的路，他們對《傷寒論》的研究與臨床實踐可以做為我們的借鑒。」

他的分析使我懂得了許多東西，譬如用針灸與方證辨證結合的泌尿道結石的治療方法使我受用一生。他不僅試圖理解眼前這個病例所發生的所有症狀與體徵，而且也在努力找出新的表述秩序和思維規律，來應對和處理眼前的病症與痛苦，以此與自己所處的臨床醫師身分相匹配。幾十年之中，我診治了幾百例輸尿管中段結石引起腎積水的病人，其中很多病人都是西醫外科手術適應症，然而應用這一療法，絕大多數病人三、五帖中藥，一、二次針灸就解決了病痛。有的人自己親眼看到小結石的排出，有的人經B超檢查發現結石消失了，當然更多的病人既沒有看到結石的排出，也沒有再去做一次B超的複查，腹部與腰腎部不痛了，小便通利了，不出血了，也就不治療了，不過幾年以後他們治療後的信息還是可以捕捉到的，所以我講是「絕大多數病人三、五帖中藥，一、二次針灸就解決了病痛」不是隨便講講的。有個老嫗一家，二十年之中先後有十一個人因為泌尿道結石的腎絞痛前來求診，除其中一人因結石太大，針藥無效而進行手術治療外，其餘十例都有很好的療效。有的成功地排石，有的經過遠期觀察與隨訪而得知治癒。這裡講的遠期，不是一、二年，而是三年以上，有的追蹤觀察了十五年以上。我也曾經將其中一個輸尿管結石病例的診治過程以「六經辨證診治痰證五例」的題目發表在《安徽中醫學院學報》二〇〇二年第四期上。原文如下：

〈輸尿管結石（痰瘀互結）〉

吳某，男，五十歲，幹部，一九九八年七月二十八日初診。患腎結石兩年。近三天出現陣發性腹痛，腸鳴欲便，臨廁難解，小便艱澀而短黃，形寒肢冷，時有自汗。B超檢查：右腎積水，右輸尿管上段擴張，診為右輸尿管中段結石。刻診：右腰部脹，叩之疼痛，腹脹拒按。脈象弦緊而不虛，舌暗淡白，苔白膩，苔上有黏痰樣物。腹診：全腹脹滿，按之拘緊，右脅下延及右臍旁痞硬不適，重按而痛。病為痰瘀凝結成石，屬太陰證，頗合大黃附子湯與芍藥甘草湯證。生大黃（後下）、附子（先煎）各一〇克，細辛三克，白芍三〇克，炙甘草六克，二劑。急煎頓服，藥後腹部脹滿疼痛逐漸消失，隨之暢排二便。全身舒暢，神倦欲眠。三天後再服一劑，諸症若失，腰部叩之不痛，腹部按之如常。隨訪兩年，未見復發。

按：本例為痰瘀成石，久寒結實。患者腹部劇痛，形寒肢冷，舌暗淡白，苔白膩，脈弦緊，是寒之明證；腹痛拒按，腰痛畏叩，二便不暢，脈不虛是實證之象。「脅下偏痛」、「腹肌拘緊」、「陣發性痙攣樣疼痛」、「脈緊」等符合大黃附子湯與芍藥甘草湯證。

這個病例還有一點我在論文中沒有提及，現在補充說明一下，就是「脅下偏痛」這一腹證，不僅僅是腹診所得，更重要的是病人述說病情時用右手食指在自己的右脅下延及右臍旁劃了一圈，那一瞬間我突然想起漢方家矢數道明先生《臨床應用漢方處方解說》中大黃附子湯腹診圖，當時的視覺反應所喚起的具體圖像，對後來方證的判斷無疑產生了決定性的作用。

這一些雖然都是離開張丰先生以後的事情了，但都得益於張丰先生的教導。

那天我還向張丰先生請教了慢性肝病的治療方法。

「對於慢性肝病的診治，我也摸索了十多年，」張丰先生說，「現在看來，治療不能急於求成，一定要從長計議。」

我拿出準備好的筆記本，仔細記下張丰先生所述。

「慢性肝病的急性發作期僅是疾病對於人體的嚴重傷害，也是人體對疾病的積極防禦與抵抗。」張丰先生沉思片刻，深思熟慮地說，「所以這對病人來講是一個非常重要的階段，診治得好，有可能一舉取勝；診治得不好，有可能疾病趨向惡化。這個階段除了要積極正確的治療以外，病人更要靜臥休息。所謂積極正確的治療，不是使用某一個所謂高效的驗方，而是使用方證相對應的診治。也就是說，不是研究一個或者一套以慢性肝病為目標的方藥，而是忠誠地貫徹仲景『觀其脈症，知犯何逆，隨證治之』的原則。當病人外感發熱就診治外感發熱，當病人腹瀉了就老老實實地診治腹瀉，就這樣一切徐徐圖之，邊走邊看，淡定以對。幾年下來，或者更長的時間跟蹤診治，就會徹底地治癒。」

我對張丰先生講的慢性肝病的診治原則與方法很感興趣，我的周圍就有一些這樣的病人，然而我對這些病總體上還沒有一個明確的認識，特別是一些容易反覆的病人，被它纏綿黏滯的療程所迷惑，所以選方投藥常常舉棋不定。

「老張，那病人不是要一直不停地服藥？」

「慢性肝病的穩定期如果肝功能正常，沒有自覺症狀，我們一般不要求病人服藥。」張丰先生說，「在此期間，病人一定要注意養生，不要飲酒，不要熬夜，儘量少吃西藥，而多吃水果。慢性肝病的發作期，肝功能不正常，或者有明顯的自覺症狀，或者外感發熱的時候就要耐心地服藥，堅持不怠。」

那天，我滿載而歸。當我戀戀不捨地離開張丰先生的農舍時，已經是夜半時分，然而回顧與張丰先生的談話，我一夜心裡難以平靜。特別是「抬豬找刀」的笑話，從笑話的述說到我的多次揣摩、聯想、判斷，以及在張丰先生的反覆啟發下，杜撰出一個新的詞語，這豈不是與臨床診治時尋找能夠相對應的方證的情景一模一樣嗎？當我們在諸多的脈症中選擇合適的方證時，也不是一錘子買賣，常常一次又一次地揣摩、聯想、判斷，有時候還會精疲力竭也尋找不到一個環環緊扣的方證，我們只得自己整合出一個新的方子，透過臨床的實踐而取效。此情此景卻有著如此內在的聯繫，張丰先生真的是煞費苦心啊。

張丰先生診治慢性肝病的方法更是診治慢性肝病的指路明燈，後來知道，當時我們所謂的慢性肝病其實絕大部分是B肝，隨著檢測手段的更新換代，西醫的臨床診斷愈來愈先進，然而西醫的治療方法相對地滯後，所以中醫藥還是大有用武之地。幾十年來我根據張丰先生的診治方法治癒了一些B肝病人，這裡的治癒是根據西醫的治癒標準，就是B肝表面抗體轉陽。

舉一個病例說明一下：

王先生，三十歲，初診一九九五年秋，患B肝大三陽，多次住院，出院後不久又有肝功能異常，所以下決心中醫藥治療。刻診所知：中等個子，肢體消瘦，面黃無華，精神尚好，時有眼花，口苦口臭，牙齦出血，胃脘不適，大便秘結，小便黃穢，睡眠還好，脈象沉細，舌紅苔白。腹診所見：胸脅苦滿，心下壓痛。投小柴胡湯和小陷胸湯合方，經過兩個月左右的治療，肝功能恢復正常，諸證減輕而投藥。三年後因為工作過於勞累而復發，又一次住院治療，出院後服賀普丁，每日一片，各個方面都趨於正常。每當外感發熱或者咳嗽時都前來求診，中醫藥治療都是方證辨證，時投桂枝湯加味，時投小柴胡湯加減，發現心下壓痛的腹證一直沒有消失，所以每次用藥時都根據病情加以小陷胸湯，就這樣平平安安地過了六年。

二〇〇四年八月，王先生發現小便變黃，肝功能檢查發現異常得厲害，谷丙轉氨 1800 U/L，B肝DNA是又變高（1.67E+07），西醫認為B肝病毒變異，要求他住院治療，加用另一種抗病毒的西藥。王先生左思右想以後又一次決定中醫藥治療。我把他仔細診察以後，發現他的脈症與一九九五年秋初診時基本沒有什麼變化，改變的只有大便，大便近半年來一直溏薄不成形，每天一、二次。我於是投以柴胡桂枝乾薑湯和小陷胸湯合方，並要求他靜臥休息，一週後肝功能檢查發現谷丙轉氨　降至300U／L，病人大喜過望。上方稍作加減繼續服用，因為工作無人接手，只得又去上班。三週以後，肝功能檢查發現全部恢復正常，B肝DNA恢復到了正常的生理範圍。根據脈症投小柴胡湯，隔天服藥。三個月後，體檢結果B肝表面抗原轉陰，B肝表面抗體轉陽。病人欣喜不能自禁，打電話告訴我檢查的結果，我請他到另一個大醫院複查一次，B肝抗原抗體做定量檢查。後來檢查結果證實了以上檢查完全精確無誤。

王先生的B肝完全治癒了，但是過程曲折漫長。當他感謝我的時候，我坦誠地跟他說：「應該感謝經方醫學，感謝張仲景，感謝張丰先生。更應該感謝你自己的信心與選擇。」

三十七、十年一劍為療效

有一個星期天，經我的堂叔介紹，他的一個老同事周安吉老師來到我的學校請我幫他診病。

我早就聽堂叔說起過周安吉老師，他是一個優秀的小學教師，五〇年代在我的家鄉青山村教過書，受到全村農民的讚譽。當時青山村是初級小學，只有一至三年級，每一個班級二、三十人，全校只有他一個教師，授課是每一個班級按次序輪流進行的，就是每個班級每一次只能講授二十分鐘。周老師的教學任務很重，特別是學生的課堂紀律很難維持。然而周老師有一套行之有效的複式教學方法，所以教學質量一直高居全輔導區各個小學的前列，屢次得到上級領導的表彰。

我堂叔還告訴我，周老師出身在一個信仰天主教的家庭，所以他從小就是一個虔誠的教徒。

我是一個沒有宗教信仰的人，就是所謂的無神論者。由於缺乏這一方面的知識，所以對於什麼神造世界、耶穌復活、末日審判這些事件，一直認為都是純屬扯淡的鬼話。我堅信宗教就是迷信，就是在強迫加自願的前提下，上交了獨立思考的權利，一切靠上帝來判斷。後來隨著年齡的增大，我漸漸地知道宗教也是一門學問，也想讀讀《聖經》，看看裡面有沒有對經方醫學有用的東西。周老師的來診為我提供了一個學習的機會。

周安吉老師中等身材，五十多歲，消瘦憔悴，面色暗黃，戴一副黑框的老花眼鏡。他患心臟病多年，經常出現陣發性心悸、胸悶而頭暈。發作時，水腫、煩躁不已，胸部疼痛，喜歡用兩隻手壓住胸部。西醫診斷為：胸部神經痛、高血壓病、房顫、陣發性心動過速。多年來一直在服用西藥，但是近來西藥效果不太理想，所以想服用中藥試試。

我經過診察以後，進一步瞭解到周安吉老師的病況：咽喉有異物感，情緒波動時會引起胃脘脹痛，以及心悸、汗多、小便不利、咳嗽發作，脈象數並且時有間歇，舌淡紅而舌苔薄白。按壓腹部，腹肌菲薄而緊張，並發現臍邊有明顯的悸動。這是半夏厚朴湯證與桂枝甘草龍骨牡蠣湯證合病，就給予他處以這個合方半個月的劑量。

我把為什麼處以這樣方藥的道理告訴了周安吉老師，使他服藥的時候心裡更加有數。

我說：「處方的根據來源於《傷寒論》與《金匱》，使用的藥物都是一些能夠幫助與調整你體內抗病力量的藥物。這些藥物都是經過了幾千年的臨床實踐證實的，你只管放心地服用。你的所有症狀與體徵，在仲景的書中都有記載。」

周安吉老師笑著說：「中醫這樣診治處方我還是第一次聽說，請說來聽聽。」

我說：「你的這個病，用經方醫學的話語來說，是一個桂枝甘草龍骨牡蠣湯與半夏厚朴湯的方證。方劑中有八味藥。其中桂枝、甘草、龍骨、牡蠣，這四味藥，構成了桂枝甘草龍骨牡蠣湯。這是治療心悸、胸悶、尿頻、脈象數時有間歇、腹肌菲薄而緊張、臍邊有明顯的悸動等病症的方。你發作時喜歡用兩隻手壓住胸部，這個特殊的肢體動作也是用藥的重要依據。」

周安吉老師聽我一說，引起了興趣，說：「真的嗎？有何依據？」

「《傷寒論》六四條云：『發汗過多，其人叉手自冒心，心下悸欲得按者，桂枝甘草湯主之。』第一一八條云：『……煩躁者，桂枝甘草龍骨牡蠣湯主之』。你看是不是符合你的臨床病症？」

「像，像極了，心悸發作時就是這樣。」周安吉老師大聲地說。

「由半夏、厚朴、蘇梗、茯苓四味藥組成的方是半夏厚朴湯。這個方是治療咽喉有異物感、胸悶、頭暈、情緒波動時會引起胃脘脹痛等症狀。」

「古醫書中也有這樣說？」周安吉老師問。

「《金匱》中記載：『咽中如有炙臠，半夏厚朴湯主之。』你不就是這樣的嗎？咽喉部有異物感這個症狀是以上諸多症狀中最重要的一個症狀。」

「我心悸發作時，還會出現水腫、尿頻尿多、胸部神經痛、咳嗽等症狀。這些病情《金匱》中也有說嗎？」周安吉老師問。

「你講述的症狀，《金匱》中都有。日本漢方家矢數道明認為《金匱．水氣病》所云的：『問曰：病者苦水，面目身體四肢皆腫，小便不利，脈之，不言水，反言胸中痛，氣上衝咽，狀如炙臠，當微咳喘，審如師言，其脈何類？』這條條文也是論述半夏厚朴湯的方證的，這裡陳述了本方對水腫、小便不利、神經痛、咳嗽發作都有效。」

周安吉老師似有所悟地點點頭。

就這樣我幫周安吉老師開了一帖方子，服用兩週。

處方如下：

桂枝三錢，甘草一錢，生龍骨一兩，生牡蠣一兩，半夏五錢，厚朴四錢，蘇梗三錢，茯苓五錢。

開好處方以後，我就與周安吉老師閒聊了起來。

我問：「周老師，聽我堂叔說你是天主教徒。」

周安吉老師搖搖頭說：「不是，我信奉的是基督教，不是天主教。」

我根本分辨不清基督教與天主教兩者的區別。

「周老師，基督教與天主教有什麼不一樣？」

「基督教只敬拜聖父、聖子、聖靈，三位一體的神，」周安吉老師說，「瑪利亞就是一般婦女，而不是神明；天主教除了三位一體的神之外，還崇拜瑪利亞，瑪利亞被稱為聖母。基督教和天主教都是信上帝耶和華是世間唯一的真神。聖經分舊約和新約兩個部分，舊約說的是耶穌誕生前的事，新約說的是耶穌降生後的事。基督教守的是新約，天主教守的是聖經與次經，對生活有著非常嚴苛的要求。」

這些所謂的區別，在我看來都不是本質性的東西，所以也就沒有了深究的興趣。

我有一事不明，就問：「周老師，我想請教你一個問題。」

「不要客氣，有事就說。」周安吉老師說。

「醫師信教，可以嗎？」

「為什麼不可以？」周安吉老師反問道。

「醫學是一門科學，它的指導思想是唯物論，然而宗教宣揚『上帝創造人類』，它在哲學是唯心論。一個人怎麼可以一心二用呢？」

周安吉老師說：「是『上帝創造人類』或是『大自然的進化產生人類』，這個問題到目前為止還都沒有定論。就像我國古代的『女媧造人』一樣，人們認為它僅僅是一個美麗的神話。我們不能因為這樣的不同說法，就把它們貼上唯物或唯心的標籤。」

我覺得他的立論的內在邏輯有些含混不清，似是實非。

「周老師，醫師當中有信奉基督教的人嗎？」

「是的，這一現象非常普遍，許多科學家都是虔誠的教徒。」周安吉老師說。

「周老師，如果一個人生病了，請求信教的醫師診治，醫師何必為他診治用藥？只要做一次禱告不就可以了嗎？」

周安吉老師笑著說：「人類自己應該完成的事情，為什麼都要推卸給上帝？上帝創造了高智商的人類，就是讓他們去開拓未來的新世界，不是叫他們做遊手好閒的人，上帝從不幫助不努力的人。人必須為自己找到自己生命的發光點，這是上帝不能代替的。」

我總覺得周安吉老師的辯解在偷換概念，然而他是如何進行偷換概念的，我又難以明確地指出。

「周老師，為什麼有一些基督徒的品性並不好？」

「新教神學家卡爾．巴特反對任何人為地神化世俗人的言論與行為，他說過，『世界就是世界，而上帝就是上帝』。上帝之言和人之言必須嚴加區分，上帝與教會也要分開，不能將人做的事套在上帝的身上。」周安吉老師看到我冥頑不化的樣子，就說，「我既是一個虔誠的教徒，又是一個宗教研究者。所以我想站在宗教研究者的立場來進一步解答你的困惑。」

我不能理解教徒與研究宗教者有什麼不同。

周安吉老師繼續說：「科學與宗教是兩個不同範疇內的東西，各有自己的目標與規範。它們之間並行不悖，不能用一個統一的標準來進行比較與衡量。」

周安吉老師的意思很明白，科學與宗教的關係，就像時間與空間，長度與重量之間的關係一樣，沒有什麼可比性。

我點點頭。

周安吉老師繼續說：「科學是追求事物的真相與規律。然而宗教為靈魂的淨化，是心靈的天然綻放，是追求人類的愛。它是人類與生俱來的良知，但是它看不見、摸不著，也無法稱斤論兩、明細往來，然而它永遠真實地活在每個人的心中。對於這一種宗教現象你去問『科學不科學』是不是有點兒荒唐？」

「周老師，什麼是『愛』？」

周安吉老師說：「我這裡引用法國聖女西蒙娜．薇依的話來回答你，她說過：『愛就是願意分擔不幸的被愛者的痛苦。』」

我覺得這句話有點拗口，也不容易理解。

「『白髮三千丈，緣愁似個長？』愁生白髮，人所共曉，而長達三千丈，這科學嗎？」周安吉老師反問，「然而我們沒有去責罵李白詩句不科學，這是為什麼？因為我們知道在藝術領域的目標與規範是『美』而不是科學不科學。那為什麼要求追求『愛』與『善』為己任的宗教一定要科學呢？」

我一時難以辯駁。

「科學家很多是宗教徒，」周安吉老師看著我，「牛頓研究物理學、數學是想證明上帝如何創造世界，愛因斯坦用『上帝不會任意擲骰子』的話，來拒絕他所反對的量子力學中不確定原理，你說是為什麼？」

我對他講的兩件事都還是第一次聽到，我怎麼能夠說出為什麼呢？

「真、善、美的統一為人生與思想的最高境界，」周安吉老師平和地說，「智慧與仁慈的心靈在彼此呼應著，光有科學而缺乏藝術與宗教的世界是了無生趣的沙漠。」

我從來沒有這樣想過，周安吉老師的話使人感觸到一種對人生新的理解。周安吉老師所擁有的這一部分知識，正是我思想的空白，我要透過幫他看病的機會，好好補上一課。雖然我不會改變自己無神論的立場，仍然堅定地認為現實世界裡不存在上帝，確信上帝造人是一個美麗的神話故事，宗教所謂的上帝恰恰是人創造的。

我說：「周先生，你的意思上帝存在不存在不重要，重要的是有了宗教信念就會獲得愛與善，是嗎？」

周安吉老師沒有回答，我想他永遠無法回答。他假如回答「是」，那他就不是一個真正的基督徒，如果他回答「不是」，那就與他開頭的真善美的設定相矛盾。

兩週後，周安吉老師來複診，精神氣色有所改觀。

「謝謝你的診治，」周安吉老師笑容可掬，「服藥後的情況比較好，發作的次數明顯地減少，發作時出現的水腫、尿頻尿多、胸部神經痛、咳嗽等症狀也有所緩解。不過昨天受了一點風寒，今天稍有不適。」

我給他診察了以後，發現他只不過在以前脈症的基礎上增添了鼻塞一症而已，於是就在原方的方藥中增加了一味蒼耳子，先服用三帖，接著依照原方再服十帖，要求他服完藥後再來複診。

就這樣，經過三個月的診治，周老師的陣發性心悸基本沒有發作，就停藥觀察。在停藥期間，每天服用別直人參三分。

在這三個月中，我向周安吉老師殷殷垂詢，他為我打開了西方宗教知識的一扇窗戶。透過這一扇窗戶，使我增加了不少西方的文化與歷史知識。因為周安吉老師不僅僅是一個虔誠的教徒，更重要的又是一個宗教研究者，所以他能夠以旁觀者的清醒與睿智為我提供許多智力上的享受。

周安吉老師常常透過許許多多與中國古代文化的比較來介紹西方的宗教文化，使我瞭解到當代西方林林總總的宗教流派的概貌以及若干代表性人物的主要思想。我記得他在解釋什麼是「不可言說的言說」時，翻來覆去地舉了許多的例子來說明它的含義，但是我都難以理解，最後他以老子《道德經》中的「道可道，非常道」尋找到了通往釋義的橋樑。

譬如，我請周安吉老師解釋佛經中「初發心，成佛有餘」的意蘊是什麼？

「這就是初學者的心態，」周安吉老師說，「不無端猜測、不期望未來的收穫、不隨便下結論，不懷有偏見。初學者的心態正如一個新生兒面對這個世界一樣，永遠充滿好奇、求知欲與對生命的讚歎。初學者如果懷有這樣一顆虔誠的心就足夠了。佛經的這句話具有普世的意義，無時無處都可以宣化與發揚。你們中醫師如果也能這樣要求自己，就會生生不息，天天向上。」

又如，我請周安吉老師解釋佛教裡「非想非非想處天」的含義是什麼？

「即三界中無色界第四天。」周安吉老師說，「此天沒有欲望與物質，僅有微妙的思想。你們中醫師知識與醫德的修鍊也是以此為目標的。」

我就是在他的口中第一次聽到了「巴別塔」、「創世記」、「羅馬書」、「麥加」、「巴士底獄」、「巴黎高師」、「卡珊德拉」、「索福克勒斯」、「狄奧尼修斯」、「自意識的滿足」、「佛陀」、「靜如止水」等詞語。以及「村莊是上帝造的，城市是人造的」、「村莊對人類好比人類的母親」等等令人反思的話語。

後來，我把對周安吉老師的診治與交往的經過告訴了張丰先生。

「我們是唯物論者，《國際歌》中『從來沒有什麼救世主』就是我們的世界觀。」張丰先生說：「但宗教是一個極為複雜的問題，不是『統治階級的精神鴉片』一句話就能概括得了的。有人把複雜問題簡單化，就會遠離事物的原來本質。周老師的宗教研究者與基督徒兩種身分一說，和我們經方醫學研究者與經方臨床醫師可有一比。做為經方醫師當然時時處處以經方醫學的原則為指導，沉浸其中，反覆運用與體悟。然而做為經方醫學研究，應該走出經方，放眼世界。『不識廬山真面目，只緣身在此山中』，只有走出廬山之外才能窺其全貌。傳說徐靈胎對吳瑭提出的跳出傷寒論觀點嗤之以鼻說：『我想跳進傷寒還跳不進呢』，言外之意是『你有什麼資格跳出傷寒論？』做為經方派的醫師，一般來說是會站在徐這一邊的，為他的反諷叫好，我初學經方時也是這樣。但奇怪的是，隨著時間一年一年地過去，這個爭論的命題一直在我的腦海中揮之不去。後來我漸漸地覺得跳進與跳出其實並不是對立的，它們可以和諧地相處，甚至可以融合在一起。」

經過張丰先生一說，周安吉老師的雙重身分說就有了新的含義。

「但是我們要分清周安吉老師的『宗教研究』與我們平時說的『研究宗教』是不同的。」張丰先生細細地言說，「前者是以宗教信奉為前提，後者以宗教為研究的對象。」

漢語文字美妙絕倫，深奧無比，「宗教研究」與「研究宗教」其內涵完全不同。

「醫學應該是廣闊的、立體的，它不應該只有一種認識和療法。」張丰先生繼續說，「為什麼這樣說呢？醫學的真正目的只有一個，就是為了療效，一切都是為了改善與提高病人的生命感覺。這樣一轉念，內經中的『病為本，醫為標』，就有了新的一層涵義了。傷寒論是一個博大的海，醫者全身心地跳進去，幼而壯，壯而老，有吮吸不完的營養，使自己的醫術與日俱進。但《傷寒論》不等於整個中醫學，它只是一個極重要的核心，我們需要的是開放的心態，引進種種異質的東西，而不能畫地為牢，作繭自縛。儒家主張『以出世的精神，作入世的工作』。這裡出世與入世和跳出與跳進是具有可比性的。有人認為經方是針對整體的治療，是大乘療法，所向披靡。他誤解了整體與大乘的真實含義，我認為大乘是因為包容了小乘而命名的，是比小乘高一個層次的，如果認為大乘與小乘是對立的，那就貶低了大乘，使它流為另一形式的小乘了。如果站在這樣的高度來看問題，那麼《傷寒論》中有針灸療法等外治法就不奇怪了。這不僅僅是一種療法而已，而是教導後人，要有一種超越局限的眼界和胸懷，正視藥物療法的不足，善於容納異己的觀點，來拓寬自己的診治路子。」

再後來，我把張丰先生對周安吉老師的看法原原本本地講給阿驊表兄聽。

「我是無神論者，對宗教沒有過多的研究，所以沒有發言權。」阿驊表兄坦率地說，「但是討論中首先要給『經方』這個名詞下一定義。讓我借用杜牧『丸之走盤』的妙喻來說明我的想法。杜牧在〈序孫子注〉中說：『丸之走盤，橫斜圓直，不可盡知也。其必可知者，是丸之不出於盤也。』所以我們要知道，經方可以比之於『盤』，經方內部各種動向可比之為『丸』。當『丸走盤外』，就是『丸』跳出了此『盤』時，就由經方內變轉至經方外變了。」

「『經方』具有多重複雜的意涵，」我望著半天不作響的阿驊表兄而問，「你心目中的『經方』這個盤的邊界在哪裡呢？」

「方證相對應，」阿驊表兄表情肅穆，「我的意見就是這五個字。」

我們當時在這些基本概念的認識方面，沒有少花力氣。對於什麼是「經方」這個問題更是如此，不惜重重複複多次。

離別時，張丰先生要我把從醫以來的典型病例進行一次全面地總結，透過這次總結，一方面可以提高自己的理論水平，另一方面也可以保存這一時期的臨床資料。

十餘年中，我孜孜不倦於中醫，每遇見一個病證，必定潛心留意，精研覃思。因此臨床療效在漸漸地提高，在狀元橋一帶也有了一點醫名，對臨床的辨證也建立了自己的一套工作程序。凡是我診治過的人，無論病情的輕重，均能將其施治過程中的病症方藥一一隨筆札記而錄存，歷時既久，積而盈帙，稍加搜羅，就有了不下五百餘案。由於臨證時的倉促，大都病案用詞簡括，很少提及自己辨證的思路，也沒有援據經論。在某些患者的複診記載中，文字就更為扼要，而言當然者多，言所以然者少，內心的體會更沒有得以表達。在張手先生的督促下，我就把藏篋有年的舊病案進行了一次整理。在這個整理的過程中，一些典型病例，在病案記錄的原稿上，只有主症與方藥，條理清晰有餘，條分縷析不足。我是以方證相對應為診治手段，心裡只注意病症與方證婉轉相赴，其中的機理沒有細細琢磨。雖然隨手記錄的病案文字對當時的病情與診治細節所忘實多，然而經過一番靜心回憶尚能歷歷可記，幸好大都患者其人俱在，如有不清楚之處，就可叩門相問。為了讓自己記住當時辨證用方的得失，除了對患者治療以後的情況進行隨訪調查以外，還重新翻閱《傷寒論》等醫籍，以求考治證之依據，處劑之準繩。所以這一次的病案整理自己感受頗深，無疑是一次新的學習。經過近幾個月的努力，病案終於告成。後來經過張手先生與阿驊表兄的過目，也提了一些修改意見，又進行了一次修訂。這是我第一篇對自己臨床工作的總結，所以敝帚自珍，留以紀念。

〈仲景方劑臨床應用二十例〉

高中畢業後，我開始接觸中醫。在翻閱中醫書籍的過程中，聽說《傷寒》、《金匱》是中醫立法處方的典範，於是開始研讀一些能夠找到的各家關於《傷寒》、《金匱》的注釋本。這樣就更加感到《傷寒》、《金匱》條理嚴密和方劑的神奧。然而使我感到疑惑的是，一般中醫儘管崇奉仲景，但對仲景諸方卻絕少採用。詢諸各相識中醫，則眾說紛紜，歸納起來，不外二點：（一）仲景和我們相處的時間、地點不同，因而仲景所立諸方難以採用，特別是流行性熱病的治療，溫病的衛氣營血分證治療已取代了傷寒的六經。（二）仲景的方劑森嚴簡潔，如辨證不慎或稍有疏忽，即禍不旋踵，不如後世諸方平易而易於掌握。以上兩種說法，雖然言之成理，但總難以消除我胸中的疑問。一九七二年暑假，我自身偶患流感，諸醫遍試桑菊、銀翹及其各式變方均無療效。自忖諸症狀極似麻黃湯證，即自擬麻黃湯一劑以試，方內麻黃用至二錢，哪知方至藥店，營業員拒不給藥。理由是：「時值夏月，重用麻黃二錢，真是以人命為兒戲。」及經再三說明，始勉強給配，不料服後，竟霍然汗出，一劑而癒。我心中認為，只要方證相符，仲景方劑既不會不適於今人，也不會招來飛禍。因此在後來的臨床診治中，只要症狀符合仲景諸方所列證候，就給予開列經方，而時常效如桴鼓。現將我多年來運用仲景方劑的典型治驗數則條列於下：

一、一九七五年三月九日，本校教師的一個七歲女兒。平日身體一向強健，五天前突然發高熱（四十度），喘咳，血象檢查：白血球 $20.0\times10^9/L$，中性78%。一醫院醫師診斷為支氣管肺炎，做西醫常規處理，效果不很好，家長央求我予以中醫治療。診之，見發熱惡寒，鼻流清涕，直喊頭痛，氣喘而咳，無汗，脈浮緊數，脈搏一一〇次/分，舌苔薄白，斷為外感風寒，太陽為病表衛不宣，慮其化熱內傳，擬解表發汗宣肺平喘，處以麻黃湯（生麻黃錢半，桂枝一錢，杏仁二錢半，生甘草一錢）服後三小時，滲然汗出，體溫恢復正常，諸症悉除。

外感熱病初期，表熱為正氣抗病能力外現之徵象，無須強求排除。相反，若能因勢利導，予以辛溫解表藥物，協助機體將病邪由汗腺排出，則立即病去身安，而不致曠時持久，徒傷正氣。

二、一九七五年八月四日，王嬌，女，四十歲，狀元漁業大隊家屬。十二天前因納涼受寒，頭痛發熱寒慄，服西藥三天無效，改服某中醫所予之銀翹散二劑，症情反而加劇，後又服祛暑解表藥亦無效。乃邀我診視，症見脈弦，苔白，寒熱往來，體溫三八．五度，口苦目眩，頭劇痛，咽燥疼，胸悶，脅脹，小便短澀，大便四日未解，面色發黃，無汗，鼻塞流涕，乾咳無痰，全身痠痛，納差，口渴喜飲，飲入不適，噁心欲吐，失眠等，三陽合病，症狀雜亂。我先從調理少陽入手，予小柴胡湯和解少陽，服二劑，諸症顯緩，食欲亦好轉，但咳嗽痰多，痰稀色白，微有惡寒發熱脈浮苔潤，乃改予小青龍湯二劑，以解表化飲，服後熱退咳止，諸症悉除。

此例症狀複雜，一時頗為使人迷惑，然當時顯為小柴胡證為劇，故先予小柴胡湯，致主證解而他證亦迎刃而解，僅餘一些輕微表證與飲而已，故繼予小青龍湯二劑就克奏全功。

三、一九七五年九月九日，吳老七，三十歲，男，永強化學工藝廠工人。外感後三天來頭痛惡寒無汗，口渴煩躁，小便黃，咽部紅腫痛，脈浮數，苔微黃，體溫三八．七度，此為外感風寒，表證未解，寒邪化熱已向裏傳。又大青龍湯發汗解表，清熱除煩，一劑熱退身安。此例極似第二例，此始因失治內傳，由大青龍湯一劑而安。彼則始而失治，繼為不顧病體，單純透表於先，於是諸症蜂起以致纏綿日久，徒傷正氣。

四、一九七五年九月十日，阿波妻，四十歲，狀元漁業大隊家屬。三天前，膽囊炎發作，脘腹部劇痛，嘔吐劇烈，滴水難以下嚥，水入即吐。經注射杜冷丁，以求暫時止痛，邀余往診。其脈洪弦，苔黃膩，寒熱往來，口苦，胸脅苦滿，右側更甚，膽區及心下脹痛拒按，大便秘結三日未解，證屬少陽陽明合病，以大柴胡湯外解少陽，內瀉熱結為治，家人恐服中藥不能下嚥，我囑之放心服下，服後並未見嘔吐，而十分鐘後，腹痛截然而止。

此例似在説明一點，服藥而吐是藥徵不服，機體對不適於己之藥物的一種抗拒作用，惟所見不多，有待先輩指教。

五、一九七五年七月四日，姜一昆，四歲，男孩，狀元漁業大隊漁民之子。幾月來拉膿血便，西醫診斷為慢性菌痢，屢治無效，後轉中醫治療給服白頭翁湯等苦寒之劑，病情加劇，轉來我處診治。診其脈沉細九〇次/分，舌淡，苔薄白，腹部柔軟無力，心下痞堅，不渴，小便色清，大便一日八、九次，量少形細，黏液狀，偶夾便血，無腹痛啼哭表現，證屬中陽不足，脾胃虛寒，予以理中湯加味（黨參三錢，炮薑炭二錢，白朮三錢，炙甘草一錢，地榆炭一錢，荊芥炭一錢）二劑痊癒。

下痢服白頭翁湯，似為治痢常例，但臨床中往往常例不足為例，此例似可為例。

六、一九七四年十月五日，楊小鎮，男，三十歲狀元四大隊社員。患病半年，西醫診斷為低血壓兼慢性腸炎，屢治無效，後經友人介紹來診，見其人瘦削黯黃，語聲低啞，神疲無力，心下痞滿，有明顯振水音，頭眩，小便不利，大便溏薄，一日數次，口不渴，惡寒，多唾液，嗜睡，白天常見眼瞼下垂，大有昏昏欲睡狀，脈象兩尺兩關均沉遲，舌淡苔白，血壓60/30mmHg，證屬太陰病，中陽不足，脾胃虛寒，理應溫運中焦，補氣健脾，予以附子理中湯。服後大效，深知病證相符，除囑其邊服該湯三十劑外，並囑其購備艾條每日自行熏灸中脘，左陽池一次，每穴各灸十分鐘。隨後諸證即行消失，血壓亦恢復正常，只是在勞動之後還容易產生疲勞，因而囑其再照上方繼服一段時間，以求根本改善體質。

七、一九七四年十一月五日，陳齊清，男，三十三歲，溫州東風化工廠職工。七年前患肝炎後，大便長期溏薄，早晨五點鐘時，即便意急迫，難以忍耐，量多，便後人感極度疲困，從而體重日見減輕，口腔終年糜爛破碎，小便時黃，中醫都誤斷為濕熱，接連予以清熱利濕之藥，結果越服越差，終而對治療喪失信心。一日偶然相遇，話及病情，央為診治。其脈濡軟，舌苔淡黃厚膩，舌尖紅有潰瘍面，噯氣，心下痞，按之有抵抗，微感不適，且腸鳴而無噁心嘔吐，證屬少陽病類變胃虛痞結，中氣升降失常所致，投以甘草瀉心湯三劑，而服後未效。我以為方證相符必須耐心服幾劑方能奏效，遂勸其堅信勿輟，及服至十餘劑才開始見效。後連服兩月，諸症消失，一年後見其面色紅潤，精力充沛，體重增加與前相比，似換一人，當時我的處方為：甘草三錢，半夏三錢，黃芩一錢，乾薑一錢，紅參錢半，大棗三個，黃連三分。前十劑用紅參，後易紅參為黨參三錢。

體會：（一）中醫可以改善體質，而體質的改善往往是祛病的根源。（二）治病易，改善體質難，治病數劑即可奏功，改善體質非長期堅持服藥，難以收效。

八、一九七五年九月十七日，王杜康，男，三十歲，狀元四大隊社員。腰疼數月，數治無效，後來我處診治。診其脈見全濡，左寸更為沉微，問之有否失眠，遺精，頭暈等症狀。患者驚愕之餘，連連點頭，腹診見左右腹直肌攣急，按之不弛，臍上跳動亢進，症屬心陽虛損，精關不固，而致腎虛腰疼，先予以桂枝加龍牡湯加腎氣丸三劑。後繼服二十餘劑，諸證悉除。特別是其失眠一症，纏綿數年難以治癒，患者深為苦惱。這次得以一起解決，實屬意外。至今已將近一年了，一切都歸正常。

九、一九七五年四月十七日，繆妻，五十歲，狀元狀四大隊。患慢性腎盂腎炎多年，經常急性發作，年來發作更勤，身體愈來愈差，服中西藥多劑無效。後我診視其脈二尺浮大，沉切微細，舌淡苔白厚膩，根部更甚，腹部右腹直肌攣急壓疼，頭眩目花，腰疼背疼，難能久立。時值初秋卻特別怕冷，全身肌肉經常筋惕肉動，臍周更為厲害，小便頻數量少，尿檢正常，納差，便時溏，證屬腎陽虛衰，水氣內停，極須溫腎散寒，健脾利水為治，即處以大劑真武湯（茯苓五錢，白芍三錢，白朮三錢，生薑三錢，炮附子二錢）三劑，諸症消失。

十、一九七四年五月六日，林寶榮，女，二十三歲，教師。近來常覺臉上發燙，兩耳發紅，自覺煩躁，體溫血壓均正常，西醫無法確認，我診視之，其脈洪，兩寸更為有力，舌質紅，苔薄黃，心下痞，按之濡，深按覺不適，平時便秘，近幾月來常有便血，經期每月提前四至五天，量多色紅，斷為邪火內熾，迫血妄行，須降熱瀉火，使血行歸於寧靜，予以瀉心湯（生大黃二錢，川連一錢，黃芩三錢）服後諸症悉退，繼予涼血養血之劑，以善其後。

我的體會是腹診應是中醫診斷中不可缺之一環。仲景在他的著述中，處處明確地提及腹證與腹診，後世醫家對此卻多略而不述，忽而不行。反是日本漢方家自德川時代起對此就極為重視，至今臨床上並有所發展，我認為我們若採取日本漢方家的見解，在對中醫診斷處方上不會無所裨益。

十一、一九七六年八月五日，陳加，五十歲，男，狀元漁業隊漁民，三天前的一個夜晚於納涼時突起寒忧，繼之嘔吐，頭眩，體溫正常，醫師一時不能確診，給予對症治療。服藥無效，乃邀我診治，按脈濡，苔白膩，不思飲，心下微痞，證屬厥陰病，胃中虛寒，肝氣上逆，應溫中補虛，降逆止嘔，予以大劑吳茱萸湯，一劑而癒。

十二、一九七五年八月二十三日，江光，男，七十歲，狀元漁業隊退休漁民，近月來每隔兩天發作一次惡寒顫抖，後出現全身及角膜黃染，有腹水，肝約肋下三指，質硬，限於化驗條件，西醫未能確診，其家人惶恐轉而央我給予中藥治療。其脈兩關弦，兩尺沉細無力，右尺更甚，舌苔白膩，中部微黃，口苦，目眩，寒熱往來如瘧狀，噁心，不欲食，水入即吐，黃疸色晦，小便不利，色黃，大便秘結，三、四日一行，腹診，胸脅極度緊張苦悶，按壓之有抵抗，患者覺有窒息感，體溫三七．三度，此證係濕熱鬱滯少陽，法當和解少陽，化濕利水，消疸清熱為治，當即以小柴胡湯與茵陳五苓散合方三劑。後諸症大減，精神振作，以後再增減上方藥味分量，複予三劑。諸病皆癒，一年後追訪，此人一切均好。

十三、一九七五年六月三日，史英，女，六歲，狀元狀四大隊農民的女兒。疹後咳嗽不止，西醫診斷為百日咳，而纏綿月餘，服藥未效，轉來我處診治。診其脈甚沉細，舌白鼻流清涕，無汗晨起眼瞼水腫，痙咳連聲，發作劇時，口唇發紺，體溫三七．五度，證屬風寒客表，水氣內停，以小青龍湯解表化飲，化痰止咳。一劑知，再劑咳聲大減，三劑痊癒。半月後因食生辣菜，又引起咳嗽，家人按原方服二劑，頓癒，後即無反覆，當時處方如下：生麻黃一錢，白芍錢半，細辛六分，乾薑一錢，甘草一錢，桂枝一錢，法夏二錢，五味子八分。

十四、一九七六年八月二十日，張妻，二十四歲，永強人，婚後患腎盂炎已將兩年，時有發作，以致遲未懷孕。後我為診視，見其脈澀，唇舌色黯，面色萎黃腰痠痛，捶之舒服，人疲思臥，納差，小便不利，左小腹觸之有抵抗壓痛的腫塊，但不急結，大便正常，經期不定，經色暗，有塊。診斷為瘀血停滯為害，予以桂枝茯苓丸料煎服，從活血化瘀法著手調治。三劑後，諸症悉消，精神亦復，後數月遂孕，全家欣喜無限。

十五、一九七五年九月十九日，張某某，二十四歲，女，張妻的小姑。患者素有痛經，婚後三年未懷孕。據謂經前小腹腰圍疼痛已有六年之久，延醫診治終不效，深覺煩惱，來診時，月經期結束剛一週，診見兩尺脈浮弱，沉按不見，舌根苔白膩，舌質淡，面色偏貧血，腰背二膝腳跟痠痛，少腹無力，有不仁感。此證係屬腎陽不足，予以金匱腎氣丸料煎服，囑其一直服到下次月經來潮為止。患者遵囑服藥，連服十五劑，經來腹疼消失，後即懷孕。

十六、阿光媳婦，二十五歲，狀元狀四大隊社員，一九七六年五月六日來診。產後半月小腹疼，惡露淋漓，脈沉細，舌淡，面色蒼白，暈眩，腳抽筋，自感惡寒，兩腹直肌攣急，按之不適。證屬產後營氣均虛，投以當歸建中湯以補血溫中、緩急止痛，一劑知，三劑痊。

十七、一九七六年五月十五日，楊映雪，女，二十四歲，體溫三十八度，懷孕四月，全腹脹疼，胃中嘈雜，大便秘結，腸鳴不已，夜間益顯，失眠，心煩，脈濡，舌紅苔白，心下壓痛，證為痰熱結互結心下，又兼下焦蓄血，更宜清熱滌痰，破血下瘀，擬予小陷胸湯與桃核承氣湯合方。但慮其懷孕在身，恐過峻藥物，招致意外，遲遲不敢以投，後觀諸症日劇，已致臥床不起，細思古人有「有故無殞」之教，由是放膽投之（半夏三錢，炒蔞仁四錢，川連錢半，桃仁泥三錢，桂枝二錢，大黃二錢，甘草錢半，玄明粉三錢〔沖〕）服後三小時，瀉下大量穢物，諸症頓大減，次日再服一劑，病即痊癒。

透過以上幾例，我感到婦科病常致全身症狀，而全身症狀也常引起婦科病，錯綜複雜，互為因果，臨

床治療上，只要全力抓主症，主症得治，他病自癒。

十八、一九七五年二月二十三日，李某某，男，二十五歲，一同事的阿舅，狀二大隊社員。腰疼二月，屢治無效，求為診治。其脈沉遲，舌苔白，右腹直肌攣急，自覺腰部寒冷，疼痛沉重，轉動不便，二下肢均感痠軟無力，有麻痹感，二膝蓋部更甚。證屬水濕停滯於腎之外府，予以苓薑朮甘湯，健脾利水，溫中散寒，一劑知，三劑痛止，行動自如。

十九、一九七四年八月三十日，王男，二十三歲，狀四大隊社員。右腰腿痛行步困難，三個月來，漸至加重，經各方治療均無效，有人建議至上海診治。後經一醫師介紹來我處就診。診見痛沿足少陽膽經及足太陽膀胱經同時發散，次髎、環跳、趺陽壓痛強烈，脈沉緊，白膩厚苔，厭食，大便溏，形細，日行三、四次，時有怕冷感。因見病情如此，憂慮重重，致又失眠。診其腹，見二腹直肌拘攣，右側特甚，知其營衛二虛，肌肉不得營養以致拘攣。遂治以芍藥甘草附子湯服三劑，即見效，及十劑，症狀癒半，後針藥配合，雙管齊下，歷經二月有餘，終於徹底治癒。兩年來參加農業勞動，未見有任何不適。

二十、一九七四年九月十日初診，周綢，六十歲，狀元街園木師傅。患者右腰腿痛已三月，經多種治療未效，近疼痛劇烈，不能站立，請我診治。證見右腿皮膚紫黯，輕度痿削，冰涼，時有刺痛，抬腿試驗陽性，脈沉遲，心下痞堅，右腹直肌攣急，並有壓痛，背部常有冷感，咳痰，痰白多稀，小便量較前少，余以證屬陽虛體弱，寒濕內侵。即予以附子湯溫經助陽，祛寒化濕，再配合針灸，十劑而癒，至今三年，未見復發。

我感到整體與局部的辨證關係，局部疾病，除特殊場合外，都應從整體出發，整體調整了，局部病變也就能相應地自行痊癒了。

三十八、中醫招賢進試場

一九七九年，那是一個「撥亂反正」的時代，中國社會正萬物復甦，每天聽到的消息總是令人振奮的。你能感受到周圍的氣氛，一切都在重新開始。十年動亂期間，中醫藥事業遭受到嚴重的摧殘，以致出現了中醫隊伍後繼乏人的嚴重局面。為了繼承發揚祖國醫學，切實解決中醫隊伍後繼乏人的問題，中共中央下發了（一九七八）五六號文件，這是「文革」以後黨中央為中醫工作專門頒發的唯一的一個歷史性文件，中醫界迎來了第二個春天。隨之，衛生部會同國家勞動總局下發了衛生部（一九七八）衛政字一五八三號、國家勞動總局（一九七八）勞計字一一五號聯合文件，決定從全國各地集體所有制機構和散在城鄉的民間中醫藥人員中，透過考試選拔一萬名具有真才實學的人員充實到縣以上全民所有制的醫療、教學、科研單位。此即當年所稱的「招賢」考試。浙江省衛生廳根據衛生部文件規定，會同省勞動局等四家單位下發文件，決定在浙江省透過嚴格的考試、考核、政審和體檢，選拔五百名中醫藥人員，充實到省、市、縣全民所有制醫療、教學、科研單位。

當陳興華醫師把這個消息告訴我時，我又高興又擔心。高興的是，這個多年難逢的好機會讓我遇到了；擔心的是，僧多粥少，勝數不多。但是不管勝負如何，這十年磨成的一劍，也該登臺揮舞幾下了。所以我一門心思，認真複習，準備參加全國的中醫師選拔考試。

在這同時，劉時覺要我一起報名參加中醫研究生入學考試，他當時已經在溫州一中執教，但是還是決定去報考，並把考試的條件與要求拿給我看，一再鼓勵我共同複習迎考。回來以後我反覆考慮，以我的家庭經濟條件，自己的年齡與外語水平報考研究生是不明智的，同時心裡認為劉時覺參加中醫研究生考試也是一步險棋。我自己呢，下定決心把所有精力集中在全省的中醫師選拔考試上了。

我是在市衛生局報的名，報名的現場人山人海，聽說有好幾百人，我認識的人當中就有幾十個，可謂競爭激烈。報名結束以後，市衛生局在溫州醫學院大會議室裡召開了一次考前的預備會議，全體考生參加，我進去的時候看見整個會場坐滿了人，王大華副局長做了講話。我記得他說，今天大家濟濟一堂，但是最後錄取的人數可能還坐不滿第一排。我當時就問自己，我能幸運被錄取而成為坐在第一排座位上的人嗎？

初試在溫州衛生學校裡舉行，分筆試與現場口試。那幾天天氣酷熱，為了保證考生能夠在試場上順利應考，市衛生局的工作同志在考場的地面上放滿了冰塊。筆試題目基本上都在事前分發給每一個考生的《複習考試大綱》之中，所以難度並不大。記得有大半考題的答案，最後都會落在方證相對應的經方上。特別是臨床各科的試題更是如此，因為《傷寒論》與《金匱要略》畢竟是臨床醫學的核心與基礎。試題這樣明顯的傾向性大大有利於我。

口試分組進行，一組一個教室。題目是用隨機抽籤的形式來決定的，考生抽出一個題目後，再給你二分鐘時間做準備，然後就要就題發揮。三個老師組成一個口試小組，一個老師主考，兩個老師副考，坐成一排，考生坐在他們的對面，中間隔著兩張並頭的課桌。我抓到的第一個題目是「少陽病的提綱證分析，並結合自己的診治病例論證提綱證的臨床意義。」

記得我回答時把《傷寒論》第二六三條的「少陽之為病，口苦，咽乾，目眩也」和第九六條的「傷寒五六日，中風，往來寒熱，胸脅苦滿，嘿嘿不欲飲食，心煩喜嘔……小柴胡湯主之」同時做為提綱證而提出，並加以分析，三位老師都比較認可。只是提問的時候，有一個老師問我，第二六三條與第九六條條文是指哪一個版本的《傷寒論》，我回答，是明朝趙開美複刻的宋代治平本《傷寒論》，老師滿意地點了點頭，這個題目的理論分析部分也就結束了。

臨床方面，我舉了一個肝硬化腹水的病例，一九七六年八月，李有功，男，七十歲，狀元漁業隊退休漁民，近月來每隔兩天發作一次惡寒顫抖，後出現全身及角膜黃染，有腹水，肝約肋下三指，質硬，限於化驗條件，西醫未能確診，其家人惶恐轉而要求我給予中藥治療。其脈弦，兩尺沉細無力，右尺更甚，舌苔白膩，中部微黃，口苦，目眩，寒熱往來如瘧狀，噁心，不欲食，水入即吐，黃疸色晦，小便不利，色黃，大便秘結，三、四日一行，腹診，胸脅極度緊張苦悶，按壓有抵抗，患者覺有窒息感，體溫三七．三度，此證係濕熱鬱滯少陽，法當和解少陽，化濕利水，消疸清熱為治，當即投以小柴胡湯與茵陳五苓散合方三劑，後諸症大減，精神振作，以後再增減上方藥味分量，複予三劑。諸病皆癒，一年後追訪，此人一切均好。我把臨床主要症狀與小柴胡湯證的往來寒熱，胸脅苦滿，嘿嘿不欲飲食，心煩喜嘔，脈象弦等脈症一一相對應起來加以分析，最後把為什麼投與茵陳五苓散合方的道理簡單地提一下。三位老師聽了以後都沒有講什麼，只有一個老師問我小柴胡湯與茵陳五苓散合方中的具體藥味與各自的分量，我一一做了回答。

我回答了以後，主考老師突然問我，使用小柴胡湯有沒有出現過瞑眩現象。我回答說，我自己沒有出現過，但是日本漢方家大塚敬節先生診治一位二十二歲神經性厭食婦人，他根據方證相對應的診法，投以小柴胡湯，服用一次後，發生劇烈的腹痛與下痢，在床上翻滾，可是過了不久，疼痛就停止，從第三天起食欲大開，可以吃下三碗的米飯。

我抓到的第二個題目是「陽水與陰水的區別在哪裡？臨床上如何鑒別診斷？」

我以越婢湯證與真武湯證為陽水與陰水的臨床典型表現，從上到下，從脈舌象到症狀有序地展開講述，老師聽了大概還滿意，試場上氣氛顯得輕鬆。三位老師都有提問，主考老師的提問有點難。

他說：「你剛才說根據陰陽轉化的原理，陽水得不到及時合理的診治有可能轉化為陰水。現在我問你，一個西醫確診為慢性腎炎五年的陰水患者，有沒有陰病轉陽的可能，而出現陰水轉變為陽水呢？」

我覺得好像受到了突然襲擊，對這個問題有點兒力不從心的感覺。

主考老師和藹地說：「你不要慌，慢慢地想一想再回答。」

我想慢性腎炎的陰水治癒的病例是存在的，何黃淼老師的那個高度水腫的腎病綜合症患者就是陰病陽轉而治癒的典型例子。然而我臨床上沒有看到陰水轉變為陽水的病況，有的只是陰水併發陽水的現象，就是西醫講的慢性腎炎急性發作的病變。

我就把自己的看法婉轉地表達了出來。

「慢性腎炎經過合理的治療，病人的體能出現了陰病陽轉而治癒的現象是客觀存在的，然而我沒有見過陰水轉變為陽水的臨床病例，有的只是慢性腎炎急性發作的陰水併發陽水的現象。」我回答。

主考老師笑著說：「這個提問被你繞過去了。」

大家也都笑了，我在笑聲中結束了初試。

複試安排在兩個月以後，那將是更為激烈的角逐。初試上線的考生好多是市內幾所大集體醫院的大夫，一些考生的父母在溫州市內都是頗有名氣的中醫，他們無論在人際關係、社會交往等方面與我等農村郎中相比不知勝出幾籌，所以我擔心的是試場外的競爭。

為了在未來的複試中增添一些取勝的把握，我向學校請了一個月的事假，學校的功課準備由我父親來接代。我父親本來已經接受另外一個中學的臨時英語代課工作，聽了我的打算之後，就辭退了英語代課而來到橫街小學當了一年級的代課老師。

我一個人在青山村的家中閉門讀書，主要是泛讀四大經典，並把四大經典中的重要條文做成六百多張卡片，悉心理解，反覆背誦。隨著背熟了的卡片清理出去，還不能熟練背誦的卡片漸漸地變少，經過二十多個日日夜夜廢寢忘食的努力，最後六百多張卡片都能熟記在胸。做到了只要你提一個頭，我就能不假思索地張口就來。這是我過去最討厭的學習方法，但是在考試鞭子的指揮下，我不得不乖乖地就範。不過，說一句心裡話，經過這一場煉獄式的煎熬，我的中醫理論水平明顯地得到整體性提高。

三十九、因勢利導抓主症

在青山村的家中複習迎考期間，有一天，我走出了家門到外面去複習。我一邊走，一邊想，一邊背誦卡片，一路散步到了寺前街。在永強車站附近，遇見了好幾年沒有見面的古塞先生。他正在車站等車，準備返回溫州。這次和他相逢純屬偶然，所以我特別高興，在複習過程中我遇到好多中醫藥的問題，就一一向他發問，他都仔細地傾聽，耐心地講解，使我得到極大的啟發。

古塞先生，原名陳國珍，早年喪父，和母親、一兄、一姊相依為命。一九三六年他考入上海美專讀書。抗戰爆發後，他與溫州新四軍辦事處地下工作者取得了聯繫，將他們為他寫的祕密介紹信縫在棉衣裡，於一九三八年與另外兩個青年相隨奔赴延安。其中一人是南漢宸，南漢宸後來做了中國人民銀行行長。在延安，古塞先生參加了李公樸領導的抗戰建國教學團做宣傳工作。一九四〇年參加西北戰地服務團，編輯《戰地木刻》。古塞在一九四二年創作的連續漫畫《「五次治安強化運動」的真相》極富誇張、尖銳地揭露了日軍的本來面目，竟使華北敵酋震驚，貼出告示，懸賞高價買作者的人頭。他同時創作了大量的革命歌曲及木刻作品。木刻《剪羊毛》，曾獲魯迅文藝獎金。一九四九年當選為察哈爾省文聯執委兼張家口市美協副主席及《察哈爾省工人日報》副主編。然而留在家裡的哥哥陳國楨備受國民黨當權者的迫害，以致貧病成瘋。當他的外甥從報紙上發現古塞先生在張家口工作的消息後，即給他寫信報告家情。一九五一年古塞先生回到了溫州，雖然張家口方面催他回去，但他是一個性情中人，面對一家老小困苦無助的局面，無法再度離開。於是他就失去了公職與黨籍，落入了社會生活的底層，後來雖然在溫州中學當過短期的教師，但是長期一直處於半失業之中。在藝術創作方面，除了一九五〇年與錢君匋合編萬葉書店出版的大型畫冊《民間刻紙集》以外，其後的諸多藝術作品都難以公開出版。他酷愛中醫學，也精通經方醫學，為此他嘔心瀝血地創作了《中國十大醫學家》的雕塑作品。

小時候，我父親經常以敬佩、褒揚的口吻提起古塞先生，說他是見多識廣的「老延安」。有一次帶我去了古塞先生的家中，父親叫我稱他「陳老師」。在我少年的記憶裡，他那矮胖結實的身軀，碩大的頭顱，廣闊的前額就像童話中無所不知的博士老爺爺。他的家裡到處是書籍、雕塑與古玩，牆壁上掛著兩把小提琴。學醫以後我也經常去找古塞先生聊天，從他那天馬行空般的笑侃神聊之中，常常出乎意料地幫助我進入醫學思維的核心地帶。也許他生活在底層的時間太久了的緣故，也許是他藝術家怪癖的性格所致，在言談之間時時流露出誇口與賣弄的語調。所以在我的記憶中，他有學問，有見識，有才華，但不像書齋中的學者那樣地儒雅謙和。所以我對他的一些先入為主的看法已經形成內心的糾結多年來一直無法釋懷。

一九七三年夏天在溫州第三人民醫院後面住院部的一次談話，讓我留下了無數的懸念與迷惑。

當時古塞先生在溫州第三人民醫院後院的住院部上班，主持一項中醫藥抗癌的研究項目。這個項目是溫州市軍管會兼市革委會主任畢庶濮親自定的，由於溫州第三人民醫院已經全部搬遷到農村去了，醫院後面住院部就歸古塞先生使用。我聽到這個消息，就一口氣跑到第三人民醫院後面的住院部去尋找古塞先生，向他請教診治癌症的方法。

古塞先生告訴我自己從兩個方面來研究中醫藥抗癌，一個方面從專病專方專藥入手，一個方面從經方辨證入手。專病專方專藥容易推廣，一般的民間單方、驗方就歸屬於這一類；經方辨證要方證相對，辨證論治，一個病人一個方，醫師要熟悉與掌握《傷寒論》的診治規律，一下子難以推廣普及。他說，他現在的任務是把兩者結合起來，以西醫診斷的疾病為目標，下列幾個常見的方證，每一個方證所使用的方藥中都加上一、二味實踐反覆證實有效的中草藥。近幾年他一直在做這個工作，已經尋找到《傷寒論》的治癌奧祕，並且取得了明顯的臨床療效。這些研究成果，他多次打報告給中央，引起了中央各個有關部門的關注，所以溫州市革委會主任畢庶濮委派他主持這項工作。他已經把這一項工作視為自己人生百年可期可奪的目標。他還說，透過經方治癌，仲景學說就變得具有真正的現代性和科學價值。

在回來的路上，我很難理解他那日夜奔騰不息的大腦在想些什麼，癌症這樣的世界難題難道就這樣簡簡單單地可以解決？我也不知道他為什麼故意地把仲景神化？他為什麼一下子由地地道道的藝術家變成了一個現代經方家？也許只有無知的我會這般看，我認為他的聰明才智已經異化成「劍走偏鋒」的謀生術。種種疑惑，使我不再向他走近，從那以後我就沒有去找他了。

在車站的偶然邂逅，久別重逢的喜悅使我忘掉了六年前在溫州第三人民醫院後面住院部的一幕，所以依然談得十分融洽。我問他研究中醫藥抗癌這件事進行得怎麼樣了？他搖搖頭說，這是需要一個有組織的科學團隊、雄厚的資金，及長時間研究的大事，急功近利的行為當然是沒有收穫的。後來畢庶濮調走了，這個項目也就無形之中撤銷了。

我對中醫藥抗癌這件事依然有濃厚的興趣，所以就想趁這個機會追根究柢地向他問個明白。

「古塞先生，現在你能告訴我，中醫藥抗癌的價值如何？」

「中醫藥抗癌的價值是無可非議的，特別是運用經方醫學方證相對的診治思路是大有可為的。不過醫師首先要建立起正確的醫學理念，是在治療的初、中期要以病人的健康狀態與生活質量為療效的標準，以病人的生命指標與常規檢查為療效的標準，而不是以腫瘤方面的細胞學與生化檢查為標準，不然的話就會前功盡棄，半途而廢。好的治療方法不是直接以疾病為目標，沿著一條直線走過去的。」古塞先生的話，爐錘另具，生面別開。

「古塞先生，運用經方醫學方證相對的診治思路具體如何操作？」

「不確定之中可以確定的是，以病人的主訴來抓主症，進行方證相對的診治。」古塞先生以肯定的語氣說，「好像病人發熱不退，我們就要緊緊地圍繞發熱這個主症尋找相對應的方藥，或桂枝湯證，或麻黄湯證，或小柴胡湯證，或白虎湯證，或承氣湯證，或四逆湯證，然後投方而治。」

「古塞先生，那些專門針對腫瘤而治的專藥要不要加入？」

「不要，不要，腫瘤病人如果處於急性階段，一般不要加入針對腫瘤而治的專藥。等到病情緩定了，再考慮要不要加入。」

看來古塞先生經過這幾年的臨床實踐，對尋找特殊單方治療腫瘤病的熱情在衰減，又重新回到經方醫學的方證相對的路子上來了。我繼續原先的話題。

「病人的主訴經過診治消失以後，接下去我們如何進行治療？」我問。

「腫瘤病人在腫瘤沒有徹底消失之前，總會還有一些症狀與體徵，我們要以病人自己感覺最痛苦的症狀為新的主訴，依新的主症繼續尋找新的方證進行診治。譬如上述這個發熱為主訴的腫瘤病人如果體溫恢復正常以後，出現腹瀉的主訴，我們就以腹瀉為病人的主症去尋找相對應的方藥，或葛根湯證，或葛根芩連湯證，或黃芩湯證，或半夏瀉心湯證，或理中湯證，或四逆湯證，或烏梅丸證，然後投方而治。這裡需要時間、耐心和智慧。」

對於這樣一種事先沒有一個治療方案，而是跟著疾病的主症跑的方法，我一直是這樣地在做，但是心裡總有一點兒疑竇。譬如治療一個五十歲中年男子的甲狀腺癌，在上海做了甲狀腺癌摘除手術。手術以後一切均好。然而腹診時，其心下壓痛明顯，我按照腹證處方，一直堅持服藥兩年，病人都保持良好的生活狀態，也沒有什麼臨床症狀，然而心下壓痛的腹證始終難以消除，其中的機理深不可測。

「古塞先生，這種形影相隨，移步易景的診治方法，臨床證明是有效的，然而它的道理在哪裡呢？」

古塞先生笑了，笑容是這樣地燦爛。

「你不是說經方醫學只研究『是什麼』，不關心『為什麼』嗎？今天為什麼也會提出『為什麼』這類問題呢？」他揶揄了幾句以後，就話歸正題，「可見人類不斷地提出與追問『為什麼』，其實是人類與生俱來的一種本能。所以古代《傷寒論》研究者從成無己首注《傷寒論》開始，毫無例外都走上了『由經方而窮究經旨』的這條路是完全可以理解的。」

古塞先生說得好，人類的好奇心忍不住追問現象後面的問題也是情有可原的，也是難以遏止的。

「我想，這當然是我的個人觀點，妄抒己見，徒肆空談，當不得真，你聽聽而已。」他說。

我虔誠地望著他聰慧而明亮的雙眼，聚精會神地等待著他的高論。

「人生病時出現的主訴，既是疾病造成的損害，也是人體抗病的集中表現，如果中醫藥解決好這個問題，對於人體抗病能力的調整肯定會十分有利的。」古塞先生感慨勃發地說，「就像一個國家，一個社會，小災小難連連不斷是一種常態，一般都能自生自滅，內部消化，不必動用國家的力量去解決，更不用驚動最高領導。等到發生了大的自然災難，地方官員無法單獨承擔時，這局部性的事情就上升為國家的重大事件，必須由國家領導人動員全國的力量去解決。疾病的主訴就相當於一個國家的重大事件，全身的抗病系統都會動員起來並積極地參與進去，解決好這裡的主症就等於調整了全身的功能，所以我認為病人的主訴就是健病之變的主戰場。如果醫者捨近求遠或淡然處之，就會失去治癒疾病的最佳時機。」

古塞先生把抓主訴，抓主症，提高到這樣的程度來認識，對我啟發很大，他說出了我感覺到的，卻無法表達的東西。這就應了一句老話：「牽一髮而動全身」此之謂也。是主訴、主症這一發，牽動之後才能調整全身。一般疾病的主訴、主症解決了，整個疾病也就迎刃而解。然而，包括腫瘤在內的沉痾痼疾，當前的主訴、主症解決了，馬上會出現新的主訴、主症。它又成為人體與疾病鬥爭新的中心，新的焦點。中醫藥治療只有這樣一步步緊緊地跟隨著人體的抗病系統相機抉擇，運用方證辨證的方法，或因勢利導，或扶正祛邪，才能充分調整全身的抗病力量，才能最有效地保護生命資源。然而他六年前在市第三人民醫院後院可不是這樣說的，我想問個究竟。

「古塞先生，你剛才講的與過去不一樣，六年前在市第三人民醫院後院你說已經尋找到《傷寒論》的治癌奧祕，並且取得明顯的臨床療效。當時你的醫學理念是：『以西醫診斷的疾病為目標，下列幾個常見的方證，每一個方證所使用的方藥中，都加上一、二味實踐反覆證實有效的中草藥』。你能解釋一下其中的原因嗎？」

「你把我的話都記住了，我很高興，」古塞先生哈哈大笑，他說，「當時我的醫學理念是借用日本漢方家的觀點，特別是湯本求真的《皇漢醫學》與湯本求真推薦的大塚敬節著的《中國內科醫鑑》，這兩本書對我影響很大。」

「古塞先生，日本漢方家也治療癌症嗎？」

「當然，當然，日本漢方家也治療癌症，我當時就是學習他們的治療經驗。」古塞先生說，「他們的經驗，對於剛剛進入臨床階段的醫師是很有用的，在西醫明確診斷的基礎上，它尋找到了治療疾病的入口處。好像診治胃癌，它明確地告訴你三個最常見的方證，體質強壯、體力旺盛者的大柴胡湯證；體質瘦弱、體力虛羸者的旋覆花代赭石湯證；體質、體力一般者的半夏瀉心湯證。這些方證都來源於《傷寒論》，不過日本人把它們靈活地用了起來。這樣診治癌症比專病專藥治癌強多了。我在民間就是運用日本漢方家的方法去治癌，不過用藥的分量比他們大三到五倍，譬如他們桂枝四到五克，大黃一到二克，附子〇．五到一克，柴胡五到七克，我呢，一般是：桂枝三到八錢，大黃一到三錢，附子二錢到一兩，柴胡三到七錢。就這樣，春來秋去，我在社會上漸漸地有了治癌的名氣，連周圍的鄰居也稱我『陳醫師』了。後來進了抗癌小組，攤子大了，病人多了，情況就複雜了。我慢慢地才知道，日本漢方家的方法只是適應於穩定期的癌症病人。面對發熱、嘔吐、出血、腹痛、昏迷、休克的病人是力不從心的，開始的時候都是由西醫藥搶救，慢慢地我尋找到了剛才向你講的抓主訴，抓主症的方法。這一個治療方法，使用的還是『方證相對應』的路子，就是『病之所在與方之所主，其揆一也』的方法，但是它已經跳出了日本漢方家的藩籬，重新回歸到張仲景的懷抱。」

這一艱難曲折的摸索過程，有效、無效、再有效的臨床實踐，從哲學上來說，就是簡單的一句話：「否定之否定」。然而卻要臨床中醫師耗費了上百年的時間。

原來如此，多年的疑竇慢慢地在化解，我感到呼吸都輕鬆。

「古塞先生，你能舉一個癌症病人的具體例子來說明一下你的治療方法嗎？」

「當然可以，我介紹一個肺癌病人診治的經過。」古塞先生談鋒正健，他說，「患者是我老同事的女婿，三十二歲，面黃肌瘦，咳嗽多年，左側胸脅疼痛一個月，逐漸發生呼吸困難，經CT檢查發現左肺占位性病變、縱膈淋巴結腫大、胸腔積液，胸水檢查發現大量癌細胞。到上海腫瘤醫院予以放化療後胸水大為減少，除乾咳以外，左側胸脅疼痛、呼吸困難等症狀消失，遂回溫州繼續治療。之後患者求助中醫，中醫師給予抗肺癌草藥煎服，治療二週．效果不顯，漸漸地又出現左側胸脅疼痛，夜間呼吸困難，咳嗽咯痰黃黏，難以咯出，夾血鮮紅，體溫三七．六度，求診於我。我查其左側胸脅脹滿，往來寒熱，口苦口燥，咽乾不嘔，大便稍結，小便淡黃，舌質淡紅、苔薄白，脈弦細。這是一個典型的柴胡湯證，然而到底哪一個柴胡湯類的方證最符合這個病人當前的病症呢？必須加以細心地掂量與比較。排除了大柴胡湯證、柴胡加芒硝湯證、柴胡加龍骨牡蠣湯證、柴胡桂枝湯證與四逆散證以後，比較相對應的方證還有小柴胡湯證、柴胡陷胸湯證與柴胡桂枝乾薑湯證。心下沒有壓痛，可以排除柴胡陷胸湯證；腹部沒有悸動，沒有小便不利，也沒有大便溏薄，可以排除了柴胡桂枝乾薑湯證。剩下的唯一的一個方證就是小柴胡湯證，然而夜間呼吸困難，咳嗽咯痰黃黏，夾血鮮紅，口燥不嘔幾個症狀也不甚相合，需要加減化裁。怎麼化裁呢？這又是一個大的診治環節，不得草率了事。我認為最好是按照仲景的經驗去變化，因為他每增損一味藥物，都有藥徵的根據，而不是臨時腦袋一敲，眉頭一皺就能計上心來。日本有些漢方家認為小柴胡湯後面的七個藥徵的加減是後人的羼入，不是仲景原意，我不這樣看，近兩千年的臨床實踐都反覆證實七個藥徵的加減恰如其分，真實不虛。所以我面對這個肺癌病人使用了小柴胡湯去半夏人參加栝蔞實來治療『胸中煩而不嘔者』。」

我靜靜地聽著，古塞先生的分析，條理清晰，邏輯嚴密，條分縷析，無懈可擊。

然而，我仍有不明白的地方，就問：「古塞先生，病人的夜間呼吸困難，咳嗽咯痰黃黏，難以咯出，夾血鮮紅諸證都在小柴胡湯去半夏人參加栝蔞實的方證中了嗎？」

古塞先生不厭其煩地回答：「是的，你說的病人諸證就是栝蔞實的藥徵，栝蔞實對痰黃黏，難以咯出而有胸痛者特別有效。《聖濟總錄》就記載重用栝蔞實治療吐血，《醫學衷中參西錄》也認定這一點。此外病人的大便稍結也是栝蔞實的藥徵。」

日本漢方家對於肺癌的治療是比較悲觀的，所以臨床報導不多，我也深深地受其影響。今天使我大開眼界，對古塞先生的無私指教，我的內心充滿著感謝之情。

古塞先生繼續說：「病人每日一劑，服藥後一週除左胸略感不適外，在這個方藥的基礎上隨症加減，半年以後，沒有什麼不適。就停藥觀察，三年了至今還沒有復發。」

「古塞先生，你能告訴我病人的具體處方嗎？」

「沒有問題，」古塞先生回答說，「柴胡三錢，黃芩三錢，栝蔞實三錢，炙甘草二錢，生薑三片，大棗三枚。」

都是平平淡淡，普普通通的方藥，然而卻具有如此巨大的作用，這不僅僅是針對疾病的病因而起作用的，更大的可能性就是有效地組織與調整了人體潛在的抗病能力。

「古塞先生，這個病人平時假如出現感冒發熱，腹痛腹瀉，食欲不佳等病症時，該怎麼辦？」

「還是仲景說的那句話：『觀其脈證，知犯何逆，隨證治之』，沒有什麼不一樣。」

古塞先生的臨床病例太精彩了，這當然是他治療病例中的比較成功的部分例子，所以他給中央的報告會引起有關部門的強烈關注。然而在文革的運動、動亂、亂動的洪流中，中醫藥抗癌研究這件事被遺忘了，被耽擱了，真是令人歎息不已。回想自己，頭腦簡單，個性魯莽，不分好歹，難辨是非。雖然動機不壞，卻是思維單一，喜歡憑表面現象估量人的稟性，對人求全責備，假如不是這一次的偶然相遇，可能先入為主，那就會以偏概全了。

「我鄰近村子裡有一個中年肥胖農民，患肺癌半年了，已經做了手術，但是手術後身體一天比一天肥胖，半年重了十公斤。病人面色暗黃，口苦口臭，心下痞滿，時有嘔惡的感覺，大便溏薄，每天三、五次，脈實不虛，舌淡紅，苔黃膩而厚。」我向古塞先生詳細講述了這個病例以後，就向他請教，「對於癌症診治，我缺乏經驗，請你給予指點。」

「這個病人已經沒有了呼吸系統的症狀，」古塞先生回答，「根據你上述的脈症應該是半夏瀉心湯證，每帖加大半夏的用量到一兩，連續服用一個月，各種症狀都會有所好轉，體重也會減下來，以後再隨證診治。」

古塞先生的話，使我想起了汪阿姨講述的張簡齋先生用半夏瀉心湯治療多年慢性腸炎的軍需官員肥胖症的經驗。

上述這個中年肥胖的肺癌病人後來沒來找我看病，所以也就無法知道古塞先生的診治方法是否有效，但是二十多年以後，我遇見一個肥胖病人，依據他們的經驗，而同樣獲得了療效。其診治的情況後來總結成文，以「六經辨證治療痰證五例」為題目，發表在二〇〇二年第四期的《安徽中醫學院學報》上，其病案如下：

〈肥胖病（痰濕壅滯）〉

林某，男，四十歲，工人，一九九五年九月二十日初診：身高一六八公分，體重八十三公斤。曾被確診為「肥胖症」、「高脂血症」，服西藥及減肥中藥多月，未效。近一個月來，日趨肥胖，竟增加到九十三公斤。刻診：自覺全身皮膚有繃緊感，身倦，神疲，嗜睡，口淡時苦，涎多，嘔惡噯氣，納增便軟，腸鳴矢氣，脈緩，舌淡，苔白膩，舌苔上有痰涎稠黏。腹診：心下痞硬，按之微微不適，大腹便便，按之鬆軟。此為太陰類病，痰濕內蘊，脾胃氣機升降受阻，使脾主肌肉、四肢之職失司。法宜調和脾胃、辛開苦降，予半夏瀉心湯加味：半夏二〇克，黄芩、黨參、乾薑、荷葉各一〇克，黃連三克，大棗三枚，炙甘草三克，山楂三〇克。每日一劑，共服十五劑，體重下降三．五公斤，自覺神振脘舒，嘔惡減少，大便成形。效不更方，仍宗上方化裁，續服十五劑，體重又降四公斤，臃腫體型漸消，心下痞硬之症稍減。原方加減繼服十五帖，體重降至八十公斤。繼以上方煎湯代茶，每日頻服，堅持兩個月，體重降至七十五公斤，血脂各項指標均明顯下降，接近正常範圍。隨訪兩年，一切正常。

按：中醫認為「肥人多痰濕」、「肥人多氣虛」，所以臨床辨病不難。但投以何方何藥？實為取勝之關鍵。此患者舌淡舌苔白膩而多稠黏痰涎，是典型的「半夏舌」、「乾薑舌」。腹診心下痞硬，屬半夏瀉心湯類證，驗之「嘔惡、腸鳴、便溏」諸症，符合《金匱要略．嘔吐噦下痢病脈證治第十七》中「嘔而腸鳴，心下痞者，半夏瀉心湯主之」。山楂、荷葉是治療肥胖病的專病專藥，故加之增強療效。

這個病例後來我發現被馮世綸教授稍加剪裁後編入了《馮世綸教授傷寒臨床綱要．減肥》中。馮老在我家做客時，我也向他問及《馮世綸教授傷寒臨床綱要．減肥》中採用了我的林某肥胖病案的事實時，他欣然地點了點頭。

向馮老求教經方醫學時，我也想與他老人家談談古塞先生，但最後還是沒有談成。但是我還是向好多人談及了古塞先生的經方治癌的故事。真的要感謝古塞先生，它使我站在戰略的高度來看待中醫藥抗癌的研究，並有效地指導了今後幾十年對包括腫瘤在內的沉痾痼疾的治療。

譬如，對於婦女不孕症的診治，一般不會從傷寒六經入手，然而我受古塞先生的啟發，臨床上對一些久治不效者試從六經辨證，以當時的主訴為主症，方證對應之時毅然投方，卻能時時收其效。

張女，二十六歲，初診於一九八五年十月七日。婚後三年未孕，月經初潮十六歲，一直先期，量多期長，色淡質稀，基礎體溫雙相，卵泡期短，黃體不健。檢查：形體消瘦，神疲乏力。膚色蒼白，多年來時覺惡風自汗，微微發熱，但體溫正常，脈浮濡而略數，舌淡紅苔薄白膩，腹診無特殊。治療：按太陽病中風證論治，投以桂枝湯三劑解肌祛風，調和營衛，溫攝經血。桂枝、生白芍、炙甘草各一〇克，大棗五枚，生薑五片；針刺風池2（編注：「2」指左右兩個同名穴位）（「2」指左右兩個同名穴位），風門2。針藥後惡風稍減，自汗略斂，發熱轉微，脈浮濡不數。上方加當歸一〇克，川芎六克，繼服七劑。當月經適期來潮，量中，色暗紅，偶有惡風自汗。桂枝湯加味，桂、芍量減半守方半月，諸症悉除，停藥觀察，來月經停有妊，後足月產一女嬰。

此案患者，用傷寒六經辨證來分析，屬持續多年的太陽中風證，她雖有「惡風自汗，微微發熱」等自覺症狀，但由於體溫正常，就沒有引起醫家應有的重視。此案治療時由於嚴格掌握太陽中風的基本脈證，然後綜合各方面的情況，選擇了桂枝湯。由於方證契合，針藥並用，多年月經先期之病，短期之內一舉糾正，隨後就出現李梃所論述的「婦人月水循環，纖痾不作而有子」的可喜療效。

一九九五年第四屆世界婦女大會在北京召開，在此期間同時舉辦「非政府組織婦女論壇」的「全國中醫婦科學術大會」，我就把治癒的七個典型病案為例，撰寫成論文，以「據腹證用經方治療不孕症舉隅」的題目在大會上宣讀並收入大會論文集出版。

這些十五年以後發生的事，其實追根究柢都和古塞先生那天在車站的一席話有關，所以連帶著寫了下來。交代好了，就此打住。溫州市區的汽車來了，古塞先生急急忙忙地擠上了車，我與他揮手告別。

古塞先生在改革開放時期重新恢復了藝術的青春，一九八〇年，《古代十大名醫》等十件甌塑，獲得了南方八省美術攝影作品展覽入選獎。一九九〇年〈漫讀王老賞〉入編《中國剪紙論文選》，多篇論文在《浙江工藝美術》雜誌上發表。一九九三年古塞先生病重時，念念不忘他作品的出版。古塞先生病逝後的第二年，他的遺孀吳秋萍女士就自任古塞先生作品的主編，並籌資數萬元，於二〇〇一年六月自費出版了《古塞藝術作品選》。著名篆刻家、書畫家，古塞先生的老朋友錢君匋先生寫了序，文化部副部長、古塞先生的老朋友周巍峙題寫了書名。接著又在二〇〇一年十月籌辦了古塞先生藝術作品座談會，周巍峙應邀出席。二〇〇四年七月十八日《溫州日報》以「古塞藝術作品座談昨舉行」的題目做了報導：「他在半個世紀的藝術生涯中，創作了國畫、粉畫、版畫、仿古瓷器、瓦刻、浮雕、漫畫等多種形式的大量優秀藝術作品，並在譜詞作曲和話劇創作等方面也有所建樹。」

奇怪的是，人們閉口不談他從事中醫藥學的事情，更沒有人記住他對經方診治癌症有過一番扎扎實實地實踐，並提出值得後人進一步研究的觀點。我想，也許那些被他有效地治療過的病人或者病人的親屬會記住他的。

四十、青藤小屋入夢來

那天，我步履沉重，憂思重重地從永強汽車站回青山村。因為古塞先生對於我這次考試的悲觀論調影響了我對未來的信心。他認為經過了十年文革的破壞，社會風氣不好，很難做到公平競爭，所以要我不要過於天真。

陳先生的車站耳語，使我虛驚一場。幸好，沒過幾天，烏雲密布的天空一下子晴朗了。初試的成績公布後，我的名次在前面。

這時候，又傳來劉時覺已經考取中醫研究生的消息，這個喜訊給我的鼓勵大極了，新時期的新氣象使我興奮不已，我更加有信心地準備著即將來臨的複試。

複試的時候，考生人數大大地減少，我估計溫州市區只剩下五、六十人了。

在複試中，有一場稱為「論文」的閉卷考試。考試時間僅僅只有三個小時，任何字典與參考資料都不好帶進考場。其題目是：把《素問．陰陽應象大論》中「善診者察色按脈先別陰陽審清濁而知部分視喘息聽音聲而知所苦觀權衡規矩而知病所主按尺寸觀浮沉滑澀而知病所生以治無過以診則不失矣」這一段古文，依以下三個方面的要求，寫出答案。一、句讀；二、翻譯成現代漢語；三、運用這一段古文的醫學思想來分析自己的一個臨床病案。由於自己對《內經》中這一段話比較熟悉，所以第一、第二方面很快就完成了。第三方面當然是這次考試的重點與難點，在這麼短的時間內寫出一個符合試題要求又具有一定臨床價值的病案是不容易的事。正因為這樣，才能夠考核出應考者的實際臨床水平與理論素養。真得要感謝上天的保佑，這一部分我寫得非常地順暢，這並不是我醫學水平高低的問題，也不是臨床發揮好壞的問題，完全是一種偶然，或者說是我的幸運罷了。因為我在考試前一年，曾經把自己從醫十年以來治癒的病例，進行過一次全面的整理與總結，並把其中典型的二十多個病案撰寫成一篇一萬多字的論文。那篇論文請張丰先生與阿驊表兄看過，他們糾正了我的一些錯誤。論文後來也請溫州醫學院中醫教授谷振聲先生看過，他也提出了許多不同的意見。我採納了大家許多有益的建議，把論文做了相應的修改而完稿。所以這篇論文中好多病案都做到了《素問．陰陽應象大論》中「善診者，察色按脈，先別陰陽；審清濁，而知部分；視喘息，聽音聲，而知所苦；

觀權衡規矩，而知病所主；按尺寸、觀浮沉滑澀，而知病所生。以治無過，以診則不失矣。」的要求。也就是說這些病案望聞問切四診俱全，陰陽八綱六經辨證詳盡，理法方藥面面俱到。所以論文試題中第三方面的要求，對我來說已經沒有構成什麼困難。我選用了我外甥阿津的病例，由於是運用六經辨證與方證相對應的方法，所以引用比較多《傷寒論》的條文，再加上我的論述和試題要求比較貼近，可能讓評審的人留下了良好的印象。

複試結束以後，我馬上到劉時覺家，把自己在試場上的情況一五一十地講給他聽。他指出了我幾個出錯的地方，認為論文的整體結構還可以，病例的引入與分析比較恰當。聽了劉時覺的點評，我的心裡有了自信。他又以自己考取研究生的例子，證明新時期整個國家政治風貌的好轉，要我以良好的心態等待下一步的政審與體檢。

我從市區回到橫街小學，向學校領導銷了假，開始了耐心的等待。有人說過，每個人都有他的良辰吉日，我也相信有關命運的傳言。人的一生假如沒有幾個這樣的關鍵時刻，生命不是顯得太單調了嗎？我隱隱地覺得良辰吉日這一次將在不遠的前方等著。

這一段時間我忙著複習迎考，已經半年沒有與張丰先生碰面了，張丰先生也因為右派改正的事宜跑上跑下，忙得不亦樂乎。現在考試已經告一個段落，所以心裡就想念起張丰先生來了。

一天，我聽說張丰先生右派改正的手續已經辦好，很快就要離開狀元橋了。聞訊後，我匆匆趕到他的農舍，向他祝賀，與他告別。但一想到從此以後遠隔東西，我很難隨時向他請教，心裡又感到黯然傷心。

張丰先生的農舍裡比往日亂很多，門窗敞開，很多東西已經打包成捆，秋風過處，一地的書籍紙張翻飛。都讓人感到一份冷颼颼的寥落，散著一股人去樓空的飄落感。

他那天心情憂鬱，落落寡歡。在聽完我考試的情況以後，就鼓勵我要全力以赴配合中醫師選拔考試後階段的政審與調查工作，一定要緊緊地抓住命運女神拋給我的飄帶。

我知道在這裡五年的日子就要劃上句號，隨著離別時間的臨近，我心裡隱隱地感到強烈的失落感。隨著張丰先生的離開，我感到今後這樣有廣泛知識興趣的人物就可能難以再遇到了。

有幾個問題我還想問問張丰先生，儘管在這個時刻不是很合適。

「老張，中醫藥與西醫藥最大的區別在哪裡？」

「中醫藥是我們祖先與疾病鬥爭中的試錯、糾錯的循環往復的產物；西醫藥是西方人的發明與創造。」

張丰先生非常認真地回答了我的問題。

「老張，你能否用簡單的幾句話總結一下我們臨床的診治策略？」

張丰先生沉思了一會兒說：「《傷寒論》中，仲景在臨床診治時，有的條文用『主之』，有的用『與』，有的用『宜』，有的用『可』，我認為這就是一種診治的策略。」

我讀書的時候經常讀到張丰先生所講的「主之」，「與」，「宜」，「可」，這些不同的用詞，我都沒有什麼深究。現在經他這樣一提，彷彿有所領會。

「老張，你能否結合自己的臨床經驗把它講得詳細一點？」

「好吧，」張丰先生說，「我臨床上遇見病人方證相對應的就毫無疑義地使用此方，這就是類似於仲景說的『主之』了；如果遇見幾個方證的合併病，那就要有選擇地合方或者先後分治，這就類似於仲景說的『與』了；如果病人方證不相對應，沒有什麼自覺症狀，或者症狀雜亂，我一般根據病人的體質狀態選擇適當的方藥，這就類似於仲景說的『宜』了；如果病人不但方證不相對應，連體質特徵也不典型，那我就借鑒漢方家辨病用方，或者歷代名家經驗用方，甚至民間單方、驗方，這就類似於仲景說的『可』了。」

「老張，方證相對應的用方是不是也包括體質特徵的辨證？」

「那當然，也包括腹證。」

「老張，那針灸等外治法和以上治療策略的關係要如何處置？」

「針灸等外治法與以上治療策略中方藥的選擇沒有任何牴觸的地方，有些外治法的療效是非常卓越的。」

我幫他一起整理東西，一邊聊著古塞先生的事。

張丰先生說自己也聽說過古塞先生這個人，但是沒有機會碰面與交談。當我談到古塞先生用經方治癌的思路時，他停下了手上的活，要我與他坐下來細細地談，我看他如此在意，就把我知道的情況原原本本地告訴了他。

張丰先生聽了以後，閉上了眼睛，陷入了深深地沉思之中。隨後便回到書房裡燃起一支菸，輕煙裊裊飄出窗外。先生站在空蕩蕩的房間裡，一個人孤獨落寞的樣子。

透過房間二樓的窗戶與窗外的老樹，我凝望遠處群山，仰望白雲蒼狗，落日融金，暮雲合壁，溫暖的一脈夕陽的餘光灑在稍近處的一彎河面上，泛發出曳曳閃閃的金光。環顧四周，房間雖然比往日凌亂，然而門窗、牆壁、地板、書桌熟悉依舊。我心裡一陣難過，天黑之前我們將要和這個青藤纏繞的小屋作別，這裡發生的一切將永遠地成為一種內心深處的回憶。彈指一瞬間，五年來的風風雨雨過去了，那些我們曾為之亢奮過、拍案過、驚歎過的人和事，一幕幕像過電影一樣在腦海中閃過。

五年前，我有幸和他相識相逢，親聆謦咳；向他恭敬問道，虔誠求學；承他茶蔬親烹，黍酒夜話。我敬佩他在那段坎坷凹陷的歲月中始終保持自律、自期與自尊，能以一種傲視憂患、超越苦難的人格力量來戰勝自己內心的黑暗。這一段獨特的記憶，它不能複製，也不會重來。我感受這種感受的珍貴，思索著這種思索的無奈，如此而已。

風聲、鳥聲、落葉聲，聲聲入靜。我呆呆坐著，許久，許久……微醺欲睡了，是張丰先生的講話使我從夢寐中醒來。不知道什麼時候，他已經幫我泡上了一杯香氣四溢的熱茶。

他炯炯有神的大眼睛看著我說：「古塞先生用經方治癌的經歷與思路，使我想起了很多很多的事情。這真是一個了不起的奇人，今天還有一點時間，就讓我們圍繞著他提出的問題，把多年來的一些疑惑做一次小結。」

我真高興張丰先生也這樣評價古塞先生用經方治癌的觀點，想不到和張丰先生分別之前還有機會得到他的教誨。我要傾耳恭聽離別前他的最後一次談話。

「老張，」我說，「古塞先生說，專門用清熱解毒、活血化瘀的『抗癌藥』治療癌症不僅不符合經方醫學『方證相對應』的原則，也不符合醫經醫學的辨證施治，更為重要的是臨床療效不好，這是一種無的放矢的治療方法。」

「用『抗癌藥』治療癌症，就是西醫的疾病觀點。」張丰先生笑著說，「明明臨床療效有問題，但是有人還要一條黑路走到底，至今死不回頭，反而發表論文文過飾非，這就患了『移的就矢』的毛病。」

「古塞先生說的治癌的兩種方法，」我介紹道，「疾病處於穩定期用日本漢方家體質分類下的方證辨證，疾病處於變化期使用緊緊地抓病人主訴的方法，然後謹守仲景『觀其脈證，知犯何逆，隨證治之』的教導，也是運用方證辨證進行診治，你說有道理嗎？」

「嚴格地講，」張丰先生一臉嚴肅地說，「古塞先生說的治癌的兩種方法其實就是仲景倡導的經方醫學的傳統方法。仲景原著的書名叫《傷寒雜病論》，就有兩種療法『一分為二』與『合二為一』的蘊義。」

這個老生常談的話題重新在張丰先生口中出現，我想肯定不會炒冷飯。

「《傷寒雜病論》這座博大精深、結構深奧的冰山，」張丰先生繼續說，「文字只是露出它露出水面的部分。我們從現存的文字條文來分析，天下的疾病不外於兩種，一種主訴一直在變動的疾病，另一種就是主訴相對穩定的疾病。前一種疾病由於主訴一直在變動，診治時使用方證相對應的方法對於初學者會有困難，六經辨證就以『觀其脈證，知犯何逆，隨證治之』為醫者提供了一個執簡馭繁的工具。這樣一來，下一步再運用方證相對應的方法相對來說就容易得多了。由於病情在演變在發展，所以《傷寒論》中提出『隨證治之』的原則，這樣的疾病在傳染性與感染性發熱的疾病當中比較多見，所以根據《內經．熱論》『今夫熱病者皆傷寒之類也』與『人之傷於寒也，則為病熱』的遺旨，把它們稱為『傷寒』。另一種主訴相對穩定的疾病，即使有發熱但是也有一個特徵性的主訴擺在發熱的上面。譬如急性黃疸型肝炎，時有發熱，但是做為特徵性的黃疸依然還是主訴，一個比較穩定的主訴，所以仲景認為還是屬『雜病』的範疇，後世歸之於《金匱》之中。這一方面的論述可以參考陸淵雷先生的著作，他已經做了相當精闢的論述，我贊同他的觀點。」

我聽懂了張丰先生的見解，但是希望聽到更為簡明生動的說明。

「老張，你能否用更為淺近的例子來比喻診治傷寒與雜病的不同特點？」

張丰先生想了想說：「就以打靶為例吧，《傷寒論》中診治方法如同打活靶，方隨證移，隨證治之；而《金匱》裡的診治方法猶如打死靶，專病專藥專方，有的放矢。」

「老張，仲景原著《傷寒雜病論》中可以分出傷寒與雜病兩種不同疾病的不同診治方法，就是你說的一分為二，那麼合二為一又是指什麼呢？」

「傷寒雜病可分可合，診治方法也是分工不分家。」張丰先生不假思索地說，「初學者從分入手學習容易入門，入門以後就無所謂分與不分，反正最後都是落實在『方證辨證』上面。例如有特徵性主訴的傳染性與感染性發熱的疾病一般屬於雜病，可以專病專藥專方，然而在前驅期依然可以用《傷寒論》太陽病的診治方法隨證治之。一般雜病在出現急性感染發燒的時候，也可以用《傷寒論》的六經辨證。再說活靶也有不動的時候，傳染性與感染性發熱的疾病在不『發熱』的時候，或者兼夾雜病，醫師就會使用診治雜病的方法。即使後世醫家將《傷寒雜病論》分為《傷寒論》與《金匱》兩本書，但是它們還是擁有許多共同使用的方劑。」

「老張，你是怎樣看待《傷寒論》中方證辨證的文字記載與臨床實踐的關係呢？」

「千百年來，方證辨證的條文經過中日經方家的反覆闡述，已有了清晰的定義與邊界。但在實踐之前，概念僅僅是概念，每一次實踐都將為它增加新的內涵與維度。」

張丰先生說話一方面具有才思洶湧，聲調緩慢而莊嚴的特點，但另一方面又具有一種底層的野性，語詞平樸通俗，意象鮮明並令人激動。他的這些教導對於我的臨床診治是非常有用的，特別是對一些需要長期治療的疑難疾病，無疑起了指南導向的作用。譬如在我診治慢性肝病、慢性腎病、重症肌無力、糖尿病、不孕症等疾病的時候都會遇見以上的問題，若能夠處理好其中關係的病例，相對來說就會獲得更好的療效。

譬如我治療我校護士班一個張拂同學的尿毒症，經過四年的診治而得到徹底根治，這對現代醫學來說無疑是一個奇蹟。在治療的過程中時有波瀾，譬如如何對待患者自我感覺的變化與西醫化驗指標的浮動；在患者月經期間如何恰當進行方藥加減化裁；在患者外感發熱時如何更方換藥等數不勝數無法估料的問題。然而我遵照張丰先生的上述教導，時而有方有守，時而原方進退，時而重開新方，珍惜患者微弱的抗病力量，謹守病機，因勢利導，終於化險為夷，得以徹底地痊癒。

現在把她的一篇診治體會發表在這裡，以供大家參考：

〈中醫藥給了我第二次生命〉

我猶豫再三，還是決定將我的治病經歷寫下來，把它告訴社會，告訴與我過去一樣，處於絕望中的人們。

七年前，我是溫州職工衛校一九九五護理專業三年級的學生，學校安排我們在杭州郵電醫院實習。一九九七年七月十日上午，我正在上班，突然一陣昏眩，就失去了知覺，當我蘇醒過來時，已經躺在醫院的病床上了，同班同學圍在我身旁，告訴我暈倒在地的病因——「尿毒症」。我是醫校學生，所以一聽到這個致命的診斷，就感到眼前一片空白。醫院多次化驗和各種檢查，鐵板釘釘般地宣告這一令人心碎的事實。我回想起年幼時每次感冒，總出現咽喉腫痛和眼瞼浮腫的現象，也就平靜地接受了這一突如其來的災難。醫院方面建議我留在杭州治療——先進行血液透析療法，再聯繫「腎源」，進行換腎術，估計醫療費用高達十多萬元。我的家境貧寒，為了供養我讀書，家裡已耗盡了所有財力。這樣高昂的醫療費用，家裡絕對是無法籌集的，所以，我要求出院回家。醫師警告我，這病如果不及時醫治，壽命不會超過半年。我還年輕，熱愛生命，但沒有錢，只得聽天由命了。

當時我的身體情況的確差得不得了：腎功能不全，血中酯酐，尿素氮很高，血色素僅六．五克，尿檢有蛋白、紅血球、管型，血壓偏高。臨床出現頭痛頭眩、面部浮腫、心悸煩躁、失眠多夢、嘔吐噁心、口淡厭食、四肢發冷、背部畏寒、月經衍期等症狀。

我回到了家裡，父母哭腫了雙眼。我們全家與親友都生活在農村，全力籌款也只籌集到三萬元，離那天文數字的醫療費用還只是一個零頭。溫州職工中等衛校的領導、老師、同學們紛紛伸出了援助之手，一共募捐了八千多元，由學校領導與班主任送到我的家中。班主任婁老師是位中醫師，對疑難雜病很有研究。他說：「不要絕望，中醫藥有治癒此病的希望。你還年輕，抗病能力一旦調整起來，有可能創造奇蹟。」我想，中醫藥是我唯一的希望了。婁醫師診我為陽虛水泛，濕毒上逆證，給我服用真武湯合溫膽湯，並詳細地解釋了方藥的作用。處方如下：附片一〇克，白朮一〇克，茯苓二〇克，白芍一〇克，生薑五片，陳皮一〇克，半夏一〇克，甘草三克，竹茹六克，枳殼一〇克，石菖蒲六克。服藥一個星期，症狀居然減輕了。原方繼續服用二週，除神疲、頭眩，面部稍有浮腫外，其他症狀都消失了。良好的開端使我堅定了治癒的信心。從此以後，我開始了漫長的與疾病鬥爭的長征。每隔半個月就來市區一次。婁老師每次都非常認真地望、聞、問、切，隨證候的變化而加減化裁。每當月經來潮就換方；平時如感冒了，如傷食了，如中暑了，如腹瀉了，處方都做出了相應的變化。整個治療過程未曾使用西藥。一年以後，腎功能慢慢好轉，血色素逐漸回升。

治療期間，我的父母姊妹給予我最大的關懷與溫暖，美味的食物留給我吃；不讓我幹重活；煎藥、喝藥成為我每天的工作。年復一年，三個月上醫院體檢一次，疾病漸漸地從我身上離去。我慢慢地感到生命的活力又回到了身上。三年後，我找到了一份工作，開始了新的生活。四年後，各項指標已趨近正常，隔日服藥，不知不覺中忘記了自己曾經是一個危重病人，重新融入正常的生活中去。二〇〇二年的醫院檢查，各種化驗指標都恢復正常。我的欣喜，我的感謝，回想五年來風風雨雨的生活，感慨萬千，真是難以言說。

婁老師多年來上百次的診治，完全是盡義務的。春節拜年，他連禮物都不收。他說：「你是我的學生，我幫助你是應該的。以後不要送禮物了，留著錢買營養品吃吧！」康復後，我曾多次想將自己的治療經過寫出來，告訴社會。但婁醫師勸我再繼續觀察一段時間。現在我停藥已經四年，每隔半年的體檢，各項指標均在正常範圍之內。讓我感受到生命的歡樂和青春的幸福。

我提筆寫下我的親身經歷，眼眶中充滿了感激的淚水。我衷心感謝我的母校溫州市職工衛生學校，感謝婁醫師，感謝全校老師與同學，感謝我的親友。每當夜深人靜時，我常為和我有著相同命運的人們祈福，並告訴他們一句在我內心反覆念誦的話：「神奇的中華傳統醫學一定會走出中國，造福全人類！」

張拂　二〇〇四年十二月五日

張拂同學二〇〇八年結婚，遠嫁模里西斯，身體情況良好。二〇〇九年春節她與她丈夫一起來我家拜年，說自己結婚後一切都好。婚前體檢都正常，現在渴望懷上一個小寶寶。二〇一一年十二月她懷孕了，特地從國外回國。在妊娠的例行體檢中，一切指標全部正常。後來順利分娩一個女嬰，母女平安。

為了保持這個病例的完整資料，我們特地做了一次隨訪，並全程錄影。二〇一九年她們那一屆護士班同學會召開那天，我正巧在北京參加經方會議。乘飛機回到溫州機場已經下午六點鐘了。分別了二十年的同學們都歡迎我參加她們的聚會，於是張拂同學自告奮勇地向班長張秀春要求開車到機場接我。看到她那歡笑的臉龐，健康的身體，我感到做為一個中醫師的快樂。

張拂同學尿毒症的治癒不是偶然的，它不僅僅是經方醫學方證辨證的一次成功，也是張拂同學熱愛生命，堅持治療的結果。正如美國醫生維多莉亞．史薇特在《慢療：我在深池醫院與1686位病患的生命對話》一書中所說的那樣：「她的療癒花了很長的時間，也需要很長的時間，但時間也是她的治療中最重要的成分。」

時間過得真快，在這裡的一切都要結束了。張手先生有點兒疲憊，默默地坐著，幾縷夕陽的光影映照著他。

「還有一個問題我想和你談談。」張手先生一臉肅穆，「幾年來我一直在思考經方臨床體系的問題。」

臨床體系的問題，以前聽張丰先生講過，但是沒有深入地詳細地去討論。

「這是每一個經方醫生遲早都會遇見的問題。」他從椅子上站了起來，「方證是前經方時代的遺產。它是經方醫學的基礎，當然非常寶貴。但是我們僅僅知道這個方證，那個方證，是不夠的，必須進一步從系統中把握它們。」

「《傷寒論》不就是從六經的系統中去把握方證群嗎？」

「《傷寒論》中的六經是古人有意識地運用陰陽學說去整理方證群的一次努力，也是每一個經方醫生學習的典範。然而每一個經方醫生自己必須重新建立自己的臨床體系。」

「老張，歷史上有誰建立起自己的臨床體系了？」

「其實，每一個經方醫生有意無意地都在構建自己的臨床體系，只是大部分的醫生不能用文字表達出來而已。當然在這群體系中，保留下來真正有價值的臨床體系不是很多。譬如許叔微、徐靈胎、柯韻伯、陸淵雷、祝味菊、吉益東洞、和田東郭、淺田宗伯、尾台榕堂、中神琴溪、劍持久、湯本求真、內藤希哲、大塚敬節、矢數道明、龍野一雄、小倉重成、藤平健等人所形成的體系都彌足珍貴。他們不僅利用體系指導自己的臨床，更為重要的是他們為後學者提供了學習的樣板和榜樣。」

「老張，他們所建立的臨床體系主要有些什麼內容？」

「內容萬千，各有特色。」張丰先生笑著對我說，「一般從五個方面來建立臨床體系：（一）是從陰陽學說入手，（二）是從西醫病名入手，（三）是從核心方藥入手；（四）是從治療方法入手；（五）是從症狀鑒別入手。」

「老張，你能否舉例說明從陰陽學說入手建立臨床體系的人和事？」

「好啊，譬如劍持久的『四柱八湯說』。他從《易經》的角度對方證群進行了分類。他的目標是，從臨床角度完成易經體系內方證的有序排列與分類。他認為從發病到終末是一條直線軌道。當然，疾病並非一發病就立刻走向終末，病人的抗病力在疾病過程中起了非常重要的作用。劍持久以陰陽為核心的『四柱八湯說』把疾病過程分成四個階段。（一）表證階段；（二）裏證階段；（三）和證階段；（四）補證階段。這四個階段中，發表、攻下、和中三型為陽，補給為陰。以上四個階段，在治法方劑上分為發表青龍、攻下朱雀、中和白虎、補給玄武四大治法。在此『四柱』的基礎上，由於各有虛實的不同，又確立『八湯』。發表青龍分為虛者桂枝湯系，實者麻黃湯系；攻下朱雀分為虛者承氣湯系，實者十棗湯系；中和白虎分為虛者柴胡湯系，實者白虎湯系；補給玄武分為虛者真武湯系，實者四逆湯系。劍持久根據《易》的後天圖，把《傷寒論》的『四柱八湯』相對應地配入相關方位。他還運用陰陽無限可分的原則，把《傷寒雜病論》的所有方劑形成有序排列的圓形圖。這樣就完成了對方證群的高度歸納，建立一個臨床體系。還有漢方家山元章平在劍持久的影響下也建立了『十二範疇分類說』的臨床體系。他在陰陽學說的指導下，把急性疾病和相對應的方劑都分為十二類。」

陰陽學說把各自為政的方證群歸納整理到自己的系統裡來。

「老張，你能否舉例說明從西醫病名入手建立臨床體系的人和事？」

「從西醫病名入手建立臨床體系不光是理論框架的建設問題，而是日本漢方醫生經過上百年臨床實踐後的產物。他們透過兩個方面的研究漸漸地建立起臨床體系。一方面是透過一個疾病臨床幾個或十幾個最常用方劑的篩選，另一方面透過一個方劑臨床治療幾個或十幾個最常用疾病的總結。這就是所謂的『方證——疾病譜』研究。大塚敬節、矢數道明等人就是這個臨床體系的建設者。譬如在《中醫診療要覽》中說，食道炎的病人中有梔子豉湯證。這是從《傷寒論》梔子豉湯條下所云『胸中塞者』及『胸中結痛者』宜用梔子豉湯而來。但是這對於現代社會的初學者，『食道炎』這個病名比『胸中塞者』及『胸中結痛者』的症狀描述更具有提示作用。大塚敬節自己也曾經因為急忙地吞食下熱餅而發生食道炎，每當嚥下食物時便會引起劇烈疼痛。決定服用梔子豉湯，但是當時沒有香豉，所以只用梔子和甘草。服用以後就發生顯著的效果。」

是啊，大塚敬節著《中國內科醫鑒．中國兒科醫鑒》，就是從西醫病名入手建立臨床體系，《臨床應用漢方診療醫典》、《中醫診療要覽》就是大塚敬節、矢數道明等人合著的。

「老張，從方證相對應入手建立臨床體系是不是柯韻伯、吉益東洞他們所為？」

「柯韻伯的《傷寒來蘇集》、吉益東洞的《藥徵》、《類聚方》以及尾台榕堂的《類聚方廣義》就是這個體系的奠基之作。」

「老張，從治療方法入手的是不是尤在涇首先所倡導的？」

「尤在涇的《傷寒貫珠集》是從治療方法入手來建立臨床體系的，是不是他首先倡導的，我無法回答。」張丰先生實話實說，「因為我對中醫醫學史沒有研究。不過現代方劑學也是以治法做為方劑的分類，從方證辨證的角度來看也是一種臨床體系。」

「老張，你能否再舉例說明從症狀鑒別入手建立臨床體系的人和事？」

「就像龍野一雄在《中醫臨床處方入門》中所說的那樣，」張丰先生引經據典，「閱讀和田東郭、淺田宗伯的治療書或口訣書，就會知道他們集積了豐富的經驗而成為一個臨床體系。這個體系是從症狀鑒別入手建立起來的。譬如淺田宗伯在《勿誤藥室方函口訣》中寫道：『六物黃芩湯，此方位於黃芩湯與桂枝人參湯之間，用於上熱下寒有效。且黃芩湯主胸痛、乾嘔；桂枝人參湯主腹痛無嘔、有表熱而屬虛寒者。蓋此方似半夏瀉心湯，治下痢之效尤捷』。據此就可以從症狀鑒別入手來分辨黃芩湯、六物黃芩湯、桂枝人參湯互相之間的關係。這裡首先總括說明三方都能夠治療上熱下寒的下痢，再將各方的主治以腹痛、乾嘔的有無加以區別。並且舉出相似的方證——半夏瀉心湯證，辨別了它的用途，實在是很全面。」

對於這種從症狀鑒別入手的方法我非常感興趣，於是向張丰先生進行了窮根刨柢地反覆追問。

「老張，以上說的是從不同症狀來鑒別作用類似的方證，那鑒別病情相似然而症狀表現程度不同的方證，是否也有提到？」

「淺田宗伯對此也反覆做了比較。」張丰先生不厭其煩。「譬如他說：『人參養榮湯，治肺萎之熱，如果熱候甚者宜秦艽扶羸湯，虛之甚者宜劫勞散』。」

「龍野一雄的研究有什麼新的發現嗎？」

「龍野一雄對於症狀鑒別做了深入的研究。」張丰先生條分縷析。「龍野一雄指出症狀鑒別的基礎就是要非常熟悉基本方證的具體內容，沒有這一個基礎，症狀鑒別就成了空中樓閣。所以首先要把《傷寒論》中，當然也包括《金匱要略》中已有方劑的加減變化弄明白。」

「老張，能否講得具體一點？」

「譬如本來是桂枝湯證，因有咳喘而加厚朴、杏仁；原來是梔子豉湯證，因有少氣而加甘草；小青龍湯證因有煩躁而加石膏；黃芩湯證因有嘔吐而加半夏、生薑；葛根湯證因有嘔吐而加半夏等等。這些內容《傷寒論》、《金匱要略》中都已經說到，但是初學者不一定知道這也是一種症狀鑒別的方法。」

我在筆記本上一筆一劃地記下來，雖然這些內容我都已經知道，但是從這一個角度入手還需要反覆地學習。

「一些在臨床上已經反覆證明有效的加味方法也要預先記住，並學會使用。譬如葛根湯證有咳嗽或咽喉疼痛加桔梗，再兼有口渴者加桔梗、石膏；大柴胡湯證有口渴或煩躁者加石膏等等。」

這一些經驗的確在臨床上反覆使用，並且時時取。

「龍野一雄著重指出，」張丰先生看了我一眼。「不要誤認為加一味藥物就是加一個症狀。譬如桂枝湯加烏頭以後整個治療目標就完全不一樣了，由一個治療惡風、頭痛、自汗的桂枝湯證變為治療腹痛的方證了；桂枝湯加龍骨、牡蠣就成為治療失精的方證了。」

說一句老實話，當時這個問題我還沒有完全理解。

「龍野一雄敏銳地點破，」張丰先生氣定神閒。「在原先方證的基礎上增加了一個症狀，不是任何時候加減一味藥物就可以的。」

「老張，能舉一個例子嗎？」

「譬如惡風、頭痛、自汗的桂枝湯證，如果有食欲不振，並不是加上一味砂仁就能對付得了的，而是要考慮使用柴胡桂枝湯才行；惡風、頭痛、自汗的桂枝湯證，如果有下痢，就要考慮桂枝人參湯證；桂枝湯證又有口渴、小便不利，就要考慮五苓散證；桂枝湯證又有咳喘，就要考慮小青龍湯證；桂枝湯證又有身重浮腫，就要考慮防己黃耆湯證；桂枝湯證出現脈象沉弱，就要考慮麻黃附子甘草湯證；桂枝湯證出現脈象遲，就要考慮四逆湯證；桂枝湯證出現脈象沉濇，就要考慮桂枝附子湯證等等。」

透過這樣的思考與實踐，對於方證的使用和鑒別才會漸漸地清晰起來。

「龍野一雄還說，」張丰先生說，「要學會按病情的輕重緩急和機體抗病反應的強弱程度來進行比較。例如緊張的程度比小柴胡湯強時要用大柴胡湯；表實煩躁較小青龍加石膏湯強時要用大青龍湯；腹痛輕者用桂枝加芍藥湯，而腹痛強烈者要用大建中湯和烏頭桂枝湯；小青龍湯之咳嗽強烈時要用越婢加半夏湯。」

原來如此。

張丰先生笑了笑說：「診治咽喉疼痛，也有按疼痛增強的程度使用甘草湯、桔梗湯、半夏湯、半夏苦酒湯。」真是輕重緩急、強弱大小排列有序啊。心中預先有這樣知識墊底，臨床時才可能胸有成竹。

「老張，機體抗病反應的強弱程度是量的問題，還是質的問題？」

「機體抗病反應的強弱程度不僅是量的問題，也是質的問題，或者兼有不同的症狀。」張丰先生回答，「譬如小建中湯用於腹痛較輕，大建中湯用於腹痛較重，但是大建中湯證更兼有腹部蠕動不安。」

「老張，小建中湯證和大建中湯腹痛程度的界限在哪裡？」

「這就屬於個人經驗領域的知識了。」張丰先生靦腆地一笑，「某一個方證的外延最大容許範圍的問題，必須透過自身臨床來摸索，注意積累經驗才會運用，絕不是語言文字所能準確表達的。」

「老張，症狀鑒別如何辨別主、客症？」

「記得我們以前也討論過。」張手先生靦腆地一笑，「龍野一雄認為，這是一個最重要的問題。醫生不僅要正確區別方證中的主客症，而且要知道即使是同一個症狀，在這個方證中是主症，在另一個方證中就可能成為了客症。抓主症，就是選擇方證的第一要義。」

「老張，能否舉一個例子說明一下？」

「譬如白虎湯證有口渴，小柴胡湯去半夏加人參栝蔞實方證亦治口渴，但是白虎湯證以口渴為主症，小柴胡湯證中的口渴是客症。茯苓杏仁甘草湯證以胸悶為主症，小建中湯證中的胸悶是客症。黃連湯證中以腹痛為主症，生薑瀉心湯證與黃芩湯證中的腹痛是客症。葛根芩連湯中的腹瀉是主症，葛根湯證中的腹瀉是客症等等。」

「老張，每一個方證中，主症只有一個嗎？」

「在一個方證中，主症並不只限一個，腎氣丸證中有神疲、口渴、尿多或尿少、小腹不仁多個主症，五苓散證中也有口渴、小便不利二個主症。小青龍湯證中有時候以咳喘為主症，有時候以水腫為主症，不一定要咳喘、水腫同時並存。」

「老張，當歸芍藥散證、澤瀉湯證、苓桂朮甘湯證、小柴胡湯證、柴胡加龍骨牡蠣湯證中都以眩暈做為主症，臨床鑒別的要點在哪裡？」

「當歸芍藥散證中有面色萎黃的貧血貌；澤瀉湯證中有咳逆的支飲狀態；苓桂朮甘湯證中有振水音、心下悸動；小柴胡湯證中有胸脅苦滿；柴胡加龍骨牡蠣湯證中胸滿煩驚。」

這些方證的主症其實我都已經知道了，但是平時很少把它們進行比較，進行鑒別。

「老張，請你談談腹診在症狀鑒別中的作用好嗎？」

「腹診的目的是尋找病人的客觀體徵，使用腹證在症狀鑒別中的作用是不可忽視的。譬如一個體質一般的人，自覺心下滿，如果腹診沒有發現心下痞、硬、痛的話，它基本上就是屬於香蘇飲類方證；如果心下痞硬，就是客觀體徵了，就要考慮瀉心湯類的方證了；如果心下痞堅，就是發現心下部位有堅硬的實質感，應該考慮肝靜脈鬱血類疾病，在木防己湯證中，就提到了這個腹證。」

「同樣是心下不舒服，只有透過腹診才能發現病人的客觀體徵，才能選擇相對應的方證。」我心裡默默地想著。

「日本漢方家龍野一雄認為，腹診除了瞭解各個局部的特徵性表現之外，更需要整體上把握病人的腹部對於外來壓力的耐受力。並把腹肌的耐受力分類，由此來判斷選用的方證正確與否。藤平健也在這方面有所研究，但是分類過於繁瑣，臨床鑒別有一定的困難。我是同意龍野一雄的分類法，讓它在臨床鑒別中起一種路標的作用。」

「你把腹肌的耐受力分幾類？」

「分三類。」張丰先生說，「虛證、實證、中等證。虛證是腹肌軟，或者腹滿也是脫力無力的緊張，要考慮建中湯類方證、理中湯類方證、四逆湯類方證、腎氣丸類方證等等；實證是腹肌結實緊張，壓痛不壓痛都有，方證的選擇有好多種。譬如以臍部周圍腹肌膨隆緊張結實的是防風通聖散證；一般結實壓痛的是承氣湯類方證；以心下部為中心涉及臍下的膨滿壓痛是大柴胡湯證、大陷胸湯證；僅僅是心下部壓痛是小陷胸湯證；心下部痞硬壓之不痛的是瀉心湯類方證；左下腹部壓痛是桃仁承氣湯證、桂枝茯苓丸證；右下腹部壓痛是大黃牡丹皮湯、薏苡附子敗醬散方證，其深部壓痛的是當歸四逆加吳茱萸生薑湯證等等。介於虛證與實證之間的中等證牽涉到的方證較多，就不再一一講述了。」

張丰先生講述的腹肌耐受力的分類，簡明扼要，具有較高的可操作性。

「我想透過對常用方證同中求異、異中求同的反覆鑒別，」張丰先生對我投以溫情目光。「在臨床之際才能做到胸有成竹。」

「老張，過去我讀《傷寒論》時出現的一些迷惑的地方，今天聽了你的一番話以後，彷彿明白了許多。看來龍野一雄所說的建立自己的臨床體系真是必要的一步。」

「是啊，學習經方是一輩子的事情。」張丰先生諄諄告誡，「只有平時把這一些典型的方證掌握好，熟悉它們周圍相似的、相反的方證，時時進行類證鑒別，臨床之際才能高屋建瓴，遊刃有餘。不然的話，臨床的時候才去翻書是來不及的。臨床體系的五種分類，也是一種粗略的統計，其實還有更多種。古代醫生大部分從背誦湯頭歌入門，看來這也是非常好的一條途徑。總之，這一些前人建立的體系僅供我們後學者參考。我們可以綜合起來學習，綜合起來使用，從中摸索出自己的臨床體系來。」

「老張，建構臨床體系好處自不待言，然而它有沒有害處呢？」

「這個問題問得好啊！」張手先生點點頭。「任何事物都有兩面性，臨床體系也不例外。它就像以前我們討論過的『瞎子的拐杖』，既給瞎子帶來方便，也會造成依賴性。對於真正的高手來說，無所依賴才能天馬行空。但是，我努力了幾十年，也只能是可望而不可即。」

我們靜靜地站著，目光互相溫情地眷望。

「我又想到一個問題，」張手先生首先打破了靜默，「對於任何疾病，考慮患者體力而施治是很重要的。十年前我診治一個晚期腫瘤患者時，因為便秘，使用了三克大黃，誰知道當夜就腹瀉不止。一直到死，病人的腹瀉不止，給病人增加了無端的痛苦。這件事給我的教訓，真是終生難忘啊。」

「這樣嚴重，」我也收到深深地震撼。

「這也是大塚敬節反覆闡述的一個問題。」張手先生一臉的悔恨，「他診治過一個瘡瘍體質的男青年，消瘦體弱，該患者是漢方醫學的愛好者，自己認為是十味敗毒飲的方證，但是服用以後並沒有明顯效果。大塚敬節認為他的體質虛弱，建議他服用十全大補湯。於是服用十全大補湯兩週便痊癒，人也變得有精神了。大塚敬節說，臨床結果可以說明，病人如果自身缺乏自癒力，治療時首先應該考慮如何去增強病人的體能。這裡體現了『扶正可以卻邪』的道理。」

後來我也在和田東郭的文章中讀到了類似的看法。和田東郭云，在病雖輕但體力虛弱的情況下，如果不增強體力，疾病也治不好。不僅對一種病，對任何疾病，既有正面對抗病邪的場合，也有不直接對抗病邪而增強體力的場合。

這一次的離別談話對我的影響很大，幾十年來我一直在思考著張手先生所提及的諸多問題，特別是其中的「《傷寒論》是疾病總論」這一命題。二〇一七年二月，全國經方會議在無錫召開，受黃煌老師的邀請，我在大會上做了一次演講，其題目就是「《傷寒論》是疾病總論」。這是對於這一問題長期思考後的一次小結吧。

《傷寒論》是疾病總論

一、《傷寒論》是疾病總論

「《傷寒論》就是疾病總論」，這個觀點是任應秋提出來的。他說：「《傷寒論》就是疾病總論，是泛指一切疾病辨證施治的總綱，或者叫大綱。正是因為它是總則和大綱，所以無論什麼疾病，都可以運用傷寒論的道理來衡量它。」（《傷寒論》解讀二〇一〇年，牛寶生主編）

他雖然只是大而化之的在原則上給《傷寒論》在中醫臨床診治學上的總論地位做了肯定，然而也給我們提出了一個問題：「如果《傷寒論》是疾病總論，那麼疾病分論又是什麼呢？」這個問題我們在他的《傷寒證治類詮》裡找到了答案。他說：「《傷寒論》是仲景總論，主要內容是對一切疾病辨證施治的大原則。《金匱要略》是仲景書的分論。」順著他的思路就能找到我們一定會加以追問的問題：「疾病分論的內容是什麼？」任應秋對這個問題的解答是：「仲景書的分論，主要內容談的是對各個獨立疾病的治療方法。」

在這思維迷宮裡轉了一圈以後，我們終於明白，中醫學的診治方法有二種，一種是疾病總論，一種是疾病分論，它們都出於《傷寒雜病論》。我們所熟悉的醫籍，從《千金》、《外台》、《溫病條辨》，到現代中醫各科教材都是在研究各種獨立疾病的治療方法，它們都屬於《金匱要略》的疾病分論。近二千年來疾病分論得到充分的發展，已經成為中醫臨床診治方法的主流，然而被稱為疾病總論的《傷寒論》的獨到的診治方法卻是神龍見首不見尾，令人歎為觀止，唏噓不已。

認真究讀任應秋所有的著作以後，我們發現「《傷寒論》就是疾病總論」這一觀點不是他的創見，而只是三百年前徐靈胎的「醫者之學問，全在明傷寒之理，則萬病皆通。」的歷史回音而已。

徐靈胎（一六九三年至一七七一年）在孫思邈、朱弘、柯琴等醫家「方證同條」、「以方類證」的基礎上，突破了傳統的「疾病分論」的藩籬，揭示了《傷寒論》做為疾病總論的地位。這一傳承、突破、創新的醫學觀點使人們第一次尋找到了《傷寒論》活的靈魂。

一七五九年，當時六十六歲的徐靈胎出版了他的醫學名著《傷寒類方》，明確提出對《傷寒論》的研究應該

「以方類證，方不分經」這一「不類經而類方」的觀點。這就把柯琴（一六六二年至一七三五年）「證從經分，以方名證」的觀點再向前大大地推進了一步，徹底擺脫了六經理論的束縛，完成了《傷寒論》理論研究最後一哩路的工作。這一革命性的創舉，為經方臨床診治思維由必然王國邁向自由王國開拓了道路，如果醫者真能瞭解、熟悉、掌握這一方法，並在臨床上做到「隨證治之」和「方證相對應」，就會漸漸地進入「隨心所欲不逾矩」的境界。

徐靈胎是從哪一個角度去破解《傷寒論》的核心密碼的呢？

我們可以從他的《傷寒類方》中窺見其思想軌跡。首先，他認為醫者時時會面臨「病變萬端，傳經無定」的壞病。「病變萬端，傳經無定」短短的八個字，可謂是對於多種複合性、綜合性、整體性疾病的準確概括。接著，徐靈胎說：「蓋方之治病有定，而病之變遷無定，知其一定之治，隨其病之千變萬化，而應用不爽。」他認為，醫者的「治病有定」和「一定之治」，就是因為有「方之治病有定」做為診治的標竿和規矩。儘管「病之變遷無定」也有相對靜止的「方證相對應」片刻，這可以從「飛矢不動」的原理中得到解釋，因此只要抓住這一瞬間的主症，投以相對應的方藥「隨證治之」，就可以達到「應用不爽」的療效。

從古至今，除了少數類方派醫家如朱弘、許叔微、柯琴、徐靈胎、陸淵雷、岳美中、劉渡舟、胡希恕、黃煌、馮世綸等，大部分醫家都滿足於對各種單獨疾病的診治。如現代的各種版本的《中醫內科學》，就是中醫師學習、考試、臨床的依據。對於每個單純、獨立的疾病，教材從病的特異性症狀、病機、病因、分類、治法、選方等方面講述得頭頭是道。雖然不乏有識之士如鄧鐵濤、裘沛然、張伯臾等人曾經反覆指出其中的弊病，認為這樣的教材不能應付千變萬化的臨床。然而對於上述的「病變萬端，傳經無定」的壞病，大多數人不是視而不見，就是舉措不當。臨床實踐中很少有人能夠自覺地運用《傷寒論》的「方證相對應」而「隨證治之」；更少有人從理論上明確地提出「以方類證，方不分經」的方法。由此可見徐靈胎研究《傷寒論》的卓越貢獻是獨一無二的。可以說，他是類方派經方醫學的承前啓後的醫家。和同一歷史時期倡導「方證主義」的日本漢方家吉益東洞相比，徐靈胎的年齡大他八歲。他們之間有否互動關係，目前還缺乏可靠的證據。對此黃煌老師已經進行研究，發表過〈論傷寒論類方研究的學術意義〉一文。

然而必須指出的是，被認為是開類方派經方醫學先河的孫思邈，其「方證同條，比類相附」，僅僅是對《傷寒論》進行重新整理與編排的方法，並不含有「方證相對應」的意義。因為任何《傷寒論》傳本的條文，都已經是「方證同條」，也就是方名與病症同時出現在同一條條文之中，只是有的傳本把方劑另外編排在後面的另一篇中而已。柯琴雖然主張「以方類證」，然而囿於「方不分經」，未能走出六經理論的框架。正如任應秋在《傷寒證治類詮》中所批評的那樣：「他（柯琴）的缺點是：把傷寒當做為某一個疾病，和其他疾病對立起來，說起來便不免有些費詞。」

從傷寒之理萬病皆通的角度來看，所有疾病都有整體上的共同點。將其共同點歸納起來，可以認為：所有疾病，它們自始至終都有各種各樣不同的方證組成。這些方證或完整的或不完整的；或單獨的或組合的；或相對穩定的或不斷變異的；或已知的或未知的。因此在疾病的變化的過程中只要做到「方證相對應」而「隨證治之」，就能「萬病皆通」。

綜上所述，疾病分論是診治各種單純的、獨立的疾病；只有疾病總論才能診治多種複合的、綜合的整體性疾病。正如匈牙利哲學家盧卡奇所說的那樣：「如果是整體性的問題，我們就不能指望透過局部的改變來治癒它。」因此疾病總論的臨床意義極為重要，不可忽視診治疾病要堅持方證相對應、藥證相對應的方向。

吉益東洞一生就是走方證相對應、藥證相對應的道路。他的臨床研究成果主要就是《類聚方》、《藥徵》兩本書。《類聚方・自序》第一句話開門見山就是：「醫之學也，方焉耳」。

方證是中醫學的源頭，中醫學的基礎、中醫學的核心。輕視了方證，中醫學就成為無根之木，無源之水了。方證不僅僅是一個個相對獨立的單位，而且是一個相互聯繫的體系。它們之間既有直接的關聯，又有間接的蜕變；既有平面的聯繫，又有立體的框架。方證的變遷既需要過程，也需要時間。透過《傷寒論》的學習，使我們加深瞭解方證在疾病過程中動態變化的形態和邊界。

我舉一個不孕症成功治癒的病例來進一步來說明總論與分論的不同。

三十五歲婦女，因為多次人流而繼發不孕，多年來中西醫藥物治療失敗。初診二〇一四年十月。中等身材，面部暗紅，口苦口臭，心神煩躁，便溏粘臭日多次，小便黃穢，頸部不利，背部痤瘡密布，月經量少，前後淋漓十天左右，白帶黃穢量多。舌紅苔黃，脈象滑數，心下痞，左右少腹壓痛。病人具有葛根黃連黃芩湯證與桂枝茯苓丸證。葛根黃連黃芩湯證：項背強急，口苦尿黃，心下痞，心悸心煩，下利者；桂枝茯苓丸證：月經不調，面部暗紅，左少腹壓痛。先投葛根黃連黃芩湯十五帖，服藥後諸證有所改善，二診開始投葛根黃連黃芩湯與桂枝茯苓丸料合方，連續服用三個月而成功懷孕。患者懷上以後，異常興奮，特地來到我的診所述說她的心路歷程。她說，她最絕望的日子就是婦科專家當面向其宣告，因為她的「子宮內膜極薄，即使進行試管嬰兒療法也難以成功」的那一刻。她說自己聽了以後，痛心悲苦地雙手蒙面大哭。因為她擔心如果真的不能懷孕，將會出現婚姻危機。接下去的一年，她到處求神拜佛，但是也沒有結果。後來聽人說華山的送子娘娘非常顯靈，就上華山燒香拜佛。她從山下一路三跪九叩頭，叩到山頂。虔誠至極，叩頭磕成額頭暴起累累大包。在拜佛的路上，她遇見一個來送子娘娘處還願的溫州婦女，還願婦女說自己已經懷上孩子，於是她們就交談了起來。還願婦女告訴她，一邊拜佛一邊看中醫，雙管齊下比較靠譜。於是經還願婦女介紹來到我的診所。

這個已經懷上孩子的婦女臨走的時候非常真誠地對我說：「我能懷上，第一靠菩薩保佑，第二靠醫生你用心治療。」她走了以後，旁邊的人問我，聽了她的話，有什麼感想？我說：「我很高興，病人把醫者看成僅次於菩薩的人，這已經是最高的獎賞了。再說，求神拜佛以後，消除了悲觀心態，精神上變化對於她的不孕症的治癒也許也有幫助。」

這一個病例成功治癒，可以看到整體性診治的必要性。如果單用疾病分論的婦科不孕症角度來看，很難考慮到葛根黃連黃芩湯，然而從疾病總論的方證辨證的角度來看葛根黃連黃芩湯證一目瞭然。由此可見，這一套由疾病總論所衍生的診治方法，使我們看到了疾病分論所不能看到或即使看到也熟視無睹的方證。

對於大多數已經熟練掌握了疾病分論的臨床中醫師來說，進一步學習《傷寒論》的疾病總論也是必不可少的。正像臺灣的文化學者孫隆基在《中國文化的深層結構》一書所說的那樣：「多一個視角看問題，我們總會離真理更近一步。雖然真理不能被證明，但它總能被感知。」

「尺有所短，寸有所長」，中醫學兩種不同的診治方法各有利弊。正如岳美中所說的：「經方過於粗疏，難以入細；時方過於細密，難以舉重。」疾病總論的方證辨證一定要有方證相對應的脈症，如果病人只有一、二個症狀，又不是方證所對應的範圍之內，就會出現「經方過於粗疏，難以入細」的境遇。譬如我二〇一五年三月，診治一個左手背部無名漫腫青年男病人，病人半年以前左手背部出現小小的肌肉隆起，不痛不癢，隨後漸漸地變大。病人曾經求診於西醫外科醫師，醫師要求他手術切除。他反覆考慮以後，先用中醫藥保守治療，因此來到我的診所。我發現病人除了左手背部無名漫腫，別無所苦。因此疾病總論的方證辨證是無法進行了，於是用《萬病回春》的十六味流氣飲給予服用。十六味流氣飲主治肝氣鬱結，血液瘀滯，或風寒濕邪外侵，氣血不和，結成腫塊，皮色不變者；無名惡腫癰疽等證；奶岩；流注及一切恚怒氣結腫作痛，或漫腫木悶無頭；氣毒濕毒，流注遍身攻腫。其治療目標和病人症狀符合，於是投方十五帖。服用後就有明顯效果，無名漫腫變軟變小，堅持服用兩個月，無名漫腫完全消失而成功治癒。

這一個病例診治的成功，說明疾病分論存在無可替代的客觀價值。因此兩千年來在《金匱要略》基礎上不斷發展、完善、成熟起來的疾病分論依然是中醫臨床的寶典。

我們今天大聲疾呼疾病總論，並不是厚此薄彼。只是因為做為疾病總論的《傷寒論》當下還沒有受到中醫界應有的重視而已。我認為臨床上疾病總論適用於多種複合的綜合的疾病，而疾病分論適用於各種單純的獨立的疾病。總論和分論這兩種診治方法之間也許會有摩擦，但是它們之間不會產生衝突！只要醫者能夠客觀對待。兩種診治方法之間就能和而不同，互補融合。這將大大提高臨床療效。

二、抓主症

《傷寒論》是疾病總論，由它所產生經方醫學是「研求患病機體的普遍反應規律，並在其基礎上，講求疾病的通治方法。」（胡希恕（一八九八年至一九八四年）語）而臨床診治的具體方法就是方證相對應的隨證治之。

這一診治方法和疾病分論的「治病必先議病，識病然後施藥」（喻嘉言《寓意草・先議病後用藥》）的診治方法截然不同。其不同點就在於「抓主症」的目標對象不一樣。前者抓的主症是方證中的特異性症狀，如桂枝湯證的主症是：惡風、發熱、汗出、頭痛、脈浮緩；後者抓的主症是某種疾病中的特異性症狀，如肺癆病的主症是：咳嗽、咯血、低熱、盜汗、脈細數等等。前者可以直接用桂枝湯隨證治之；後者還需要進一步辨證分型，如分為肺陰虛、腎陰虛、肺腎陰虛、氣陰兩虛、陰陽並虛等證候，然後再立方選方。

同一個病人，運用兩種不同的診治方法，其最後所選的方藥會不會一樣呢？臨床告訴我們，有時候也許會一樣，但是更多的結果會不同。那是因為，由兩種不同診治觀點決定了的對某些症狀特別關注，致使醫者的認知意向將臨床中的某一類症狀孤立出來，並且還在它們之間尋求一種「必然性」的關聯，把它們的重要性提升到「本質」與「主流」的地位，而將臨床中其他被過濾掉的症狀當做是非本質的、意外的或偶然的因素，甚至當做是「非事實」。因此，從疾病總論認知意向衍生出來的診治方法，能夠使我們「看到」疾病分論的診治方法所不能看到的症狀。反之，也是如此，從疾病分論認知意向衍生出來的診治方法，能夠使我們「看到」疾病總論的診治方法所不能看到的症狀。因此中醫師對上述兩種不同的診治方法都要熟練掌握，臨床上才能產生相得益彰的診治效果。

目前中醫界對於疾病分論如何抓主症的書籍已經汗牛充棟，對於疾病總論的方證辨證如何抓主症的討論還剛剛開始，因此值得我們做進一步的研究。學習方證相對應的「抓主症」，思想上首先要擺脫現行的理法方藥辨證思維的束縛。方證相對應的「抓主症」是基於直觀思維，看似是普通底線，其實很多人難以做到。越是滿腦子陰陽五行，病因、病機的人越是難以做到。正如文化學者蕭功秦所說：「人的理性本身卻有著一些先天性的缺陷，它有一種邏輯上『自圓其說』的能力，它會編織出一種觀念的羅網，讓人脫離現實，變成作繭自縛的『觀念人』。」

劉渡舟認為「方與證乃是傷寒學的關鍵」，「認識疾病在於證，治療疾病則在於方」，「抓主證是辨證的最高水平」。然而這些都是他晚年的醫學觀點，與他早年的觀點有明顯的差異，如何看待它們之間的承傳或是轉變關係？他是如何完成這一轉型的？轉型後在理論建設與臨床運用上又是如何推進的？轉變認知不易，表達自己轉變認知的過程更是不易。沒有自我檢視與反省，便談不上個人認知的轉型。對於半輩子用《內經》理論解釋《傷寒論》的人來說，這是天大的事情。劉渡舟是怎麼做到的？這些問題的確是一門值得我們比較研究的課程，可惜目前還沒有看到有人著手這方面的工作。

對於自己學術觀點的變化，劉渡舟在兩個方面做了交代。第一方面，他在〈方證相對論〉一文中明確地揭示：「有一次看到晉．皇甫謐的《甲乙經．序》，才得到了答案。序文說：『伊尹以元聖之才，撰用《神農本草》以為《湯液》。近世太醫令王叔和撰次仲景遺論甚精，皆可施用，是仲景本伊尹之法，伊尹本神農之經，得不謂祖述大聖人之意乎？』我從『仲景本伊尹之法』，『伊尹本神農之經』兩個『本』字中悟出了中醫是有學派之分的，張仲景乃是神農學派的傳人，所以，要想穿入《傷寒論》這堵牆，必須從方證的大門而入。」（北京中醫藥大學學報，一九九六，第一期）第二方面，他透過診治一個產後痢疾病人的前後變化，激發了他思想的突變。崔氏因產後患腹瀉，誤以為脾虛，屢進溫補，未能奏效。視其舌質紅絳，苔薄黃，切其脈沉而略滑。初診以其下利而又口渴，誤作厥陰濕熱下利，投白頭翁湯不甚效。至第三診時，聲稱咳嗽少寐而下肢浮腫，小便不利，大便每日三、四次，口渴欲飲水。思之良久，乃恍然大悟，此證非虛非濕，乃豬苓湯（咳、嘔、心煩、渴）之證。遂疏豬苓湯五劑，腹瀉止小便暢利，諸證悉蠲。

本案忠實記錄了劉渡舟臨症過程中臨床思維的前後矛盾，開始時從理法辨證入手，誤作厥陰濕熱下利，投白頭翁湯不甚效。他思之良久乃恍然大悟，於是改變了臨床思維，運用方證辨證的方法，從咳、嘔、心煩、渴等主症的辨認中，對照《傷寒論》第三一九條：「少陰病，下利六七日，咳而嘔渴、心煩不得眠者，豬苓湯主之。」抓住了相應的方劑豬苓湯，果然療效非凡。令人費解的是，他事後總結此案時，又返回到原點，他在按語中說：「本案下利為少陰陰虛，水熱互結所致——病屬陰虛水熱互結旁滲於腸而見下利，故用育陰清熱利水之豬苓湯。」後來，在一九八一年十月北京舉辦的中日《傷寒論》學說討論會上做《使用經方的關鍵在於抓住主證》的學術報告中也以此案為例說：「初診以其下利兼見口渴，作厥陰下利治之，投白頭翁湯，服後不見效。一日又來診治，自述睡眠不佳，咳嗽而下肢浮腫，問其小便如何？則稱尿黃而不利。聆聽之後思之良久，恍然而悟，此乃豬苓湯證。《傷寒論》第三一九條不云乎：『少陰病，下利六七日，咳而嘔渴、心煩不得眠者，豬苓湯主之。』驗之此證，小便不利，大便下利，肢腫而少寐，與豬苓湯主證極為合拍。遂用：豬苓一〇克，茯苓一〇克，澤瀉一〇克，滑石一〇克，阿膠一〇克（烊化）。此方連服五劑而小便暢通，隨之腹瀉止，諸證悉蠲。由上述治案來看，不抓主證則治療無功，若抓住了主證則效如桴鼓。然抓主證亦非易事，往往幾經波折，走了許多彎路以後，才抓住了主證。……我認為抓住主證，治好了病，也就發展了《傷寒論》的治療範圍，擴大了經方的使用，使人增長才智，把辨證推向新的飛躍。為此，『抓住主證』，使用經方的意義也就在於此了。」

在馮世綸著的《經方傳真——胡希恕經方理論與實踐》中，我們知道胡希恕一直認為「方證是辨證的尖端」。他自上世紀初期接受王徵祥先生的教導伊始，直至生命的最後一息，一而貫之地堅持《傷寒論》的經方精神，須臾沒有扯斷過「方證相對應」而「隨證治之」的診治原則，因此臨床上療效斐然。

方證辨證是如何「抓主症」的呢？這是一個進一步探討的問題，它應該是「建立經方醫學理論體系與修學體系」的重要內容之一。我認為「抓主症」就是抓方證中的特異性症狀。每一個方證都有自己特異性的症狀組合，可以把這些症狀組合理解為大數據理論中在信息海洋裡露出水平面的島嶼症狀。而對於水平面以下的症狀只能忽略不計。這正是方證辨證「過於粗疏，難以入細」的地方。但也是方證辨證鞭長莫及、無可奈何的軟肋，因為魚與熊掌不可得兼。孫隆基說得好：「世界上根本就不存在人的認知意向對客觀事物『兼容並蓄』的可能性，因為，欲試圖在天下萬事萬物之間去尋求一種必然性的關聯，就等於沒有『必然性』；把乾坤萬象的重要性都提升到『本質』與『主流』的地位，就等於沒有『本質』與『主流』。——因此，任何認知意向都不能夠也不可能『看到』全部的『現象』。也正因為這樣，它卻不可能，看到從其他角度才看得到的現象。因此，任何一種認知的意向，在照明了客觀世界的一組現象的同時，皆不可避免地會把客觀世界的其他面相做稀薄化的處理。」

方證相對應「抓主症」主要依據，就是《傷寒雜病論》。然而《傷寒雜病論》中的方證條文正如黃煌所說的那樣，存在敘述不充分的地方，因此必須根據古今中外經方臨床家的研究成果加以整理總結。我認為目前學習方證如何「抓主症」的書籍可以參考黃煌的《藥證與經方》、《經方一百首》、《黃煌經方使用手冊》以及《類聚方廣義》。《類聚方廣義》是尾台榕堂在長年考察及臨床實踐的基礎上，為吉益東洞《類聚方》詳加批注，並融入東洞翁《方極》之精髓，堪稱日本漢方醫學古方派最優秀之臨床實用書。

每一個經方醫生，要像老班長瞭解與熟悉自己班級裡每一個同學的音容笑貌與體型特點那樣，來瞭解、熟悉、掌握每一個方證的症狀組合。臨床診治時也就能夠像老班長在其他人群中尋找自己班級的同學那樣，憑著自己的直觀判斷，就能隨心所欲地尋找到合適方證的主症組合。

有人問，在抓方證的主症時牽涉到脈象、症狀、體徵與腹證，在這中間，究竟哪一個最重要？哪一個次之？哪一個更次之？這個問題每一個經方醫生可能都有自己不同的回答，我以下的看法僅代表我的個人經驗，僅供參考而已。

我是恪守吉益東洞的遺訓而指導自己的臨床實踐的。吉益東洞說：「腹證不詳，不可處方。」、「先證而不先脈，先腹而不先證。」我也是以腹證為主，症狀與體徵次之，脈象更次之。如果沒有典型的腹證，那麼以症狀與體徵為主，脈象次之。

最近，我讀了劉保和的題目為「談用經方如何『抓主症』」的文章。文章中說：「經方之不易學，就在於該方證的主症不明，可以這樣講，大部分的經方主症不明。所以要想提高辨證論治水平，使經方容易學、容易用，就必須把經方的主症挖掘出來（我用這詞——挖掘出來）。我們大家都有這個責任，把它挖掘出來，挖掘出來以後告訴別人，這才是你中醫學家應盡的責任。」同時他還認為方證中的主症是「祕訣」，它是疾病的本質，不能太多。「由於它不多，所以它最主要。不多是多少呢？一到三個，絕對不能超過三個！」然後他就結合臨床病例，一一道來。

譬如他認為甘麥大棗湯證的主症是「緊張」，他說：「什麼緊張？情緒緊張！什麼表現？病人感覺沉不住氣，當別人交給他辦什麼事的時候，他立刻去辦，只要見到這個症狀，就是甘麥大棗湯證，而不管他出現什麼其他症狀，都不管。你見到病人的時候，你不妨問一問，平常脾氣怎麼樣啊？愛緊張嗎？比如說別人交給一個事辨，是當時就辨了，還是待會兒辨的？沉不住氣，立刻就辨，你就用這方子，別的病隨之好轉。」

劉保和同時講述了血府逐瘀湯證、小柴胡湯證、柴胡桂枝湯證、大柴胡湯證、柴平湯證、桂枝茯苓丸證、四逆散證、旋覆花湯證等一系列方證的主症：血府逐瘀湯證——叩擊右脅肋痛並牽引劍突下疼痛者；小柴胡湯證——敲擊右肱脅疼痛及右肋弓下壓痛者；柴胡桂枝湯證——小柴胡腹證兼有劍突下壓痛者；大柴胡湯證——小柴胡腹證兼有中脘壓痛者；柴平湯證——小柴胡腹證兼有食後中脘部停滯感；桂枝茯苓丸證——左少腹壓痛；四逆散證——臍左側（中指同身寸）〇．五寸，出現壓痛；旋覆花湯證——臍上一寸處（水分穴）壓痛。

無獨有偶，劉保和上述方證的主症，絕大部分都是腹證。雖然劉保和是依據《難經》腹診理論活用經方經驗的，和吉益東洞來源於《傷寒論》的腹診理論有所不同。然而在「腹證是抓主症的重點」這一點上，劉保和和吉益東洞的觀點異途同歸，不謀而合。這值得我們進一步去深入研究。

三、藥證方證起源的思考

徐靈胎在《傷寒類方》中說「此從流溯源之法，病無遁形矣！」這和《傷寒論．序》中的「見病知源」一語是同一個意思。徐靈胎「此從流溯源之法」的「此」字，就是指「方證相對應」。因為徐靈胎倡導「不類經而類方」的觀點，因此「此從流溯源之法」就應該追溯到使用六經理論整理之前的「前傷寒論」時代。如此的經方尋根才是真正的從流溯源。日本漢方家遠田裕政認為，回到前經方時代，我們就可以和原始《傷寒論》的整理者站在同一歷史位點來思考問題了。也許這樣，反而把問題看得明白。

如宋本第三八條：太陽中風，脈浮緊，發熱惡寒，身疼痛，不汗出而煩躁者，大青龍湯主之。

宋本第三九條：傷寒，脈浮緩，身不疼，但重，乍有輕時，無少陰證者，大青龍湯發之。

「太陽中風，脈浮緊」與「傷寒，脈浮緩」，這兩句好像病症與脈象不相符吧？許多注家在這裡耗費了不少的心力。我們不妨把條文中有關陰陽、六經概念的文字以及脈象，暫時用括弧號括起來。重新還原、恢復了沒有陰陽學說整理以前的條文。這樣一來純粹由先人經驗歸納總結出來的源頭活水就會脫穎而出了。吉益東洞就是這樣要求他的學生這樣讀《傷寒論》的。我認為這種返璞歸真的方法，可以從更根源的地方再現單純素樸形態的《傷寒論》口訣或條文。

我們來看看還原後的大青龍湯證的條文吧：發熱惡寒，身疼痛，不汗出而煩躁者，大青龍湯主之；身不疼，但重，乍有輕時，大青龍湯發之。

去掉陰陽概念，將兩條條文合在一起，條文讀起來文通理順，輕鬆易懂。條文清晰地告訴我們大青龍湯證有兩種類型，一種是外感時的「發熱惡寒，身疼痛，不汗出而煩躁者」；另一種是病溢飲時的「身不疼，但重，乍有輕時」者。因為《金匱・痰飲咳嗽病脈證治第十二》篇二三條云：「病溢飲者，當發其汗，大青龍湯主之；小青龍湯亦主之。」可以做為佐證。兩條條文中都有一個「發」字，應該不是巧合吧。

吉益東洞的學習方法，重新還原了原始狀態的大青龍湯的方證，給我們帶來了不少的啓示。

「人類一思考，上帝就發笑」這句西方的諺語，非常形象地表達了人類在進步中遇到的這樣一種尷尬的窘困，這也許就是人類的宿命。當然，這裡只是警惕理性的自負，而不是貶低理性的作用。人類要用理性思考的同時，也注重非理性的直覺，經方醫生也不例外。

為什麼不能貶低理性的作用呢？還是以六經理論存在的價值來說明這個問題。

《傷寒論》中以單味甘草命名的方劑有一個甘草湯。並且把它列入少陰病之中，明確地指出它能主治「咽痛」。

康治本傷寒論第五七條云：「少陰病，咽痛者，甘草湯主之。」

宋本傷寒論第三一一條：「少陰病二三日，咽痛者，可與甘草湯；不差，與桔梗湯。」

從康治本《傷寒論》中的甘草湯條文和宋本《傷寒論》中的甘草湯條文的不同之處中，可以發現不同歷史時期的《傷寒論》文本，從簡約走向成熟的證據與跡象。

甘草治療咽痛這一個臨床事實，與「少陰病」這一個抽象的病機概念有什麼內在的聯繫？

我們從《宋本傷寒論》第二八三條的論述中知道「咽痛」一症不可輕看：「病人脈陰陽俱緊，反汗出者，亡陽也，此屬少陰，法當咽痛而復吐利。」它是由於高熱，或者汗吐下不當，造成體液流失而亡陽的先兆。用現代的話來說，就是病人已經開始出現有效循環血容量不足，這就是「少陰病」的起點。

體液流失而造成咽喉部的正常水液不足，在這狀態下最容易出現的症狀就是不紅不腫的咽痛（符合非滲出性咽炎）。甘草的緩急作用就是反發汗，反瀉下，改善血管內水分儲存的不足，恢復咽喉部的正常水液供給，從而使咽痛得以減輕與消除。

少陰病和甘草湯的關係，可以在甘草乾薑湯、四逆湯、四逆加人參湯、茯苓四逆湯等等以甘草為主藥的方劑中表現出來。如果條文中沒有「少陰病」這三個字，僅僅只有「咽痛者，甘草湯主之。」其所表達的深層內涵又有誰能理解呢？

藥證方證是中國蠻荒時代野性思維的產物。它的診治方法不是哪一個人設計出來的，而是自發形成的。是先民們在與疾病長期的透過細緻觀察和生活經驗的積累，得出知其然而不知其所以然的診治疾病的規矩。這是一個盲目試錯過程，就好像瞎貓碰到死耗子一樣，久而久之居然從無數次的失敗裡換來了偶然的成功。揭示這種「『天然』偶成」歷史現象的人，恰恰是一位一直反對中醫藥理論的魯迅先生。這位目光銳利、視野開闊的思想家認為，中醫藥由「歷來的無名氏所逐漸的造成」。他在《南腔北調集．經驗》文中正確地分析：「大約古人一有病，最初只好這樣嘗一點，那樣嘗一點，吃了毒的就死，吃了不相干的就無效，有的竟吃到了對證的就好起來，於是知道這是對於某一種病痛的藥。這樣地累積下去，乃有草創的紀錄。」

熊興江在〈方證對應史研究〉一文中指出：「一九七三年長沙馬王堆漢墓出土的十一種古醫書，是現存的中醫學最早著作，其中《五十二病方》的纂書年代可能在春秋戰國之際，其抄錄年代則不晚於秦漢之際，比《黃帝內經》成書年代要早一個較長的歷史階段。這種隨病施藥、隨症施量的對病對症治療方法可能是體現方證對應理論實踐的最早記載。」

「一九七二年十二月，甘肅省文物工作隊在甘肅武威旱灘坡古墓中清理出土了七十八枚竹簡，十四枚木牘，內容為漢代醫藥簡，稱之為《武威漢代醫簡》。……據考證，武威漢醫簡牘晚於西漢馬王堆漢墓帛書《五十二病方》，而早於東漢末年的《傷寒雜病論》，在一定程度上反映了漢代的醫藥研究水平，從其與張仲景《傷寒雜病論》原文的對比發現，兩者在文字上如出一轍，一脈相承，很可能為《傷寒論》的整理者博采眾方提供參考與借鑒。」這些紀錄，以質樸的語言寫下了醫者的親力親為，所見所聞，奠定了方證對應規矩的前期基石。

上古先人治療的目標是症狀，他們用一味或幾味生藥組合來治療病人，在初始階段只能是一個、兩個或者幾個症狀組合，而不會是抽象的病名。《五十二病方》已經出現病名，應該是較後歷史階段的記載了。

以上的材料可以證明，藥證、方證是先民在古代蠻荒的原始社會中，自然地生發、發現、延伸、修改、糾正、增補、演進而確定的。這一系列具有明確診治目標的方證結構的確立，是極其複雜但卻又條理井然的。先民們根據可觀察到的事實來界定方證藥證的診治療效，根據患者經由細節或點滴的變化而得到維續的生命現象的細微變動與生活質量的改善與否，漸漸地界定這個診治的結果。在諸多未明確意識到其結果的醫療活動中，經由「試錯過程」和「治癒者生存」的實踐，以及積累性擴展的方式而逐漸形成的經方醫學就自然地生發形成了。這種有明顯療效的經方醫學，並非古人的智慧能預先設計的。因而，也沒有必要將其歸之於一種更高級的超自然的智能設計，這種經方醫學的出現，實際上還有第三種可能，即它乃是漢民族適應性進化的結果。

我們現在閱讀《傷寒論》，無法直接尋找到每一種中藥的治療目標。由於《傷寒論》中沒有明確記載先人由藥到方的演進過程，就像房子建成以後再也看不到建房時非有不可的鷹架一樣，我們也再也看不到原初建構時所有方證的藥證了。這裡用鷹架來比喻藥證，其實並不是十分恰當，那就用機器與零件的關係來說明方證與藥證的關係吧。在《傷寒論》這個大工程中，方證就像一個個各具特色的機器，藥證就像這些機器上的基本零件。當我們看到大機器的時候，一般是看不到組構成大機器的基本零件的。其實，不僅僅是藥證，有的當時構建方劑的必要的藥基證，甚至小方證，在整理成書時也被整理者精減出局了。譬如桂枝甘草湯是組構桂枝湯與苓桂類湯方的重要部件，然而在康治本中卻沒有出現。一直到宋本《傷寒論》中才重新看到了它。對於這一遠古年代的歷史演變過程，現代人以《傷寒論》「出方劑而不言藥性」一句話就打發掉了，其實其中有多少漫長曲折的場景與內容，如同長江之水早已盡付東流，如今無法復原，無法言說了。

方證辨證的擴展是漢民族的先民們在原始社會交往中的相互調適而演進的過程。這種前經方醫學體系的演進成型，不同於生物學中的「自然選擇」、「生存競爭」和「適者生存」等觀念。因為在前經方體系的形成過程中，具有決定意義的因素並不是個人生理的且可遺傳的特性的選擇，而是經由模仿有效的方法和成功的經驗一點一滴地積累。一言以蔽之，在這些透過學習和模仿而傳播延續下來的醫學遺產中。我們很少看到哲學性、理論性的歸納、推理、思辨的論述。

我們能夠從《傷寒論》中認識到從藥到方的歷程嗎？這是我一直關注的問題。因為我希望能從中尋找到先人如何運用野性思維與原始邏輯和疾病展開鬥爭的歷史足跡。從經方的原始形態的演變過程中領悟到診治經驗的原生態。近幾年，我閱讀了日本漢方家的一些文章，終於從中找到《傷寒論》從藥到方這條路的一些門徑。特別是吉益東洞與遠田裕政的醫學思考，對我啓發很大。他們幾乎是用考古學的方法梳理經方醫學思想成長演變的歷史，似乎是在追尋落在時間之外，今天又歸於沉寂的印跡。這實際上就是對《傷寒論》的條文進行分析，但不是描述方藥的形態，也不是描述六經的理論，而是研究透過時間表現為經方醫學的日常而神祕的總體。他們異途同歸地完成了展示前經方醫學領域中某個正在本領域中完成的轉換原則和結果。他們描述的系統、確定的原則、建立起來的對比和對應關係不以古老的《內經》、《神農本草經》為依據。他的目的是重新提出《傷寒論》有別於《內經》與《神農本草經》的藥物配伍組方原則和「方證相對應」的方法。

做為會思考的動物，「人」在一定意義上是可以用思維方式加以定義的。然而思維方式並非只有一種「有意識理性思維」。有意識理性思維僅僅是人類的一種理性思維之一，它存在在人類的習慣的現意識之中，是人類思維的冰山一角。人類還有另一種理性思維，它是無意識狀態的存在，所以人類學家把它命名為「野性思維」。在使用這個概念的時候，首先要把它與「本能」區別開來，它不是「本能」，而是一種不同於習慣理性的另一類理性。「野性思維」是人類與生俱來的，只不過在人類進入開化以後，它被深深地遮蔽了，不被人們所認識而已。

「野性思維」的提出是為了說明藥物的功用是怎麼會被發現的這個大問題。眾所周知，藥物是方劑的基礎，做為藥物的功用，也就是治療目標，經方醫學稱之為「藥證」，它們自然是早於「方證」而被先人所發現的。在那上萬年以前的原始社會裡，人類還不具備「有意識理性」，「藥證」的獲得完全是先人們透過在與疾病鬥爭過程中大量反覆的試錯而得來的，所以極為寶貴。可以說，經方醫學中的「藥證」是先人運用無意識理性（野性思維）而獲得的經驗結晶。它和現在社會上流行的單方有相似的地方，但是它們之間還是有本質區別的。現在的單方往往是以藥對病，先人當時還沒有病的概念，所以所謂的「藥證」，是藥物和症狀或症候群相對應。

四、方證和治法

在原始人那裡，治法不是一個抽象的概念，而是具體可見的，如汗、吐、下、利等等。在最初的藥證方證出現的同時，就已經包含有治療方法。因此，古人有「方者法也」一說。

上古先人是群居的，一般五十至七十人生活一起，形成自然的部落，他們在採集果實，塊莖等野生植物充饑的時候，如果吃了大黃的根莖，就會發生集體腹瀉，因此知道大黃具有瀉下的作用是不必言喻的事。在這誤食出現腹瀉的過程中，某人的發熱、腹痛、腹脹、便秘卻歪打正著，因禍得福而得以治癒，這也是時常會發生的事情。開始的時候可能不在意，久而久之部落中的人們就會形成經驗。一、大黃不可食用；二、大黃可以治療發熱、腹痛、腹脹、便秘等症狀。我想這就是藥證形成的原生態。

桂枝、肉桂是香料，也有誤食過多而發汗不止的機會，因此群居的上古先人很容易知道，桂枝具有發汗的作用。當然也會有人因為多食桂枝發汗而治癒了發熱、惡寒、頭痛或心悸、心慌的病痛的可能。久而久之部落中的人們就會形成經驗。一、桂枝不可多食；二、桂枝可以治癒發熱、惡寒、頭痛或心悸、心慌等症狀。

吐法和催吐藥的發現，以及催吐藥證的形成也可以如此類推。

因此「汗吐下」與「可與不可」是伴隨著大黃、桂枝等藥物與藥證的發現而同時被先人所接受。由於汗吐下的治療效果明顯，就自然而然地成為上古先民診治疾病的普遍使用方法。隨著麻黃、芒硝等藥物的發現，汗吐下的經驗也逐漸得以豐富，療效也較為明顯，譬如金元時代的張子和就以「汗吐下」聞名於世的。一直延續到現在「汗、下」還是中醫藥學診治疾病的最為核心的方法。在上古時代，隨著「汗吐下」的廣泛使用，其誤治的機會也大量的增多。於是「汗吐下」與「可與不可」自然成為使用藥物診治時的第一要義。《傷寒論》中大量有關汗吐下不當而誤治的記載，就是上古時代醫療生態的真實紀錄。正如徐靈胎在《傷寒類方・自序》所說的那樣：

「不知此書非仲景依經立方之書也，乃救誤之書也。」

在漫長的歷史演變過程中，先人們在覓食中發現甘草的甜味。這就揭開了單味藥邁向兩味以及兩味以上藥物組合使用的契機。因為甘草的加入可以減輕大黃、桂枝、麻黃等藥物的苦味、辣味、澀味。總之，甘草在《傷寒論》從藥到方的過程中的作用是不可低估的。用甘草配合成湯方，它在不改變治療目標的基礎上使人容易下嚥，同時又能緩和主藥的烈性，使服藥更為安全。如桂枝甘草湯、甘草麻黃湯、大黃甘草湯，由於甘草與諸藥的拮抗作用，因此其發汗、瀉下作用，比起單味的桂枝、麻黃、大黃的發汗與瀉下作用就變得可以控制了。正像遠田裕政所說的那樣：甘草的使用「可以說是湯方形成過程的第一原則」。

由此可見，最初發現的幾味藥物與它們之間的簡單組合，以及伴隨出現的「汗吐下」與「可與不可」的治法，基本形成前經方時代診治體系的雛形。

不可汗吐下的病症，可能開始的時候只知道禁止，不知道如何診治。經過長期的摸索，漸漸地尋找到利尿的方法來治療，這就是後來的「和」法。「利尿」具體可見，如被日本漢方家遠田裕政認為具有中度利尿作用的小柴胡湯，曾經命名為「三禁湯」，三禁湯，是因為它所主的證候，一禁發汗，二禁瀉下，三禁催吐而得名，我們可以從中窺見其端倪。

再後來先人們發現有的嚴重脫水的病症，如宋本第一一一條：「……陰虛小便難，陰陽俱虛竭，身體則枯燥……。」它們既不可汗吐下，也不宜直接利水。如宋本第五九條：「大下之後，復發汗，小便不利者，亡津液故也，勿治之，得小便利，必自愈。」開始沒有更好的治法是「勿治之」，被動地期待機體自我恢復，自我恢復與否的標誌就是小便利和不利，如果「得小便利，必自愈」。後來漸漸地知道還存在全身津液不足的狀態，可以使用甘草乾薑湯類方（四逆湯、四逆加人參湯、茯苓四逆湯等等）和芍藥甘草湯類方（芍藥甘草附子湯、桂枝加芍藥湯、小建中湯、真武湯、附子湯等等）分別進行截斷水液的流失或直接補充水液以達到蓄水的目的，治療順利的話，也會出現小便利而愈的間接利水的結果。這些病症後人用四神歸類的時候，定為「玄武」，再後來用六經整理的時候把它歸屬於三陰病。

上述兩種利水的方法，就是應對「不可」汗吐下而漸漸產生的，在前經方時代可能已經在醫生群中普遍使用。因此當王叔和整理《傷寒論》的時候，特地加上一個汗、吐、下的「可」與「不可」的章節。這個章節在宋本傷寒論卷七、八、九、一〇；玉函卷五、六均有「可與不可」王叔和在其前面有一段小序。

「夫以為疾病至急，倉卒尋按，要者難得，故重集諸可與不可方治，比之三陰三陽篇中，此易見也。又時有不止是三陰三陽，出在諸可與不可中也。」錢超塵在《傷寒論文獻通考》中認定：這個「可」與「不可」的章節成於王叔和。

我從這一段小序中讀出了以下一點感悟：在《傷寒論》成書之前，前經方醫學就已經成系統地存在，這就是「汗、吐、下的『可』與『不可』」的治法系統，當時所有的條文都是依照這個系統分門序列。醫生們臨床上也已經習慣這樣地去查詢條文中的方劑的治療目標。《傷寒論》成書後，整理者用六經系統代替了原來的「汗、吐、下的『可』與『不可』」治法系統，把原有的或新添的條文重新進行了分類。當王叔和整理《傷寒論》的時候，他覺得六經系統雖然不錯，但是對於一般醫生來講這個新生事物過於陌生。「疾病至急」之際，經常會出現「倉卒尋按，要者難得」的現象，為了醫生們的檢索的方便，因此王叔和「重集諸可與不可方治」這一章，做為臨床手冊放置在《傷寒論》中，以供醫生們翻閱和查看。有一些在六經分類中還處於灰色地帶的方證條文，反而更容易在「可」與「不可」治法系統中尋找到它們。

人類總是不滿足於知其然不知其所以然的技術性的東西，往往是用神話，鬼神、圖騰等等來進行解釋。古代的巫醫就是這樣，一邊從方證辨證辨法來治病，一邊舉行種種祭拜的儀式。這一用神話，鬼神、圖騰等等解釋方證解釋治法的方法，也表現在以青龍、白虎、朱雀、玄武四神的名稱分別去命名青龍湯、白虎湯、十棗湯、真武湯這一件事情上。後來整理者用六經分類來構建《傷寒論》的時候，就有意無意地淡化了青龍、白虎、朱雀、玄武四神的定位。在現存的所有《傷寒論》版本中，青龍、白虎、朱雀、玄武四神所命名的方劑，只剩下青龍、白虎、玄武（真武）三個了。這不僅僅是少了一個方劑的問題，而是記錄一個已有的治法系統退出經方醫學的歷史遺跡。

以上汗、吐、下的「可」與「不可」，講來講去都講水液的調節。古人研究《傷寒論》有沒有類似的說法呢？大家很快就會想起了清代傷寒名家陳修園在《醫學三字經》講到了這個問題。他說：「長沙論，歎高堅；存津液，是真詮。」《傷寒論淺注》中，陳氏透過注釋的方式，委婉陳述對「存津液為治傷寒之要」的發揮。因為他沒有更深入把自己的見解進行系統地闡述，如此卓越的醫學觀點最後也以未完成時存世。

遠田裕政認為汗、下（吐）、利，是人類個體的三種基本生體反應，它們之間對於排水的總量方面還存在協同的背反關係。（《日東醫會誌》二三卷二號五一頁，一九七二年）這一點《內經》裡對於夏天多汗而尿少，冬日少汗而尿多也早已做個論敘。不過遠田裕政在進一步研究其協同的背反關係時，明確地指出：發汗可以止瀉、縮尿；瀉下可以止汗、縮尿；利尿可以止汗、止瀉。我們可以在《傷寒雜病論》的條文和臨床經驗中尋找到大量的佐證。如葛根湯、麻黃湯、桂枝湯可以縮尿，可以止利；五苓散可以止汗、止利；大承氣湯、調胃承氣湯可以止汗、減尿等等。

五、方劑的加減

經方的方劑臨床應用時要不要加減化裁是一個熱門的話題。從常識上講，不要加減化裁就是刻舟求劍，對號入座；而量體裁衣加減化裁肯定會占話語的制高點。我認為經方臨床使用是否要加減化裁，並非如此簡單。在疾病發展過程中，某一個階段顯現的方證是不是典型是難以預測的，何去何從全由臨床現場的脈症所決定。借用徐靈胎《醫學源流論・執法治病論》中的意見是：「總之欲用古方，必先審病者所患之症，悉與古方前所陳列之症皆合，更檢方中所用之藥，無一不與所現之症相合，然後施用，否則必須加減。無可加減，則另擇一方。」

歷代醫家都認為，處方用藥，都要加減化裁。我想透過《傷寒論》中的方證與方證之間的內在聯繫去追溯藥證方證的形成過程中，不斷衍生孽葉、繁衍生枝的事實，並以此歷史事實來說明處方用藥，皆須臨事制宜的必要性。

以黃芩湯證中的藥證組合隨症加減及其衍生為例來說明這個問題。日本漢方家遠田裕政指出，黃芩湯和黃芩加半夏生薑湯在臨床上並不常用，然而在考察湯方的形成過程上卻是極具重要性地位。特別是黃芩加半夏生薑湯，因為這個方證既有治療下利，又有治療嘔吐的作用，所以它以後衍生出瀉心湯類方和柴胡湯類方的根源。

《類聚方廣義》云：

黃芩湯證─下利，腹拘急而痛，心下痞者。【下利（大棗、黃芩）；腹拘急痛（芍藥、甘草）；心下痞（黃芩）。】

黃芩加半夏生薑湯證：黃芩湯證而嘔逆者。【黃芩湯證（黃芩、芍藥、甘草、大棗），嘔逆（半夏、生薑）。】

當臨床出現下利，腹拘急而痛，心下痞時，使用黃芩湯原方不做增減變化。如果在出現下利，腹拘急而痛，心下痞的同時，還有嘔逆一症，就要黃芩湯加半夏、生薑。這就是《傷寒論》手把手教我們什麼時候不要增減變化，什麼時候應該加減化裁，以及如何加減化裁等等規矩。

鄒潤安在《本經疏證》中指出，仲景用黃芩有三耦焉：與柴胡為耦；與芍藥為耦；與黃連為耦。這和遠田裕政《傷寒論再發掘》中說的黃芩湯的衍生現象同出一轍。

遠田裕政認為黃芩湯方群可以透過藥味的變化加減衍生出三個不同的方群：

（一）黃芩芍藥甘草基類：黃芩湯、黃芩加半夏生薑湯；

（二）柴胡黃芩基類：小柴胡湯、大柴胡湯、柴胡桂枝乾薑湯；

（三）黃連黃芩基類：生薑瀉心湯、半夏瀉心湯、甘草瀉心湯。

臨床上當黃芩加半夏生薑湯證沒有發現腹拘急而痛，卻增加了胸脅苦滿、往來寒熱、食欲不良的症狀時，黃芩湯就衍化為小柴胡湯類方；當黃芩加半夏生薑湯證沒有發現腹拘急而痛，卻增加了心下痞硬、腹部腸鳴的症狀時候，黃芩湯就衍化為半夏瀉心湯類方。這也是《傷寒論》耳提面命當臨床症狀有較大變動時，我們應該如何進行相應的加減化裁，以及如何加減化裁。

黃芩加半夏生薑湯與小柴胡湯的方證藥證比較：

黃芩加半夏生薑湯：黃芩三兩，半夏半升，生薑三兩，芍藥三兩，甘草二兩，大棗十二枚。

小柴胡湯：柴胡半斤，黃芩三兩，半夏半升，生薑三兩，人參三兩，甘草三兩，大棗十二枚。

黃芩加半夏生薑湯與小柴胡湯證比較：小柴胡湯證有胸脅苦滿，因此加柴胡；有食欲不振，因此加人參；又因無腹肌攣急，所以去芍藥。兩個方證都有嘔吐下利症狀，但是加減變化後的小柴胡湯證中下利處於兼症而已。

大柴胡湯與小柴胡湯的方證藥證比較：

小柴胡湯：柴胡半斤，黃芩三兩，半夏半升，生薑三兩，人參三兩，甘草三兩，大棗十二枚。

大柴胡湯：柴胡半斤，黃芩三兩，半夏半升，生薑五兩，芍藥三兩，枳實四枚，大棗十二枚。

大柴胡湯與小柴胡湯證比較：大柴胡湯因為比小柴胡湯證嘔吐更強烈，所以生薑從三兩增加到五兩，腹滿顯著而食欲可以，因此用枳實來代替甘草，用芍藥代替人參。大柴胡湯證在小柴胡湯證的基礎上增強了瀉下的作用。

柴胡桂枝乾薑湯與小柴胡湯的方證藥證比較：

小柴胡湯：柴胡半斤，黃芩三兩，半夏半升，生薑三兩，人參三兩，甘草三兩，大棗十二枚。

柴桂薑湯：柴胡半斤，黃芩三兩，牡蠣二兩，栝蔞根三兩，桂枝三兩，甘草三兩，乾薑一兩。

柴胡桂枝乾薑湯和小柴胡湯證比較：不嘔去半夏、生薑，沒有默默不得飲食故去人參、大棗，口渴小便不利加牡蠣、天花粉，頭汗出、臍部悸動加桂枝合成桂枝甘草湯證，肢冷咽乾加乾薑合甘草乾薑湯證。

我想透過《傷寒論》方證的形成去追溯藥證方證的衍生繁衍的事實，來說明臨床處方用藥時加減化裁的合理性和必要性。先人正是透過原有方劑的不斷加減變化去適應臨床變化的病症，我們為什麼不能加減變化？正如楊大華刊載在李小榮主編的《經方》第一輯上〈我眼中的經方家〉一文中說的那樣：「初級的是重複經文，按照經典規定來使用；高一級的是經方的加減，以及對內部藥物相對比例的調整；最高級別的是化用。」我想宋代許叔微可能已經達到最高級別經方家的境界。他曾經說過：「予讀仲景書，用仲景法，然未嘗守仲景之方，乃為得仲景之心。」語中的「然未嘗守仲景之方，乃為得仲景之心」一說，可堪為楊大華所謂的「最高級別的是化用」了。

中國醫學史上，能夠達到如何化境的人不會很多，葉天士應該是其中的一個，你看他在《徐評臨症指南醫案》中對桂枝湯的加減化裁簡直到了出神入化的境界。張文選《葉天士用經方》一書中把葉天士使用桂枝湯時的加減方劑整理為：「桂枝去芍加茯苓湯、桂枝去芍加杏仁苡仁湯、當歸桂枝湯、桂枝加當歸茯苓湯、桂枝去芍加當歸茯苓湯、桂枝去芍加參苓歸茸湯、參歸桂枝湯、桂枝加當歸黃耆湯」等等，令人目不暇接。

但是值得一提的是，徐靈胎在《徐評臨症指南醫案》裡對於葉天士的所作所為並不都是一味肯定的，桂枝湯如此大幅度的加減是否能夠取得相應的療效也已經是無法甄別的事，所以如此的加減是否得當，也還值得深入研究。

說到經方的加減，不免想起岳美中先生。他說：「執死方以治活人，即使是綜合古今，參酌中外，也難免有削足適履的情況。但若脫離成方，又會無規矩可循，走到相對主義。」如此說來，面面俱到，當然沒有紕漏。然而他在〈經方不要隨意加減〉一文所舉的一個病例，卻給我們留下了許多不解的思考。像岳美中這樣的中醫大師，對豬苓湯的區區一味藥的非常符合藥典的加添也會出現如此結果，更何況是基層的中醫師豈可輕言經方的加減以及對內部藥物相對比例的調整。

病案如下：

李姓婦女，年五十餘，半年來經常尿膿血，頻而且急，尿道作痛，經多方醫治未效。其脈數、小腹痛拒按。此雖下焦蘊有濕熱，但久溺膿血必致陰傷，處以豬苓湯，藥盡三劑，諸證均逝。數日之後又復發，但稍輕，因思其久病必虛，則加山藥九克。服藥三劑，諸證反而加重，去之，復進原方三劑，諸證又減，只餘排尿時尿道稍感疼痛。又慮及尿道久痛恐有砂石瘀滯，加入海金砂九克以導其濁，藥後兩劑諸證又大作，鑒於二次復發失敗的教訓，再不敢任意加減，乃守豬苓湯原方，服十劑而獲痊癒。

還有一個問題值得我們去思考，日本漢方家大塚敬節、矢數道明等人基本上使用經方是不加減的，他們為什麼也會取得良好的療效？再說從「方」這個字的所指來看，含有「規矩」、「原則」、「不變」的意蘊，它和「圓」字的靈活性、變通性的含義相反相成，構成「方圓」一詞。同時「經方」，就是經典的固定的方劑。細細體味，其中也有強調其不易性、規矩性與原則性的寓意。

總之，經方的方劑臨床應用時要加減化裁是必要的，是合理的。然而臨床上如何進行加減化裁卻是一件非常困難的事情。必須謹之又謹為是。

細心的讀者在這篇一萬多字的發言稿中，依然可以尋找得到三十八年前張丰先生和我談話的聲音。

已經到了深秋的季節，傍晚時分頗有幾分寒意。真的到了要離別的時刻，張丰先生把手中一疊日文的《漢方の臨床》雜誌送給了我，語重心長地說：「《漢方の臨床》雜誌是日本東亞醫學協會的會刊，創刊時雜誌的刊名叫《東亞醫學》，之後改名為《漢方與漢藥》雜誌，一九五四年以《漢方の臨床》復刊。這幾本送給你當資料，當教材，希望你能讀完它，讀懂它。」

我無言以答，頻頻地點頭。此情此境，再加上蕭索清冷的清秋時節，隨即一股巨大孤獨感爬上了心頭。

離別了，爬滿青藤的小木屋，五年來，在你這裡我一次又一次地聆聽張丰先生的教導；在你這裡我一篇又一篇地閱讀了張丰先生翻譯的漢方醫學的文章；在你這裡我親眼目睹了張丰先生是如何運用《傷寒論》的智慧來診治疑難病症；在你這裡我無數次地觀察到張丰先生思考時的神色形態。

張手先生送我到了路口，定定相望了好久，彼此把感覺和友情埋在心底，然後默默地告別。

「不同環境或者處於人生不同的時期，都會產生不同的自我。你比我年輕十五歲，讓我有後生可待的期望。」張手先生聲調平靜地說，「我們就此告別，莊子說得好：『與其相濡以沫，不如相忘於江湖。』」

理解真的需要時間，記憶中的鏡頭還是這樣，但當年我如同孩童一樣，讀不出其中的滋味。現在我想著張手先生的話，才領悟出它的含義，明白他雖然聲調平靜，內心其實是何其激動而憂傷。

我們在狀元橋的緣分結束了，我一下子眼淚奪眶，掉頭走了。向前走了很長的一段路，回頭凝望，他依然站在蕭蕭的秋風中，我情不自禁地向他高高揮手作別。

就這樣，我們分別了。

隨著時間的過去，我們之間的聯繫就漸漸地減少了。

張手先生後來被上級分配到溫州市陶瓷研究所擔任黨支部書記，我也去過他的單位看望過他兩次，有一次是單獨去的，另一次是與陳興華醫師一起去的。

在陶瓷研究所我們尋找到了張手先生，當時陶研所處於草創階段，他非常地繁忙，幾乎抽不出時間坐下來好好地談話。後來，我也到他的家中找過他，他也是忙得團團轉，在我與他相處的半個小時之內，有四、五個人來找他，都是單位的職工生活的問題。我一句話也插不進去。在他與單位職工交談的時候，我也觀察了他家中的情況，還是到處是書籍與雜誌，但都不是中醫針灸方面的東西了，他的書桌上放著陶瓷方面的日文資料與他翻譯成中文的草稿。

從幾次拜訪張手先生以後的感覺裡，我發現過去的他已經離我遠去。他現在的生活環境與工作任務已經不允許他繼續研究經方醫學。過去在狀元橋的時候，雖然他不是專業醫師，但是免費為人診治疾病還是一件深受群眾歡迎的好事。現在從鄉村來到了城市，又擔任了單位的領導，如果再這樣故技重演，再作馮婦的話，就有不倫不類之嫌。我還有一種說不出口的感覺，就是在張手先生的單位或在他的家裡，周圍的人都對他以「張書記」相稱，他也非常自然地應答著。這一情景和狀元橋完全相反，那時候，是他一聲聲地叫喚著別人「某書記」、「某廠長」，別人愛應不應地避著他。我「老張」，「老張」的叫著他，已經叫了五年，一直叫得非常自然與順口。到了陶研所，在大家都尊稱他為「張書記」的氛圍中，我這個和他年齡相差這樣大的人，叫他「老張」，「老張」的話，就顯得有點兒不禮貌。如果我也跟隨大家稱呼他「張書記」，我也叫不出口，甚至一想到要更換稱呼，全身就會起雞皮疙瘩。我想，這也是我們慢慢疏遠了的原因，因為彼此之間在無意識之中已經拉開了距離。

有一次，我在信河街蛟翔巷遇見他，他說自己身體還好，最近溫州大學邀請他教授「世界經濟」課程，為了多給自己增加點運動的時間，所以每次上課都步行去。由於時間的關係，我們無法展開深談，只能匆匆告別。

後來，我還想到我們變得疏遠了的另一層原因。張丰先生從二十多年的雪藏之中一下子走到陽光底下，心理上的震盪一定是難以言說。他為了適應新的環境，一定要想方設法忘掉過去那一段屈辱不幸的生活，要有意識地忘掉那一段生活中一切有關的人與事，包括中醫針灸。我這樣的推測也不是閉門造車，因為我在他家裡的書架上再也尋找不到一本有關中醫針灸的書籍與雜誌。假如不是刻意地清理，是不會這樣的。

後來我還詢問了他同單位的幾個同事，他們都曾經在陶瓷研究所與張丰先生共同工作了很多年。他們說張丰先生在領導崗位上兢兢業業，還翻譯了一些日文的陶瓷資料，提供給單位研究之用，然而大家從來不知道他曾經研究過中醫針灸，在公共場合當大家在議論有關疾病與診治的時候，他也從來沒有插過一句話。當我說起張丰先生在狀元橋行醫的故事時，說起他在經方醫學方面的深厚造詣時，他們恍然在聽天方夜譚。

就是在他們的口中，後來我才知道張丰先生因糖尿病、高血壓中風已經離開了這個世界的噩耗。

這個消息如青天霹靂，透骨的悲涼瀰漫開來，使人悲痛欲絕。

冬日裡，彷彿見到先生費力地逆風而行，寒風吹散了他已經灰白的頭髮，……；寂靜中，彷彿見到先生在青藤環繞的小木屋裡，剛把某一篇日文譯好，就遞給了我……；黃昏時，彷彿見到先生行走在僻靜的河畔漫步思考，風塵僕僕的身影依然偉岸……；月光下，彷彿見到先生在那條田間路上，傾談著臨床的成敗得失……；除夕晚，彷彿見到先生在點燃燭火，約我同守暗夜……；彷彿看見先生面對患者，搜尋體質的蹤跡，試圖告訴我們這裡的肌肉鬆軟，那裡的身材瘦長……；燈光下，彷彿見到先生皓首低垂翻書閱讀，耳邊沉吟著的天鵝之歌卻有著魯腔：「北山友松說『喻氏之書不無益，然以之為治療之模範，恐為下工……』。」

我這個跟隨了張手先生多年的學生太對不起他了，在他的生前沒有為他私人做過一件事，也不瞭解他的生活與家庭的日常生活。精神上我與他聯繫在一起的只是中醫、針灸與漢方。而不知道關心他這個人與他的其他方面。他離開了經方醫學以後，我們的思想纜繩就自然地中斷了，所以彼此的聯繫也就愈來愈少，直至互不往來。真像他離別時所說的那樣，五年來以沫相濡的交往，一旦分手，彼此就忘卻於汪洋。

直到三十年以後的今天，我才意識到了他離別時這些話的分量。甌江東流，逝者如斯。為了使先生的精神永存，我要把他還沒有開發的思想，進一步地開發出來，轉化成經方醫學的啟蒙素材。

三十年來，先生傾心傳授的情景，已經成為我生命中的一方綠洲，永遠不會被時間沙丘所淹沒。每當我看到書架上的《皇漢醫學》與那一疊《漢方の臨床》雜誌，就會想起和張手先生在一起相濡以沫的歲月，就會想起在那座爬滿青藤的石牆小木屋。這一切，穿過茫茫歲月，構成了記憶中溫暖如流的時光。

那是一段非功利性精神往來的時光，它雖然清淡如水，卻生趣盎然。

【跋】

一窺中醫的博大精深

我還沒讀完婁紹昆老師的《中醫人生》，就迫不及待地開始寫這篇跋了。讀了前幾章，我所瞭解的婁紹昆已清晰地回到腦海，思緒萬千。我決定先記下我之所想，待通讀全書後，再回頭看這篇急就的後記是否準確。

我不懂中醫。在醫學院只上過一個學期的中醫課，還是靠死記硬背同學的課堂筆記蒙混過關的。好在書名是《中醫人生》，兩篇前言已由專家寫了「中醫」，我就寫寫「人生」吧。

人生多歧路。在每個分岔口，我們都要做選擇。分岔口的選擇，以及促使我們選擇的因素，常常是偶然的。婁紹昆選擇中醫，是因為「中醫可以自學」。同樣的理由，使我們這代人中出現了許多自學成才的文學家、文史專家、數學家、政治家。在這偶然性之下，隱藏著一個人的潛質：對知識的渴求、自學的能力，自強不息的精神，具有必然性。我們永遠無法知道，如果當時走上了另外一條路，今天的婁紹昆會是什麼樣。但是我確信，不管命運把他帶向何方，他都不會是個平庸的人。

我與婁紹昆各自的人生軌跡，只有不到兩年的交會共事。我祖籍浙江平陽，父母均為「右派分子」，跟婁紹昆一樣，生活在社會底層。小學沒畢業，就因文革武鬥而失學了。一九七〇年底，十七歲的我與許多「可以教育好的子女」一起，興高采烈地「支邊」，到了黑龍江大興安嶺。在零下三、四十度的嚴寒下建鐵路、打隧道、伐木。條件艱苦，但吃穿不愁，似乎比婁紹昆在閩北、浙西流浪好一些。但對知識的飢渴，我和他是一樣的。那時我只要抓住有字的東西，什麼都讀。古今中外的文學、歷史、哲學、政治經濟學、邏輯學、素描原理、數學、物理、馬列著作、毛主席詩詞……，生吞活剝，飢不擇食。一九七七年高考，由於家庭政治問題和「白專道路（編注：指專注於學術研究而不關心政治的人）」的單位評語，我極不情願地被佳木斯醫學院錄取，而不是我填報的浙大數學系。從接到錄取通知書的那一刻起，我已決心不當醫生。所以畢業後就沒有當過一天臨床醫生。先在黑龍江大慶衛生學校教了兩年生物化學，後又被父母透過關係，拉回溫州，在蛟翔巷溫州市衛生幹部進修學校教微生物。婁紹昆是該校的中醫教師。我們在這所學校裡共事了兩年，並成了最好的朋友。

溫州衛生幹校只是我遠征前的一個歇腳點。我當時一門心思要出國，儘管希望渺茫。因為做短期打算，與同事們僅止於泛泛之交。唯獨婁紹昆是個例外。幾乎從第一天起，互相就有了好感。在那個平常單調的環境裡，因為有了婁紹昆，我那兩年過得快活有趣。我們除了中醫和微生物，什麼都談。他激情洋溢，口若懸河。我也不甘落後，滔滔不絕，忘乎所以。婁紹昆給我的印象是聰慧、博學、興趣廣泛、為人善良可靠。我當時並不清楚他中醫造詣的深度，但知道他除中醫外，涉獵極廣，見識高明。他從不怨天尤人，心裡滿是陽光。讀他早年極度貧困、苦難深重的故事，我們讀到的卻是滿目青山，遍地好人。

他這《中醫人生》一路走來，處處有「貴人」相助。從他並不怎麼佩服的引路人父親開始，到自己吃不飽卻怕別人餓肚子的善良的美西、極富哲思的民間醫師阿驊表哥、大將風度的未來文博專家吳海平、被埋沒的針灸奇才何黃淼、窮愁但不潦倒的經方學者張手……，在那個年代，有多少人才被浪費在貧窮無奈的重壓下！也不全是浪費，他們因此可直接服務社會底層的大眾，同時有機會成了引導婁紹昆的民間「貴人」。他們本應是社會菁英，又是好人。無奈當時社會不容許他們成為菁英。可喜的是他們仍堅持做好人。

自我去了北美，在加拿大和美國一晃十八年。其間幾無聯絡，但常記掛。近年回國創業，得知婁兄醫術日精，成績斐然。且家庭幸福，後繼有人，父女懸壺濟世，一起延續《中醫人生》故事。這將是更加陽光的故事。說起陽光，婁紹昆曾問我在大興安嶺幾年印象最深的是什麼。我回答：清晨，掀開羊毛帳篷厚厚的門簾，一步跨出門外。大地潔白，天空湛藍，空氣中的冰晶在強烈的陽光裡晶瑩閃爍。深吸一口氣，潔淨凜冽的空氣灌滿胸腔，刺激、振奮、滿心歡喜。心裡有陽光的人是幸福的，即使在陰暗的日子裡。婁紹昆和我一見如故，是因為我們都有積極的人生態度。

書中無數次關於《傷寒論》的理論和案例討論發人深省。自東漢張仲景寫作《傷寒論》以來，經方理論及其方劑已經被研究和應用了近二千年，至今仍不可窮究，學者見仁見智，所謂「一人一仲景，一家一傷寒」。婁紹昆的可貴之處在於，他不僅看到注家各說一套的「亂象」，更領悟到正是這種「亂象」體現了《傷寒論》的博大精深，也是《傷寒論》歷久彌新的原因。

西醫是一門精確的科學，來源於分科別類的研究。中醫更依賴經驗，來源於對整體和表象的認識。如書中所說，中醫可能起源於先民的「野性思維」和樸素的辨證思維。即使在張仲景寫作《傷寒論》的時候，人體的生理、生化過程仍遠未為人類所知。我們看古人，也如後人看今人。自然界的多數奧祕今天仍未被我們認識。我們知道人類有兩萬多個基因，僅占人體全部ＤＮＡ的約五％。其餘九十五％的ＤＮＡ有什麼作用？曾有人稱這些為「垃圾ＤＮＡ」。但我們知道，生物進化是不會浪費資源的。後人會知道，我們今天對ＤＮＡ認識是多麼有限。但他們也可能會對我們在知識有限的情況下所取得的成就感到驚訝，正如我們今天對古人的智慧感到驚訝。

我在美國賓夕法尼亞大學醫學院做博士後時，研究基因療法治療因凝血因子ＩＸ缺乏引起的血友病。通常的做法是給病人注射從正常人血液提取的凝血因子ＩＸ。但這種療法需定期注射，常因提取或其他操作過程的汙染使病人感染肝炎等疾病。我的目標是利用減毒的腺病毒做為載體，將凝血因子ＩＸ基因表達系統引入病人體內，希望病人能得到永久的內源性凝血因子ＩＸ供應，從而根治該型血友病。我構建了能表達人類凝血因子ＩＸ基因的腺病毒。我把腺病毒注入小白鼠靜脈。我在小白鼠的肌肉、肝臟和其他臟器中觀察到了腺病毒，並在其周邊血裡檢測到高濃度的人類凝血因子ＩＸ。但數月之後，小鼠血中的人類凝血因子ＩＸ濃度逐漸減低，直至消失。我又給小鼠重新注射腺病毒。但這一次，我既看不到腺病毒，也測不到人類凝血因子ＩＸ。原來，第一次注射等於給小鼠接種了疫苗，激活了免疫系統，以後注射的腺病毒立刻被消滅了。我又嘗試給出生不到二十四個小時的新生小鼠注射腺病毒。如同以往，第一次注射表達了高濃度的人類凝血因子ＩＸ，並持續數月。不同的是，第二次注射產生了同樣的效果。以後的重複注射都能檢測到腺病毒和人類凝血因子ＩＸ。原來新生小鼠的免疫系統還不成熟，把外來的腺病毒當做了自身組織，並終生記憶。這項研究發表在《美國科學院院報》上（Proceedings of the National Academy of Science of the United States of America，一九九六年第九三期），並在美國血液學會年會上做了報告。在理論上，將來我們可以在胎兒出生前通過羊水脫落細胞確診血友病，並在其出生時立即注射帶有人類凝血因子ＩＸ的腺病毒。在其以後的生命中，每年注射二、三次凝血因子ＩＸ腺病毒，即可正常生活。

假設提存的凝血因子ＩＸ為方劑一，表達人類凝血因子ＩＸ基因的腺病毒為方劑二。經方家甲用方劑一治療血友病，經方家乙用方劑二治療同病。假設這些古代經方家都不瞭解這些方劑的作用原理和人體免疫系統。方劑一屢試屢靈，但需經常服用，且有副作用，令病人痛苦不堪。方劑二一用就靈，且療效較長，但不能重複使用。假設又有經方家丙在長期使用方劑二的過程中偶然地用於新生兒，從而發現了在這種情況下方劑二可反覆使用且有效。這成了他的獨家祕笈，經方家丙也超越經方家乙成了治療新生兒血友病的名醫。假設在千百年的實踐中，經方家丁、經方家戊等各有新的發現，積累了許多有效但不完美的方劑，各有所長，各有所短。假設有經方大家如張仲景者加以整理，也許就有了相對完善的經典方劑，供歷代經方家根據自家經驗加減使用。儘管所有的經方家可能都不懂這些方劑的作用機理，卻都能治病救人。

我用一系列的假設，以血友病的治療為例（並不恰當），說明我在閱讀《中醫人生》時對中醫經方發展的理解，是因為我對中醫所知甚少，只能以我熟知的基因研究假設推導。但我深信，幾千年的積累沉澱，無數人研究實踐，已使中醫成為一個深不可測的寶藏，許多行之有效的方劑可能就是這樣產生的。透過閱讀此書，我窺見了中醫的一個角落，已為其博大精深所折服，並對古代先賢如張仲景，現代研究者如婁紹昆和他的同行們肅然起敬。中醫的整體辨證思維，西醫的分絲析縷研究，相得益彰，同為人類智慧的結晶。也許到了世界大同的那一天，會有一個包容了所有人類智慧的大一統醫學。但在此之前，今天「百花齊放」局面已令我們驚喜不已。

無數的病人受益於婁紹昆的醫道。同行們將受益於書中無數的理論研討和案例分析。而我們這些有幸暫時不需他的醫術救命、也無緣岐黃之術的讀者，也將受益於他的人生故事。

我已通讀《中醫人生》。又對本文添補了關於中醫西醫的雜亂思考，以為跋。

尤其敏[5]識　二〇一二年一月十二日

5 尤其敏：旅美學者，博士，浙江省溫州市人。現任杭州優思達生物技術有限公司董事長兼總經理、溫州醫學院教授、溫州醫學院眼科分子醫學研究所副所長、中國科學院北京基因組研究所客座研究員。尤其敏博士是十二項已授權的美國專利和三十三項世界專利的發明人。目前在中國已申請十四項發明專利，其中五項已授權。

【附錄一】

溫州婁氏父女的「經方奇緣」

東漢醫聖張仲景創立的中醫經典，他們越研究越入迷——

（本文述自《溫州晚報》二〇一一年五月十八日記者徐賢林報導）

經方，是指以醫聖張仲景為代表的我國歷代名醫所創的經典名方。醫師根據臨床病人出現什麼樣的證，給病人服用什麼樣的方，這種「方證相對」的方法，充分體現了中醫的「簡、便、廉、驗」的思想，是中醫學的靈魂和精髓。

三年前，婁莘杉辭掉溫州大學國際學院教師的職位，跟父親——經方家婁紹昆學藝，現已藝成出師。四月中旬，仲景南陽經方大會暨二〇一一年經方醫學論壇年會在河南南陽舉行，婁紹昆做為浙江省唯一的經方研究者受邀參加。

父親點題　中醫可以安身立命

今年六十六歲的婁紹昆頗有名中醫的風度，纖細手指宜於搭脈，雙目專注，黑眉毛長長，醫理使他一點也不顯老。一經交談，滿口經方理論。

婁紹昆退休前是市衛生幹校中醫學高級講師、市中醫學會常務理事。他從事經方研究四十多年，積累了豐富的理論知識和臨床實踐經驗。

婁紹昆的「經緣」說來話長

一九六八年，婁紹昆正為職業選擇困擾，被在溫四中教書的父親一語點醒：學中醫可以安身立命。

當年，婁紹昆拜民間郎中何黃淼先生為師，學針灸為人治病。何黃淼靠自學精於針灸，毫無底子的婁紹昆跟著他一個病例一個病例地學，很是辛苦。

針法學得稔熟，然而何黃淼先生並不長於針灸理論研究，而且單純針灸不輔以藥物，療效也大打折扣。

婁紹昆就想，如果不用藥物，單憑針灸就能治癒患者，那麼在缺醫少藥的時期，該是百姓多大的福祉！

初試牛刀　以證下方救活垂死人

一九七一年春，婁紹昆獲得一部「奇書」——中國社會科學院學部委員承淡安著的《傷寒論新注（附針灸治療法）》。這本書成於抗戰時期，作者承淡安在《黃帝內經》、《傷寒論》方面有很深的造詣，他在重慶的大學執教時，由於日寇封鎖，藥品奇缺，痛感醫學理論蒼白無力的他潛心研究針灸，撰寫《新注》。承氏針灸療法曾在重慶風行，且屢有奇效。

當時龍泉建造廟下水電站，年富力強的婁紹昆去做工。白天是人山人海的工地現場，晚上卻死一般的靜寂。婁紹昆舒展一下渾身疼痛的身軀，斜靠在鋪位上，就著如豆的燭光，研讀承淡安的《新注》。

婁紹昆從溫一中高中畢業，功底較好，研讀深奧難懂的書籍並不特別困難。

龍泉冬天山澗裡刺骨的寒風灌進工棚，礦燭搖晃不定，婁紹昆在跳躍的燭光中苦讀。他做兩種札記，一種是大學課程《傷寒論講義》，另一種就是承淡安針灸理論的讀書心得。

在龍泉做工九個月，婁紹昆帶回兩手硬繭和兩大本讀書札記。研讀《傷寒論》初越門限，他很想驗證一下自己的「經方」理論。他至今記得第一例治癒病例。

那年端午節，當地一村民過量吃下粽子和雞蛋後，身體不適，中醫看過後看西醫，三個月體重劇減十多公斤，奄奄一息，最後到婁紹昆處求診。婁紹昆根據患者的三大主症「心下痞硬、嘔吐噁心、腸鳴下痢」，確認是半夏瀉心湯類方證。以證下方，手到病除。

經方的奇效令婁紹昆激動不已，從此便對經方癡迷。

巧結奇緣　民間高人傾囊相助

真正將婁紹昆帶入經方研究者行列的，是一位頗有些傳奇色彩的民間經方家張丰先生。

張丰並不是學醫出身的。祖籍山東的他在南京讀了大學，曾參加龍躍領導的浙南游擊縱隊，一九四九年任溫州二中書記兼校長。被錯劃成右派後，下放到狀元東山陶瓷廠勞動。他在大學裡讀的是日文專業，陶瓷廠粗重活與日語無關，為了不致疏遠日語，他訂閱當時國內唯一的一份日文雜誌《漢方》。《漢方》是一本純粹的醫學雜誌，研究中國《傷寒論》。

張丰無心插柳柳成蔭，為了溫習日語，想不到卻一腳跨進「經方世界」。成年累月研讀《漢方》最終使其成為名聞遐邇的經方家。

婁紹昆與張丰認識純屬偶然。一九七四年的一天，婁紹昆到狀元醫院有事，在候診室看到一位中年人為一患者搭脈，他顯然不是醫院裡的醫師，但看病的專業身姿和專注的神情引起婁紹昆關注。這位中年人便是張丰。

婁紹昆要拜張丰為師，張丰欣然答應。

張丰將原先用日文做的讀書札記翻譯成中文供婁紹昆學習，兩人研習經方都是「出口轉內銷」。婁紹昆頗為感慨地說，國內研究經方者少之又少，致使經方日漸式微，而在日、韓等國，經方則被大力保護推廣和扶持，實現了經方的產業化，製劑、醫藥、書籍都得到很好的應用。

婁紹昆跟張丰學習五年時間。師徒兩人在簡陋的宿舍裡常常一坐就是一個通宵，他們的思緒穿越時空進入遠古的蠻荒時代、東漢張仲景經方鼎盛時代直至現代。他們討論中國中醫界派系的紛爭，中醫師傳承中存在的陋習等。

這五年時間，婁紹昆精通了日式經方，又從日式經方轉而研習本土經方，終成己悟。

一片譁然　小學教師「幹掉」眾多中醫師

在此期間，婁紹昆的正式職業是小學民辦教師，業餘行醫。七年時間裡，被他治癒的疑難病例無數。他對每個病例都做好詳細的記錄，對經方的「證——方」治病進行驗證。婁紹昆在當地名聲日隆，大多數人竟忘記了他的教師身分，而以醫師稱謂。

一九七九年，婁紹昆終於成為一名真正的中醫師。

當年，為了搶救中醫，國家向民間招手，招收民間中醫充實中醫醫療隊伍。對象沒有特別限制，婁紹昆欣然報名參加考試。

考試分筆試和臨床經驗評估。考試結果揭曉，婁紹昆憑高分從八百多位考試者中脫穎而出。小學民辦教師考上中醫師這個消息引起一片譁然，有人認為真正從事醫療工作的民間中醫師和土郎中考不過婁紹昆，其中必有貓膩。（編注：「貓膩」為北京官話，意指內情、私弊。）

溫州市勞動局、市衛生局為此事專門派人進行調查，調查結果是婁紹昆不僅沒有作弊，而且其本人具有非常豐富的醫療經驗，精通針灸和經方等最傳統的中醫理論。婁紹昆順利成為招收的十九名中醫師中的一員。

婁紹昆躋身中醫師行列，生活無了後顧之憂，簡直如魚得水，更加潛心研究經方。

哲思心得　研究經方就是研究小宇宙

中醫有兩個流派：《黃帝內經》的醫經派，《傷寒論》的經方派。這兩個流派共同運用偉大的陰陽思想。本來《內經》和《傷寒論》二位一體，但有人卻人為地分割開來，致使經方思想兩千年來得不到發展。婁紹昆說，這兩千年來，經方就好比是一個打工者，替《內經》打工，自己始終成不了老闆，經方的基本內容「方、藥」被《內經》用起來，反過來卻被認為是淺薄的。

婁紹昆說，經方在國內被「《內經》化」，日本以吉益東洞為代表的古方派卻又提出「方證主義」，經方被「去《內經》化」。這兩個極端的提法，使經方陷入尷尬境地。

經方的精要思想是「中醫臨床化」。

醫聖張仲景最偉大之處是他提出六經理論，他將人體分割成「表——身軀及外表」、「裏——消化道」、「半表半裏——五臟」，抵抗力強稱為陽，抵抗力弱謂之陰，表裏陰陽組合排列，便是「六經」，人之生病莫不歸於「六經」，以「六經」為框架，只需填進「方證」便可。治病其實就是這麼簡單。張仲景以「六經」為基礎，梳理《神農本草經》、《湯液經法》等精要，偉大的《傷寒論》便誕生了。《傷寒論》收入一百一十二個經方，《金匱》收入二百六十二個經方，根據「六經」理論，這三百七十四個經方又可以演化為無窮個經方治病。

婁紹昆說，《傷寒論》用樸素的哲學思想醫治百病，內涵深不可測，研究經方其實就在研究小宇宙，無盡的奧祕吸引研究者窮盡畢生精力而孜孜不倦。

婁紹昆深入研究有現代《傷寒論》之父美譽的陸淵雷的著作《傷寒論今釋》；精讀現代經方大家胡希恕，小說家、經方家陸士諤等的經方著作。與黃煌等當代經方名家有廣泛聯繫。多篇經方學術論文在國內醫刊發表。

魅力無窮　溫大教師女承父業

經方無窮的魅力也在吸引著婁紹昆的女兒婁莘杉。

八〇後的婁莘杉原先在溫州大學國際學院任講師、辦公室副主任，負責學校部分國際對外交流、日常教學管理和英語教學工作。她撰寫的《產品英語》成為國貿專業的教材。

父親的經方研究卻深深地吸引了她。三年前，婁莘杉決定辭職跟父親學習研究經方，繼承父親的衣缽。她辭去令人羨慕的工作來到父親的寓所，父女同心協力研究經方。

婁莘杉將學習英語的卡片技巧運用到經方學習上，竟有意想不到的速成效果。

三年時間過了，婁莘杉已精通針灸術，可以獨立運用「方證」為患者治療疑難病症。

婁莘杉說，我研究《傷寒論》剛入門，但《傷寒論》已深深影響了我，我將畢生從事經方研究，在故紙堆裡挖掘祖國的瑰寶。

【附錄二】

跨國「經方情緣」

（本文述自《溫州人・新視野》二〇一四年十月記者徐賢林報導）

溫州經方名家婁紹昆與德國南部城市慕尼黑的「洋中醫」狄特馬結下深厚的經方跨國情緣。四月份狄特馬慕名到溫州觀摩婁氏父女坐診後，九月份，特邀他們遠渡重洋到德國講學交流。

這段跨國經方情緣是如何結下的呢？

婁氏父女的經方情結

先來介紹婁氏父女。婁紹昆年已古稀。早在一九七一年春，婁紹昆偶然間獲得一部「奇書」——中國社會科學院學部委員承淡安著的《傷寒論新注（附針灸療法）》。這本書成書於抗戰時期，作者承淡安在《黃帝內經》、《傷寒論》方面有很深的造詣。婁紹昆從此與中醫結下不解之緣。他是溫一中高中畢業生，功底較好，研讀深奧難懂的書刊不在話下。在極為困難的生活環境裡，堅持苦讀，自學鑽研，對經方則更是達到癡迷的境界。

而真正將婁紹昆帶入經方研究者行列的，是一位頗有些傳奇色彩的民間經方家張丰先生。所謂經方，是指以醫聖張仲景為代表的我國歷代名醫所創的經典名方，醫生根據臨床病人出現什麼樣的證，給病人服用什麼樣的方，這種「方證相對」的方法，充分體現了中醫的「簡、便、廉、驗」的思想，是中醫學的靈魂和精髓。

卻說張丰，他並不是學醫出身，祖籍山東的他在南京讀了大學，參加龍躍領導的浙南游擊縱隊，溫州解放後任溫州二中書記兼校長，後被錯劃右派下放陶瓷廠勞動。他為了溫習日語，只能接觸閱讀當時國內唯一一本日文雜誌《漢方の臨床》，想不到卻一腳跨進「經方世界」，成年累月研讀《漢方の臨床》最終使其成為名聞遐邇的經方家。婁紹昆從一九七四年開始跟張手學了長達五年的經方，盡得恩師所學。當時婁紹昆的正式職業是小學民辦教師，卻也是遠近聞名的「土郎中」。那年，國家為了搶救中醫，向民間招手，婁紹昆以非醫生身分從眾多應招者中勝出，成為國內最另類中醫生。他如魚得水，更加潛心研究經方。

經多年研究和臨床實踐，婁紹昆在國內經方界名聲日隆，高級經方研討會上均有他的身影。更使他名聲鵲起的是女兒婁莘杉辭去溫州大學國際學院教師職務，轉而跟他學經方。二〇一一年四月，在仲景南陽經方大會上，婁紹昆做為浙江省唯一的經方研究者受邀參加，女兒婁莘杉也在會議期間做了題為「我的中醫夢」的發言。

婁氏父女邊行醫邊鑽研經方，深有心得，合著一部用文學筆調敘述的經方研究心得《中醫人生》風靡全國中醫界，五次印刷依舊脫銷。數千醫例中不乏經典，為古老經方再添優美注腳。

迷戀「中華神針」的德國人

與婁氏父女癡迷經方相比，身處遙遠的德國南部城市慕尼黑的狄特馬則多了一份執拗。

狄特馬結緣中醫說來極為偶然，一九八〇年狄特馬十八歲那年，他經過市郊一座小鎮的中國武館時，看到一些赤膊小夥子的身上扎著許多銀光閃閃的細長針，好奇心驅使他進去一探究竟，他得知，這便是有「中華神針」之譽的針灸，可以幫助練功者放鬆肌肉解除瘀痛。這一步跨進去，年輕的狄特馬也就不由自主地跨進了神奇的中醫世界。他斷然也想不到，這竟然是一條如此艱辛漫長的路。

他拜師學針灸，他接觸人體的穴位，在西醫眼中只有骨骼經絡肌肉的人體在中醫眼中還存在最先進的儀器都無法探測到的「穴位」，這便是「神術」。狄特馬通過婁莘杉英語翻譯告訴記者。他學了數年時間的針灸，可以做簡單的理療。當時他讀了兩年西醫，不願開刀做手術便輟學執意學中醫。媽媽得知他的這一決定，氣得發狂，說他將來會餓死。

為了成為一名技術高超的針灸師，狄特馬在一九九二年至一九九四年之間三次專程赴成都中醫學院學針灸理論，同時也開始有意識接觸中草藥，對中醫有了一個大概的認知。

中醫是個迷人的迷宮，越深入越奇麗，令人不由自主難以自拔。狄特馬向記者豎起大拇指。他於二〇〇〇年開始學英文版《傷寒論》、《金匱要略》，對經方有了初步認識。後到日本學「漢方」，碰到日本漢方大師大塚敬節的高足學漢方臨床。還組團十三人到中國南京經方大家黃煌處學習三個星期，與黃煌結下不解之緣，黃煌到歐洲講學期間他全程陪同。狄特馬的中醫診所在全德都有了較大的名氣。去年，他還特別邀請黃煌到他德國的診所指導坐診四天，在當地引起很大迴響。

狄特馬接觸過當代一流經方名家、名中醫，自詡醫術了得，與中國本土名中醫「談經說道」的時候到來了，他躍躍欲試。

較量的「幾個回合」

狄特馬與婁氏父女終於「狹路相逢」。

二〇一二年，南京國際經方會議上，灰頭發藍眼睛的狄特馬特別惹眼，在發言席上侃侃而談的並不起眼的婁紹昆這個小老頭在狄特馬的眼中卻也特別惹眼，通過翻譯，狄特馬瞭解到婁紹昆對經方的研究和見解的不俗，他記住了婁紹昆，這位來自中國的神奇的城市——溫州的經方名家。

去年，廣東中醫大經方著名教授李賽美主持舉辦第三屆國際經方學習班，邀請全世界範圍內三十多名經方名家座談研討，狄特馬又一次與婁氏父女遭遇。這最終激起狄特馬要到溫州與婁氏父女「論劍」的決心。

三月初，狄特馬向婁氏父女發來「挑戰書」，決定在四月中旬赴溫州與他們「論劍」，希望婁氏父女勇敢「應戰」。婁氏父女當下應允。

四月九日，狄特馬如期而至，為期十三天的訪問式的交流開始了。此後，婁紹昆中醫內科診所裡便多了一位「洋中醫」，他在一旁仔細觀察、記錄婁氏父女對一些疑難病例的診治。每天下午，三人在婁紹昆寓所分析、討論當天病例及處方情況。

狄特馬告訴記者，我也是首次與中國名中醫如此長時間就實際病例進行探討交流，真是受益匪淺。他多年的中醫經歷使他深深感悟到，博大精深玄妙無窮而又富有神祕感的中醫是全人類最為珍貴的文化遺產之一，我要做到老學到老，將中醫中藥在德國發揚光大。

狄特馬說，溫州的飲食很可口，溫州的雁蕩山、楠溪江、洞頭都很美。

告別溫州前，狄特馬說，他希望經常有這樣的交流，他願意充當慕尼黑和溫州兩座城市文化交流的使者。

經方在德國

狄特馬這次溫州之行收穫可謂盤滿缽溢。他將剛學到的知識尤其是腹診上大柴胡湯證、柴陷湯證和小柴陷湯證的體質區別運用到臨床上，取得了很好的效果。這也引起了他的德國中醫經方同行們的關注。

中醫在德國有市場，有一批像狄特馬一樣的德國人癡迷中醫，有志於鑽研「東方神術」。慕尼黑設有歐洲東方醫學研究所，狄特馬則是德國經方研究所的召集人和負責人，人員有二十多人，其中鐵桿中醫造就達十四人之多。狄特馬溫州之行的豐碩收穫，惹得大家心中癢癢的，便商議邀請婁氏父女到德國交流講學。六月份，他們以德國經方研究所的名義邀請婁氏父女赴慕尼黑奧克斯堡進行講學與臨床指導。

九月四日，婁氏父女抵達奧克斯堡。訪問講學排程緊湊，他們還沒好好領略一番異域風情，便開始連續兩天的講座。參加聽課的十四人，最遠的是來自六小時火車程的法蘭克福的康安德先生，他的自我介紹令婁紹昆倍感親切，他用純正的漢語自我介紹，自己曾在浙江中醫藥大學攻讀中醫學博士學位，到過溫州兩次，跟隨溫州中醫院名醫馬大正醫師實習過，而馬大正則是婁紹昆的老朋友。康安德充任德語翻譯，兩場講座的題目分別為「中醫人生」、「經方奇緣」，博得滿場喝彩。

臨床指導是這次訪問講學的重頭戲。狄特馬及其他中醫師將自己的四十名疑難病病人召集起來分四天叫婁氏父女坐診。婁紹昆說，「這可是清一色的德國人，初次給他們看病，還真有點擔心，他們的生理結構、病理反應是否與中國人一樣呢？不過，隨著給一個個患者診斷後，心中就底了，這些老病號何以久治不癒是因為狄特馬他們和我們的診治角度不同，腹診方式不同等原因所造成的。這些德國患者對中醫如此虔誠也令我吃驚，他們對中醫中藥的認同程度完全出於我們的意料之外」。他們給每一個病人進行全面的問診、望診、脈診、腹診後，給予方證相對應的方劑，然後現場回答各位醫生的提問並給予解答。

四天臨床指導，積累了許多有趣醫案，在這些醫案的基礎上，婁氏父女與德國中醫生之間進行深入討論。這些異域中醫生向婁紹昆豎起一枚枚大拇指。

九月十九日，狄特馬對婁氏父女診治過的四十個病例療效進行回饋，大部分有療效，且效果理想，其中一個僵直性脊椎炎病例出現瞑眩現象（開始兩天疼痛加重，不能行走，之後開始好轉）。經方經中國經方家之手顯示其應有的實效。

訪問期間，狄特馬他們帶婁氏父女到慕尼黑歐洲東方醫學研究所訪問，這裡是歐洲研究中醫中藥學的中心。該所對婁氏父女熱情接待，負責人說，該所準備在近期策劃對歐洲所有在職中醫師包括中醫學愛好者開設經方培訓班，邀請中日經方名家定期前往講學，初步選定的名單裡就有黃煌、婁紹昆、馮世綸和日本的平崎能郎。

【附錄三】

婁紹昆：網課老師七十六

（本文述自《溫州晚報》二〇一九年四月十二日記者金智寬報導）

「強烈的愛好使我們免於衰老。」這是英國哲學家羅素的一句名言。也是溫州老中醫婁紹昆晚年生活「康樂」且充滿激情的祕訣。

對他來說，這份「強烈的愛好」，正是畢生的追求——經方。經方是以醫聖張仲景為代表的我國歷代名醫的經典名方，根據病人的「症」確定服用的「方」，講究「方證相對應」。

今年七十六歲的婁紹昆，看起來很有精神，講起話來中氣十足，侃侃而談，且引經據典、思維敏捷。多年來，他致力仲景學說的臨床研究，注重《傷寒論》方證辨證及日本漢方在臨床醫學中的運用。

本期《康樂坊》，讓我們走近這位老中醫，走進他的「經方情緣」。

年逾古稀仍有夢想

雖年逾古稀，但婁紹昆每天的生活忙碌而充實：每週一至週六上午在診所坐診，下午在家和女兒婁莘杉一起研討疑難病例、備課、網絡授課等，晚上則做些自己感興趣的閱讀、寫作等，還經常外出講學，普及經方。

憑藉多年對經方的癡迷和研究，婁紹昆在這一領域頗有建樹。比如，前年同黃煌、馮世綸等國內其他幾位經方大咖被北京中醫藥管理局、河南省中醫藥管理局聘為「仲景國醫導師」；去年在倫敦召開的國際經方大會，他做為受邀嘉賓參加並做演講；去年南京中醫藥大學國際經方學院聘任六位知名學者為客座教授，婁紹昆就是其中之一；所著的《中醫人生——一個老中醫的經方奇緣》在中國中醫藥出版社出版後頗受歡迎，短短幾年內已經十二次再版印刷，成為中醫暢銷書……

一直以來，婁紹昆將傳播、推廣經方視為己任。兩年前，七十四歲的他受邀在著名的中醫學習平臺「靈蘭中醫」APP上進行網絡授課。目前，已經完成一百七十多節《一方一針解傷寒》的網絡音頻課程，聽眾達二七〇〇多人；正在進行的《六十五條學完一本傷寒論》已經講完四十多節（共一百二十節），聽眾一七〇〇多人。每隔兩週他會到溫州市中醫院給醫生們講《傷寒論》。另外，他還不定期受邀到南京中醫藥大學、浙江中醫藥大學、廣州中醫藥大學等各大高校講課。

打工之餘，自學中醫

婁紹昆退休前是市衛生幹校中醫學的高級講師、市中醫學會常務理事。他的從醫之路充滿艱辛，卻激情四射。上世紀六〇年代，婁紹昆高中畢業後，隨中學老師的父親回龍灣務農，並拜民間郎中何黃淼為師，業務學習針灸。

將婁紹昆帶入「經方」世界的，是民間經方家張丰先生。正在龍灣一所民辦小學教書的婁紹昆機緣巧合結識張丰，便拜他為師。連續五年，兩人經常在一處研究探討。最後，婁紹昆不僅熟諳日本漢方，在本土經方研究方面也有長足進步。

一九七九年，婁紹昆終於成為一名真正的中醫師。那年，國家首次對民間中醫統一招考，溫州招了十九人，婁紹昆就是其中之一。一時間，小學民辦教師考上中醫師的消息引起一片譁然。

從學習針灸到研習承淡安《傷寒論新注》等中醫理論，再到學習日本漢方，博採眾長，婁紹昆一步步登上了經方醫學的殿堂。

給德國「洋中醫」授業

婁紹昆與經方還有著一段「跨國情緣」——與來自德國慕尼黑的「洋中醫」狄特馬結下深厚的情誼。

七年前，在一次國際經方會議上，聽完婁紹昆的主旨發言後，狄特馬認為婁紹昆對經方的研究和見解不俗，就主動表示想到溫州進行訪問交流，婁紹昆欣然答應。

狄特馬曾先後四次來到溫州，每次都待上二十來天。每天早上在診所觀察、記錄婁紹昆診治病人，下午則一同討論當天病例及就《傷寒論》條文和他在臨床中碰到的問題進行提問。婁紹昆還安排女兒婁莘杉帶他一同到北京、河南、廣東等地採訪經方臨床名醫，同時給他做翻譯。

得到「授業解惑」的狄特馬醫術精進不少，臨床效果也大大改善。他還將所學帶回家鄉，讓經方在德國落地生根。婁紹昆父女曾被狄特馬邀請到德國，給當地的「洋中醫」講授經方。

溫大教師辭職承父業

令婁紹昆感到欣慰的是，他的「經方事業」後繼有人了，那就是她的小女兒婁莘杉。

婁莘杉原是溫州大學國際學院的老師。二〇〇八年，她辭去大學工作，與父親婁紹昆簽訂中醫師承合同，開始全身心投入學習經方。

有了女兒的加入，婁紹昆的經方臨床與研究更加如魚得水。由於同住一個小區，婁紹昆和婁莘杉的生活和工作步調基本一致：一起坐診，一起探討疑難雜症，一起研讀經典，一起備課與外出講課，一起參加學術會議，共同撰寫書籍……

如今，婁莘杉已精通針灸術，可獨立運用經方之「方證對應」的方法治病救人。

這個月，婁莘杉主編的《婁紹昆經方系列叢書》的其中兩本書《婁紹昆講經方》和《婁紹昆經方醫案醫話》即將出版；網絡課程《一方一針解傷寒》也將於今年結集成書出版。

主要方證索引

【五劃】

【六劃】

【七劃】

【八劃】

【九劃】

【十劃】

【十一劃】

【十二劃】

【十三劃】

【十五劃】

中醫人生〔全新擴大增訂版〕：
40場思考中醫、探索生命的對話，一個老中醫的問醫、習醫、行醫之路

作　　者　婁紹昆
文字整理　婁莘杉
特約編輯　陳慧淑
文字校對　謝惠鈴
封面設計　巫麗雪
內頁排版　高巧怡、陳姿秀
行銷企劃　林瑀、陳慧敏
行銷統籌　駱漢琦
業務發行　邱紹溢
責任編輯　賴靜儀
總 編 輯　李亞南
出　　版　漫遊者文化事業股份有限公司
地　　址　台北市松山區復興北路331號4樓
電　　話　(02) 2715-2022
傳　　真　(02) 2715-2021
服務信箱　service@azothbooks.com
網路書店　www.azothbooks.com
臉　　書　www.facebook.com/azothbooks.read
營運統籌　大雁文化事業股份有限公司
地　　址　台北市松山區復興北路333號11樓之4
劃撥帳號　50022001
戶　　名　漫遊者文化事業股份有限公司
二版一刷　2021年9月
定　　價　台幣760元

ISBN　978-986-489-512-0

原書名：《中醫人生：一個老中醫的經方奇緣（增訂版）》
作者：婁紹昆、婁莘杉

國家圖書館出版品預行編目(CIP)資料

中醫人生〔全新擴大增訂版〕: 40場思考中醫、探索生命的對話,一個老中醫的問醫、習醫、行醫之路 / 婁紹昆著; 婁莘杉整理 -- 二版. --
臺北市 : 漫遊者文化事業股份有限公司, 2021.09
784面 ; 17×23公分
ISBN 978-986-489-512-0(平裝)
1.傷寒論 2.方論
413.326　　110013993

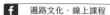